临床医师诊疗丛书

名誉总主编 夏穗生 黄光英
总 主 编 陈安民 徐永健

儿科疾病诊疗指南

第3版

主 编 罗小平 刘铜林

科学出版社
北京

内 容 简 介

本书共二十章，详细阐述了儿科各种常见病、多发病、疑难病、急危重症的诊断、鉴别诊断和治疗的思路、方法、步骤与要点，以及新技术、新方法在儿科临床中的应用，对某些儿科少见疾病也有一定程度的介绍；附录中收入了儿科常用实验室检查正常参考值，常用压力单位换算方法，中国儿童体重、身高百分位数值表，小儿体表面积测算方法与体表面积查阅表，微泵静脉输液时药物剂量计算公式与换算方法，以及儿科常用西药剂量与用法表等，以方便读者查阅。

本书内容新颖，知识全面，突出临床，简明扼要，使用方便，实用性强，是各级儿科医师、妇幼保健医师、基层临床工作者及儿科进修医师、研究生、实习生必备的儿科临床医学便携式参考书。

图书在版编目(CIP)数据

儿科疾病诊疗指南／罗小平，刘铜林主编. —3版. —北京：科学出版社，2014. 1

(临床医师诊疗丛书／陈安民，徐永健总主编)

ISBN 978-7-03-039154-4

Ⅰ. 儿…　Ⅱ. ①罗… ②刘…　Ⅲ. 小儿疾病-诊疗-指南
Ⅳ. R72-62

中国版本图书馆CIP数据核字(2013)第273182号

责任编辑：戚东桂　王　丽／责任校对：韩　杨　邹慧卿
责任印制：霍　兵／封面设计：范璧合

科学出版社 出版
北京东黄城根北街16号
邮政编码：100717
http://www.sciencep.com

北京华宇信诺印刷有限公司印刷
科学出版社发行　各地新华书店经销

*

1999年8月第　一　版　开本：787×960　1/32
2014年1月第　三　版　印张：32 1/8
2024年7月第二十二次印刷　字数：848 000

定价：69.80元

(如有印装质量问题，我社负责调换)

《临床医师诊疗丛书》
编委会

《儿科疾病诊疗指南》
(第3版)编写人员

主　编　罗小平　刘铜林

副主编　方　峰　周建华

主编助理　吴　薇

编　者　(按姓氏笔画排序)

方　峰　仇丽茹　刘　伟
刘双又　刘爱国　刘铜林
刘清军　李文斌　李海霞
应艳琴　张柳清　吴　薇
陈　玲　陈　瑜　罗小平
周　华　周建华　郝　燕
胡　群　胡秀芬　侯　凌
容志惠　唐锦辉　徐三清
黄永建　黄志华　梁　雁
舒赛男　温　宇　廖财绪

《临床医师诊疗丛书》第3版前言

《临床医师诊疗丛书》于1999年第一次出版，共32个分册；2005年经过修订增至35个分册。本丛书出版至今，大部分分册累积印数均上万册，获得各方好评，深入人心。

随着近年来医学科学飞速发展，临床上新理论、新技术和新方法不断出现，第2版中的内容已显陈旧，难以全面反映学科发展水平和当前临床现状。因此，根据客观形势的变化情况对本丛书加以修订补充，既是时代迅猛发展的迫切要求，也是学科逐步完善的必经步骤。

此次修订保持了前两版的编写风格，仍是在反映学科最新进展的基础上，侧重疾病的诊断与治疗，坚持"使用方便"的原则。我们对35个分册进行了全面的修改，重点突出临床实践部分以及近几年来疾病诊断与治疗的一些新理论、新技术和新方法（特别是国内外新的诊断与治疗标准的介绍和医学名词的更新）。另外，本次改版新增《重症医学临床诊疗指南》《医院感染预防与控制指南》《过敏性疾病诊疗指南》《临床输血指南》《临床营养指南》及《创伤外科临床诊疗指南》6个分册，根据学科发展将原《胸心外科疾病诊疗指南》细分为《心血管外科疾病诊疗指南》和《胸外科疾病诊疗指南》，共计42个分册。此次改版还增加了线条图、流程图、影像图和表格等，便于读者理解和记忆。

本丛书十余年来一直受到医学界同仁的广泛支持和帮助，我们再次深表感谢；同时也恳请大家继续关注和喜爱《临床医师诊疗丛书》第3版，并提出宝贵意见，以便我们持续改进。编委会对科学出版社的精心编辑表示衷心感谢。

陈安民　徐永健

华中科技大学同济医学院附属同济医院

2013年4月

《临床医师诊疗丛书》第2版前言

《临床医师诊疗丛书》1999年出版了第1版，共32个分册，本次对32个分册进行了全面的修改，另外增加了《老年疾病诊疗指南》《临床病理诊断指南》及《临床护理指南》3个分册。第2版共35个分册，保持了第1版的编写风格，重在临床"使用方便"四字。本次修改过程中，突出了近几年来疾病诊断与治疗的一些新理论、新技术、新方法。

本丛书自出版以来，受到了广大读者的欢迎。各个分册都进行了重印，不少分册多次重印。我们感谢大家对本丛书的厚爱，同时也恳求广大读者再次提出宝贵意见，以便再版时修正。编委会对原总主编夏穗生、黄光英、张良华三位教授对本丛书第1版所做出的贡献，对科学出版社的精心编辑一并表示感谢。

陈安民　徐永健

华中科技大学同济医学院附属同济医院

2005年5月

《临床医师诊疗丛书》第1版前言

临床医学参考书籍可谓浩如烟海。从大型的学术专著到简明的临床应用手册，内容和形式层出不穷。然而对大多数工作在临床一线的中青年医师来说，尚缺一类便携式专科参考书。这类书在内容上应介乎前述两类参考书之间，既不像大型学术专著那样从基础到临床，庞杂繁复，查阅不便，又不至于像综合性的临床手册过于简单，不能满足临床诊断治疗细则的需要。有鉴于此，我们组织各临床专业科室的专家编撰了这套《临床医师诊疗丛书》。

同济医科大学建校已近百年，一直是国家卫生部直属重点高等医科院校。同济医院是同济医科大学的附属医院，为卫生部第一批评定的三级甲等医院，也是全国文明窗口十家示范医院之一。我们编撰这套《临床医师诊疗丛书》是以这所综合性大型教学医院多年来不断修订的临床诊疗常规为依据，博采各临床专业专家学者们的经验及心得，集临床医学精髓之大成，以现代性、实用性为特色，面向临床一线专业医师和技术人员。

全书由32个分册组成，包括26个临床医学二、三级专业学科和6个临床诊疗辅助专业分册。各分册结合综合性医院的诊疗常规，自临床的一般性问题到专科性疾病，从病因、病理至诊断、治疗，从常用的诊疗技术到高新专科手术及疗法，层次分明地予以阐述，重点在于实用性强的临床诊断、鉴别诊断及治疗方式、方法。

我们的目的及愿望是既为综合性大型医院提供一套全面系统的诊疗常规参考书，又能为临床主治医师、住院医师、研究生、实习医师奉献一套“新、全、实用”的“口袋”书。

全书编写历经一年，全体参编人员付出了艰辛的劳动，经过科学出版社编辑同志们的精心雕琢，全书各分册得以先后面世，我们谨对上述同仁的勤奋工作致以衷心的谢意。本丛书参编人员达数百人之多，故文笔文风殊难一致；限于编写者的水平，加之时间紧迫，疏误之处在所难免，祈望读者不吝赐教，以便再版时予以订正。

夏穗生　黄光英　张良华

同济医科大学附属同济医院

1998年9月

目　　录

第一章　生长发育与儿童保健

小儿年龄分期

儿科学是临床医学下的二级学科,其研究对象是从胎儿至青春期的儿童。生长和发育是儿童不同于成人的重要特点。生长是指儿童身体各器官、系统的长大,可有相应的测量值来表示其量的变化;发育是指细胞、组织、器官的分化与功能成熟。两者紧密相关,生长是发育的物质基础,生长的量的变化在一定程度上反映身体器官、系统的成熟状况。

儿童的生长发育是一个连续渐进的动态过程,且在不同的阶段,儿童的解剖、生理和心理等功能表现出与年龄相关的规律性,故在实际工作中将小儿年龄分为7期,各期既有区别,又有联系,不能截然分开。

1. 胎儿期(fetal period):从受精卵形成到小儿出生为止。其中胎龄满28周至出生后7天内,定义为围生期(perinatal period),是出生前、后的一个特定时期。

2. 新生儿期(neonatal period):自胎儿娩出脐带结扎开始至生后28天内,此期实际包括在婴儿期内。

3. 婴儿期(infant period):出生后至满1周岁前。

4. 幼儿期(toddler's age):1周岁后到满3周岁前。

5. 学龄前期(preschool age):3周岁后到6~7岁入小学前。

6. 学龄期(school age):从入小学起(6~7岁)到进入青春期前(女12岁,男13岁)。

7. 青春期(adolescence):女孩从11~12岁开始到17~18岁,男孩从13~14岁开始到19~20岁。

体格生长常用指标和骨骼、牙齿发育

【体重】

体重为各器官、系统、体液的总重量，是最易获得的反映儿童生长与营养状况的指标。足月新生儿出生体重为男 3.3kg，女 3.2kg(WHO 数据)。出生后 1 周内有生理性体重下降，下降原有体重的 3%~9%，至 7~10 日体重逐渐恢复至出生时的体重。正常足月婴儿生后第 1 个月体重增加可达 1~1.7kg，生后 3~4 个月体重约等于出生时体重的 2 倍，12 个月时体重约为出生的 3 倍(10kg)，2 岁后到 12 岁前(青春期前)平均每年约增长 2kg。可按以下公式估计小儿体重：

3~12 个月　体重(kg)=(月龄+9)/2

1~12 岁　体重(kg)= 年龄×2+8

【身长(身高)】

身长是从头顶到足底的全身长度。3 岁以下仰卧位测量称身长，3 岁以后站立位测量称身高。足月新生儿出生时身长约 50cm，男婴略长于女婴。第 1 年身长约增长 25cm，第二年约增长 10cm。一般 1 岁时达 75cm，2 岁时达 85cm，2 岁后到 12 岁前(青春期前)平均每年约增加 6~7cm，青春期身高加速增长。可按以下公式估计小儿身高：

2~12 岁　身高(cm)= 年龄×7+75

【坐高】

坐高是从头顶至坐骨结节的长度，因下肢增长速度随年龄增加而加快，坐高增长代表头颅与脊柱的生长。

【指距】

指距是两上肢向左右平伸时两中指尖的距离，反映上肢长骨的发育情况。正常人指距略短于身高。如指距大于身高，可见于 Marfan 综合征。

【头围】

经眉弓上方、枕后结节绕头一周的长度为头围，反映脑和颅骨的发育情况。初生时头围约 34cm，第 1 年前 3 个月头围的增长(6cm)约等于后9个月头围的增长,6个月时达44cm,1岁时达46cm,1岁后增长减慢,2岁时48cm,5岁时50cm,15岁时接近成人头围,为54~58cm,头围测量在2岁以内最有意义。

【胸围】

沿乳头下缘水平绕胸一周的长度为胸围,反映胸廓、肺、肌肉和皮下脂肪的发育情况。出生时胸围比头围小1~2cm,约32cm,1岁后胸围赶上头围,1岁至青春前期胸围应大于头围(约为头围+年龄-1cm)。

【腹围】

平脐(小婴儿以剑突与脐之间的中点)水平绕一周的长度为腹围。2岁前腹围与胸围约相等,2岁后腹围小于胸围。因影响腹围因素较多,一般体检不测量,如有腹水需定时测量,动态观察。

【上臂围】

沿肩峰与尺骨鹰嘴连线中点的水平绕上臂一周的长度为上臂围,反映上臂肌肉、骨骼、皮下脂肪和皮肤的发育,可用于评估1~5岁小儿营养状况。评估标准:>13.5cm为营养良好,12.5~13.5cm为营养中等,<12.5cm为营养不良。

【头颅骨发育】

前囟:出生时1.0~2.0cm,1~1.5岁时闭合。

后囟:出生时很小或已经闭合,至迟生后6~8周时闭合。

骨缝:出生时稍分离或重叠,生后3~4个月时闭合。

【牙齿发育】

乳牙总数20个,恒牙32个(或28个,第三磨牙也有终生不出者)。

1. 出牙时间:乳牙生后4~10个月开始萌出,2~2.5岁出齐;2岁以内乳牙数等于月龄减4~6。恒牙6岁左右开始萌出(称第一磨牙或六龄齿),7~8岁开始按乳牙出牙先后顺序逐个以恒牙换代,12岁左右出第二磨牙,18岁以后出第三磨牙,20~30岁时出齐。

2. 乳牙出牙顺序如下：

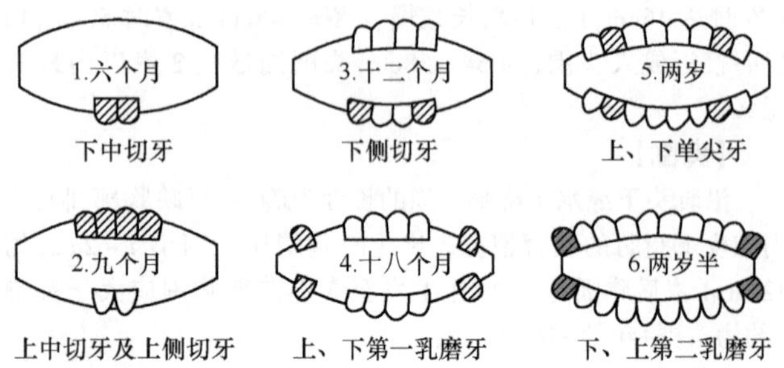

【脊柱发育】

出生时脊柱是直的,3 个月小儿抬头时出现颈椎前凸(第一个生理弯曲),6 个月小儿能坐时出现胸椎后凸(第二个生理弯曲),1 岁小儿站立行走时出现腰椎前凸(第三个生理弯曲),从而形成脊柱的自然弯曲,至 6~7 岁时随韧带的发育而固定。

【骨化中心发育】

临床上通常采用左腕、掌、指骨正位 X 线来了解和判断小儿的骨骼发育年龄。小婴儿可采用膝及髋部 X 线来了解发育情况。腕部在出生时无骨化中心,其出生后的出现顺序为:头状骨、钩骨(3 个月左右);下桡骨骺(1 岁左右);三角骨(2~2.5 岁);月骨(3 岁左右);大、小多角骨(3.5~5 岁);舟骨(5~6 岁);下尺骨骺(6~7 岁);豆状骨(9~10 岁)。10 岁时出齐,共 10 个。简易计算法:10 岁以前腕部骨化中心数目等于年龄加 1。用 X 线检查测定不同年龄儿童长骨干骺端骨化中心出现的时间、数目、形态的变化,并将其标准化即为骨龄(bone age)。

神经心理发育

神经心理发育包括感知、运动、语言和认知、情感、性格等方面的发育。其主要发育进程要点见表 1-1。

表 1-1　小儿神经心理发育进程表

月(年)龄	动作	语言	接触人、物的反应
1 个月	无规律不协调动作；紧握拳	能哭叫	铃声使全身活动减少
2 个月	直立及俯卧位时能抬头	发出咕咕声	能微笑；眼及头随物转动
3 个月	仰卧扶起时头不后垂		认识奶瓶，转头向声源
4 个月	坐位时抬头自由；握持玩具	咿呀作声	抓面前物件
6 个月	翻身，扶起时能站立、跳跃、握物、抱奶瓶	发单音，听到喊声有反应	伸手取物
9 个月	坐稳、会爬	发“哒”、“妈”单音	开始分辨亲人与陌生人
12 个月	能站，自扶床沿或搀着手能跨步，用拇、示指捡物	理解一些单词的意思，如“给我”、“再见”、叫“妈妈”	能指物件表示需要
15 个月	独立行走，起坐	听懂一些日常用语	表示需要，指点自己眼、鼻
18 个月	爬台阶，扶栏上楼	说出身体各部分	用匙进食，喜看图，翻几页书，认识几种图中物
2 岁	跑，上楼，扶栏下楼，踢球	说短句，如“我要苹果”等	戴帽，拉好裤子，白天能控制大小便
3 岁	两足交替上楼梯	数到 10，说短歌谣	认识图中物，较好控制大小便，模仿大人动作
4 岁	爬上梯子，穿、脱衣模仿游戏	叙述发生的事情，唱歌，说自己姓名、年龄	好发问，记忆力强
5 岁	足尖走，系鞋带，单腿跳	开始识字	能分辨出 10 种颜色，画人

儿童保健要点

1. 营养指导

(1) 大力提倡母乳喂养。

(2) 加强断乳后营养。

(3) 注意幼儿、学龄前儿童和小学生营养。

2. 预防接种(详见后述)

(1) 1岁以内婴儿必须完成计划免疫的初种任务。

(2) 1岁以后儿童必须完成计划免疫的复种任务。

(3) 根据需要和条件选择进行其他疫苗的接种。

3. 开展早期教育

4. 加强体格锻炼

(1) “三浴”(空气浴、日光浴、水浴)锻炼。

(2) 体育运动。

5. 定期健康检查和新生儿访视

(1) 进行4、2、1健康检查:

1岁以内儿童每3个月健康体检1次,全年共4次。

1~3岁儿童每半年健康体检1次,全年共2次。

3岁以上儿童每年健康体检1次,全年1次。

(2) 新生儿访视:新生儿访视不应少于4次(在生后第3、7、14、28天)。

6. 常见病防治和先天性疾病筛查

(1) “四病”(维生素D缺乏症、缺铁性贫血、腹泻病、肺炎)防治。

(2) 矫治缺点(如弱视、龋齿、不良卫生习惯等);纠正生长发育偏离(如生长发育迟缓、肥胖症等)。

(3) 筛查先天性遗传代谢内分泌性疾病(如苯丙酮尿症、先天性甲状腺功能减低症、G6PD缺乏症等)。

7. 加强托幼机构管理

8. 改善儿童生存环境

计划免疫与预防接种

计划免疫与预防接种是控制和消灭传染病的最有效措施。

（一）计划免疫的接种程序

计划免疫的接种程序见表1-2。

表1-2　计划免疫接种程序表

接种起始月(年)龄	疫苗名称
刚出生	卡介苗(第1次),乙肝疫苗(第1次)
1个月	乙肝疫苗(第2次)
2个月	脊髓灰质炎三价混合疫苗(第1次)
3个月	脊髓灰质炎三价混合疫苗(第2次), 百白破混合制剂(第1次)
4个月	脊髓灰质炎三价混合疫苗(第3次), 百白破混合制剂(第2次)
5个月	百白破混合制剂(第3次)
6个月	乙肝疫苗(第3次)
8个月	麻疹疫苗(第1次)
1.5~2岁	百白破混合制剂复种(第4次)
4岁	脊髓灰质炎三价混合疫苗复种(第4次)
6~7岁	卡介苗(第2次),麻疹疫苗复种(第2次) 百白破混合制剂(第5次)
12岁	卡介苗(第3次)

注:1998年卫生部规定不再复种卡介苗;应于6~7岁、12岁时进行复查,结核菌素试验阴性时加种卡介苗。

（二）其他疫苗接种

根据流行季节和地区选择进行乙型脑炎疫苗、流行性脑脊髓膜炎疫苗、风疹疫苗、腮腺炎疫苗、甲型肝炎疫苗或流感疫苗等疫苗接种。

（三）预防接种注意事项

1. 对疫苗过敏或对疫苗内的构成成分过敏不能接种。

2. 中重度疾病需推迟接种。

3. 接种百白破疫苗后出现严重接种反应，如虚脱、休克、高热、抽搐或其他神经系统症状者，下一次停止注射百白破三联疫苗，只注射百白破二联类毒素疫苗。

4. 有免疫缺陷或进行免疫抑制剂治疗时，不能接种活疫苗。

5. 在6~8周内使用过丙种球蛋白者，不宜接种麻疹、风疹、腮腺炎疫苗。

6. 有惊厥史及脑发育不良者不应接种百日咳菌苗。

（四）接种反应及处理

1. 局部反应：在接种疫苗后24小时左右在局部发生红、肿、热、痛等现象，反应轻者不需处理，反应强者可进行热敷。

2. 全身反应：主要表现为发热、头痛、偶有恶心、呕吐、腹痛、腹泻等症状，一般经降温、多饮水，适当休息后都很快恢复。

3. 异常反应：较少见。主要表现为晕厥，一旦发生让孩子平卧，保持安静，或喂饮热开水或糖开水，一般在短时间内可恢复。若数分钟后不恢复者或出现过敏反应者，注射1：10000的肾上腺素，剂量0.1~0.3ml/(kg·次)，经上处理仍不见效迅速转院。

添加辅食

（一）添加辅食的原则

由少到多，由稀到稠，由细到粗，由一种到多种。

应在小儿健康、消化功能正常时逐步添加。

（二）过渡期食物的引入（表 1-3）

表 1-3　不同月龄婴儿过渡期食物的引入

月龄	食物性状	种类	主要营养源	辅助食品
1~3 个月	汁	水果汁、青菜汤、米汤、鱼肝油	2~3 小时 1 次奶	以奶为主
4~6 个月	泥状食物	菜泥、水果泥、含铁配方米粉、蛋黄	6 次奶（断夜间奶）	逐渐加至 1 次
7~9 个月	末状食物	稀（软）饭、烂面菜末、蛋、鱼泥、豆腐、肉末、肝泥、水果	4 次奶	1 餐饭 1 次水果
10~12 个月	碎食物	软饭、烂面碎肉、碎菜、蛋、鱼肉、豆制品、水果	3 次奶	2 餐饭 1 次水果

（吴　薇）

第二章　儿童发育行为异常疾病

注意缺陷多动障碍

注意缺陷多动障碍(attention deficit hyperactivity disorder，ADHD)是一组注意力障碍、活动过度和冲动任性，可伴有学习困难的综合征。常表现为容易分心、注意力不集中、容易冲动、自制力差、多动、坐立不安、学习困难。学龄儿童患病率为3%~5%，男女之比为(4~9)：1。

【诊断】

主要依据为家长及老师提供的病史、患儿的临床表现，采用量表进行评分、排除其他神经精神性疾病后进行诊断。常用的诊断量表有美国《精神疾病诊断统计手册》第4版(DSM-Ⅳ-R)、康奈尔(Conners)父母问卷和教师用量表及Achenbach儿童行为量表。

DSM-Ⅳ-R将ADHD分为3型：注意力缺陷型、多动/冲动型和混合型。见表2-1。

表2-1　ADHD的DSM-Ⅳ诊断标准

A. 注意力缺陷型：具备以下6条以上症状，持续6个月以上，且达到与发育水平不符合及不一致的程度：

1. 常在学习、工作或其他生活中不注意细节问题或犯一些粗心大意的错误
2. 常在学习、工作或其他生活中难以保持注意力集中
3. 在与别人谈话时常心不在焉、似听非听
4. 常不能按要求去完成作业、家务或工作任务(并非由于对抗行为或不理解)
5. 常难以有条理安排工作和学习

续表

6. 常逃避、不愿做需要持续注意力的工作(如课堂和家庭作业) 7. 常丢失学习和活动的必需品(如玩具、学习用品、书本或工具) 8. 常易受外界干扰而容易分心 9. 在日常生活中很健忘 B. 多动/冲动型:具备以下6条以上症状,持续6个月以上,且达到与发育水平不符合及不一致的程度: 1. 经常手脚不停或在座位上扭动 2. 常在课堂上或其他要求静坐的场合离开座位 3. 常在不适宜的场合跑来跑去、爬上爬下(成人或青少年仅限于主观感受上的坐立不安) 4. 常难以安静地参加游戏或课余活动 5. 常常动个不停,像安装了"发动机"似的 6. 多话 7. 常在问题未问完前抢答 8. 经常难以等待排队 9. 常常打断或干扰别人的讲话或游戏 C. 7岁以前就出现一些造成损害的注意力缺陷或多动/冲动症状 D. 一些症状造成的损害出现在2种以上的场合(如在学校、工作单位和家里) E. 排除广泛性发育障碍、精神分裂症或其他精神障碍的可能(如情感障碍、焦虑障碍、分裂障碍或人格障碍等)
ADHD 注意力缺陷型:符合A,但不符合B ADHD 多动/冲动型:符合B,但不符合A ADHD 混合型:同时符合A和B

【治疗】

ADHD 儿童需要老师、家长和医生共同采取社会心理干预、行为管理训练和药物治疗的综合措施,才能取得良好的治疗效果。

1. 社会心理干预:采取解释、疏导、安慰和鼓励等方法,与患儿和家长进行交流和教育,帮助了解该病和其对学习、行为、自尊心、社会技能或家庭功能的影响。改善患儿与家庭、同学、老师等的关系，减少破坏性行为，增强自信心和独立完成作业的能力。

2. 行为矫正训练：采取有针对性的单独或集体训练方式持续训练，树立矫正原则。可采取正性强化和负性强化结合进行。正性强化是当患儿的行为达到希望的目标时予以奖励，使良好的行为得以持续。负性强化是指患儿行为未达到目标时让他承受相应的后果。行为训练还可以采用消退法，即家长和老师对患儿的不良行为予以漠视，使该行为长时间得不到注意而逐渐消退。

3. 药物治疗：是 ADHD 有效的手段，常用中枢神经兴奋剂和非中枢神经兴奋剂药物，改善注意力缺陷、多动/冲动的主要症状。目前国内常用的药物有：

(1) 哌甲酯(哌醋甲酯，methylphenidate；利他林，ritalin)：中枢神经兴奋剂，每次 5~20mg，每日 2~3 次。从小剂量 5~10mg/次开始，逐渐增大剂量，至主要症状消失和功能恢复正常为最佳剂量。最佳剂量至少维持半年至 1 年以上。常见副作用：食欲减退、失眠。

(2) 盐酸哌甲酯控释片(专注达，concerta)：适用于 6 岁以上儿童。每日一次，药效可持续 12 小时。从小剂量开始(18mg)，逐渐增大剂量，至主要症状消失和功能恢复正常为最佳剂量。最佳剂量至少维持半年至 1 年以上。常见副作用：头痛、胃痛、食欲下降、失眠。

(3) 盐酸托莫西汀(泽思达，atomoxetine hydrochloride)：从小剂量开始(10mg)，逐渐增大剂量，至主要症状消失和功能恢复正常为最佳剂量。最佳剂量至少维持半年至 1 年以上。对儿童和青少年，每日最大剂量不应超过 1.4mg/kg 或 100mg，选其中较小的一个剂量。对体重超过 70kg 的儿童和青少年以及成人，每日最大推荐总剂量为 100mg。常见的副作用：消化不良、恶心、呕吐、疲劳、食欲不振、眩晕和情绪波动。

(郝　燕)

抽动障碍

抽动障碍(tic disorder)是痉挛性、不自主性、重复性、无节律性刻板动作,可涉及一个或多个部位肌肉,可伴有不同程度注意力不集中、多动、强迫性动作、思维或其他行为症状。抽动可分为3个亚型:短暂性抽动障碍(transient tic disorder)、慢性运动(chronic motor)或发声抽动障碍(vocal tic disorder)、发声和多种运动联合抽动障碍(combined vocal and multiple tics),即Tourette综合征(Tourette syndrome,TS)。

【诊断】

参照《国际疾病分类》第10版(ICD-10)标准。

(一) 短暂性抽动障碍

1. 起病于儿童期或少年早期,以4~5岁最常见。

2. 有反复性、不自主性、重复、快速、无目的的单一或多个部位运动抽动,或发声抽动。以挤眼皱眉、撅嘴、龇牙、耸肩、头部抽动等较常见。

3. 能用意志克制抽动数分钟或数小时,入睡后抽动消失,未发现神经系统障碍。

4. 抽动一日发作多次,至少持续2周,但不超过1年。

5. 排除风湿性舞蹈病、肝豆状变形、癫痫肌阵挛发作、药源性不自主运动和其他锥体外系病变。

(二) 慢性运动或发声抽动障碍

1. 有反复性、不自主性、重复、快速、无目的的抽动,任一次抽动但不超过3组肌群或发声抽动。

2. 在病程中曾有运动性抽动或发声性抽动,但两者不同时存在。

3. 在数周或数月内,抽动症状表现及强度持久不变。

4. 能用意志克制抽动数分钟或数小时。

5. 病程至少持续1年以上。

6. 排除慢性锥体外系疾病、肌阵挛、面肌痉挛和心因性抽动等。

（三）发声和多种运动联合抽动障碍

1. 21 岁以前发病，大多数在 2～15 岁。

2. 有反复性、不自主性、重复、快速、无目的的抽动，影响多组肌群。

3. 多种运动性抽动和一种或多种发声抽动出现于病程某些时候，但不一定同时存在。

4. 抽动部位、频度、复杂程度和严重程度在数周或数月内有变化。

5. 能用意志克制抽动数分钟或数小时。

6. 一日内抽动多次发作，几乎日日如此；病程超过 1 年以上、且在同 1 年中症状缓解 2 个月以上。

7. 排除风湿性舞蹈病、肝豆状变形、癫痫肌阵挛发作、药源性不自主运动和其他锥体外系病变。

抽动严重程度常用以下量表进行评定：耶鲁综合抽动严重程度量表（YGTSS）、Hopkins 抽动量表、综合抽动评定量表、TS 问卷调查表、TS 严重程度量表、TS 综合量表及 TS 联合评定量表等。YGTSS 被国内外学者广泛应用。

【治疗】

1. 心理行为治疗：主要有家庭治疗、认知疗法行为治疗。要让抽动症患儿、家长和老师理解抽动症的性质和特征，尽量减少对患儿的学习、生活和家庭带来的不同程度的影响。合理安排患儿的作息时间，避免过度疲劳和紧张情绪，减少各种心理刺激。增强患儿的自信心和对治疗的信心。

2. 药物治疗：是治疗 TS 的主要方法，但只能控制症状，不能改变预后和病程。

（1）针对抽动症状的常用药物

1）氟哌啶醇（haloperidol）：有效地控制抽动症状又不至于影响学习。通常从小剂量开始，0.25～2mg/d，分 2～3 次服用，一般每天总量为 1.5～2mg。常见副作用有嗜睡、乏力、头昏、便秘、心动过速、排尿困难及锥体外系副反应。

2）匹莫齐特（pimozide）：开始剂量 0.5～1mg，每天晨服 1 次，儿童常用剂量为 1～6mg/d。治疗作用与氟哌啶醇相同，常见副作用嗜睡、乏力、头昏、便秘等，对心脏副作用较氟哌啶醇多见，可引起心电图异常如T波倒置、U波出现、Q-T间期延长、心动过速，在服药的过程中应监测心电图的变化。

3）硫必利(tiapride)：又称泰必利，≤8岁患儿，起始剂量为25mg/次，2次/日或3次/日，每周加量50mg，总量为100～300mg/d，分2～3次服用；>8岁患儿，起始剂量为50mg/次，2次/日或3次/日，每周加量50mg，总量为200～500mg/d，分2～3次服用。其疗效略逊于氟哌啶醇，但其镇静作用较轻，常见的副作用为嗜睡、乏力、头昏、胃肠道不适、兴奋失眠等，但锥体外系反应少。

4）可乐定(clonidine)：又称苯胺咪唑啉，对控制抽动发作有较好的作用，对伴有多动注意障碍、情绪障碍者也有较好疗效。起始剂量0.05mg/d，常用剂量0.0375～0.075mg/d，分2～3次服用。可乐定缓释贴片每片含2mg可乐定，每隔6天换贴1次，贴于耳后或上臂皮肤处。其副作用有口干、头昏、嗜睡、一过性低血压，少数病例心电图出现P-R间期延长或有可能加重原有的心律失常。在用药的过程中应定期检查血压和心电图。

5）利培酮(risperidone)：初始剂量为0.25～0.5mg，分2次口服，以后每隔3～7天增加0.5～1mg，治疗剂量范围0.5～6mg/d，常见副作用有体重增加、疲劳，儿童锥体外系反应多见。

（2）针对伴发症状的常用药物

1）伴发ADHD：①托莫西汀：有效减少多动、攻击和破坏行为。②中枢兴奋剂：可以减少多动、攻击和破坏行为，但也有加重抽动障碍的危险性，应慎用。③可乐定：疗效好，可单独或联合氟哌啶醇使用。④氟哌啶醇合并三环类抗抑郁剂氯米帕明，儿童用药剂量为2～5mg/(kg·d)，分2～3次口服，从小剂量开始。氯米帕明副作用有消化不良、恶心、食欲缺乏、皮疹、轻度躁狂等。服药期间需定期检查血象和心电图。

2）伴发强迫症：①氟哌啶醇合并氯米帕明疗效较好。②氟西汀也是治疗强迫症有效药物之一，儿童用药剂量为0.5～1.0mg/(kg·d)，每日1次口服。副作用有恶心、食欲缺乏、皮疹、轻度躁狂等。③氟哌啶醇合并舍曲林治疗较单一使用效果好。舍曲林可以减轻抽动及强迫行为。口服治疗剂量为25~100mg,儿童从小剂量开始使用。

(郝 燕)

儿童孤独症

孤独症谱系障碍(autism spectrum disorders,ASD),又称自闭症、Kanner综合征,是以社会交往障碍、语言和非语言交流障碍、狭隘兴趣和重复刻板行为为典型特征。婴幼儿常在36个月前逐步显示出来,典型患儿在18个月即可诊断。孤独症患病率为1%左右,男∶女为(4~6)∶1。

【诊断】

DSM-IV诊断标准如下:

1. 下列1、2、3项中,至少符合6条,且1项至少有2条,2、3项至少符合1条。

(1) 在社会交往方面存在质的损害

1) 在多种非语言方面存在显著缺损:如不会恰当地运用眼对眼的注视、面部表情、身体姿势和社交姿势等与他人交往。

2) 缺乏与他人进行交往的技巧,不能建立适合其年龄水平的伙伴关系。

3) 不能与他人共享快乐、兴趣和成就,如不能向他人显示、炫耀或指向感兴趣的物品。

4) 缺乏与人的感情或社会交往:如喜欢独自玩耍,不会主动参与游戏活动。

(2) 在语言和非语言交流存在质的损害

1) 口语发育延迟或不会使用语言表达,也不会用手势、模仿等与他人沟通。

2) 有语言能力的患儿不能主动发起或维持与他人对话的能力。

3) 语言刻板、重复或古怪。

4) 缺乏适合其年龄水平的装扮性游戏或模仿性游戏。

(3) 行为方式、兴趣狭窄和活动刻板、重复

1) 兴趣局限,常专注于某种或多种形式,如旋转的电扇、固定的乐曲、广告词、天气预报等,在兴趣的强度或注意力集中程度上是异常的。

2) 固执地执行某些特殊、无意义的常规行为或仪式行为。

3) 重复刻板的行为:如挥手、搓手或复杂的全身动作等。

4) 持久地沉湎于物体的某一部件。

2. 在以下 3 个方面至少有 1 个方面的功能发育迟缓或异常,且起病在 3 岁以内。

(1) 社会交往。

(2) 社交语言的运用。

(3) 象征性或想象性游戏。

3. 无法用 Rett 综合征或儿童瓦解性精神病解释。

【治疗】

(一) 孤独症治疗原则

1. 早发现,早治疗。

2. 促进家庭参与,形成患儿、患儿父母、老师、儿童保健医生、心理医生和社会共同参与治疗,形成综合治疗团队。

3. 坚持以非药物治疗为主,药物治疗为辅的综合化治疗培训方案。

4. 治疗方案应个体化、结构化和系统化。

5. 坚持治疗,持之以恒。

(二) 常用干预方法

1. TEACCH(结构化教学):由美国北卡罗来纳大学 Schopler 建立的一套主要针对孤独症儿童的综合教育方法,是现在欧美国家获得较高评价的孤独症训练课程。该方法主要针对地对孤独症儿童在语言、交流以及感知觉运动等各方面所存在的缺陷进行个体化的训练和教育,核心是增进孤独症儿童对环境、教育和训练内容的理解和服从,包括视觉安排、常规训练、环境安排、程序时间表及个人工作系统训练等。

2. ABA(应用行为分析疗法):由 Lovaas 创立,对各类广泛性发育障碍(PDD)儿童均有很好的疗效,对孤独症儿童有较好

效果。ABA 在行为分析的基础上运用行为矫正原理,以正性强化为主促进孤独症儿童各项能力发展。其核心部分为任务分解训练,包括发出指令、观察儿童的反应、对儿童反应的应答及间歇记录。现代 ABA 技术逐渐融合其他技术强调情感人际发展。

3. RDI 和 Floortime:Gutstein 建立的人际关系发展干预训练(relationship development intervention,RDI),提高患儿对他人心理理解能力。为孤独症儿童设计了一套以目光注视-社会参照,互动-协调-情感经验分享-享受友情的训练项目,活动由父母或训练者主导,内容包括各种互动游戏。Greenspan 建立的 Floortime(地板时光)训练体系也是以人际关系以及社会交往作为训练的主体,教师或家长是根据患儿的活动和兴趣决定训练的内容,在训练中,父母或老师一方面配合孩子的活动,引导孩子在自由愉快的时光中建立解决问题的能力,并进而发展社会交往能力,训练活动贯穿于日常生活的各个时段。

4. 感觉统合训练:由美国 Ayres 创立,该疗法主要运用滑板、秋千、平衡木等游戏设施对儿童进行训练,有报道和观察称对于减少孤独症儿童的多动行为、增加语言等有一定疗效。感觉统合训练治疗的疗效在国外存在争议,未被主流医学所认可。

5. 药物治疗:目前尚无特效药能治愈孤独症,但下列药物可能改善部分症状,并有利于教育训练。具体包括:

(1) 抗精神病药:利培酮,从 0.25mg/d 开始,目标剂量 1~4mg/d。可以改善孤独症儿童的重复、刻板行为、攻击性和自伤行为,以及易激惹、焦虑等情绪症状。阿立哌唑,从 2mg/d 开始,推荐剂量 5~10mg/d,最大剂量 30mg/d。可以治疗孤独症伴发激惹症状。

(2) 抗抑郁药:对孤独症的焦虑、刻板、重复行为有效,改善激越、易激惹、愤怒等情绪行为问题。推荐使用氟西汀、舍曲林。氟西汀从 5mg/d 开始,目标剂量 10~20mg/d,针对强迫、刻板或重复行为,可用到 20~40mg/d。舍曲林从 12.5mg/d 开始,目标剂量为 25~50mg/d,针对强迫、刻板或重复行为,可用到 50~100mg/d。

(3) 中枢兴奋药或可乐定：适用于孤独症伴有注意障碍及多动症状的患儿。用药方法参见 ADHD 有关内容。

(4) 抗癫痫治疗：孤独症可伴发癫痫，需抗癫痫治疗，可选用抗癫痫药：卡巴咪嗪（卡马西平）、拉莫三嗪、妥泰（托吡酯）、丙戊酸钠治疗。

（郝 燕）

精神发育迟滞

精神发育迟滞（mental retardation，MR）是由生物、社会因素所致的精神障碍，起病于 18 岁前，以智力发育低下（IQ<70~75）和社会适应困难为主要特征的发育障碍性疾病，可同时伴有其他精神障碍或躯体疾病。

【诊断】

《中国精神障碍分类与诊断标准》第 3 版（CCMD-3）诊断标准：

1. 轻度精神发育迟滞诊断标准

1）IQ 50~69。

2）学习成绩差（在普通学校中学习常不及格或留级）或工作能力差（只能完成较简单的手工劳动）。

3）能自理生活。

4）无明显言语障碍，但对语言的理解和使用能力有不同程度的延迟。

2. 中度精神发育迟滞诊断标准

1）IQ 35~49。

2）不能适应普通学校学习，可进行个位数的加、减法计算，可从事简单劳动，但质量低，效率差。

3）可学会自理简单生活，但需督促、帮助。

4）可掌握简单生活用语，但词汇贫乏。

3. 重度精神发育迟滞诊断标准

1）IQ 20~34。

2) 不能学习和劳动,有显著的运动损害和其他相关缺陷。

3) 生活不能自理。

4) 言语功能严重受损,不能进行有效的语言交流。

4. 极重度精神发育迟滞诊断标准

1) IQ 在 20 以下。

2) 社会功能完全丧失。

3) 生活完全不能自理。

4) 言语功能丧失。

【治疗】

MR 治疗原则:早期发现、早期诊断和早期干预。教育训练为主,药物治疗为辅。采取医学、社会、教育和职业训练的综合措施,发展 MR 患儿潜能和技能。

1. 病因治疗:及早发现病因,及早治疗。如先天性甲状腺功能减低症、苯丙酮尿症、半乳糖血症等。

2. 对症治疗:MR 儿童常常兴奋、激惹、冲动、自伤、伤人,可适当用一些抗精神病药物,如氯丙嗪、奋乃静、氟哌啶醇、可乐定、维思通(利培酮)等药物;有癫痫发作者选用抗癫痫药物;有注意力缺陷者,选药见 ADHD 药物治疗;促进脑细胞代谢药物有利于智力改善,如神经生长因子、脑活素、脑复康(吡拉西坦)、脑复新(吡硫醇)、维生素 B_{12}、维生素 B_6 等。

3. 教育与训练:MR 患儿需进行综合性的教育和训练,包括运动能力、感知觉、认知能力、语言交流能力、自我生活能力和社会适应能力。对重症患者主要是医疗和生活照顾。

【预防】

预防措施是减少 MR 发生率最有效的措施。如避免近亲结婚、避免有生育遗传性疾病风险的人生育、怀孕后定期检查。预防胎儿期、围生期及儿童期可导致 MR 发生的各种因素和疾病。

(郝　燕)

遗　尿　症

遗尿症(enuresis)又称功能性遗尿症或非器质性遗尿症，通常指5岁后仍不能自主控制排尿而尿床或尿湿裤子，但没有明显的器质性病因。根据遗尿发生的时间可分为夜间遗尿和白日遗尿。遗尿症分为原发性遗尿和继发性遗尿。原发性遗尿是指儿童出生后就一直有遗尿，而继发性遗尿是指儿童在遗尿停止6个月后又复发。遗尿症临床分型为昼夜尿频型、觉醒障碍型、夜间多尿型和混合型。见表2-2。

表2-2　遗尿症临床分型

型别	临床表现	病理机制
昼夜尿频型	夜尿次数多，经常>1次，伴有白天尿频	膀胱排尿机能调节障碍
觉醒障碍型	觉醒障碍突出，白天无尿频	神经传导功能调节障碍
夜间多尿型	夜间尿量多，但是尿床的次数不多，白天无尿频	夜间抗利尿激素分泌功能调节障碍
混合型	昼夜尿频+觉醒障碍 昼夜尿频+夜间多尿 觉醒障碍+夜间多尿	

【诊断】

根据ICD-10精神与行为障碍分类的标准：

1. 儿童年龄与智龄至少在5岁以上。

2. 不自主地或有意尿床或尿湿裤子，7岁以下至少2次/月，7岁以上至少1次/月。

3. 病程至少3个月。

4. 不是癫痫发作或神经系统疾病所致的遗尿，也不是泌尿道结构异常或任何其他非精神科疾病的直接后果。

5. 不存在符合ICD-10类别标准的任何其他精神障碍的证据如精神发育迟滞、焦虑症、抑郁症等。

【治疗】

治疗原则强调综合性治疗,包括心理支持和健康教育、排尿功能训练、行为疗法、药物治疗和中医治疗。

1. 心理支持和健康教育

1) 消除遗尿症儿童紧张心情,采取安慰和鼓励的方法,不打骂和责备。

2) 安排合理的生活习惯,避免紧张和疲劳,入睡前不宜过度兴奋。

3) 养成按时排尿和入睡前排尿的习惯。

4) 在入睡前减少饮水、不吃流质饮食。

2. 行为疗法:该方法安全可靠、疗效确切

1) 设置日程表:记录影响遗尿的可能因素,如睡眠时间、傍晚液体摄入量、情绪和疲劳程度等。

2) 强化:患儿未出现遗尿,给予表扬,增强其自信心和能力;而发生遗尿后,则要求其与家长一起清洁衣物和床铺。

3) 延长夜间唤醒时间:根据患儿夜间遗尿的时间,适当延长唤醒时间。

4) 使用报警器:患儿睡在有报警器的床铺上,遗尿后报警器会自动唤醒患儿,反复应用和适当奖赏进行训练。

3. 膀胱功能训练

对膀胱容量小的患儿可进行膀胱扩张训练,即让患儿在白天多饮水,当欲排尿时,尽量延缓排尿,直至不能忍受为止。在排尿时突然停止一会儿,然后继续排尿。

(1) 药物治疗

1) 氯丙咪嗪:适用于6岁以上的觉醒障碍型,可扩大膀胱容量,刺激大脑皮质使患儿容易惊醒而起床排尿。剂量:入睡前口服1.0~1.5mg/(kg·次),见效后持续3个月。减量:同样剂量,每2天服药一次,持续一个半月;再以每3天服药一次,持续一个半月,以至停药,总疗程6个月。副作用:睡眠不安,胃口下降,容易兴奋的现象,1~2周后可自行消失。

2) 奥昔布宁:别名尿多灵,适用于5岁以上儿童,能降低膀胱内压,增加容量,减少不自主性的膀胱收缩,入睡前口服

2. 5～5mg/次,1 次/d,适用于昼夜尿频型。

3）去氨加压素：又称弥凝，是一种人工合成的抗利尿激素，适用于 5 岁以上夜间多尿型的儿童。睡前口服 0. 1mg～0. 2mg/次，从小剂量开始。

联合应用治疗夜间遗尿症和混合型遗尿症疗效更好。

（2）中医治疗：中医认为遗尿症系肾气不足、肺脾气虚、下焦湿热和阴虚火旺所致。中药方剂（如六味地黄丸等）和针灸治疗有一定疗效。

（郝　燕）

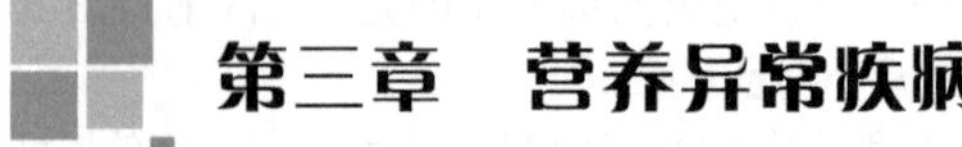

第三章　营养异常疾病

蛋白质-能量营养不良

蛋白质-能量营养不良(protein-energy malnutrition,PEM)简称营养不良,是由于长期缺乏能量和(或)蛋白质所致的营养缺乏症,主要见于3岁以下婴幼儿,临床特点为体重明显减轻、渐进性消瘦或水肿、皮下脂肪减少或消失,常伴有各器官不同程度功能紊乱和性格、行为、心理等改变。

【诊断】

(一)病史

1. 喂养史:多有长期喂养不当或长期偏食、摄入不足。

2. 疾病史:常见有消化系统疾病(如迁延性腹泻、过敏性肠炎、肠吸收不良综合征等);先天畸形(如唇裂、腭裂、幽门梗阻等);急、慢性传染病(如麻疹、伤寒、肝炎、结核、痢疾等)的恢复期;肠道寄生虫病;糖尿病、大量蛋白尿、发热性疾病、甲状腺功能亢进、恶性肿瘤性疾病等使营养素的消耗量增加;先天不足(如早产、多胎)等因追赶生长而需要量增加可引起营养不良。

(二)临床表现

1. 临床表现:体重不增是最先出现的症状,继之体重下降、皮下脂肪逐渐减少或消失,随着病情加重,骨骼生长减慢,身高也低于正常。皮下脂肪逐渐减少或消失,首先为腹部,其次为躯干、臀部、四肢,最后为面颊部。腹部皮下脂肪层厚度是判断营养不良程度的重要指标之一。随营养不良程度加重,逐渐出现全身症状及生化代谢改变。常伴活动减少,易疲乏,食欲减退,烦躁不安,头发干枯等表现。重度营养不良时皮下脂肪消失殆尽、皮包骨样、额部出现皱纹如老人状,反应差、呆滞,肌肉萎缩、肌张力低下,低体温、脉搏缓慢,呼吸浅表等。

2. 传统的分度标准:见表 3-1。

表 3-1 营养不良分度标准(婴幼儿)

	Ⅰ(轻)度	Ⅱ(中)度	Ⅲ(重)度
体重低于正常均值	15%~25%	25%~40%	40%以上
腹部皮褶厚度	0.8~0.4cm	0.4cm 以下	消失
肌张力	基本正常	减低、肌肉松弛	低下、肌肉萎缩
精神状态	基本正常	不稳定、易疲乏烦躁不安	精神委靡、反应低下抑制与烦躁交替

3. 传统的分型:重度营养不良可分为 3 型。

(1) 消瘦型:能量和蛋白质均不足,以缺乏能量为主。特点为皮下脂肪变薄、肌肉减少,皮肤干枯、多皱、失去弹性和光泽,呈老人脸,骨瘦如柴。无水肿。血浆总蛋白和白蛋白正常。

(2) 水肿型:以蛋白质缺乏为主。特点为水肿,严重者可出现全身性凹陷性水肿,伴有毛发稀疏、干燥、无光泽、易折断和脱落,皮肤干燥、色素沉着或脱屑、溃疡,肝脏肿大。血浆总蛋白和白蛋白明显降低,总蛋白<45g/L,白蛋白<25g/L。

(3) 混合型:消瘦和水肿同时存在。

4. 目前的分型分度标准

(1) 体重低下(underweight):体重低于同年龄、同性别参照人群值的均值减 2SD 以下为体重低下。如低于同年龄、同性别参照人群值的均值减 2SD~3SD 为中度;低于均值减 3SD 为重度。该指标主要反应慢性或急性营养不良。

(2) 生长迟缓(stunting):身长低于同年龄、同性别参照人群值的均值减 2SD 为生长迟缓。如低于同年龄、同性别参照人群值的均值减 2SD~3SD 为中度;低于均值减 3SD 为重度。该指标主要反应慢性营养不良。

(3) 消瘦(wasting):体重低于同性别、同身高参照人群值的均值减 2SD 为消瘦。如低于同性别、同身高参照人群值的均值减 2SD~3SD 为中度;低于均值减 3SD 为重度。该指标主要反映近期急性营养不良。

（三）实验室检查

血清白蛋白浓度降低是重要的改变，但半衰期较长（19～21天），不够灵敏。视黄醇结合蛋白、前白蛋白、甲状腺结合前白蛋白和转铁蛋白浓度下降有早期诊断价值。胰岛素生长因子1（IGF_1）是诊断蛋白质营养不良的较好指标。牛磺酸和必需氨基酸浓度降低，非必需氨基酸变化不大。血清淀粉酶、脂肪酶、胆碱酯酶、转氨酶、碱性磷酸酶、胰酶和黄嘌呤氧化酶等活力下降，治疗后可迅速恢复正常。胆固醇，各种电解质及微量元素浓度均可下降。生长激素水平升高。中度营养不良者心电图呈低电压、T波可低平。

【并发症】

1. 营养性贫血：最多见为营养性缺铁性贫血，亦可见营养性巨幼细胞性贫血或二者兼有。

2. 各种维生素缺乏：常见者为维生素A、D缺乏，也有维生素B、C的缺乏。营养不良时，维生素D缺乏的症状不明显，而在恢复期生长速度加快时则症状比较突出。

3. 感染：由于非特异性及特异性免疫功能均低下，易继发各类细菌、病毒、真菌的感染，如呼吸道感染、肠道感染、尿路感染、败血症等。特别是腹泻病，可迁延不愈加重营养不良，形成恶性循环。

4. 自发性低血糖：可突然发生，表现为面色灰白、神志不清、脉搏减慢、呼吸暂停、体温不升，但一般无抽搐，若未及时诊治，可因呼吸麻痹而死亡。

【治疗】

治疗原则是积极处理各种危及生命的并发症、去除病因、调整饮食、促进消化功能。

1. 积极处理各种危及生命的并发症：如腹泻时的严重脱水和电解质紊乱、酸中毒、休克、肾衰竭、自发性低血糖、继发感染及维生素A缺乏所致的眼部损害等。

2. 去除病因：积极治疗原发病，如纠正消化道畸形、控制感染性疾病、根治各种消耗性疾病及改进喂养方法等。

3. 调整饮食：应根据营养不良的程度、消化能力和对食物耐受情况逐渐调整饮食，尤其对于中、重度患儿，热量和营养物质供给应由低到高逐渐增加。饮食选择时应选择小儿易消化吸收又含有高热量与高蛋白质的食物。除乳类外，可用蛋、鱼、肝、瘦肉等，热能不够时可在食物中加少许植物油，此外应同时补充多种维生素、微量元素等。

(1) 轻度营养不良：热量从 80～100kcal①(334.72～418.40kJ)/(kg·d)、蛋白质 3g/(kg·d)开始，逐渐增至热量 150～170kcal(627.6～711.28kJ)/(kg·d)、蛋白质 3.5～4.5g/(kg·d)，待体重接近正常后，再恢复至热量 100～120kcal(418.4～502.08kJ)/(kg·d)、蛋白质 3.0g/(kg·d)。

(2) 中度营养不良：热量自 60～80kcal(251.04～334.72kJ)/(kg·d)，蛋白质 2g/(kg·d)，脂肪 1g/(kg·d)开始，逐渐增加，约 1 周后增至热量 120kcal(502.08kJ)/(kg·d)，蛋白质 3g/(kg·d)，脂肪 1.8g/(kg·d)，以后按轻度营养不良同样步骤调整。

(3) 重度营养不良：热量从 40～60kcal(167.36～251.04kJ)/(kg·d)、蛋白质 1.5～2g/(kg·d)、脂肪 1g/(kg·d)开始，首先满足患儿基础代谢需要，以后逐渐增加，按中度营养不良同样步骤调整。

4. 促进消化：给予各种消化酶(胃蛋白酶、胰酶等)以助消化。补充缺乏的维生素和微量元素(如 A、B、C，锌、铁等)，血锌降低者口服 1% 硫酸锌糖浆，从 0.5ml/(kg·d)开始，逐渐增至 2ml/(kg·d)，补充锌剂摄入可促进食欲、改善代谢。必要时可肌内注射蛋白质同化类固醇制剂如苯丙酸诺龙，每次 10～25mg，每周 1～2 次，连续 2～3 周，以促进机体对蛋白质的合成、增进食欲。对进食极少或拒绝进食者可试用胰岛素葡萄糖疗法，皮下注射正规胰岛素 2～3U/次，每日 1～2 次，在注射前需先服 20～30 克葡萄糖或静脉注射 25% 葡萄糖 40～60ml 以防发生低血糖，每 1～2 周为一疗程。

---

① 1cal=4.18J。

5. 中医治疗:针灸、推拿、抚触、捏脊等疗法可起一定促进食欲作用。中药可服用健脾补气药以帮助消化,促进吸收。

6. 其他治疗:病情严重、伴有明显低蛋白血症或严重贫血者,可考虑成分输血或输注白蛋白。同时给予要素饮食或进行静脉高营养,酌情选用葡萄糖、氨基酸、脂肪乳剂等静脉滴注。

(陈　瑜)

维生素 A 缺乏症

维生素 A 缺乏症(vitamin A deficiency)是因为饮食中缺乏维生素 A 所致,主要表现为眼结合膜与角膜干燥,暗光下视力差,皮肤干燥、毛囊角化。典型症状出现之前可以出现免疫功能损伤,导致易感性上升,这种“亚临床状态维生素 A 缺乏”现象已经日益引起人们的重视。

【诊断】

(一) 病史

有维生素 A 摄入不足、吸收不良、需要量增加和营养代谢障碍者。如长期以米糊等谷类、糖类食物喂养,未及时添加辅食,食物中缺乏脂肪、肉类、肝、蛋黄、乳类、红黄色蔬菜(胡萝卜、菠菜、南瓜、西红柿);在某些疾病如慢性腹泻、脂肪泻、肝胆疾病、迁延性肺炎、各种传染病等疾病过程中维生素 A 吸收障碍和(或)消耗增加均可引起此病。

(二) 临床表现

1. 眼:早期为夜盲、视敏度降低;畏光、干眼、泪少,出现毕脱斑(Bitôt spots);严重者角膜混浊、坏死、溃疡、穿孔、虹膜晶状体脱出,导致失明。

2. 皮肤:干燥脱屑、角化增生、毛囊突出呈粗砂样改变,以四肢伸侧、肩部为重,可发展至颈背部甚至面部;毛发枯黄,易脱落,指(趾)甲失去光泽、易折断。

3. 生长发育障碍:身高落后,牙釉质发育不良,易发生龋齿。

4. 其他:反复呼吸道、消化道、泌尿道感染,且迁延不愈。舌乳头肥大或萎缩。出现贫血、尿道结石、神经异常等。

(三) 辅助检查

1. 血清维生素 A 浓度测定:婴幼儿血清正常水平为 0.68~1.17μmol/L(20~50μg/dl),年长儿和成人为 1.10~5.11μmol/L(30~150μg/dl)。血清维生素 A 浓度<0.68μmol/L(20μg/dl)可诊断为维生素 A 缺乏症。

2. 相对量反应试验(RDR)≥20%:测定方法为先测定空腹血清维生素 A 浓度为(A0),随早餐服维生素 A 450μg,5 小时后于午餐前复查血清维生素 A(A5),并将数值带入公式:RDR=(A5-A0)/A5×100%。

3. 血清(浆)视黄醇浓度:儿童正常值为>1.05μmol/L(30μg/dl),如果<0.7μmol/L(20μg/dl)为缺乏,介于二者之间为边缘缺乏。

4. 血浆视黄醇结合蛋白测定:也可用于维生素 A 营养状况评价,学龄前儿童正常值为 1.19~1.60μmol/L(25~35mg/L),维生素 A 缺乏时会下降。

5. 尿液脱落细胞检查:取新鲜中段尿 10mL,在其内加入 1%龙胆紫液数滴,摇匀后计数上皮细胞,如无泌尿系感染,尿中上皮细胞超过 3 个/mm^3 为异常,有助于诊断,找到角化上皮细胞具有诊断意义。

6. 暗适应检查:暗光视觉异常,有助于诊断。

【治疗】

1. 一般治疗:去除病因,调整饮食,给予维生素 A 丰富的食物;在治疗继发感染时,同时治疗并存的营养缺乏症。

2. 维生素 A 治疗

轻症:口服维生素 A 每日总量 3000μg(1 万 IU),如吸收正常,症状很快消失。

重症:口服维生素 A 每日 1.5 万~2.5 万 μg(5 万~8 万 IU),分 3 次口服,症状减轻后减少用量。如有腹泻或肝脏疾病影响吸收者,可肌内注射,症状减轻改口服,痊愈后改预防量。在维生素 A 治疗时,同时给予维生素 E 可提高疗效。

3. 眼部治疗：早期使用 0.25% 氯霉素眼药水或 0.5% 红霉素或金霉素眼膏以防止继发感染和角膜溃疡穿孔；有溃疡者，用消毒鱼肝油及抗生素眼药水（0.1% 利福平或 0.5% 卡那霉素）滴眼，每 1~1.5 小时交替滴眼 1 次，每天不少于 20 次，并用 1% 阿托品扩瞳，以防虹膜粘连。滴眼时动作要轻柔，避免挤压眼球，以免造成角膜穿孔。

【预防】

母亲在孕期多食含有维生素 A 及胡萝卜素的食物，以免发生维生素 A 缺乏，影响胎儿储存。提倡母乳喂养，人工喂养儿应及时添加含维生素 A 丰富的胡萝卜、蛋黄等食物。积极治疗慢性消化功能紊乱、长期感染、肝胆疾患及消耗性疾病，并及早补充维生素 A。维生素 A 每日预防量 1500~2000IU（450~600μg）。

【预后】

经维生素 A 治疗后临床症状可迅速好转，夜盲常于数天内明显改善，干眼症状 3~5 天消失，结膜干燥、毕脱斑 1~2 周后消失，角膜病变也渐好转，皮肤过度角化需 1~2 个月方痊愈。

（陈 瑜）

维生素 A 中毒症

维生素 A 摄入过量可发生急、慢性维生素 A 中毒症（vitamin A intoxication）。急性中毒多为一次误服大量鱼肝油丸或维生素 A 滴剂引起；慢性中毒则系长期给予大剂量维生素 A 所致。6 个月~3 岁的婴幼儿多见。如小儿口服一次剂量超过 30 万 IU 就可发生急性中毒；婴幼儿易感性各不相同，每天平均服用 5 万~10 万 IU，持续 6 个月引起慢性中毒，也有报道每天服用 2.5 万 IU，持续 1 个月导致慢性中毒。

【诊断】

（一）病史

有维生素 A 摄入过量的病史。

（二）临床表现

1. 急性中毒：婴幼儿以颅内压增高症状为主，出现头痛、呕吐、烦躁或嗜睡、前囟隆起、眼震颤、复视、视神经乳头水肿等。多在摄入后6~8小时，至多1~2天出现。

2. 慢性中毒：出现较缓慢，表现多样化，早期不易引起注意。主要表现为慢性病症状和骨骼症状，如食欲不振、易激惹、烦躁、皮肤瘙痒、皮肤干薄发亮、脱皮和色素沉着、口唇皲裂易出血、贫血、肝脾大。常有转移性长骨疼痛伴软组织肿胀、压痛而无发热变红，以前臂、小腿多见。

（三）辅助检查

血清维生素A浓度测定，超过正常数倍乃至20倍以上。脑脊液检查压力增高，细胞数正常，蛋白质含量偏低，糖正常。血转氨酶升高，血清碱性磷酸酶增高。部分患儿出现血钙、尿钙增加。X线片对诊断有价值，管状骨骨干周围骨膜下新骨形成是重要征象，常伴有软组织肿胀。

【鉴别诊断】

急性维生素A中毒应该与颅内感染、颅内占位性病变相鉴别。慢性维生素A中毒应该注意排除血液系统疾病。

【治疗】

一旦确诊应立即停用维生素A。急性中毒可于1~2天后症状便可缓解。慢性中毒骨骼病变恢复需要数月至1年。有出血倾向时应给予维生素K治疗。

【预防】

加强宣教，合理、准确使用维生素A制剂和剂量；治疗维生素D缺乏症宜用单纯维生素D制剂。动物内脏富含维生素A，告知家长不要每天进食动物内脏。

（陈　瑜）

维生素 B_1 缺乏症

维生素 B_1 缺乏症（维生素 amin B_1 deficiency）又称脚气病

(beriberi)。多见于以精白米为主食的地区。其临床特点以水肿、心脏损伤、神经炎、胃肠功能紊乱为主。任何年龄均可发病。

【诊断】

(一) 病史

母乳喂养者其母亲膳食中缺乏维生素 B_1 和有脚气病的表现;人工喂养者则缺乏维生素 B_1 的补充。米麦类加工过精,或米淘洗次数过多,习惯食捞饭弃米汤以及长期偏食等均可致缺乏。

(二) 临床表现

1. 婴幼儿:起病较急,常累及消化系统,如食欲减退、恶心、呕吐、腹泻或便秘,伴腹痛、腹胀。重症可分为:①脑型:以神经系统症状为主,烦躁不安,哭声嘶哑,甚至失音,对周围环境反应迟钝、淡漠,喂食呛咳,严重时发生昏迷惊厥,病情进展迅速,预后差,死亡率高。② 心型:突然出现心力衰竭的症状,可有全身皮肤发绀、水肿、若不及时处理,可迅速死亡。

2. 年长儿:起病缓慢,食欲差,全身衰弱,腹泻或便秘,以水肿或多发性周围神经炎为主,如感觉障碍、肌无力甚至肌肉萎缩。

3. 先天性脚气病:若孕母缺乏维生素 B_1,则新生儿可患先天性脚气病,表现为出生时全身水肿、体温低、吸吮无力、肢体柔软、反复呕吐、嗜睡、哭声无力、给予牛乳或健康人乳后症状可逐渐消失。

(三) 辅助检查

尿硫胺素浓度下降;血丙酮酸、乳酸含量增高;红细胞转酮酶活性降低。脑 CT 出现双侧基底核对称性低密度影可作为脑型脚气病的辅助诊断。

【治疗】

1. 轻症:补充维生素 B_1 15~30mg/d,分 3 次口服,一般于 2~3 日症状迅速好转。有胃肠吸收障碍者可以肌内注射,每次 10mg,一日 2 次,2 日后改口服。

2. 重型:必须分秒必争地进行抢救。对脑型或心型者,立即静脉注射丙硫硫胺(优硫胺)或呋喃硫胺,50~100mg/次,必要时间隔3小时可重复使用;症状控制后,剂量减少或改为每日2~3次,继续使用1周。同时进行对症治疗,吸氧、纠酸、利尿。在抢救中慎用高渗葡萄糖和激素。治疗同时补充其他维生素。

【预防】

婴幼儿、孕妇、乳母均不宜以精白米为长期主食,常食含维生素 B_1 丰富的食物。人工喂养者应及时添加辅食。每日维生素 B_1 需要量:婴儿0.5mg,儿童1~1.5mg,孕妇和乳母2mg。

(陈 瑜)

维生素D缺乏性佝偻病

维生素D缺乏性佝偻病(rickets of vitamin D deficiency)是由于儿童体内维生素D不足使钙、磷代谢紊乱,产生的一种以骨骼病变为特征的全身慢性营养性疾病,主要见于2岁以下婴幼儿。典型的表现是生长着的长骨干骺端和骨组织矿化不全。维生素D不足使成熟骨矿化不全,则表现为骨质软化症(osteomalacia)。

【诊断】

(一)病史

有日光照射不足或维生素D缺乏的病史,包括母亲妊娠后期维生素D营养不足、早产儿、未补充维生素AD制剂、未及时添加蛋黄、肝等含维生素D丰富的食物、生长速度过快、患胃肠道或肝胆疾病、长期服用抗癫痫药物或糖皮质激素影响维生素D及钙磷的吸收和利用等。

(二)临床表现

本病多见于3个月~2岁的小儿,主要表现为生长最快部位的骨骼改变,并可影响肌肉发育和神经兴奋性的改变。佝偻病临床上分为初期、活动期、恢复期和后遗症期。

1. 初期(早期):多见于6个月以内,特别是<3个月的婴儿,主要表现为非特异性的神经兴奋性增高症状,如易激惹,烦躁,睡眠不安,夜间惊啼,多汗(与季节无关),枕秃(因烦躁及头部多汗致婴儿常摇头擦枕)。

2. 活动期(激期):除初期症状外,主要表现为骨骼改变和运动机能发育迟缓。骨骼改变往往在生长最快的部位最明显,故不同年龄有不同的骨骼表现。

(1) 头部:①颅骨软化:多见于3~6个月婴儿,因此时颅骨发育最快,软化部分常发生在枕骨或顶骨中央,前囟边较软,颅骨薄,检查者用双手固定婴儿头部,指尖稍用力压迫枕骨或顶骨的后部,可有压乒乓球样的感觉。6月龄后颅骨软化逐渐消失;②方颅:多见于7~8个月以上小儿,由于骨样组织增生致额骨及顶骨双侧呈对称性隆起,形成方颅,重者可呈鞍状、十字状颅形;③前囟增大及闭合延迟:重者可延迟至2~3岁方闭合;④出牙延迟:可迟至1岁出牙,有时出牙顺序颠倒,牙齿缺乏釉质,易患龋齿。

(2) 胸部:胸廓畸形多见于1岁左右小儿,如佝偻病肋骨串珠,肋膈沟(郝氏沟),鸡胸,漏斗胸。

(3) 四肢:①腕踝畸形:多见于6个月以上小儿,腕和踝部骨骺处膨大,状似手镯或脚镯;②下肢畸形:见于1岁后站立、行走后小儿,由于骨质软化和肌肉关节松弛,在立、走的重力影响下可出现"O"形腿或"X"形腿。1岁内小儿可有生理性弯曲,故仅对1岁以上小儿,才作下肢畸形检查。

(4) 其他:学坐后可引起脊柱后突或侧弯,重症者可引起骨盆畸形,形成扁平骨盆。全身肌肉松弛,患儿肌张力低下,头项软弱无力,坐、立、行等运动功能发育落后,腹肌张力低下致腹部膨隆如蛙腹。条件反射形成慢,表情淡漠,语言发育迟缓,免疫力低下,常伴感染,贫血等。

3. 恢复期:经适当治疗后患儿临床症状减轻至消失,精神活泼,肌张力恢复。

4. 后遗症期:多见于3岁以后小儿,临床症状消失,仅遗留不同程度的骨骼畸形，轻、中度佝偻病治疗后很少留有骨骼改变。

（三）辅助检查

1. 初期（早期）：血钙正常或稍低，血磷低，钙磷乘积稍低（30~40），血清25-(OH)D_3下降，碱性磷酸酶正常或增高。此期无骨骼改变，X线片检查多正常，或仅见临时钙化带模糊。

2. 活动期（激期）：血生化及骨骼X线改变：血钙稍降低，血磷明显降低，钙磷乘积常低于30，碱性磷酸酶明显增高。X线检查干骺端临时钙化带模糊或消失，呈毛刷样，并有杯口状改变；骺软骨明显增宽，骨骺与干骺端距离加大；骨质普遍稀疏，密度减低，可有骨干弯曲或骨折。

3. 恢复期：经适当治疗后患儿临床症状减轻至消失，精神活泼，肌张力恢复。血清钙磷浓度数天内恢复正常，钙磷乘积亦渐正常，碱性磷酸酶4~6周恢复正常。X线表现于2~3周后即有改善，临时钙化带重新出现，逐渐致密并增宽，骨质密度增浓，逐步恢复正常。

4. 后遗症期：多见于3岁以后小儿，血生化及骨骼X线检查正常。

【鉴别诊断】

1. 与其他具有佝偻病体征的疾病鉴别：先天性甲状腺功能减低症、软骨营养不良、黏多糖病、脑积水。

2. 与其他抗维生素D佝偻病鉴别

(1) 低血磷性抗维生素D佝偻病（家族性低磷血症）：为肾小管再吸收磷及肠道吸收磷的原发性缺陷所致，佝偻病的症状多发生于1岁以后，且2~3岁后仍有活动性佝偻病表现，血钙多正常，血磷低，尿磷增加。

(2) 远端肾小管酸中毒：为远曲小管泌氢障碍，从尿中丢失大量钠、钾、钙，继发甲状旁腺功能亢进，骨质脱钙，出现佝偻病症状。骨骼畸形严重，身材矮小，除低血钙、低血磷之外，有代谢性酸中毒及低钾、高氯血症，尿呈碱性（pH>6）。

(3) 维生素D依赖性佝偻病：为常染色体隐性遗传，分为两型：Ⅰ型为肾脏1-羟化酶缺陷，使25-(OH)D_3，转变为1,25-$(OH)_2D_3$发生障碍；Ⅱ型为靶器官1,25-$(OH)_2D_3$受体缺陷。

两型均有严重的佝偻病症状，低血钙、低血磷、碱性磷酸酶明显增高。Ⅰ型可有高氨基酸尿症，Ⅱ型的一个重要特征为脱发。

（4）肾性佝偻病：由于先天或后天原因所致的慢性肾功能障碍，导致钙磷代谢紊乱，血钙低，血磷高，碱性磷酸酶正常。佝偻病症状多于幼儿后期逐渐明显，身材矮小。

（5）肝性佝偻病：肝功能不良可使 25-(OH) D_3 生成障碍，伴有胆道阻塞时肠道吸收维生素 D 及钙也降低，出现低血钙、抽搐和佝偻病征。

【治疗】

治疗的目的为控制活动期，防止骨骼畸形。

（1）补充维生素 D 制剂：①口服法：每日给维生素 D 0.2 万～0.4 万 IU，或 1,25-$(OH)_2D_3$（罗盖全）0.5～2.0μg，连服 2～4 周后改为预防量，恢复期可用预防量维持。②突击疗法：有并发症或不能口服者，或重症佝偻病者，可用此法。肌内注射维生素 D_3 20 万～30 万 IU，一般 1 次即可，1 月后随访若明显好转，改预防量口服维持，若好转不明显，可再肌内注射 1 次。

（2）补充钙剂：口服或肌内注射维生素 D 之前一般不需先服钙剂，但 3 个月以内小婴儿或有过手足搐搦症病史者，肌内注射前宜先服钙剂 2～3 日，肌内注射后再继续服至 2 周。

（3）恢复期与后遗症期：功能锻炼：轻度畸形自行恢复；外科矫治：重度畸形，4 岁后行手术矫治。

（4）一般治疗：坚持母乳喂养，及时添加辅食，尤其含维生素 D 较多的食物；多晒太阳；激期勿使患儿多坐、多站，防止发生骨骼畸形。

【预防】

小儿应提倡母乳喂养，及时添加辅食，增加户外活动。①胎儿期预防：孕母应注意摄入富含维生素 D 及钙、磷的食物，并多晒太阳，冬春季妊娠或体弱多病者可于孕后期给予维生素 D 及钙剂。②新生儿期预防：自出生 2 周后即应补充维生素 D，一般维生素 D 每日生理需要量为 400～800IU，连续服用，不能坚持者可给维生素 D 10 万～20 万 IU 一次肌内注射（可维持 2

个月)。③婴幼儿期预防:多晒太阳是预防佝偻病简便有效的措施。一般维生素 D 每日需要量为 400~800IU。2 岁以后小儿生长发育减慢,户外活动增多,饮食多样化,一般已不需补充维生素 D 制剂。如果饮食中含钙丰富不必加服钙剂。

(陈　瑜)

维生素 D 缺乏性手足搐搦症

维生素 D 缺乏性手足搐搦症是因维生素 D 缺乏致血清钙离子浓度降低,神经肌肉兴奋性增高引起,表现为全身惊厥、手足肌肉抽搐或喉痉挛等。多见于 6 个月以内的小婴儿。

【诊断】

(一) 病史

多见于冬末春初发病,母孕期有肌肉抽搐史,人工喂养儿,缺少户外活动又未服鱼肝油或未添加含维生素 D 辅食,有佝偻病的症状体征等病史。

(二) 临床表现

除有不同程度的活动期佝偻病表现外,主要为惊厥、手足搐搦和喉痉挛,以无热惊厥最常见。

1. 典型发作

(1) 惊厥:最为常见,多见于婴儿。多为无热惊厥,突然发生,表现为双眼球上翻,面肌颤动,四肢抽动,意识丧失,持续时间为数秒钟到数分钟,数日 1 次或者 1 日数次甚至数十次不等。抽搐发作停止后意识恢复,活泼如常。

(2) 手足搐搦:多见于 6 个月以上的婴幼儿。发作时意识清楚,两手腕屈曲,手指伸直,大拇指紧贴掌心,足痉挛时双下肢伸直内收,足趾向下弯曲呈弓状。

(3) 喉痉挛:多见于婴儿。由于声门及喉部肌肉痉挛而引起吸气困难,吸气时发生喉鸣,严重时可发生窒息,甚至死亡。

2. 隐匿型:没有典型发作时可通过刺激神经肌肉而引出下列神经肌肉兴奋的体征。

(1) 面神经征(Chvostek sign):以指尖或叩诊锤轻叩颧弓与口角间的面颊部,出现眼睑及口角抽动为阳性,新生儿可呈假阳性。

(2) 腓反射:以叩诊锤击膝下外侧腓骨小头处的腓神经,引起足向外侧收缩者为阳性。

(3) 陶瑟征(Trousseau 征):以血压计袖带包裹上臂,使血压维持在收缩压与舒张压之间,5 分钟内该手出现痉挛为阳性。

(三) 辅助检查

血清钙低于 1.75mmol/L(7mg/dl),或离子钙低于 1.0mmol/L(4mg/dl),可作出正确诊断。

(四) 诊断性治疗

用钙剂治疗后抽搐停止,手足痉挛很快缓解亦有助于诊断。

【鉴别诊断】

首先与其他无热惊厥性疾病鉴别:包括低血糖症、低镁血症、婴儿痉挛症、甲状旁腺功能减退症。另外也要注意与急性喉炎、中枢神经系统感染性疾病等相鉴别。

【治疗】

应立即控制惊厥,解除喉痉挛,补充钙剂,并补充维生素 D。

1. 急救处理:应迅速控制抽搐或喉痉挛,可用苯巴比妥,水合氯醛或地西泮迅速控制症状,保持呼吸道通畅,必要时行气管插管。

2. 钙剂治疗:用 10% 葡萄糖酸钙 5~10ml 加入葡萄糖 10~20ml 缓慢静脉注射(10 分钟以上)或静脉滴注。惊厥反复发作者每日可重复使用钙剂 2~3 次,直至惊厥停止,以后改口服钙剂治疗。钙剂不宜与乳类同服,以免形成凝块影响其吸收。

3. 维生素 D 治疗:症状控制并应用钙剂后,可按维生素 D 缺乏性佝偻病补充维生素 D。

(陈　瑜)

维生素D中毒症

大剂量维生素D误服或长期较大剂量维生素D使用者可引起维生素D中毒症(vitamin D intoxication)。中毒剂量个体差异很大,与用量、应用时间长短和用药途径有关。服用2万~5万IU/d或2000IU/(kg·d),连续数周或数月即可发生中毒。

【诊断】

(一) 病史

有长期大量服用或短期超量误服维生素D病史。

(二) 临床表现

早期表现有厌食、恶心、呕吐、低热、精神不振、嗜睡、表情淡漠,便秘;晚期可出现高热、多饮多尿、烦躁、昏迷、抽搐等症状,甚至出现肾小管酸中毒、肾衰竭。

(三) 辅助检查

血钙升高>3mmol/L(12mg/dl),尿钙强阳性(Sulkowitch反应)。尿常规可见蛋白尿,严重者出现红细胞、白细胞、管型。可出现氮质血症、脱水和电解质紊乱。X线长骨片呈干骺端临时钙化带过度钙化,骨质疏松,骨皮质增厚。重病例在脑、心、肾、血管、皮肤等处可见钙化灶。严重者肾脏B超提示肾萎缩。

【鉴别诊断】

伴低热时须除外感染。多尿易误诊为泌尿系感染,但用抗生素治疗效果不满意。出现高钙血症时应与婴儿特发性高钙血症、甲状旁腺功能亢进、恶性肿瘤骨转移、低碱性磷酸酶血症鉴别。单从X线骨片所见,尚需与佝偻病恢复期,铅、氟中毒等鉴别,要结合病史、体征、铋和血钙等多方面进行考虑。

【治疗】

1. 立即停用维生素D和钙剂,限制钙盐摄入。

2. 药物:呋塞米0.5~1mg/(kg·次)静脉注射,必要时可重复使用,以促进钙的排泄;泼尼松2mg/(kg·d)口服,以抑制钙的吸收;降钙素50~100IU/d肌内注射。

3. 控制感染,纠正脱水、酸中毒。

4. 肾衰竭和心功能衰竭可以应用低钙透析液进行透析治疗。

【预防与预后】

科学、合理使用维生素 D 制剂,预防量不应超过 800IU/d,严格掌握维生素 D 突击疗法的适应证。

一般治疗以后,症状消失,预后较好。一旦发生骨骼、脑、肾、血管、皮肤出现相应的钙化,会影响体格和智力发育。如出现肾萎缩,疾病后期可能因肾衰竭而死亡。

(陈　瑜)

维生素 K 缺乏症

维生素 K 缺乏症(vitamin K deficiency)是因体内缺乏维生素 K,某些维生素 K 依赖凝血因子活力低下,从而致凝血机制障碍的疾病。临床特点以出血为主。以新生儿及生后 3 个月内母乳喂养儿多见。

【诊断】

(一) 病史

母亲在孕期曾使用过抑制维生素 K 代谢的药物;出生时未预防性使用维生素 K;单纯母乳喂养儿或仅加米糊而不添加其他辅食儿;有先天性肝、胆疾患儿;有长期腹泻;长期使用广谱抗生素婴儿。

(二) 临床表现

根据发病时间分为以下 3 型:

1. 新生儿早发型:生后 24 小时内发病,与母亲在产前使用某些药物有关,如抗凝药、抗惊厥药、抗结核药等。表现为皮肤出血、脐带残端渗血、消化道出血、颅内出血等。

2. 新生儿经典型:生后 2~5 天发病,早产儿可迟至生后 2 周。常见出血部位为皮肤出血(穿刺处)、脐带残端渗血、消化道出血、颅内出血等。出血一般少到中等量,多为自限性。

3. 晚发性:生后1~3个月以内的婴儿。

轻症:皮肤注射及采血部位出血、鼻出血或少量胃肠道出血。

重症:呈急性或亚急性颅内出血,出血部位以蛛网膜下腔、硬膜下或硬膜外多见,脑实质及脑室出血少见。表现为烦躁不安、脑性尖叫、阵发性发绀、双眼凝视;出血量多时有颅内高压征,如前囟紧张隆起、抽搐、昏迷及瞳孔改变。另外,可见贫血表现和低热、黄疸、肝脾大。

(三)辅助检查

1. 凝血酶原时间和部分凝血活酶时间均延长,出血时间、血小板正常。

2. 脑脊液呈血性,有皱缩红细胞。

3. 头部CT或MRI检查可明确诊断并确定出血部位及范围大小。

【鉴别诊断】

应与颅内感染、脑血管畸形破裂出血、血友病等凝血功能障碍疾病鉴别。

【治疗】

1. 保持安静,避免搬动。消化道出血时应禁食,给予静脉营养。

2. 补充维生素K立即静脉注射维生素K_1 1mg,对重症出血者静脉注射维生素K_1 5~10mg/次,每日2次,连续3~5日。

3. 输注新鲜血:少量多次,10~15ml/(kg·次),连续2~3日。

4. 对症治疗

(1) 降低颅内压:静脉注射地塞米松0.5~1mg/(kg·次),每日2次;在应用维生素K或输入新鲜血后可酌情使用小剂量甘露醇,0.25~0.5g/(kg·d),每日2~4次。

(2) 控制惊厥。

(3) 有硬脑膜下血肿者可进行穿刺,穿刺无效者可考虑手术。

【预防】

1. 孕母产前二周常规口服维生素 K_1 2~4mg/d。凡因孕期使用过抑制维生素 K_1 合成的药物者，产前应给予维生素 K_1 10mg 肌内注射 3~5 天；纯母乳喂养者，其母亲应每周口服维生素 K 20mg 两次。维生素 K 的生理需要量 0.5~1μg/(kg·d)。

2. 出生后都应常规注射维生素 K_1 5mg/d，连续 3 天。

3. 对单纯性母乳喂养儿、长期腹泻、应用广谱抗生素或患有肝、胆疾病患者每周肌内注射一次维生素 K_1 1mg。

【预后】

出血量大者可因出血性休克而死亡。颅内出血的患儿病情严重有生命危险，尤其是脑干部位出血。颅内出血可遗留一定的运动和智力障碍。

（陈　瑜）

锌缺乏症

锌缺乏症（zinc deficiency）是体内锌含量不足导致体内多种酶的活性降低，从而影响人体的各种生理功能。临床表现为食欲减退、厌食，生长发育障碍，创伤愈合迁延，免疫功能低下，反复感染，青春期缺锌还可表现为性成熟障碍。

【诊断】

（一）病史

多见于早产、双胎、多胎儿，人工喂养及营养不良儿，有偏食、挑食不良饮食习惯患儿（尤其是素食者）。慢性腹泻、肠吸收不良综合征、肠病性肢端皮炎、组织创伤史、长期透析，长期使用青霉胺及类固醇药物患儿。

（二）临床表现

厌食、异食、食欲减退，反复黏膜、皮肤损害或感染，创伤组织及术后伤口愈合不良，易感染，体格和智能发育速度缓慢。

在青春期有外生殖器发育不良,第二性征不发育。其他可见脱发、皮肤粗糙、皮炎、地图舌、反复口腔溃疡等。

(三) 辅助检查

1. 血清锌<11.5μmol/L(75μg/dl)。

2. 餐后血清锌浓度反应实验(PZCR)>15%:空腹测血清锌(A0),餐后2小时再测血清锌(A2),进食总热能按全天20%算,蛋白质:脂肪:碳水化合物为(10%~15%):(30%~35%):(50%~60%)。并将数值带入公式:PZCR =(A0-A2)/A0 ×100%。

3. 头发锌可作参考,受头发生长速度、环境、洗涤方法等影响,与血清锌无密切相关,所以发锌不能作为确诊指标。

4. 血清碱性磷酸酶:缺锌时下降,补锌后恢复。

【治疗】

常用锌剂有:葡萄糖酸锌、硫酸锌、醋酸锌,每日剂量按0.5~1mg/kg元素锌计算,相当于:葡萄糖酸锌3.5~7mg/(kg·d),硫酸锌2.25~4.5mg/(kg·d),醋酸锌1.5~3mg/(kg·d),疗程2~3个月。对于不能口服或口服后吸收不良患儿,则给予静脉补充锌剂,每日剂量按元素锌计算:早产儿300μg/kg,1岁以内100μg/kg;1岁以上3~5mg/d。过量补锌会导致锌中毒,急性者出现恶心、呕吐、腹泻等消化道症状,甚至出现脱水和电解质紊乱;慢性者会损伤心、肝、肾细胞。

【预防】

鼓励母乳喂养。对早产儿、人工喂养、营养不良、长期腹泻、术后恢复、生长发育过快儿均要适当补充锌。合理膳食,补充含锌丰富的食物,如瘦肉、蛋黄、鱼类、牡蛎、奶酪等。纠正不良的饮食习惯。

(陈 瑜)

儿童高铅血症和铅中毒

铅(Pb)是一种有毒的重金属元素,对机体的毒性是多方面的，处于生长发育时期的儿童，可引起多系统损害，其神经毒性最为重要。WHO 认为“环境中对儿童威胁最大的是铅”，儿童铅中毒已成为一个全球性的公共安全问题。

【诊断】

（一）临床表现

一般从铅暴露到出现症状 3～6 个月，多为非特异性表现。母体血铅很容易通过胎盘进入胎儿脑组织。研究表明孕期母亲的血铅水平与儿童出生后的语言、记忆、定量及总感知能力的指数呈明显的负相关。儿童长期接触低浓度铅，可引起行为功能改变，常见的有模拟学习困难、空间综合能力下降、运动失调、多动、易冲动、注意力不集中、侵袭性增强和智商下降等。急性接触高浓度铅时会出现中毒性脑病，表现为兴奋或嗜睡、剧烈头痛、惊厥，甚至昏迷。

铅能抑制血红素的生成而引起儿童贫血，当血铅超过 0.4mg/L 时就会发生，一般为小细胞低色素性贫血。部分患儿可能出现溶血而进一步加重贫血。

铅作用于心血管系统，导致视网膜小动脉痉挛、高血压细小动脉硬化，面色苍白、心率慢。铅中毒会出现食欲不振、上腹胀满、恶心、腹部疼痛、便秘或腹泻。胃肠道急性重症型出现出血性胃肠炎，胃肠黏膜充血，并有出血点和出血斑。经过消化道吸收的铅中毒肝损害明显，可引起肝大、黄疸，甚至肝硬化或肝坏死。

铅中毒会导致患儿肾小管功能受损，患某些自身免疫性疾病或过敏性疾病的危险增高，白细胞减少，影响生长发育。

严重患儿齿龈边缘有黑色的铅线，面容为灰色（铅容）。

（二）诊断标准

美国国家疾病控制中心（CDC）1991 年将血铅（BPb）水平大于或等于 100μg/L，无论是否有临床症状、体征或其他血液生化变化，即可诊断为铅中毒（lead poisoning）。其分级标准是根据 BPb 水平共分 5 级：

Ⅰ级为相对安全的 BPb 水平，不需临床处理，BPb<100μg/L。

Ⅱ级属轻度铅中毒，要动态观察血铅水平的改变（1 次/3

月测定 BPb 含量),BPb 水平在 100~199μg/L。

Ⅲ级属中度铅中毒,BPb 水平在 200~449μg/L,要进行相关特殊检查、体检及询问病史并在 1 周内复查 BPb 含量。

Ⅳ级属重度铅中毒,BPb 水平在 450~699μg/L,要在 48h 内复查 BPb 水平,如确诊要收治入院进行驱铅治疗,同时进行环境勘察和环境干预。

Ⅴ级属极重度铅中毒,BPb 水平≥700μg/L,即刻复查 BPb 含量。

根据卫生部 2006 年《儿童高铅血症和铅中毒分级和处理原则》,连续两次静脉血铅为 100~199μg/L 为高铅血症;血铅 200~249μg/L 为轻度铅中毒;血铅 250~449μg/L 为中度铅中毒;血铅等于或高于 450μg/L 为重度铅中毒。

【治疗】

1. 高铅血症和轻度铅中毒(血铅小于或等于 250μg/L)治疗为脱离铅污染源,卫生指导并给予营养干预,一般不需要驱铅药物治疗,或适当给予杞枣口服液、智杞颗粒、千果花等中成药治疗。

2. 对于血铅大于 250μg/L 的中重度铅中毒儿童,推荐螯合剂解毒。治疗首选二巯丁二酸(DMSA),用法:剂量为每次 $350mg/m^2$ 或 10mg/(kg · d),每日 3 次口服,连续 5 天。继而改为每日 2 次给药,每次药量不变,连续 14 天,每个疗程共计 19 天。对无法完全脱离铅污染环境的儿童则应采用依地酸钙钠进行治疗,用量为(1000~1500) mg/m^2,静脉或肌内注射,5 天为 1 疗程。停药 2~6 周后复查血铅,如等于或高于 450μg/L,可重复上述治疗方案;如连续 2 次复查血铅低于 450μg/L,但等于或高于 250μg/L 时则按中度铅中毒处理。

【预防】

保护环境,健康教育,让儿童纠正不良生活习惯,进行铅中毒筛查。多食用富含铁、锌、硒、钙的食物,补充维生素 E、C 和 B_1 等。

(陈　瑜)

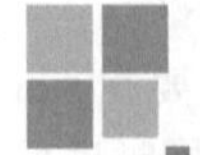

第四章　新生儿与新生儿疾病

新生儿分类方法

新生儿分类有不同的方法，分别根据胎龄、出生体重、体重和胎龄的关系及生后周龄等进行分类。

1. 根据胎龄分类：胎龄(GA)是从母亲末次月经第1天起至分娩时为止的时间，以周表示。分为足月儿、早产儿、过期产儿等。①足月儿：37周≤GA<42周(259~293天)的新生儿；②早产儿：28周≤GA<37周(196~258天)的新生儿，其中GA<28周(<195天)者称为极早早产儿或超未成熟儿；③过期产儿：GA≥42周(≥294天)的新生儿。

2. 根据出生体重分类：根据出生1小时内的体重(BW)分为正常出生体重儿、低出生体重儿、巨大儿等。①正常出生体重儿：BW为2500~3999克的新生儿；②低出生体重儿：BW<2500克者，大多数为早产儿和小于胎龄儿；其中BW<1500克者，称极低出生体重儿，<1000克者称超低出生体重儿或微小儿(tiny baby)；③巨大儿：指BW≥4000克者，包括正常和有疾病者。

3. 根据出生体重与胎龄的关系分类：①小于胎龄儿(SGA)：指BW在同胎龄儿平均体重的第10百分位以下；②适于胎龄儿(AGA)：指BW在同胎龄儿平均体重第10~90百分位之间；③大于胎龄儿(LGA)：指BW在同胎龄平均体重第90百分位以上。我国不同胎龄新生儿出生体重及百分位数见表4-1。

4. 按生后周龄分类：①早期新生儿：指出生后一周以内的新生儿。②晚期新生儿指生后2~4周的新生儿。

5. 高危儿：指已经发生或可能发生危重情况的新生儿，需要加强监护。

表 4-1　中国 15 城市不同胎龄新生儿出生体重值及百分位数

胎龄(周)	平均值(g)	标准差(SD)	百分位数 第 3	第 5	第 10	第 50	第 90	第 95	第 97
28	1389	302	923	931	972	1325	1799	1957	2071
29	1475	331	963	989	1057	1453	2034	2198	2329
30	1715	400	1044	1086	1175	1605	2255	2423	2563
31	1943	512	1158	1215	1321	1775	2464	2632	2775
32	1970	438	1299	1369	1488	1957	2660	2825	2968
33	2133	434	1461	1541	1670	2147	2843	3004	3142
34	2363	449	1635	1724	1860	2340	3013	3168	3299
35	2560	414	1815	1911	2051	2530	3169	3319	3442
36	2708	401	1995	2095	2238	2712	3312	3458	3572
37	2922	368	2166	2269	2413	2882	3442	3584	3690
38	3086	376	2322	2427	2569	3034	3558	3699	3798
39	3197	371	2457	2560	2701	3162	3660	3803	3899
40	3277	392	2562	2663	2802	3263	3749	3897	3993
41	3347	396	2632	2728	2865	3330	3824	3981	4083
42	3382	413	2659	2748	2884	3359	3885	4057	4170
43	3359	448	2636	2717	2852	3345	3932	4124	4256
44	3303	418	2557	2627	2762	3282	3965	4184	4342

（陈　玲）

新生儿胎龄评估

胎龄(gestational age,GA)系指胎儿在宫内生长发育的周龄或日龄。产科可根据下列方法进行胎龄评估:末次月经时间;第一次发现胎动时间(通常在孕 16~18 周);首次听到胎心时间(通常在孕10~12周经多普勒超声检查)以及超声检查判断胎龄。如果母亲月经不规则或其他原因不易推算时,则新生儿出生后需通过胎龄评估(assessment of gestational age)进行确定,后者是根据新生儿出生48小时内的外表特征和神经系统检查估计胎龄。

（一）足月儿与早产儿外表特征

足月儿与早产儿外表特征见表4-2。

表4-2 足月儿与早产儿外表特征

	早产儿	足月儿
皮肤	发亮、水肿、毳毛多	肤色红润,皮下脂肪丰满,毳毛少
头发	乱如绒线头	头发分条清楚
耳郭	软骨发育不良,可折叠,耳舟不清	软骨发育良好,耳舟成形,直挺
指(趾)甲	未达指趾尖	达到或超过指趾尖
乳腺	无结节或结节<4mm	结节>4mm,平均7mm
跖纹	少或无纹	遍及整个足底
外生殖器	男婴睾丸未降,阴囊少皱裂;女婴大阴唇不发育,不能遮盖小阴唇	男婴睾丸已降,阴囊皱裂形成;女婴大阴唇发育,可覆盖小阴唇

（二）神经系统成熟度检查方法

1. 姿势:取仰卧位,保持安静,观察新生儿体位。

2. 方窗:检查者用拇指将新生儿的手向前臂屈曲,测量小鱼际隆起与前臂腹侧的角度,操作时勿旋转新生儿手腕。

3. 足背曲:检查者的拇指放在新生儿足底,其他手指放在小腿背后,可稍用力使足尽可能向小腿前侧背曲,测量足背与小腿前侧之间的角度。

4. 前臂回缩:取卧位,检查者用双手将新生儿两前臂压向上臂,使肘部弯曲,5秒钟后拉回前臂使之伸直,随即放手,按婴儿前臂弹回的位置评分。

5. 下肢回缩：将髋与膝充分屈曲5秒钟后，牵引两足使伸直，随即放手，按髋与膝弹回的位置评分。

6. 腘窝角：检查者在新生儿右侧以左手拇指与示指抵住膝部，使之与身体呈60°位，以后检查者以右手拇指和示指抬起踝后方，使小腿充分伸展，测量在腘窝处形成的角度。

7. 足跟触耳：仰卧位，拉新生儿足轻轻拉向其头部，观察足与头的距离及膝部伸展程度，肌张力极低者足可触耳。

8. 围巾征：将新生儿一侧手牵引至对侧肩部，尽可能放在对肩后方，观察肘部的位置，是否超过躯干中心线（胸骨中线）。

9. 屈颈征：仰卧位，抓住婴儿双手或前臂，慢慢拉至坐位，观察头部与躯干的关系，肌张力较强者头能与身体保持一条线，甚至头向前倾。

10. 腹部悬吊：置婴儿于俯卧位，检查者用一只手伸入婴儿下腹部将婴儿抬起离开检查台，观察婴儿：①背部弯曲程度：肌张力强者背部较平，弱者背部弯曲；②下肢屈曲度：肌张力强者下肢稍向背部伸直，弱者荡向下方；③头与躯干的关系肌张力强者头向上抬起，稍高于躯干，弱者头向下弯曲。

（三）简易胎龄评估法

简易胎龄评估法（表4-3）是我国临床工作者在实践中得出的方法，简单易操作。

（四）新Ballard评分

Ballard成熟度评分已经被扩展和更新，包括极度不成熟新生儿的评估，适用于胎龄从20~44周，被命名为新Ballard评分（NBS）。该检查由6个神经肌肉成熟标准和6个体格成熟标准构成，见表4-4、表4-5。将表4-4和表4-5评分加在一起查出胎龄，见表4-6。胎龄26周的新生儿最好在生后12小时内进行评分，大于26周者在生后96小时进行即可。

表 4-3　简易胎龄评估法(胎龄周数=总分+27)

体征	0分	1分	2分	3分	4分
足底纹理	无	前半部红痕不明显	红痕>前半部，褶痕<前1/3	褶痕>前2/3	明显深的褶痕>前2/3
乳头形成	难认，无乳晕	明显可见，乳晕淡、平，直径<0.75cm	乳晕呈点状，边缘不突起，直径<0.75cm	乳晕呈点状，边缘突起，直径>0.75cm	–
指甲	–	未达指尖	已达指尖	超过指尖	–
皮肤组织	很薄，胶冻状，可见静脉及毛细血管	薄而光滑，可见静脉及其分支	光滑，稍厚，腹部可见大静脉	稍厚，表皮皱裂翘起，腹部隐约可见大静脉	厚，羊皮纸样，皱裂深浅不一，看不到静脉

注：各体征的评分如介于两者之间，可用其均数。

表 4-4 外表特征评分表

体格成熟度 体征		评分						
		-1	0	1	2	3	4	5
皮肤		黏,脆,透明	胶状,红,半透明	光滑粉红可见静脉	脱皮,少见静脉	裂纹,皮肤部分转白,罕见静脉	皮肤稍厚,裂纹深,无血管	皮肤厚,皮革样裂纹,皱褶
胎毛		无	稀疏	丰富	变稀	部分秃	大部分秃	
足底		跟-趾 40~50mm:-1 <40mm:-2	> 50mm 无纹理	细红痕	前部横纹	前 2/3 可见横纹	全足底横纹	
乳房		不能辨认	难以辨认	乳晕平坦无结节	乳晕点状,<1~2mm 结节	乳晕花瓣,1~2mm 结节	乳晕突出,3~4mm 结节	乳晕饱满,5~10mm 结节
眼/耳		眼睑闭合 松:-1 紧:-2	眼睑分开 耳郭平坦,折叠	耳郭稍弯曲,柔软,缓慢弹回	耳郭弯曲好,柔软易弹回	耳郭成形,结实,立即弹回	耳郭软骨厚,质硬	
外生殖器	男	阴囊扁平光滑	阴囊空虚,无皱褶	睾丸未降,阴囊皱褶	睾丸渐降,少量皱褶	睾丸已降,皱褶明显	睾丸下垂,深皱褶	
	女	阴蒂明显,阴唇扁平	阴蒂明显,小阴唇小	阴蒂突出,小阴唇增大	大小阴唇均明显	大阴唇超过小阴唇	大阴唇覆盖阴蒂和小阴唇	

表 4-5　神经肌肉成熟度评分表

神经肌肉成熟体征	评分						
	−1	0	1	2	3	4	5
姿势		四肢伸位	髋关节稍弯	下肢弯曲好	上肢稍曲下肢同左	上下肢曲屈好	
方窗	>90°	90°	60°	45°	30°	0°	
前臂回缩		180°伸直外展	140°~180°稍回缩	110°~140°回缩	90°~110°	<90°	
腘窝角	180°	160°	140°	120°	100°	90°	<90°
围巾征	肘部：超过对侧腋前线外	达对侧腋前线	在对侧腋前线与中线间	达中线	未达中线	在同侧腋前线外	
足跟触耳	极容易	触耳容易	可触耳，稍困难	稍近耳	不至耳	远离耳	

表 4-6　胎龄评估法

分数	-10	-5	0	5	10	15	20	25	30	35	40	45	50
胎龄周数	20	22	24	26	28	30	32	34	36	38	40	42	44

（陈　玲）

正常新生儿的特殊生理现象

新生儿可出现一些特殊表现,属于正常范围,多在短期内存在。

1. 新生儿红斑:常在生后 1~2 天内出现,原因不明。皮疹为大小不等、边缘不清的斑丘疹,散布于头面部、躯干及四肢。新生儿无不适感,多在 1~2 天内迅速消退。

2. 青记:为青蓝色色斑,可几厘米大小或大片,多分布于腰、背、臀及大腿部。是特殊色素细胞沉着所致。俗称青记,随年龄增长而渐退。

3. 粟粒疹:在鼻尖、鼻翼、颊、颜面等处,常可见到皮脂腺堆积形成针头样黄白色的粟粒状疹,脱皮后自然消失。

4. 汗疱疹:炎热季节,常在前胸、前额等处见到针头大小的汗疱疹,又称白痱。因新生儿汗腺功能欠佳所致。

5. 马牙或板牙:为上腭中线和牙龈部位由上皮细胞堆积或黏液腺包囊的黄白色小颗粒,可存在较长时间,切勿挑刮以免感染。

6. 额外齿:在乳牙的上下门牙位置萌出 1 个或 1 个以上的易位切牙,此牙松动易落,无釉质。

7. 生理性黄疸:详见新生儿黄疸概述部分。

8. 生理性体重下降:新生儿出生后 2~4 天体重可下降 6%~9%,最多不超过 10%,约 10 日即可恢复。其原因可能与最初几天进食较少、非显性失水增加及水钠排出等有关。提早喂哺可防止或减少生理性体重下降。

9. 假月经:部分女婴在生后 5~7 天可有灰白色黏液分泌

物从阴道流出，有时为血性，可持续两周，此系母体雌激素对胎儿影响中断所致。

10. 乳腺肿大：于生后 3～5 天出现乳腺肿大，如蚕豆到核桃大小，男、女足月新生儿均可发生，2 ～3 周后消退，此是因母亲的内分泌影响所致，切不可挤压以防感染。

（陈　玲）

早产儿的特点与护理

早产儿指胎龄不足 37 周出生的新生儿。早产原因中母体因素起主要作用，常见如母亲孕期疾病、生殖器畸形、精神紧张、过度疲劳等；多胎、胎儿畸形及胎盘异常也是引起早产的原因。近年来我国早产儿发生率有逐年上升趋势，绝大多数属于相对较成熟的“晚期早产（late preterm）儿”，这类晚期早产儿由于在生理学及解剖学等的发育不成熟，较足月儿有着更高的发病率和死亡率。

【生理解剖特点】

（一）外观特点

早产儿与正常足月儿在外表上有明显差异，胎龄愈小差异愈明显。因此可根据出生婴儿的体格特征来初步判定其胎龄。

（二）出生后的体重

早产儿出生后第一周的“生理性体重减轻”可下降 10%～15%，ELBW 儿的体重下降可到 20%，而恢复至出生体重往往要延迟到 2～3 周，对早产儿出生后要合理喂养及静脉营养。

（三）呼吸系统

早产儿呼吸中枢发育不成熟，呼吸浅快不规则，甚至呈现喂奶后暂时性青紫及间歇性呼吸暂停（呼吸停止在 20 秒以上，伴心率减慢<100 次/min，并出现青紫）。胎龄越小，原发性呼吸暂停的发生率愈高。此外，早产儿由于肺泡表面活性物质少，易发生肺透明膜病，此为早产儿死亡的最常见原因。

（四）心血管系统

早产儿常有动脉导管关闭延迟，可导致心肺负荷增加，引起充血性心衰、肾脏受损以及新生儿坏死性小肠结肠炎（NEC）。由于血容量不足和心肌功能不全，容易导致低血压，因此定期监测血压，维持平均动脉压至少在4kPa（30mmHg）以上十分重要。

（五）消化功能

早产儿胎龄愈小，其吸吮力愈差，甚至无吞咽反射，导致喂养困难。贲门括约肌较松弛，幽门括约肌较紧张，胃容量小，易产生喂养困难、呛奶、溢奶，如护理不当可导致吸入性肺炎。早产儿各种消化酶不足，胆酸分泌较少，不能将脂肪乳化，故脂肪消化吸收差，易发生消化不良、腹泻，在缺氧缺血、喂养不当情况下，可发生NEC。肝功能发育较差，葡萄糖醛酸转移酶更不成熟，导致生理性黄疸程度较足月儿重，且持续时间长；肝合成凝血因子不足及铁、维生素A、D等储存少，易出现颅内出血、肺出血、贫血、低钙血症等。

（六）肾功能

肾小球滤过率低，抗利尿激素不足，肾小管浓缩功能较差，因此早产儿易产生钠潴留、水肿等；同时肾小管对醛固酮反应低下，生理性利尿开始后可发生低钠血症、低钾血症，故需要密切监测。

早产儿调节酸碱平衡的能力较差，碳酸氢盐的肾阈值低，肾脏处理酸负荷能力不足，易发生代谢性酸中毒。在用普通牛奶人工喂养时，由于蛋白质量多，酪蛋白含量高，内源性氢离子产生增加超过肾小管排泄的能力时，即可发生晚期代谢性酸中毒，临床表现为面色苍白、反应差、生长迟缓、体重不增。改用人乳或婴儿配方乳喂养，降低蛋白质量，改变酪蛋白和白蛋白的比例，可使症状改善。

（七）代谢功能

1. 糖储备不足，肝糖原转变成血糖的功能低，当缺氧、寒冷时易产生低血糖。早产儿胰岛β细胞不成熟，输入葡萄糖可发生高血糖，需要限制葡萄糖输注速率，并严密监测血糖。

2. 体内蛋白储存不足,常易发生低蛋白血症。

3. 甲状旁腺功能不成熟,加上肾排磷少,容易形成高磷低钙血症与低钙惊厥。

(八) 神经系统

神经系统成熟度与胎龄密切相关,胎龄愈小,各种反射愈差。早产儿肌张力低下,四肢呈伸直位,拥抱反射常不完善。由于脑室管膜下存在着胚胎生发层组织,血管丰富,在无明显外伤或窒息情况下,亦常发生脑室管膜下出血和脑室内出血。

(九) 免疫系统

胎儿被动免疫来自母亲,越近妊娠后期,提供免疫抗体越多,早产儿因提前分娩,来自母体的 IgG 含量低,同时补体水平低下,吞噬细胞作用差,对感染的抵抗力弱。

(十) 体温调节

因中枢神经系统发育未成熟,体温调节功能差,新生儿时期主要产热的棕色脂肪储存少,且体表面积相对较大,皮下脂肪薄,容易散热,故早产儿易出现低体温,甚至体温不升。另外,由于早产儿汗腺发育差,在环境温度高时,可突发高热。

【护理】

1. 保暖:出生后立即采取保暖措施,方法因地制宜,如采用辐射式保暖床、暖箱、热水袋等。早产儿应根据体重、日龄选择适中温度或中性温度,它是一种适宜的环境温度,能保持新生儿正常体温,而耗氧量最少。见表 4-7。

表 4-7 不同出生体重早产儿的适中温度

出生体重	箱温(℃)			
(kg)	35	34	33	32
1.0	初生 10 天内→	10 天以后→	3 周以后→	5 周以后
1.5	—	初生 10 天以内→	10 天以后→	4 周以后
2.0	—	初生 2 天以内→	2 天以后→	3 周以后
>2.5	—	—	初生 2 天以内→	2 天以后

2. 喂养：提倡母乳或人乳库奶喂养，无母乳可用早产儿配方奶；奶量因人而异，胎龄愈小体重愈低，每次喂奶量愈少，间隔时间愈短。体重过低或一般情况弱者可推迟喂养。吸吮力差者可用胃管或滴管喂养。喂养量不足所需热量者辅以静脉营养。

3. 呼吸管理：保持呼吸道通畅，早产儿仰卧时可在肩下置软垫避免颈部曲折。出现青紫时可间断给氧，以维持血氧分压在 50~80mmHg。呼吸暂停早产儿可采用拍打足底、托背呼吸、放置水囊垫等法；或用药物刺激呼吸，氨茶碱静脉滴注，负荷量为 5mg/kg，每日维持量 2mg/kg；亦可用枸橼酸咖啡因静脉注射，负荷量为 20mg/kg，每日维持量 2. 5mg/kg；严重呼吸暂停时需用面罩或机械正压通气。

4. 预防感染：严格执行新生儿室的消毒隔离制度，加强脐部、皮肤皱褶处及臀部的护理，有感染者及时治疗，有传染病者及时隔离。

5. 维生素及铁剂的供给：生后每日供给维生素 K_1 1mg，肌内注射或静脉滴注，足月儿 1 次，早产儿连用 3 天。生后 4 天可给服复合维生素 B 半片及维生素 C 50mg，每日 2 次。生后第 10 天可给浓缩鱼肝油滴剂，每日 1 滴逐步增加到每日 3~4 滴，生后一个月给予铁剂，10% 枸橼酸铁铵 2ml/(kg · d)。早产儿一般缺少维生素 E，无论何种喂养方式均需另加维生素 E 25mg/d，直至体重达到 1800g 为止。

（陈　玲）

小于胎龄儿

小于胎龄儿(small for gestational age infant，SGA)指出生体重在同胎龄儿平均体重第 10 百分位数以下的新生儿。早产儿、足月儿和过期产儿均可发生，以足月儿为多见，后者又称为足月小样儿。

【诊断】

(一) 询问孕期情况

询问母亲孕期疾病史及胎儿宫内发育情况。

(二) 临床分型

1. 匀称型:此型占10%~20%,患儿体重、身长、头围成比例减少,体型均匀。常与遗传、代谢缺陷及宫内感染有关。在妊娠早期生长即受损,各器官细胞数减少,易发生先天性畸形及永久性生长发育迟缓。

2. 非匀称型:此型占80%左右。患儿身长及头围受影响不大,但皮下脂肪减少或消失,呈营养不良外貌。生长受损在妊娠晚期,与妊娠高血压综合征、胎盘功能不全等因素有关。各器官细胞数正常,因营养不良致使细胞体积变小,经补充适量营养可恢复正常。

3. 混合型:较少见,以上病因均可存在,器官细胞数减少,体积亦缩小,先天畸形发生率高,死亡率亦高。

(三) 临床分型的评估

1. 匀称型

重量指数:<37周 >2.00

≥37周 >2.20

身长与头围之比: >1.36

2. 非匀称型

重量指数:<37周 <2.00

≥37周 <2.20

身长与头围之比: <1.36

注:重量指数=出生体重(g)×100/[身长(cm)]^3

(四) 并发症

1. 围生期窒息:由于胎盘功能不全,慢性缺氧,易发生宫内窘迫及生后窒息。

2. 胎粪吸入:因宫内缺氧,肠蠕动增加和肛门扩约肌松弛,胎粪排入羊水,胎儿在产前或产程中吸入胎粪污染的羊水,导致胎粪吸入综合征。

3. 低血糖：由于肝糖原储存不足，糖原异生作用差，生后代射旺盛，25%~50%可发生低血糖症。

4. 红细胞增多症-高黏滞血综合征：由于宫内慢性缺氧，红细胞代偿性增多，导致血液黏稠度增高，血流阻力增高，引起全身多器官功能受损。

5. 伴宫内感染者常有肝脾大、黄疸、皮疹、中枢神经系统畸形及视网膜脉络膜炎等。

【治疗】

1. 出生时处理：分娩前即作好复苏的准备，出生时尽量防止窒息及胎粪吸入，有呼吸困难及青紫者应予吸氧，以青紫消失为原则。注意保温，必要时放入温箱。

2. 喂养：出生后 2~4h 经口喂养，先喂 1~2 次糖水，以后改为母乳或配方奶。因足月小样儿体重增长较快，第 2 周后热量可渐增至 120~150kcal/(kg·d)，液量增至 150ml/(kg·d)，蛋白质每天 3~4g/kg。

3. 低血糖治疗：生后 2 天内每 4~6h 监测血糖一次，发生低血糖时先静脉注射 25% 葡萄糖 2~4ml/kg，然后以 8~10mg/(kg·min)的速度维持。使血糖稳定在 2.2mmol/L(40mg/dl)以上。

4. 红细胞增多症-高黏滞血综合征的治疗：当静脉血细胞压积>0.65，应进行部分换血。具体换血方法详见新生儿红细胞增多症节。

5. 其他：及时纠正酸中毒，防止感染，有感染时及时治疗。

（陈　玲）

大于胎龄儿

大于胎龄儿(large for gestational infant，LGA)指出生体重大于同胎龄平均体重的第 90 百分位数的新生儿。出生体重>4kg 者称为巨大儿。

【诊断】

（一）生理性

常与遗传有关，见于双亲或其中之一体格高大、母孕期营养丰富、食欲良好及某些过期产儿。

（二）病理性

可发生于母患有未控制的糖尿病、新生儿溶血病、Beckwith综合征、大血管错位性先天性心脏病患儿。多与胰岛素增加有关，高胰岛素血症使葡萄糖转化为糖原，阻止脂肪分解，促进蛋白合成，促进胎儿迅速成长。

1. 糖尿病母亲巨大儿：患儿巨大，器官功能相对不成熟，常出现以下并发症：难产和产伤，并可致窒息和颅内出血，肺透明膜病，低血糖（胰岛素增加所致）、低血钙（与甲状旁腺功能低下有关）、红细胞增多症、高胆红素血症等。约有10%伴有先天性畸形。

2. Rh溶血病巨大儿：除溶血表现外，易发生低血糖。

3. Beckwith综合征：患儿体型大、突眼、舌大、内脏大，伴脐疝及其他畸形如腭裂、虹膜缺损、尿道下裂等。新生儿早期约50%发生低血糖症。病死率较高。

4. 大血管错位巨大儿：主要表现为青紫、气促、心脏扩大，生后早期易发生心力衰竭。

【治疗】

巨大儿均属于高危新生儿，应密切监护，对出现的并发症应进行积极处理。

（陈　玲）

高危新生儿

高危新生儿（high-risk neonate）不仅指有危急症状的新生儿，对尚未有临床表现但有各种潜在高危因素而需进行监护的新生儿，亦归入此范畴。

【高危因素】

1. 母亲病史：孕期超过40岁或不足16岁之初产妇或多产妇（3胎以上），母有糖尿病、高血压、慢性心、肝、肾疾病史，孕期阴道流血史、感染史、孕期吸烟、吸毒、酗酒史，母亲系Rh（-）

血型，过去有死胎死产史。

2. 异常分娩史：母有妊娠高血压综合征（妊高征）、先兆子痫、子痫、羊膜早破、前置胎盘、胎盘早剥、羊水胎粪污染，各种难产、手术产，如高位产钳、臀位娩出、胎吸，分娩过程中使用镇静剂和止痛药物史等。

3. 出生时异常，如 Apgar 评分<7 分，脐带绕颈，早产儿，小于胎龄儿，巨大儿，各种先天性重症畸形及疾病。

【防治】

1. 产前监护：加强高危妊娠的管理，提高产前检查质量，早期发现及治疗并发症，以降低早产、宫内发育迟缓、先天性和遗传性疾病的发病率。如能预测高危儿，最好及时转送孕妇到条件较好的医院去分娩。

2. 产时监护：产科、儿科医师需密切协作，及时组织好复苏队伍，准备好复苏器械及药品，加强产时监护。

3. 高危儿监护：根据高危情况，分别在婴儿室或新生儿重症急救室进行观察治疗，加强监护。

（陈　玲）

新生儿窒息

新生儿窒息（asphyxia）指新生儿出生后不能建立正常呼吸，引起缺氧和酸中毒，并导致全身多脏器损害，是围生期新生儿死亡和致残的主要原因之一。凡使胎儿、新生儿血氧浓度降低的任何因素都可引起窒息，它可发生在妊娠期，但绝大多数在产程开始后，生后新生儿窒息常为宫内窒息的延续。

【病因】

窒息的病因可分为母亲因素、分娩因素及胎儿因素等，见表 4-8。对有高危因素的分娩，均应高度重视，做好复苏的准备。

表 4-8 引起新生儿窒息的常见因素

母亲及产前因素	分娩因素	胎儿因素
1. 年龄<16 岁或>35 岁	1. 脐带脱垂	1. 早产儿、小于胎龄儿、巨大儿、多胎产
2. 糖尿病	2. 脐带打结、绕颈	2. 各种畸形
3. 心、肺、肾疾病	3. 各种手术助产，如产钳、臀位、胎头吸引	3. 羊水或胎粪吸入
4. 贫血（Hb<80g/L）	4. 剖宫产、滞产、急产	4. 宫内感染所致神经系统受损
5. 慢性及妊娠高血压、妊娠胆汁淤积症	5. 产程延长（第一产程>24h，第 2 产程>2h）	
6. 母吸毒、吸烟或被动吸烟	6. 分娩时不恰当使用镇静剂、镇痛剂	
7. 胎盘早剥、前置胎盘、胎盘功能不全		

【诊断】

（一）临床表现

1. 宫内窒息：早期有胎动增加，胎心率增快（≥160 次/分）；晚期胎动减慢甚至消失，胎心率变慢（<100 次/分），羊水被胎粪污染呈黄绿或墨绿色。

2. 窒息程度的评定（Apgar 评分）见表 4-9，目前大多采用此法来评价刚出生婴儿的窒息程度：新生儿生后 1 分钟和 5 分钟评分一次，如 5 分钟评分仍<7 时，应每隔 5 分钟评一次，直到 20 分钟。一般 1 分钟评分 8~10 分无窒息，4~7 分为轻度，0~3 分为重度。

表 4-9 新生儿窒息 Apgar 评分

体征	0 分	1 分	2 分
皮肤颜色	紫或白	躯干红，四肢紫	全身红
HR（次/分）	0	<100	≥100
对刺激反应	无	有些动作	反应好
肌张力	松弛	四肢屈曲	四肢活动好
呼吸/哭声	无	浅表，哭声弱	呼吸佳，哭声响

由于 Apgar 评分可受多种因素影响,如早产儿、VLBW 儿、某些先天畸形、产妇分娩中使用麻醉剂和镇静剂等,均可造成低 Apgar 评分,故近年有人提出新生儿窒息的诊断除低 Apgar 评分外,还应加上血气和多脏器损害等进行综合诊断。

3. 多器官损害及并发症

(1) 心血管系统:心源性休克、心力衰竭和持续胎儿循环。

(2) 呼吸系统:羊水或胎粪吸入综合征,肺透明膜病。

(3) 肾损害:较多见,急性肾功能衰竭时有少尿、蛋白尿、血尿素氮增高;肾静脉栓塞时可见血尿。

(4) 中枢神经系统:缺氧缺血性脑病、颅内出血。

(5) 代谢方面:酸中毒、低血糖、低钠血症、低钙血症。

(6) 消化道:应激性溃疡、坏死性小肠结肠炎、高胆红素血症等。

(二) 实验室检查

血气分析:pH 降低、PCO_2 升高、PO_2 下降;血电解质及肾功能检查;动态进行头颅 B 超扫描有助于缺氧缺血性脑病及颅内出血的诊断,必要时做头颅 CT 或 MRI 检查。

【治疗】

(一) ABCDE 复苏方案

A(airway):尽量吸净呼吸道黏液,保持呼吸道通畅;

B(breathing):建立呼吸,增加通气;

C(circulation):维持正常循环,保证足够心搏出量;

D(drug):药物治疗;

E(environment, evaluation):保持环境温度,进行动态评价。

前 3 项最重要,其中 A 是根本,B 是关键,E 贯穿于整个复苏过程之中。

(二) 复苏的实施

1. 快速评估:包括以下 4 项,是否足月儿,羊水是否清亮,是否有哭声或呼吸,肌张力是否好。其中任何一项为否,则需要进行以下初步复苏。对羊水胎粪污染且“无活力”的新生儿应气管插管,将胎粪吸出。

2. 初步复苏:①置保暖处,②揩干全身,③摆好体位,④吸净黏液,⑤刺激呼吸。需要 30 秒。

3. 评价新生儿及继续复苏步骤:初步复苏后评估新生儿的 3 项指标:呼吸(胸廓起伏)、心率(数心率 6 秒的次数,乘以 10)和皮肤颜色,根据评价决定复苏,而不是等到 1 分钟 Apgar 评分后才开始复苏,复苏步骤应严格按照 ABCD 依次序贯进行,见图 4-1。

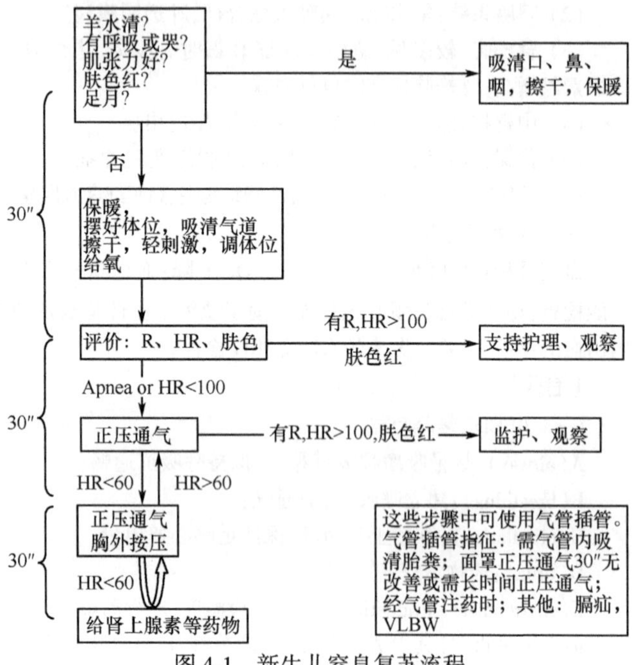

图 4-1 新生儿窒息复苏流程

(三)复苏时常用药物及剂量

复苏时常用药物及剂量见表 4-10。

面罩加压给氧及心脏按压,心率仍无好转则应用肾上腺素,必要时每 5 分钟重复一次,直至心率>100bpm 时,停止给药;有代谢性酸中毒时给碳酸氢钠,有出血、低血容量时给扩容剂,有持续休克时用多巴胺。

表 4-10　新生儿复苏常用药物剂量表

药物	浓度	预备量	剂量(每次量)	途径和速度	备注
肾上腺素	1∶10000	1ml	0. 1~0. 3ml/kg	IV 或 ET(气管内)	ET 时加生理盐水 1∶1 稀释
碳酸氢钠	5%	10ml	3~5ml/kg	IV,>5min 给完	有效换气后用
扩容剂		40ml	10ml/kg	IV,5~10min 给完	常用生理盐水
纳洛酮	0. 4mg/ml 1mg/ml	1ml	0. 01 ~ 0. 03mg/kg, 最大 0. 1mg/kg	IM,IV	
多巴胺			5~15μg/(kg · min)	静脉滴注	密切观察心率及血压
多巴酚丁胺			2. 5~10μg/(kg · min)	同上	同上

注:IV,静脉注射;IM,肌内注射。

（四）复苏后处理

复苏后的新生儿有多器官损伤的危险且仍有再恶化的可能，应给予密切监护和护理。监护内容：体温、呼吸、心率、血压、尿量、肤色和神经系统症状等，实验室检测血气分析、血糖、血电解质等，护理上做好保暖，保持呼吸道通畅，维持血氧和血糖在正常水平，适当限制液体入量和控制脑水肿。对早产儿应适当延迟喂养或微量喂养，避免 NEC 的发生。凡进行气管插管或脐血管插管可能发生感染者，需给抗生素防治感染。

（陈　玲）

新生儿缺氧缺血性脑病

新生儿缺氧缺血性脑病（hypoxic ischemic encephalopathy，HIE）是围生期缺氧窒息导致的脑损害，临床上出现一系列脑病表现，部分患儿可留有不同程度的神经系统后遗症，如智力低下、癫痫、脑性瘫痪、共济失调等。足月儿多见，是儿童神经系统伤残的常见原因之一。

【诊断】

（一）围生期窒息病史

包括可导致胎儿宫内窘迫的异常产科病史，严重的胎儿宫内窘迫表现，或者新生儿窒息史。

（二）临床表现

出生后不久出现神经系统症状，并持续至 24 小时以上，一般于 72 小时达高峰，随后逐渐好转，严重者病情可恶化。神经系统症状包括：意识改变（过度兴奋、嗜睡、昏迷）、肌张力改变（增高或减弱）、原始反射减弱或消失，严重者可有惊厥、脑干症状（呼吸节律改变、瞳孔改变、对光反射迟钝或消失）和前囟张力增高。临床上可根据神经症状进行病情分度，见表 4-11。

表 4-11　HIE 分度

项目	轻度	中度	重度
意识	兴奋抑制交替	嗜睡	昏迷
肌张力	正常或稍增高	减低	松软,或间歇性伸肌张力增高
原始反射			
拥抱反射	稍活跃	减弱	消失
吸吮反射	正常	减弱	消失
惊厥	无,或有肌阵挛	常有	有,可呈持续状态
中枢性呼吸衰竭	无	有	明显
瞳孔改变	无,或扩大	常缩小	不对称,扩大,光反射迟钝或消失
EEG	正常	低电压,可有痫样放电	爆发抑制,等电位
病程及预后	症状在 72 小时内消失,预后好	症状在 14 天内消失,可能有后遗症	症状持续数周,病死率高,存活者多有后遗症

（三）辅助检查

1. 颅脑超声:可以早期检查,具有无创、价廉、可床边操作及动态随访等优点,但需有经验者操作。对脑水肿、脑室内出血、基底核丘脑梗死、脑动脉梗死等病变较敏感,但对皮层损伤不敏感。脑水肿时可见脑实质不同程度的回声增强、脑室变窄或消失,基底核和丘脑损伤表现为双侧对称性强回声,脑梗死早期相应供血区呈强回声。

2. CT:图像清晰、价格适中,但不能床旁检查,且有放射线。脑水肿时可见脑实质呈弥漫性低密度影伴脑室变窄,基底核和丘脑损伤呈双侧对称性高密度影,脑梗死表现为相应供血区低密度影。

3. MRI或MRS检查：对脑损伤性质与程度评价优于CT，特别对超声及CT不易检查的某些部位（如大脑皮质矢状旁区、丘脑、基底核等）的病变较敏感。MRI无放射线损害，但检查时间长、噪声大、费用较高。

4. 脑电图（EEG）：可出现异常棘波，有助于临床确定脑病变严重程度、判断预后和对惊厥的鉴别。

5. 血生化检测：脑组织受损时，血及脑脊液中肌酸磷酸激酶脑型同工酶（CPK-BB）均增高。神经元特异性烯醇化酶（NSE）、S-100蛋白（S-100）、髓鞘碱性蛋白（MBP）等。

【治疗】

（一）支持疗法

1. 维持良好地通气、换气，使血气和pH保持在正常范围。

2. 维持各脏器血流灌注，保持心率、血压在正常范围，低血压可静脉滴注多巴胺5～10μg/（kg·min），也可同时加用多巴酚丁胺2.5～10μg/（kg·min）。

避免纠正低血糖，按6～8mg/（kg·min）输注葡萄糖，使血糖>3.3mmol/L（60mg/dl）。注意防止高血糖。

3. 维持血糖在正常高值（5.0mmol/L），以提供神经细胞代谢所需能量，及时监测血糖，并调整静脉输葡萄糖浓度。根据病情尽早开奶或喂糖水，保证热量摄入。

（二）对症治疗

1. 控制惊厥：首选苯巴比妥，负荷量20mg/kg，15～30min静脉滴入，若不能控制惊厥，1h后加用10mg/kg；12h后给予维持量5mg/（kg·d）。也可加用10%水合氯醛0.5ml/kg，稀释后保留灌肠。

2. 降颅压：避免输液过量，一般液体控制在60～80ml/（kg·d）。如有颅内压增高，可及时应用甘露醇，宜小剂量0.25～0.5g/kg，静脉注射，每6～12h一次，必要时可加用呋噻米（速尿）0.5～1mg/kg。

3. 消除脑干症状：重度HIE，出现呼吸节律异常，瞳孔改变时，可应用纳洛酮0.05～0.1mg/kg，静脉注射，无效时及时予以适当的呼吸支持措施。

4. 在内环境稳定的基础上,可酌情选用营养脑细胞、促进神经细胞生长的药物。

（三）新生儿期后治疗

病情稳定后尽早开始康复训练,有助于促进脑功能恢复,减少后遗症。

（四）治疗进展

亚低温治疗通过降低脑组织耗氧量、保护血脑屏障、减轻内源性毒性物质的作用等,起到保护脑细胞的作用。国际国内多个中心的研究工作基本肯定了亚低温治疗的有效性和安全性。该治疗应开始于发病 6 小时之内,即在继发性能量衰竭前进行,持续 48~72 小时,才能更好地起到保护脑细胞的效果。

（陈　玲）

新生儿呼吸窘迫综合征

新生儿呼吸窘迫综合征（neonatal respiratory distress syndrome, NRDS）又称新生儿肺透明膜病（hyaline membrane disease, HMD）。是由于肺泡表面活性物质（pulmonary surfactant ,PS）不足所致,生后数小时内出现进行性呼吸困难、青紫和呼吸衰竭。病理上出现肺透明膜。多见于早产儿,胎龄愈小发病率愈高;母亲孕期糖尿病及围生期窒息等可抑制 PS 产生从而增加发病。

【诊断】

（一）临床表现

1. 病史:早产儿、剖宫产儿、男婴、母患糖尿病、患儿有宫内窘迫和出生后窒息史等。

2. 症状及特征:生后不久开始或在 6h 以内出现呼吸急促、三凹征及呼气性呻吟、青紫,病情呈进行性加重,可致呼吸衰竭。体检两肺呼吸音减低。血气分析 PaO_2 下降及 $PaCO_2$ 升高,BE 负值。生后 24~48 小时病情最重,病死率较高,能存活

3 天以上者肺成熟度增加，可逐渐恢复，但不少患儿因并发肺部感染或动脉导管未闭（PDA）使病情继续加重。轻型病例可仅有呼吸困难、呻吟、而无青紫。

（二）辅助检查

1. X 线胸片检查：有特征性表现，可多次床边摄片动态观察。根据病情程度可将 X 线改变分为 4 级：Ⅰ级，两肺野透亮度普遍下降，可见均匀的细小颗粒和网状阴影；Ⅱ级，除Ⅰ级改变加重外，可见支气管充气征并延伸至肺野中外带；Ⅲ级，肺野透亮度更加降低，心缘、膈缘模糊；Ⅳ，整个肺野呈白肺，支气管充气征更明显，似秃叶树枝。

2. 肺成熟度评估

（1）羊水或患儿气道吸取物中卵磷脂/鞘磷脂（L/S），如>2 表示肺成熟，1.5～2 为可疑，<1 表示肺未成熟；磷脂酰甘油（PG）等成分含量也有助于诊断。

（2）胃液泡沫试验：取生后 1h 内新生儿胃液 1.0ml，加等量无水乙醇，置入直径约 1cm 的玻璃试管内，用力振荡 15 秒，静置 15 分钟后观察试管液面周围泡沫环的形成。无泡沫为（-），表示 PS 缺乏，易发生 RDS；泡沫少于 1/3 试管周为（+），泡沫在 1/3 至整个试管周为（++），提示有一定 PS，但肺不够成熟；试管周边有一层或多层（+++），表示肺已成熟。其原理为表面活性物质有助于泡沫的形成，而纯乙醇则阻止泡沫的形成。

3. 血气分析：根据病情轻重，表现为不同程度的 pH 下降、PaO_2 下降及 $PaCO_2$ 升高。

【鉴别诊断】

1. B 组 β 溶血性链球菌（GBS）感染性肺炎：国内少见，临床表现与胸片均似 RDS，但常有孕妇羊膜早破史或感染表现，病程与 RDS 不同，用青霉素有效。

2. 湿肺：又称新生儿暂时性呼吸困难（TTN），多见于足月儿，病程较短，呈自限性，预后良好。

3. 吸入性肺炎：生后即呼吸困难、呻吟，但不呈进行性发展。多见于足月儿、过期产儿，有窒息史或羊水粪染史，胸片可有不规则斑片状阴影，肺气肿明显。

【治疗】

（一）PS 替代治疗

可降低 RDS 的严重程度和病死率，改善肺顺应性和通换气功能，降低呼吸机参数。

1. 治疗时机：产房内预防性用药，或 RDS 早期给药，一旦出现呼吸困难、呻吟，立即给药，不要等 X 线出现典型 RDS 表现。

2. 剂量和次数：各种 PS 制剂有各自推荐剂量，一般每次 100～200mg/kg。一次给药，或按需多次给药，多数病例需给 2～3 次，间隔时间 10～12 小时；如呼吸机参数持续不能下调（FiO_2>0.5 或 MAP>0.78kPa（8cmH_2O），应重复给药。

3. 给药方法：PS 用前应充分解冻（或溶化）摇匀，患儿需充分吸痰、清理呼吸道，然后将 PS 经气管插管注入肺内，用复苏气囊挤压使 PS 在肺内均匀分布，给药后数小时禁止吸痰。

（二）改善通气，纠正缺氧

1. CPAP：对轻型病例应早期使用 CPAP（压力在 3～5cmH_2O），可以减少机械通气的使用。如用 CPAP 不能缓解缺氧，应改用机械通气。

2. 机械通气：对严重 RDS，或用 CPAP 后仍 PaO_2<50mmHg 或 $PaCO_2$>60mmHg，或频发呼吸暂停者，应气管插管用呼吸机进行间隙正压通气（IPPV）和呼气末正压呼吸（PEEP），呼吸频率 35～45 次/分，吸气峰压 20～25cmH_2O，PEEP 4～6cmH_2O。也可用高频通气。

（三）支持疗法

包括纠正酸中毒、水电解质紊乱及循环功能受损，使患儿度过疾病极期。液体量不宜过多，头 2 天控制在每天 60～80ml/kg，第 3～5 天每天 80～100ml/kg；低血压可用多巴胺 5～10μg/（kg·min）。

（四）并发症治疗

1. PDA：RDS 恢复期可出现 PDA 的左向右分流而加重肺水肿，导致病情继续加重。可用吲哚美辛，首剂 0.2mg/kg，第

2、3 剂 0.1mg/kg，每剂间隔 12 小时，静脉滴注。近来研究显示布洛芬与吲哚美辛有同效，且没有吲哚美辛的一些副作用，其首剂 10mg/kg，第 2、3 剂 5mg/kg，每剂间隔 24 小时，口服给药。若药物不能关闭动脉导管，且严重影响心肺功能时，应行手术结扎。同时应减少液体摄入，并给予利尿剂。

2. PPHN：吸入 NO，先用 5ppm，如疗效不理想，可逐渐增加至 10～20ppm，然后逐渐下降，一般维持 3～4 天。也可用西地那非（每次 0.5～1mg/kg，每 6～8 小时一次）、硫酸镁（首剂 200mg/kg，缓慢静脉滴注 30 分钟，维持量 20～50mg/(kg·h)，浓度<5%）。

（五）产前孕母预防用药

可能发生早产的孕妇后期给肾上腺皮质激素，以预防早产儿发生 RDS 或减轻 RDS 病情。常用倍他米松或地塞米松每天 5～10mg，肌内注射或静脉滴注，用 3 天。需在分娩前 24 小时至 7 天给药。

（陈　玲）

胎粪吸入综合征

胎粪吸入综合征（meconium aspiration syndrome，MAS）指胎儿因缺氧在宫内或产时吸入被胎粪污染的羊水，生后出现以呼吸窘迫为主要临床表现的综合征，多见于足月儿及过期产儿。胎粪随呼吸的建立进入到远端气道引起梗阻，完全阻塞形成肺不张，不完全阻塞时常形成活瓣样效应，导致肺气肿，进一步可发展为纵隔气肿或气胸等气漏征。起病 12～24 小时，可引起化学性炎症和肺间质水肿；胎粪使 PS 灭活，肺顺应性降低，影响肺通气换气功能。MAS 患儿约 1/3 可并发不同程度的 PPHN。

【诊断】

（一）临床表现

1. 病史：多为足月儿或过期产儿，有羊水胎粪污染的证据，患儿皮肤、脐带和指、趾甲因被胎粪污染而发黄，口、鼻腔吸引物中含有胎粪等。

2. 症状及体征：症状轻重与吸入羊水性质（混悬液或块状胎粪）和量有关。常于出生后出现呼吸困难，表现为呼吸急促、三凹征、呼气性呻吟及青紫，胸部可见桶状隆起，肺部可闻干湿啰音。并发气胸或纵隔气肿时，呼吸困难和青紫突然加重。合并 PPHN 者发绀更严重而持久，或发绀程度与肺部体征不平行。呼吸困难表现常持续数天至数周。

严重 MAS 可并发多脏器功能障碍、肺出血、红细胞增多症、低血糖、HIE 等。

（二）辅助检查

1. 胸部 X 线片：两肺有不规则斑片影并肺气肿，由于过度充气而使横膈平坦，重症者可出现大片肺不张、肺萎陷表现，还可并发纵隔气肿、气胸等。

2. 血气分析：pH 和 PaO_2 降低，$PaCO_2$ 增高。血常规、血糖、血生化检查等。

3. 心脏超声：彩色多普勒超声检查有助于 PPHN 的诊断。

【治疗】

1. 产科处理和 MAS 的预防：对母亲有胎盘功能不全、先兆子痫、高血压、慢性心脏疾病和过期产等，应密切进行产程的监护，做好复苏的准备工作。在分娩中见胎粪污染羊水时，应在胎肩和胸娩出前清理鼻咽部胎粪，娩出后如新生儿“无活力”（心率<100 次/分、无自主呼吸和肌张力低下），应行气管插管将已吸入的胎粪尽量吸清，在胎粪清除前不应刺激呼吸或给正压通气。

2. 氧疗：为防止低氧性肺血管收缩和 PPHN 的发生，应尽早给氧，使血 PaO_2 维持在 80～90mmHg 或更高，因为足月儿发生 ROP 的可能性极小。病情稳定后应缓慢停止用氧。可选择面罩、鼻导管给氧，甚至 CPAP 给氧。

3. 机械通气：对高碳酸血症和（或）持续低氧血症的重症患儿，应给予机械通气。常频通气无效时可用高频通气（HFOV）。机械通气中需要警惕气漏的发生，对任何无法解释的呼吸困难加重，都应考虑气漏的可能性。

4. 肺表面活性物质(PS):胎粪可引起肺表面活性物质的灭活,产生继发性表面活性物质缺乏。严重 MAS 的患儿,如果需要机械通气并且影像学表现肺实质病变,早期给予 PS 治疗可能有效。

5. 体外膜肺(ECMO):以上治疗仍不能保证有效通气的患儿可给予 ECMO。氧合指数[$(FiO_2 \times$平均气道压$P_{AW}) \times 100 \div PaO_2$]>40 同时 $P_{AW} \geqslant 20cmH_2O$ 可作为给予 ECMO 的指标。

6. 抗生素的应用:临床表现和 X 线片鉴别 MAS 和细菌感染性肺炎比较难。常需选择广谱抗生素进行治疗,并积极寻找细菌感染依据以确定抗生素治疗的疗程。

7. 其他治疗:如持续肺动脉高压症等治疗。

(陈 玲)

新生儿持续肺动脉高压

新生儿持续肺动脉高压(persistent pulmonary hypertention of the newborn,PPHN),指生后肺血管阻力持续性增高,肺动脉压超过体循环动脉压,使胎儿型循环过渡至成人型循环发生障碍,而引起的心房及(或)动脉导管水平血液的右向左分流,临床出现严重低氧血症等症状,严重者可因低氧性呼吸衰竭和代谢紊乱而死亡。多见于足月儿或过期产儿,但早产儿亦可出现肺血管阻力异常,是新生儿期危重症之一。

【病因】

许多与宫内或出生后缺氧、酸中毒相关的因素都可以导致 PPHN,多见于足月儿 MAS、早产儿 RDS、心功能不全等。少数患儿与肺血管和肺实质发育不良有关。

【诊断】

当临床出现低氧血症的程度与患儿肺部病变不平行且排除先天性心脏畸形时,应考虑 PPHN 的可能。

(一)临床表现

出生后 12 小时内出现明显发绀,一般吸氧不能缓解。心脏听诊可在左或右下胸骨缘闻及三尖瓣反流所致的收缩期杂音。因肺动脉压力增高而出现第二心音增强。

（二）辅助检查

1. 高氧试验：以头匣或面罩吸入100%氧5~10min，如缺氧无改善提示存在PPHN或发绀型心脏病所致的右向左分流。如PaO_2大于50mmHg(1mmHg=0.133 kPa)，则可排除大多数发绀型先天性心脏病。

2. 高氧高通气试验：对高氧试验后仍发绀者在气管插管或面罩下行皮囊通气，频率为100~150次/min，持续5~10min，使$PaCO_2$下降至“临界点”(30~20mmHg)，如为PPHN，血氧分压可显著上升(可大于100mmHg)，而发绀型心脏病增加不明显。

3. 超声心动图：可证实心房和(或)动脉导管水平的右向左分流，定量估测肺动脉压力，同时还可以除外各种发绀型先天性心脏病。

4. 血气检查：可有严重的低氧血症、高碳酸血症、严重代谢性或混合性酸中毒；右上肢相对双下肢SpO_2差值>20%，提示胎儿循环存在。血气分析应采集导管后外周血管，以比较准确的反映血液氧合状况。

5. X线胸片：常为正常或肺部原发疾病的表现，心脏有不同程度的扩大。

【治疗】

近年来PPHN的治疗手段有很大进展，但基本的治疗是高通气、维持体循环、降低肺动脉压等。

1. 机械通气：①需要较高吸气压和较快呼吸频率，也可用高频通气，保持pH呈偏碱状态，达到扩张肺动脉的目的。将PaO_2维持在>80mmHg，$PaCO_2$30~35mmHg。治疗12~48h趋于稳定后，可将氧饱和度维持在>90%，此时可允许$PaCO_2$稍升高。②如患者无明显肺实质性疾病，呼吸频率可设置于60~80次/分，吸气峰压25cmH_2O左右，呼气末正压2~4cmH_2O，吸气时间0.2~0.4s。当有肺实质性疾病，可用较低的呼吸机频率，较长的吸气时间，呼气末正压可设置为4~6cmH_2O。当病情稳定 12~24 小时才能缓慢降低呼吸机参数,一般应用 4~5 天。

2. 纠正酸中毒及碱化血液:可通过高通气、改善外周血液循环及使用碳酸氢钠的方法, 使血 pH 增至 7.35~7.45。

3. 维持体循环压力:可输注 5% 的白蛋白、血浆或全血及使用正性肌力药物如多巴胺、多巴酚丁胺等。

4. 扩血管药物降低肺动脉压

(1) 一氧化氮吸入(inhaled nitrico, iNO)患儿在上述治疗措施后低氧血症仍明显,或需很高的呼吸机参数才能维持时,可采用 iNO 治疗。常用治疗 PPHN 的 iNO 剂量开始用 20ppm 浓度,可在 4h 后降为 5~6ppm 维持,对于早产儿发生的 PPHN,考虑到有引起出血等潜在的不良反应,也可将开始的吸入浓度即设为 5ppm 或更低的 1~2ppm。iNO 一般持续 24h,也可以用数天或更长。

(2) 磷酸二酯酶抑制剂(PDE)PDE 抑制剂与 iNO 联合应用具有协同效应,可减低停用 iNO 后肺动脉压的反跳。西地那非(Sildenafil)或称万艾可(Viagra)被用于新生儿 PPHN,口服剂量为 0.3~1mg/(kg·次),每 6~12 小时一次。

(3) 其他扩张血管药物:如硫酸镁、妥拉苏林、前列环素(PGI_2)等,也可用于新生儿。

5. PS:有助于肺泡复张,促进 NO 弥散入肺泡邻近的血管内皮细胞。PPHN 患儿常伴有 MAS,胎粪可引起肺表面活性物质的灭活,产生继发性表面活性物质缺乏,使缺氧及肺动脉高压加重。

6. 镇静和镇痛:因儿茶酚胺释放能激活 α 肾上腺素能受体,使肺血管阻力增加,临床上对 PPHN 常使用镇静剂以减少应激反应。

7. ECMO:是新生儿低氧性呼吸衰竭和 PPHN 治疗的最后选择。

(陈　玲)

新生儿肺出血

新生儿肺出血(neonatal pulmonary hemorrhage)是指肺部大量出血,至少影响二个肺叶,常发生在一些严重疾病的晚期。主要与缺氧、感染、低体温有关,心力衰竭、DIC、医源性输液过快过量等也可引起肺出血,早产儿肺发育未成熟更易发生肺出血。由于肺出血病因和发病机制比较复杂,早期诊断和治疗比较困难,肺出血的病死率较高。

【诊断】

1. 临床表现:本症在新生儿期有 2 个高峰,第一个高峰在生后第 1~3 天,约占 50%,以窒息、呼吸窘迫综合征、胎粪吸入性肺炎和颅内出血等缺氧因素为主。第二高峰在生后 1 周左右,约占 25%,主要为败血症及细菌性肺炎等。原发症状各不相同,当肺出血时常出现以下症状:全身情况变差,如反应差、面色苍灰、发绀、四肢冷;呼吸困难、发绀突然加重,呼吸不规则、呼吸暂停、三凹征,肺部出现湿啰音,或湿啰音较原来增多;约 50%病例可从口鼻腔流出血性液体,或气管插管内流出泡沫样血性液。

2. 胸部 X 片:两肺透亮度突发性降低,出现大片状、均匀无结构的高密度影,以肺门为中心,可涉及多叶;两侧肺门血管影增宽,心影轻中度增大,以左心室增大为明显;大量肺出血时两肺透亮度严重降低,呈“白肺”。若治疗顺利,肺出血所致阴影可于 2~3 天吸收,动态观察,有助于鉴别诊断。

【治疗】

1. 一般治疗:低体温是肺出血的原因之一,应注意保暖,对低体温者应逐渐复温。及时纠正酸中毒,控制液体量,以免加重肺水肿及心力衰竭。

2. 机械通气:正压通气是抢救肺出血的关键。可采用 IPPV/PEEP,吸气峰压 25~30cmH_2O,呼气末正压 5~7cmH_2O,呼吸频率 40~50 次/分,吸:呼比为 1:(1~1.5)。然后根据病情调节呼吸机参数,对严重广泛肺出血,病情好转后呼吸机参数调整不能操之过急。

3. 抗感染治疗:应加强抗感染,同时辅以免疫治疗。

4. 维持心功能和微循环:多巴酚丁胺 5~10μg/(kg·min)维持心功能,多巴胺 5~10μg/(kg·min)和多巴酚丁胺 5~10μg/(kg·min)联用改善微循环,持续静脉滴注。如发生心力衰竭用地高辛。

5. 纠正贫血及补充血容量:对肺出血致贫血者可输新鲜血,每次 10ml/kg,保持红细胞比容在 0.45 以上。

6. 纠正凝血机制的紊乱:肺出血可用止血药,巴特罗酶(立止血)0.2U 加生理盐水 1ml 气管插管滴入,同时 0.5U 加生理盐水 2ml 静脉滴注。有全身凝血功能障碍患儿可给小剂量肝素,每次 20~30μg/kg,每 6~8 小时给药一次,皮下注射。

(陈　玲)

新生儿感染性肺炎

新生儿感染性肺炎(infectious pneumonia)可发生在宫内、分娩过程中和出生后,由细菌、病毒、衣原体、真菌等不同的病原体引起。宫内感染性肺炎,系吸入污染的羊水或血行传播发病,常与产科因素相关,如羊膜早破 24 小时以上或绒毛膜羊膜炎污染羊水,及母亲在妊娠期有感染。分娩过程中感染性肺炎,系胎儿在产时吸入母亲产道中被病原体污染的分泌物所致,也可因断脐不洁发生血行感染。宫内和分娩时感染肺炎,细菌感染以革兰阴性杆菌多见,此外有 GBS、沙眼衣原体、解脲脲原体及 CMV、HSV 等病毒。生后感染性肺炎发病率高,通过接触传播、血行传播或医源性传播而发病,细菌感染以金黄色葡萄球菌、大肠埃希菌多见,许多机会致病菌如克雷伯杆菌、铜绿假单胞菌、枸橼酸杆菌等,以及厌氧菌、真菌也可致病,呼吸道病毒感染多见于晚期新生儿。

【诊断】

(一) 临床表现

1. 宫内感染性肺炎:临床表现差异很大,多在生后 24 小时内发病，出生时常有窒息史，复苏后出现呼吸急促、呻吟、反应差等，肺部常闻及湿啰音，严重者出现呼吸衰竭、发绀等。血行感染者常缺乏肺部体征，而表现为黄疸、肝脾肿大和脑膜炎等多系统受累。

2. 分娩过程中感染性肺炎：发病时间因不同病原体而异，可在出生数日至数周后发病，细菌感染在生后3～5天发病且可伴有败血症，Ⅱ型疱疹病毒感染多在生后5～10天发病，而衣原体感染潜伏期可长达3～12周。生后立即取胃液、气管分泌物、血液等进行涂片、培养等检测有助于病原学诊断。肺部表现有呼吸急促、呼吸暂停、肺部啰音等，可发生呼吸衰竭。

3. 生后感染性肺炎：可出现咳嗽、青紫、呼吸困难及感染中毒症状，如体温不升、反应差、昏迷、抽搐以及呼吸、循环衰竭等。肺部体征早期不明显，病程中可出现双肺细湿啰音。呼吸道合胞病毒性肺炎可出现喘息、肺部哮鸣音等，金黄色葡萄球菌肺炎易合并脓气胸。

（二）辅助检查

1. 胸部X线片：肺纹理增多增粗，可有局灶、节段性或弥漫性炎症浸润影。宫内和分娩时感染性肺炎出生第一天肺部X片可无改变，动态检查中出现病灶。金黄色葡萄球菌性肺炎常出现肺大泡，早发性GBS肺炎肺野透明度降低伴支气管充气征，与RDS不易区别。

2. 实验室检查：出生后血IgM和IgA升高（早产儿可不增高）提示有宫内感染。特异性IgG、IgM增高更有诊断价值。由于血培养阳性率不高，生后取1小时内胃液和8小时内气管内分泌物作涂片及培养有助于病原学诊断，呼吸困难明显者应作血气分析。严重病例应做血生化检查了解有无肝肾功能损伤、心肌受损及电解质紊乱。

【治疗】

1. 呼吸道管理：雾化吸入，体位引流，定期翻身、拍背，及时吸净口鼻分泌物，保持呼吸道通畅。

2. 氧气疗法：根据病情选用鼻导管、面罩、头罩或鼻塞

CPAP 给氧，呼吸衰竭时可行机械通气，使动脉血 PaO_2 维持在 50～80mmHg。

3. 抗病原体治疗：细菌性肺炎应及早应用抗生素，可选用氨苄西林和（或）头孢菌素、甲硝唑、阿莫西林-克拉维酸等；然后根据病原学结果调整抗生素。衣原体、支原体感染用红霉素 30～40mg/(kg · d)、阿奇霉素 5～10mg/(kg · d)，用 2～3 周；病毒感染可用 α-干扰素、阿昔洛韦、更昔洛韦等。

4. 支持疗法：纠正循环障碍和水、电解质及酸碱平衡紊乱，适当限制液体入量，输液速度应慢，以防心衰和肺水肿。保证充足的能量和营养供给，酌情静脉输注血浆、清蛋白和免疫球蛋白，以提高机体免疫力。

（陈　玲）

支气管肺发育不良

支气管肺发育不良（bronchopulmonary dysplasia，BPD）又称新生儿慢性肺部疾病（chronic lung disease，CLD），是早产儿、尤其是小早产儿呼吸系统常见疾病，具有独特的临床、影像学及组织学特征。新生儿生后早期任何氧依赖（>21%）持续超过 28 天者即为 BPD。其本质是在遗传易感性基础上，氧中毒、气压伤或容量伤以及感染或炎症等各种不利因素对发育不成熟的肺导致的损伤，以及损伤后肺组织异常修复。国外资料显示，重度 BPD 患儿死亡率为 25%，1 岁内死亡率高达 10%。死亡原因多为反复下呼吸道感染、败血症、肺动脉高压、肺心病以及猝死。

【诊断】

（一）临床表现

1. 病史：主要见于早产儿，尤其是胎龄<28 周，出生体重<1000g 者。胎龄愈小、体重愈轻，发病率愈高。常有机械通气及高浓度吸氧史。

2. 临床分度：在纠正胎龄 36 周（出生胎龄<32 周）或生后 56 天（出生胎龄≥32 周）依据需氧情况分为：①轻度：未用氧；②中度：吸入氧浓度（FiO_2）<30%；③重度：吸入氧浓度（FiO_2）≥30%或需机械通气。

（二）辅助检查

1. 胸部 X 线片：经典 BPD 的 X 线主要表现为肺充气过度、肺不张、囊泡形成及间质气肿影，严重病例伴有肺高压者可见肺动脉干影。根据病理过程可分为 4 期，即Ⅰ期（1～3 天）：双肺野呈磨玻璃样改变，与 RDS 的 X 线相同；Ⅱ期（4～10 天）：双肺完全不透明；Ⅲ期（11～30 天）：双肺野密度不均，可见线条状或斑片状阴影班充气的透亮小囊腔；Ⅳ期（1 个月后）：双肺野透亮区扩大呈囊泡状，伴两肺结构紊乱、有散在条状或斑片状影以及充气过度和肺不张。

近年来，由于 BPD 病理改变和临床表现形式已发生变化，肺部 X 线改变已不典型。可仅表现为肺过度充气和肺纹理模糊，偶见小泡状影；轻型病例可无明显改变或仅磨玻璃样改变。

2. 肺部 CT：多采用高分辨率薄层扫描，其特征为：双肺野呈磨玻璃样改变、多灶充气过度，如小囊状影（薄壁）或网格状影（厚壁），纹理增粗、紊乱，条状密度增高影和胸膜增厚等。病变多发生于双下肺，且呈对称性改变。

3. 实验室检查

（1）动脉血气：低氧血症、高碳酸血症，严重者 pH 低于正常。

（2）肺功能：支气管高反应性，呼吸功增加，肺顺应性降低，功能残气量减少。

（3）电解质：长时间使用利尿剂，可导致低钠、低钾和低钙血症。

【治疗】

1. 氧疗法：维持组织可耐受的最低 PaO_2 为 50～55mmHg，SaO_2 为 90%～93%；如有肺动脉高压和肺心病，或纠正胎龄 36 周后，SaO_2 应维持在 95%～96%，并根据血气结果进行适当调整。

2. 营养支持、限制液体及利尿剂应用：能量 140～160kcal/

(kg·d),进食不足者加用肠道外营养。尽可能将液量控制在120ml/(kg·d)以内。为了保证患儿正常发育所需热量,而液体量无法加以严格限制时,需适当使用利尿剂,以减轻肺水负荷:①短期使用可考虑使用呋塞米(速尿),每次0.5~1.0mg/kg,每天1~2次,其副作用包括:电解质紊乱、高尿钙症、骨质疏松、肾钙化等,故不宜长期使用;② 长期使用可采用双氢克尿噻(DHCT)和螺内酯(安体舒通)联合用药,可减少药物副作用,剂量分别2mg/kg(kg·d)和2.0~4.0mg/(kg·d),分2次给予。

3. 糖皮质激素:有助于呼吸机撤离和脱氧,但因其对早产儿神经系统发育的影响,临床应用时需谨慎。副作用包括:神经系统发育迟缓及脑瘫发生率增高、高血糖、高血压、感染、消化道出血、生长抑制以及心肌肥大等。开始应用时间分为早期(生后7天内)、早中期(生后7~14天)及晚期(生后14天以后)。尽管早期使用能明显降低BPD发生率,但因对神经系统发育影响明显,不推荐使用;早中期使用是否利大于弊存在争议;晚期使用对神经系统发育影响较小,但降低BPD发生率作用不明显。使用的原则是:尽可能用最小剂量、最短疗程,且需取得家长知情同意。地塞米松最为常用,参考用法:起始0.25mg/(kg·d),以后视患儿需氧情况,逐渐减停,疗程大多控制在7~9天内。

4. 外源性肺泡表面活性物质:生后早期使用可减少BPD严重性和死亡率,但不能降低其发生率。

5. 支气管扩张剂:β肾上腺能受体激动剂可降低气道阻力,改善通气,可予以雾化吸入;氨茶碱可舒张平滑肌、降低气道阻力、刺激呼吸中枢以及轻度利尿作用,剂量为2mg/kg,每12h一次。

6. 其他:包括控制感染、维生素A以及枸橼酸咖啡因的使用等。

(李文斌)

新生儿黄疸概述

新生儿黄疸(neonatal jaundice)可为生理现象,亦可为多种疾病的表现形式之一。血中未结合胆红素增高至一定程度可引起胆红素脑病(核黄疸),常导致死亡,幸存者留有后遗症。因此,每个黄疸患儿应首先区分生理性或病理性黄疸,后者应尽快找出病因,及时治疗。

1. 病史:详细询问病史,如有无围生因素,感染因素,引起溶血病的家族史,用药史,喂养史,排便史等。了解黄疸出现的时间,进展情况,以及大小便颜色的改变等。

2. 生理性黄疸特点

(1) 一般情况良好。

(2) 足月儿生后2~3天出现黄疸,4~5天达高峰,5~7天消退,最迟不超过2周,高峰时血清胆红素<221μmol/L(12.9mg/dl)。

(3) 早产儿生后3~5天出现黄疸,5~7天达高峰,7~9天消退,最迟可延迟到3~4周,高峰时血清胆红素<257μmol/L(15mg/dl)。

(4) 每日血清胆红素升高<5mg/dl。

3. 病理性黄疸特点

(1) 黄疸出现过早,生后24h以内出现黄疸。

(2) 血清胆红素程度过重,足月儿>221μmol/L(12.9mg/dl),早产儿>257μmol/L(15mg/dl),或每日升高>85μmol/L(5mg/dl)。

(3) 黄疸持续过长,足月儿>2周,早产儿>4周。

(4) 血清结合胆红素>26μmol/L(1.5mg/dl)。

(5) 黄疸退而复现或进行性加重。

出现以上任何一条均为病理性黄疸。

4. 病理性黄疸的病因分类:见表4-12。

表 4-12 新生儿病理性黄疸病因

胆红素产生过多	肝脏胆红素代谢障碍	胆红素排泄障碍
1. 新生儿溶血病：ABO、Rh 血型不合等 2. 红细胞酶缺陷：G6PD、丙酮酸激酶等缺乏 3. 红细胞形态异常：球形、椭圆形、固缩、口形细胞增多症 4. 感染：败血症、TORCH 感染 5. 体内出血：头颅血肿、颅内出血、皮下出血等 6. 红细胞增多症：(胎-胎、胎-母间输血)，扎脐延迟 7. 肝肠循环增多：肠闭锁、幽门狭窄、喂养延迟等 8. 感染：各种细菌(如大肠杆菌、金葡菌等)和病毒(如 CMV 等)感染 9. 其他：如维生素 E 缺乏、某些药物的影响等	1. 窒息、缺氧、酸中毒和感染 2. 暂时性结合胆红素抑制物的存在：母乳性黄疸、Lucey-Driscoll 综合征 3. 先天性非溶血性高胆红素血症：Crigler-Najjar 综合征、Gilbert 病 4. 其他：糖尿病母亲的婴儿、先天性甲状腺功能减低症、唐氏综合征	1. 新生儿肝炎：多由病毒感染引起，如 CMV、HBV、HSV、EBV 等 2. 先天代谢病：α_1-抗胰蛋白酶缺乏、半乳糖血症、果糖不耐症、酪氨酸代谢病、Dubin-Johnson 综合征 3. 胆管阻塞：先天性胆道闭锁和胆总管囊肿 4. 胆道受压引起梗阻性黄疸：环状胰腺、肠旋转不良 5. 胆汁黏稠综合征、Byler 病、先天性肝内胆管发育不良

5. 病理性黄疸的诊断步骤：见图 4-2。

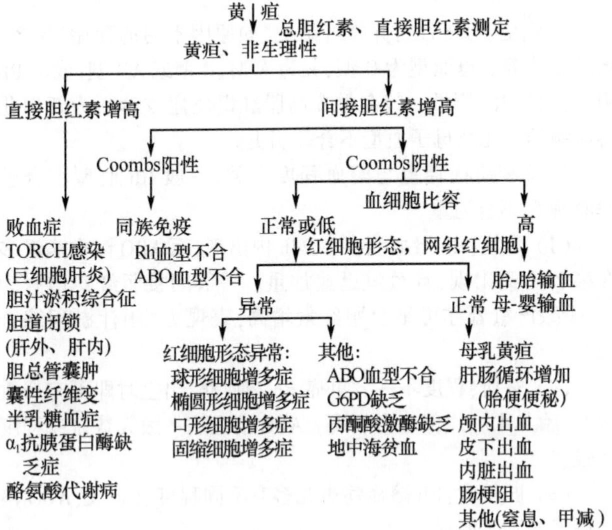

图 4-2　新生儿黄疸的诊断步骤

（李文斌）

新生儿溶血病

新生儿溶血病（hemolytic disease of the newborn，HDN）系母婴血型不合引起的同种免疫性溶血。以 ABO 血型不合最常见，其次为 Rh 血型不合。ABO 溶血病主要见于母为 O 型，子为 A 或 B 型。因自然界广泛存在 A 或 B 型抗原物质，故可第一胎发病。Rh 溶血病主要见于母为 Rh 阴性，子为 Rh 阳性。Rh 血型有 6 种抗原（C、c、D、d、E、e），其中以 D 抗原性最强，其次为 E。本病除因孕母曾接受过 Rh 血型不合的血液制品输注外，一般不发生于第一胎，且一旦发生，病情随胎次而加重。

【诊断】

（一）临床表现

1. 病史:母既往有异常妊娠史,如原因不明的死胎、死产、水肿胎儿等。母血型为O型,父为A型、B型或AB型;或母Rh阴性,父为Rh阳性。曾有重症高胆红素血症或诊断为新生儿溶血病的患儿及母子血型不合等病史。

2. 临床症状轻重与溶血程度有关,一般Rh血型不合较ABO血型不合为重。

（1）黄疸:Rh溶血病多在24h内出现,而ABO溶血病者多在第2~3天出现,且黄疸迅速加重。一般间接胆红素增高为主,少数严重者亦可结合胆红素增高,表现为“胆汁淤积综合征”。

（2）贫血:程度不一。重症Rh溶血病,出生时即可有严重贫血、胎儿水肿或伴心力衰竭。ABO溶血病一般无贫血或程度较轻。

（3）肝脾大:Rh溶血病患儿多有不同程度肝脾大,ABO溶血病患儿则不明显。

（4）胆红素脑病:是新生儿溶血病的最严重并发症,早产儿更易发生,多于生后1周内发生,最早可于生后1~2天内出现神经症状,临床分为4期:

1）警告期:嗜睡,反应低下,吸吮无力,拥抱反射减弱、消失,肌张力减低。持续12~24小时。

2）痉挛期:肌张力增高,角弓反张,前囟隆起,呕吐,惊厥,常有发热。如不及时治疗,1/3~1/2患儿死亡。持续12~48小时。

3）恢复期:吸吮力及对外界反应逐渐恢复,随后呼吸好转,肌张力恢复正常。此期持续约2周。

4）后遗症期:常出现手足徐动症、高频听力障碍、智能落后、眼球运动障碍、牙釉质发育不良及脑瘫等后遗症。

（二）实验室检查

1. 产前检查:常规检测母血型,若母为O型或Rh阴性时应检查父血型,血型不合者于妊娠12~16周,28~32周和36周时检查母血抗体,如滴度增高,进一步检测羊水胆红素浓度,增高即可确诊。胎儿水肿及并发腹水时 B 型超声波检查可协助诊断。

2. 产后检查

(1) 血常规:血红蛋白下降,网织红细胞增高,有核红细胞增多,球形红细胞增多(见于 ABO 溶血)。

(2) 查血型:母子血型不合(ABO 及 Rh 血型)。

(3) 血清胆红素:主要为间接胆红素增高,重症者亦偶有直接胆红素增高。

(4) 免疫学检查:生后 3~7 天内取血清行溶血 3 项试验,改良 Coombs 或抗体释放试验中有一项阳性者即可确诊,游离抗体试验阳性不能作为确诊依据。Rh 溶血病患儿改良 Coombs 试验往往为阳性而 ABO 溶血病患儿常为阴性或弱阳性。

【治疗】

(一) 产前治疗

1. 孕妇血中 Rh 抗体 1 : 64 时应考虑血浆置换术,以清除 Rh 血型抗体。

2. 胎儿水肿或胎儿 Hb<80g/L 而肺未成熟者可行宫内输血。

3. 孕妇分娩前 1~2 周口服苯巴比妥 60mg/d,以诱导胎儿葡萄糖醛酸酶的产生。

4. 羊水中胆红素明显增高,且卵磷脂与鞘磷脂(L/S)之比大于 2 者可考虑提前分娩,以免进一步发展为胎儿水肿或死胎。

(二) 新生儿治疗

1. 光疗:是目前应用最多而安全有效的措施,通过光照使皮肤 2 毫米深度的胆红素氧化为无毒水溶性产物从胆汁及尿中排出。

(1) 光疗指针:①黄疸高峰期足月儿总胆红素>205μmol/L(12mg/dl),早产儿>171μmol/L(10mg/dl);②已确诊新生儿溶血病,一旦出现黄疸即可光疗;③极低和超低出生体重儿应适当降低光疗标准。

(2) 一般采用蓝光照射,日光灯也有较好疗效,通常用 20

瓦灯管，总亮度为160～320瓦，管间距离2.5cm，灯管与病儿距离35cm。双面光管优于单面光管，照射时间为24～48h，必要时可连续数天。光疗期间应监测血清胆红素水平。

(3) 注意事项：①照射时患儿应裸体，为避免灯光损伤视网膜及生殖器，应用黑布遮盖双眼及小块尿布遮盖生殖器；②为避免青铜症，直接胆红素>68.4μmol/L(4mg/dl)时不予光疗。

(4) 副作用：发热、腹泻、皮疹、核黄素缺乏及血小板减少等，一般停止光疗后均可自愈。

2. 药物治疗

(1) 肝酶诱导剂：常用苯巴比妥。用法：每日5mg/kg，分2～3次口服。因该药产生作用较慢，黄疸发生后应用，效果欠佳。

(2) 输注清蛋白或血浆：提高血中白蛋白浓度，增加清蛋白与胆红素的结合，降低血清中游离胆红素的含量，从而减少核黄疸的发生。用量：清蛋白1g/(kg·次)静脉滴注或血浆20～30ml/次静脉滴注。

(3) 静脉输注丙钟球蛋白：早期使用效果较好。按1～2g/kg给予，于6～8小时内静脉滴注。

(4) 纠正缺氧和酸中毒：因酸中毒时影响白蛋白和胆红素的联结。5%碳酸氢钠3～5ml/kg·次稀释后静脉滴注。

3. 换血疗法

换血疗法详见新生儿换血疗法部分。

【预防】

1. Rh阴性孕妇在娩出Rh阳性婴儿3天内肌内注射抗D-IgG 300μg，此剂量可中和10ml胎儿血，以避免产妇被致敏。

2. Rh阴性妇女在流产，羊膜穿刺后，因产前出血或宫外孕输过Rh阳性血时，亦应采用同样剂量预防。

【附】 新生儿换血疗法

【目的】

新生儿溶血病时进行换血疗法(exchange transfusion)可换出部分血中游离抗体和致敏红细胞，减轻溶血；换出血中大量胆红素，防止发生胆红素脑病；纠正贫血，改善携氧，防止心力衰竭。

【指征】

部分Rh溶血病和个别严重的ABO溶血病需要换血治疗。符合下列条件之一者即应换血：

1. 产前已明确诊断，出生时脐血总胆红素> 68μmol/L(4mg/dl)，血红蛋白<120g/L，伴水肿、肝脾大和心力衰竭者。

2. 生后12小时内胆红素每小时上升>0.5~0.7mg/dl者。

3. 总胆红素≥342μmol/L(20mg/dl)者。

4. 不论血清胆红素水平高低，已有胆红素脑病的早期表现者。

5. 小早产儿、合并缺氧、酸中毒者或上一胎溶血严重者，应适当放宽指征。

【换血过程】

1. 血源选择：Rh溶血病最好采用Rh系统与母亲同型，ABO系统与患儿同型(紧急情况，也可选用O型)的血液；ABO溶血病最好用AB型血浆和O型红细胞的混合血，也可用抗A或抗B效价不高的O型血或患儿同型血。最好应用24小时内的新鲜血，若寻找血源有困难，不超过3天库血也可考虑。

2. 换血量估算：通常为新生儿血容量的2倍，新生儿血容量为85ml/kg，因此换血量为150~180ml/kg。双倍换血量可换出85%~90%的致敏红细胞，降低60%的胆红素和抗体。也可采用3倍血量进行换血。

3. 换血方法：外周动静脉快速同步换血法。

4. 换血步骤

(1) 换血前准备

1) 患儿仰卧于远红外线辐射床上，并固定好手脚。

2) 术前停喂奶1次，上胃管，抽空胃内容物以防止呕吐。

3) 安置心电监护仪(至换血结束后6h)并持续监测SPO_2。

4) 建立两条动脉和两条静脉通道：动、静脉通道各一条供换血使用；另一条静脉和动脉通道分别供正常输液使用和备用。为了防止动脉通道发生凝血堵管，可予肝素按1U/h持续泵入。

5) 镇静，鲁米那20mg/kg 30min~1h静脉泵入；术中若患儿出现躁动，可追加10mg/kg静脉泵入，或6%水合氯醛0.5~1.0ml/kg胃管注入。

(2) 换血步骤

1) 换血动脉流出端接一“Y”型三通管,其中一端供血液流出,另一端供肝素(1mg/ml,1mg=125U)泵入,以防止血凝块堵管。肝素泵入速度从5ml/h开始,随换血速度增快,逐渐增加至30~40ml/h。

2) 换血开始后要做好生命体征及出入血量记录,换血速率从10ml/h开始,并视患儿情况,逐渐上调速率,最大速率可至360~600ml/h。换血过程大多可在1~2小时内完成。

3) 为了交换出更多的抗体和胆红素,同时减少换血后贫血的发生,可采取换血早期输入血浆速率快于红细胞,而换血后期输入红细胞速率快于血浆的方式(适用于红细胞和血浆分开进行换血时)。

4) 视情况每换100ml总血量,可静推3mg肝素钠。

5) 换血前、中、后分别查血常规、肝肾功能电解质、血气、血糖、CRP及总胆红素。

6) 换血结束后继续光疗,输注丙种球蛋白(溶血病时)及白蛋白。

(3) 注意事项

1) 库血未经逐步复温而立即输入,可导致心血管功能障碍。一般需将血袋置于室温下预温,使其保持在27~37℃,如血袋外加温水不能超过37℃,以免溶血。使用过于陈旧库血时,因其血清钾含量高,有引起心室颤动、心搏骤停危险。

2) 换血过程中需经常摇晃血袋,以防因红细胞沉降较快,导致换血终末时所换入的血液为相对贫血的血液。

3) 如在换血前1小时静脉注入白蛋白1g/kg可使胆红素换出量增加40%,提高换血效果。但它可使血容量增加,充血性心力衰竭或严重贫血患儿不宜使用。

4) 若用ACD血者,需注意术中低钙问题,必要时予10%葡萄糖酸钙1~2ml/kg输注加以纠正。用肝素血者需注意低血糖的发生。

(4) 换血后处理

1) 密切观察患儿黄疸程度及有无嗜睡、拒食、烦躁、抽搐、拥抱反射、呼吸、心跳等变化。

2) 情况良好者可试喂糖水，如无呕吐等异常情况可进行正常喂养。

3) 术后3天内，可用抗生素预防感染。

4) 一次换血后组织内胆红素可再次入血，加上骨髓或脾脏中致敏红细胞的分解以及衰老红细胞的死亡，可导致血清胆红素再次升高或超过第一次换血前水平，可考虑再次换血。

【并发症】

1. 血管方面：栓塞（空气或血块）和血栓。

2. 心脏方面：心律不齐，血容量过多或停搏。

3. 电解质方面：高血钾症、高钠血症、低钙血症和酸中毒。

4. 凝血方面：超肝素化和血小板减少。

5. 其他方面：血管穿破、低体温、低血糖、坏死性小肠结肠炎等。

（李文斌）

母乳性黄疸

母乳性黄疸（breast milk jaundice）多见于足月儿，发生于生理性黄疸时间范围内，峰值可高于生理性黄疸，消退时间可晚于生理性黄疸。一般情况良好，吃奶好，无肝病及溶血的表现。其发病机制尚未明了，是否与母乳内β-葡萄糖醛酸苷酶活性过高有关尚存争论。

【临床分型及表现】

1. 分型：可分为早发型与晚发型。见表4-13。

表4-13　新生儿母乳性黄疸分型

	早发型	晚发型
黄疸出现时间	生后2~3天	生后6~7天
黄疸高峰时间	生后4~7天	生后2~3周
黄疸消退时间	随喂养增加而消退	生后6~12周

2. 早发母乳黄疸:易被忽视,因黄疸出现时间及高峰时间均与生理性黄疸相似,但其胆红素的峰值可超过生理性黄疸的平均值。与母乳喂养失败有关,由于新生儿处于饥饿、脱水和营养缺乏状态,使胎便排除延迟,肠肝循环增加,导致高胆红素血症。随增加喂养后可逐渐消退。

3. 晚发型母乳黄疸:通常母乳性黄疸一般均指此型。常发生于生后1周以后,2~3周达高峰,胆红素可达342μmol/L(20mg/dl),持续4~6周或可延长至2~3个月,黄疸程度以轻至中度为主,一般在205.2~342μmol/L(12~20mg/dl),重者可达427.5μmol/L(25mg/dl)以上。

【诊断】

1. 足月儿多见,纯母乳喂养或以母乳喂养为主。

2. 黄疸出现在生理性黄疸期,胆红素>220.6μmol/L(12.9mg/dl);或黄疸迁延不退,超过生理性黄疸期仍有黄疸,胆红素>34.2μmol/L(2mg/dl)。

3. 除外其他导致病理性黄疸的病因。

4. 一般情况好,生长发育正常。

5. 停喂母乳1~3天后,血胆红素迅速下降30%~50%。

【治疗】

1. 早发型母乳性黄疸:应鼓励少量多次母乳喂养,如胆红素水平超过生理性黄疸范围,可考虑行光疗。

2. 晚发型母乳性黄疸:轻者无需处理,继续母乳喂养。当胆红素>256.5μmol/L(15mg/dl),停止母乳喂养2~3天,胆红素下降,继续母乳喂养。若胆红素>342μmol/L(20mg/dl)加用光疗。

(李文斌)

新生儿呕吐

新生儿呕吐(neonatal vomiting)是新生儿期常见的症状之一,病因复杂,可为生理性或功能性、器质性;可以是消化道本身、也可以是消化道外疾病所致。临床又分为内科性呕吐及外科性呕吐，一般以内科性呕吐为主，约占 87.9%，如溢奶，喂养不当，黏膜受刺激（咽入污染的羊水、药物等）、感染（鹅口疮、肺炎、败血症、脑膜炎、肠炎）、胃肠功能失调（幽门痉挛、胎粪性便秘）、先天性代谢病（先天性肾上腺皮质增生症失盐型、半乳糖血症）、颅内压增高（颅内出血、脑膜炎）等均可引起呕吐。外科性以食道闭锁、幽门肥厚性狭窄、肠梗阻等较为常见。

【诊断】

（一）临床表现

1. 病史：根据可疑病因详细询问病史，如围生期窒息史提示咽下综合征、应激性溃疡、缺血缺氧性脑病、颅内出血等；喂养不当史；产时或产后感染史；孕母有无羊水过多史及有无先天性消化道畸形等。

2. 呕吐开始时间：开奶前即呕吐多为咽下综合征或食道闭锁，生后 1~2 天开始呕吐需考虑幽门痉挛、贲门-食道松弛，生后 2 周开始呕吐应考虑幽门肥厚性狭窄。

3. 呕吐方式：间断性或短暂性呕吐多为内科性，喷射性、持续性呕吐多为外科性。

4. 呕吐物性状：呕吐物为奶汁多为溢奶或食道闭锁。含有乳酸凝块为内科疾患或幽门 Vater 壶腹以上的十二指肠梗阻。含胆汁多为小肠梗阻，亦可为剧烈的内科性呕吐。吐出粪水样物多为低位性肠梗阻。含血液应考虑应激性溃疡，新生儿出血症及弥散性血管内凝血等。

5. 胎粪排出情况：大多数新生儿出生后 24h 内开始排胎便，3~4 天转为过渡大便，如排便异常应考虑消化道畸形，如肛门闭锁、巨结肠等。

6. 体检：有无感染灶及感染中毒症状；颅内压增高的表现；有无哭闹、烦渴、脱水、酸中毒；腹部检查有无腹胀及腹胀部位，上腹胀、下腹空虚提示高位肠梗阻，全腹胀提示低位肠梗阻或麻痹性肠梗阻，有无胃蠕动波（幽门狭窄）、肠型（低位肠梗阻），能否触及肿块（肥大幽门、肠套叠），肠鸣音是否正常，对疑有肛门狭窄及胎粪性肠梗阻者应作肛门指检。

（二）辅助检查

1. X 线检查：应早期作腹部直立位平片，因正常新生儿生后 12~24h 整个肠道应充气，如有梗阻于腹部直立位平片可见空气恰止于闭锁部位以上。必要时作碘油造影、钡剂灌肠，对食管闭锁、食管气管瘘或胃肠道梗阻有诊断意义。

2. 特殊检查：按各有关病因作相应检查，感染性疾病作病原检查，遗传代谢病时作有关生化检查，神经系统疾病作脑脊液检查，必要时作 CT 及 MRI 检查等。

【治疗】

1. 病因治疗：如合理喂养，停服对胃肠道有刺激性的药物，颅内高压者给脱水剂，先天性畸形及早手术。

2. 禁食：诊断未明确前原则上应禁食观察。

3. 体位：应采用上半身抬高之右侧卧位，防止呕吐物呛入气管引起窒息或吸入性肺炎。

4. 疑为咽下综合征所致呕吐者可用 1% 碳酸氢钠洗胃。

5. 疑有幽门痉挛者可用 1：1000 阿托品 1~5 滴在授乳前 20min 滴入口内，从小量开始。

6. 腹胀明显者行胃肠减压。

7. 纠正水电解质紊乱，供给适当热量。

（李文斌）

咽下综合征

咽下综合征（swallowing syndrome）主要特点为出生后即出现呕吐，进食后呕吐加重，呕吐内容物为羊水、或血性咖啡渣样液体。持续 1~2 天多能自愈。主要病因是胎儿分娩过程中吞入过多羊水或被胎粪污染的羊水或含母血较多的羊水后，刺激胃黏膜，引起呕吐。

【诊断】

（一）临床表现

1. 病史：常有难产史、窒息史，多见于过期产儿。

2. 症状及体征：常于出生后尚未开奶即开始呕吐，呕吐物呈泡沫黏液样，吞入被胎粪污染的羊水则系绿色，吞入母血较多的羊水时呈咖啡色血样物。开奶后呕吐加重。但一般情况好，无呛咳，无发绀，胎粪排出正常，有时呈黑便，体检无腹胀及其他异常体征，大便潜血阳性。通常在1~2天内将咽下的物质吐净后，呕吐即停止。但吐血量较多时应与自身消化道出血相鉴别，如应激性溃疡、新生儿出血症也可有呕血症状，可作Apt试验以资鉴别。

（二）实验室检查

Apt试验，取患儿呕吐物或大便中血标本，加水搅匀，使其溶血，沉淀后取上清液5份加1%氢氧化钠1份，摇匀，2min后观察颜色的变化，若呈棕黄色，表示血液来自母体，因成人血红蛋白遇碱即变性。若仍呈红色，表示来自新生儿，因新生儿血以胎儿血红蛋白为主，具有抗碱性，不变色，经上述试验，如证明为母血，则可诊断本病。

【治疗】

一般不需治疗，吞入液体吐净后，1~2天内自愈。呕吐严重者可用1%碳酸氢钠溶液洗胃，洗1~2次后，呕吐即可停止。

（李文斌）

食管闭锁与食管气管瘘

食管闭锁(esophageal atresia)及食管气管瘘(tracheoesophageal fistula)，是一种严重的食管发育畸形，约90%伴食管气管瘘。共有5种类型：Ⅰ型，食管上下端均为盲端，占4%~8%；Ⅱ型，食管上端与气管相通，下端呈盲端，占0.5%~1%；Ⅲ型，食管上段为盲端，下段与气管相通，占85%~90%；Ⅳ型，食管上、下段分别与气管相通，占1%；Ⅴ型，无食管闭锁，但有瘘与气管相通又称H型，占2.5%。

【诊断】

(一)临床表现

1. 病史:孕母有羊水过多史。

2. 症状及体征:生后即出现唾液过多,频吐白沫,喂奶即呕吐,伴呛咳、发绀及呼吸困难。吸痰后好转,无气管瘘者腹部呈舟状,有气管瘘者,腹胀明显,常合并其他畸形。

将小号导尿管从鼻孔插入胃内,在10~12cm水平处受阻不能下降或折返即可确诊。再将导管在食管内上下移动,如有水泡溢出,说明有瘘管与气管相通。

(二)X线胸腹部平片

可观察导管插入时受阻情况和盲端高度,(一般在胸椎4~5水平),有无肺并发症及伴发畸形。Ⅰ和Ⅱ型胃肠不充气,Ⅲ、Ⅳ、Ⅴ型胃肠均充气。确诊需经导尿管注入碘油1~2ml行碘油造影,检查有无瘘管,了解盲端水平及类型。

【治疗】

早期诊断是治疗成功的关键。争取在肺炎、脱水、酸中毒发生前进行手术治疗。

(李文斌)

新生儿感染性腹泻

感染性腹泻(infectious diarrhea)是新生儿常见疾病之一,在新生儿住院期间常可引起暴发性流行,病原体以致病性大肠杆菌和轮状病毒最常见,其他如金黄色葡萄球菌、鼠伤寒杆菌、柯萨奇病毒、埃可病毒及白色念珠菌等也可引起腹泻。

【诊断】

(一)临床表现

1. 病史:产科或新生儿病房有无腹泻流行史,母亲或密切接触者有无腹泻及带菌史。

2. 一般表现:轻症大便每日数次,粪质尚多,偶有呕吐,吃奶差，精神不安等，可出现轻度脱水。重症则一天大便 10～20 次，水样，粪质少，全身症状重，可有明显发热或体温不升、拒奶、呕吐、腹胀、尿少，嗜睡或烦躁不安，四肢发凉，皮肤发花等，可于短期内出现脱水、酸中毒及电解质紊乱。

3. 新生儿酸中毒：较少出现典型呼吸深长，口唇樱红。常表现为精神委靡，反应差，口周发绀，面色苍白或发灰，皮肤花斑，四肢发凉等。

4. 常见病原所致肠炎的特点

(1) 致病性大肠杆菌肠炎：起病较缓慢，逐渐加重，大便呈蛋花汤样或有较多黏液，有腥臭味；

(2) 鼠伤寒沙门菌性肠炎：可呈暴发性流行，如合并败血症或化脓性脑膜炎时，全身症状重，大便性状多变，一日间可呈黑绿色黏液便，浅灰或白色便，黏液状或稀水样便；

(3) 轮状病毒性肠炎：以水样便为主，常伴发热、上呼吸道感染症状；

(4) 金黄色葡萄球菌性肠炎：多继发于大量广谱抗生素使用后，大便由黄绿色渐变为暗绿色水样便(海水样)，严重者可排出灰白色条状假膜，全身中毒症状和水电解质紊乱较重；

(5) 真菌性肠炎：多继发于久治不愈的其他细菌感染性腹泻或长期应用大量抗生素后，大便呈黄绿色有时呈豆腐渣样，有较多的泡沫和黏液。

（二）实验室检查

1. 病原检查：细菌性肠炎早期大便培养阳性率高。疑有败血症时做血培养，疑有轮状病毒肠炎时，可行大便轮状病毒抗原检测。真菌感染应作大便涂片找真菌孢子及菌丝。

2. 血气及血生化：血气 pH、BE、HCO_3^- 值均降低，血钠、血钾偏低，如发生继发性乳糖不耐受症，可测新鲜大便中的还原物质和大便 pH。

【治疗】

（一）饮食

吐泻急性期常禁食 8～12h，有利于恢复消化功能，以后进食母乳或稀释的牛奶或不含乳糖的代乳品。

（二）液体疗法

轻度脱水无呕吐者经口服补液，中、重度脱水者静脉输液。

1. 静脉输液

（1）第 1 天补液：补液总量为轻度脱水 120～150ml/kg，中度脱水 150～200ml/kg，重度脱水 200～250ml/kg。补液成分及步骤：重度脱水常伴休克，需先扩容，补 2∶1 等张含钠液 10ml/kg，在 1h 内静脉快速滴注，再以 1/2 张含钠液于前 8～10h 内给予总液量的 1/2 量静脉滴注，余量以 1/3 张含钠液于后 14～16h 滴入，情况好转后可改为口服。中度脱水无需扩容，总液量的 1/2 量以 1/2 张液体于前 8～10 h 静脉滴注，余量以 1/3 张液体在后 14～16h 内静脉滴注或改为口服。

（2）第 2 天补液：按 20～30ml/(kg · d) 以 1/2 张含钠液补充继续损失量；按出生第一周内 60～80ml/(kg · d)、第二周后 110～120ml/(kg · d)，以 1/5～1/4 张液体补充生理需要量。一般情况好转后可给予口服。

2. 口服补液：常用口服补液盐（ORS）为 2/3 张溶液，其张力过高，应稀释到 1/2 张为妥，每天 100ml/kg，少量频服，并根据大便适当增减。

3. 纠正酸中毒：中、重度酸中毒时，可酌情用 1.4% 碳酸氢钠液代替 2∶1 等渗液 20ml/kg 进行扩容，以后随患儿脱水纠正、尿量增加，滞留于组织内的酸性代谢产物可经尿液排出，一般不需额外纠酸。若需补充，可根据血气分析结果酌定。

4. 钾的补充：见尿补钾。新生儿前 3 天血钾偏高，一般不需补钾，如血钾偏低时，见尿后用 10% 氯化钾 1～2ml/kg 配成 0.15%～0.3% 浓度缓慢静脉滴注。

（三）控制感染

细菌性肠炎，应根据大便培养及药敏试验结果选择敏感抗生素进行治疗。因目前对氨苄青霉素和阿莫西林耐药菌株增多，可选用头孢哌酮、头孢曲松、头孢克肟等第三代头孢类抗生素静脉滴注或口服，避免长期用药，以免发生肠道菌群失调或二重感染。白色念珠菌可选用制霉菌素每次 12.5 万～25 万 U，每日服 2～3 次，疑有全身感染者，可考虑使用氟康唑静脉注射治疗。如确诊为病毒感染,不需使用抗生素。

(四) 微生态调节制剂的应用

可补充肠道正常菌群,恢复微生态平衡,重建肠道天然生物屏障保护作用。

(五) 肠黏膜保护剂应用

可吸附病原体和毒素,维持肠细胞的吸收与分泌功能,增强肠道屏障作用,阻止病原微生物的侵入。常用药物为蒙脱石粉。

(六) 加强护理

严格执行消毒隔离制度。

(李文斌)

新生儿坏死性小肠结肠炎

新生儿坏死性小肠结肠炎(neonatal necrotizing enterocolitis NEC)为小肠、结肠局限性或广泛性坏死性炎症,以腹胀、呕吐、血便为主要表现。腹部平片以动力性肠梗阻、肠壁积气和门静脉积气为特征。多见于早产儿及极低体重儿,其发病与早产肠道功能不成熟、感染、缺血缺氧、喂养不当等因素有关。

【诊断】

(一) 临床表现

1. 病史:早产儿、低出生体重儿,可有窒息、肺透明膜病、肠道感染或败血症史,高渗乳汁喂养史等。

2. 症状及体征:发病日龄与胎龄呈负相关,足月儿发病日龄为生后 3~4 天,而胎龄<28 周者发病日龄为生后 3~4 周。①腹胀常为首发症状,早期出现反应差,拒食,胃排空延迟,随之出现腹胀,进行性加重,重症可出现肠型,肠鸣音减弱或消失。②呕吐物常含有胆汁及咖啡渣样。无呕吐者可从胃管内抽出以上物质。③腹泻、血便,大便隐血阳性或有鲜血、果酱样或黑粪。④其他病情发展快,严重者体温不升、休克及 DIC。

可并发肠穿孔及腹膜炎。

（二）腹部X片

为诊断NEC确诊依据。非特异性表现包括：肠管扩张、肠壁增厚和腹腔积液。具有确诊意义的表现包括：①肠壁间积气，表现为肠壁间有条索样积气，呈离散状位于小肠浆膜下部分或沿整个小肠和结肠分布。②黏膜下“气泡征”，类似于胎粪潴留于结肠的征象。③门静脉积气，自肝门向肝内呈树枝状，特异性改变多在4 h内消失。④气腹征，提示肠坏死穿孔。

（三）实验室检查

大便常规可见红细胞、白细胞，隐血常呈阳性，粪培养多为大肠埃希菌、克雷伯菌等。

【治疗】

1. 禁食：立即禁食7～14天，重症2～3周，通常须待腹胀消失，大便潜血转阴，腹部平片正常后再禁食3～5天。恢复喂养以水开始，再用稀释奶，逐渐增加奶量及浓度。如进食后又出现腹胀及呕吐，则应再禁食直至症状消失。

2. 胃肠减压：用胃管持续抽吸，排空胃内容物。

3. 支持及其他治疗：每日总液量为120～150ml/kg，Na^+ 6mmol/kg，K^+ 2.5mmol/kg，Cl^- 2～8.5mmol/kg，HCO_3^- 6.0～2.5mmol/kg，酸中毒时给5% $NaHCO_3$ 3～5ml/kg，或按BE计算。每日供给热量至少50kcal/kg，以后逐渐增至100～120kcal/kg，可用高能量营养液维持，如氨基酸及脂肪乳等。有凝血机制障碍时可输新鲜冰冻血浆或冷沉淀。出现休克时予以抗休克治疗。

4. 抗感染：依据细菌培养及药敏试验结果选项敏感抗生素。一般首选氨苄西林100mg/kg，或选用头孢菌素静脉滴注，若为厌氧菌首选甲硝唑。

5. 手术治疗：明显腹膜炎时可考虑手术，肠穿孔时应立即手术治疗。

（李文斌）

新生儿惊厥

新生儿惊厥(convulsion of newborn)是新生儿期常见的症状,是指全身性或身体某一局部肌肉运动性抽搐,是骨骼肌不自主地强烈收缩而引起。早产儿发病率更高,反复发作可致脑损伤,留有后遗症。因此早期诊断,及时治疗,对减少后遗症有重要的意义。

其病因可分为非感染性及感染性2大类:非感染性有缺氧缺血性脑病、颅内出血及梗死,脑积水,中枢神经系统先天性畸形,代谢异常(如低血糖、低血钙、低血镁、维生素B_6依赖症、胆红素脑病、氨基酸代谢紊乱疾病),药物撤退综合征等。感染性有化脓性脑膜炎,宫内病毒感染(巨细胞病毒、风疹病毒)等。

【诊断】

(一)临床表现

1. 病史:①询问母亲疾病史,孕母用药史及家族史;②胎龄,小于胎龄儿、早产儿易发生低血糖,过期产儿易产生缺氧缺血性脑病,巨大儿易引起头颅损伤;③围生期情况如窒息、产伤、羊膜早破及感染史等;④惊厥发作开始的时间,生后2~3天内发作的惊厥多为围生期窒息、产伤、低血糖引起,一周后则以化脓性脑膜炎、败血症、低血钙等多见。

2. 症状及体征:新生儿惊厥表现为不规律性和局灶性,有时与正常活动不易区分,一般讲病理性特点为突然出现的肌张力改变,持续性的肌强直,反复迅速的肢体某一部位抽搐以及阵发性痉挛等。而正常新生儿虽可有不规则、粗大震颤样动作,一般不会多次重复。

(1) 惊厥类型:按其临床表现分为5种类型:轻微型、强直型、多灶性阵挛型、局灶性阵挛型和肌阵挛型。

1) 轻微型:此型临床常被忽略,表现为眼睑反复抽动,眨眼动作,眼球水平位或垂直位偏斜,吸吮、咀嚼或其他嘴的动作,四肢呈游泳或踏车样运动,某一肢体震颤或固定在某一姿势,以及呼吸暂停,自主神经紊乱如出汗、面色潮红或苍白等。

是足月儿及早产儿常见的惊厥发作型,常与其他惊厥发作型同时存在。

2) 强直型:表现为四肢强直伸展,有时上肢屈曲、下肢伸展并伴头向后仰,足月儿早产儿均可见,是病情严重的征象,表示为脑器质性病变,预后差。

3) 多灶性阵挛型:又称游走性阵挛性抽搐,为多个局部性阵挛,迅速地不固定地从肢体某一部位转移至另一部位,有时可影响呼吸而出现青紫,常有意识障碍,多为器质性疾病所致。

4) 局灶性阵挛型:为身体某一部位局限性痉挛,可自一个肢体或一侧局部扩大到身体同侧的其他部位,通常意识清醒或轻度障碍,多见于低血糖、低血钙、缺氧缺血性脑病或蛛网膜下腔出血。足月儿常见,预后较好。

5) 全身肌阵挛型:全身反复屈曲性痉挛,类似婴儿痉挛症,新生儿期较少见。

(2) 其他表现:应观察全身情况,如生后即有黄疸、皮疹、肝脾肿大或合并有其他畸形者应考虑宫内感染;神经系统器质性病变常伴有意识障碍、两眼凝视、脑性尖叫、舌震颤、前囟隆起张力增高、原始反射消失或减弱等,而代谢异常时则无以上神经系统症状。

(二) 实验室检查

1. 脑脊液:外观清亮、混浊或为血性,镜下有无皱缩红细胞,细胞计数及分类,蛋白质及糖定量,培养及药敏等。

2. 血生化:检测血糖、钙、磷、镁、钠、钾、氯,以及先天性代谢性疾病的筛查等。

(三) 脑电图检查

脑电图对预后评估很重要。评价新生儿惊厥预后的 3 个主要指标是背景活动、阵发性活动和电持续状态。其中背景活动主要反映脑功能状态和脑损伤严重程度,是判断神经发育预后的最好指标。另外近年开展了视频脑电图,提高了诊断的阳性率和准确率,是诊断新生儿惊厥的可靠方法。

(四) 头颅影像检查

脑 B 超、头颅 CT、MRI,对判断颅内出血、脑水肿、脑梗死等极为重要,CT 较 B 超为准确,MRI 更能准确反应脑组织的病理变化,但价格昂贵。B 超可在床边检查,损伤小,价廉,更适合做动态观察及监护。因此,必须根据病人的经济情况及需要,选择合适的检查手段。

（五）其他检查

头颅 X 线片可发现骨折、畸形和先天性感染的钙化灶。眼底检查可协助了解有无出血及脑水肿。颅骨透照检查对硬膜下血肿,脑贯通畸形及脑水肿的诊断有一定帮助。

【治疗】

主要为病因及对症治疗,请参考各有关章节。

（刘　伟）

新生儿颅内出血

新生儿颅内出血(neonatal intracranial hemorrhage)是新生儿期常见的脑损伤。由围生期缺氧或产伤引起,前者多见于早产儿,以脑室周围-脑室内出血及脑实质出血为主,后者以硬膜下及蛛网膜下腔出血为常见,多见于足月儿。重症者病死率高,存活者常有神经系统后遗症。

【诊断】

（一）病史

有新生儿窒息或产伤史。

（二）临床表现

颅内出血症状与体征因出血部位与出血量不同而异,临床表现为中枢神经系统兴奋或抑制状态。

1. 脑室周围-脑室内出血:临床症状轻重不一,轻者可无症状,重症者表现如下:①急剧恶化型,数分钟至数小时内病情急剧进展,出现意识障碍、呼吸暂停、光反射消失、凝视、肌张力严重低下或周身强直性惊厥、前囟紧张隆起,出现难以纠正的酸中毒或猝死;②断续进展型,症状在数小时至数天内断续进展,可出现病情缓解间隙，表现为神态异常，四肢肌张力低下，但不昏迷，可存活或进一步恶化死亡，幸存者可有脑性瘫痪、癫痫或脑积水等后遗症。

2. 硬脑膜下出血：多因机械性损伤致使大脑镰及小脑幕表浅静脉撕裂出血。急性大量出血者，在数分钟或几小时内神经系统症状恶化，呼吸停止死亡；亚急性者，在出生24h后出现症状，以神经兴奋症状及惊厥为主，有局灶性脑征如偏瘫、斜视；亦有的症状在新生儿期不明显，在生后数月发展为慢性硬脑膜下积液，导致癫痫发作。

3. 原发性蛛网膜下腔出血：（继发性是指脑室内出血或硬脑膜下出血时，血液流入蛛网膜下腔所致）。典型症状是生后第2天发生惊厥，发作间隙一般情况良好，少量出血者常无症状，大多数预后良好，常在1周内恢复，个别病例可因粘连而出现脑积水症状，大量出血者常于短期内死亡。

4. 小脑出血：多发生在胎龄<32周的早产儿，患儿呈进行性呼吸困难及脑性尖叫、呕吐、肌张力降低等，其严重呼吸障碍可能与出血压迫脑干呼吸中枢有关，最后因呼吸衰竭而死亡。

（三）实验室检查

1. CT及B超扫描可提供出血的准确部位和范围，有利于诊断及预后的判断，颅内出血一般按Papile分级：Ⅰ级，为脑室管膜下出血；Ⅱ级，脑室内出血，但无脑室扩大；Ⅲ级，脑室内出血伴脑室扩大；Ⅳ级，脑室内出血伴脑实质血肿。

2. 脑脊液检查：脑室内及蛛网膜下腔出血时脑脊液可呈均匀血性并可见皱缩红细胞，其他类型出血脑脊液可正常。

3. 连续观察头围变化：有助于监测脑室体积的变化。

【治疗】

1. 加强护理：保持安静，减少干扰，抬高头位，保证液量及热量的供应，头三天液量一般控制在60ml/(kg·d)左右，有呕吐等情况时酌情增加。

2. 控制惊厥：（见“缺氧缺血性脑病”一节）。

3. 降低颅内压：对伴有颅内高压者可使用呋塞米1mg/(kg·次)，每日2~3次静脉推注。对中枢性呼吸衰竭者可用小剂量甘露醇,每次 0.25~0.5g/kg 静脉推注,每 6~8 小时一次。

4. 止血药:可选用维生素 K_1、酚磺乙胺、卡巴克络等。

5. 硬脑膜穿刺:硬脑膜下出血者,每日 1 次,每次抽液量不超过 15ml。

6. Ⅲ级以上 IVH 患儿:应定期做头颅 B 超,随访脑室大小,每日行腰穿穿刺放液,必要时请外科干预。

7. 出血后脑积水:作脑室穿刺引流,维持 7 天后撤除,如头围继续增大,可考虑行脑积水分流术。

8. 预防医源性颅内出血:防止脑血流动力学紊乱,突然和(或)持续的脑血流过高,如高碳酸血症、高血压、迅速扩容等。

(刘　伟)

新生儿低血糖症

新生儿低血糖症(neonatal hypoglycemia)是指新生儿全血血糖值低于 2.2mmol/L。可分为一过性和持续性两型。以一过性低血糖多见,其病因与糖产生减少,糖原贮存不足,消耗过多和一过性胰岛素过多有关;持续性低血糖与先天性代谢缺陷和胰岛细胞增生等有关。

【诊断要点】

(一)临床表现

1. 病史:糖尿病母亲所生婴儿,低出生体重儿,围生期窒息,败血症,寒冷损伤综合征,溶血病,开奶晚、摄入不足以及先天性内分泌和代谢缺陷病等。

2. 症状:可无症状,有症状者亦为非特异性,如喂养困难、淡漠、嗜睡、气急、青紫、异常哭声、颤抖、震颤、激惹、肌张力降低、惊厥、呼吸暂停等。多发生在生后数小时至一周内,在补糖后症状消失、血糖恢复正常有诊断价值。

(二)实验室检查

1. 血糖测定:纸片法用作筛查,结果异常者采用静脉血标本以确诊,应常规监测生后 3、6、12、24 小时血糖,直至血糖稳定。

2. 对反复发作或持续性低血糖者应测血胰岛素、高血糖素、T_4、TSH、生长激素和皮质醇。必要时测血、尿氨基酸及有机酸。做腹部 B 超或 CT 检查,探查有无胰岛细胞增生或胰岛腺瘤。

【治疗】

1. 无症状性低血糖:先给进食,如血糖值不升高改为静脉输注葡萄糖 6~8mg/(kg·min),4~6h 后根据血糖浓度调节输注速率,稳定 24h 后停用。

2. 有症状性低血糖:立即一次性给予 10% 葡萄糖 2ml/kg,速率为 1ml/min;以后改为 6~8mg/(kg·min)。治疗期间每小时监测微量血糖,每 2~4h 检测静脉血糖,如症状消失,血糖正常 12~24h,逐渐减少至停止输注葡萄糖,并及时喂奶。出生 24~48h 后应给生理需要量氯化钠和氯化钾。

3. 持续或反复低血糖症:葡萄糖输注速率可提高到 12~16mg/(kg·min),急症情况下可用胰高糖素 0.03mg/(kg·次)肌内注射,4~6 小时后可重复 1 次;亦可用氢化可的松 5mg/kg 静脉注射或泼尼松 1~2mg/kg 口服,共 3~5 天。胰岛细胞增生症则须作胰腺次全切除。先天性代谢缺陷儿应给特殊饮食疗法。

(刘　伟)

新生儿高血糖症

新生儿高血糖症(neonatal hyperglycemia)是指新生儿全血血糖>7.0mmol/L。高血糖症可增加颅内出血发生率和极低体重儿的伤残率。其病因可为应激反应、静脉输注葡萄糖、脂肪乳、茶碱及地塞米松等,或为新生儿暂时性或永久性糖尿病,后者少见。

【诊断要求】

(一) 临床表现

1. 病史:患儿多有输注葡萄糖速率过快或不能耐受或全

静脉营养史；因呼吸暂停使用茶碱史；以及严重窒息或败血症等疾病或使用激素、肾上腺素、噻嗪类利尿剂等药物史。

2. 症状：轻症者无临床症状，血糖增高显著或持续时间长的病儿可发生高渗血症、高渗性利尿，出现脱水、烦渴、多尿等，呈特有面貌，眼闭合不严、伴惊恐状，体重下降，甚至发生颅内出血。

（二）实验室检查

血糖增高，尿糖+～+++，血浆渗透压增高。

【治疗】

1. 医源性高血糖症：应根据病情停用或减少葡萄糖入量，严格控制输液速度，正常葡萄糖输注速率每日不超过 5～6mg/(kg · min)。静脉高营养者应加大氨基酸溶液及脂肪乳的输注，以减少葡萄糖的用量。

2. 重症高血糖症伴有明显脱水者，应迅速纠正脱水及血浆电解质紊乱。尿酮阳性者，宜作血气监测，纠正酮症酸中毒。

3. 当葡萄糖输注速度已降低至 4mg/(kg · min)，空腹血糖浓度仍>14mmol/L，尿糖阳性或高血糖持续不见好转者可试用胰岛素 0.1U/(kg · h)，密切监测血糖和尿糖改变，调整浓度及速率，以防止低血糖产生。

4. 去除病因：治疗原发病如停用激素、纠正缺氧、恢复体温、控制感染或抗休克等。

（刘　伟）

新生儿败血症

新生儿败血症(neonatal sepsis)指病原菌侵入新生儿血循环并在其中生长、繁殖、产生毒素而造成的全身性严重炎症反应。其发病率和病死率均较高，尤其是早产儿。国内多年来病原菌一直以葡萄球菌最为常见，其次为大肠杆菌等革兰阴性杆菌。近年来随着 NICU 的发展，PICC、静脉留置针、气管插管、广谱抗生素的广泛应用以及极低出生体重儿存活率明显提高，表皮葡萄球菌、铜绿假单胞菌、克雷伯杆菌等机会致病菌，产气荚膜梭菌等厌氧菌以及耐药菌株所致的感染有增加趋势。空肠弯曲菌、幽门螺杆菌等已成为新的致病菌。

发病时间与感染途径有关：①早发型：生后7天内起病，感染发生在出生前或出生时母亲垂直传播，病原菌以大肠杆菌等革兰阴性杆菌为主，常呈暴发性多器官受累，死亡率高。②晚发型：生后7天后起病，感染发生在出生时或出生后水平传播，病原菌以金黄色葡萄球菌、机会致病菌为主。细菌入侵途径广泛，可从脐部、皮肤黏膜、呼吸道、消化道侵入，也可通过医源性途径，如医务人员的手、吸痰器、各种导管、甚至暖箱感染新生儿。

【诊断】

（一）病史

早发型母亲多有产前或产时感染、胎膜早破、羊水污染、产程延长等病史；晚发型可有皮肤感染、挑“马牙”、气管插管等病史。

（二）临床表现

早期症状、体征常不典型。一般表现为反应低下、不吃、不哭、不动、体重不增、发热或体温不升等非特异性表现（“五不一低下”）。出现以下特异性表现时应高度怀疑败血症：①黄疸：有时是败血症的唯一表现，表现为生理性黄疸迅速加重、或退而复现；②肝脾大：出现较晚，一般为轻至中度肿大；③出血倾向：皮肤黏膜淤点、淤斑、针眼处渗血不止，消化道出血、肺出血等；④休克：面色苍灰，皮肤呈大理石样花纹，血压下降（<2000g者收缩压<30mmHg，>3000g者收缩压<45mmHg）；尿少或无尿，硬肿症出现常提示预后不良；⑤其他：呕吐、腹胀、中毒性肠麻痹、呼吸窘迫或暂停、青紫；⑥可合并肺炎、脑膜炎、坏死性小肠结肠炎、化脓性关节炎和骨髓炎等。

（三）实验室检查

1. 外周血象：白细胞总数 $<5\times10^9/L$ 或 $>20\times10^9/L$、中性粒细胞中杆状核细胞所占比例≥16%、粒细胞内出现中毒颗粒或空泡、血小板计数< $100×10^9$/L 有诊断价值。

2. 细菌培养：①血培养：仍然是明确诊断的“金标准”，但阴性结果不能除外诊断。应在使用抗生素之前检查，抽血时必须严格消毒，机会致病菌阳性必须是不同部位、2 份标本均为同一血清型；同时作 L 型细菌和厌氧菌培养可提高阳性率。②脑脊液、尿培养：败血症极易并发化脑和泌感，脑脊液除培养外，还应涂片找细菌；尿培养最好从耻骨上膀胱穿刺取尿液，以免污染，尿培养阳性有助于诊断。③其他：当有 PICC 并考虑败血症时，应立即拔出置管并做置管末端培养。酌情行胃液、外耳道分泌物、咽拭子、皮肤拭子、脐残端、肺泡灌洗液（气管插管患者）、气管插管末端（更换气管插管患者）等细菌培养，阳性仅证实有细菌定植但不能确立败血症的诊断。

3. C 反应蛋白（CRP）：CRP 反应较灵敏，感染 6 ~ 8 小时内即上升，8~60 小时达高峰，可超过正常值的数百倍以上，当感染控制后可迅速下降，但在某些严重的非感染性疾病时也可增高。

4. 血清降钙素原（PCT）或白细胞介素 6（IL-6）：较 CRP 和白细胞计数等指标具有更高的特异性和敏感性。一般以 PCT> 2.0μg/L 为临界值，有效抗生素可快速降低其水平。IL-6 炎性发生后快于 CRP 升高，当炎症控制后 24h 内恢复正常。

5. 病原菌检测：采用对流免疫电泳（CIE）、酶联免疫吸附试验（ELISA）、乳胶凝集试验（LA）等方法用于血、脑脊液和尿中大肠杆菌 K_1 抗原和 GBS 抗原检测。采用核酸杂交、聚合酶链反应（PCR）亦可检测病原菌。

【治疗】

1. 抗菌疗法：用药原则：①早用药。②静脉给药。③联合给药。④疗程要足。⑤注意药物毒副作用。⑥根据药敏选用适当抗生素。氨基糖苷类抗生素因可能产生耳毒性，目前已禁止在新生儿期使用。

2. 严重并发症治疗：①休克时输注新鲜血浆或浓缩红细胞，每次 10 ml/kg；多巴胺或多巴酚丁胺 5~15μg/（kg · min），静脉滴注。②清除感染灶。③纠正酸中毒。④纠正低氧血症。⑤减轻脑水肿。

3. 支持疗法：注意保温，供给足够热量和液体，维持血糖和血电解质在正常水平。

4. 免疫疗法：①静脉注射免疫球蛋白，300 ~ 500mg/(kg · d)，连用3 ~5日。②重症患儿可行换血疗法，换血量100 ~ 150ml/kg。③中性粒细胞明显减少者可输注粒细胞 1×10^9/kg。④血小板减低者可输注血小板。

5. 清除感染灶。

（刘　伟）

新生儿细菌性脑膜炎

新生儿细菌性脑膜炎(neonatal bacterial meningitis)指化脓性细菌引起的新生儿脑膜炎症。常为新生儿细菌性败血症的一个组成部分，据统计，血培养阳性的新生儿细菌性败血症约有一半并发脑膜炎。其临床表现很不典型，早期诊断困难，常并发脑室膜炎。病原菌大多与血培养相同。早产儿因血脑屏障发育不完善，发生脑膜炎的几率更高，为足月儿的3倍。

【诊断】

（一）病史

常有胎膜早破、产程延长、感染史，或脑脊膜膨出、脊柱裂等。

（二）临床表现

早期症状与败血症相似，常不典型。神经系统症状表现为嗜睡、激惹、肌张力改变，由于前囟、后囟及骨缝未闭，因此呕吐、前囟隆起或饱满出现较晚。新生儿惊厥表现多样，如呼吸暂停、屏气、双眼凝视、斜视、上翻或向下呈落日状、眼皮跳动、阵发性面色改变，或肢体抽动等。

（三）实验室检查

1. 脑脊液检查：对可疑患儿应及早作腰椎穿刺，进行脑脊液常规、生化、细菌涂片及培养检查。新生儿腰穿易损伤，血性脑脊液也应作细胞计数，如脑脊液白细胞与红细胞之比明显高于其同时的血常规白细胞与红细胞之比，则表明脑脊液中白细胞增高。

2. 血培养和尿培养：血培养阳性率可达 45%~85%，尤其是疾病早期未使用过抗生素者，其阳性率很高，另外尿培养也有一定的阳性率。

3. 鲎溶解物试验：鲎溶解物系从鲎血中的变形细胞溶解后提出，其与极微量的内毒素相遇即可凝固为阳性，只可确诊革兰阴性细菌脑膜炎，而其他细菌或病毒性脑膜炎均阴性。

4. 对流免疫电泳、乳胶凝集试验及免疫荧光技术等均为用已知的特异抗体测脑脊液中的相应抗原。

5. 乳酸脱氢酶测定：常>1000U/L，其同工酶 4、5 升高（新生儿正常值分别为 500U/L、3%、1%）。

6. 头颅影像学检查：MRI、CT 及 B 超等可确定有无脑室膜炎、硬膜下积液、脑脓肿或脑积水，有利于随访比较。

【治疗】

1. 抗菌药物治疗：应尽早选用易于透过血脑屏障的杀菌药物。病原菌不明时可选用头孢氨噻肟、头孢曲松。病原明确时可参考药敏并结合临床用药。绿脓假单胞菌首选头孢他啶，次选头孢哌酮。

2. 支持治疗：多次少量输注血浆 10~15ml/kg，静脉注射免疫球蛋白，注意保暖及热量供应，输液量宜在 60~80ml/(kg·d)，若伴有休克可适当增加补液量，注意维持水电解质平衡。

3. 对症治疗：有脑水肿可用 20% 甘露醇每次 1g/kg，或加用地塞米松；惊厥者可用苯巴比妥钠，首剂负荷量 20mg/kg 静脉滴注，次日维持量 5mg/(kg·d)；硬膜下积液可反复穿刺放液，2 周后量仍多者应手术引流。并发脑室膜炎，可侧脑室穿刺或行脑室插管，保留导管，每日注入抗生素（每次氨苄西林 50mg），病情较重者可加用地塞米松 1mg。

（刘　伟）

新生儿脐炎

脐炎(omphalitis)因断脐或出生后处理不当,脐残端被细菌入侵、繁殖所引起的急性炎症。最常见病原菌为金黄色葡萄球菌,其次为大肠杆菌、溶血性链球菌或铜绿假单胞菌。脐炎创口未愈时,爽身粉等异物刺激可引起脐部慢性炎症而形成肉芽肿。

【诊断】

(一) 临床表现

轻者脐轮与脐周皮肤轻度红肿,伴少量浆液脓性分泌物。重者脐部及脐周明显红肿发硬,脓性分泌物多,常有臭味。可向其周围皮肤扩散成腹壁蜂窝组织炎;或向腹膜蔓延导致腹膜炎;或沿未闭合的脐血管蔓延,引起脐静脉炎、化脓性血栓性静脉炎、多发性肝脓肿或脓毒血症。慢性脐炎常形成脐肉芽肿,为一小的樱红色肿物,表面有脓性分泌物,经久不愈。

(二) 实验室检查

脐部分泌物细菌培养或血培养,但注意正常新生儿脐部也有多种细菌存在,应结合临床进行诊断。

【治疗】

1. 轻症局部用 3% 过氧化氢和 75% 酒精清洗,每日 2~3 次。或用抗生素局部湿敷,或抗生素油膏外敷。

2. 脓液较多、脐周有扩散或有全身症状者,可根据涂片或细菌培养结果全身使用适当抗生素。

3. 慢性肉芽肿可用 10% 硝酸银溶液局部涂擦,大肉芽肿可用电灼、激光治疗或手术切除。

(容志惠)

先天性感染(TORCH 感染)

所谓 TORCH 感染是指弓形虫(toxoplasmosis)、风疹病毒(rubella virus)、巨细胞病毒(CMV)、单纯疱疹病毒(herpes simplex virus,HSV)及其他病原体引起的慢性非细菌性宫内感染。近年来,梅毒、微小病毒B19、乙型肝炎病毒、解脲脲支原体及人类免疫缺陷病毒等感染逐渐增多,也成为宫内感染的常见病原体。

【诊断】

(一) 病史

孕母孕期病毒感染史,如孕早期感冒、风疹;孕母或家中成员为病毒携带者,如乙肝病毒携带者;孕母产道长期排病毒,如巨细胞病毒、单纯疱疹病毒;孕母性生活紊乱,有输血史或到过病毒感染高发区旅游等。

(二) 临床表现

复杂而多样,差异很大,不同的病毒也可引起相同的临床表现。

1. 宫内感染者可有流产、死胎、早产及宫内发育迟缓。

2. 全身症状与细菌性败血症相似,表现为多脏器受累,如发热、肝脾肿大、间质性肺炎、贫血、血小板减少、脑膜脑炎、高胆红素血症等。

3. 可表现为隐性和亚临床感染,特别是弓形体和CMV感染。

4. 某些病毒趋向于某些器官或系统的损害,如风疹病毒最常引起先天性心脏病,特别是动脉导管未闭;其次是眼部病变,如白内障、小眼球、青光眼、视网膜脉络膜炎。CMV引起的全身多脏器损害中,以肝脾大、黄疸最为突出;此外尚有小头畸形、小下颌、脑钙化(脑室周围或扩散性钙化灶)、耳聋、皮肤疱疹、斑丘疹等。

(三) 实验室检查

1. 病毒分离:收集患儿血液、咽拭子、尿、粪便、疱疹液及脑脊液进行病毒分离。

2. 血清学检查:检测血清中抗体或(和)抗原,双份血清标本间抗体效价增高4倍以上具有诊断意义。

3. 脐血IgM测定:脐血IgM增高>200mg/L(20mg/dl)。

4. 病理学诊断:包括组织学光镜及免疫荧光检查等,如巨细胞病毒、单纯疱疹病毒感染者尿沉渣或疱疹液涂片染色后镜检,可查见包涵体。直接用电镜观察病毒的大小和形态及检测病毒。

【治疗】

1. 隔离:已明确有先天性感染的患儿需及时隔离。

2. 抗病毒药物

(1) 阿糖腺苷(Ara-A):对新生儿 HSV 感染,早期使用疗效显著。剂量为 10~15mg/(kg·d),静脉滴注,维持 12 小时,共 10 天。该药副作用大,需监测白细胞及血小板。

(2) 更昔洛韦:用于 CMV 感染的治疗,剂量为 7.5mg/kg,每 12 小时一次,共 6 周。需检测白细胞、血小板和肝功能。

(3) 干扰素:疗效及毒性尚需进一步观察。

3. 弓形虫病:螺旋霉素 50~100mg/(kg·d),分 4 次口服,共 3 周。磺胺嘧啶,0.1~0.15/(kg·d),分 4 次,共 1 个月。乙胺嘧啶 1mg/(kg·d),分两次口服,2~4 日后减半,疗程 4~6 周,共 3~4 个疗程,每疗程间隔 1 个月。治疗期间辅以叶酸 1mg/(kg·d),肌内注射,同时密切观察白细胞、血小板及网织红细胞改变。

4. 针对其他病原治疗:略。

5. 对症支持疗法:加强护理,对症处理,伴细菌感染时短期使用抗生素,可使用免疫球蛋白。

【预防】

1. 育龄妇女应进行风疹疫苗接种,孕妇避免食入生肉及与猫等家畜接触。

2. 对有可能或已受染者用丙种球蛋白或特异性高效价免疫球蛋白。

(容志惠)

新生儿贫血

新生儿贫血(neonatal anemia)指生后2周内静脉血血红蛋白(Hb)≤130g/L,毛细血管Hb≤145g/L。新生儿期贫血有生理性及病理性之分。病理性贫血可由红细胞生成减少、失血或红细胞破坏过多(溶血)引起。新生儿数周内红细胞正常值变化较大,如生后数小时Hb上升,足月儿第7天Hb与出生时一致,此期Hb明显下降即使在正常范围,也可能存在出血或溶血。第1周后无论足月儿还是早产儿,Hb都会下降。其原因为:①红细胞生成素水平低下;②红细胞寿命较短;③体重增加较快,血液稀释。

【病因】

病因见表4-14。

表4-14　新生儿贫血病因分类

1. 红细胞生成减少性贫血	3. 红细胞破坏过多(溶血)性贫血
先天性纯红细胞再生障碍性贫血	(1) 免疫性溶血性贫血
感染:获得性,先天性	新生儿溶血病
营养缺陷:铁、叶酸缺乏	药物性溶血性贫血
2. 失血性贫血	(2) 感染
(1) 产前失血	细菌性
胎-母输血	TORCH感染
胎-胎输血	(3) 维生素E缺乏
胎-胎盘输血	(4) 红细胞膜缺陷
(2) 产时失血	(5) 红细胞酶缺陷
产科意外:前置胎盘	G6PD缺陷
胎盘畸形:帆状胎盘	(6) 地中海贫血
脐带畸形:脐带血管瘤	
(3) 产后出血	
内出血:颅内出血、肝/脾破裂	
外出血:脐带、消化道出血	
(4) 医源性失血	

【诊断】

1. 病史:家中成员有无贫血史,母孕期有无用药、感染、阴道流血、前置胎盘、胎盘早剥史,婴儿有无产伤、黄疸史及贫血出现的时间等。

2. 临床表现:与病因、失血量及贫血速度有关。生理性贫血可仅有皮肤黏膜苍白而无症状,也可出现喂养困难、体重不增、气急、心率增快、烦躁不安等。新生儿溶血症除苍白外,尚有黄疸、肝脾大、水肿,甚至核黄疸。急性、大量出血可伴有气急、心率增快、低血压,甚至休克。内出血除伴有黄疸外,同时可有出血器官相应的症状,如颅内出血的神经系统表现,肝包膜下出血可有腹部包块等。

3. 实验室检查

(1) 血常规:确定有无贫血、程度及性质。

(2) 网织红细胞计数:失血或溶血性贫血者网织红细胞常增加,减少者要考虑先天性再生障碍性贫血。

(3) 周围血涂片:球形红细胞增多症细胞形态为球形,低色素性贫血红细胞中心淡染区扩大等。母血涂片作酸洗脱试验可提示有无胎-母输血。

(4) 其他:如有黄疸可测胆红素、抗人球蛋白试验、抗体释放试验、游离抗体;如疑有感染可作相应的检查。

【治疗】

1. 病因治疗针对不同病因给予相应治疗。

2. 输血疗法:通常在下列情况下可考虑输血:①Hct<35%,但患儿合并严重心肺疾患(如需要机械通气);②Hct<30%,患儿合并轻中度心肺疾患(FiO_2>0.35,CPAP)、频发呼吸暂停或有症状性贫血[热量充足的情况下体重增长<10g/(kg·d)、心率>180次/分持续超过24h];③Hct<21%。输血量计算法如下:全血(ml)=[预期Hb(g/L)-实际Hb(g/L)]×0.6(0.6ml/kg全血可提高Hb 1g/L)×体重(kg)。如输浓缩红细胞血,则为所需全血量的1/2。单次输血量不要超过15~20ml/kg。

3. 营养补充治疗:补充铁剂剂量为2~3mg/(kg·d)元素铁,持续用3个月或更长时间。

4. 重组人红细胞生成素(rhEPO):已试用于治疗早产儿贫血。目前最适剂量、给药途径、开始治疗时间、疗程等仍在探索中,但多主张生后数天即开始治疗,每周 500~750U/kg,分 3 次皮下注射,疗程 4~8 周,同时补充铁剂,可取得较好效果,尚未发现明显副作用。

(容志惠)

新生儿红细胞增多症

新生儿红细胞增多症(polycythemia)指生后静脉血红细胞比容≥65%,或外周血红细胞比容≥70%,常伴随血黏滞度增高,血流缓慢,组织灌注量减少,并出现一系列临床症状,又称"新生儿红细胞增多症-高黏滞综合征",但二者并非同义名称。常见病因可分主动型和被动型。主动型见于胎盘功能不全及小于胎龄儿;糖尿病母亲所生婴儿;新生儿甲状腺功能亢进症,唐氏、13 或 18-三体综合征;孕母长期服普萘洛尔(其胎盘体积相对较小)。被动型见于双胎输血;胎-母输血;脐带结扎延迟或断脐前新生儿的位置低于胎盘(胎盘血可输至胎儿);产程中急性缺氧者。

【诊断】

1. 病史:围生期病史。

2. 临床表现:大多数患儿无临床症状,仅有多血质外貌。部分患儿于生后 12 小时内出现症状,为非特异性,与累及器官有关。如脑组织血流灌注不足者,可出现烦躁不安,激惹,嗜睡,甚至抽搐;消化系统可有吃奶差、呕吐、腹胀、腹泻,甚至坏死性小肠结肠炎。此外尚有气急、青紫、呼吸暂停、低血糖、高胆红素血症、充血性心力衰竭、急性肾衰竭等。

3. 实验室检查:静脉血血红蛋白>220g/L,红细胞比容≥65%。

【治疗】

对有症状者应及时进行部分换血以降低红细胞比容,从而降低血黏滞度。换血量计算方法如下：

$$换血量(ml)=\frac{实际红细胞比容-预期红细胞比容}{实际红细胞比容}\times 体重(kg)\times 85(新生儿血容量为85ml/kg)$$

预期红细胞比容以60%为宜,换出血量代以补充新鲜血浆、生理盐水或5%白蛋白。换血结束时应复查红细胞比容。对高胆红素血症、低血糖症均应及时作相应处理。

（容志惠）

新生儿寒冷损伤综合征

新生儿寒冷损伤综合征(neonatal cold injury syndrome)又称新生儿硬肿症(scleredema),指新生儿期内多种原因引起的皮肤和皮下脂肪变硬及水肿,多由受寒引起,也可见于严重的败血症、窒息,重者可发生多器官功能衰竭。

【诊断】

（一）病史

寒冷季节,出生1周内新生儿、早产儿及低出生体重儿多见,常有保暖或喂养不当史,或严重感染、窒息史。

（二）临床表现

1. 低体温:四肢或全身冰冷,常伴有心率减慢。

2. 硬肿:全身皮下脂肪积聚部位发硬、水肿。感染或窒息引起者皮肤硬而不肿犹如皮革状。严重时可致面部表情呆滞、关节活动受限、呼吸困难。硬肿发生顺序:小腿→大腿外侧→整个下肢→臀部→面颊→上肢→全身。

3. 多器官功能受损:循环障碍:心音低钝、脉细弱、心力衰竭、休克;肾衰竭:尿少或无尿等;肺出血;DIC、代谢紊乱等并发症。

4. 病情分度:见表4-15。

表 4-15 新生儿硬肿症病情分度

程度	硬肿范围*	腋-肛温差	肛温	器官功能改变
轻度	<20%	正值	≥35℃	无明显改变
中度	~50%	0 或正值	30~35℃	功能损害明显
重度	>50%	负值	<30℃	功能衰竭

*头颈部 20%；双上肢 18%；前胸及腹部 14%；背及腰骶部 14%；臀部 8%；双下肢 26%。

（三）实验室检查

根据病情检测血气、血糖、电解质、肾功能、血常规及血小板。必要时测凝血功能，胸部 X 线摄片。

【治疗】

1. 复温：是治疗新生儿低体温的关键。轻中度（肛温>30℃）患儿可立即置入 30℃的暖箱内，调节箱温于 30~34℃，力争使患儿 6~12 小时内体温恢复正常。重度患儿（<30℃）则先以高于患儿体温 1~2℃的暖箱温度开始复温，每小时提高箱温 1℃（不>34℃），使患儿体温在 12~24 小时恢复正常，并保持暖箱在适中温度。

2. 热量和液体补充：供给充足热量是复温及维持正常体温的关键。开始每天热量按 50cal/（kg · d），迅速增至 100~120kcal/（kg · d），液体量按 60~80ml/kg 给予，经口、部分或完全静脉营养。重症合并心肾功能损害者应严格限制输液量及速度。

3. 纠正器官功能紊乱：其原则为防治感染，纠正代谢紊乱，防治多脏器功能衰竭，改善微循环障碍。血小板减少伴高凝状态时，可用肝素，首剂 1mg/kg，6 小时后按 0. 5~1. 0mg/kg 给予，病情好转后改为 8 小时一次，逐渐停药。第 2 剂肝素后可给予新鲜血或血浆 20~25ml/次。有出血倾向者，给予维生素 K_1、酚磺二胺等。肺出血者应早期气管内插管正压通气治疗。

（容志惠）

新生儿机械通气参数设置与调节

机械通气是治疗新生儿呼吸衰竭的重要手段，常用模式包括常频机械通气和高频机械通气 2 种。同步间歇指令通气(SIMV)和辅助-控制通气(A/C)是应用最为广泛的常频机械通气模式，高频振荡机械通气(HFOV)则为最常用的高频机械通气模式。

【呼吸机主要参数及其作用】

1. 吸气峰压(PIP)：是指吸气相呼吸机管道和气道内的气体最大压力。作用：使肺泡扩张，增加潮气量和肺泡通气量，降低 $PaCO_2$；增加通气血流比值(V/Q)，改善氧合，提高 PaO_2。所需 PIP 高低与肺顺应性大小相关。超过 $30cmH_2O$ 以上的 PIP 为高 PIP，较长时间使用高 PIP 有增加肺气压伤和 BPD 的危险性。

2. 吸气末正压(PEEP)：是指呼气相管道和气道内的气体压力。作用：适宜的 PEEP 可防止呼气相肺泡和终末气道萎陷，维持正常的功能残气量，改善 V/Q 和肺顺应性，有利于提高 PaO_2。

3. 呼吸频率(RR)：呼吸机送气频率。作用：主要改变每分通气量，影响 $PaCO_2$。当呼吸机其他参数不变情况下，增加 RR 能增加每分通气量，从而降低 $PaCO_2$。一般情况下，RR 在一定范围内变化并不改变 PaO_2。

4. 潮气量(Vt)：是指自主呼吸或机械通气时，每一次吸入或呼出肺的气体量。

5. 吸气时间(TI)、呼气时间(TE)和吸呼比(I/E)：TI 是指呼气阀关闭，气体进入肺内的时间。通常设置范围 0.3~0.6s。作用：主要改变平均气道压(MAP)，是改善氧合的重要参数。TE：呼气阀开放，胸廓弹性回缩将肺内气体排出的时间，是影响 CO_2 排出的参数之一。I/E：吸气时间和呼吸时间之比值，其设置受 TI 及 RR 的影响。

6. 流量(FR)：是单位时间呼吸机送入管道和气道的气体

量，是决定气道压力波形的重要因素。

7. 吸入氧分数（FiO_2）：是指呼吸机送入管道和气道中气体的氧分数，其意义同氧浓度。长时间高浓度氧可引起 BPD 和早产儿视网膜病（ROP）。

【常频机械通气（以 SIMV 为例）】

1. 适应证

（1）常规用氧或 nCPAP（nIPPV）时，FiO_2>0.40~0.60，动脉血气分析 PaO_2<50mmHg 或 $TcSO_2$<85%（除发绀型先天性心脏病外）；

（2）$PaCO_2$>50~70mmHg 伴 pH<7.25；

（3）严重的、药物或 nCPAP（nIPPV）治疗无效的呼吸暂停。

具备任意一项者即可应用机械通气，确诊 RDS 者可适当放宽指针。

2. 禁忌证：肺大疱、气胸、皮下气肿以及大量胸腔积液穿刺引流前等。

3. 呼吸机初始参数设置：见表 4-16。

表 4-16　新生儿常见疾病参数的设置

常见疾病	PIP（cmH_2O）	PEEP（cmH_2O）	RR（bpm）	TI（s）	FR（L/min）
呼吸暂停	10~12	4~6	15~20	0.3~0.6	6~8
RDS	20~30	4~6	20~60	0.3~0.6	6~8
MAS	20~25	4~6	20~40	0.3~0.6	6~8
肺炎	20~25	4~6	20~40	0.3~0.6	6~8
PPHN	20~30	4~6	50~120	0.3~0.6	6~8
肺出血	25~30	6~8	30~50	0.3~0.6	6~8

（1）PIP：20~25cmH_2O。小早产婴、呼吸暂停时，可适当下调 PIP 水平（最低可至 10~15cmH_2O）；严重 RDS、MAS、PPHN、肺出血时，可适当上调 PIP 水平（25~30cmH_2O 甚至以上）；

（2）PEEP：4~6cmH_2O，肺出血时可提高至 8~10cmH_2O；

（3）RR：30~40 bpm；

（4）TI：0. 4～0. 5 s（0. 3～0. 6s）；

（5）FR：6～8 L/min。

4. 参数调节幅度：一般情况下，每次调节 1～2 个对患儿影响较大的参数，但在血气分析结果偏差较大时，也可同时对多个参数进行调节。各参数调节幅度一般为：FiO_2 0. 05，PIP 1～2cmH_2O，PEEP 1～2cmH_2O，RR 5bpm。

5. 撤离

（1）有自主呼吸且呼吸相对较平稳。

（2）FiO_2<0. 30。

（3）PIP 降至相应较低水平（体重<1kg，<10cmH_2O；体重 1～1. 5 kg，<12cmH_2O；体重 >1. 5 kg，<15cmH_2O）。

（4）RR<20bpm。

行动脉血气分析正常，可考虑撤离。

【高频机械通气（以 HFOV 为例）】

1. 适应证：气漏综合征（气胸、纵隔气肿）、新生儿持续肺动脉高压（PPHN）、严重 RDS、胎粪吸入综合征、肺出血、先天性膈疝等。

2. 初始参数设置

（1）吸入氧浓度（FiO_2）：初始设置为 100%，随后下调至维持 $TcSO_2$≥90% 即可。

（2）平均气道压（MAP）：是影响氧合主要参数，初始设置较常频高 2～3cmH_2O 或与常频相等，以后每次增加 1～2cmH_2O，最大≤30cmH_2O。

（3）振幅（ΔP）：增加振幅可使肺通气量增加，减低 $PaCO_2$，但不影响氧合。初始设置 40～50cmH_2O（30～60cmH_2O，最大不超过 80cmH_2O）。

（4）频率（f）：一般 10～15Hz，体重越低选用频率越高。一般不需调节 f，也不根据 $PaCO_2$ 调整 f。

（5）吸气时间百分比：初始设置 33%（30%～50%），通过调节该参数增加 CO_2 呼出及改善氧合能力有限，不推荐使用。

（6）偏执气流（bias flow）：早产儿 10～15L/min，足月儿 10～20L/min。

3. 提高 PaO_2 方法(按先后顺序,每次调节 1~2 个参数)

(1) 上调 FiO_2 0.1~0.2。

(2) 增加 MAP 1~2cmH_2O。

(3) 增加吸气时间百分比为 5%~10%。

(4) 增加偏执气流 1~2L/min。

4. 降低 $PaCO_2$ 方法

(1) 增加 ΔP 5~10cmH_2O。

(2) 降低 MAP 2~3cmH_2O。

(3) 降低吸气时间百分比 5%~10%。

5. 参数调节及撤机

(1) 当 MAP >15cmH_2O 时,先降 MAP,再调 FiO_2;当 MAP≤15cmH_2O 时,先降 FiO_2 至 0.6,再调 MAP。

(2) 当 FiO_2≤0.40,MAP ≤8~10cmH_2O,ΔP ≤30cmH_2O,血气分析正常,可考虑换常频或撤机。

6. 注意事项

(1) 在 HFOV 开始后 45~60min 内和主要参数调节 1h 内需进行血气分析检查。

(2) 在 HFOV 治疗开始 4h 内,需行 X 线胸片检查,较为理想状态是膈肌平第 8~9 后肋水平,否则需调节 ΔP 和 MAP。

(3) HFOV 治疗开始的最初 24~48h 内尽量减少吸痰;吸痰后,均需行肺复张 15~20s,以避免肺泡萎陷。

【机械通气常见合并症】

1. 肺气漏:包括肺间质气肿、气胸、气腹、心包积气、纵隔积气、皮下气肿和空气栓塞。

2. BPD:主要表现为肺发育受阻和肺间质纤维化。

3. ROP:其病理特征是晶体后纤维组织增生,严重者可至失明。

4. 呼吸机相关性肺炎:与长时间气管插管应用呼吸机有关,可加重病情,影响呼吸机撤离。

(李文斌)

第五章　消化系统疾病

鹅　口　疮

鹅口疮(thrush, oral candidiasis)为白色念珠菌所致的口腔黏膜感染,多见于新生儿以及营养不良、腹泻、长期使用广谱抗生素、应用皮质激素或免疫抑制剂的患儿。

【诊断】

口腔黏膜出现白色乳凝块样物,常见于颊黏膜、舌、齿龈、上腭等处,不易拭去。取白膜少许放置玻片上,加10%氢氧化钠一滴,镜检可见真菌的菌丝和孢子。

【治疗】

2%碳酸氢钠溶液于哺乳前后清洗口腔。局部涂0.5%~1%甲紫溶液,每日1~2次。病变广泛者,用1∶100 000制霉菌素甘油涂患处,每日3~4次。补充维生素与肠道益生菌。

(黄志华)

疱疹性口炎

疱疹性口炎(herpetic stomatitis)由单纯疱疹病毒Ⅰ型所致的口腔黏膜感染,多见于1~3岁小儿,常在集体托幼机构中流行。

【诊断】

急性起病,发热,体温达38~40℃,1~2天后,在口腔黏膜上出现直径约2~3mm的圆形疱疹,破溃后形成浅溃疡,其表面覆盖黄白色渗出物,周围绕以红晕。溃疡多发生于齿龈、舌、唇内、颊黏膜,亦可侵及上腭及咽部。患儿哭闹不安、流涎、拒食、颌下淋巴结肿大。

【治疗】

保持口腔清洁，多饮水。可全身或局部应用抗病毒药物。疼痛严重者，局部涂用2%利多卡因。若拒食则静脉输液。

（黄志华）

溃疡性口炎

溃疡性口炎（ulcerative stomatitis）主要致病菌有链球菌、金黄色葡萄球菌、肺炎链球菌、绿铜假单胞菌或大肠杆菌等。婴幼儿多见，常发生于急、慢性感染、长期腹泻机体抵抗力降低时，口腔不洁致细菌繁殖而导致发病。

【诊断】

局部剧痛、流涎、拒食、烦躁、伴高热，口腔黏膜特别是舌、唇内及颊黏膜等处可见大小不等的糜烂或溃疡，上有较厚的纤维素性炎症渗出物形成的假膜，剥离后呈现出血性创面，局部淋巴结肿大，白细胞总数和中性粒细胞增多。

【治疗】

1. 口腔分泌物细菌培养后，针对细菌感染选用抗生素治疗。

2. 局部处理：用1%~3%过氧化氢清洗溃疡面后涂0.5%~1%甲紫溶液，或5%金霉素鱼肝油。局部疼痛可涂用2%利多卡因。高热时则物理降温，补充水与电解质。

（黄志华）

胃食管反流

胃食管反流（gastroesophageal reflux，GER）是由于全身或局部原因引起下端食管括约肌功能不全，导致胃内容物包括从十二指肠流入胃的胆盐和胰酶等反流入食管，可分为生理性和病理性两种。病理性胃食管反流临床表现为睡眠时、仰卧位时及空腹时呕吐和继之引起的严重并发症。

【诊断】

（一）临床表现

1. 呕吐：新生儿和婴幼儿为突出症状，大多数患儿出生后第一周即发生，表现为溢奶、轻度呕吐或喷射性呕吐。

2. 反复呼吸道疾患：因顽固性呕吐，呕吐物从呼吸道吸入可引起窒息、呼吸暂停、肺炎甚至突然死亡。

3. 反流性食管炎：婴幼儿表现为喂食困难、拒食、哭闹不安，年长儿常有烧灼感，饮用酸性饮料可使症状加重，服用抗酸剂后症状减轻，如发生食道溃疡或糜烂，则出现呕血和便血。

4. 营养不良、贫血及生长发育迟缓。

（二）实验室检查

1. 食管钡餐造影：从食管注入钡剂后，连续观察 5 分钟，若钡剂从胃反流到食管 3 次以上可明确诊断。此外，还能观察有无食管炎、溃疡及狭窄。

2. 食管 pH 动态测定：将微电极放置于食管括约肌的上方，24h 连续监测食管下端 pH，若 $pH<4$ 并持续 15 秒以上示胃酸胃食管反流。

3. 食管压力测定：下端食管括约肌压力<10mmHg。

4. 胃食管放射性核素扫描：能观察食管功能、测出食管反流量和肺内有无放射性物质。

5. 超声学检查：可见食管下端充盈、胃与食管间有液体来回流动。

6. 食管内镜检查及黏膜活检：能发现有无食管炎、食管狭窄及 Barrett 食管。

【治疗】

（一）饮食疗法

少量、多次喂奶，以稠厚奶汁喂养。

（二）体位治疗

对新生儿和小婴儿应保持前倾俯卧位，上身抬高 30°，重症则需 24 小时保持体位治疗。

（三）药物治疗

1. H_2 受体拮抗剂：①西咪替丁（cimetidine，甲基咪呱，泰胃美）15～20mg/(kg·d)，早产儿 5～10mg/(kg·d)，分 3 次口服。②雷尼替丁（ranitidine，甲硝呋胍，胃安泰定）4～6mg/(kg·d)，分 3 次口服，饭前服。③法莫替丁 0.6～1.0mg/(kg·d)，于早、晚饭后服用或睡前一次服用。

2. 胃肠道动力药：①甲氧氯普胺（metoclopramide，灭吐灵，胃复安）0.1mg/(kg·次)，于饭前 30min 及睡前服，一日 4 次。②多潘立酮（domperidone，吗丁啉）0.2～0.3mg/(kg·次)，于饭前 10～30min 及睡前服，一日 3 次。③西沙必利（cisapride，普瑞博思）0.1～0.2mg/(kg·次)，于饭前 10～30min 服，一日 3 次。

3. 黏膜保护剂：如硅酸铝盐（思密达）、硫糖铝、磷酸铝（贵鼎康）。

（四）外科治疗

内科保守治疗 6 周无效，有严重并发症（消化道出血、营养不良），严重食管炎或狭窄，反复下呼吸道感染，合并严重神经系统疾病等应考虑外科治疗。

（黄志华）

先天性肥厚性幽门狭窄

先天性肥厚性幽门狭窄（congenital hypertrophic pyloric stenosis）指幽门的环形肌肥厚、增生导致幽门管腔狭窄的上消化道不全性梗阻性疾病。其特点为无胆汁性喷射性呕吐、胃蠕动波及右上腹肿块。本病男性多见。

【诊断】

（一）临床表现

1. 呕吐：系早期突出症状，多在出生后 2～3 周出现，逐渐加重，于喂奶后数分钟发生，呈喷射状，内含奶块，但无胆汁。少数患儿因呕吐频繁使胃黏膜毛细血管破裂出血，呕吐物可含有咖啡样物或带血液。呕吐严重者则发生水和电解质紊乱、营养不良等。

2. 胃蠕动波：在进食后不久即出现，从左上腹肋缘下向右上腹移动，呕吐后消失。

3. 腹部包块：多数病例在右上腹肋缘下与右腹直肌之间可触诊枣核或橄榄大小肿物。

4. 高间接胆红素血症：由于葡萄糖醛酸转移酶受抑制或胆红素肠肝循环增多所致。

5. 脱水及电解质、酸碱平衡紊乱。

6. 营养不良。

（二）特殊检查

1. X线检查：腹部平片立位时可见胃扩张，钡餐通过幽门障碍，幽门管细长狭窄，胃排空延迟。

2. 超声波检查：幽门环肌肥厚≥4mm，幽门管长>15mm，幽门直径>15mm。

【鉴别诊断】

1. 幽门痉挛：出生后出现呕吐，呈间歇性，呕吐量较少，无右上腹肿块，全身情况良好，应用解痉剂有效，X线和超声波检查正常。

2. 胃扭转：发病较早，于生后数周内出现呕吐，在喂奶后或在体位变动时发生，非喷射状。生长发育一般良好，腹部无阳性体征。钡餐X线检查显示：食管与胃黏膜有交叉现象；胃大弯位于小弯上；幽门窦的位置高于十二指肠球部；双胃泡、双液平面；食管腹段延长，且开口于胃下方。

3. 小肠梗阻：无胃蠕动波，呕吐物混有胆汁。X线检查可明确梗阻部位。

4. 贲门松弛：非喷射性呕吐，喂奶后平卧位，啼哭或挣扎时更易呕吐，竖立位可减轻或终止，无胃蠕动波。钡餐X线检查示贲门畅开，钡剂从胃中反流到食管内。

【治疗】

1. 一般治疗：对呕吐严重者应及早补液，防止水与电解质紊乱。注意营养，防治感染，加强护理。使用稠厚乳液或试用鼻十二指肠管喂养。抗痉治疗,1∶1000 阿托品溶液,在喂奶前 30 分钟口服,每剂自 1 滴递加至 2～6 滴,直至皮肤发红为止,应注意不良反应发生。

2. 手术治疗:一经确诊应及早手术,疗效较佳。

(黄志华)

胃炎

胃炎(gastritis)是由于物理性、化学性或生物性有害因子引起胃黏膜炎症性损伤的一种疾病。根据病程分为急性和慢性胃炎,是儿童时期常见的消化道疾病之一。

【病因】

现认为与下列因素有关:①应激因素,多系严重全身性疾病引起;②误服有毒物质和腐蚀剂,如强酸、强碱等;③药物损害,如非甾类消炎药(阿司匹林、吲哚美辛等);④食物蛋白过敏;⑤感染因素,包括病毒、细菌(多为幽门螺杆菌,即 Hp)、真菌、螺旋体和寄生虫感染等;⑥精神神经因素;⑦慢性全身性疾病。

【诊断】

1. 急性胃炎:多为应激反应,常见原因包括严重感染、休克、呼吸衰竭等;摄入阿司匹林、酒精、细菌毒素污染的食物等。临床表现在原发性疾病基础上,出现恶心、呕吐、不同程度的上消化道出血。病理改变为上皮细胞变性、坏死;固有膜大量中性粒细胞浸润;无或少许淋巴细胞、浆细胞。

2. 慢性胃炎:以浅表性胃炎最常见,约占 95%。病因包括幽门螺旋杆菌感染、胆汁反流食入刺激性食物及服用阿司匹林等药物以及精神神经因素等。主要表现为上腹部或脐周反复发作性疼痛、厌食、消瘦、贫血和上消化道出血。

【特殊检查】

1. 胃肠钡餐造影:能显示胃黏膜皱襞增粗、紊乱,采用气钡双重对比造影意义更大。

2. 胃镜检查：可直接观察胃黏膜病变，根据其程度不同，可见以下改变：

(1) 黏液斑：黏液增多牢固附着于黏膜，以水冲洗后，黏膜表面发红或糜烂剥脱。

(2) 充血：与邻区比较，黏膜明显呈斑块状或弥漫性变红区域。

(3) 水肿：黏膜肿胀、稍苍白、反光强，胃小凹明显，黏膜脆弱，易出血。

(4) 微小结节形成：又称胃窦小结或淋巴细胞样小结节增生，胃壁平坦时，与周围黏膜相比，增生处胃黏膜呈微细或粗颗粒状或结节状。

(5) 糜烂：局限或大片发生，伴有新鲜或陈旧出血点；当糜烂位于黏膜层时称平坦性糜烂，高于黏膜面时称丘疹性糜烂，隆起呈小隆状或疣状，顶部有脐样凹陷。

(6) 花斑：红白相间，以红为主。

(7) 出血斑点：胃黏膜出现散在小点状或小片状新鲜或陈旧出血。

3. 胃黏膜活组织检查：根据病理改变，分为慢性浅表性胃炎、慢性萎缩性胃炎。慢性浅表性胃炎主要表现为上皮细胞变性、小凹上皮细胞增生、固有膜炎症细胞主要为淋巴细胞及浆细胞浸润；慢性萎缩性胃炎主要为固有腺体萎缩、肠腺化生及炎症细胞浸润。

4. *Hp* 检查：参见消化性溃疡部分。

【治疗】

(一) 病因治疗

除去一切可能引起胃黏膜屏障破坏的因素。

(二) 饮食治疗

避免生冷及刺激性食物。

(三) 药物治疗

1. 对症治疗：①腹痛，阿托品 0.01mg/(kg·次)，一日 3 次口服；必要时肌内注射或皮下注射。溴丙胺太林 0.5mg/(kg·

次），1 日 3 次口服。山莨菪碱（654～2）0.1～0.2mg/（kg·次），一日 3 次口服。必要时肌内注射或静脉注射，0.2～0.3mg/（kg·次）。②腹胀、恶心、呕吐，多潘立酮（吗丁啉）0.2～0.3mg/（kg·次），每日 3 次，餐前服用。

2. 胃黏膜保护剂：①胶体次枸橼酸铋 6～8mg/（kg·d），分 3 次空腹时服用，长期服用能使铋在体内蓄积，故小儿应慎用。②麦滋林 S 儿童每次 1/2 包，日服 3 次。③硫糖铝 10～25mg/（kg·d），日服 4 次，以两餐之间和睡前服用为宜。

3. H_2 受体拮抗剂：①西咪替丁 15～20mg/（kg·d），分 3 次口服，疗程 8～12 周。②雷尼替丁 4～6mg/（kg·d），分 2 次服用，疗程 8～12 周。③法莫替丁 0.6～1.0mg/（kg·d），于早、晚饭后服用或睡前一次服用。

4. 质子泵抑制剂：奥美拉唑 0.5～0.7mg/（kg·d），一次口服或静脉滴注。

5. 根除幽门螺旋杆菌：参见消化性溃疡部分。

（黄志华）

消化性溃疡

消化性溃疡（peptic ulcer）系指病变发生在胃和十二指肠的溃疡。病因与多种因素有关，包括遗传、胃肠黏膜屏障破坏、幽门螺旋杆菌感染、环境、药物、精神紧张和饮食不良习惯等。男多于女。

【诊断】

（一）临床表现

1. 新生儿期多为应激性溃疡，常继发于败血症、休克、缺氧后。主要表现为呕血，便血、胃和十二指肠穿孔。

2. 婴幼儿期表现为反复呕吐，腹痛，生长停滞和胃肠道出血。

3. 学龄前期以脐周或上腹部反复疼痛、纳差、反复呕吐或胃肠道出血为主要表现。

4. 学龄期表现为周期性发作性上腹疼痛，胃溃疡者常为饭后疼痛,十二指肠溃疡者常为饭前及夜间疼痛。部分患儿常因上消化道出血、急性溃疡穿孔首次就诊。

(二) 实验室检查

1. 大便潜血试验。

2. 血常规。

3. 幽门螺杆菌检测:①胃黏膜组织切片染色与培养。②尿素酶试验:尿毒酶试剂中含有尿素和酚红,*Hp* 产生的酶可分解其中的尿素产生氨,氨导致试剂中的 pH 上升,引起酚红由棕色变成红色。将活检胃黏膜放入尿素酶试剂中,若含有 *Hp*,则试剂变为红色。③核素标记尿素呼吸试验:^{13}C 无放射性,更适合于小儿应用。清晨空腹时,让患儿口服同位素 ^{13}C 标记的尿素,当胃内含有 *Hp* 时,则产生尿素酶可将尿素分解产生 CO_2,由肺呼出,使用质谱仪检测呼出气体中 ^{13}C 含量,可判断胃内有无 Hp 感染及感染程度,其特异性和敏感性均达 90% 以上。④*Hp* 血清学检查:可检测抗 *Hp* 抗体。⑤基因诊断:可用 PCR 法检测血或胃黏膜活检标本中 *Hp* 的 DNA。

(三) 特殊检查

1. 胃肠钡餐造影:可显示胃、十二指肠有无龛影以及变形和激惹现象。

2. 上消化道内镜检查:根据病变分 3 期:①活动期:为溃疡基底部有白色或灰白色厚苔,边缘整齐,周围黏膜充血、水肿、有时易出血;水肿消退,黏膜向溃疡集中。十二指肠溃疡有时表现为一片充血,黏膜上散在小白苔,即"霜斑样溃疡"。②愈合期:溃疡变浅,周围黏膜充血水肿消退,基底出现薄苔。③瘢痕期:溃疡基底部白苔消失,遗下红色瘢痕。

【治疗】

目的是缓解症状,促进溃疡愈合,减少并发症和预防复发。

(一) 一般治疗

注重饮食,应避免粗糙和刺激性饮食如辛辣、浓茶、高糖饮食,选用面食、米粥、豆浆、蛋类等,应少量多餐。餐具消毒,避免用非甾类抗炎药。

（二）药物治疗

1. 黏膜保护剂：①硫糖铝 10~25mg/(kg·d)，每日4次口服，疗程4~8周。肾功能不全者禁用。②胶体次枸橼酸铋 6~8mg/(kg·d)，分3次空腹时服用，疗程4~6周。长期服用能使铋在体内蓄积，故小儿应慎用。③思密达一次一袋，一日3次，加入50ml温水中搅匀后服用。④麦滋林S 儿童每次1/2包，日服3次。

2. H_2 受体拮抗剂：①西咪替丁 15~20mg/(kg·d)，分4次服用，亦可静脉滴注给药。②雷尼替丁 4~6mg/(kg·d)，每日2次口服，亦可静脉滴注给药。③法莫替丁 0.6~1.0mg/(kg·d)，于早、晚饭后服用或睡前一次服用。若有出血则按 0.4mg/(kg·次)加入10%葡萄糖液20ml，静脉滴注，2次/日，止血后则改为口服。

以上任选一种，4~8周为一疗程。

3. 质子泵抑制剂：奥美拉唑 0.5~0.7mg/(kg·d)，一次口服或静脉滴注，疗程2~4周。

4. 根除幽门螺旋杆菌：常用药物胶体次枸橼酸铋 6~8mg/(kg·d)；奥美拉唑 0.5~0.7mg/(kg·d)；阿莫西林 50mg/(kg·d)；克拉霉素 15~30mg/(kg·d)；甲硝唑 25~30mg/(kg·d)；呋喃唑酮 5~10mg/(kg·d)。

治疗方案按全国小儿消化会议制订方案（1999年昆明），具体如下：

(1) 胶体铋6周，加 H_2 受体拮抗剂4~8周，加一种抗菌药（阿莫西林4周，或甲硝唑或替硝唑2周，或克拉霉素2周，或呋喃唑酮2周）。

(2) 胶体铋6周，加2种上述抗菌药2周。

(3) 质子泵抑制剂2周，加2种上述抗菌药2周。

(4) H_2 受体拮抗剂4~8周，加2种上述抗菌药2~4周。

（三）外科手术指征

外科手术指征：①大量或反复出血，经内科治疗无效；②溃疡穿孔；③瘢痕缩窄所致幽门梗阻；④经内科治疗无效者。

(四) 其他

消化道出血时可输血、选择性腹腔动脉造影找到出血部位后行栓塞治疗、内镜下止血等。

(黄志华)

儿 童 腹 泻

儿童腹泻(infantile diarrhea),或称腹泻病,是多病原、多因素引起的以大便次数增多、大便性状改变为特点的一组疾病。多为婴幼儿发病。1992 年我国腹泻病诊断治疗方案中将腹泻按病因分为:

1. 感染性:如病毒、细菌、真菌、寄生虫等感染所致肠炎,并将痢疾、霍乱等法定传染病单列出来。

2. 非感染性:如食饵性腹泻、症状性腹泻、过敏性腹泻、其他非感染性腹泻。

【诊断】

(一) 根据临床表现分类

1. 轻型腹泻:以胃肠道症状为主,大便次数增多但一般不超过 10 次,且每次量不多,为黄色或黄绿色水样便,粪质不多,伴少量黏液。患儿精神尚好,无全身中毒症状及水、电解质、酸碱平衡紊乱表现。

2. 重型腹泻:除明显胃肠道症状外,尚有水、电解质、酸碱平衡紊乱和全身中毒症状,如发热、烦躁或委靡、嗜睡,甚至休克、昏迷。

(1) 按脱水程度分为:①轻度脱水:失水量为体重的 5%(50ml/kg)。精神稍差,口唇黏膜稍干,眼窝和前囟稍凹,哭时有泪,皮肤弹性正常,尿量稍减少。②中度脱水:失水量为体重的 5%~10%(50~100ml/kg)。精神委靡或烦躁不安,口唇黏膜干燥,眼窝和前囟明显凹陷,哭时泪少,皮肤弹性较差,尿量明显减少,四肢稍凉。③重度脱水:失水量为体重的 10% 以上(100~120ml/kg)。精神极度委靡,表情淡漠,口唇黏膜极度干燥，眼窝和前囟深凹，哭时无泪，皮肤弹性极差，尿量极少或无尿，休克症状。

(2) 按脱水性质分为：等渗性脱水，血清钠为 130 ~ 150mmol/L；低渗性脱水，血清钠<130mmol/L；高渗性脱水，血清钠>150mmol/L。

(3) 代谢性酸中毒：轻度酸中毒，HCO_3^- 为 13 ~ 18mmol/L；中度酸中毒，HCO_3^- 为 9 ~ 13mmol/L；重度酸中毒，HCO_3^-<9mmol/L。表现为唇周灰暗或口唇呈樱桃红色，精神萎靡，呼吸深长等。

(4) 低钾血症：血清钾<3.5mmol/L。表现为精神委靡，肌张力减低，腱反射减弱或消失，腹胀，肠鸣音减少或消失，心音低钝，心律紊乱，心电图出现 T 波低平、倒置、ST 段下移、Q-T 间期延长，U 波增大。多在输液后或酸中毒纠正后发生。

(5) 低钙、低镁血症：血钙<1.85mmol/L，血镁<0.58mmol/L，二者常同时存在，表现为神经肌肉兴奋性增强、手足抽搐、惊厥或口唇痉挛。

(二) 根据发病机制分类

1. 分泌性腹泻：由各种产生肠毒素的细菌或病毒所致，小肠分泌增多，超过结肠吸收限度。

2. 渗出性腹泻：由各种侵袭性细菌引起，侵入肠黏膜组织，引起充血、水肿、炎性细胞浸润、溃疡和渗出等病变。

3. 渗透性腹泻：双糖酶缺乏或分泌不足，或由于肠道中短链有机酸产生过多，使肠道中肠液的渗透压增高。

4. 吸收障碍性腹泻。

5. 肠道运动功能亢进性腹泻。

(三) 根据病程分类

1. 急性腹泻：病程<2 周。

2. 迁延性腹泻：病程 2 周~2 个月。

3. 慢性腹泻：病程>2 个月。

(四) 实验室检查

1. 粪便常规检查：镜检可见少量黏液，脂肪滴或红、白细胞。

2. 粪便细菌培养、病毒分离、真菌培养。

3. 粪便轮状病毒抗原检测。

4. 粪便隐孢子虫检查。

5. 血生化检查:血清钠、钾、氯、钙,碳酸氢根测定或血气分析。

（五）常见病原所致肠炎临床特点

1. 轮状病毒肠炎

(1) 起病急,常伴发热等症状。

(2) 多见于6个月~2岁婴幼儿。

(3) 秋冬季多见。

(4) 粪便呈蛋花汤样或无色水样,无腥臭味,有少量黏液,镜检白细胞极少或无。

(5) 无明显中毒症状,腹泻严重者可发生脱水、酸中毒及电解质紊乱。

(6) 本病为自限性疾病,病程5~7天。

2. 致病性大肠杆菌肠炎

(1) 起病较缓,开始为轻型,不发热,很少呕吐,逐渐发展为重型,有发热、呕吐、脱水。

(2) 多见于1岁~2岁6个月婴幼儿。

(3) 多发生于每年5月~8月。

(4) 粪便呈蛋花汤样,腥臭味,有黏液。镜检有脂肪滴、黏液和少许白细胞。

3. 侵袭性大肠杆菌肠炎

(1) 起病急、高热、中毒症状重,伴有恶心、呕吐、腹痛、里急后重,重者发生休克。

(2) 腹泻频繁,大便黏冻样含脓血。

4. 出血性大肠杆菌肠炎

(1) 散发或暴发流行。

(2) 具有明显的季节性,以6~9个月婴幼儿为多。

(3) 粪便呈血性。镜检有大量红细胞,无白细胞。

(4) 并发症以溶血尿毒综合征和血小板减少性紫癜多见。

5. 空肠弯曲菌肠炎

(1) 多见于6个月至2岁婴幼儿。

（2）夏季发病多见。

（3）粪便为黏液便或脓血便，有腥臭味。镜检有大量白细胞和少量红细胞。

（4）发热、腹痛，易并发多器官功能损害。

6. 鼠伤寒沙门菌小肠结肠炎

（1）起病急、发热、病情轻重不一。

（2）多见于婴幼儿。

（3）以6~9月份多见。

（4）粪便性状多变，为黄绿色、深绿色水样、黏液样或脓血便。镜检有多量白细胞和红细胞。

（5）重者易并发败血症、休克、DIC等。

7. 金黄色葡萄球菌肠炎

（1）起病急，中毒症状重，可发生脱水、电解质紊乱、酸中毒、循环衰竭。

（2）多发生于长期应用广谱抗生素后。

（3）粪便为暗绿色水样便，似海水样，腹泻频繁，每日达数十次。

（4）粪便检查常可见伪膜，镜检可见多量脓球。

（5）粪便培养金黄色葡萄球菌阳性。

8. 真菌性肠炎

（1）多发生于营养不良或长期应用广谱抗生素者。

（2）常伴有鹅口疮。

（3）粪便中含泡沫多，有时呈豆腐渣状，带有黏液。镜检可见真菌孢子及菌丝。

【治疗】

原则是预防及纠正脱水，调整和继续进食，合理用药，加强护理。

（一）一般治疗

加强护理，注意消毒隔离，勤换尿布，观察脱水情况及静脉输液速度等。

（二）饮食疗法

继续进食以预防营养不良。母乳继续喂养，暂停辅食。对人工喂养者,给予米汤、稀释牛奶、凝乳喂养。疑为乳糖酶缺乏者可暂停乳类喂养,改用豆制代乳品或发酵酸奶,或使用无乳糖配方奶粉等。牛奶蛋白过敏者选用游离氨基酸或水解蛋白奶粉。

(三) 病原治疗

对病毒性肠炎不宜用抗生素,以饮食疗法和对症处理为主。对侵袭性细菌性肠炎则选择有效的抗生素治疗。

大肠杆菌:庆大霉素、小檗碱、氨苄西林、诺氟沙星、环丙沙星、呋喃唑酮等。

空肠弯曲菌:红霉素、氯霉素、呋喃唑酮、诺氟沙星、庆大霉素等。

鼠伤寒沙门菌:氨苄西林、头孢唑肟、头孢他啶、环丙沙星等。

金黄色葡萄球菌:停用原用的抗生素,选用万古霉素、去甲万古霉素、苯唑西林等。

(四) 液体疗法

详见第二十章小儿液体疗法节。

(五) 迁延性和慢性腹泻的治疗

查清病因作相应治疗。调整饮食,加强营养。应用微生态制剂与支持疗法。

(六) 对症治疗

1. 腹泻:微生态调节剂如双歧杆菌复合剂、嗜酸乳杆菌、粪链球菌、宫入菌、需氧芽孢杆菌制剂及真菌制剂布拉酵母菌等;胃肠黏膜保护剂,如思密达;收敛剂,如鞣酸蛋白。胆酸性腹泻可用消胆胺。

2. 腹胀:寻找病因,防治低钾,肛管排气,口服硅油。

3. 糖原性腹泻:由于可有不同程度的继发性乳糖酶缺乏,故应停止食用富含乳糖的食物,采用去乳糖饮食,如豆浆、酸奶、低乳糖或无乳糖配方奶粉等。

4. 抗分泌治疗:脑钠肽酸抑制剂消旋卡多曲等。

（黄志华）

乳糖不耐受症

乳糖不耐受症(lactose intolerance)是由于小肠上皮细胞微绒毛刷状缘上的乳糖酶减少或缺乏,导致对食物中乳糖不能分解吸收,表现为水样腹泻,为小儿慢性腹泻的一个重要原因。根据病因分为原发性、继发性两类,继发性远比原发性多见。

【诊断】

（一）临床表现

1. 腹泻:常为稀水样便,有泡沫及酸臭味,可伴腹胀、腹痛或呕吐。常在食入含乳糖饮食后出现或加重,限制乳糖饮食后症状明显减轻或痊愈。

2. 严重腹泻时可出现脱水、酸碱平衡失调等。

3. 病程迁延不愈时可致营养不良与各种感染。

（二）特殊检查

1. 粪便中还原物质和 pH 测定:若粪便中还原物质>0.5%,粪便 pH<5.0,即可确诊。

2. 乳糖耐量(负荷)试验(lactose tolerance tests, LTT):先用 3 天限糖饮食,测定空腹血糖,然后口服乳糖 2g/kg,之后每半小时测定一次血糖,共 2 小时。通常在 2 小时内血糖升高 1.67mmol/L,若同时出现腹泻及粪便中出现还原物质即为阳性。

3. 乳糖呼气氢试验:正常时,呼气中的氢气(H_2)是由于进食后未被吸收的糖在结肠内被细菌酵解后产生的;在进食 1~3 小时内,由于摄入的双糖(如乳糖、蔗糖、麦芽糖等)在双糖酶(如乳糖酶、蔗糖-麦芽糖酶、麦芽糖等)的作用下被正常消化吸收,且未被吸收的糖尚未到达结肠,故呼气中不含 H_2。若肠道内双糖酶缺乏或活力不足,则双糖消化吸收障碍,进入结肠内经细菌酵解后产生 H_2,其大部分从肠道排出,14%~21% 被肠道细胞重吸收进入血液循环,再经肺呼气排出。口服一定量乳糖后,使用气相色谱仪检测呼出气中氢含量,可判断肠道内乳糖消化吸收状况。若呼气氢高峰在服用乳糖后1~3小时内出现，提示肠道内乳糖消化吸收不良；如呼气氢高峰在1小时内出现，则提示小肠内细菌过度生长。

4. 小肠黏膜乳糖酶测定：小肠黏膜活检乳糖酶活性测定为直接诊断依据。

5. 诊断性治疗：上述方法所作的诊断是否正确，要通过限制乳糖后临床症状明显好转加以验证。

【治疗】

1. 无乳糖饮食：使用无乳糖配方奶，至体重增加时可逐渐改换成含乳糖饮食。

2. 低乳糖饮食：黄豆制品、米汤、米糊等。

3. 乳酸菌发酵的酸牛奶。

4. 乳糖酶作用过的牛乳。

5. 其他支持对症治疗。

（黄志华）

胃肠道食物过敏

胃肠道食物过敏（food allergy）系指摄入各种动植物性食品，在胃肠道未经消化分解或消化分解不完全而被吸收进入人体内出现的异常免疫反应。包括食物过敏和食物不耐受症，前者是继发于摄入食物后机体出现的异常免疫反应；后者指不能耐受食物的正常生理反应。儿童胃肠道食物过敏发生率为0.3%~1.5%。

【诊断】

（一）临床表现

1. 消化道症状：包括恶心、呕吐、腹痛、腹泻等。

2. 呼吸系统表现：鼻炎、反复支气管炎、支气管哮喘等。

3. 皮肤表现：湿疹、脂溢性皮炎、荨麻疹、大疱性皮炎、血管神经性水肿等。

4. 过敏性休克：有面色苍白、四肢冰凉、脉搏细弱、血压下降、昏迷、抽搐等。

（二）实验室检查

1. 食物激发试验阳性。

2. 食物过敏原皮试阳性，即皮内注射食物过敏原后 15~30 分钟局部出现红肿反应。

3. 放射变应原吸附试验阳性。

4. 肠黏膜活检示小肠近端黏膜病变。

【治疗】

停用过敏食物、对症治疗，如发生过敏性休克则按过敏性休克处理。

（黄志华）

肠痉挛

肠痉挛（enterospasm）是由于肠壁平滑肌阵发性强烈收缩，导致阵发性腹痛或哭闹不安，以小婴儿最多见。此病是小儿急性腹痛最常见的原因，应注意与外科疾病鉴别。

【病因】

肠痉挛的病因尚未完全明了，但与下列因素有关：①牛乳蛋白过敏；②气候因素，如腹部受凉等；③饮食因素如喂乳过多或奶中糖量过多；④肠寄生虫毒素的刺激；⑤便秘等。上述因素引起肠壁缺血或副交感神经兴奋引起肠壁肌肉痉挛。

【诊断】

（一）临床表现

1. 症状：突然阵发性腹痛，时间较短，能自行缓解但易反复发作。

2. 体征：发作时可有全腹触痛过敏，肠鸣音活跃，腹痛缓解时全腹柔软、无压痛、肠鸣音正常。

3. 有关实验室检查正常。

【鉴别诊断】

1. 急性或慢性阑尾炎：依据病史及体格检查，凡有急性腹痛伴有恶心、呕吐持续 6 小时以上,腹部怕震触,有局限性右下腹固定压痛多可确诊。

2. 肠套叠:具有阵发性腹痛、血便及腹部肿块者,经钡剂灌肠 X 线检查显示钡剂或气体在结肠的套入部受阻,出现杯状影。

3. 肠蛔虫症:可致肠痉挛,发生不规则性腹痛,腹部压痛不固定、无腹肌紧张、驱虫治疗有效。

4. 过敏性紫癜:脐周或下腹部反复疼痛,但无腹肌紧张。双下肢和臀部对称性、分批性皮肤紫癜伴关节肿胀、疼痛、部分病例合并消化道出血、肾脏损害等。

5. 与其他引起疼痛的腹腔内疾病进行鉴别。

【治疗】

1. 消除诱因、注意饮食与气候因素。

2. 解痉:阿托品每次 0.01mg/kg 口服,山莨菪碱每次 0.1~0.2mg/kg 口服。

3. 镇静:苯巴比妥每次 1~2mg/kg,每日 3 次口服

(黄志华)

炎症性肠病

炎症性肠病(inflammatory bowel disease,IBD)是指原因未明的一组慢性肠道炎症性疾病,主要包括溃疡性结肠炎(ulcerative colitis,UC)和克罗恩病(Crohn disease,CD)。未定型结肠炎(indeterminate colitis,IC)指难以确定为 CD 或 UC 的严重的结肠炎,目前也被认为是儿童 IBD 的一种,常早期发病,迅速累及全结肠。UC 是一种直肠和结肠慢性非特异性炎症,病变主要累及结肠,呈连续性弥漫性分布,大多从直肠和乙状结肠开始,可向近端结肠扩展,也可累及全结肠甚至末段回肠,临床主要表现为腹泻、黏液脓血便、腹痛。CD 为一种胃肠道慢性肉芽肿炎症,病变可累及从口腔到肛门胃肠道任何部位,呈节段性、非连续性分布,以末段回肠和邻近右侧结肠多见,临床主要表

现为腹痛、腹泻、体重减轻、肠梗阻和瘘管。IBD 的病因和发病机制尚不明确，目前多认为是遗传易感者肠腔内容物（尤其是肠道菌群）与黏膜相互作用而诱发的肠道异常免疫反应和炎症。

【溃疡性结肠炎的诊断】

诊断按 2010 年中华医学会儿科学会消化学组儿童炎症性肠病协作组制定的我国儿童炎症性肠病诊断规范共识意见。

（一）临床依据

根据以下临床表现和检查结果诊断 UC，确诊 UC 应符合(1)+[(2)或(3)]+(4)；拟诊 UC 应符合(1)+(2)或(3)。

(1) 临床表现：持续 4 周以上或反复发作的腹泻，为血便或黏液脓血便，伴明显体重减轻。其他临床表现包括腹痛、里急后重和发热、贫血等不同程度的全身症状，可有关节、皮肤、眼、口及肝胆等肠外表现。

(2) 结肠镜检查：病变从直肠开始，连续性向近端发展，呈弥漫性黏膜炎症，血管网纹消失、黏膜易脆（接触性出血）、伴颗粒状外观、多发性糜烂或溃疡、结肠袋囊变浅、变钝或消失（铅管状），假息肉及桥形黏膜、肠腔狭窄、肠管变短等。

(3) 钡剂灌肠检查：肠壁多发性小充盈缺损，肠腔狭窄，袋囊消失呈铅管样，肠管短缩。

(4) 活检组织标本或手术标本病理学检查：①活动性：固有膜内弥漫性、慢性炎性细胞及中性粒细胞、嗜酸粒细胞浸润、隐窝炎或形成隐窝脓肿；隐窝上皮增生，同时杯状细胞减少；黏膜表层糜烂、溃疡形成。②缓解期：中性粒细胞消失，慢性炎性细胞减少；隐窝不规则，排列紊乱；腺上皮与黏膜肌层间隙增大，潘氏细胞化生。

（二）临床分型

诊断应包括其临床类型、病变范围、严重程度以及活动性等。

(1) 临床类型：初发型、慢性复发型、慢性持续型、暴发型。①初发型：既往无病史首次发作；②慢性复发型：病情缓解后复发；③慢性持续型：首次发作后可持续有轻度不等的腹泻、便血,常持续半年以上,可有急性发作;④暴发型:症状严重,血便每日10次以上,伴中毒性巨结肠、肠穿孔、脓毒血症等并发症。

(2) 病变范围:直肠型、直肠乙状结肠型、左半结肠型、全结肠型。病变范围参考结肠镜检查结果确定。

(3) 病情程度:轻度、中度、重度。①轻度:患儿腹泻每日4次以下,便血轻或无,无发热、脉搏加快、贫血,血沉正常;②中度:介于轻度与重度之间;③重度:腹泻每日6次以上,伴明显黏液血便、体温37.5℃以上、脉搏加快、血红蛋白<100g/L、血沉>30mm/h。

(4) 活动性:活动期、缓慢期。①活动期:患儿有典型临床表现,结肠镜下黏膜呈炎症性改变,病理学检查显示黏膜呈活动期表现;②缓解期:临床表现缓解,结肠黏膜病理检查呈缓解期表现。

【克罗恩病的诊断】

诊断按2010年中华医学会儿科学会消化学组儿童炎症性肠病协作组制定的我国儿童炎症性肠病诊断规范共识意见。

综合临床、影像、内镜表现及病理检查结果诊断本病,采取排除诊断法,主要排除肠结核、其他慢性肠道感染性疾病、肠道恶性淋巴瘤。

(1) 临床表现:慢性起病、反复发作的右下腹或脐周腹痛伴明显体重下降、发育迟缓,可有腹泻、腹部肿块、肠瘘、肛门病变以及发热、贫血等。

(2) 影像学检查:胃肠道钡剂造影、钡剂灌肠造影、CT或磁共振检查见多发性节段性的肠管僵硬、狭窄,肠梗阻、瘘管。

(3) 内镜检查:病变呈节段性、非对称性、跳跃性分布,阿弗他样溃疡、裂隙状溃疡、铺路石样外观,肠腔狭窄、肠壁僵硬,狭窄处常呈病变呈跳跃式分布。

(4) 手术标本外观:肠管局限性病变、跳跃式损害、铺路石样外观、肠腔狭窄、肠壁僵硬。

(5) 活检组织标本或手术标本病理学检查:裂隙状溃疡、非干酪性肉芽肿、固有膜中大量炎性细胞浸润以及黏膜下层增宽呈穿壁性炎症。

表 5-1　WHO 推荐的 CD 诊断要点

项目	临床表现	X 线	内镜	活检	切除标本
①非连续性或节段性病变		+	+		+
②铺路石样表现或纵行溃疡		+	+		+
③全壁性炎症病变	+ （腹块）	+ （狭窄）	+ （狭窄）		+
④非干酪性肉芽肿				+	+
⑤裂沟、瘘管	+	+			+
⑥肛门部病变	+			+	+

注：具有上述①②③者为疑诊，再加上④⑤⑥三项中任何一项可确诊。具有第④项者，只要加上①②③三项中的任何两项亦可确诊。

【治疗】

治疗目的是快速诱导病情缓解，并维持缓解，防治并发症。

（一）一般治疗

强调营养补充，予以高热量、高蛋白与低脂低渣饮食、补充多种维生素和微量元素。及时纠正水电解质和酸碱失衡、贫血者可输血、低蛋白血症者输注白蛋白。继发感染者积极抗感染治疗。

（二）药物治疗

1. 氨基水杨酸类药物：5-氨基水杨酸（5-ASA）是临床治疗轻、中型或重型经糖皮质激素治疗已有缓解的 IBD 并预防其复发的最常用的氨基水杨酸类药物，其前体药物是柳氮磺胺吡啶（SASP）。儿童常用 5-ASA（美沙拉嗪）类药物包括艾迪莎（Etisa）、颇得斯安（Pentasa）和安萨科（Asacol）等，用于 UC 的诱导缓解用量为 20～30mg/（kg · d），分 2～3 次服用。采用 5-ASA 治疗 2～4 周仍无效者，应换用糖皮质激素。UC 维持缓解一般采用与诱导缓解相同剂量的 5-ASA 口服，时间长短视个体而异，一般维持 1～2 年。5-ASA 对于 CD 的诱导缓解尚存争议，但常用于 CD 的维持缓解。

2. 糖皮质激素：适用于氨基水杨酸制剂疗效欠佳的轻、中型 UC 患儿，尤其适用于重型活动期及急性暴发型患儿。也用于大多数中重度 CD 患儿的治疗。儿童泼尼松口服从 1~2mg/(kg·d)开始,分 2~3 次服用,2~3 周,症状缓解后逐渐减量,可采用隔日疗法,1mg/(kg·d),4~6 周,再逐渐减量至彻底停药,总疗程 2~3 个月。

对于口服无效或难以接受口服治疗的严重 UC 患者,可行静脉糖皮质激素治疗,氢化可的松 10mg/(kg·d)或甲基泼尼松龙 1~1.5mg/(kg·d),分次静脉给药,10~14 天。近年来一些新型糖皮质激素如布地奈德,不但作用强,而且副作用少。病变局限在直肠、乙状结肠患儿,可用糖皮质激素保留灌肠治疗。

3. 免疫抑制剂:常用于氨基水杨酸类药物和激素治疗无效或激素依赖的慢性活动性病例。硫唑嘌呤 1 日 2~3mg/kg,6-巯基嘌呤(6-MP)1 日 1.0~1.5mg/kg,起效较慢,需 3~6 月才起效。使用后逐渐减少或停止激素的使用。免疫抑制药物可导致骨髓抑制,因此应注意监测血常规。

4. 生物制剂:英利昔单抗(TNF-α 单抗)适用于常规糖皮质激素或免疫抑制剂治疗无效的中重度活动期 IBD 患儿,诱导缓解采用 5mg/kg,分别于首次、2 周后和 6 周后静脉注射 1 次。无效者停止使用。有效者以后每 8 周注射 1 次维持缓解治疗。对于初始治疗有效但之后无效的 CD 患儿,可以考虑按 10mg/kg 加倍给药。

5. 抗菌药物:甲硝唑和喹诺酮类常用于治疗 CD 伴瘘管、肛裂和脓肿者。甲硝唑 15mg/(kg·d),分 2 次服用,环丙沙星 20mg/(kg·d),分 2 次服用,最大剂量不超过 400mg/d。

(三)手术治疗

主要针对并发症,如完全性肠梗阻、瘘管与脓肿形成、肠穿孔、不能控制的大出血、重型 UC 患者合并中毒性巨结肠经积极内科治疗无效且伴严重毒血症者、并发结肠癌变等。一般采用病变肠段切除术。

【预后】

本病一般呈慢性过程,多数反复发作,预后欠佳。

(李海霞)

婴儿肝炎综合征

婴儿肝炎综合征(infantile hepatitis syndrome,IHS),简称婴肝征,是一组婴儿期(包括新生儿期)内常见的、肝内病变所致的临床综合征。以发病于婴儿期、有肝细胞性黄疸、病理性肝脏体征和血清丙氨酸氨基转氨酶值增高为必备诊断条件。

【病因】

其病因较为复杂,部分病儿病因不明。主要包括:①各种感染,以巨细胞病毒感染为多见;②肝内胆管发育障碍,如发育不良、缺如或囊性扩张;③遗传代谢缺陷,如半乳糖血症、果糖不耐症、糖原累积病Ⅳ型、酪氨酸血症和脂质沉着病等;④其他病因,如药物或化学物质中毒、朗格汉斯细胞组织细胞增生症等。

【诊断】

(一) 临床表现

1. 起病形式:缓慢或隐匿。多于生后3~4个月内发病。

2. 主要表现

(1) 黄疸:常表现为新生儿黄疸持续不退或退而又现。尿色加深呈茶色或浓茶色;粪便颜色可呈黄色或时黄时白(称肝炎型)或始终浅淡,甚至呈陶土色(称淤胆型)。当淤胆严重,胆红素可经肠壁泌至肠腔,大便呈外黄内白。

(2) 病理肝脏体征:肝质地转为坚实,多有肝大。

3. 一般表现

(1) 消化道症状:食欲缺乏或亢进;恶心呕吐;腹胀腹泻。

(2) 营养障碍:体重不增或增长不理想;重症病儿常有营养不良和贫血、鼓肠腹水和嗜睡等表现。淤胆型病儿可出现脂溶性维生素缺乏症,如角膜干燥、溃疡等维生素A缺乏表现。

4. 伴随表现

(1) 脾大:见于某些感染(如巨细胞病毒和弓形虫感染),某些遗传代谢病(如糖原累积病Ⅳ型和脂质沉着病等),或继发于肝硬化时。

(2) 先天畸形:如先天性风疹时多见心脏畸形,先天性巨细胞病毒感染者可见头小畸形、腹股沟疝等,先天性弓形虫病可有眼小畸形和头小畸形。

(3) 神经系统损害:如惊厥、神经肌肉功能异常(肌张力低下或软瘫等),见于先天性巨细胞病毒、弓形虫感染和某些遗传代谢性疾病(如氨基酸代谢异常、半乳糖血症等)。

(4) 眼部异常:如白内障见于半乳糖血症、先天性风疹;视网膜病见于先天性风疹和巨细胞病毒感染。

(5) 代谢紊乱:如空腹低血糖、代谢性酸中毒和阴离子间隙增高等,常见于遗传代谢病。

5. 继发感染:以呼吸道感染为多见。

(二) 实验室检查

1. 肝功能检查:①sALT:反映肝细胞受损情况;②r-GT,5′-NT,ALP,血清总胆汁酸:反映淤胆及胆汁反流情况;③PT,PTA:反映凝血因子合成功能;④TB,DB:胆红素代谢;⑤血总蛋白及蛋白电泳:反映蛋白合成功能。

2. 感染性病因检查:①特异性抗体检测:包括特异性 IgM 和 IgG 的抗体检测,前者常为急性感染的标志;后者评价时应注意考虑胎传抗体的存在;②病原标志检测:如病毒抗原、基因等检测;③培养:细菌或真菌培养、病毒分离。

3. 代谢性肝病筛查:①初筛试验:空腹血糖、血气分析、阴离子间隙测定;②空腹低血糖+代谢性酸中毒者,应考虑糖代谢异常性肝病,可进一步做尿半乳糖测定,果糖耐量试验,胰升血糖素试验,白细胞或组织内相应酶活性测定,肝活检糖原染色等明确缺陷病因;③代谢性酸中毒+阴离子间隙增宽者,应考虑氨基酸和脂肪酸代谢异常,进一步做血、尿有机酸和氨基酸分析。

4. 十二指肠引流和影像学检查:有助于诊断肝内胆管发育异常等和鉴别诊断:①动态十二指肠引流:一旦检出胆汁,即可排除肝外胆道闭锁或肝内胆管完全缺如;②肝胆 B 超;③腹部 CT 或磁共振胰胆管成像术(MRCP);④肝胆核素扫描动态显像(单光子发射计算机断层,SPECT):若肝细胞摄取功能明显损害时胆管系统不能显影；⑤经胰总管逆行胆道造影（ERCP）。

5. 其他特殊检查：①肝活检组织学检查；②骨穿和淋巴结等组织活检诊断血液病等。

【治疗】

本综合征治疗应该包括2大部分，即病因治疗和对症治疗。限于目前诊断水平，有些病儿往往难以明确病因；有的病因明确后也尚无有效治疗方法，如纠正肝内胆管发育障碍和遗传代谢缺陷等，因而主要是对症治疗，具体方法如下：

1. 合理营养：继续母乳喂养，重症时宜限量。常规补充维生素K，对淤胆型病儿尚需补充维生素A、D和E：维生素A 10万IU/次，肌内注射，每2月1次；维生素D 30万~60万IU/次，肌内注射，每月1次；维生素E 10mg/(kg·次)，最大量200mg/次，肌内注射，每2周1次；维生素K_1 10mg/次，静脉注射，每2周1次。

2. 降酶退黄：降酶可给予联苯双酯（每次0.5mg/kg，每天2~3次）和齐墩果酸（每次0.5~1.0mg/kg，每天3次）等；退黄采用熊去氧胆酸[10~15mg/(kg·d)，分2次口服]、考来烯胺[消胆胺，0.25~0.5g/(kg·d)]，在早餐前后顿服或分3次口服）等。

3. 护肝促生：给予支链氨基酸、白蛋白或促肝细胞生长因子等。

【预后】

预后与病因和病情沉重度有关。由于肝内胆管发育障碍和遗传代谢缺陷引起者病因难以消除，病情进行性加重，预后不良。由感染、中毒等引起者，重者可因肝衰竭或继发严重感染导致死亡；普通型肝损害多能恢复。

（方　峰）

肝内胆汁淤积综合征

肝内胆汁淤积综合征(cholestasis)是一组由于从胆汁产生至胆汁从肝脏排出至肝外胆道的一系列过程中某一环节发生障碍,致使胆汁在肝细胞和肝内胆管内淤积;胆汁成分包括胆红素和胆盐反流入周身血液或在肝外组织累积,从而发生肝脏增大、黄疸、皮肤瘙痒等临床征象。病因比较复杂,可由先天遗传代谢缺陷病,如胆汁酸合成和排泌障碍和瓜氨酸血症Ⅱ型的新生儿型(NICCD)、肝内胆道发育异常、感染和药物反应等诸因素所致。先天性肝外胆道闭锁和胆总管囊肿虽有类似临床表现,但属肝外胆汁淤积,详见下节。

【诊断】

(一) 临床表现

1. 黄疸:是最常见的表现,病儿尿色加深,但粪色转淡,二者极不相称。

2. 瘙痒:可与黄疸出现前后或同时出现。皮肤多见抓痕。婴幼儿因敏感性差,此症可不明显。

3. 肝脏增大,伴质地转硬。

4. 脂肪泻:由于脂肪消化吸收障碍,病儿粪便油腻,次数增多。

(二) 实验室检查

1. 血清总胆红素增高,且以直接胆红素增高为主。

2. 尿胆原和尿胆红素增加,而粪胆原极少或无。

3. 血清丙氨酸转氨酶早期一般正常,在病程后期特别是发生胆汁性肝硬化时升高。

4. 血清总胆汁酸增高(胆汁酸合成缺陷时可正常或减少)。

5. 血清 r-GT 增高(家族性进行性肝内胆汁淤积症Ⅰ型和Ⅱ型,r-GT 降低或正常)。

6. NICCD 时可见低白蛋白血症、PT 延长、高氨血症和血瓜氨酸增高等氨基酸谱异常。

（三）特殊检查

1. 肝脏影像学检查：可发现肝内胆管缺如或囊性肝内胆管扩张。

2. 肝活检组织学检查

【治疗】

（一）对症处理

1. 利胆化淤退黄：①口服利胆化淤片1~3片，一日3次；②考来烯胺0.25~0.5g/(kg·d)，在早餐前后顿服或分3次口服；③熊去氧胆酸10~15mg/(kg·d)，分2次口服。

2. 消除瘙痒：可给予苯巴比妥3~10mg/(kg·d)或利福平10mg/(kg·d)(最大量300mg/d)，分3次口服。

3. 补充脂溶性维生素A、D、E、K。

（二）病因治疗

由药物反应引起者停用有关药物后病情会逐渐好转；由感染引起者予以抗感染治疗；局限性肝内胆管异常部分可外科手术切除。

（方　峰）

先天性肝外胆道闭锁

先天性肝外胆道闭锁(congenital extrahepatic biliary atresia)为肝外胆管系统全部或部分的缺失，导致胆汁排泄障碍，引起胆汁性肝硬化、营养障碍和肝功能衰竭。预后取决于早期诊断，早期手术和胆道闭锁的类型。

【诊断】

（一）临床表现

1. 症状：①多数病儿在生后1~2周开始出现黄疸，随之进行性加重，皮肤呈黄绿色或灰绿色；②大便白色如陶土色，但少数患儿出生时胎粪正常，病程晚期大便可呈淡黄色；③胃纳正常，但晚期因肝功能受损而出现厌食；④尿色深黄，含大量胆红素，但无尿胆原。

2. 体征：①皮肤、巩膜明显黄染；②肝大≥3cm，且质地较硬，部分患者伴脾大；③出血倾向，多发生于肝硬化后；④低蛋白性水肿，表现为腹水或全身水肿呈凹陷性；⑤营养障碍；⑥肝性脑病。

（二）实验室检查

1. 血清总胆红素值升高，以直接胆红素值升高为甚。
2. 血清 r-GT 值≥300U。
3. 血清胆汁酸值明显升高。
4. SALT 早期正常，晚期升高。

【鉴别诊断】

先天性肝外胆道闭锁与淤胆型婴儿肝炎综合征的鉴别诊断比较困难，临床表现和血液生化检查具有以下重叠特征：①黄疸出现在新生期或婴儿期；②血清胆红素值升高，以直接胆红素值升高为主；③肝大和质地变化；④胆汁淤积，胆汁流量减少或缺如，大便颜色变淡或完全呈白色；⑤肝组织病理改变相似；⑥病因密切。但可借助于下列方法进行鉴别诊断。

1. 黄疸特点：胆道闭锁者在生理性黄疸期后持续加深，而生理性黄疸消退后黄疸复现，多为婴儿肝炎综合征。

2. 粪便颜色：婴儿肝炎综合征大便颜色有下列几种变化。①白色，②浅黄色，③黄色→浅黄→白色交替，④黄色，而肝外胆道闭锁多为持续陶土色，但晚期病人可转为浅黄色。

3. 食欲变化：婴儿肝炎综合征食欲较差，且出生体重偏低，而胆道闭锁多数出生体重正常，早期胃纳佳。

4. 动态胆红素值变化：婴儿肝炎综合征早期呈直接和间接胆红素值升高，动态观察胆红素值波动较大，而胆道闭锁直接胆红素呈持续升高。

5. 低密度脂蛋白 X（Lipoprotein X，LP-X）测定：低密度脂蛋白 X 又称梗阻性脂蛋白，婴儿肝炎综合征 LP-X 多阴性，先天性肝外胆道闭锁呈阳性。

6. 治疗试验：给予苯巴比妥或胆酪胺后能降低婴儿肝炎综合征患儿血清胆盐和胆红素浓度，而先天性胆道闭锁无治疗效应。

7. 动态持续十二指肠液检查：典型婴儿肝炎综合征十二指肠液颜色和十二指肠液胆红素有如下几种变化①黄色液体，胆红素值较高；②淡黄色液体，胆红素浓度较低；③浅黄→白色→浅黄色交替出现，胆红素值相应变化；④白色液体，胆红素缺乏或微量。而先天性肝外胆道闭锁者十二指肠液呈持续白色，胆红素值<8.5μmol/L，晚期由于血清中胆红素明显升高，肠道中可有一定量胆红素。十二指肠液 γ-GT 测定，婴儿肝炎综合征十二指肠液 γ-GT≥20IU，胆汁酸阳性，而胆道闭锁者 γ-GT 缺如或微量，胆汁酸阴性。

8. 超声显像检查：能探查胆囊的存在与否，婴儿肝炎综合征患者多有胆囊存在，且进食前后胆囊大小有变化。而先天性肝外胆道闭锁多无胆囊，或进食前后胆囊大小无变化，若发现肝门纤维块即可诊断为胆道闭锁。

9. 放射性核素检查：能了解肝胆系统功能，其特点是：显像效果好，敏感性高，特异性强，对肝脏的放射性损害小。先天性肝外胆道闭锁者，肠道无放射性物质，而婴儿肝炎综合征肠道多有放射性物质。

10. 肝 MRI 和 MRCP 检查。

11. 腹部探查。

【治疗】

尽早作出明确诊断，进行外科手术或肝移植术。

（黄志华）

肝　硬　化

肝硬化（cirrhosis）是一种常见的慢性弥漫性肝脏疾病，可由多种原因引起，常为各种肝脏疾病的终末阶段。其病理特征为：①广泛肝细胞变性坏死，肝细胞结节性再生；②结缔组织增生及纤维化，导致正常肝小叶结构破坏和假小叶形成，肝脏逐渐变形和变硬。临床上有多系统受累，以肝功能损害和门脉高压为主要表现，晚期常出现消化道出血、肝性脑病、继发感染等严重并发症。

【诊断】

（一）临床表现

肝硬化病人的临床表现取决于病因、疾病发展阶段和患病时年龄。通常起病隐匿、病程发展缓慢；少数病例在短期内大片肝坏死后较迅速地发展成肝硬化。目前，临床上仍将本病分为肝功能代偿期和失代偿期，但两期界限常不清楚。

1. 代偿期：症状轻微，缺乏特异性。病人可有食欲缺乏、精神不佳等表现。体检常可发现肝大、质地坚硬。

2. 失代偿期：症状明显，主要为肝功能减退和门静脉高压 2 大类临床征象，同时可有全身多系统表现。

（1）肝功能减退的表现：病儿食欲缺乏、上腹饱胀、呕吐腹泻，并有消瘦软弱、营养障碍和生长发育受阻。可有黄疸。

（2）门脉高压的表现：①脾脏肿大、质硬；②侧支循环形成与开放，出现呕血、便血；③腹水。

（3）其他系统表现：如贫血、出血；蜘蛛痣（多见于上腔静脉引流区域内，以面部、颈部和上胸部多见）、毛细血管扩张和肝掌。但上述表现在婴幼儿期少见。在终末期，出现肝性脑病征象（见第十九章小儿肝功能衰竭节）。

（二）实验室检查

1. 肝功能检查：常表现为血浆白蛋白比率降低，γ-球蛋白比率增高，凝血酶原时间延长。血胆红素和丙氨酸转氨酶值可正常或增高。

2. 其他：常有红细胞数和血红蛋白减少，表现为正红细胞正色素性贫血；继发脾功能亢进时可见白细胞和血小板数减少。肝功能代偿期尿常规无变化，至失代偿期尿中可出现蛋白，管型及肉眼或镜下血尿。

（三）特殊检查

1. 纤维胃镜和食管吞钡 X 线检查：可发现食管静脉曲张，包括其程度和范围。

2. 腹腔镜可见肝表面结节，肝边缘锐利而不规则，肝色泽灰白，包膜增厚皱缩有星状或网状纹理；并可见充血性脾大和腹水。

【治疗】

（一）一般治疗

1. 饮食：给予富含各种营养素、易消化软食。其中，蛋白质和能量供给尤应高于同龄儿童的每日需要量。宜少食多餐。如有呕吐不能进食时应以肠道外途径给予。

2. 活动：对肝功能代偿期患儿不强调卧床休息，但宜适当减少活动，以不感到疲劳为宜。

（二）对症治疗

1. 静脉输注白蛋白（每次 0.5～1g/kg）、支链氨基酸（儿童每次 5～10ml/kg）和促肝细胞生长因子（20～80mg/d）等以促进肝细胞修复和再生。

2. 有腹水者限制钠、水摄入，最初钠盐限制在≤0.5g/d（1g 钠盐等于 2.5g 食盐），好转后控制在 1～1.5g/d；水摄入量控制在 500～1000ml。上述疗法 3～4 天无效或腹水明显者可加用利尿剂，利尿宜缓慢持续，首选螺内酯［3～5mg/(kg · d)］，较大剂量无效时常加用呋塞米（10～20mg/d）；腹水严重影响心肺功能时可腹腔穿刺放液，但放腹水量不宜过多。

3. 有门静脉高压者可给予普萘洛尔治疗，剂量以减少静止时心率的 25% 为宜，但在肝功能损害严重、出现肝性脑病或有明显出血倾向时禁用或慎用，该药有助于预防食道曲张静脉反复出血。

4. 有食道静脉曲张伴发呕血时，可给予凝血酶口服或奥曲肽 30μg/(m^2 · h) 静脉滴注止血；出血量大者，多主张用森斯塔肯-布莱克莫尔管压迫或垂体后叶素［0.3U/(kg · 次)，最大不超过 20U，在 15～20 分钟内静脉缓注；或 0.2～0.4U/(m^2 · min) 持续静脉滴注 12～24h］暂时止血后行内镜下硬化剂注射治疗。反复出血者可考虑行移自体颈静脉肝内门体分流术。肝脏病变严重而手术治疗效果不佳者宜行肝移植治疗。

（方　峰）

急性胰腺炎

急性胰腺炎(acute pancreatitis)是各种因素引起的胰腺炎性病变。根据病理变化分为水肿型、出血型和坏死型;按临床表现分为亚临床型、轻型及重型;按临床过程分为急性、暴发性、猝死型胰腺炎;按病因分为感染性胰腺炎,外伤性胰腺炎,药物性胰腺炎,胆源性胰腺炎,遗传性胰腺炎。儿童以病毒(如腮腺炎病毒)、细菌感染或药物诱发多见。

【诊断】

(一) 临床表现

1. 症状:①腹胀、腹痛,一般为突发性剧烈腹痛,然后呈持续性腹痛或持续性腹痛阵发加重;②恶心、呕吐,呕吐物常为食物和胆汁,呕吐后腹痛不能缓解;③消化道出血;④腹泻;⑤发热。

2. 体征:①上腹或全腹压痛;②腹膜刺激征阴性;③肠蠕动减弱或消失;④移动性浊音可阳性;⑤多器官功能损害的相应体征。

(二) 实验室检查

1. 血、尿淀粉酶增高,为主要诊断依据。血清淀粉酶常于发病后6~12h开始升高,24~48h达高峰,持续3~5d,血淀粉酶>115 IU/L为升高;尿淀粉酶于发病后12~24h开始升高,下降缓慢,尿淀粉酶>590 IU/L为升高。

2. 血清脂肪酶测定,在发病24h后开始升高,高值持续时间长,可作为恢复期病人的诊断方法。

3. 血常规及血小板计数,电解质及酸碱平衡测定,血糖测定。

(三) 特殊检查

1. B超:能发现胰腺肿大,胰周有积液。

2. CT:急性胰腺炎CT表现有:①急性水肿型胰腺炎呈胰腺弥漫性肿大,边缘模糊,胰腺积液或肾周筋膜增厚;②急性出血性、坏死性胰腺炎时胰腺呈弥漫性肿大,边缘周围积液,胰腺内有坏死或液化,或形成脓肿。

【治疗】

1. 禁食:一经明确诊断应立即禁食,当腹痛控制后,可逐渐给予流质饮食。

2. 纠正水、电解质及酸碱平衡紊乱,抗休克治疗。

3. 抑制胰腺分泌:抑肽酶(奥曲肽)、生长抑素(思他林)等可抑制胰腺分泌。奥曲肽(善宁),0.1mg/次,皮下注射,1日1~3次;思他宁,先以250μg加入0.9%氯化钠溶液5ml内,缓慢静脉注射(4分钟以上),而后将3mg(减去250μg后)加入5%葡萄糖溶液内,以3~4μg/(kg·h)速度缓慢静脉滴注,维持12小时以上。

4. 止痛:山莨菪碱每次0.1~0.2mg/kg,3次/日,口服,每次0.2~2mg/kg,肌内注射或静脉注射;阿托品每次0.01~0.03mg/kg,肌内注射或皮下注射。

5. 防治感染:联合应用有效抗生素。

6. 手术治疗:对继发感染或形成脓肿、全身中毒症状重,消化道梗阻,腹腔出血应考虑手术治疗。

(黄志华)

第六章 呼吸系统疾病

急性上呼吸道感染

急性上呼吸道感染（acute upper respiratory infection, AURI），简称“上感”，俗称“感冒”，是小儿最常见的疾病，主要侵犯鼻、鼻咽部和咽部。根据主要感染部位可诊断为急性咽炎、急性扁桃体炎等。以病毒感染为最多见，占原发感染的90%以上，细菌感染占10%左右，其中部分为病毒感染后继发的细菌感染，肺炎支原体亦可引起上感。

【诊断】

1. 一般类型上感：本病轻重程度可相差甚大，年长儿症状常较轻，婴幼儿多较重。

（1）轻症：有鼻塞、流涕、打喷嚏、干咳、发热有或无，亦可有咽部不适或咽痛等。

（2）重症：多骤然起病，突然高烧达39～40℃或更高。头痛，全身乏力，精神委靡，食欲不振，睡眠不安，咳嗽频繁。婴幼儿常伴呕吐、腹泻。部分病儿可出现高热惊厥、腹痛等。若炎症波及中耳、鼻窦、颈淋巴结、气管及支气管等邻近器官，则发生相应器官并发症。

体检可见咽部充血，扁桃体肿大，颌下淋巴结肿大及触痛，肺部呼吸音正常或粗糙。若肠道病毒所致者，常伴不同形态的皮疹。

2. 两种特殊类型上感

（1）疱疹性咽峡炎（herpangina）：病原体为柯萨奇A组病毒，好发于夏秋季，可有局部流行。急性起病，突起高热，咽痛，流涎，厌食，呕吐等。查体除咽部充血外，突出表现在腭咽弓、腭垂、软腭或扁桃体上可见2～4mm大小的疱疹，周围有红晕，疱疹破溃后形成小溃疡。病程1周左右。

(2) 咽结合膜热(pharyngo-conjunctival fever):病原体为腺病毒3、7型,常发生于春夏季节,可在集体儿童机构中流行。是一种以发热、咽炎、结合膜炎为特征的急性传染病。多呈高热、咽痛、眼部刺痛、一侧或两侧滤泡性眼结合膜炎。颈部、耳后淋巴结肿大,有时有胃肠道症状。病程1~2周。

【鉴别诊断】

1. 流行性感冒:由流感、副流感病毒引起。有明显的流行病史。全身症状重,上呼吸道卡他症状可不明显。

2. 急性传染病早期:上感常为各种传染病的前驱症状,如麻疹、幼儿急疹、百日咳、猩红热或流行性脑脊髓膜炎等。应结合流行病史、预防接种史、临床表现、病情演变及实验室资料加以鉴别。

3. 急性阑尾炎:伴腹痛者与急性阑尾炎鉴别。

4. 过敏性鼻炎:流涕、喷嚏等症状持续超过2周或反复发作,全身症状轻,应考虑过敏性鼻炎可能。鼻拭子涂片嗜酸细胞增多有助诊断。

5. 手足口病:手足口病早期可表现为疱疹性咽峡炎,后出现除口腔以外部位皮疹,多位于手足掌、臀部及关节伸侧(膝关节、肘关节)。少数重症手足口病,皮疹少或始终不明显,高热、病情进展快、甚至出现神经系统症状如精神差、嗜睡、抽搐、软瘫,应及时按照重症手足口病处治。

6. 咽结合膜热与皮肤黏膜淋巴结综合征:临床及实验室资料鉴别。

7. 急性化脓性扁桃体炎与传染性单核细胞增多症:都有发热、扁桃体化脓性分泌物、颈淋巴结肿大,传染性单核细胞增多症还可出现皮疹、肝脾大,外周血白细胞增多但以淋巴细胞为主,异形淋巴细胞增加。

8. 合并高热惊厥时与神经系统感染相鉴别。

【治疗】

(一) 一般治疗

注意休息,多饮水,清淡饮食。加强护理,注意呼吸道隔离,预防交叉感染及并发症。

（二）对症治疗

1. 高热处理:高热或有高热惊厥史者需积极采取降温措施。通常给予药物治疗,或用头部冷敷,温湿敷、35%酒精溶液擦浴等物理降温。非超高热者最好不用肾上腺皮质激素类药物治疗。

2. 鼻塞:轻者不必处理,若影响呼吸或哺乳时,可用1%病毒唑滴鼻液或鱼腥草滴鼻液,必要时用0.5%麻黄碱滴鼻,常于哺乳前使用或每日滴鼻3~4次,每次1~2滴。

3. 镇静止痉:发生高热惊厥时常用苯巴比妥5~8mg/(kg·次),肌内注射或静脉滴注,亦可用6%水合氯醛40~60mg/(kg·次),保留灌肠或口服,或用地西泮0.1~0.3mg/(kg·次),静脉推注或肌内注射。

（三）抗感染药物治疗

1. 抗病毒药物:利巴韦林(病毒唑)具有广谱抗病毒作用,剂量10~15mg/(kg·d),肌内注射或稀释后静脉滴注,亦可采用含服、滴鼻或雾化吸入,剂量为10~15mg/(kg·d),疗程为3~5日。甲型和乙型流感病毒感染者,从症状开始的第二天起可用奥司他韦(达菲)口服,连用5天,1岁及1岁以上儿童,2mg/kg·次,青少年(13岁以上)用量同成人每次75mg,每天2次。

2. 抗生素:用于病情较重及疑有细菌感染者,或有并发症者,常选用青霉素、头孢菌素及大环内酯类抗生素。链球菌所引起的咽炎或扁桃体炎,或既往有风湿热、肾炎病史者,首选青霉素,疗程10~14天。

3. 中医中药:目前多采用中成药,如银翘散、板蓝根冲剂、感冒退热冲剂、藿香正气散等。亦可按中医辨证施治,选用辛温解表或辛凉解表方剂。流感患者可口服连花清瘟胶囊、清开灵等。

【预防】

加强体格锻炼;提倡母乳喂养,防治佝偻病及营养不良;避免去人多拥挤的公共场所;预防接种。

奥司他韦用于青少年(13岁以上)甲型和乙型流感的预防,每日服用75mg,连续服用7天,可以得到6周的保护。

（黄永建）

急性感染性喉炎

急性感染性喉炎(acute infections laryngitis)为喉部黏膜急性弥漫性炎症,多为急性上呼吸道病毒或细菌感染的一部分,亦可继发于麻疹、流行性感冒或其他急性传染病。可发生于任何季节,以冬春季为多。常见于婴幼儿。由于小儿喉腔狭小,软骨柔软,黏膜血管丰富,黏膜下组织疏松等解剖特点,炎症时局部易充血水肿,可出现不同程度的喉梗阻表现;部分病儿因神经敏感,可因喉炎刺激出现喉痉挛;严重喉梗阻如处理不当,可造成窒息死亡。

【诊断】

(一)临床表现

1. 起病急,症状重,发病前可有不同程度发热、咳嗽等“上感”表现。

2. 可有犬吠样咳嗽、声嘶、重者可致失音、吸气性喉鸣和“三凹征”等不同程度喉梗阻表现;严重者发绀、烦躁不安或嗜睡、面色苍白、心率加快、吸气性呼吸困难。一般白天症状较轻,入睡后因喉部肌肉松弛,分泌物潴留致症状加剧。严重喉梗阻若不及时抢救,可窒息死亡。

3. 体检:咽喉部充血,间接喉镜下可见声带肿胀,声门下黏膜呈梭形肿胀。

为了便于观察病情,掌握气管切开时机,按吸气性呼吸困难的轻重,将喉梗阻分为4度:

Ⅰ度,仅于活动后才出现吸气性喉鸣和呼吸困难;肺部呼吸音清晰,心率无改变。

Ⅱ度,在安静时亦出现吸气性喉鸣和呼吸困难;肺部可闻及喉传导音或管状呼吸音,心率较快。

Ⅲ度,除上述喉梗阻表现外,患儿因缺氧而出现阵发性烦躁不安,口唇及指趾发绀,口周青紫或苍白,双眼圆睁,惊恐万状,头面出汗;肺部呼吸音明显降低或听不见,心音较钝,心率加快。

Ⅳ度，经过对呼吸困难的挣扎后，患儿极度衰弱，呈昏睡或进入昏迷，由于无力呼吸，表现暂时安静，"三凹征"也不明显，面色苍白或发灰；肺部呼吸音几乎消失，仅有气管传导音，心音钝弱，心率或快或慢，不规律。

（二）实验室检查

1. 血象：白细胞总数多明显升高，中性粒细胞增多，核左移。

2. 血气分析：Ⅱ度以上喉梗阻者有低氧血症，二氧化碳潴留出现在Ⅲ度到Ⅳ度喉梗阻者。

3. 病原体检查：咽拭子或喉气管吸出物作细菌培养。

【鉴别诊断】

应与其他导致喉梗阻的疾病鉴别（表 6-1）。

表 6-1　常见导致喉梗阻疾病的鉴别

病症	常见年龄	呼吸困难	声嘶	发热	主要诊断要点	主要治疗
急性感染性喉炎	多见婴幼儿	+	+	+或-	夜间重，其它上感症状，直接喉镜支气管镜检查	雾化、抗菌治疗肾上腺糖皮质激素，必要时气管切开
先天性喉鸣	新生儿期开始	+	-	-	间歇或持续喉喘鸣	补充 VitD 及钙
喉白喉	任何年龄	渐进	渐进/失音	+	失音，咽喉白膜及细菌检查	抗毒素、抗生素，气管切开
咽后脓肿	3 岁前	+/-	-	++	咽后壁红肿及同侧颈淋巴结炎	脓肿切排，抗生素必要时气管切开

续表

病症	常见年龄	呼吸困难	声嘶	发热	主要诊断要点	主要治疗
气管异物	婴幼儿等	++	-	-/渐+	异物呛入史、体征，X线片/CT等	直接喉镜或支气管镜取异物
喉肿瘤(囊肿、息肉、乳头状瘤等)	任何年龄	++	++	-	喉镜检查	切除，气管切开等

【治疗】

1. 一般治疗：保持呼吸道通畅，吸氧，雾化吸入。可用1%~3%麻黄碱和吸入性糖皮质激素如普米克令舒雾化，减轻喉部炎症水肿。

2. 控制细菌感染：早期静脉输入足量广谱抗生素，一般可给予青霉素类、大环内酯类、或头孢菌素类等。

3. 糖皮质激素：有抗炎、抗毒及抗过敏等作用，宜与抗生素联合使用，能及时减轻喉头水肿，缓解喉梗阻，是治疗的主要手段之一。轻度喉梗阻可口服泼尼松，每次1~2mg/kg，每4~6小时1次。重症用地塞米松，或用氢化可的松每日5~10mg/kg，分2次静脉滴注，或甲泼尼龙，每次1~2mg/kg，每天1~2次静脉滴注，2~3天后症状缓解即停用。

4. 对症治疗：烦躁不安者宜用镇静剂如苯巴比妥、水合氯醛、异丙嗪等。异丙嗪不仅有镇静，还有减轻喉头水肿的作用。氯丙嗪则使喉肌松弛，加重呼吸困难，不宜使用。

5. 气管切开术：对经上述处理仍有严重缺氧征象，有Ⅲ度或Ⅳ度梗阻者，应及时作气管切开术。

（黄永建）

急性支气管炎

急性支气管炎(acute bronchitis)为气管、支气管黏膜发生炎症所致,故又称急性气管支气管炎(acute tracheobronchitis),是儿科多发病。凡能引起上呼吸道感染的病原体均可引起本病,肺炎支原体亦可为致病原。

【诊断】

(一) 临床表现

1. 起病较急,大多先有“上感”表现,伴咳嗽,发热可有可无,高低不一,多在 2~4 天消退。婴幼儿全身症状较重,除常有发热外,还伴腹泻、呕吐等消化道症状。

2. 咳嗽为本病主要表现,初为干咳,2~3 天后咳嗽逐渐加重,转为湿性咳嗽,有痰声或咳出黄色脓痰。部分患儿常因剧烈咳嗽而致呕吐及影响睡眠。年长儿可诉胸骨后疼痛。一般咳嗽 7~10 天缓解;重者有时可迁延 2~3 周,并常复发。

3. 体检:咽充血,肺部呼吸音粗糙,或有不固定的、散在的干、湿啰音。急性喘息性支气管炎肺部有哮鸣音。

(二) 实验室检查

1. 血象:白细胞增高多提示为细菌性感染。

2. 痰培养:确定细菌病原体。

(三) X 线肺部检查

两肺纹理增强为主,轻者可正常。

【鉴别诊断】

与上呼吸道感染、支气管肺炎、喉炎等鉴别。

【治疗】

1. 一般治疗:同“上感”。婴儿经常变换体位或抱起拍背,多饮水,以利呼吸道分泌物排出。

2. 控制感染:多为病毒感染,一般不用抗生素。怀疑有细菌感染者可用 β-内酰胺类抗生素,如是支原体或衣原体感染,给予大环内酯类药物,如阿奇霉素,10mg/kg,每天 1 次,服 3 天停4天,连续2~3周。

3. 对症治疗:祛痰剂有盐酸氨溴索、易坦静、愈创木酚甘油醚等。止咳药有复方甘草合剂、川贝枇杷膏、急支糖浆等。

(黄永建)

急性喘息性支气管炎

急性喘息性支气管炎(acute asthmatic bronchitis),指婴幼儿时期有哮喘表现的一种特殊类型支气管炎,发病与感染、婴幼儿呼吸道生理解剖特点有关。现认为与患儿特应质(atopy)有关。

【诊断】

(一) 临床表现

1. 多见于1~3岁婴幼儿,常有湿疹或其他过敏史。

2. 常继发于"上感"之后,大部分有低到中度发热,少数可有高热,伴咳喘,喘息轻重不等,多在夜间或清晨加重,重者可出现发绀及心力衰竭。但多无全身中毒症状。

3. 体检:可有呼气性呼吸困难,肺部叩诊呈鼓音,听诊两肺布满哮鸣音及少量中大水泡音。

4. 有反复发作倾向,一般随年龄增长而减少,3~4岁后渐愈。少数患儿于数年后可发展成为支气管哮喘。

(二) 实验室检查

1. 血象:白细胞总数大多在正常范围,若增高提示有继发细菌感染。

2. 血气分析:有不同程度低氧血症及二氧化碳潴留。

3. 部分患儿有血清IgE增高。

(三) 肺部X线检查

肺纹理增多、模糊及肺气肿改变。

【鉴别诊断】

与毛细支气管炎、急性喉炎、气管异物、儿童哮喘等鉴别。

【治疗】

（一）对症治疗

1. 氧气吸入。

2. 解痉平喘：氨茶碱每次3～4mg/kg，每6小时1次口服，喘息严重者可给予静脉滴注，每次2～3mg/kg。必要时加服泼尼松1～2mg/（kg·d），一般用1～3天，或地塞米松静脉滴注。亦可给予特布他林，每次0.01～0.02mg/kg，每日1～2次。雾化吸入，现常用糖皮质激素布地奈德吸入剂如普米克令舒，β_2受体激动剂，M受体阻滞剂如异丙托溴铵。尽量少用异丙嗪等抗过敏药，以防痰液干燥不易排出。止咳祛痰药同支气管炎。

（二）控制感染

由细菌感染引起者，可选用青霉素、头孢菌素、磺胺类或大环内酯类等药。

（黄永建）

毛细支气管炎

毛细支气管炎（bronchiolitis）是一种婴儿期较常见的下呼吸道感染，以骤起喘憋、呼吸增快、"三凹征"等为临床特征，绝大多数见于6个月以下的婴儿。冬春季多见，常为散发，有时可流行。

病原主要为呼吸道合胞病毒（RSV），腺病毒（3、7、11型）、副流感病毒（1、2、3型）、肠道病毒、鼻病毒、肺炎支原体或肺炎衣原体等也可引起。

【诊断】

（一）临床表现

1. 年龄：2岁以内儿童，绝大多数见6个月以下的婴儿。

季节以冬春季多见，常为散发，有时可流行。

2. 症状：潜伏期4～6天，初起为低热、流涕、喷嚏、咳嗽及呕吐等上感症状，1～3天后出现支气管哮喘样的表现，持续性干咳。呼吸快而浅,呼气性喘鸣,喘憋有夜间及清晨加重倾向。

3. 体征:喘憋发作时呼吸增快,60~80次/分钟,甚至100次以上,脉快而细,常达160~200次/分钟,鼻扇、三凹征及面色苍白或发绀。胸部叩诊呈鼓音,喘憋发作时有弥漫的哮鸣音,往往听不到湿啰音;当喘憋缓解时可闻及较致密的中、小湿啰音,多出现在病程的早期。重度喘憋者可有二氧化碳潴留、动脉血氧分压降低而发生呼吸性酸中毒甚至呼吸衰竭,以及脑水肿、心肌炎、心功能衰竭、中毒性肠麻痹,如不及时抢救可致死亡。

病初呼吸道症状远比中毒症状重,阵发性咳嗽和喘憋严重。

(二)实验室检查

白细胞总数及分类多在正常范围。病情较重的患儿血气分析可有代谢性酸中毒及呼吸性酸中毒。用免疫荧光法、酶标抗体染色法或ELISA法检测鼻咽部脱落细胞,可迅速确定致病的病毒。有条件的单位可进行病毒分离及双份血清抗体检查。呼吸道合胞病毒(RSV)为主要病原。

(三)肺部影像学检查

胸片显示全肺有不同程度的梗阻性肺气肿,可有支气管周围炎,少数有肺段或肺叶不张。肺泡受累者亦可有播散性、实质性炎症。小气道堵塞可致闭塞性细支气管炎,肺部CT呈马赛克征。

【鉴别诊断】

1. 婴幼儿哮喘:婴儿首次哮喘发作多似毛细支气管炎,如反复发作多次,患儿为特应质,亲属有变态反应史,用1:10 000的肾上腺素0.1ml/kg作皮下注射,若迅速有效,则考虑婴幼儿哮喘的可能。

2. 粟粒型肺结核:有时呈发作性喘憋,但一般听不到啰音。结合结核病症状、结核菌素试验阳性及X线的结核征象以助鉴别。

3. 其他疾病:异物吸入、百日咳、心内膜弹力纤维增生症、充血性心力衰竭等均可发生喘憋,应注意鉴别。

【治疗】

此病尚无特效药物治疗，主要为氧疗、控制喘憋、病原治疗及免疫疗法。

1. 氧疗。

2. 控制喘憋：可给予糖皮质激素、沙丁胺醇、溴化异丙托等雾化吸入。喘憋重、烦躁者宜用静脉滴注肾上腺皮质激素抑制炎症。

3. 病原治疗：病毒感染可使用利巴韦林，也可试用干扰素；支原体感染用大环内酯类抗生素；细菌感染予抗生素治疗。

4. 生物制品治疗：重症者静脉注射 IVIG，3～5 天，可缓解症状，缩短病程；也可静脉注射 RSV-IVIG 或抗 RSV 单克隆抗体。

5. 有明显脱水者静脉补液，及时纠正酸中毒及呼吸衰竭、心功能衰竭。

RSV 感染所致毛细支气管炎，在控制喘憋后，仍可能存在气道高反应性，早期给予糖皮质激素，或半岁以上儿童口服白三烯受体调节剂可减轻气道高反应性，降低儿童哮喘的发生。

【预后】

病程 5～15 天，平均 10 天，预后良好。少数患儿易于病后数年间反复发生喘鸣渐演变成哮喘。

（黄永建）

支气管哮喘

支气管哮喘简称哮喘，是儿童期最常见的慢性呼吸道疾病，是由多种细胞（如嗜酸粒细胞、肥大细胞、T 淋巴细胞、中性粒细胞及气道上皮细胞等）和细胞成分共同参与的气道慢性炎症性疾病，该炎症导致气道对刺激反应性的增高，可引起易感者不同程度的、广泛而可逆性的气道阻塞症状。

支气管哮喘具有以下病理生理特征：气道慢性炎症，气道高反应性，可逆性的气流受限。

任何年龄均可发病，但 70%～80% 始发于 5 岁以前。

【诊断】

（一）临床诊断

1. 儿童哮喘的诊断标准（不分年龄）

（1）反复发作的喘息、气促、胸闷和咳嗽，多与接触过敏源、冷空气、物理或化学性刺激、病毒性上、下呼吸道感染、运动等有关。

（2）发作时双肺可闻及以呼气相为主的哮鸣音，呼气相延长。

（3）支气管扩张剂有明显的疗效。

（4）除外其他疾病引起的喘息、气促、胸闷或咳嗽的。

（5）对于症状不典型的患儿。

如果肺部可闻及哮鸣音，可支气管扩张试验协助诊断。

如果肺部未闻及哮鸣音，且 $FEV_1>75\%$ 者，可做支气管激发试验，若阳性可诊断为哮喘。

2. 咳嗽变异性哮喘（CVA）的诊断标准（不分年龄）

（1）持续咳嗽>1月，常在夜间和（或）清晨发作，运动、遇冷空气或嗅到特殊气味后加重，痰少，临床上无感染征象，或经较长时间抗生素治疗无效。

（2）诊断的基本条件：支气管扩张剂诊断性治疗可使咳嗽发作缓解。

（3）有个人或家族过敏史、家族哮喘病史，过敏原检测阳性可作辅助诊断。

（4）除外其他原因引起的慢性咳嗽。

3. 哮喘的分期与病情的评价：依据就诊前日间症状、夜间症状和肺功能情况对其病情进行评价，分成4级，见表6-2。

表 6-2　哮喘慢性持续期病情严重程度的分级

级别	日间症状	夜间症状	PEF 或 FEV_1 占预计值（%）	PEF 变异率（%）
一级（轻度间歇）	<1次/周，发作间歇无症状	≤2次/月	≥80	<20

续表

级别	日间症状	夜间症状	PEF 或 FEV_1 占预计值(%)	PEF 变异率(%)
二级(轻度持续)	≥1 次/周,<1 次/天,发作时可能影响活动	>2 次/月	≥80	20~30
三级(中度持续)	每日有症状,影响活动	>1 次/周	60~80	>30
四级(重度持续)	持续有症状,体力活动受限	频繁	≤60	>30

注:1. 患儿只要具有某级严重程度的一个特点,就可将其列为该级别,即严重程度按最严重一项来确定。

2. 患儿属于任何一级,甚至间歇发作,都可以有严重的哮喘发作。

3. 哮喘危重状态(哮喘持续状态):指哮喘发作在合理应用常规缓解药物治疗后,仍有严重或进行性呼吸困难者。

表现:哮喘急性发作,出现咳嗽、喘息、呼吸困难、大汗淋漓和烦躁不安,甚至表现出端坐呼吸、语言不连贯、严重发绀、意识障碍及心肺功能不全的征象。

4. 哮喘预测指数:能有效的预测 3 岁以上儿童反复发作喘息发展为持续性哮喘的危险性。

(1) 主要危险因素

1) 父母有哮喘史。

2) 经医生诊断为特应性皮炎。

3) 有吸入变应原致敏的依据。

(2) 次要危险因素

1) 有食物变应原致敏的依据。

2) 外周血 E≥4%。

3) 与感冒无关的喘息。

如果在过去 1 年喘息≥4 次,具有 1 项主要危险因素或 2 项次要危险因素,视为指数阳性,应按哮喘规范治疗。尽管可能存在过度治疗的问题,但与使用抗生素相比,宁肯按照哮喘使用吸入激素,也比按照感染治疗的疗效好,副作用小。

（二）实验室检查

1. 周围血嗜酸粒细胞计数超过 300×10^6/L，红细胞、白细胞总数及中性粒细胞计数一般正常。血清 IgE、IgG_4增高，抗原特异性 IgE 和 IgG_4增高见于外源性哮喘患儿。

2. 肺功能检查：对估计哮喘严重程度及判断疗效有重要意义。哮喘的肺功能显示气道阻力增高，流率（PF）、潮气量（TV）及呼气峰流速（PEF）均降低；功能残气量（FRC）和残气容量（RV）均增加。发作间歇期只有残气容量增加，而其肺功能仍属正常。

3. 血气分析：是监测哮喘病情的重要检查，可用来指导治疗。

4. 过敏原检测：皮肤点刺或血清检测，可明确过敏原。

（三）X 线检查

X 线胸片显示双肺过度充气，肺纹理增多。并发支气管肺炎或小片肺不张，大片肺不张常发生于右肺中叶。

【鉴别诊断】

应与毛细支气管炎、肺结核、气管异物、先天性气管支气管畸形或先天性心血管疾病等鉴别。

咳嗽变异性哮喘（CVA）应与支气管炎、鼻窦炎、胃食管反流或嗜酸粒细胞支气管炎等鉴别。

【治疗】

1. 治疗原则：去除诱因、控制发作和预防复发。

应长期、持续、规范和个体化治疗。

（1）急性发作期治疗重点：抗炎、平喘，以便快速缓解症状。

（2）慢性持续期：坚持长期抗炎，降低气道反应性，防止气道重塑，避免危险因素和自我保健。

2. 哮喘治疗的目标

（1）有效控制急性发作症状，并维持最轻的症状，甚至无症状。

（2）防止症状加重或反复。

(3) 尽可能将肺功能维持在正常或接近正常水平。

(4) 防止发生不可逆的气流受限。

(5) 保持正常活动(包括运动)能力。

(6) 避免药物不良反应。

(7) 防止因哮喘而死亡。

哮喘是气道的慢性炎症性疾病,虽然不可治愈,但可以有效控制。

3. 控制发作:治疗哮喘的药物包括缓解药物和控制药物。

缓解药物用于哮喘急性发作期,包括:①吸入型速效 β_2受体激动剂;②全身性糖皮质激素;③抗胆碱能药物;④口服短效 β_2受体激动剂;⑤短效茶碱等。

控制药物用于哮喘慢性持续期,包括:①吸入型糖皮质激素;②白三烯调节剂;③缓释茶碱;④长效 β_2受体激动剂;⑤肥大细胞膜稳定剂;⑥全身性糖皮质激素等。

(1) 哮喘急性发作期治疗

1) β_2受体激动剂:β_2受体激动剂是目前临床应用最广的支气管舒张剂,包括吸入法与口服法。吸入治疗是首选的药物治疗方法。吸入型速效 β_2受体激动剂疗效可维持 4~6 小时,为缓解哮喘急性症状的首选药物。急性发作病情相对较轻时也可选择短期口服短效 β_2受体激动剂。

2) 全身性糖皮质激素:病情较重的急性病例应给予口服泼尼松短程治疗(1~7 天),每日 1~2mg/kg,分 2~3 次。严重哮喘发作时应静脉给予甲基泼尼松龙,每日 2~6mg/kg,分 2~3 次输注,或琥珀酸氢化可的松或氢化可的松,每次 5~10mg/kg。必要时可加大剂量。一般静脉糖皮质激素使用 1~7 天。

3) 抗胆碱能药物:舒张支气管的作用比 β_2受体激动剂弱,起效也较慢,但长期使用不易产生耐药,不良反应少。

4) 短效茶碱:短效茶碱可作为缓解药物用于哮喘急性发作的治疗,主张将其作为哮喘综合治疗方案中的一部分,而不单独应用治疗哮喘。需注意其不良反应,长时间使用者,最好监测茶碱的血药浓度。茶碱类药物:①氨茶碱:静脉滴注 2~4mg/(kg · 次);口服 4~6mg/(kg · 次),每 6~8 小时一次。②

茶碱缓释片(舒弗美):4~5mg/(kg·次),每12小时一次。

(2) 哮喘慢性持续期治疗

1) 吸入型糖皮质激素:吸入型糖皮质激素(ICS)是哮喘长期控制的首选药物,也是目前最有效的抗炎药物。通常需要长期、规范吸入1~3年才能起预防作用。目前临床上常用的吸入型糖皮质激素有布地奈德、丙酸氟替卡松和丙酸倍氯米松(表6-3、表6-4,图6-1、图6-2)。

表6-3　长期治疗方案(5岁以下)

级别	长期控制药物	其他治疗选择
一级(轻度间歇)	部分可吸入低剂量糖皮质激素100~200μg/d	按需口服或吸入速效β_2受体激动剂或白三烯调节剂
二级(轻度持续)	吸入糖皮质激素100~400μg/d	缓释茶碱或白三烯调节剂或吸入色甘酸钠
三级(中度持续)	吸入糖皮质激素400~600μg/d	吸入糖皮质激素400~600μg/d+缓释茶碱或口服长效β_2受体激动剂或白三烯调节剂
四级(重度持续)	吸入糖皮质激素600~800μg/d或雾化吸入布地奈德悬液0.5~1mg,2次/d	如需要加用以下一种或多种 缓释茶碱 白三烯调节剂 口服长效受体激动剂 口服糖皮质激素

表6-4　长期治疗方案(5岁以上)

级别	长期控制药物	其他治疗选择
一级(轻度间歇)	部分可吸入低剂量糖皮质激素100~200μg/d	按需口服或吸入速效β_2受体激动剂或白三烯调节剂
二级(轻度持续)	吸入糖皮质激素100~400μg/d(可+吸入长效β_2受体激动剂)	缓释茶碱或白三烯调节剂或吸入色甘酸钠

续表

级别	长期控制药物	其他治疗选择
三级（中度持续）	吸入糖皮质激素 200～400μg/d+吸入长效 $β_2$ 受体激动剂或吸入糖皮质激素 400～600μg/d	吸入糖皮质激素 200～400μg/d+缓释茶碱或口服长效 $β_2$ 受体激动剂或白三烯调节剂
四级（重度持续）	吸入糖皮质激素 400～800μg/d+吸入长效 $β_2$ 受体激动剂或吸入糖皮质激素＞800μg/d	如需要加用以下一种或多种 缓释茶碱 白三烯调节剂 口服长效 $β_2$ 受体激动剂 口服糖皮质激素

每 3 个月应评估病情，以决定升级治疗、维持目前治疗或降级治疗。

2）白三烯调节剂：特别是难治性儿童哮喘，多在合并使用白三烯调节剂后疗效更佳。

3）缓释茶碱。

4）长效 $β_2$受体激动剂：药物包括福莫特罗、沙美特罗、班布特罗及丙卡特罗等。

长效 $β_2$受体激动剂应与糖皮质激素合用，因单用有可能出现肺泡塌陷，危及生命。

5）肥大细胞膜稳定剂：色甘酸二钠是一种非激素抗炎药，常用于预防运动及其他刺激诱发的哮喘，治疗儿童哮喘效果较好，副作用小。

6）全身性糖皮质激素：仅短期在慢性持续期分级为重度持续患儿，长期使用高剂量 ICS 加吸入型长效 $β_2$受体激动剂及其他控制药物疗效欠佳的情况下使用。

7）联合治疗：对病情严重度分级为重度持续和单用 ICS 病情控制不佳的中度持续的哮喘提倡长期联合治疗，如 ICS 联合吸入型长效 $β_2$受体激动剂、ICS 联合白三烯调节剂和 ICS 联合缓释茶碱。

吸入糖皮质激素加吸入长效 $β_2$ 受体激动剂疗效优于单纯增加吸入糖皮质激素剂量。

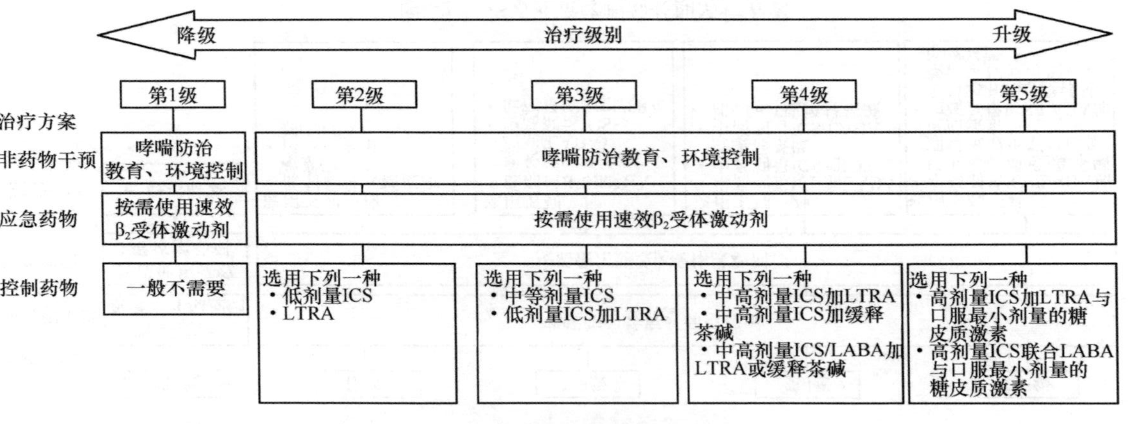

图6-1 <5岁儿童哮喘的长期治疗方案

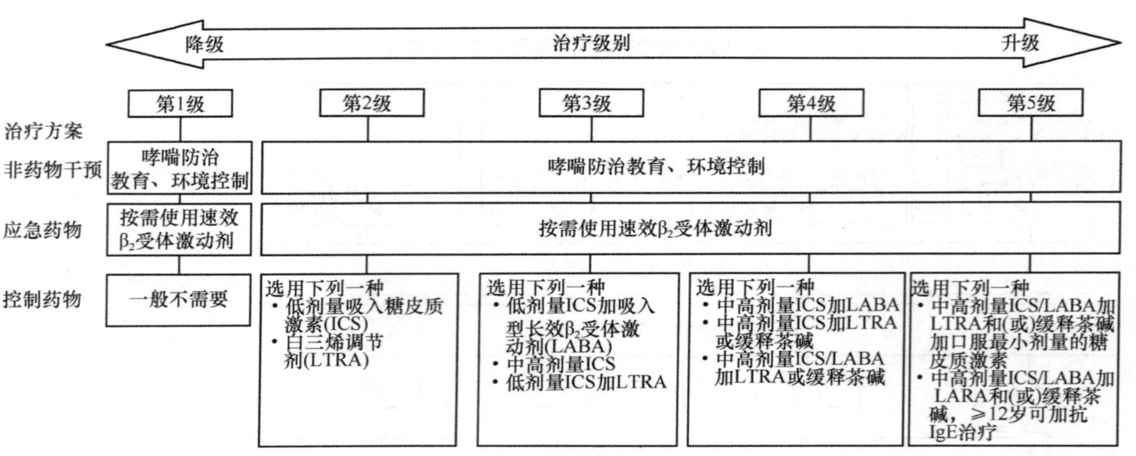

图6-2　≥5岁儿童哮喘的长期治疗方案

(3) 哮喘持续状态的处理

1) 氧疗:提供高浓度湿化氧气,初始吸氧浓度以 40% 为宜,流量 4 ~ 5L/min,使 PaO_2 保持在 9.3 ~ 12.0kPa(70 ~ 90mmHg)。

2) 补液、纠正酸中毒。

3) 糖皮质激素:支气管扩张剂效果不佳,必须及时早期全身应用较大剂量糖皮质激素。甲泼尼龙每次 1~3mg/kg,每天 1~2 次;氢化考的松每次 5~10mg/kg,每 6h 一次;地塞米松每次 0.25~0.75mg/kg;部分病人皮质激素难以撤离,可口服泼尼松每天 1~2mg/kg,每 3 日减 5mg 直至最小剂量维持。

全身糖皮质激素作为儿童危重哮喘治疗的一线药物,应尽早使用。

病情严重时不能以吸入治疗替代全身糖皮质激素治疗,以免延误病情。

4) 支气管扩张剂的使用:可用吸入型速效 $β_2$ 受体激动剂;氨茶碱静脉滴注;抗胆碱能药物;肾上腺素皮下注射,药物剂量:每次皮下注射 1∶1000 肾上腺素 0.01ml/kg,儿童最大量不超过 0.3ml。必要时可每 20 分钟使用 1 次,不能超过 3 次。

5) 镇静剂:可用水合氯醛灌肠,慎用或禁用其他镇静剂;在插管条件下,亦可用地西泮(安定)镇静,剂量为每次 0.3~0.5mg/kg。不宜使用麻醉剂和巴比妥类,因可引起呼吸中枢抑制。

6) 抗生素酌情使用:如同时发生下呼吸道细菌感染则选用病原体敏感的抗菌药物。

7) 机械通气指征为:①持续严重的呼吸困难;②呼吸音减低或几乎听不到哮鸣音及呼吸音;③因过度通气和呼吸肌疲劳而使胸廓运动受限;④意识障碍、烦躁或抑制,甚至昏迷;⑤吸氧状态下发绀进行性加重;⑥$PaCO_2 \geq 65$mmHg。

【预防】

1. 免疫疗法

(1) 特异性免疫疗法(脱敏疗法):对难以避免的过敏原(如尘埃、尘螨、花粉等)过敏,根据皮肤试验结果,将引起阳性反应的过敏原浸液作皮内注射,浓度由低到高,剂量逐渐递增,每周1次,持续2年。若发作有季节性,则于发作前1个月开始上述脱敏治疗,每周1次,15~20次为1疗程。

(2)免疫调节治疗:可采用中医中药或胸腺肽、卡曼舒、核酪、免疫球蛋白或死卡介苗等免疫调节剂提高机体免疫水平。

2. 色甘酸钠:在好发季节前的1个月开始应用,而达到预防作用。每次吸入10~20mg,每日3~4次;如4~6周无效者可停用。

3. 酮替芬:作用与色甘酸钠相似,<3岁者每次0.5mg,每日2次;>3岁者每次1mg,每日1~2次,6周无效可停用。

4. 糖皮质激素类气雾剂吸入:病情缓解后,应继续吸入维持量糖皮质激素,至少6个月~2年或更长时间。

5. 哮喘的教育与管理:加强患儿及家属的哮喘防治知识的教育,调动患儿及家属抗病的积极性,增强体质。注意避免诱发哮喘发作的各种危险因素。

(黄永建)

小儿肺炎概述

肺炎(pneumonia)是不同病原体或其他因素所致的肺部炎症,以发热、咳嗽、气促、呼吸困难以及肺部固定中、细湿啰音为其共同临床表现。重症肺炎可累积循环、神经及消化系统而出现相应的临床症状,如心力衰竭、中毒性脑病及中毒性麻痹等。营养不良、维生素D缺乏性佝偻病、先天性心脏病、低出生体重儿及免疫缺陷等为婴幼儿肺炎的高危因素。

【肺炎分类】

1. 按病理分类:大叶性肺炎,支气管肺炎,间质性肺炎。小儿以支气管肺炎最多见。

2. 按病因分类:①病毒性肺炎:病原以呼吸道合胞病毒居首位,其次为腺病毒,流感病毒,副流感病毒,其他尚有麻疹病毒,肠道病毒,巨细胞病毒等。②细菌性肺炎:常见病原为肺炎链球菌、金黄色葡萄球菌、革兰阴性杆菌、嗜肺军团菌及厌氧菌等。③其他感染性肺炎：支原体、衣原体、真菌及寄生虫等。④非感染原因引起的肺炎：吸入性肺炎、坠积性肺炎、嗜酸粒细胞性肺炎等。

3. 按病程分类：①急性肺炎：病程在 1 个月之内，②迁延性肺炎：病程在 1~3 个月之间。③慢性肺炎：病程在 3 个月以上。

4. 按病情分类：①轻症肺炎：以呼吸系统症状为主，其他系统仅轻微受累，无明显全身中毒症状。②重症肺炎：除呼吸系统受累严重外，其他系统亦受累，全身中毒症状明显，甚至危及生命。

5. 按感染地点分类：①社区获得性肺炎（CAP）：指无明显免疫抑制的患儿在院外或住院 48 小时内发生的肺炎。②医院获得性肺炎（HAP）：指住院 48 小时后发生的肺炎。

（廖财绪）

急性支气管肺炎

支气管肺炎（bronchopneumonia）又称小叶性肺炎，是小儿最常见的肺炎，尤以婴幼儿发病率高。病原在发达国家以病毒为主，发展中国家以细菌为主。

【诊断】

（一）临床表现

1. 症状：起病大多较急，发病前多先有上呼吸道感染。发热（热型不规则）、咳嗽（早期频繁干咳，极期及恢复期为痰咳）、气促和拒食、呕吐、腹泻、嗜睡或烦躁、喘憋。弱小的患儿多起病较缓，低热，咳嗽不明显，但消化道症状及呼吸困难较突出。

2. 体征：①呼吸系统：呼吸增快，呼吸困难，严重者呼气时呻吟，鼻翼扇动、三凹征、口周或指甲青紫。可闻及中小湿啰音，管状呼吸音。②消化系统，重者时腹胀致膈肌上升，压迫胸部而加重呼吸困难。③循环系统：重症肺炎患儿出现脉快而细，心率每达 160 ~200 次/分钟，心音低钝，肝脏明显增大，同时伴有面色苍白、唇发绀等充血性心力衰竭的征象。可有四肢发凉、口周灰白、脉微弱、血压下降等休克征象。④神经系统：患儿烦躁、嗜睡交替出现，甚至有惊厥、昏迷等中毒性及缺氧性脑病征象。

（二）实验室检查

1. 一般性感染指标：白细胞总数及中性粒细胞均增高，白细胞内出现中毒颗粒。重症患儿亦可出现白细胞计数减少；红细胞沉降率（ESR）加快，C反应蛋白（CRP）增加，前降钙素（PCT）增加。病毒性肺炎时白细胞计数及分类都在正常范围，其他炎性指标正常或增加不明显。

2. 病原学检查：痰涂片和培养有助于鉴别细菌，以支气管肺泡灌洗液、支气管镜取分泌物作培养较为可靠。病毒性肺炎可通过免疫荧光法、酶标抗体染色法或ELISA法检测鼻咽部脱落细胞，迅速确定致病原。有条件的单位可进行病毒分离及双份血清抗体检查。

3. 血气分析：了解缺氧的程度、酸碱失衡的类型和程度，有助于诊断治疗和判断预后。

（三）X线检查

早期肺纹理增强，后期可见两肺中下野有大小不等的点片状浸润、或融合成片状阴影，常并发肺气肿、肺不张。病毒性肺炎为两肺中内带纹理增多，模糊或出现条状阴影，甚至聚集而成网状。如胸片显示不清楚，可行CT检查。

【鉴别诊断】

1. 急性支气管肺炎要注意与急性支气管炎，支气管异物，支气管哮喘，肺结核等鉴别。此外还应与间质性肺炎及全身性疾病肺部表现鉴别。

2. 鉴别儿童肺炎的原因是非常困难的，但是根据患儿年龄及临床特点可以大致判断引起感染的病原微生物的可能性。

不同年龄组儿童肺炎鉴别见表6-5。主要小儿急性肺炎临床鉴别要点见表6-6。

表6-5　根据年龄组不同鉴别儿童肺炎病因

年龄	常见病原	少见病原
出生~20天	细菌：大肠埃希菌 B族链球菌	细菌：厌氧菌 D族链球菌

续表

年龄	常见病原	少见病原
		流感嗜血杆菌 肺炎链球菌 病毒:巨细胞病毒 单纯疱疹病毒
3 周~3 月龄	细菌:肺炎链球菌 大肠埃希菌 沙眼衣原体 病毒:呼吸道合胞病毒 副流感病毒 流感病毒 腺病毒	细菌:百日咳杆菌 流感嗜血杆菌 卡它莫拉菌 金黄色葡萄球菌 病毒:巨细胞病毒 人类偏肺病毒
4 月龄~5 岁	细菌:肺炎链球菌 b 型流感嗜血杆菌 肺炎支原体 肺炎衣原体 病毒:呼吸道合胞病毒 鼻病毒 副流感病毒 流感病毒 腺病毒	细菌:卡它莫拉菌 结核分枝杆菌 脑膜炎球菌 金黄色葡萄球菌 病毒:水痘-带状疱疹病毒 人类偏肺病毒 冠状病毒
5 岁~青少年	细菌:肺炎链球菌 肺炎支原体 肺炎衣原体	细菌:流感嗜血杆菌 嗜肺军团菌 结核分枝杆菌 金黄色葡萄球菌 病毒:鼻病毒 流感病毒 副流感病毒 EB 病毒 腺病毒 呼吸道合胞病毒 水痘-带状疱疹病毒

表 6-6　主要小儿急性肺炎临床鉴别要点

	支气管肺炎（肺炎球菌等）	金黄色葡萄球菌肺炎	腺病毒肺炎	副流感病毒肺炎	毛细支气管炎	支原体肺炎
多发年龄	婴幼儿	任何年龄	6 月~2 岁	婴儿	小婴儿	儿童，幼儿
热型	不定	弛张	稽留或弛张	中度热高热	低热或无热	不规则
发热	1~2 周	1~3 周	1~3 周	1~8 天	1~5 天	1 周以上日数
一般病情	较轻	中毒较重，可见皮疹	中毒较重，早期嗜睡	较轻	喘息重	频繁咳嗽
肺部体征	弥漫	弥漫	3~5 天后体征方显	弥漫	气肿，喘鸣多啰音	较少或局限
X 线表现	多为斑片状	常见脓肿，肺大泡、肺气肿	大片较多，重者有积液	小片较多，可见气肿	肺气肿或点片影	单侧斑片影
白细胞数	多数见增加	增加或下降	多数正常或减少	多数正常或减少	多数减少或正常	多数正常偏高
青霉素治疗	可有效	大剂量可能有效	无效	无效	无效	无效

【治疗】

（一）一般治疗

室内保持空气清新、适宜的湿度60%、温度20℃。给以易消化、营养丰富的饮食，少量多次。必要时予营养支持治疗，包括肠外营养支持及肠内营养支持。经常翻身，变换体位以便痰的排出。

（二）抗生素疗法

细菌性肺炎应尽量查清病原菌，选用敏感抗菌药。根据疾病严重程度，早期治疗，足量、足程，重症者应联合用药，静脉途径给药。

病原菌一旦明确，选择抗生素就需针对该病原。

对于肺炎链球菌，青霉素敏感者首选青霉素 G 或阿莫西林；青霉素低度耐药者仍可首选青霉素 G，但剂量要加大，备选头孢曲松或头孢噻肟，青霉素高度耐药者首选或存在危险因素首选万古霉素或利奈唑胺。重症肺炎选用青霉素衍生物或头孢菌素。青霉素 G 一般剂量是每次 2 万～5 万 U/kg，大剂量是每次 5 万～10 万 U/kg，静脉滴注，一日 4 次。头孢曲松每次 50mg/kg，静脉滴注，一日 1 次。头孢噻肟每次 50mg/kg，静脉滴注，一日 3 次。万古霉素每次 20～40mg/kg，静脉滴注，一日 2 次。利奈唑胺每次 10mg/kg，静脉滴注，一日 3 次。

对于流感嗜血杆菌、卡它莫拉菌首选阿莫西林/克拉维酸、氨苄西林/舒巴坦，备选第 3 代头孢菌素或新一代大环内酯类。

抗生素一般用至体温正常 5～7 天，肺部体征消失 3 天后停药。

支原体肺炎及金葡菌肺炎治疗见有关章节。

（三）病毒疗法

病毒性肺炎可试用更昔洛韦、利巴韦林和干扰素等治疗。

（四）对症治疗

1. 缺氧者可采用鼻前庭给氧，氧流量 0.5～1.0L/min；还可面罩给氧，2～4L/min，氧浓度不超过 40%。亦可用氧帐和氧气雾化改善缺氧状况。

2. 高热患儿，宜物理降温，冷敷额部或35%的酒精擦浴。亦可给予退热药。若伴有烦躁不安可给予异丙嗪0.5~1mg/kg，每日3次口服亦可肌内注射，或水合氯醛加强镇静作用。不易将痰咳出者可用雾化吸入。

3. 心力衰竭治疗：患儿有心功能不全时，除给氧、镇静、止咳外，应早用强心药。危急者选用毒毛花苷K饱和量的（饱和量7~10μg/kg），2/3量缓慢静脉注射，必要时2~4h后重复首剂的半量。西地兰首剂用饱和量（30~40μg/kg）的1/2，其余分2次，每隔4~6h给药一次，肌内注射或缓慢静脉注射。利尿剂常与强心剂合用，应用排钾利尿剂时注意补钾。低钙患儿宜早期补钙，注意钙剂与强心剂的协同作用，两者至少间隔6小时以上。血管活性药物中常用的有酚妥拉明，每次0.2~0.5mg/kg，最大剂量每次不超过10mg，稀释后静脉滴入，必要时间隔2~6h重复使用。顽固性心力衰竭可用卡托普利，剂量为每日1.5~2mg/kg，分3次口服。

4. 糖皮质激素治疗：重症肺炎伴严重喘憋或有中毒性脑病的患儿可短期应用糖皮质激素3~5天。

5. 静脉注射丙种球蛋白（IVIG）治疗：IVIG能迅速提高患儿血清IgG水平，增强抗感染能力。

6. 物理疗法：理疗可促进肺部炎症的消散。

【预防】

欧美国家已广泛采用七价肺炎链球菌结合疫苗（PCV7）及流感嗜血杆菌（Hib）蛋白结合疫苗，取得了较好效果；我国都已引进，但目前尚未纳入计划免疫。

（廖财绪）

金黄色葡萄球菌肺炎

金黄色葡萄球菌肺炎（staphylococcus aureus pneumonia）是金黄色葡萄球菌引起的严重的细菌性肺炎，年龄越小发病机会越多，免疫功能低下（营养不良、应用免疫抑制剂）、某些疾病

(如麻疹、流感、腺病毒肺炎等)时易感染,冬春季发病较多。此病可原发于肺,亦可继发于败血症之后,后者除肺脓肿外其他器官如皮下组织、骨髓、心、肾、肾上腺及脑等均可发生脓肿。

【诊断】

(一) 临床表现

1. 症状:上呼吸道感染 1~2 天或皮肤小脓肿数日至一周后,突起高热,呈弛张热,新生儿则可低热或无热。肺炎发展迅速,表现呼吸急促、发绀、呻吟、咳嗽及消化道症状,如呕吐、腹泻、腹胀等。患儿时而烦躁时而嗜睡,重者可惊厥,中毒症状明显,甚至休克。年长儿除以上症状外可表现大汗、胸痛、肌肉和关节酸痛,咳痰、咯血。

2. 体征:肺部体征出现早,早期呼吸音减低,有散在湿啰音,发展成为肺脓肿、脓胸时,叩诊浊音、语颤及呼吸音减弱或消失。有时可有猩红热样皮疹。

(二) 实验室检查

1. 一般性感染指标:周围血白细胞总数明显增高,可达 $(15\sim30)\times10^9/L$,中性粒细胞增高,白细胞内出现中毒颗粒;白细胞总数减少甚至 $<1.0\times10^9/L$ 提示预后严重。红细胞沉降率(ESR)加快,C 反应蛋白(CRP)增加,前降钙素(PCT)增加。

2. 血液及痰、气管及胸腔穿刺液进行细菌培养阳性可确诊。

(三) X 线检查

早期胸片仅表现一般支气管肺炎的改变,纹理粗、一侧或双侧出现大小不等的片状阴影;病情迅速发展可在数小时内小片炎症发展成肺脓肿、肺大泡、脓气胸,重者可并发纵隔积气、皮下气肿、支气管胸膜瘘。

【治疗】

1. 一般治疗:加强护理,给予足够的营养。供氧、祛痰、镇静等对症治疗。

2. 抗生素治疗:金葡菌对抗生素易产生耐药性,因此应早期、足量、长疗程、联合用药。对青霉素 G 的耐药率高达 90% 以上,目前多主张用苯唑西林每日 100mg/kg,静脉滴注,无并发症者疗程 2~3 周,并发肺脓肿或脓胸者疗程 4~6 周,继发心内膜炎者疗程 6 周以上。对耐甲氧西林金葡菌(MRSA)肺炎,首选糖肽类抗生素如万古霉素或去甲万古霉素,前者 10mg/kg,6 小时静脉滴注 1 次;或 20mg/kg,每 12 小时 1 次。后者剂量为 16~32mg/kg,分 2 次静脉滴注。体温正常 7 天、肺部体征消失后方可停用抗生素。

3. 其他治疗:发展成脓胸、脓气胸时,如少量脓液可采用反复胸腔穿刺抽脓治疗,脓液增长快、黏稠、量多,宜施行闭式引流术。

【预后】

金黄色葡萄球菌肺炎并发脓胸、脓气胸预后较好,如并发金黄色葡萄球菌脑炎、心包炎和婴儿张力性气胸预后则差,病死率达 10%~20%。

(廖财绪)

肺炎支原体肺炎

肺炎支原体肺炎(mycoplasmal pneumonia)为肺炎支原体经呼吸道感染所致。多见于儿童及青少年,近年来婴幼儿感染率增高。常年均可发病,流行周期 4~6 年。

【诊断】

(一) 临床表现

1. 症状:起病多缓慢,但亦有起病急骤者。多数有发热,热型不定,热程 1~3 周。刺激性咳嗽为突出表现,有的酷似百日咳样咳嗽,痰液黏稠,偶带血丝,咳嗽时间可长达 1~4 周。年长儿自感胸闷、胸痛。婴幼儿则发病急,病程长,病情较重,以呼吸困难、喘憋较突出。少数患儿可出现腹泻、呕吐,腹痛等消化道症状和嗜睡、昏迷甚至抽搐等中枢神经系统症状。部分患儿可出现肺外并发症,临床表现多样,如溶血性贫血、心肌炎、脑膜炎、吉兰-巴雷综合征、肝炎、各型皮疹、肾炎等。肺外疾病可伴有呼吸道症状,也可直接以肺外表现起病。

2. 体征:肺部体征多不明显,少数可闻及干、湿啰音,但迅速消失。婴幼儿湿啰音比年长儿多,肺部啰音少与咳嗽症状重,两者表现不一致是本病的特点之一。

（二）实验室检查

1. 外周血白细胞计数大多正常或稍增高,血沉增快。

2. 咽拭子肺炎支原体培养能提高诊断率,尤其适用于婴幼儿或免疫低下,血清学检查阴性。

3. 冷凝集试验:半数以上为阳性(凝集价>1∶32),病后1~2周即上升,持续数月转阴。

4. 血清特异性抗体测定:取发病早期血清,检查血清中IgM抗体,常用方法有补体结合试验、间接血凝试验、酶联免疫吸附试验等。

5. 抗原测定:基因探针及PCR检测呼吸道分泌物中肺炎支原体抗原及DNA,特异而敏感。

（三）影像学检查

大部分表现分4种:①肺门阴影增浓,单侧多见,或以肺门为中心沿支气管行走的云雾状阴影;②支气管肺炎改变,常为单侧,以右肺中、下肺野为多见;③间质性肺炎改变,两肺呈弥漫性网状结节样阴影;④大叶性肺炎改变,呈均匀实质性炎症阴影。重症支原体肺炎可发生坏死性肺炎,肺部CT强化扫描后可显示坏死性肺炎,常合并中等量胸腔积液。

【治疗】

1. 应注意休息,补充足够液体、营养。

2. 对症治疗。

3. 抗生素治疗:红霉素是治疗MP感染的主要药物,常用量每日50mg/kg,轻症分次口服,重症可考虑静脉给药,疗程2~3周。近年来使用最多的是阿奇霉素,剂量是每日10mg/kg,口服或静脉滴注,首次可连用5~7天。

4. 糖皮质激素:在退热,促进肺部实质病变吸收,减少后遗症方面有一定作用,可根据病情选用。

5. 支气管镜治疗:支原体肺炎病程中呼吸道分泌物黏稠,

常合并肺不张,有条件者,可及时行支气管镜灌洗。

6. 肺外并发症治疗:并发症的发生与免疫机制有关,可根据病情使用激素,针对不同并发症采用不同的对症处理。

(廖财绪)

侵袭性肺部真菌感染

随着广谱抗菌药物、免疫抑制剂和抗肿瘤药物的广泛应用、各种导管的留置以及呼吸机的普及,加之对免疫缺陷病和真菌感染诊断水平的提高,临床上儿童侵袭性真菌感染的患病率呈上升趋势。肺部是侵袭性真菌感染最常见的部位,侵袭性肺部真菌感染(invasive pulmonary fungal infections,IPFIs)指真菌侵入气管支气管及肺组织引起的感染,不包括真菌寄生和过敏引起的肺部病变。

【诊断】

(一)诊断依据

IPFIs 的诊断采用分级诊断模式,诊断依据由宿主(危险)因素、临床证据、微生物学证据和组织病理学 4 部分组成,分为确诊、临床诊断和拟诊 3 个级别。

1. 宿主和(或)环境(危险)因素:①基础疾病:早产儿、低出生体重儿、先天发育异常、慢性疾病和重度营养不良等。②原发性免疫缺陷病。③继发性免疫功能低下。④侵入性操作:包括血管内留置导管、留置导尿管、气管插管或气管切开、机械通气。⑤环境危险因素:免疫功能基本正常的儿童,由于吸入大量真菌孢子,如空调污染、密切接触鸽类以及接触有真菌存在的环境。

2. 临床证据:①发热、咳嗽和肺部体征经抗菌药物治疗无好转或好转后再次出现发热、咳嗽和肺部体征。②影像学提示肺部病变经抗菌药物治疗无好转或肺部出现新的非原发病的浸润影。

3. 微生物学证据:有临床诊断意义的微生物学证据:①合

格痰标本直接镜检发现菌丝，且培养连续2次以上分离到同种真菌；②支气管肺泡灌液经直接镜检发现菌丝，真菌培养阳性；③合格痰液或支气管肺泡灌洗液直接镜检或培养发现新生隐球菌；④血液标本曲霉半乳甘露聚糖（GM）实验（ELISA）连续2次吸光度指数（GMI）值>0.8或单次GMI值>1.5~1；⑤血标本真菌细胞壁成分1,3-β-D葡聚糖抗原（G试验）连续2次阳性；⑥血液或支气管肺泡灌洗液隐球菌抗原阳性。

有确诊意义的微生物学证据：①肺组织真菌培养阳性；②胸腔积液真菌培养阳性；③血液真菌培养阳性（曲霉和除马尼菲青霉以外的青霉需排除污染）；④合格痰液或支气管肺泡灌洗液发现肺孢子菌包囊、滋养体或囊内小体；⑤胸腔积液和血液直接镜检发现新生隐球菌。

4. 组织病理学证据：肺组织标本进行组织病理学检查发现真菌感染的病理改变以及菌丝或孢子等真菌成分。

（二）常见侵袭性肺部真菌感染的致病菌和临床特点

1. 肺念珠菌病：肺念珠菌病（pulmonary candidiasis）主要由内源性念珠菌引起，以白色念珠菌和热带念珠菌最为常见。根据病变部位和病情发展，可分为支气管炎型和肺炎型。

（1）支气管炎型：病变主要累及支气管及其周围组织，而未侵犯肺实质，症状较轻，主要表现咳嗽、咳痰。影像学表现为肺纹理增多，增粗且模糊，可伴有肺门淋巴结肿大。

（2）肺炎型：感染多来自口腔或支气管蔓延至肺泡，引起肺实质炎症。临床症状取决于发病过程、宿主状态和肺炎的范围等，多呈急性肺炎或本有脓毒症表现。体征往往很少。部分患者口咽部可见鹅口疮或散在白膜。影像学表现为两肺中下野弥漫性斑点状、片状阴影，病变易于融合而成广泛实变，常累及2个以上肺野。

2. 肺隐球菌病：肺隐球菌病（pulmonary cryptococcosis）致病菌主要是新生隐球菌及9个变种，鸽粪被认为是最重要的传染源，致病性隐球菌具有荚膜。

根据临床表现可分为：

（1）慢性型：常隐匿起病，症状类似肺结核，表现为发热、咳嗽、咳痰、胸痛、气促、夜间盗汗、体重减轻、全身乏力和咯血等。很少有阳性体征。

(2) 急性型:表现为急性肺炎,有高热、呼吸困难、发绀等,痰中有大量菌体,可迅速进展导致呼吸衰竭。体检可有干、湿性啰音。

(3) 肺外隐球菌病表现:隐球菌侵犯中枢神经系统最常见,症状也最重,以脑膜炎最常见。

影像学表现变化多端,且无特异性,可表现为:①结节或团块影,常位于胸膜下;②肺实质浸润;③空洞性改变;④胸腔积液,常伴胸膜下肺部结节;⑤肺门淋巴结肿大;⑥肺间质病变。

3. 侵袭性肺曲霉菌病:引起人类致病的曲霉主要有烟曲霉、黄曲霉等,其中以烟曲霉最常见。肺曲霉菌病是由曲霉菌引起的肺部感染,可分为侵袭性肺曲霉菌病(invasive pulmonary aspergillosis,IPA)、曲霉球和变态反应性支气管肺曲霉菌病(ABPA)3 种,其中以 IPA 最为常见。

侵袭性肺曲霉菌病表现为急性和亚急性坏死性肺炎,包括发热、咳嗽、咳痰、呼吸困难、胸膜炎性胸痛和咯血,发热经合理的广谱抗生素治疗无效。

影像学表现为:早期出现胸膜下密度增高的结节实变影和(或)楔形实变影、团块状阴影,病灶周围可有晕轮征(halo sing),数天后肺实变区液化、坏死,出现空腔阴影或新月形空气征(aircrescent sing)。曲霉可引起侵袭性支气管感染,主要表现为沿支气管分布的结节阴影、树芽征和细支气管壁增厚等,可单独出现,但常与肺部病变并存。

4. 肺组织胞浆菌病:肺组织胞浆菌病(pulmonary histoplasmosis)的致病菌是组织胞浆菌,属双相性真菌,在组织内呈酵母型,侵犯宿主细胞时则转变成小的酵母菌细胞,室温和泥土中呈菌丝型。

有急性和慢性之分。急性起病急,有发热、咳嗽、呼吸困难,肺内有湿啰音,X 线表现一肺实变和肺门淋巴结肿大为特征,易误诊为肺结核,或表现为双肺广泛的类似粟粒样阴影,可伴有肝脾大。慢性型临床表现与肺结核类似,X 线表现为肺实变。

培养分离出组织胞浆菌，或病理组织切片中发现酵母型真菌，可以确诊。

5. 肺孢子菌肺炎：肺孢子菌过去认为属于原虫，称卡氏肺囊虫；现在有学者根据其超微结构和核糖体 RNA 种系发育分析认为，卡氏肺囊虫属真菌类，可引起肺孢子菌肺炎（pneumocystis carinii pneumonia，PCP）。

主要发生于各种原因所致免疫功能低下的小儿，起病急骤，发热常见。此外常见症状为干咳、呼吸急促，听诊时肺部啰音不明显，与呼吸困难的严重程度不成比例，病情发展很快，治疗不及时多死亡。

影像学表现为双侧弥漫性磨玻璃样阴影，致肺门向周围伸展，可伴支气管充气像，病变可融合成弥漫性肺泡实变影像。后期出现致密索条状，间杂有不规则片状影，有肺气肿，可伴纵隔气肿、气胸和囊泡。

【抗真菌治疗】

1. 氟康唑：适应证为隐球菌属和念珠菌属感染，对曲霉属感染无效。本品在 16 岁以下儿童体内的血浆半衰期与成人不同，其他药代动力学参数（如生物利用度、表观分布容积等）与成人相似，对不同年龄儿童推荐剂量如下：>4 周龄的患儿：深部真菌感染：6mg/（kg·d），每日给药 1 次；严重威胁生命的感染：12mg/（kg·d），每日给药 1 次。2~4 周龄的患儿：剂量同上，每 2 日给药 1 次；<2 周龄的患儿：剂量同上，每 3 日给药 1 次。

2. 伊曲康唑：适应证为曲霉属、念珠菌属、隐球菌属和组织胞浆菌属的感染，对镰刀霉菌属活性低，对毛霉菌无效。用法：6mg/（kg·d），前 2 日每日 2 次，以后改为每日 1 次，静脉滴注。口服制剂 6~8mg/（kg·d），分 2 次服用。

3. 伏立康唑：适应证为曲霉属、念珠菌属以及镰刀霉菌属、足放线菌属的感染，对接合菌属无活性。2~12 岁：7mg/（kg·次），每 12 小时一次，静脉滴注；或第 1 天 6mg/（kg·次），每 12 小时一次，随后 4mg/（kg·次），每 12 小时一次，静脉滴注。口服剂量：体重小于 40kg，100mg/次，每 12 小时一次；体重等于或大于 40kg，200mg/次，每 12 小时一次。

4. 卡泊芬净：适应证为念珠菌属和曲霉属的感染，对隐球菌属、镰刀霉菌属以及接合菌属无活性。儿童第1天3mg/(kg·d)，之后1mg/(kg·d)，必要时，可增加剂量至2mg/(kg·d)，静脉滴注。

5. 两性霉素B：适应证为曲霉属、念珠菌属、隐球菌属和组织胞浆菌感染。儿童剂量为0.5~1mg/(kg·d)，静脉滴注。两性霉素B脂质复合物3~5mg/(kg·d)，静脉滴注。

抗真菌治疗的时间长短，因病情而异，患侵袭性肺部真菌病的患儿一般均在免疫功能低下的情况下发病，给药时间不宜过短，一般要6~12周，甚至更长，一般治疗至临床症候消失，影像学示病变基本吸收。

（廖财绪）

嗜酸粒细胞性肺炎

原发性嗜酸粒细胞性肺炎(primary eosinophilic pneumonia)是肺部嗜酸粒细胞渗出伴或不伴外周血嗜酸粒细胞增多。持续的嗜酸粒细胞性肺炎可以导致肺纤维化和限制性肺功能障碍。

国外学者将嗜酸粒细胞性肺炎分为5型：单纯性肺嗜酸粒细胞增多症(吕弗勒综合征 Löffler Syndrome)、热带性肺嗜酸粒细胞增多症、持续性肺嗜酸粒细胞增多症、肺嗜酸粒细胞增多症伴喘息及血管炎病伴肺嗜酸粒细胞增多症。

本节仅介绍单纯性肺嗜酸粒细胞增多症，即吕弗勒综合征(Löffler syndrome)。常见的过敏原为寄生虫感染、某些药物和食物、花粉等。

【诊断】

（一）临床表现

1. 症状：许多患儿无任何症状。有些患儿有低热、疲乏、食欲差、多汗；少数患儿可有高热、阵咳、痰黏稠、咯血、气急等。

2. 体征：肺部多无体征，有时可闻及湿性啰音或喘鸣音；婴幼儿可有肝脾大。

（二）实验室检查

周围血嗜酸粒细胞数增多，可达5%~20%，药物所致的嗜酸粒细胞可达40%；血沉增快；血IgE测定增高。

痰液涂片可见增多的嗜酸粒细胞。

（三）影像学检查

肺部X线片显示大小不等云絮状斑片影，但多变，阴影可很快消失，不久又可出现在其他部位，表现为游走浸润的特征。

肺CT可示结节影和实变影，其周围可见磨玻璃样改变。

【治疗】

因为疾病可以在2~6周内自行缓解，一般不需要治疗。如果是寄生虫或药物所致，应用驱虫剂或停药可使疾病治愈。有严重呼吸道症状的患者，可用糖皮质激素，剂量与疗程取决于症状缓解的情况。

（廖财绪）

特发性肺含铁血黄素沉着症

特发性肺含铁血黄素沉着症（idiopathic pulmonary hemosiderosis IPH）是一种少见的铁代谢异常性疾病。其特点为广泛的肺泡毛细血管反复出血，渗出的血液溶血后，其中珠蛋白部分吸收，而含铁血黄素沉着于肺组织。临床表现为反复发作的咳嗽、咯血、气短和缺铁性贫血。病因未明，可能与肺泡壁毛细血管及邻近的上皮细胞发育异常、病毒感染所致肺泡壁的损害、牛奶或化学药物过敏及遗传因素等有关。

【诊断】

（一）临床表现

1. 症状：因病期、程度不同表现各异。①急性出血期：突然发病，轻咳，咯少量新鲜血丝或小血块，偶可大量吐血。低热、呼吸急促、发绀、胸痛、心悸、面色苍白。②慢性反复发作期：上述症状反复发生，若继发肺部感染可有高热、咳加剧、咯黄痰的症状。病程后期可并发肺动脉高压、肺心病和呼吸衰竭。

2. 体征：急性出血期：体重下降、心率增快。肺部检查可正常，但重者呼吸音减低，可闻及哮鸣音，或大小不等的湿啰音。慢性反复发作期：贫血貌，肺间质纤维化明显时肺部可闻及爆裂音，与细小湿啰音相似，但音调高、表浅，双侧下肺为多，吸气末较明显。病程后期部分患儿有杵状指，少数患儿有肝脾大。

（二）实验室检查

1. 血象：急性期有不同程度小细胞低色素性贫血，网织红细胞增加，部分病人嗜酸粒细胞增多可达10%~25%。血小板正常。骨髓象同慢性缺铁性贫血。

2. 在痰内或婴幼儿胃液内找到含铁血黄素细胞（巨噬细胞内充满含铁血黄素颗粒），具有重要的诊断价值，如高度怀疑本病而无明显咯血者，应反复多次查找。

3. 纤维支气管镜检查：支气管内可见血液，灌洗液中找到含铁血黄素细胞是本病的特征性表现。

4. 其他检查：急性发作期血清胆红素可增高，直接Coombs试验、冷凝集试验、嗜异凝集试验可呈阳性。血清铁下降，总铁结合力升高。血沉多增快。大便潜血可阳性。

（三）X线检查

1. 急性出血期：胸部X线常表现为双侧对称、倾斜向上直至两侧胸壁的浸润阴影，又称“蝴蝶征”或“蝙蝠翼征”，也可表现为两肺透亮度普遍减低，呈毛玻璃样改变。浸润性阴影可从边缘模糊的斑点状、结节状阴影逐渐融合成大片云絮状阴影，以肺门、中下肺野较多见，两侧对称分布。此期亦可见支气管充气征、纵隔缘及心隔面模糊。胸部CT检查显示的毛玻璃样变比常规X线片敏感，可更早期发现常规X线片难以发现的肺部弥漫性小结节状阴影。高分辨CT可表现为两肺内弥漫分布网状结节影。急性期的肺部表现多在2~4日吸收消散，此点可与肺部感染所致感染片影鉴别。

2. 慢性反复发作期：可见双肺纹理增重增粗，肺内可见边界不清的细网状影。

3. 后遗症期：可见肺野呈粗网状改变、弥漫结节状阴影或粗条索影及小囊状透亮区，也可表现为弥漫性肺间质纤维化时、肺气肿、肺动脉高压、间质性肺水肿和肺心病等相应表现。

（四）鉴别诊断

应与肺出血肾炎综合征、ANCA 相关性血管炎进行鉴别。

【治疗】

目前尚无特效治疗方法。

1. 仔细寻找病因或除去诱因，如对牛奶过敏，某些食物或化学物质过敏。由其他疾病继发者，首先治疗原发病。

2. 对症治疗：急性发作期应卧床休息，间歇正压给氧。咯血、贫血严重者给予镇静、止血、补铁剂，必要时少量多次输血。

3. 糖皮质激素治疗：急性期应用糖皮质激素控制症状。常用氢化可的松每日 5～10mg/kg 静脉滴注，危重期过后可用泼尼松每日 1～2mg/kg，分次口服，症状完全缓解（约 2～3 周）后逐渐减量至维持量，维持时间 1～2 年。同时吸入激素（布地纳德 400UG×2/d）可能对缓解病情有效，并可避免口服糖皮质激素的全身副作用。

4. 免疫抑制剂治疗：糖皮质激素治疗无效者可加用免疫抑制剂。硫唑嘌呤，从每日 1.2～2.0mg/kg 增到每日 3～5mg/kg，用至临床及实验室检查大致正常后，适量维持一年。还可试用环磷酰胺、胸腺肽及活血化淤的中药。

5. 其他治疗：慢性静止期除用小剂量激素作维持治疗外，还可采用铁络合剂去铁疗法，但铁络合剂本身毒性较大，国内外文献对此类药物评价不一。血浆置换适用于对其他治疗都无效的患儿，本法能去除血液中免疫复合物，从而终止肺部的免疫学损伤而使患儿的病情缓解。

【预后】

较常见的死因是呼吸功能不全伴急性肺出血。多数研究者认为，本病的预后取决于肺出血程度及持续时间，早期诊断、及时的免疫抑制剂治疗能够显著改善 IPH 的预后，少数病例可自行缓解。

（廖财绪）

化脓性胸膜炎(脓胸)

化脓性胸膜炎(purulent pleurisy)是由于肺内感染灶的病原菌侵袭胸膜或经淋巴管感染,引起胸膜腔感染而积脓,故又称脓胸(empyema)。半数脓胸继发于肺炎,其次是术后脓胸,最常见的手术是肺切除术。脓胸最常见的病原菌是金黄色葡萄球菌,其次是肺炎链球菌和革兰阴性菌如大肠埃希菌、假单胞菌。

【诊断】

(一)临床表现

1. 症状:病程在 3 个月以内者称急性脓胸,3 个月以上者为慢性脓胸,小儿以急性多见。①急性脓胸:大多高热不退,婴儿只表现中度的呼吸困难;较大患儿则表现较重的中毒症状和重度呼吸困难、咳嗽、胸痛。发生张力性脓气胸时,突然出现呼吸急促,鼻翼扇动,发绀,烦躁,持续性咳嗽,甚至休克。②慢性脓胸:患儿多有低热,咳嗽及呼吸困难可渐好转,呈慢性消耗病容、消瘦、多汗、贫血。

2. 体征:急性期患侧胸廓饱满,肋间隙增宽而饱满,呼吸运动减弱,叩诊液面以下部位为浊音,听诊呼吸音减低。慢性脓胸由于胸腔纤维组织增厚机化,胸廓出现塌陷。婴幼儿出现胸廓塌陷较早。新生儿脓胸的临床表现缺少特征性,有呼吸困难、口周青紫时都应仔细检查胸部或做 X 线检查。

(二)实验室检查

1. 血常规:白细胞计数明显增高,$15\times10^9 \sim 40\times10^9$/L,中性粒细胞增高,有中毒颗粒。

2. 从胸膜腔抽出脓液可确立诊断。须将胸腔积液送细菌培养、真菌培养,涂片找菌丝、孢子、革兰染色、抗酸染色。pH、细胞计数、分类计数、糖、蛋白及 LDH 检查,如果怀疑恶性变应做细胞学检查。

(三)影像学检查

胸部 X 线征象是大片均匀昏暗影,肺纹理被遮没,纵隔被推向健侧。肺 CT 或 B 超对诊断包裹性脓胸有一定帮助。

（四）鉴别诊断

1. 大范围肺萎陷：脓胸时肋间隙增宽，气管向健侧偏移，而肺萎陷时肋间隙变窄，气管向患侧偏移，穿刺无脓液。

2. 巨大肺大疱并肺脓肿：特别是新生儿一侧肺全压缩较难鉴别，有压迫症状时行穿刺减压后，根据肺组织张开分布情况予以区别。脓胸时，肺组织集中压缩在肺门，而肺大疱则外围有肺组织张开，并出现呼吸音。

3. 膈疝：在肺炎或上感合并膈疝时，X 线胸片可见多发气液阴影（小肠疝入）或大液面（胃疝入），可误为脓气胸。穿刺液为混浊或粪汁可明确诊断。

4. 巨大膈下脓肿：此病胸腔也可产生反应性积液，但很少有肺组织病变。穿刺放脓后无负压，或负压进气后 X 线胸片可见脓肿在膈下。

5. 肺包虫或肝包虫穿入胸腔：可形成特殊性质的的胸膜炎或液气胸。根据包虫流行病史及特异性检查可以鉴别。

6. 结缔组织病合并胸膜炎：有的病例很像脓毒症伴脓胸，胸腔穿刺液外观似渗出液或稀薄脓液，用肾上腺皮质激素治疗后很快吸收。

【治疗】

1. 抗生素治疗：患儿以高热、中毒症状为主，压迫症状不明显者，选用大量抗生素治疗。

2. 穿刺抽脓：脓液压迫症状为主者，在浸润扩散期，最好在发病 3 天之内，反复穿刺抽脓，尽量将脓液抽净，可使肺张开，脓胸愈合。一周以上的脓胸，分泌物多，脓液增长迅速者宜闭式引流，一般引流二周即可。慢性脓胸以积气为主而无张力，无需局部治疗，可待自然吸收，如烧不退，脓不减，需抽脓进气后照片，了解胸腔情况后决定引流或开胸探查。

3. 手术治疗：支气管胸膜瘘、胸廓畸形，均需行外科手术治疗。

（廖财绪）

第七章　心血管系统疾病

先天性心脏病概述

先天性心脏病(congenital heart disease)系胎儿时期心脏血管发育异常所致,是小儿最常见的心脏病,其发病率占活产婴儿的0.7%~0.8%。近年来由于心血管造影、超声心动图和其他心血管检查技术的进步,以及外科技术、麻醉技术、体外循环技术和介入治疗技术的发展,大多数先天性心脏病的病死率已显著下降,预后大为改观。

【诊断】

(一) 病史

1. 母妊娠史:应询问孕期最初三个月有无风疹、流行性感冒、病毒性肝炎等病毒性感染,是否服用过避孕药、黄体酮、抗癌药、甲苯磺丁脲等影响胎儿发育的药物,有无接受放射线或有毒化学物品,有无酗酒史等。

2. 家族史:家族中有无先天性心脏病或遗传性疾病患者。

3. 发病情况:一般在3岁以前发现的心脏病以先天性畸形可能性为大;婴幼儿期反复出现心力衰竭,提示可能有先天性心脏病;活动或哭闹以后出现短暂青紫或持续性青紫,亦为先天性心脏病的重要表现;部分患儿仅于体检时发现心脏杂音。

(二) 症状

1. 体循环血量减少:如体重不增、发育落后、活动耐力差。

2. 肺循环血量增加:可表现为充血性心力衰竭,如呼吸急促、喂养困难、多汗，扩张肺动脉压迫喉返神经而引起声音嘶哑。

3. 右向左分流：引起青紫、蹲踞现象、缺氧发作。

4. 冠状动脉灌注不良：如心前区疼痛、心悸等。

（三）体格检查

1. 一般表现：轻症一般正常。重症生长发育常落后，以体重落后为著。青紫多见于眼结膜、鼻尖、口唇、指趾甲床。如有差异性青紫，多提示有动脉导管未闭。杵状指(趾)往往在青紫出现后数月或1~2年才逐渐明显。患儿呼吸多急促。心力衰竭时肝脏增大，肝颈回流征阳性。可伴有其他部位的先天性畸形。

2. 心脏检查：常有心脏增大。若右心室扩大，则心尖搏动弥散至剑突下，心前区常隆起。有震颤者应注意位置及发生时期(收缩期或舒张期)，震颤一般多位于胸骨左缘第2~4肋间。肺动脉第二音亢进提示有肺动脉高压，而减弱则可能存在肺动脉狭窄。肺动脉瓣第二音固定分裂，常是房间隔缺损的重要体征。杂音多为收缩期，较粗糙响亮，可伴有震颤。左向右分流型先心病如在二尖瓣或三尖瓣区听到舒张中期杂音，则提示分流量大。杂音的性质、时期、响度、位置及传导方向，对鉴别先天性心脏病的类型有重要意义。少数复杂型先心病患儿听诊可无杂音，如大动脉转位。

3. 周围血管检查：检查颞动脉和上、下肢动脉的搏动，比较上、下肢血压。动脉导管未闭者，脉压增宽，伴有毛细血管搏动、水冲脉和股动脉枪击音；主动脉缩窄者，下肢血压低于上肢，股动脉搏动微弱或消失；颞动脉搏动增强和前囟闻及连续性杂音提示脑动静脉瘘。

（四）特殊检查

心脏X线检查、心电图、超声心动图对先天性心脏病的诊断有很大帮助。根据临床特征，结合上述无创性检查进行综合分析，可对单纯的室间隔缺损、房间隔缺损及动脉导管未闭等先天性心脏病做出确切诊断。但对不典型病例，复杂的青紫型先天性心脏病及合并肺动脉高压的病例，仍需做心导管检查和心血管造影。

【分类】

先天性心脏病种类繁多,临床上根据左、右两侧及大血管之间有无分流分为3大类(图7-1):

1. 左向右分流型(潜伏青紫型):此型最常见,如室间隔缺损、房间隔缺损和动脉导管未闭等。

2. 右向左分流型(青紫型):常见的有法洛四联症和大动脉转位等。

3. 无分流型(无青紫型):如肺动脉狭窄和主动脉缩窄。

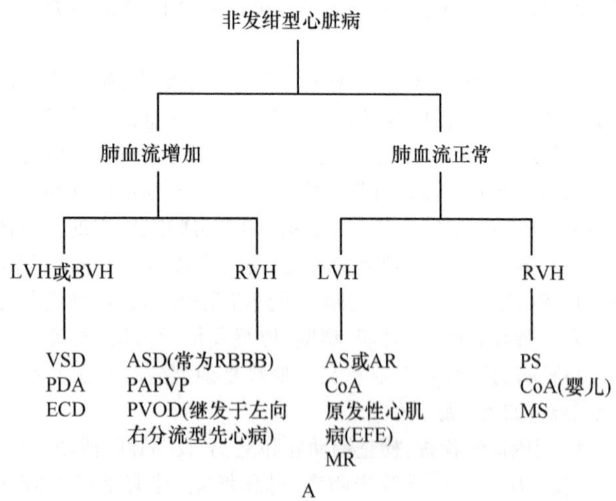

A

A. AR. 主动脉关闭不全;AS. 主动脉瓣狭窄;ASD——房间隔缺损;BVH. 双心室肥大;CoA. 主动脉缩窄;ECD. 心内膜垫缺损;EFE. 心内膜弹力纤维增生症;LVH. 左心室肥大;MR. 二尖瓣关闭不全;MS. 二尖瓣狭窄;PAPVR. 部分性肺静脉异位引流;PDA. 动脉导管未闭;PS. 肺动脉狭窄;PVOD. 肺静脉梗阻性疾病;RBBB. 右束支传导阻滞;RVH. 右心室肥大;VSD. 室间隔缺损

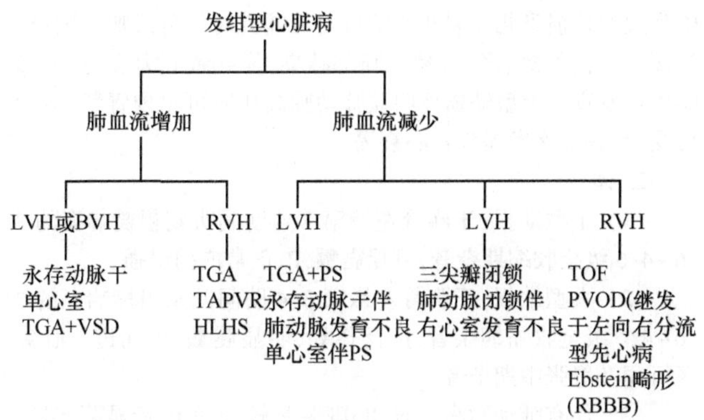

B

B. BVH. 双心室肥大;HLHS. 左心室发育不良综合征;LVH. 左心室肥大;PS. 肺动脉狭窄;PVOD. 肺静脉梗阻性疾病;RBBB. 右束支传导阻滞;RVH. 右心室肥大;TAPVR. 完全性肺静脉异位引流;TGA. 大动脉转位;TOF. 法洛四联症;VSD. 室间隔缺损

图 7-1　先天性心脏病诊断流程图

室间隔缺损

室间隔缺损(ventricular septal defect, VSD)是先天性心脏病中最常见的类型,大多单独存在,但可合并其他畸形。缺损小于 0.5cm 为小型缺损,0.5～1cm 为大型,大于 1cm 为巨大型。根据缺损位置不同,可分以下 4 种类型:①位于室上嵴上方、肺动脉瓣或(和)主动脉瓣下,称干下型;②位于室上嵴下方称膜周型;③位于三尖瓣的后方,称隔瓣下型(或隔瓣后型)④位于室间隔肌部称肌型。②③两型又称室间隔膜部缺损。肌部和膜部室间隔缺损均有自然闭合可能。

【诊断】

(一) 临床表现

1. 症状:小型缺损可无明显症状,生长发育一般不受影响。

中到大型缺损患儿在婴儿期即可出现哺乳时气急或哺乳困难，消瘦、乏力、气短、多汗、易患肺部感染，易导致心力衰竭，可影响生长发育。大型缺损伴明显肺动脉高压时可出现青紫，活动可受限，并最终发展为右心衰竭。

2. 体征

（1）小型缺损，于胸骨左缘第3、4肋间听到粗糙响亮的3/6~4/6级全收缩期杂音，可伴震颤，P_2正常或稍增强。

（2）大型缺损，于胸骨左缘第3、4肋间闻及粗糙响亮的3/6~4/6级全收缩期杂音，广泛传导，明显震颤，P_2亢进。心尖区可闻及舒张中期杂音。

（3）伴有肺动脉高压时，心脏杂音较轻而P_2音显著亢进，或有收缩期喷射音（喀喇音），可出现青紫。

3. 并发症：常合并肺炎、充血性心力衰竭、感染性心内膜炎。

（二）特殊检查

1. X线检查：心影轻度至中度增大，左、右心室增大，左心房也大，肺血管影增粗，肺动脉段突出，主动脉影较小。

2. 心电图：左、右心室肥大，但以左室大为主。伴肺动脉高压时，则以右室肥大为主。

3. 超声心动图：二维四腔切面及左心室长轴切面可见室间隔有连续回声中断，左心室、左心房和右心室内径增宽，主动脉内径变小。脉冲多普勒在室间隔右心室侧回声中断处可探及收缩期湍流频谱。彩色多普勒于收缩期在右室侧可见五彩相间的分流束。

4. 心导管及造影：右心室血氧含量较右心房高出0.9vol%以上；右心室和肺动脉压力升高；有时导管可通过室间隔缺损进入左心室而确诊。左心室造影见造影剂由缺损处进入右心室及肺动脉。

【治疗】

室间隔缺损的自然闭合率可达30%左右，多属小缺损，闭合多发生在7岁以内，以1岁内婴儿多见，在3个月、6个月、12个月内自然闭合率分别为60%、50%和25%。故对于临床无症状,心电图和 X 线平片无明显异常且肺动脉压力正常的小型室间隔缺损,不需急于手术,但需定期随访。

室间隔缺损的手术适应证是临床有症状、肺循环量与体循环量之比>1.5∶1,或肺动脉压力增高,而分流仍以左向右为主的患儿。手术年龄一般为4~5岁。有肺动脉高压者,或经常发生内科难以控制的充血性心力衰竭者,应在1~2岁以内进行手术治疗。对已形成器质性肺动脉高压,肺循环阻力与体循环阻力之比>0.75,有明显右向左分流的患儿,则为手术禁忌。

室间隔缺损的介入治疗目前主要采用美国 AGA 公司 Amplatzer 膜部室间隔缺损封堵器和国产膜部室间隔缺损封堵器,针对年龄>3岁,体重>10kg 膜部和肌部缺损者,疗效评价一般报道在90%以上。具体参照中华医学会发表的小儿先心病介入治疗指南,掌握其适应证和禁忌证。

(刘清军)

房间隔缺损

房间隔缺损(atrial septal defect,ASD)是常见的先天性心脏病之一,为心房间隔先天性发育不全所致。有原发孔和继发孔两型。继发孔房间隔缺损多见。本节主要阐述继发孔房间隔缺损的表现。

【诊断】

(一) 临床表现

1. 症状:儿童时期一般不危及生命。缺损小,分流量小,可长期无自觉症状,缺损较大者在学龄期可有乏力、气急、易有呼吸道感染,但多数症状不明显。

2. 体征

(1) 胸骨左缘第2~3肋间有2/6~3/6级收缩期杂音,多较柔和,一般不伴震颤,为右心室流出道相对狭窄所致。

(2) P_2亢进和固定分裂。

(3) 分流量大时,胸骨左缘下方有舒张中期杂音。

（二）特殊检查

1. X 线检查：缺损小者可无变化，中等以上者肺血增多，肺门舞蹈，肺动脉段突出，主动脉影缩小，心影轻度至中度增大，右心房和右心室增大。

2. 心电图：电轴右偏，不完全性或完全性右束支传导阻滞，右心室肥大，右心房肥大。

3. 超声心动图：二维超声四腔面可示房间隔有连续回声中断，右心房和右心室增大，室间隔与左心室后壁同向运动。脉冲多普勒在房间隔右心房侧可探及舒张期湍流频谱，彩色多普勒在右心房舒张期可见由左心房分流来的五彩相间的血流束。

本症一般经上述无创检查，临床即可确诊。

4. 心导管检查：导管可通过缺损由右心房进入左心房。右心房血氧含量高于上、下腔静脉平均血氧含量 1.9vol%。

【治疗】

学龄期很少出现气急、心悸、乏力等症状。至成人期可出现肺动脉高压、心律失常和充血性心力衰竭，手术危险性较儿童期大。故凡有临床症状，肺循环量∶体循环量>1.5∶1 的患儿均应手术治疗或介入治疗（放置堵闭器）。手术年龄为学龄前期。

介入治疗目前主要应用 Amplatzer 封堵器经导管封堵，技术成功率达 100%。与手术治疗比较，有创伤小，并发症低，不需要全身麻醉，不需要输血，住院时间短等优点。部分患者也可采用介入与外科联合治疗（镶嵌治疗，Hybrid procedure）。

如为原发孔房间隔缺损，则常伴有二尖瓣和（或）三尖瓣裂形成关闭不全，一般缺损较大，症状出现较早较重。合并二尖瓣关闭不全时心尖部可闻及收缩期杂音，向腋下传导。X 线检查左室增大，心电图见电轴左偏，左、右心室肥大，右束支传导阻滞和Ⅰ度房室传导阻滞。

（刘清军）

动脉导管未闭

动脉导管未闭(patent ductus arteriosus,PDA)为小儿先天性心脏病常见的类型之一。小儿出生后随着呼吸的建立,血氧分压提高,动脉导管多在生后10~15小时内在功能上关闭,2~3个月解剖上关闭。若3个月以后持续开放,并产生病理生理改变,即称动脉导管未闭。

【诊断】

(一) 临床表现

1. 症状:动脉导管内径细小,临床上可无症状。内径较大者分流量大,出现气急、咳嗽、声音嘶哑、乏力、多汗、心悸。可反复发生肺部感染或伴有心力衰竭。

2. 体征

(1) 胸骨左缘第2肋间可闻粗糙响亮的连续性杂音,于收缩末期最响,向左锁骨下、颈部和背部传导,触及震颤,P_2亢进,但多被杂音掩盖,心尖部可闻及舒张中期杂音;婴儿期、合并肺动脉高压或心力衰竭时,仅有收缩期杂音。

(2) 周围血管检查:脉压增宽>40mmHg,轻压指甲床或下唇内侧可见毛细血管搏动,扪及水冲脉,闻及股动脉枪击音。分流量较大者下肢血压可比上肢血压高50mmHg以上。

(二) 特殊检查

1. X线检查:心影轻度至中度增大,左心室和左心房增大。肺部充血,肺动脉段突出,主动脉影增宽。有肺动脉高压时,右心室也增大。

2. 心电图:左心室肥大,左心房肥大,或双心室肥大以左心室大为主。

3. 超声心动图:二维超声示左心房、左心室大,主动脉短轴切面可显示导管位置和粗细。脉冲多普勒在肺总动脉分叉处取样可出现连续性湍流频谱。彩色多普勒在肺总动脉内可见由降主动脉分流而来的五彩相嵌的分流束。

4. 心导管及造影:导管可通过未闭的动脉导管由肺总动

脉进入降主动脉,肺动脉血氧含量较右室高出 0.5vol% 以上,肺动脉和右心室压力增高。逆行升主动脉造影可见主动脉和肺动脉同时显影,并可看到未闭的动脉导管。

【治疗】

动脉导管未闭手术效果好,手术死亡率低于 1%,故一旦确诊均应手术治疗。选择性手术年龄为 1~6 岁。目前介入治疗用主要 Amplatzer 封堵器和可控弹簧栓子封堵治疗,技术成功率达 98% 以上,Amplatzer 法适应证:单独存在不合并需外科手术的 PDA,PDA 最窄直径≥2.0mm,年龄通常≥6 个月,体重≥4kg;≤2.0mm 可用可控弹簧栓子法;禁忌证:①PDA 依赖性先天性心脏病;②重度肺动脉高压并已致右向左分流;③败血症,术前一个月内患有重症感染者;窗型 PDA 禁用弹簧圈法。

(刘清军)

艾森门格综合征

先天性心脏病左向右大量分流,继发功能性肺动脉高压,日久可产生肺血管的梗阻性病变,引起器质性肺动脉高压,致使分流部位发生双向或右向左分流,出现持久青紫,称艾森门格综合征(Eisenmenger syndrome)。艾森门格综合征患儿的肺血管病变为不可逆的,术后肺动脉压力不会再下降,即使积极用药治疗,其寿命也短于非手术者。而在功能性肺动脉高压阶段,术后肺动脉压力可逐渐降至正常。因此,判断先天性心脏病所致的肺动脉高压是功能性或器质性,对临床至关重要。

先天性心脏病肺动脉的小血管的病理变化依次分为 6 级:

Ⅰ级,中膜肥厚。

Ⅱ级,内膜增生。

Ⅲ级,内膜增生,伴血管管腔闭塞。

Ⅳ级,早期进行性肺动脉扩张。

Ⅴ级,血管瘤样病变,丛样损害。

Ⅵ级,纤维素样坏死。

Ⅰ、Ⅱ级为可逆的，属轻度；Ⅲ级为部分可逆的，属中度；Ⅳ、Ⅴ、Ⅵ病变不可逆，属重度。左向右分流所致的肺血管病变如已达Ⅳ级，即为手术禁忌。

【诊断】

（一）临床表现

1. 症状：先天性心脏病左向右分流较大的患儿，如大型室间隔缺损，自幼就有气急、喂养困难、消瘦多汗及易患肺部感染。发生梗阻性肺高压后，由于左向右分流减少，临床症状可暂时缓解。但在轻微活动时即出现气促、疲乏和短暂青紫。随病情进展，血液自右向左分流，则出现持续青紫，呼吸困难及水肿等心力衰竭症状，甚或咯血、昏厥、心绞痛。

2. 体征：心前区抬举样搏动。原收缩期杂音可减轻消失，或肺动脉纤维化，有轻度的收缩期杂音。肺动脉瓣区可闻收缩早期喀喇音，P_2显著亢进。可出现持续青紫和杵状指(趾)。

（二）辅助检查

1. X线：心影扩大，右心室明显增大。肺动脉主干膨出，透视见肺门舞蹈。肺门部血管影粗密，周围肺野清晰，呈枯秃树枝样。

2. 心电图：电轴极度右偏，P波高尖，R_{V_1}高大，T_{V_1}直立。

3. 心导管：根据血氧可发现双向分流的证据：如ASD右心房较腔静脉、VSD右心室较右心房、PDA肺总动脉较右心室平均血氧含量高，而股动脉又有血氧含量降低。肺循环阻力增高，超过800dyn · s · cm^{-5}。血管造影可显示双向分流或右向左分流。

为鉴别肺动脉高压系功能性的拟或器质性的，可做如下试验：①妥拉唑 1mg/kg，或酚妥拉明 0.5mg/kg，以5%葡萄糖液5ml稀释，于30~60秒内自导管注入肺动脉总干。以后每分钟测压一次，同时于5~10min采集肺总动脉和股动脉血氧标本。如15min内肺动脉压明显下降，肺动脉平均压下降10mmHg，或肺动脉收缩压下降20mmHg，肺循环阻力下降，低于500dyn · s · cm^{-5}，血氧含量明显提高(>95%)，则诊断肺动脉高压系功能性,术后肺动脉压力可望下降;如用药后压力无显著变化,则为器质肺动脉高压,视为手术禁忌。②给纯氧吸入 10 分钟,肺动脉血氧和压力变化观察及意义同上。

（三）先天性心脏病肺动脉高压临床分型

先天性心脏病肺动脉高压临床分型见表 7-1。

表 7-1 先天性心脏病肺动脉高压临床分型

肺动脉高压	轻度	中度	重度	极重度
(1) Qp/Qs	≥2.0	2.0～1.5	1.5～1.0	≤1.0
(2) Pp/Ps	0.25～0.45	0.45～0.90	0.90～1.0	>1.0
(3) Rp/Rs	≤0.3	<0.5	<0.8	>0.8
(4) TPR($dyn \cdot s \cdot cm^{-5}$)	<500	500～1000	1000～1300	>1300
(5) SaO_2(%)	>95	>94	>90	<90
(6)分流杂音	+	+	±	−
(7)药物试验	+	+	±	−
(8)肺血管病理分级	Ⅰ+Ⅱ	Ⅲ	Ⅳ+Ⅴ	Ⅵ

【治疗与预后】

如确诊为艾森门格综合征,手术即为禁忌。除治疗充血性心力衰竭、抗感染、血液稀释疗法、用抗凝剂预防肺栓塞等外,还可应用血管扩张剂,晚期可行心肺移植。

本症预后差,多因严重心力衰竭而死亡。故在婴儿期即有肺动脉高压者应及早手术治疗。

（刘清军）

肺动脉狭窄

肺动脉狭窄(pulmonary stenosis,PS)按狭窄部位不同,可分为肺动脉瓣狭窄、漏斗部狭窄和肺动脉瓣上狭窄及肺动脉分支狭窄,其中以肺动脉瓣狭窄最常见,约占本病的 90%。由于肺动脉瓣狭窄，右心室排血受阻，右心室收缩压增高而肺动脉压力正常或降低。右心室因负荷增加而肥厚，最后发生右心衰竭。

【诊断】

（一）临床表现

1. 症状：早期可无症状。狭窄程度越重，症状也愈明显。主要为劳累后气急、乏力、心悸。重者可发生水肿和昏厥。

2. 体征

（1）心前区膨隆，有抬举感。

（2）肺动脉瓣区有响亮粗糙的喷射性收缩期杂音，向颈部传导。同时肺动脉瓣区可扪及震颤。轻、中度瓣膜型狭窄可听到收缩早期喷射音（喀喇音）。重度患者可有三尖瓣相对关闭不全的收缩期杂音。

（3）P_2减弱或消失。

（4）可有颈静脉怒张、肝大、下肢水肿等右心衰竭表现。

（二）特殊检查

1. X线检查：轻型病例心影和肺血管影可正常。中至重度狭窄者的特征表现为肺纹减少，肺野清晰，可有肺动脉段狭窄后扩张，使肺动脉总干膨出，常有心脏扩大，以右心室为著。

2. 心电图：轻者可正常。中重度狭窄则显示右心室肥大、电轴右偏和不完全性右束支传导阻滞。重度及极重度狭窄常有胸导联T波广泛倒置和P波高尖。

3. 超声心动图：二维超声主动脉短轴切面可见肺动脉瓣增厚，活动受限，瓣环小。肺动脉及左肺动脉内径增粗，心尖四腔切面可见右心室和右心房内径增宽。脉冲多普勒在主肺动脉内可探及收缩期湍流频谱。

4. 心导管及造影：右心导管测右心室及肺动脉压力并记录肺动脉右心室连续压力曲线。两者间压力阶差>15mmHg，则提示狭窄存在。主肺动脉-右室收缩压差≥20mmHg即可诊断肺动脉狭窄，压差≥20mmHg，≤50mmHg为轻度狭窄；≥50mmHg，≤100为中度狭窄；≥100mmHg为重度狭窄。当≥50mmHg，需要治疗。选择性右心室造影能够显示右心室流出道狭窄部位、程度及狭窄后扩张情况。

【治疗】

1. 手术适应证:右心室与肺动脉间收缩压力阶差>50mmHg或右心室收缩压>100mmHg,均需手术治疗。

2. 球囊肺动脉瓣成形术(percutaneous ballon pulmonary valvapasty,PBPV)凡有手术适应证的患儿,均应首选经皮球囊肺动脉瓣扩张术治疗,多数可以获得满意的疗效。技术成功率可达100%,与外科手术相比可获得相同疗效,且术后并发症要明显低于外科瓣膜切开术,已作为单纯肺动脉瓣狭窄治疗的首选方法,替代外科手术。方法是将带球囊的导管插入股静脉,将球囊送至肺动脉瓣膜口水平,充盈扩张球囊,扩大瓣膜口。效果良好。此法对漏斗部有狭窄者,扩张效果欠佳。

3. 手术方法:对合并漏斗部狭窄的中重度肺动脉瓣狭窄患儿,宜在体外循环下施行矫正术。

(刘清军)

法洛四联症

法洛四联症(tetralogy of Fallot,TOF)是存活婴儿中最常见的青紫型先天性心脏病。法洛四联症由4种畸形组成:①肺动脉狭窄;②室间隔缺损;③主动脉骑跨于左、右两心室之上;④右心室肥厚。4种畸形中以肺动脉狭窄最重要。肺动脉狭窄越重,右向左分流越多,临床表现就愈重。可合并右位主动脉弓,冠状动脉畸形,房间隔缺损等。

【诊断】

(一)临床表现

1. 症状:青紫多在生后半年至一年出现,并随生长发育逐渐加重。患儿活动耐力差,有蹲踞现象。婴儿有时在吃奶或哭闹后出现阵发性呼吸困难,严重者可引起突然意识丧失和抽搐,可持续数分钟或更长时间,然后自然恢复。这种现象称缺氧发作。是由于漏斗部肌肉痉挛,引起一过性肺动脉梗阻,使脑缺氧加重所致。年长儿常述头痛、头昏，与脑缺氧有关。

2. 体征

(1) 有青紫，杵状指(趾)，生长发育迟缓。

(2) 胸骨左缘第2~4肋间可闻及粗糙的2/6~3/6级收缩期喷射性杂音。

(3) P_2减弱，或闻及响亮的单一的第二音。

3. 并发症：常见的并发症有脑血栓形成、脑脓肿及亚急性细菌性心内膜炎。

(二) 实验室检查

红细胞增多可达10×10^{12}/L以上，血红蛋白增多，红细胞比容增高，可达60%~80%，血小板计数降低，凝血酶原时间延长。

(三) 特殊检查

1. X线检查：心影正常或轻度增大，肺野清晰，肺门及肺血管缩小，肺动脉段凹陷，呈“靴状”心影；侧支循环丰富时肺纹理呈现网状。

2. 心电图：电轴右偏，右心室肥大，严重者右心房肥大。

3. 超声心动图：二维超声显示主动脉内径增宽，骑跨于室间隔之上，右心室内径增宽而右心室流出道狭窄；脉冲多普勒可测及右心室流出道和肺动脉内出现的湍流频谱。

4. 心导管及造影：导管可从右心室进入升主动脉或左心室；右心室压力明显增高，肺动脉压力降低。股动脉血氧饱和度明显降低<89%。右心室造影可见主动脉与肺动脉同时显影，可显示肺动脉狭窄的部位和程度以及肺动脉双侧分支发育情况。左心室造影显示左心室发育情况。升主动脉造影显示冠状动脉有无畸形。

【治疗】

(一) 内科治疗

1. 一般治疗：限制活动量，夏季宜多饮水，应预防和纠正同时存在的缺铁性贫血以防止缺氧发作。患儿腹泻时宜及时补液，以避免脱水造成血栓形成。

2. 缺氧发作：立即吸氧、应用镇静剂，如地西泮；将患儿下肢屈起，或置膝胸卧位，静脉注射普萘洛尔（心得安）每次 0.1～0.2mg/kg，必要时皮下注射吗啡，每次 0.1～0.2mg/kg。缺氧时间长时，应给予碳酸氢钠纠正酸中毒。为预防缺氧发作复发，可给予普萘洛尔（心得安）1～3mg/(kg · d)，分次服用，直至手术前方可停用。

（二）外科治疗

如肺动脉发育良好，应行根治手术，手术年龄 2～6 岁。如肺动脉发育不良，可行左锁骨下动脉和左肺动脉吻合术等减状手术，以增加肺血流量，减轻缺氧症状。

（刘清军）

小儿原发性肺动脉高压

小儿原发性肺动脉高压（primary pulmonary hypertension in children）是一种少见的病因不明的进行性肺血管病变，早期诊断十分困难而容易漏诊，占小儿心脏病的 0.02%～0.2%。儿童预后较差，75% 在一年内死亡，存活期与早期诊断密切有关。患儿常死于右心衰竭或猝死。肺血管变化有下列 3 型：①血管收缩和丛样病变；②典型血栓栓塞性变化；③静脉阻塞性病变。

【诊断】

1. 本病早期诊断十分困难，因为婴儿、儿童或青少年对中度肺动脉压力升高均能很好耐受，可无任何症状。症状均为非特异性，时轻时重。绝大部分患儿有呼吸困难和乏力，可有心前区疼痛和晕厥，这些症状常在运动后出现。此外患儿常诉心悸、轻度头痛、头昏、咳嗽和咯血，婴儿有喂养困难。

2. 体格检查：有低心排和右心衰症状，皮肤苍白、周围性青紫、双颊潮红，脉压差减小，颈静脉搏动增强，呼吸和心跳加快，肝大，腹水和下肢水肿。心前区可扪及右心室抬举性搏动，胸骨左缘第 2 肋间可扪及第 2 心音，听诊于胸骨左缘第 2 肋间可闻及 P_2 明显亢进，有收缩期喷射音，或可闻及肺动脉瓣相对狭窄和关闭不全所致的短促 SM 和 DM，胸骨左缘第 4~5 肋间常可闻及三尖瓣反流的 SM、此外可有第 3 心音、第 4 心音、心律失常(早搏、心动过速)。

3. 特殊检查

(1) ECG：电轴右偏、右心房肥大，右室肥大、不完全右束支传导阻滞，心肌受损。

(2) X 线检查：心影正常，心衰时心影可增大，肺动脉段突出，左右肺动脉近端扩张，周围肺血管阴影正常或减低。

(3) 超声心动图：①肺动脉增宽，右心房、右心室内径增大；②肺动脉瓣 a 凹消失，收缩中期关闭；③右心室前壁和室间隔厚度增加；④根据三尖瓣反流速度估测右心室压力。

(4) 心导管检查和造影：可除外引起继发性肺高压的病变，确诊原发性肺高压，判断肺高压的严重程度；当肺动脉平均压超过 25mmHg，肺血管阻力 > $320dyn \cdot s \cdot cm^{-5}$(4Wood 单位)即为肺动脉高压。

肺动脉楔嵌造影：可显示大的肺动脉扩张，小的肺血管呈锯齿状，并有充盈缺损，且比正常细小，可能有丛样病度。术中还应进行药物扩张血管试验：应用短时作用的血管扩张剂如前列环素、腺苷、乙酰胆碱等，如肺动脉压和肺血管阻力降低达 20% 以上示预后较好。

【治疗】

目前尚无逆转肺血管内膜纤维素样硬化和丛样损害的治疗方法。

1. 降低肺动脉压力：①扩血管药物的应用：效果较好的是钙通道阻滞剂，如硝苯地平，剂量常偏大；②O_2 吸入、NO 吸入。③西地那非 25mg 口服每天 2 次或他达拉非 5mg 每天 1 次，万他维 10μg 雾化吸入每天 6 次。

2. 对症治疗：缓解右心衰竭，增加心排血量，治疗心律失常，纠治右心衰竭用地高辛和利尿剂。

3. 预防并发症：口服华法林可防止栓塞；抗血小板聚集药物可减弱血小板对内皮细胞的作用，减慢血管内膜硬化和丛样损害。

4. 房间隔造口术。

5. 进行单肺移植或心肺移植。

（刘清军）

原发性心肌病

原发性心肌病（primary cardiomyopatny）是一组病因不明的心肌疾病。可分为扩张型、肥厚型和限制型心肌病三种，心内膜弹力纤维增生症为扩张型心肌病的一种类型。小儿限制型心肌病少见。

扩张型心肌病

扩张型心肌病（dilated cardiomyopathy，DCM）主要特征是心肌收缩期泵功能障碍，产生充血性心力衰竭，常合并有心律失常，死亡率较高。须排除其他继发性心肌病及克山病。

【诊断】

（一）临床表现

1. 症状：以学龄及学龄前儿童多见。有气急，甚至端坐呼吸，水肿和肝大等充血性心力衰竭的症状。

2. 体征：心脏扩大，心音低钝，可闻奔马律。常合并各种类型心律失常。

（二）特殊检查

1. X线检查：心影明显扩大，心胸比例在60%以上，肺野呈淤血改变。

2. 心电图：左心室肥大、ST-T段改变、低电压、传导阻滞、异位心律等。

3. 超声心动图：心室腔扩大，弥漫性室壁运动减弱，收缩功能明显降低，短轴缩短率FS≤0.27，射血分数EF≤0.5，舒张功能受损一般不明显。

【治疗】

治疗原则是针对充血性心力衰竭和各种心律失常。

1. 限制体力活动,低盐饮食。

2. 应用洋地黄和利尿剂以及应用钙拮抗制、肾素血管紧张素转换酶抑制剂等血管扩张药物。

3. 使用β-受体阻滞剂:常用倍他洛克;因其有负性肌力作用,故严重充血性心力衰竭患儿慎用。

4. 免疫抑制剂及改变心肌代谢药物:免疫抑制剂治疗扩张型心肌病一直存在争议,长期联合应用糖皮质激素和硫唑嘌呤可使心肌活检组织中 HLA 上调。

5. 干细胞移植、基因治疗和靶向治疗:近年来,采用自体骨髓源性干细胞移植、基因治疗和靶向治疗严重的扩张型心肌病已成为研究的热点,是治疗心衰很有前途的新方法,但要广泛应用于临床尚有许多问题待解决。

6. 心脏移植:目前心脏移植技术日益成熟,是晚期扩张型心肌病患者有效治疗方法。

【预后】

本病预后不良,一般认为症状出现后 5 年生存率为 40%,10 年生存率约为 22%。心脏移植是晚期病例唯一可选择的方法。

(刘清军)

心内膜弹力纤维增生症

心内膜弹力纤维增生症(endocardial fibroelastosis,EFE)又名心内膜硬化症。其主要病理改变为心内膜下弹力纤维及胶原纤维增生,病变以左心室为主。病因尚未明确。多数在 1 岁以内发病。

【诊断】

(一)临床表现

1. 症状:主要表现为早期(常在 1 岁内,尤其是 6 个月内)

充血性心力衰竭,可有呼吸急促、苍白消瘦、持续干咳,烦躁不安、多汗、喂养困难。极少数起病很急,出现心源性休克或猝死。

2. 体征:可见心前区饱满,心脏向左扩大。心音正常,或有P_2亢进,有时可听到第三心音甚至奔马律,肝脏增大。多数病儿心脏无杂音,少数可有轻度二尖瓣关闭不全的收缩期杂音。并发肺炎则可闻及湿啰音及哮鸣音。

(二) 特殊检查

1. X 线检查:左心室增大明显,左心缘搏动多减弱,肺纹理增多。

2. 心电图:左心室增大,表现为V_5、V_6导联 R 波高耸,或伴有S_{V_1}加深,ST 和 T 波呈缺血性改变。

3. 超声心动图:二维超声和 M 型超声均可证实左心室呈球形增大,左心室收缩幅度及顺应性低下,左心室收缩功能明显降低。内膜弹力纤维增厚可致多条增强回声。

(三) 鉴别诊断

小婴儿应与心型糖原累积病,左冠状动脉起源异常,病毒性心肌炎等鉴别。

【治疗】

1. 洋地黄制剂:地高辛 8~10μg/(kg·d),分 1~2 次口服,可用 6 天停 1 天,长期服用,直到症状消失、X 线、心电图恢复正常后 1~2 年方可停药。

2. 肾上腺皮质激素:一般采用泼尼松 1.5mg/(kg·d),应用 8~12 周然后逐步减量,维持量用至心电图、X 线检查接近正常为止。

3. 血管扩张剂:卡托普利每次 0.5mg/kg,必要时可逐渐加大剂量至每次 1mg/kg,每日 2 次。

4. 改善心肌代谢药物:如二磷酸果糖、辅酶Q_{10}口服等。

5. 积极防治呼吸道感染。

(刘清军)

肥厚型心肌病

肥厚型心肌病(hypertrophic cardiomyopathy,HCM)是以心室肌异常肥厚,心室腔变小为特征,以左心室受累为主,导致左心室血液充盈受阻,舒张期顺应性下降。常有明显家族史,目前认为是常染色体显性遗传疾病,基因位点在常染色体14q11。根据左心室流出道有无梗阻,又可分为梗阻性肥厚型和非梗阻性肥厚型心肌病。学龄儿多见,约1/3有阳性家族史。

【诊断】

(一) 临床表现

1. 症状:多数患儿有心悸、劳力时呼吸困难、心前区疼痛。伴流出道梗阻者可有起立时或运动时眩晕或昏厥,甚至猝死。

2. 体征:心脏轻度扩大,可闻及第四心音及心尖部收缩期杂音。伴流出道梗阻者胸骨左缘第3~4肋间听到粗糙收缩期杂音,可触及震颤。

(二) 特殊检查

1. 心电图:左心室肥大及劳损,在Ⅱ、Ⅲ、aVF、aVL或V_4、V_5导联可出现异常Q波,婴幼儿常有右心室肥大。

2. 超声心动图:对本病诊断有重要意义。二维超声示室间隔非对称性肥厚,舒张期室间隔厚度与左心室后壁之比≥1.5。多普勒频谱分析可对是否有流出道梗阻做出判断。

【治疗】

1. 根据病情,适当活动,不能参加剧烈活动。重症需卧床休息。

2. 慎用洋地黄、异丙肾上腺素等正性肌力药物。

3. 应用β肾上腺素受体阻滞剂和钙拮抗剂,以减弱心肌收缩,增加心室舒张功能。常用普萘洛尔(心得安)1~2mg/(kg·d),分3次服用,以后剂量可逐渐增加,至症状改善而心率及血压不低为度。维拉帕米(异搏定)每次2mg/kg,每日3~4次,或地尔硫卓开始每次0.5mg/kg,每日3次,逐步增加至每次1mg/kg,每日3次。

4. 重症梗阻型病儿,可施行介入治疗(经皮室间隔消融术),也可行外科手术切开和切除肥厚的室间隔心肌,但与非手术病例相比,并不能降低死亡率。

【预后】

本病预后因人而异,可从无症状到心力衰竭、猝死等不同结果。10 年生存率约为 50%。本病进展缓慢,应长期追踪观察病情经过。

(刘清军)

限制型心肌病

限制型心肌病(restrictive cardiomyopathy,RCM)主要特征是心室的舒张充盈功能受阻。其病理特点是心内膜心肌纤维化。在我国甚少见,呈散发分布,小儿罕见。

【诊断】

(一) 临床表现

1. 症状:起病缓慢,逐渐出现心悸、呼吸困难、水肿、肝脏增大,颈静脉怒张,腹水等心力衰竭症状。可有栓塞并发症。

2. 体征:心脏扩大,心音低钝,可闻第 4 心音,P_2亢进。

(二) 特殊检查

1. 心电图:ST-T 改变、心房肥大、心室肥大及束支传导阻滞等心律失常。

2. X 线检查:心脏轻至中度扩大。如见心包无钙化而内膜有钙化有助于诊断。

3. 超声心动图:心室腔正常或缩小,心房明显增大,心内膜增厚,室壁运动减弱,收缩功能正常或轻度降低。舒张功能明显受损:二尖瓣血流频谱显示,e 峰降低,a 峰增高,e 峰与 a 峰比例异常,左心室等容舒张时间延长。左心室等容舒张时间延长。肺静脉回流速度收缩期小于舒张期,彩色多普勒显像示二尖瓣环运动速度降低。

4. 心血管造影:左心室造影可见心室腔缩小,心尖部钝角化,左心室舒张末压增高。

5. 心内膜心肌活检:心内膜增厚和心内膜下心肌纤维化。

【治疗及预后】

本病预后差,只能对症治疗。可用血管扩张剂及利尿剂,禁用地高辛,为预防栓塞并发症,可用抗凝药物。晚近用手术剥离增厚的心内膜取得一定效果。为心脏移植适应证。

(胡秀芬)

病毒性心肌炎

病毒性心肌炎(virus myocarditis)是病毒侵犯心脏,以心肌炎性病变为主要表现的疾病,有的可伴有心包或心内膜炎症改变。本病临床表现轻重不一,预后大多良好,但少数可发生心力衰竭,心源性休克,甚至猝死。

【诊断】

(一) 临床表现

1. 病史:发病时或发病前可有呼吸道感染病史:病毒性上感、患流行性感冒、流行性腮腺炎、肝炎、水痘等。

2. 症状

(1) 多有轻重不等的全身症状,如发热乏力、全身不适、咳嗽、咽痛、肌痛、腹泻、皮疹等表现。

(2) 可有心悸、胸闷、心前区不适、气急、头晕、晕厥及抽搐史。

(3) 新生儿和婴儿可突然起病,伴厌食、呕吐、昏睡、发绀等。

3. 体征

(1) 心脏大小正常或增大。

(2) 心音低钝,可出现奔马律。

(3) 心率增快,偶有心动过缓,常有心律不齐。

(4) 心尖部可有轻度柔和收缩期杂音,有心包炎时可有心包摩擦音。

（5）重症病例，可出现低血压、充血性心力衰竭或心源性休克体征。

（二）特殊检查

1. 心电图：ST-T 改变，QRS 低电压，Q-T 间期延长，异常 Q 波，房室肥大，各种心律失常：窦房、房室或室内传导阻滞，过早搏动或其他异位心律等，特别是过早搏动。

2. 酶学检查：血清 ALT、AST、CPK-MB 和 LDH 活性增高，$LDH_1>LDH_2$，$LDH_1>40\%$，心肌肌钙蛋白（cTnI 或 cTnT）阳性。

3. X 线检查：心影大小正常或增大，可有少量胸腔积液。

4. 超声波检查：可有房室增大，左心室收缩功能和舒张功能减低，或有心包积液。

5. 病原学检查：以咽拭子、尿、粪、血液、心包液进行病毒分离，或在恢复期作血清补体结合试验、中和试验等，可有特异性病毒抗体明显升高。

（三）诊断标准（1999 年全国修订）

1. 临床诊断依据

（1）心功能不全、心源性休克或心脑综合征。

（2）心脏扩大（X 线、超声心动图检查具有表现之一）。

（3）心电图改变：以 R 波为主的 2 个或 2 个以上主要导联（Ⅰ、Ⅱ、aVF、V_5）的 ST-T 改变持续 4 天以上伴动态变化，窦房、房室传导阻滞，完全性右或左束支传导阻滞，成联律、多形、多源、成对或并行早搏，非房室结及房室折返引起的异位性心动过速，低电压（新生儿除外）及异常 Q 波。

（4）CK-MB 升高或心肌肌钙蛋白（cTnI 或 cTnT）阳性。

2. 病原学诊断依据

（1）确诊指标：自心内膜、心肌、心包（活检、病理）或心包穿刺液中：①分离到病毒；②用病毒核酸探针查到病毒核酸；③特异性病毒抗体阳性。

（2）参考依据：①自粪便、咽拭子或血液中分离到病毒，且恢复期血清同型抗体滴度较第 1 份血清升高或降低 4 倍以上；②病程早期血中特异性 IgM 抗体阳性；③用病毒核酸探针自患儿血中查到病毒核酸。

（3）判断标准

1）如具备临床诊断依据 2 项，可作心肌炎临床诊断。发病同时或发病前 1~3 周有病毒感染的证据，则支持病毒性心肌炎诊断。

2）同时具备病原学确诊依据之一者，可确诊为病毒性心肌炎；

3）具备病原学参考依据之一者，可临床诊断为病毒性心肌炎；

4）凡不具备确诊依据，应给予必要的治疗或随诊，根据病情变化，确诊或除外病毒性心肌炎；

5）应除外风湿性心肌炎、中毒性心肌炎、先天性心脏病、结缔组织病以及代谢性疾病或的心肌损害、甲状腺功能亢进症、原发性心肌病、心内膜弹力纤维增生症、先天性房室传导阻滞、心脏自主神经功能异常、β-受体功能亢进及药物等引起的心电图改变。

【治疗】

1. 急性期应卧床休息，一般 3~4 周，有心脏扩大和心力衰竭时，休息 3~6 个月，随后逐渐恢复至正常活动。

2. 防治诱因，控制继发细菌感染。

3. 改善心肌代谢、增进心肌营养：①维生素 C 每次 100~200mg/kg，稀释成 10%~12.5%溶液，静脉注射，每日 1 次，疗程 1/2~1 个月；②辅酶 Q_{10} 剂量 10~30mg/d，分次服用，疗程 1~3 个月；③1,6-二磷酸果糖每次剂量 100~250mg/kg，每日一次静脉缓慢注射，每 10~15 日为一疗程；④其他，多种维生素等。

4. 肾上腺皮质激素：重症和暴发性心肌炎可用地塞米松静脉滴注、甲泼尼龙冲击（每次 10~30mg/kg）或泼尼松口服 1~1.5mg/(kg·d)，分次口服，用 3~4 周，症状缓解后逐渐减量停药。

5. 丙种球蛋白：重症和暴发性心肌炎可用 IVIG 总量 2g/kg，2~3 天内使用。

6. 对症治疗

（1）控制心力衰竭：应用强心剂（洋地黄制剂、多巴胺或多巴酚丁胺)、利尿剂和血管扩张剂。对洋地黄制剂较敏感,剂量宜小,一般总量减少 1/3～1/2,首次剂量不超过总量 1/3。

(2) 纠正心律失常:根据心律失常种类选用不同的抗心律失常药物。

(3) 抢救心源性休克:用地塞米松每次 0.5～1.0mg/kg 静脉推注或滴注;大剂量维生素 C 每次 2～5g,静脉推注,每 2～6 小时一次,病情好转后改为每日 1～2 次;多巴胺或(和)多巴酚丁胺静脉滴注,5～15μg/(kg·min),根据血压调节滴注速度,可并用硝普钠静脉滴注,0.5～5μg/(kg·min)。

7. 心脏临时起搏器:对于起病急、病情进展快的暴发性心肌炎,出现Ⅲ度房室传导阻滞者,需安装临时起博器。

(温　宇)

感染性心内膜炎

感染性心内膜炎(infective endocarditis,IE)指心脏的瓣膜、心内膜或血管内膜的炎症,多发生在有先天或后天心脏病的患儿,但亦可发生在心脏正常者。

【诊断】

(一) 临床表现

1. 病史:大多数有器质性心脏病病史,部分发病前有龋齿或拔牙、扁桃体炎、静脉插管或心内手术等。

2. 全身感染中毒症状:持续发热、寒战、疲乏、出汗、头痛、肌痛及关节疼痛等。小儿常有明显食欲减退。如为金黄色葡萄球菌感染,起病多急剧,病势凶险。

3. 心脏症状:原有心脏杂音改变或出现新的杂音,可有心脏扩大,心力衰竭的表现。

4. 广泛的栓塞表现:如皮肤淤点,眼底出血点,及肺、肾、脑、脾等实质脏器梗死。病程长者可见杵状指(趾)。

(二) 实验室检查

1. 血液学检查:进行性贫血和白细胞增高且以中性粒细

胞为主,亦可有血小板减少,血沉增快,血清 α_2 球蛋白增高,C 反应蛋白阳性,血清补体 C_3 降低,部分病例类风湿因子阳性。常有血尿、蛋白尿及管型尿。

2. 血培养:血培养对诊断治疗至关重要。80%~85% 可阳性。早期 1~2 日内多次血培养的阳性率较分散在数日内做培养为高。在血培养标本留置完成前勿用抗生素。如患儿最近已用过抗生素,则需停药至少 48~72 小时,万不得已时应避开血药浓度高峰时期采血。

3. 超声心动图:应用二维超声可准确探测赘生物的部位、数量、形态、大小,心瓣膜损伤情况,心脏大小和心功能状况,有助于判断药物疗效和预后。

【治疗】

1. 支持疗法:卧床休息。保持水电解质平衡及足够的热量供应。必要时给予输血、血浆或静脉注射免疫球蛋白等。

2. 抗生素治疗:根据血培养选用敏感、有效的抗生素,血培养阴性时选用广谱抗生素。坚持足量及较长期疗程。疗程 4~6 周,需体温正常、急相蛋白试验正常,血培养连续二次培养阴性后方可逐渐停用。

3. 手术疗法:先天性心脏病缺损修补以及切除赘生物、脓肿或更换病变的瓣膜等,手术适应证:①瓣膜破坏所致的进行性或不能控制的心力衰竭;②经最佳抗生素治疗无效;③脱落的赘生物阻塞瓣口或栓塞动脉必须取出时;④反复发生栓塞;⑤真菌感染;⑥新发生的心脏传导阻滞。

【预后】

预后取决于下列因素:①治疗越早,治愈率越高;②致病菌的毒性及破坏性;③免疫功能低下或经治疗后免疫复合物滴度不下降者预后差;④抗生素治疗未能控制病情者预后差。

(温 宇)

急性心包炎

急性心包炎(acute pericarditis)是指各种原因引起的心包脏层和壁层急性炎症。可单独存在或是全身性疾病的一个组成部分,亦可由邻近组织蔓延而来。病因可分为感染性和非感染性两类。临床上以金黄色葡萄球菌等细菌引起的化脓性心包炎,结核杆菌引起的结核性心包炎以及风湿热和其他结缔组织病引起的渗出性心包炎为常见。病理分型又可分为纤维蛋白性及渗出性两种。炎性渗出物可导致心脏压塞,亦可发展为缩窄性心包炎。

【诊断】

(一) 临床表现

1. 症状

(1) 心前区疼痛:是急性纤维蛋白性心包炎的首要症状。疼痛部位通常局限于心前区、胸骨或剑突下,并可向左肩、背部或上腹部放射。在深吸气、咳嗽及左侧卧位时加剧;婴儿无法诉说疼痛,可表现为烦躁不安。同时可伴有发热、气急及干咳等。

(2) 心包积液的临床表现:主要是心脏及邻近脏器受积液挤压的结果。常有乏力、恶心、咳嗽、呼吸困难及上腹胀痛。

2. 体征

(1) 心包摩擦音:在心前区均可听到,尤以胸骨左缘下部及剑突附近明显,酷似手指捻发音,在收缩期和舒张期均可闻及。听诊器紧压胸壁听诊时可增强。摩擦音可持续数小时至数日,少数可延长数周或更久。当渗液较多而将两层心包完全分隔时,摩擦音即可消失。摩擦音多见于结核性、病毒性及风湿性心包炎。

(2) 心脏心塞征:心界向两侧扩大,相对浊音界消失,心音遥远且减弱。大量积液压迫肺及支气管时,可在左肩胛下出现浊音及支气管呼吸音。同时有动脉收缩压降低,脉压差减少,并出现奇脉。可有肝脏明显肿大伴触痛、颈静脉怒张,腹水及肝-颈反流征阳性。迅速大量的心包积液时,可发生心包填塞现象,此时由于心搏出量不足,表现为代偿性心动过速和血压下降,严重者出现休克状态。

（二）特殊检查

1. X 线检查:心影呈梨形或烧瓶状,心缘各弓消失。卧位时心底部增宽,透视下心搏减弱或消失。

2. 心电图:发病初期多数导联示 ST 抬高;约持续数小时至数日,ST 段回到等电线,继之出现 T 波低平、双向或倒置。可持续数周或更久。大量心包积液时常现低电压和 T 波变化。

3. 超声心动图:为确定心包积液最安全、可靠的方法。小量积液即可在左心室后壁心包脏、壁层间出现液性暗区,积液增多则右心室前壁前方亦出现液性暗区。二维超声对估测积液量和心包穿刺定位极有帮助。

【治疗】

1. 化脓性心包炎:治疗要点为有效的抗生素治疗和心包引流。应选择对病原菌敏感的抗生素,以静脉给药为宜。临床以金黄色葡萄球菌感染最常见。疗程视病情而异,一般 4～6 周。配合每 1～2 日心包穿刺排脓。目前多主张尽早施行开放或闭合引流手术,以减少心包缩窄发生。

2. 非特异性心包炎:以一般治疗及对症处理为主。肾上腺皮质激素对渗出液的吸收有较好效果。积液多者可选用泼尼松 1～2mg/(kg · d),分 3 次口服,2～3 周后,每周减 5～10mg/d,疗程 6～8 周。

3. 结核性心包炎:主要为抗结核治疗及解除心脏压塞。渗出液多时可加用泼尼松 1～2mg/(kg · d),疗程 6～8 周,可加速积液吸收及减少粘连。本症易出现心脏压塞,应及时做心包穿刺引流,如心脏压塞反复出现则考虑心包切除术。

4. 风湿性心包炎:主要行抗风湿治疗,不需进行心包穿刺。

5. 用非手术方法不能解除心脏压塞,应及时做心包切开术或部分心包切除术。如已有心包增厚或已形成缩窄,则应急时做心包切除术。

（温　宇）

小儿心律失常

小儿心律失常(arrhythmias in children)是儿科常见的心脏病,由于激动起源异常(太快或太慢)、激动传导异常(阻滞或折返)、或二者联合引起。

心律失常的电生理基础

1. 过早搏动和心动过速

(1) 自律性异常:临床特点:①电复律或心脏起搏不能中止发作;②心动过速频率变异范围大;③超速抑制可一过性抑制发作;④有温醒现象。

(2) 折返:折返形成需要3个条件:折返途径、单向传导阻滞和传导延缓区域。临床特点:①适时早搏可诱发心动过速;②心动过速频率变异较小;③可突发突止;④电复律有效,超速抑制可中止发作。

(3) 触发活动:由于早期(3相)后除极和晚期(4相)后除极引起。临床特点:发作频率直接依赖于发作前心律,部分与自律性异常和折返的特点相似,如有温醒现象,电复律和超速抑制有效。

2. 心动过缓和阻滞:窦房结自律功能受损,次级起搏点即取而代之。随着起搏点部位越低,心率越慢。次级起搏点不像窦房结有丰富的自主神经分布,所以对应激的变时性反应调节较差。

阻滞是由于传导组织病理性不应期延长所引起的传导延缓或阻断,与干扰有别,后者是由于生理不应期所引起的传导障碍,具有保护机制。

阻滞的概念包括传出阻滞、传入阻滞和传导阻滞。慢反应细胞(包括窦房结和房室结)具有递减传导的特性,表现为传导的文氏现象;快反应细胞(包括希浦系、旁路和心肌)则较少看到同样现象,常倾向于传导的"全或无"现象。

窦性心律失常

（一）窦性心动过速

窦性心动过速（sinus tachycardia）指窦房结发出的激动的频率超过儿童各年龄组的正常高限。常见于精神紧张、哭闹、吃奶、进食、运动、疼痛、发热、低血容量，贫血、心衰、心肌炎、甲亢以及应用肾上腺素、阿托品等药物后；其发生机制主要与交感神经兴奋性增高或迷走神经张力降低有关。

【诊断】

1. 年长儿常诉心悸，其他症状取决于发生的病因。

2. 心动过速的起始与终止逐渐变化。

3. 心电图特点

（1）P 波为窦性 P 波 P Ⅰ、Ⅱ、aVF、$V_{5\sim6}$直立，PaVR 倒置。

（2）心率快：<1 岁婴儿心率>140 次/分；1～6 岁>120 次/分；>6 岁>100 次/分。

（3）PR 间期≥0.10s。

（4）PP 间期或 R—R 间期非绝对匀齐，每个窦性 P 波后均有 QRS 波群。

（5）按压颈动脉窦时心率逐渐减慢，停止按压后逐渐加快。

（6）窦性心动过速时可伴有 J 点下移（即 ST 段呈上斜型轻度压低）和 T 波振幅偏低。各年龄小儿正常心率见表 7-2。

表 7-2　各年龄小儿正常心率

年龄（岁）	心率（次/分）	年龄（岁）	心率（次/分）
新生儿	70～190	4～6	80～115
<1	80～160	7～12	70～110
1～3	80～120		

【治疗】

1. 如心动过速伴有心脏排血量降低时应除外休克和快速

性室性或室上性心律失常。

2. 治疗主要针对病因如退热、补液、输血等。

3. 必要时可服用普萘洛尔(心得安)每次 0.5~1mg/(kg),2~3 次/日。

(二) 窦性心动过缓

窦性心动过缓(sinus bradycardia)指窦房结发出的激动的频率低于正常低限。新生儿<80 次/分,年长儿<60 次/分时具有意义。可见于正常人、运动员,多见于下列病儿如缺氧、低温、中枢神经系统损害、颅内压增高、酸中毒、梗阻型黄疸、脑垂体或甲状腺功能低下,以及应用洋地黄、β 受体阻滞剂等药物后。

【诊断】

1. 一般无特殊自觉症状,显著窦性心动过缓可有胸闷、气短,头昏、乏力,甚至晕厥。

2. 其他症状取决于发生的病因。

3. 心电图特点

(1) 窦性 P 波的频率低于正常低限。心率减慢:<1 岁婴儿心率<100 次/分;1~6 岁<80 次/分;>6 岁<60 次/分。

(2) PR 间期≥0.10s。

(3) 常伴有窦性心律不齐,亦可出现逸搏或逸搏性心律。

【治疗】

1. 一般不需特殊治疗。

2. 主要针对病因如纠正缺氧、酸中毒,降低颅内压等措施。

3. 必要时可用阿托品每次 0.01~0.03mg/(kg)口服或异丙肾上腺素 0.05μg/(kg · min)静脉滴注治疗。

4. 如为窦房结本身病变,应考虑置入永久性起搏器,其指征同完全性房室传导阻滞。

过 早 搏 动

【诊断】

(一) 临床表现

1. 多发生于健康小儿,一般无症状,小儿心脏多正常。年长儿偶诉心悸、胸闷、心前区不适,甚至有恐怖感。

2. 如发生于器质性心脏病、药物中毒,电解质紊乱,心脏外科手术后以及各种严重感染等情况,除原发疾病的症状外,患儿可有心悸,胸闷,腹痛等症状,心脏可扩大或有杂音。

3. 部份有早搏的小儿,当发生咽部及呼吸道感染时,早搏可增加,已消失者可再出现。

(二) 体征

心脏听诊可听到节律不规整:突然出现一次提前到来的搏动,随后有一个间歇。

(三) 心电图特点

1. 房性早搏(atrial premature beats)

(1) 提前出现的异位 P′波,常重叠于前一搏动的 T 波上,P′波来自右房上部:P′向量同窦性,但形态不一;右房下部:P′Ⅱ、Ⅲ、aVF 倒置,P′$V_{5\sim6}$ 直立;左房:P′Ⅱ、Ⅲ、aVF、$V_{5\sim6}$,均倒置,P'_{V_1} 可呈圆顶尖顶型。

(2) P′R 间期≥0. 10s。

(3) P′波后 QRS 波形态正常,亦可呈差异性传导而 QRS 波群宽大畸形,或后面无 QRS 波群,后者称未下传房早。

(4) 代偿间歇多为不完全。

2. 结性(交界性)早搏(junctional premature beats)

结区及房结区一般无起搏细胞,多来自结束区。

(1) QRS 波群形态基本与窦性搏动相似,可伴非时相性差异传导而与窦性搏动略有差异。

(2) QRS 波群前后大多数(65%~70%)无 P 波;可有无关窦 P;或 QRS 波群后有逆行 P(25%),RP 间期≤同一心率的 PR 间期;少数 QRS 波群前有逆 P(5%),PR′间期<0. 10s。

(3) 代偿间歇多呈完全性。

3. 室性早搏(ventricular premature beats):

(1) 提前出现的宽大畸形 QRS 波群,时限≥0. 10s(分支型室早较窄,可<0. 10s),T 波与主波方向相反。

(2) QRS 波群后、前可有无关窦 P;偶可逆传至心房,称心房夺获,RP 间期>同一心率的 PR 间期。

(3) 代偿间歇完全。

(4) 室性早搏分型:

1) 偶发室早和频发室早:室性早搏偶而出现者称偶发室早,反复多次出现≥6 次/分者称频发室早。

2) 二联律和三联律:室性早搏每隔一个窦性搏动之后出现者称二联律,每隔两个窦性搏动后出现者称三联律;

3) 单源性室早和多源性室早:如联律间期一致,室性早搏形态一致者称单源性室早;联律间期不一致,形态不一致者称多源性室早,后者常提示器质性心脏病,预后较严重。

4) 多形性室早和并行性室早:如联律间期一致,仅室性早搏形态不一致者称多形性室早,常见于洋地黄过量;如室性早的联律间期不一致,而形态一致者称并行性室早,后者常可见不同程度的室性融合搏动,异搏周期常有倍数关系,亦称室性并行心律。

5) 成对性室早和 R/T 室早:室性早搏连续出现二次者称成对性室早;联律间期短,室性早搏发生早,位于窦性搏动 T 波上面者称 R/T 室早。

【治疗】

1. 首次发现早搏,应详细了解病史,全面体格检查,进行心电图、胸部 X 线摄片、超声心动图及 24 小时动态心电监测;除外心脏潜在的器质性病变,针对病因进行积极治疗。

2. 室上性早搏治疗:应首先考虑去除引起早搏的原发病和诱因,无症状性室上性早搏,包括短阵室上速,不需要治疗,应定期随访,密切观察病情。室上性早搏出现不能耐受的症状,或者引起阵发性室上性心动过速时,应考虑药物治疗。药物选择口服普罗帕酮或 β 受体阻滞剂。

3. 室性早搏的治疗:无症状良性室性早搏无需药物治疗。无器质性心脏病的频发或室早导致血流动力学改变,伴有难以忍受的自觉症状的室早需药物治疗。药物选择可考虑选用胺碘酮,心脏不大及心功能正常者也可用普罗帕酮、β 受体阻滞剂或美西律。

4. 初次发现后应卧床休息,静脉注射抗生素控制感染病灶 1~2 周;2 周后如早搏次数仍多,有自觉症状,可试用抗心律失常药物,有效后维持用 6 个月左右。

逸搏和逸搏心律

当窦房结激动产生太慢或不能产生激动,和窦房结激动不能下传时,自律性较低的次级起搏点发生激动控制心室,称逸搏(escape beat),逸搏连续发生 3 次和 3 次以上称逸搏性心律,是一种被动性保护机制。

逸搏在长间歇后延缓出现,根据异位起搏点部位分为房性逸搏,结性(交界性)逸搏,室性逸搏,以结性逸搏最常见。逸搏心律 ECG 特点:

(1) 房性逸搏心律:房率 50~70 次/分,P′R 间期>0.12s。

(2) 冠状窦心律:异位起搏点位于右房下部,P、Ⅱ、Ⅲ、aVF(-)、P′aVR(+)、P′Ⅰ、aVL、V5~6(+)。

(3) 左房心律:异位起搏点位于左房,P′、Ⅱ、Ⅲ、aⅤF(-)、P′Ⅰ、$V_{5\sim6}$(-),P′V_1 可呈圆顶尖顶形。

(4) 结性心律(交界性心律):异位起搏点位于交界区,室率 50~70 次/分,QRS 窄,可有无关窦性 P 波,或 QRS 波群前,后有逆行 P 波,P′R 间期<0.10s,RP′间期<该年龄相同心率时的 PR 间期。

(5) 心室自主心律:异位起搏点位于心室,室率 20~40 次/分,QRS 波群宽大畸形,房室分离。

非阵发性心动过速

非阵发性心动过速(non-paroxysmal tachycardia):为加速的逸搏心律,频率较慢 70~140 次/分,非骤发骤止,因此临床症状可不明显,常见原因有急性风湿热、心肌炎、心肌病、洋地黄过量、心肌梗死等;偶可见于心脏正常患儿。治疗主要为对症治疗,积极寻找和治疗病因,不需用抗心律失常药物。预后一般良好,少数可持续数日、数月、数年,呈慢性经过。根据异位起搏点部位可分为：

(1) 非阵发性房性心动过速：较少见。

(2) 非阵发性结性(交界性)心动过速：亦称结自律过速，较常见，常合并其他心律失常如心房颤动等。

(3) 非阵发性室性心动过速：亦称加速的心室自主心律(accelerated ventricular rhythm)常伴窦室竞争。

阵发性室上性心动过速

房性或房室结性期前收缩连续出现3次以上，称为阵发性房性或结性心动过速。阵发性室上性心动过速(paroxysmal supraventricular tachycardia, PSVT)简称室上速(SVT)是小儿最常见的心动过速；可分异位性和折返性两类。

【诊断】

(一) 临床表现

1. 突然烦躁不安、面色苍白、呼吸急促、皮肤冷汗、干咳、呕吐，年长儿可诉心悸、心前区不适和头晕。

2. 发作时心率突然增快，在160~300次/分，发作停止时心、率突然减慢，恢复正常，一次发作持续数秒钟至数日，容易反复发作。

3. 发作持续超过24小时者，可发生心力衰竭。

4. 多数患儿无器质性心脏病，也可发生于先天性心脏病，心肌炎，心肌病，心脏手术后等情况，感染为常见诱因。

(二) 体征

心律绝对规则，心音强度一致。

(三) 各型室上速特点

1. 异位性

(1) 异位性房性心动过速(ectopic atrial tachycardia, EAT)

1) 心电图特点：①心室率150~250次/分；②QRS窄，其前有P波，PR间期≤1/2RR间期；③有温醒现象；④可有房室传导阻滞。

2) 药物治疗：目的是减慢心室率。急性期治疗首选β受体阻滞剂，地高辛+心得安减慢室率；另可选用Ⅰa、Ⅰc（氟卡尼、普罗帕酮）及Ⅲ类抗心律失常药（胺碘酮及索他洛尔）。三磷酸腺苷无效。长期治疗选用Ⅰc类（氟卡尼、普罗帕酮）及Ⅲ类抗心律失常药（胺碘酮及索他洛尔）。

（2）异位性交界性心动过速（junctional ectopic tachycardia，JET）

1）心电图特点：①心室率150~250bpm；②QRS窄，常有房室分离，偶见心房夺获。

临床上少见。可见于新生儿及婴幼儿先心病术后。

2）药物治疗：同EAT

2. 折返性

（1）房室结折返性心动过速（atrioventricular node reentry tachycardia，AVNRT）

折返基础为房室结双径路，一部分结周心房肌亦参与折返。激动常经慢径路前向下传，然后由快径路逆传。临床上多见于5岁以上小儿。

1）心电图特点：①心室率150~250bpm；②QRS窄，一般看不到P，P常重叠于QRS波终末部分，R-P间期<70ms。

2）药物治疗：折返环的薄弱环节是AVN。

Ⅰa类主要延长旁路、AVN和心房的不应期，Ⅰc类和Ⅲ类广泛作用于AVN、旁路和心房，与Ⅰa类均可用于各类室上速。

如无器质性心脏病，心功能正常时，首选异搏定0.1~0.2mg/（kg·次），一次量≤3mg，但<1岁婴儿，心衰，用过β受体阻滞剂禁用。

普罗帕酮每次1~2mg/kg+5%葡萄糖10ml静脉缓慢注射（>10min）亦可作为首选，如无效10~20分钟后可重复用药，总量<6mg/kg（最多重复3次）；有心力衰竭、传导阻滞的患儿禁用。

三磷酸腺苷（ATP）0.05~0.25mg/（kg·次）（成人<12mg）+生理盐水1ml 2秒内快速静推（有心搏骤停的危险）。1~2分钟可重复1次。

伴有心功能不全者首选毛花苷丙。

(2) 房室折返性心动过速(atrioventricular reciprocating tachycardia,AVRT):折返环包括心房肌、旁路、房室结及心室肌,旁路主要为肯氏束。临床上多见于婴幼儿(图 7-2)。

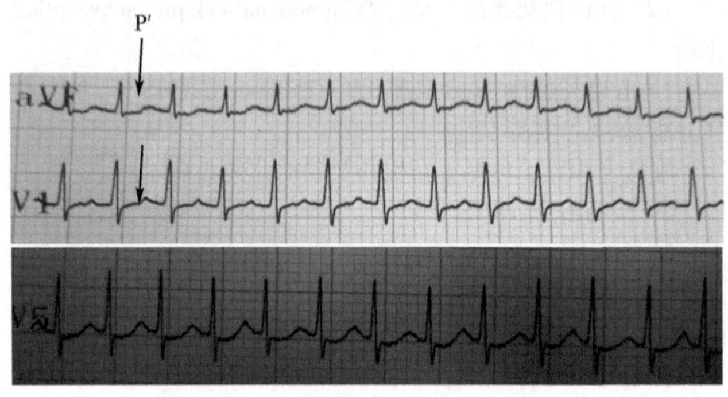

图 7-2 AVRT:QRS 后可见 P′波(8 月)

1) 心电图特点:①室率 200~300 次/分;②QRS 窄,恢复窦性心律后如有 WPW,称顺传型,如无 WPW 为隐匿型;③多看到 P′波,位于 QRS 波群后,RP 间期≥70ms;④如为逆传型(前向下行支为旁路,逆转支为房室结),则 QRS 宽大畸形,较少见。

2) 药物治疗

A. 顺向性 AVRT:同 AVNRT,但 WPW 合并室上速或房颤、房扑时,禁止应使用洋地黄,如有严重心力衰竭,需用洋地黄时,宜同时加用奎尼丁或胺碘酮等延长旁路前向不应期的药物。

B. 逆向性 AVRT:首选普罗帕酮,其次胺碘酮,禁用毛花苷丙、维拉帕米。

(3) 持续性交界性反复性心动过速(permanent junctional reciprocating tachycardia,PJRT)

由后隔部旁路引起的折返性心动过速。少见。

心电图特点:①心室率 150~250bpm;②QRS 窄,其前有 P

波,PR 间期<0. 10s;③常持续发作。

【治疗】

1. 终止发作

(1) 刺激迷走神经手法:在 PSVT 发作开始时立即进行,部分有效,有血流动力学紊乱时禁用。

1) 屏气法(Valsalva 法):深吸气后屏气,并用力收缩腹肌。

2) 按压颈动脉窦法:病儿仰卧,侧颈,用拇指在甲状软骨水平,下颌角处扪得颈动脉搏动后,向颈椎方向按压,先右后左,每次 5~10s,切忌双侧同时按压,适用于较大儿童。

3) 潜水反射法:对新生儿和婴儿可用冰水毛巾敷面部,每次 10~15s;较大儿童可将面部浸入冰水盆中,每次 5s 左右,冬天可用冷水代替。

(2) 药物治疗

同上述。

(3) 食管心房起搏超速抑制。

(4) 电复律每次 0. 5~2J/kg。

2. 预防复发

(1) 药物治疗:口服维持量 6~12 个月。

(2) 射频消融法(radiofrequency ablation, RF)一般年龄大于 3 岁以上考虑进行,用于 WPW 旁路消融或房室结改良。

(3) 手术治疗。

阵发性室性心动过速

室性早搏连续发生 3 次或 3 次以上称为室性心动过速。阵发性室性心动过速(paroxysmal ventricular tachycardia)简称室速(VT),由于常伴血流动力学紊乱,以及常见于心肌有病变患儿,因此预后较严重。

【诊断】

(一) 临床表现

1. 婴幼儿多表现为充血性心力衰竭,突有烦躁不安,苍白,呼吸困难，年长儿多诉心悸，头昏，气短，咽喉部梗塞感，可有晕厥，心搏骤停。部分患儿症状较轻。

2. 心率增快>150 次/分，律齐，心音有强弱不等；可有低血压、休克；或伴有继发性代谢性酸中毒。

3. 大多数有器质性心脏病如先天性心脏病、心肌炎、心肌病、心脏手术后、右心室心肌发育不良、肿瘤等。也可由严重感染、缺氧、电解质紊乱、心导管检查等引起，部分病因不明，称特发性 VT，预后较好。

（二）体征

心率增快、节律规则，但心音低钝且强弱不等。

（三）心电图特点

1. 心室率 150~300 次/分，QRS 波群宽大畸形，QRS 时限≥0. 10s，RR 间期不匀齐。

2. 有房室分离、心室夺获、室性融合波。

3. T 波与 QRS 波主波方向相反，P 波与 QRS 波之间无固定关系。

4. 如 QRS 呈右束支传导阻滞时，电轴左偏，V_1呈 qR 或 R 型，呈兔耳征（R′<R，前峰>后峰），V_5导联 S>R。

5. 如 QRS 呈左束支传导阻滞时，RV_1时限≥40ms，V_1从 R 波起始点至 S 波最深点的距离≥70ms。

6. 电轴西北向。

（四）常见类型

1. 持续性室速：发作超过 30s 不能自行中止者，称持续性室速，发作时间<30s 为非持续性；如室性早搏连续 3~6 个，称短阵室速。

2. 多形性室速：QRS 形态多变，有两种或两种以上者为多形性室速；如形态一致为单形性室速。多形性室速复律后，QT 间期正常。

3. 尖端扭转型室速：QRS 波群电轴每 5~20 次心搏转变一次，似绕等电线扭转，室率>200 次/分。尖端扭转型室速复律后，QT 间期延长。

4. 双向性室速：肢导联 QRS 波群主波呈交替性向上及向下。

5. 分支型室速（图 7-3）：特点是心电图呈 RBBB+LAD，亦可呈 RBBB+RAD，QRS 时限常≤0.10s，但有时可达 0.12s；可看到房室分离或看不到 P 波，偶可见心房夺获 1∶1 逆传，程控制激心房或心室可诱发和中止心动过速。

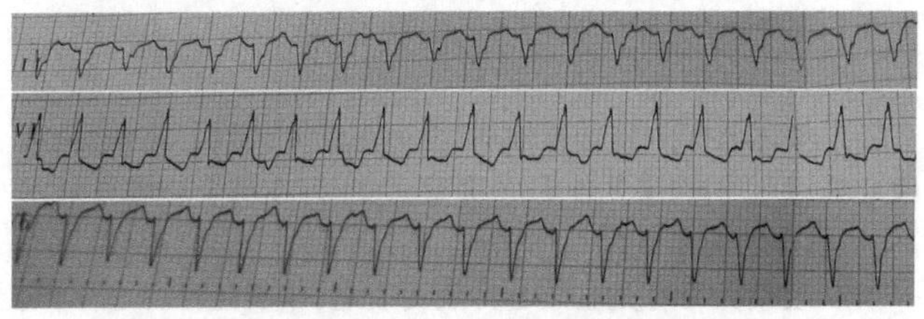

图 7-3　分支型 VT：T 波与 QRS 波主波方向相反

【治疗】

1. 迅速纠正、治疗电解质紊乱、酸中毒、药物中毒等引起 VT 的诱因。

2. 有血流动力学紊乱时（即伴有低血压、休克及心力衰竭、晕厥等）首选电复律（直流电同步电击转律：每次 0.5～2J/kg），继以利多卡因［10～50μg/（kg · min）］静脉滴注。

3. 无血流动力学紊乱时应用利多卡因每次 1mg/kg+0.9% 氯化钠 5ml 静脉缓慢注射（5min），10～30 分钟后可重复使用，转复后 10～50μg/（kg · min）维持，总量不可超过 5mg/kg。亦可用普鲁卡因酰胺、苯妥英钠、普萘洛尔、胺碘酮等静脉注射。

4. 控制发作后，应用Ⅰa、慢心律、Ⅰc、Ⅲ类等药物预防复发，有时需两种或多种药物联用。

5. 特殊类型室速，作针对治疗，如分支型 VT，首选维拉帕米静脉注射，普罗帕酮也有效；双向性 VT 多为洋地黄中毒，首选苯妥英钠 1～2mg/（kg · 次）+0.9% 氯化钠 10ml 静脉缓静脉注射。尖端扭转型室速首选静脉注射硫酸镁，剂量 25～50mg/

kg，稀释为 1% 静脉滴注。心动过缓所致的尖端扭转型室速可选用异丙肾上腺素静脉滴注 0.02～0.5μg/(kg·min)。

心 房 扑 动

心房扑动(atrial flutter，AF)折返环在心房肌内，小至数毫米(小折返)，大至数厘米(大折返)。

【诊断】

(一) 临床表现

1. 婴儿常无心脏器质性病变；可见于先天性心脏病、风湿性心脏病、心肌病患儿伴有心房肌病变时；亦见于心脏外科术后；甲状腺功能亢进。

2. 婴幼儿可有充血性心力衰竭表现，年长儿可诉心悸，气短，心前区不适等。

3. 心率增快，一般规则，120～200 次/分，如为 1∶1 传导，心率可达 250～300 次/分，QRS 波形态正常。

(二) 心电图特点

P 波消失，代之以均匀的锯齿状房扑波(F 波)，无等电线。F 波前支较后支陡。房室传导比例多为 2∶1～4∶1，亦可为 1∶1，室率多 150～250 次/分。可分为：

(1) Ⅰ型：大折返环，多见于术后瘢痕或心房病变，F 波频率 150～300 次/分。

1) 常见型：F 波在Ⅱ、Ⅲ、aVF 为倒置，V_1 直立。

2) 少见型：F 波在Ⅱ、Ⅲ、aVF 为直立，V_1 倒置。

(2) Ⅱ型：小折返环，多见于婴儿，心脏多无器质性病变，F 波 300～500 次/分。

如出现 3∶1 或 3∶1 以上固定房室传导比例时应考虑合并二度房室传导阻滞；出现 4∶1 以上房室传导比例时，可能合并高度房室传导阻滞；如为房室分离，QRS 波群与 F 波无关，室率慢而规则，可能合并三度房室传导阻滞。

【治疗】

心房扑动药物转律成功机会较少，频率太快时应用超速起搏终止时易诱发室颤；首选电复律；如心房扑立即复发，可先用毛花甘丙静脉注射，继以普鲁卡因酰胺静脉注射。预防复发可用普罗帕酮、胺碘酮或地高辛+普萘洛尔。房扑仍为儿科较难控制、威胁生命的心律失常之一。

超声研究表明房扑患者心房血栓发生率高，因此对于心房扑动患者应给予抗凝治疗，可选用华法林，使国际标准化比率(INR)达2~3。

心房颤动

心房颤动(atrial fibrillation，AF)由心房内多数小而不停变化的折返环引起。

【诊断】

（一）临床表现

1. 可见于器质性心脏病、甲状腺功能亢进、预激综合征、病态窦房结综合征；婴儿亦可见于正常心脏。

2. 心悸、乏力，或有充血性心力衰竭。

3. 心律完全不规则，心音强弱不一，可有脉搏短绌。

4. 慢性可有栓塞表现。

（二）心电图特点

(1) P波消失代之以大小、频率不等的房颤波(f波)，频率350~700次/分。

(2) 心室律绝对不规则，心室率多为100~200次/分；伴有三度房室传导阻滞时心室率可变为规则。

(3) 合并房室传导阻滞时：

一度AVB心率慢而不规则。

二度AVB RRI可长达1.5s以上。

三度AVB心率慢而规则。

【治疗】

心房颤动无WPW时可用地高辛减慢心室率，合并应用普萘洛尔、普罗帕酮、胺碘酮等药物，也可用电复律。积极治疗原发病变。预防血栓栓塞。

预激综合征

预激综合征(pre-excitation syndrome)亦称 WPW 综合征,是指房室间的异常附加肌束或旁路引起的心电图异常。由于附加肌束传导速度明显快于房室结,由窦房结发出的激动一部分先通过旁路引起心室肌激动,一部分仍由房室结、束支、浦肯野纤维正常传导,这样形成预激综合征的心电图特征:PR 间期缩短、δ 波(预激波)、QRS 增宽,继发性 ST-T 异常。

常见旁路有 3 种:①房室付束:Kent 束,连接心房和心室的附加肌束,最多见,心电图表现为典型预激综合征。②房束付束和结束付束:James 束,连接心房和希氏束或房室结和希氏束的附加肌束。心电图表现为 PR 间期缩短。③结室副束和束室副束:Mahaim 纤维,连接房室结和心室,或连续希氏束和心室的附加肌束。RR 电图表现为 PR 间期正常但有 δ 波、QRS 增宽和继发性 ST-T 异常。预激综合征患儿大部分心脏正常,亦可见于先天性心脏病如三尖瓣下移畸形,纠正性大动脉错位,三尖瓣闭锁和心肌病等。

【诊断要点】

1. 一般无特殊症状,可有合并疾病的表现,伴房室折反性心动过速或心房颤动时有相应症状。

2. 预激综合征的分型:最早在 1945 年由 Rosembaum 分为 A 型和 B 型。

A 型预激综合征:V_1 主波向上,$V_{5\sim6}$主波向上,一般多位于左后间隔。

B 型预激综合征:V_1 主波向下,$V_{5\sim6}$主波向上,一般多位于右侧。

3. 预激综合征的体表心电图定位:目前应用广泛,常用的有根据 QRS 波群定位:见图 7-4。根据 δ 波向量、QRS 电轴以及胸导联 R>S 转移部位定位见表 7-3。

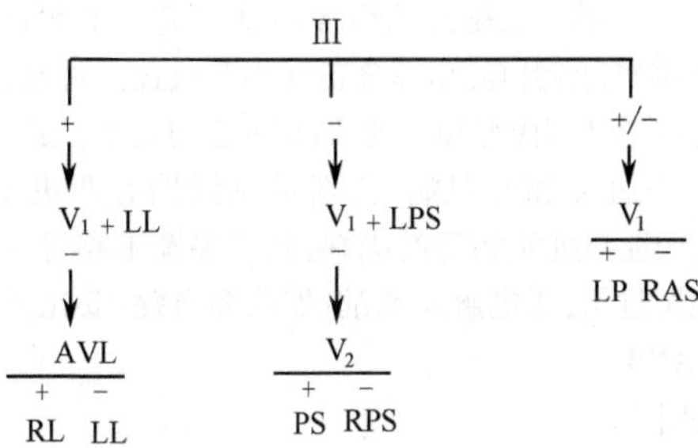

图 7-4　Skeberis 定位法(1992 年)

LL. 左侧;LPS. 左后隔;PS. 后间隔;RAS. 右前隔;RL 右侧;RPS. 右后隔;LP. 左后

表 7-3　Lindsay 标准(1987 年)

旁道部位	负向 δ 波所在导联	QRS 电轴	R>S 转移部位
左侧壁	Ⅰ和(或)AVL	+60°～+120°	V_1～V_4
左后壁	Ⅲ,aVF	0°～-90°	V_1
后间隔	Ⅲ,aVF	0°～-60°	V_1～V_4
右侧壁	aVR	-30°～-60°	V_3～V_5
前间隔	V_1V_2	0°～+60°	V_3～V_5

【治疗原则】

1. 预激综合征本身是心电图异常,如无症状,不需处理;

2. 预激综合征提供折返途径,可引起房室折返性心动过速或心房颤动;婴儿预激综合征引起的房室折返性心动过速经药物控制(同 AVRT,但 WPW 合并室上速或房颤、房扑时,禁止应使用洋地黄),随年龄增长,大部分可获缓解;年长儿反复发作或药物不能控制时,可行射频消融术,疗效确切。

房室传导阻滞

房室传导阻滞(atrioventricular node block,AVB)是小儿常见

的心律失常。一度~二度文氏型 AVB 不一定有心脏病，部分由房室结双(多)径路引起，小部分正常小儿或迷走神经张力增高时亦可见到；二度莫氏型和三度 AVB 则多有心脏疾患。常见病因：①各种心肌炎和心肌病，特别是风湿性心肌炎常见一度 AVB；②先天性心脏病如房间隔缺损、三尖瓣下移等；③药物作用：如洋地黄过量；④电解质紊乱：如低钾血症；⑤先天性 AVB，多为三度 AVB。

【诊断】

(一) 临床表现

1. 一般无症状：偶有乏力、心悸、头晕，三度 AVB 可有阿-斯综合征发作。

2. 二度 AVB 心律可不规则，三度 AVB 心率慢而规则。

3. 有原发病的表现。

(二) 心电图特点

可分一度，二度文氏型，二度莫氏型和三度 AVB，见表 7-4。

1. 一度 AVB：PR 间期延长。

2. 二度文氏 AVB：PR 间期逐渐延长，直至 QRS 波群脱漏，脱漏后 PR 间期缩短。

3. 二度莫氏 AVB：PR 间期正常或延长，QRS 波群脱漏。

4. 三度 AVB：房室分离，窦 P 频率高于 QRS 波群的频率。

(三) 先天性完全性房室传导阻滞

病因为先天性房室结缺如或房室结纤维化，也可因胎儿宫内感染或母亲有狼疮抗体损害传导系统所致。可合并先天性心脏病(如房室隔缺损、矫正型大动脉错位)或其他遗传代谢综合征；在产前即可发现和诊断三度房室传导阻滞。如无器质性病变，预后相对较好，运动后阻滞可减轻；其高危因素包括：①安静时心室率新生儿<55 次/分，婴幼儿<50 次/分；②QT 间期延长；③QRS 波群增宽；④异位室性搏动或心动过速；⑤进行性心脏扩大或心力衰竭。

表 7-4　小儿 AVB 心电图特点

阻滞程度	一度		二度		三度		
			文氏型	莫氏型			
阻滞部位	房室结	希氏束下	房室结	希氏束及束下	房室结	希氏束	希氏束下
QRS 形态	正常	正常或增宽	正常	正常或增宽	正常	50%增宽	增宽
逸搏心率(次/分)					50~70	30~50	≤30
P 波和 PR 间期	PR 间期延长	PR 间期延长或正常	PR 间期渐延长，QRS 脱漏	PR 间期正常或延长		房室分离	
RR 间期	规则	规则	不规则	不规则或规则		规则	
阿托品试验	改善	无	改善	无	改善	无	无
运动试验	改善	无	改善	无	改善	无	无

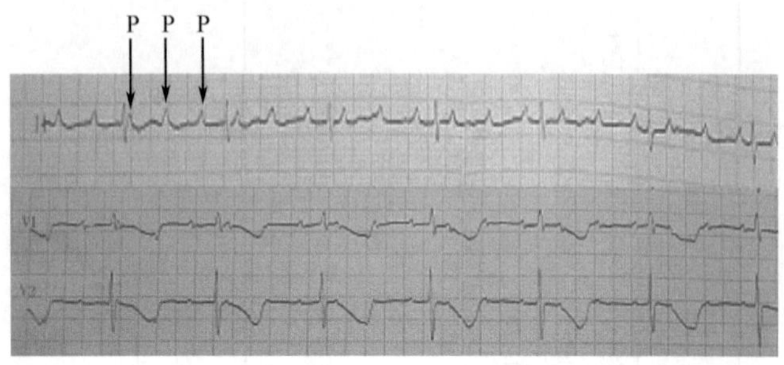

图 7-5 三度 AVB:房室分离,P 波与 QRS 波无关

【治疗】

1. 治疗原发疾病。

2. 药物治疗,心室率低于 40～50 次/分钟的患儿,口服或静脉注射阿托品 0.01～0.03mg/(kg · 次),4～6 次/天;重症可异丙肾上腺素 0.02～0.5μg/(kg · min)+5% 葡萄糖 50ml 静脉滴注泵入。

3. 临时心脏起搏。

4. 永久性起搏器,安装指征:

(1) 有晕厥史。

(2) 心率:觉醒时≤40 次/分。

入睡时≤35 次/分。

(3) 先心术后已观察 14 天以上。

(4) 外科/获得性高二度或三度房室传导阻滞。

〔附 1〕 小儿常用抗心律失常药物剂量

分类	药物名称	静脉注射剂量	口服剂量
Ia 类	普鲁卡因酰胺 procainamide	少用,1～2mg/(kg · 次) 静脉缓推	10～15mg/(kg · 次) q6h 逐渐减量维持

续表

分类	药物名称	静脉注射剂量	口服剂量
	丙吡胺 disopyramide	少用,1~2mg/(kg·次)静脉缓推	3~5mg/(kg·d)分2~3次
	乙吗噻嗪(莫雷西嗪)ethmozine(moricizine)	1~2mg/(kg·次)静脉缓推	5~10mg/(kg·d)分2~3次
Ⅰb类	利多卡因 lidocaine	1mg/(kg·次),静脉缓推	
		10~50μg/(kg·min)总量<5mg/kg	静脉维持
	苯妥英钠 phenytoin	1~2mg/(kg·次),静脉缓推(生理盐水稀释);或10mg/kg,宜于60分钟以上静脉缓慢滴注	5~10mg/(kg·d)分2~3次
	美西律 mexiletine	1~3mg/(kg·次)静脉缓推	5~15mg/(kg·d)分2~3次
Ic类	普罗帕酮 propafenone	1~2mg/(kg·次)静脉缓推	3~5mg/(kg·次)q6~8h
	氟卡胺 flecainide	0.5~1mg/(kg·次)静脉缓推	2~5mg/(kg·d)分2~3次
Ⅱ类	普萘洛尔 propranolol	0.05~0.15mg/(kg·次)静脉缓推	1~3mg/(kg·d)分2~3次
Ⅲ类	胺碘酮 amiodarone	2.5~5mg/(kg·次)静脉滴注	5~15mg/(kg·d)分1~2次
	索他洛尔 sotalol		2~4mg/(kg·d)分2次

续表

分类	药物名称	静脉注射剂量	口服剂量
Ⅳ类	维拉帕米 verapamil	0.1~0.2mg/(kg·次)静脉缓推	3~5mg/(kg·d)分2~3次
Ⅴ类	地高辛 digoxin	洋地黄化量0.02~0.04mg/kg,首次用1/2量,余量分二次,q4~6h	5~10μg/(kg·d)分1~2次
	腺苷三磷酸 ATP	0.05~0.25mg/(kg·次)2秒钟内快速静推	
	硫酸镁 magnesium sulfate	0.05~0.1g/(kg·次)稀释为1%静脉滴注必要时1/3量可静脉缓推	

注意事项:普萘洛尔与维拉帕米禁忌合用,因均有负性肌力,致血压下降,心力衰竭,心脏停搏。普罗帕酮应避免与维拉帕米、胺碘酮、普萘洛尔合用,以防出现严重的传导阻滞及低血压。奎尼丁、维拉帕米、胺碘酮与地高辛联合应用时,易发生地高辛中毒。如需联用,地高辛用量应减少1/3~1/2。

〔附2〕 快速心律失常的鉴别诊断要点

快速心律失常的鉴别要点

	窦性心动过速	室上性心动过速	心房扑动	室性心动过速
临床	发热、休克、感染	多数心脏正常	多数心脏正常	多数有心脏病
发作与终止	逐渐发生与终止	突发突止	突发突止	突发突止
复发	无	常有	可有	可有
心率	通常<230 次/min	60%>230 次/min 平均 240 次/min 婴儿 260~325 次/min	房率 250~500 次/min，室率 1∶1 或 4∶1 传导	通常 230 次/min
心电图				
节律	轻度不齐	绝对匀齐	房室传导 1∶1、2∶1、3∶1 心室率变动	轻度不齐
P 波	正常窦性	半数可见逆行 P 波，紧接 QRS 波后	扑动波 Ⅱ、Ⅲ、aVF、V_1 导联明显	窦性 P 波，房室脱节

续表

	窦性心动过速	室上性心动过速	心房扑动	室性心动过速
QRS 波	正常窦性	多数正常，室内差传及逆向型房室旁路折返则增宽	多数正常，可有室内差传	宽大、畸形、呈 R、RS、QS 等
室性融合波	无	无	无	常有
等电位线	有	有	无	有
刺激迷走神经	心率稍减慢	终止发作或不变	房室传导由 1∶1 变为 2∶1 或 3∶1	无效

［附3］　小儿心脏电复律与电除颤术

电复律(cardioversion)或电除颤(defitrillation)是利用短暂的高能量脉冲电流通过心脏,使绝大部分心肌同时除极,达到消除心律失常,恢复窦房结重新控制心律能力的一种电学治疗方法。快速性心动过速发生机制有折返循环,自律性异常和触发活动三种,电复律、除颤对折返和触发活动引起的心律失常疗效确切,而对自律性异常所致心动过速疗效不佳。

【心脏电击复律装置】

包括电源装置、同步触发装置、电极板及心电示波、记录装置四个部分。

1. 电源装置:为可调的高压直流电源,用它给一能量存贮电容器充电,电容器通过一个限流电感器与电极板相连。

2. 同步触发装置:对室性心动过速,室上性心动过速,心房扑动和心房颤动施以电复律术时,放电必须和R波同步,用R波来控制电流脉冲的发放,使脉冲恰好落在R波的下降支,以避免万一脉冲落在心室易损期而诱发室颤;对室颤、室扑和QRS振幅矮小的快速多形性室性心动过速进行电学治疗时,此时与R波同步已不可能,则采用非同步的电除颤术。

3. 电极板:一般电极板呈圆形或长方形,有大小两种,小的直径约4.5cm,适用于婴幼儿,大的直径约8cm,适用于年长儿和成人。

4. 心电示波和记录装置:实时显示并记录电复律、除颤经过,能记录准确时间及实际发放能量。

【适应证和禁忌证】

任何引起低血压、心力衰竭或心绞痛的快速性心律失常,在药物难以控制时,均可进行电复律,特别当威胁生命的室颤、室扑时,应迅速进行电除颤术,不可贻误时机。

洋地黄中毒引起的室速和室上速是禁忌证,因为电击可以引起顽固的心室颤动。如果出现必须进行电击复律情况时,应尽量避开最后一剂洋地黄制剂在血中浓度的高峰期,可以先静脉缓慢注射利多卡因 1mg/kg,应用 GIK 液对室颤的发生有一定的预防作用,此外电复律能量应从小剂量开始。

【术前准备】

1. 做好家长的解释工作,取得充分配合。

2. 检查机器性能,备好抢救设备和药物。

3. 在电除颤前应吸氧,持续心脏按压和人工呼吸。

4. 建立静脉通道,纠正机体内环境的紊乱;如缺氧、酸中毒、电解质紊乱等。

5. 术前停用洋地黄 1~2 天。

6. 术前禁食,以免误吸入呼吸道。

7. 检查患儿病床是否绝缘。

【操作方法】

1. 电极板均匀涂以稍厚导电糊或用盐水纱布包裹,以防止烧伤,注意电极板之间导电糊不能连接在一起。

2. 电极板或电极片位置:术者站在患儿右侧,左手持电极板置胸骨右缘第二肋间,右手持电极板置腋中线心尖水平处(心尖部);注意适当加压使电极板紧贴胸壁,电极板上标记显示阻力最小。

3. 剂量:从低能量开始,每次 0.5~2J/kg,电复律时需要能量较小,电除颤时需要能量较大;如一次无效,可增加能量后再行复律,一般不超过 4 次,电复律二次间隔时间应在 5 分钟以上。

4. 按同步键(synchrony),使光点位于 R 波升支的中点,如 QRS 波为 rS 型,光点落在 S 波上,则可改变该导联的连接方法,使 QRS 主波向上。

5. 麻醉:静脉注射安定 0.1~0.3mg/kg,当患儿入睡,睫毛反射消失后即可进行电复律,室颤时患儿神志已不清醒,不需麻醉。

6. 术时停止吸氧,注意术者不能接触患儿及病床。

7. 电复律、除颤步骤:按除颤器“1”、“2”、“3”标记进行:“1”选择能量、需否同步(室颤、室扑选择非同步;QRS 波明显的心律失常选择同步),“2”按充电键,“3”按放电键;除颤器自动显示并记录整个过程。

【并发症】

1. 心肌损伤:一般低能量电复律、除颤术很少引起心肌损伤,如对顽固心律失常频繁使用高能量电击方法,有心肌损伤报告,表现在心电图上 ST 段下移和血清酶(如 CK)升高。

2. 栓塞:成人的心房颤动行电复律术的患者 1%~2% 有体循环或肺循环栓塞,但小儿少见,一般小儿不主张用抗凝剂,慢性房颤患儿术前应先作彩超除外左心房内血栓形成。

3. 电复律后心律失常:电复律后可出现快速性心律失常如房颤、室上速、室速、室颤;缓慢性心律失常如窦性心动过缓、房室传导阻滞,以及左、右束支传导阻滞,取决于电复律前心律失常类型、心脏基础疾患、代谢紊乱和有无洋地黄中毒等,特别是洋地黄中毒时对电击特别敏感,应注意适应证。如疑有病窦或药物抑制作用时(如应用胺碘酮等),宜先置右心室起搏导管后再进行电复律。

【无效时处理】

电复律、除颤术万一无效,必须鉴别是否心律失常即刻再发,进一步分析心律失常可能发生机制,同时应除外技术原因,如电极位置、剂量选择等是否合适;室性心动过速或心室颤动电复律、除颤无效时,宜静脉推注利多卡因(1mg/kg)或其他Ⅰb类药物,以增加成功率。

（温　宇）

第八章 泌尿系统疾病

急性肾小球肾炎

急性肾小球肾炎(acute glomerulonephritis,AGN)简称急性肾炎,指不同病原感染后引起的一组免疫反应性急性弥漫性肾小球炎性病变。临床特征为以血尿为主,可有水肿、高血压或肾功能不全等特点的肾小球疾病。既往占小儿泌尿系统疾病的首位,每年9、10月份与1、2月份为发病的2个高峰,多见于5岁以上儿童,2岁以下小儿罕见。

绝大多数为A组β溶血性链球菌感染后所致,称为急性链球菌感染后肾炎(APSGN);较少见的病原体有肺炎链球菌、支原体和腮腺炎病毒等,称为急性非链球菌感染后肾炎。

本病病理属弥漫性毛细血管内增生性肾炎。急性期为渗出性、增生性肾炎,恢复期为系膜增生性肾炎。

【诊断】

(一) 临床表现

1. 发病前1~4周常有上呼吸道感染、扁桃体炎、脓疱疮或猩红热等链球菌前驱感染史。

2. 典型表现:有以下4项表现。

(1) 水肿:初始于眼睑和颜面,渐下行至四肢及全身,多为轻度或中度水肿,合并浆膜腔积液者少见。水肿一般为非凹陷性,与肾病性水肿明显不同。

(2) 尿少:尿量减少,可有少尿或无尿。尿量越少则水肿越重。

(3) 血尿:几乎100%患儿有血尿。多为镜下血尿,约1/3病例可有肉眼血尿,此时尿呈鲜红色或洗肉水样(中性或弱碱性尿者),也可呈浓茶色或烟灰样(酸性尿者)。

(4) 高血压:70%病例有高血压。不同年龄组其高血压诊断标准不同:学龄儿童≥17. 3/12kPa(130/90mmHg);学龄前儿童≥16/10. 7kPa(120/80mmHg);婴幼儿≥14. 7/9. 3kPa(110/70mmHg)。患者可有头晕、头痛、恶心、呕吐和纳差等。

3. 严重表现:除上述一般病例的表现外,在疾病早期有以下一项或多项表现:

(1) 严重循环充血:表现有尿少加剧、心慌气促、频咳、烦躁、不能平卧、呼吸深大、发绀、两肺湿啰音、心率增快,可有奔马律和肝进行性增大。

(2) 高血压脑病:表现有剧烈头痛、频繁呕吐、视力模糊、一过性失明、嗜睡、惊厥和昏迷。此时血压可高达 21. 3~26. 7/14. 7~18. 7kPa(160~200/110~140mmHg)。

(3) 急性肾功能不全:表现有少尿或无尿、水肿加剧、氮质血症、代谢性酸中毒和电解质紊乱。少尿标准:每日尿量学龄儿童少于 400ml;学龄前儿童少于 300ml;婴幼儿少于 200ml;或每日尿量少于 250ml/m^2。无尿标准为每日尿量少于 50ml。

4. 非典型表现

(1) 无症状性急性肾炎:患儿仅有镜下血尿而无其他临床表现。

(2) 肾外症状性急性肾炎:患儿有水肿和(或)高血压,但尿改变轻微,多呈一过性尿异常或尿检始终正常,但有链球菌前期感染和血 C3 水平下降,故又称为尿轻微异常或无异常的急性肾炎。

(3) 具有肾病表现的急性肾炎:以急性肾炎起病,但水肿和蛋白尿似肾病,可有低蛋白血症,以至于误诊为肾炎性肾病综合征。

非典型病例需依靠链球菌前驱感染史和血清 C3 降低来确定诊断。

(二) 实验室检查

1. 尿液检查:红细胞增多,为肾小球性血尿,尿蛋白多为+~+++,可见管型,在疾病早期可有较多的白细胞。

2. 血液检查:常见轻度贫血,多为血液稀释所致。白细胞计数多轻度升高或正常。红细胞沉降率多轻度增快,1~3 月渐恢复正常。

3. 血清补体测定:95% 以上病例,病程早期血清总补体(CH 50)和 C3 均明显降低,多于 4~8 周恢复正常。若 8 周后,C3 仍低则应注意除外其他肾小球疾病可能。

4. 抗链球菌溶血素"O"(ASO)测定:70%~80% 病例 ASO 升高,早期使用青霉素者和脓皮病引起者可不升高。

5. 抗脱氧核糖核酸酶和抗双磷酸吡啶核苷酸酶的测定:前者在脓皮病引起的急性肾炎中阳性率高于 ASO。后者在咽部感染引起的急性肾炎中阳性率较高。

6. 肾功能和血电解质检查:一般病例均为正常。合并肾功能不全时,肾功能和血电解质出现异常。详见第十九章急性肾功能衰竭部分。

7. 特殊检查:循环充血病例 X 线可见肺纹理增粗、胸腔积液和心影增大;ECG 示低电压、T 波低平倒置、ST 段下移或心律失常等;B 超可发现心包积液。

【鉴别诊断】

1. 其他病原体感染的肾小球肾炎:从原发病灶、病原体检查以及临床特点鉴别。

2. IgA 肾病:以血尿为主要表现,表现为反复发作性肉眼血尿,多无水肿和高血压表现,血 C3 正常。

3. 慢性肾炎急性发作:常有贫血和肾功能异常等。

4. 原发性肾病综合征:具有肾病综合征表现者应和此病鉴别,有链球菌感染的依据,血 C3 下降和肾活检病理表现为毛细血管内增生者有助于急性肾炎的诊断。

5. 应与有 C3 下降的其他肾炎鉴别:例如狼疮性肾炎和乙肝肾损害等。

【治疗】

(一) 一般治疗

1. 休息:病程前两周卧床休息,水肿消退、血压正常和肉眼血尿消失后可下床活动。红细胞沉降率接近正常时可上学。尿液 Addis 计数正常时方可参加体育活动。

2. 饮食：早期限盐，待水肿消退、血压正常后渐由低盐过渡到普食，应防止长期禁盐；仅在有明显氮质血症时才限制蛋白质摄入并给予优质蛋白（牛奶、鸡蛋、瘦肉和鲜鱼），0.5g/（kg·d）。

（二）防治感染

为清除感染灶，可给予青霉素 10～14 天。对青霉素过敏者可改用大环内酯类抗生素。

（三）对症治疗

1. 利尿：酌情选用下列一种或多种利尿药。

（1）氢氯噻嗪：每日 2～3mg/kg，分 2～3 次口服。

（2）呋塞米：每次 0.5～1mg/kg，口服、肌内注射或静脉注射。

2. 降压：酌情选用下列一种或多种药物。

（1）硝苯地平：每日 0.5～1.0mg/kg，分 3 次口服或舌下含服，常为首选药物。

（2）ACEI 类制剂：卡托普利初始剂量 0.3～0.5mg/（kg·d），分 3 次口服。有明显肾衰竭时慎用。

（四）严重循环充血的治疗

严格限制水钠摄入，尽快利尿降压，应以使用利尿剂和血管扩张剂为主，慎用或小量使用强心剂。常用呋塞米或依他尼酸静脉注射，每次 1～2mg/kg，必要时 4～8 小时后可重复应用。对难治性病例可给予血液净化治疗或透析治疗。

（五）高血压脑病的治疗

1. 降压：酌情选用下列药物。

（1）硝普钠：将该药 10～20mg 溶入 10% 葡萄糖溶液 100ml 中静脉滴注，开始按 1μg/（kg·min）速度滴注，严密监测血压，酌情调整滴速，最大量不应超过 8μg/（kg·min）。用药过程中，应使药液避光。

（2）二氮嗪：每次 3～5mg/kg，于 0.5～1 分钟内快速静脉注射。必要时 30 分钟后可重复使用一次。宜同时静脉注射呋塞米 2mg/kg。

（3）利血平：首次 0.07mg/kg 肌内注射，最大剂量不超过 1.5mg/次。

2. 止痉

（1）地西泮（安定）：每次 0.3～0.5mg/kg 静脉注射或肌内注射。

（2）苯巴比妥钠：每次 5～8mg/kg，肌内注射或静脉注射。

（六）急性肾功能不全的治疗

处理参见第十九章急性肾功能衰竭一节。

【预防和预后】

本病属自限性疾病，其预后良好，痊愈率为 90%～95%，病死率小于 1%～2%，转为慢性肾炎者小于 2%～5%。一次链球菌感染后获得终生免疫，一般无第二次急性肾炎发生，故勿需预防性使用抗生素。偶有因感染另一型致肾炎菌株而再发急性链球菌感染后肾炎。

（仇丽茹）

急进性肾小球肾炎

急进性肾小球肾炎（rapidly progressive glomerulonephritis，RPGN）简称急进性肾炎，系指一组病情发展急骤、凶险，由蛋白尿、血尿迅速发展为进行性急性肾功能衰竭，预后恶劣的肾小球肾炎。本病可继发于全身性疾病如系统性红斑狼疮、过敏性紫癜，也可为重症链球菌感染后肾炎所致，更多者病因不明即称之为原发性急进性肾炎。

病理特征是在肾小球包曼囊内有广泛新月体形成，故又称为新月体性肾炎或毛细血管外增生性肾炎。一般将本病分为以下 3 种类型：Ⅰ型：抗肾小球基底膜抗体型；Ⅱ型：免疫复合物型；Ⅲ型：少免疫球蛋白沉积型。

【诊断】

（一）临床表现

1. 病前 2～3 周可有疲乏、发热，30%～50% 病例有上呼吸道感染。既往无肾脏病史。

2. 隐匿起病或急骤起病，初期与急性肾炎相似。2～3 周后水肿、血尿、蛋白尿和高血压加剧，持续性少尿或无尿，肾功能急剧减退，出现尿毒症症状，如厌食、恶心、呕吐、面色苍白，可有鼻出血和紫癜等出血表现，呈中度或重度贫血貌，呼吸深大，表情淡漠，精神委靡，病情危重。

（二）实验室检查

1. 尿液检查：持续性血尿，可有肉眼血尿和红细胞管型，大量蛋白尿，白细胞也常增多，大量管型尿，尿比重和尿渗透压降低且固定。

2. 血常规：常呈严重贫血，进行性加重，白细胞和血小板可增高。

3. 血 C3 多正常，免疫复合物型可降低。

4. 肾功能和血电解质：参见第十九章小儿急性肾衰竭一节。

5. 与分型有关的血液检查

（1）抗基底膜抗体：在Ⅰ型可阳性。

（2）抗中性粒细胞胞浆抗体（ANCA）：3 型均可阳性，以Ⅲ型最敏感。

（3）冷球蛋白试验：在Ⅱ型可阳性。

6. 肾脏 B 超：可发现肾大或正常大小，皮髓质分界不清。

（三）诊断标准

1. 发病 3 个月内肾功能急剧恶化。

2. 进行性少尿或无尿。

3. 肾实质受累，表现为大量蛋白尿和血尿。

4. 既往无肾脏病史。

5. 肾脏正常大小或轻度肿大。

6. 病理变化为 50% 以上肾小球呈新月体病变。

【鉴别诊断】

1. 重症急性链球菌感染后肾炎：病初与急进性肾炎相似，但少尿和肾功能不全持续时间较短，预后相对良好。本病急性期血 C3 明显降低,病理为毛细血管内增生性肾炎,均有助于与 RPGN 相鉴别。

2. 溶血尿毒综合征:因有急性肾功能衰竭,故需与 RPGN 鉴别,但其贫血严重且为溶血性贫血,周围血红细胞呈现异形多彩性,可见较大量的破碎红细胞,血小板减少和明显的出血倾向有助于与之区别。

3. 继发性急进性肾炎:如狼疮性肾炎、紫癜性肾炎和肺出血-肾炎综合征等。鉴别要点在于提高对上述原发病的认识,尽早做出诊断。

【治疗】

(一) 肾上腺皮质激素与免疫抑制剂的冲击疗法

参见本章原发性肾病综合征部分。

(二) 血浆置换疗法

主要用于本病Ⅰ型和Ⅱ型的治疗,可有效地清除血中抗肾抗体和抗原抗体复合物,减少和阻止免疫反应。

(三) 联合治疗

1. 肝素:每日 100~150U/kg,加入 100~200ml 葡萄液中静脉滴注,每日一次,以凝血时间延长一倍为宜,疗程 5~10 天,后续华法林口服治疗。

2. 双嘧达莫:每日 5~10mg/kg,分 2~3 次口服,6 个月为一疗程。

(四) 透析疗法和肾移植

主张早期进行透析治疗。疾病慢性化至终末期病例可行肾移植。

【预防或预后】

Ⅰ型预后差,多依赖肾脏替代治疗;Ⅱ型和Ⅲ型部分积极治疗后可脱离透析。

(仇丽茹)

原发性肾病综合征

【定义与概述】

肾病综合征(nephrotic syndrome)系指多种病因引起的以肾小球基底膜通透性增高,血浆大量蛋白质从尿中丢失,以“三高一低”(高度水肿、高度蛋白尿和高胆固醇血症及低白蛋白血症)为临床特征的一组综合征。其中大量蛋白尿是最基本的变化。肾病综合征的病因多种多样,据此可分为原发性、继发性、先天性三类。

原发性肾病综合征的病理类型多种多样,以微小病变型肾病最为常见,系膜增生性肾炎次之。其他尚有:局灶性节段性肾小球硬化、膜性肾病和系膜毛细血管性肾炎(膜增生性肾炎)等。

【诊断】

(一) 临床表现

隐袭起病,无明显诱因,30%有前驱感染病史。常有高度水肿,凹陷性水肿为其特征,有下行性倾向,一般为颜面和四肢水肿,重者合并腹腔、阴囊和胸腔积液。

(二) 常见并发症

(1) 感染:呼吸道、泌尿道、皮肤等感染,尤应警惕原发性腹膜炎,也可见到带状疱疹、水痘和真菌性肠炎。

(2) 电解质紊乱:“三低”即低钠、低钾和低钙血症,尤应警惕低钠血症,具体详见第十九章急性肾功能衰竭部分。

(3) 血栓形成:以肾静脉血栓最为多见,典型表现为突发腰痛,血尿甚至肉眼血尿,两侧下肢不对称肿胀和活动障碍,但大部分病例为亚临床型,无明显症状。

(4) 肾上腺危象:由于皮质激素用药不当或发生感染或应激状态,机体内皮质醇水平不足所致。临床表现为剧烈呕吐、腹痛、血压降低甚至休克,易致死亡。

(5) 急性肾功能衰竭:与间质小管损伤、间质水肿或血容量减少所致肾前性氮质血症有关,但需密切注意原发病所致新月体肾炎。

(6) 肾小管损伤:可见肾性糖尿、肾小管酸中毒等。

(7) 生长迟缓:与大量蛋白尿以及糖皮质激素使用等因素相关。

(三) 实验室检查

1. 大量蛋白尿:为诊断的必备条件,系肾小球性蛋白尿,以白蛋白为主。大量蛋白尿之标准:①定性≥+++,连续 3 次;②定量:24 小时尿蛋白≥0.05g/(kg · d);③尿蛋白肌酐比:≥3.5。

2. 低白蛋白血症:血浆白蛋白<30g/L;血清蛋白电泳见白蛋白比例减少,α_2和 β 球蛋白比例增高,γ 球蛋白比例减少。

3. 高脂血症:主要是高胆固醇血症,与低白蛋白血症呈负相关。其标准为血胆固醇≥5.7mmol/L。

4. 红细胞沉降率:明显增快

5. 血免疫球蛋白:IgG 降低,可有 IgA 降低、IgM 升高、IgE 升高。

6. 血清补体:一般正常,少数肾炎型肾病有总补体(CH50)和 C3 持续降低。

7. 血电解质和肾功能:可有低钠、低钾和低钙血症。肾功能一般正常,少尿时或肾炎型肾病可有氮质血症(血尿素氮>10.7mmol/L或 30mg/dl)。

8. 系统性疾病的相关检查:对于 C3 降低、血尿的患儿尤其进行抗核抗体、抗 ds-DNA 抗体以及 Smith 抗体的检测除外系统性红斑狼疮性。

9. 高凝状态的检测:血小板常增多,*D*-二聚体增高等。

10. 经皮肾脏穿刺病理检查:明确肾病理改变情况。

(四) 临床分型和诊断

1. 单纯型肾病:具有典型的"三高一低"临床表现,常对皮质激素治疗有完全效应。

2. 肾炎型肾病:除典型的"三高一低"临床表现外,尚具有血尿、高血压、氮质血症和血 C3 降低中的一项或多项,常对皮质激素治疗无效应或呈部分效应。

【鉴别诊断】

原发性肾病综合征需要和继发性肾病综合征鉴别,儿科常见继发性肾病综合征有链球菌感染后肾小球肾炎、系统性红斑狼疮性肾炎、紫癜性肾炎、乙型肝炎病毒相关性肾炎等。

【治疗原则】

（一）一般治疗

1. 休息和饮食:一般提倡尽可能过正常生活。供给适量蛋白,1.5~2.0g/(kg·d),不应长期低盐或无盐饮食。

2. 防治感染。

3. 消除水肿:轻者口服利尿剂,重者可快速静脉滴注 6%低分子右旋糖酐,每次 10~15ml/kg,然后静脉使用呋塞米,1~2mg/kg。

（二）肾上腺皮质激素疗法

为诱导肾病缓解的首选治疗。

1. 激素治疗:可分以下两个阶段

(1) 诱导缓解阶段:足量泼尼松(泼尼松龙)60mg/(m^2·d)或 2mg/(kg·d)(按身高的标准体重计算),最大剂量 60mg/天,先分次口服,尿蛋白转阴后改为每晨顿服,疗程 4~6 周。

(2) 巩固维持阶段:隔日晨顿服 2mg/(kg·d),共 4~6 周,然后逐渐减量。

2. 激素疗效判断

(1) 激素敏感(完全效应):足量激素治疗 4 周后尿蛋白完全转阴。

(2) 激素部分敏感(部分效应):尿蛋白减少至+~++。

(3) 激素耐药(无效应):足量激素治疗 4 周尿蛋白≥+++。

(4) 激素依赖:对激素敏感,用药缓解,减量或停药 2 周内复发,恢复用量或再次用药又缓解,并重复 2~3 次者。

(5) 复发和反复:尿蛋白已转阴,停用激素 4 周以上,尿蛋白又≥++,称为复发;若在激素使用过程中出现上述改变,称为反复。

(6) 频复发和频反复;指半年内复发或反复≥2 次或 1 年内≥3 次。

3. 甲泼尼松龙冲击疗法:适用于对皮质激素治疗无效应和频复发的难治性肾病,方法是将该药(15~30)mg/(kg·d),最大量 1.0g/d,加入 10%葡萄糖 100~250ml 中,1~2 小时静脉滴注,每日 1 次,连用 3 天为 1 疗程,后续泼尼松 2mg/kg,隔日晨顿服;必要时隔 1~2 周可重复使用 1~2 个疗程。

(三) 免疫抑制剂

适用于频复发、激素依赖、激素耐药者及不能耐受激素的病例。常和较小剂量激素并用。常用药物有。

1. 环磷酰胺(CTX):口服剂量 2~3mg/(kg·d),疗程 8~12 周,或累积量≤200~250mg/kg;冲击疗法剂量 0.5~0.75g/(m^2·次),加入生理盐水或葡萄糖液 100~250ml 中,1~2 小时静脉滴入,每月 1 次,连用 6 次,必要时再酌加 2~3 次。治疗当日要实施水化疗法,肠道内和肠道外总摄入液体量,按 2~3L/m^2计算,以减轻药物副作用。不良反应主要为血白细胞减少、恶心、呕吐、脱发和出血性膀胱炎及过量使用引起的性腺功能损害,故应监测血象,鼓励饮水,避免青春期用药。

2. 环孢素 A:剂量:3~7mg/(kg·d)或 100~150mg/(m^2·d),调整剂量使血药谷浓度维持在 80~120ng/ml,疗程 1~2 年。

3. 霉酚酸酯(MMF):剂量:20~30mg/(kg·d)或 800~1200mg/m^2,分 2 次口服(最大剂量 1g,每天 2 次),疗程 12~24 个月。

4. 他克莫司(FKS06):剂量:0.05~0.15mg/(kg·d),维持血药浓度 5~10ug/L,疗程 12~24 个月。

其他有咪唑立宾、硫唑嘌呤以及苯丁酸氮芥、利妥昔布等。

(四) 抗血小板聚集、抗凝和促纤溶治疗

适用于难治性肾病与具有严重高凝状态和肾静脉血栓形成的病例。前者最常用双嘧达莫,剂量 5~10mg/(kg·d),分 3 次口服;抗凝血药常用肝素和华法林;尿激酶常用于溶栓治疗。

（五）免疫调节剂的应用

1. 丙种球蛋白静脉滴注：适用于激素耐药和血浆 IgG 过低者。大剂量为 400mg/(kg·次)，连用 5 天；或每月一次补充疗法，400mg/(kg·次)，以提高患者免疫力。

2. 左旋咪唑：剂量 2.5mg/kg·d，隔日口服，疗程 6 个月。其不良反应为可有胃肠不适、皮疹、血中性粒细胞下降，停药后可恢复。

（六）血管紧张素转化酶抑制剂

可减少尿蛋白、延缓肾小球硬化，尤适用于对激素不敏感和伴有高血压的病例。最常用药物为卡托普利和依那普利。

（七）中医药

可调节免疫，活血化瘀，减轻激素副作用，预防感染，巩固疗效，减少复发。常用药物有黄芪刺五加、百令胶囊、槐杞黄颗粒等。

（仇丽茹）

乙型肝炎病毒相关性肾炎

【定义与概述】

乙型肝炎病毒相关性肾炎(hepatitis B virus associated glomerulonephritis，HBV-GN)既往是儿童时期较常见的一种继发性肾炎，也是儿童膜性肾病的重要原因之一。

【诊断】

（一）临床表现

1. 90%患儿在 6 岁以下发病，男：女约为(3～4)：1，相当部分患儿隐匿起病，因查尿常规和血清 HBV 标志而偶然发现。

2. 有症状者以肾病综合征或肾病样蛋白尿最常见，伴有镜下血尿，少数可有肉眼血尿，高血压不多见。

3. 病程多迁延，蛋白尿时轻时重，时隐时现，常因“上感”而症状加重，出现水肿，对激素治疗多无明显效应，但病程多呈良性经过,大多数可自行缓解。

（二）实验室检查

HBV-MN 患儿血清 HBsAg 和 HBcAb 几乎都是阳性,80% 患儿 HBeAg 阳性,其余为 HBeAb 阳性,也有肾小球内 HBsAg 阳性而血清 HBsAg 阴性者,15%~64% 患者有血清 C3 降低。

（三）病理检查

HBV-MN 的病理特征:

1. 光镜:与原发性膜性肾炎(IMN)不同,呈非典型性,即除弥漫性毛细血管壁增厚外,还有程度不等的系膜增生,不一定都有钉突形成。

2. 免疫荧光检查:肾小球毛细血管壁可见 IgG、C3、IgM、IgA 沉积,系膜区也可见沉积物。可检出 HBV 标志物。

3. 电镜检查:上皮下及肾小球基底膜内有大量电子致密沉积物,内皮下和系膜区可见少量电子致密沉积物。

（四）诊断标准

1. 有肾小球肾炎表现,并可除外狼疮性肾炎、紫癜性肾炎等继发性肾炎。

2. 血清乙肝病毒标志物阳性。

3. 肾活检切片中检出 HBV 抗原或 HBV-DNA。

具备 3 项可确诊乙肝肾炎,儿童患者如具备第 1、2 项,且肾活检病理为膜性肾病者,则拟诊为乙肝肾炎。

【治疗原则】

（一）一般治疗

轻症患儿推荐采用利尿消肿、抗凝等一般对症治疗。

（二）抗病毒治疗

抗病毒治疗是儿童乙型肝炎病毒相关性肾炎的主要治疗方法。主要药物有 α-干扰素,用药后可使 HBV 复制减少或停止,有一定疗效,但价格昂贵,难以推广。α-干扰素推荐剂量为 300 万 U/(m^2 · 次),肌内注射,每周 3 次,4 月后改为每周 2 次,总疗程 6 月以上。阿糖腺苷剂量为 15mg/(kg · d),于 12h 以上缓慢静脉滴注,2 周为一疗程,该药多与胸腺提取物或 α-

干扰素联合应用，前者剂量为 2mg/(kg·次)，肌内注射，每天一次，共 6 个月。拉米夫定(贺普丁)为 HBV-DNA 抑制剂，亦可使用，3mg/(kg·d)，一日一次口服，疗程一年以上。

（三）肾上腺皮质激素与免疫抑制剂

儿童乙型肝炎病毒相关肾炎应以抗病毒治疗为主，在抗病毒治疗同时应慎用糖皮质激素治疗，不推荐单用糖皮质激素治疗，避免使用免疫抑制剂。

（四）血管紧张素转化酶抑制剂(ACEI)试用 ACEI 可降低尿蛋白并减轻肾脏损伤。卡托普利(开博通)剂量为 0.5~1mg/(kg·d)，每日 2~3 次口服，依那普利(悦宁定)剂量为 2.5~5mg/次，每日一次。

（五）免疫调节治疗

免疫调节治疗是治疗 HBV-GN 的重要方法之一，在抗病毒治疗同时应用免疫调节剂如胸腺肽可提高 HBeAg 血清学转换率。

【预防或预后】

HBV-MN 预后较好，尤其儿童多能自然缓解，60% 患儿在诊断后 1 年左右病情可缓解，如持续蛋白尿存在，仅 7% 发生肾功能不全，2% 发展为终末肾衰。预防的关键是接种乙肝疫苗。

（仇丽茹）

紫癜性肾炎

【定义与概述】

紫癜性肾炎(purpura nephritis，PN)继发于过敏性紫癜，是小儿常见的继发性肾炎，病理以坏死性小血管炎为基本病变，伴 IgA 免疫复合物沉积于肾小球系膜区及内皮下。疾病过程常有迁延倾向，可发展成慢性肾功能不全。

【诊断】

（一）临床表现

1. 过敏性紫癜表现：如腹痛、关节肿胀及疼痛、皮肤损害等。以皮肤紫癜最为常见。

2. 肾脏受损表现:在过敏性紫癜病程中出现肾脏受损,其临床表现轻重不一,多种多样,详见临床分型。多数在肾外表现发生 6 个月内、80%~85% 在肾外表现发生 4 周内出现肾脏受损。

(二) 临床分型

1. 孤立性血尿或孤立性蛋白尿。
2. 血尿和蛋白尿。
3. 急性肾炎型。
4. 肾病综合征型。
5. 急进性肾炎型。
6. 慢性肾炎型。

(三) 病理改变

按 ISKDC 的标准,其病理变化分为 6 级:

Ⅰ级:轻微肾小球异常。

Ⅱ级:单纯性系膜增生。分为:a. 局灶/节段;b. 弥漫性。

Ⅲ级:系膜增生,伴有<50% 肾小球新月体形成/节段性病变(硬化、粘连、血栓、坏死)。分为:a. 局灶/节段;b. 弥漫性。

Ⅳ级:具有Ⅲ级的病变,但新月体/节段性病变占 50%~75% 的肾小球。分为:a. 局灶/节段;b. 弥漫性。

Ⅴ级:具有Ⅲ级的病变,但新月体/节段性病变占>75% 的肾小球。分为:a. 局灶/节段;b. 弥漫性。

Ⅵ级:膜增生性肾小球肾炎。

【治疗原则】

本病有一定自限性,病情轻重不等,一般治疗同过敏性紫癜,临床应尽量结合病理分级和临床分型予以治疗。注意个体化处理,应进行长期随访。

1. 孤立性血尿或病理Ⅰ级:给予双嘧达莫和(或)清热活血中药。严密随访观察。

2. 血尿和蛋白尿或病理Ⅱa 级:雷公藤多苷片 1~2mg/(kg·d)(每日最大量≤60mg),疗程 3 个月,必要时可稍延长。

3. 急性肾炎型(尿蛋白>1.0g/d)或病理Ⅱb、Ⅲa 级:雷公藤多苷片,疗程3~6个月,也可激素联合免疫抑制剂治疗。

4. 肾病综合征型或病理Ⅲb、Ⅳ级:泼尼松+雷公藤多苷片,或泼尼松+环磷酰胺冲击治疗。泼尼松不宜大量、长期应用,一般于4周后改为隔日顿服。临床表现重者可用甲泼尼龙冲击治疗。

5. 急进性肾炎型或病理Ⅳ、Ⅴ级:甲泼尼龙冲击+环磷酰胺冲击+肝素+双嘧达莫四联疗法(方法同原发性肾小球疾病),必要时行透析或血浆置换。

【预防或预后】

紫癜性肾炎虽有一定的自限性,但仍有部分患儿病程迁延,甚至进展为慢性肾功能不全。需要临床医生在重视治疗的同时,进一步加强随访。对病程中出现尿检异常的患儿则应延长随访时间,建议至少随访3~5年。

(仇丽茹)

狼疮性肾炎

系统性红斑狼疮(systemic lupus erythematosus,SLE)是一种侵犯机体多系统和多器官的自身免疫性疾病,如累及肾脏,即称为狼疮性肾炎(lupus nephritis,LN)。肾脏的病变程度直接影响SLE患者的预后。部分患儿以肾损害为首发表现,早期易造成漏诊或误诊。

【诊断】

(一) 临床表现

1. SLE的全身表现

详见第十五章系统性红斑狼疮节。

2. 肾损害表现:狼疮性肾炎的临床表现多种多样,大致可分为以下7种临床类型:

(1) 无症状性血尿和(或)蛋白尿型:最多见。尿常规表现为持续性肾小球源性镜下血尿;蛋白尿常小于2.5g/d。不伴有水肿及高血压,肾功能正常。

(2) 急性肾炎综合征型:较常见。表现为血尿、蛋白尿、白细胞尿、管型尿、不同程度水肿及高血压。

(3) 肾病综合征型:次常见。表现为大量蛋白尿、低白蛋白血症、高胆固醇血症及水肿,可伴有高血压及肾功能不全。大多数表现为肾炎型肾病综合征。

(4) 急进性肾炎综合征型:起病类似急性肾炎综合征,但肾功能进行性减退,病情进展迅速。

(5) 慢性肾炎综合征型:主要表现为持续性血尿、蛋白尿,约半数患者伴有高血压,有肾功能受损。此型在儿童期少见。

(6) 肾小管间质损害型:表现为肾小管酸中毒、低渗透压尿、糖尿及氨基酸尿等。但仅表现为肾小管功能受损者少见。

(7) 亚临床型:又称临床"寂静"型。临床症状及体征均无肾脏受累表现,尿常规无异常,但肾脏病理检查(尤以免疫荧光及电镜检查)存在病理变化。

(二) 实验室检查

1. 血液检查:表现为正色素正细胞性贫血;白细胞减少,特别是淋巴细胞减少;血小板减少。红细胞沉降率增快;血浆蛋白电泳示 γ 球蛋白增高;急相反应蛋白增高。

2. 尿液检查:表现为血尿、白细胞尿、蛋白尿、管型尿;累及肾小管时表现为尿渗透压下降、尿铵降低、尿 pH 增高及小分子量蛋白尿等。

3. 免疫学检查

(1) 抗核抗体阳性(敏感度达 90% 以上,但特异性较低);抗双链 DNA 抗体阳性(阳性率达 50%~80%,特异性高达 96%);抗 SM 抗体阳性(阳性率为 30%~50%,特异性高达 99%);抗磷脂抗体阳性等。

(2) 血补体下降。SLE 活动期尤其合并有肾损害时血清补体 C3 常下降,C1q、C4、CH50 亦下降。

(3) 循环免疫复合物阳性。部分抗磷脂抗体阳性。

4. 肾穿刺活检病理检查有特征性改变(具体见病理诊断标准)。

（三）诊断标准

1. SLE 的诊断标准(2009 年)：随着对自身抗体、神经精神性狼疮认识逐渐加深，低补体血症及狼疮性肾炎在诊断中重要性的不断体现，系统性红斑狼疮国际合作组(SLICC)对 1997 年诊断标准进行修订，具体如下：

(1) 临床诊断标准：①急性或亚急性皮肤狼疮表现；②慢性皮肤狼疮表现；③口腔或鼻咽部溃疡；④非瘢痕性秃发；⑤炎性滑膜炎，并可观察到 2 个或更多的外周关节有肿胀或压痛，伴有晨僵；⑥浆膜炎；⑦肾脏病变：24h 尿蛋白>0.5g 或出现红细胞管形；⑧神经病变：癫痫发作或精神病、多发性单神经炎、脊髓炎、外周或脑神经病变、脑炎；⑨溶血性贫血；⑩白细胞减少(至少 1 次细胞计数<4×10^9/L)或淋巴细胞减少(至少 1 次细胞计数<10^9/L)；血小板减少症(至少 1 次细胞计数<100×10^9/L)。

(2) 免疫学标准：①ANA 滴度高于实验室参照标准(LRR)；②抗 ds-DNA 抗体滴度高于 LRR(除外 ELISA 法测：需 2 次高于 LRR)；③抗 Sm 抗体阳性；④抗磷脂抗体：狼疮抗凝物阳性、梅毒血清试验假阳性、抗心磷脂抗体是正常水平的 2 倍以上或抗 β_2 糖蛋白 1 中度以上滴度升高；⑤补体减低：C3、C4 和 CH50；⑥无溶血性贫血但直接 Coomb 试验阳性。

确诊条件：①肾脏病理证实为狼疮肾炎并伴有 ANA 或抗 ds-DNA 抗体阳性；②以上临床及免疫指标中有 4 条以上标准符合(其中至少包含 1 个临床指标和 1 个免疫学指标)。该标准敏感性为 94%，特异性为 92%。

2. 肾脏病理诊断标准(2003 年)

(1) 根据肾小球损害程度分型：LN 的病理分型几经修订，2003 年国际肾脏病学会和肾脏病理学会(ISN/RPS)制订了新的分型版本。2010 年中华医学会儿科学分会肾脏病学组关于 LN 诊疗指南也推荐以 ISN/RPS 版本作为儿童 LN 病理分型参照标准[C/I]。

LN 的病理分型标准着重肾小球的病理损害，但应注意到其往往合并有肾小管间质及血管病变，甚至是与肾小球病变程度不对应的严重病变。

1）Ⅰ型:轻微系膜性 LN(minimal mesangial LN):光镜下肾小球正常,但荧光和(或)电镜显示免疫复合物存在。

2）Ⅱ型:系膜增生性 LN(mesangial proliferative LN):光镜下可见单纯系膜细胞不同程度的增生或伴有系膜基质增宽,及系膜区免疫复合物沉积;荧光和电镜下可有少量上皮下或内皮下免疫复合物沉积。

3）Ⅲ型:局灶性 LN(focal LN):分活动性或非活动性病变,呈局灶性(受累肾小球<50%)节段性或球性的肾小球毛细血管内增生、膜增生和中重度系膜增生或伴有新月体形成,典型的局灶性的内皮下免疫复合物沉积,伴或不伴有系膜病变。

A 活动性病变:局灶增生性 LN。

A/C 活动性和慢性病变:局灶增生和硬化性 LN。

C 慢性非活动性病变伴有肾小球硬化:局灶硬化性 LN。

应注明活动性和硬化性病变的肾小球的比例。

4）Ⅳ型:弥漫性 LN(diffuse LN):活动性或非活动性病变,呈弥漫性(受累肾小球≥50%)节段性或球性的肾小球毛细血管内增生、膜增生和中重度系膜增生,或呈新月体性肾小球肾炎,典型的弥漫性内皮下免疫复合物沉积,伴或不伴有系膜病变。又分 2 种亚型:(Ⅳ-S)LN:即超过 50% 的肾小球的节段性病变;(Ⅳ-G)LN:即超过 50% 肾小球的球性病变。若出现弥漫性白金耳样病变时,即使轻度或无细胞增生的 LN,也归入Ⅳ型弥漫性 LN。

Ⅳ-S(A)活动性病变:弥漫性节段性增生性 LN。

Ⅳ-G(A)活动性病变:弥漫性球性增生性 LN。

Ⅳ-S(A-C)活动性和慢性病变:弥漫性节段性增生和硬化的 LN。

Ⅳ-G(A-C)活动性和慢性病变:弥漫性球性增生和硬化性 LN。

Ⅳ-S(C)慢性非活动性病变伴有硬化:弥漫性节段性硬化性 LN。

Ⅳ-G(C)慢性非活动性病变伴有硬化:弥漫性球性硬化性 LN。

应注明活动性和硬化性病变的肾小球比例。

5) Ⅴ型:膜性 LN(membranous LN):肾小球基底膜弥漫增厚,可见弥漫性或节段性上皮下免疫复合物沉积,伴有或无系膜病变。Ⅴ型膜性 LN 可合并Ⅲ型或Ⅳ型病变,这时应做出复合性诊断。如 V+Ⅲ、V+Ⅳ等。并可进展为Ⅵ型硬化型 LN。

6) Ⅵ型:严重硬化型 LN(advanced sclerosing LN):超过 90%的肾小球呈现球性硬化,不再有活动性病变。

(2) 肾小管损害:肾小管损害的病理表现包括肾小管上皮细胞核固缩、肾小管细胞核"活化"、肾小管细胞坏死、肾小管细胞扁平、肾小管腔内有巨噬细胞或上皮细胞、肾小管萎缩、肾间质炎症和肾间质纤维化,在进行病理诊断时应注明肾小管萎缩、肾间质细胞浸润和纤维化的程度和比例。

肾小管间质损害型以肾小管损伤为主要表现,此型为孤立的肾小管间质改变、而与 SLE 相关的肾小球病变轻微,出现与肾小球病变程度不相应的较严重球外病变。

(3) 血管损伤表现:血管损伤表现包括狼疮性血管病变、血栓性微血管病、血管炎和微动脉纤维化。

1) 狼疮性血管病变:表现为免疫复合物(玻璃样血栓、透明血栓)沉积在微动脉腔内或叶间动脉,也称为非炎症坏死性血管病。

2) 血栓性微血管病:与狼疮性血管病变在病理及临床表现上相似,其鉴别要点为存在纤维素样血栓。

3) 坏死性血管炎:动脉壁有炎症细胞浸润,常伴有纤维样坏死。

4) 微动脉纤维化:微动脉内膜纤维样增厚不伴坏死、增生或血栓形成。

(四) 疾病活动性评估

对于 SLE 活动度的评估体系很多,临床应用较多的是 SLE 活动性评分(SLEDAI)。病理改变的活动度由专科医生通过病理活动指数(AJ)和慢性指数(CI)来评估(表 8-1)。

表 8-1 SLEDAI 评分

分值	临床表现	得分
8 分	癫痫发作:最近开始发作的,除外代谢、感染、药物所致	
8 分	精神症状:严重紊乱干扰正常活动,除外尿毒症、药物影响	
8 分	器质性脑病:智力的改变伴定向力、记忆力或其他智力功能的损害并出现反复不定的临床症状,至少同时有以下两项:感觉紊乱、不连续的松散语言、失眠或白天瞌睡、精神运动性活动增加或减少,除外代谢、感染、药物所致	
8 分	视觉障碍:SLE 视网膜病变,除外高血压、感染、药物所致	
8 分	脑神经病变:累及脑神经的新出现的感觉、运动神经病变	
8 分	狼疮性头痛:严重持续性头痛,麻醉性止痛药无效	
8 分	脑血管意外:新出现的脑血管意外,应除外动脉硬化	
8 分	血管炎:溃疡、坏疽、有触痛的手指小结节、甲周碎片状梗死、出血或经活检、血管造影证实	
4 分	关节炎:2 个以上关节痛和炎性体征(压痛、肿胀、渗出)	
4 分	肌炎:近端肌痛或无力伴肌酸磷酸激酶(CPK)增高,	
4 分	管型尿:血红蛋白、颗粒管型或红细胞管型	
4 分	血尿:红细胞>5/HP,除外结石、感染和其他原因	
4 分	蛋白尿:>0.5g/24h,新出现或近期升高	
4 分	脓尿:白细胞>5/HP,除外感染	
2 分	脱发:新出现或复发的异常斑片或弥漫性脱发	
2 分	新出现皮疹:新出现或复发的炎症性皮疹	
2 分	黏膜溃疡:新出现或复发的口腔或鼻黏膜溃疡	
2 分	胸膜炎:胸膜炎性胸痛伴胸膜摩擦音、渗出或胸膜肥厚	

续表

分值	临床表现	得分
2分	心包炎，心包痛及心包摩擦音，或积液（心电图或超声心动检查证实）	
2分	低补体，CH50，C3，C4低于正常范围的最低值	
2分	抗ds-DNA抗体滴度增高	
1分	发热，>38℃	
1分	血小板下降，低于正常范围的最低值	
1分	白细胞下降，$<3\times10^9/L$	
结果		

注：0~4分基本无活动，5~9分轻度活动，10~14分中度活动，≥15重度活动。

【鉴别诊断】

狼疮性肾炎要结合全身表现与其他原发或继发性肾炎相鉴别，对于全身表现不典型的患儿必须肾穿刺活检确诊。

【治疗】

治疗原则：①积极控制狼疮活动。②积极改善和阻止肾损害，根据肾病理改变制订治疗方案。③坚持长期、正规治疗，尽可能减少药物不良反应，加强随访。

（一）一般治疗

1. 活动期卧床休息，避免阳光、紫外线直接照射及使用诱发药物。

2. 抗凝、抗血小板聚集及促纤溶药物的应用：

（1）肝素：每日100~150U/kg静脉滴注，疗程2~4周，后续华法林口服治疗。

（2）双嘧达莫（潘生丁）：每日5~10mg/kg，分2~3次口服，疗程3~6个月。

（3）尿激酶：每日2000~4000U/kg静脉注射，疗程7~14天。

（二）根据病理分型治疗

狼疮性肾炎的临床表现与病理分型并不完全一致，应尽可能早地争取肾组织活检获得正确的病理分型，指导治疗。

（1）Ⅰ型、Ⅱ型：伴有肾外症状者，予SLE常规治疗；儿童患者只要存在蛋白尿，应加用泼尼松治疗，并按临床活动程度调整剂量和疗程。

（2）Ⅲ型：轻微局灶增生性肾小球肾炎的治疗，可予泼尼松治疗，并按临床活动程度调整剂量和疗程；肾损症状重、明显增生性病变者，参照Ⅳ型治疗。

（3）Ⅳ型：该型为LN病理改变中最常见、预后最差的类型。本指南推荐糖皮质激素加用免疫抑制剂联合治疗。治疗分诱导缓解和维持治疗2个阶段。

诱导缓解阶段：共6个月，首选糖皮质激素加CTX冲击治疗。泼尼松1.5~2.0mg/(kg·d)，6~8周，根据治疗反应缓慢减量。CTX静脉冲击有2种方法可选择：①500~750mg/(m^2·次)，每月1次，共6次。②8~12mg/(kg·d)，每2周连用2d，总剂量150mg/kg。肾增生病变显著时需给予环磷酰胺冲击联合甲泼尼龙冲击。甲泼尼龙冲击15~30mg/(kg·d)，最大剂量不超过1g/d，3d为1个疗程，根据病情可间隔3~5d重复1~2个疗程。

麦考酚酸酯(MMF)可作为诱导缓解治疗时CTX的替代药物，在不能耐受CTX治疗、病情反复或CTX治疗无效情况下，可换用MMF，20~30mg/(kg·d)。环孢素A(CsA)对治疗狼疮性肾炎有一定的效果，初始剂量为5~7mg/(kg·d)，分2~3次口服，出现明显疗效后缓慢减量至2~3mg/(kg·d)，疗程3~6月以上。副作用有多毛、肝肾毒性及高血压等。

维持治疗阶段：至少2~3年。在完成6个月的诱导治疗后呈完全反应者，停用CTX，泼尼松逐渐减量至每日10~20mg口服，维持至少2年；在最后一次使用CTX后2周加用硫唑嘌呤(AZA)1.5~2mg/(kg·d)(1次或分次服用)；或序贯MMF。

（4）Ⅴ型：临床表现为蛋白尿者，加用环孢霉素或CTX较单独糖皮质激素治疗者效果好，也有激素加用雷公藤或苯丁酸氮芥治疗有效的报道。合并增生性病变者,按病理Ⅳ型治疗。近年有报道针对Ⅴ+Ⅳ型患者采取泼尼松+MMF+FK506的多靶点联合治疗有效。

(5) Ⅵ型:具有明显肾功能不全者,予以肾替代治疗(透析或肾移植),其生存率与非狼疮性肾炎的终末期肾病患者无差异。如果同时伴有活动性病变,仍应当给予泼尼松和免疫抑制剂治疗。

(三) 根据临床类型治疗

对于部分患儿不愿意或不能进行肾穿刺者,可根据临床表现进行治疗选择。临床表现为孤立性血尿和(或)蛋白尿者,可参照病理Ⅱ型或Ⅲ型轻度给予治疗。临床表现为急性肾炎、肾病综合征者,可参照病理Ⅲ型、Ⅳ型或Ⅴ型治疗。临床表现为急进性肾炎者首先给予甲泼尼松龙冲击治疗,而后参照病理Ⅳ型治疗。

(四) 血浆置换

可去除血浆中的抗原、抗体及免疫复合物,主要适用于急进肾炎型狼疮性肾炎、Ⅳ型狼疮性肾炎以及激素、细胞毒药物治疗不能控制病变活动者。可每日交换血浆30~50ml/kg,每周2~3次,每1~2周为一疗程。

(五) 透析及肾移植治疗

适用于SLE所致的终末肾,肾移植前需无狼疮活动指标。

(六) 中药及其他治疗

轻型狼疮性肾炎可用雷公藤多苷片或火把花根片口服,但对重症狼疮性肾炎效果不佳。全身淋巴结X线照射、大剂量丙种球蛋白静脉冲击[0.4g/(kg·d),5天为1疗程]等均可使用,但疗效仍有争议。

【预后】

系统性红斑狼疮(SLE)患者的主要死亡原因为继发感染及尿毒症。随着正确的早期诊断、分型及治疗手段的改进,狼疮性肾炎5年存活率已显著提高,达到80%~85%。临床表现为肾病综合征、高血压或肾功能不全者预后不佳。Ⅳ型、Ⅴ型狼疮性肾炎较Ⅱ型、Ⅲ型差。

（唐锦辉　陈　瑜）

溶血尿毒综合征

溶血尿毒综合征（hemolytic-uremic syndrome，HUS）系指以微血管病性溶血性贫血、急性肾功能衰竭和血小板减少为临床特征的综合征。本病为儿童急性少尿型肾功能衰竭的较常见病因之一。

【诊断要点】

（一）临床表现

1. 主要见于婴幼儿，国内报告多见于学龄儿童，发病前1～2周多有胃肠炎或上呼吸道感染等前驱症状。

2. 溶血和贫血：溶血进展迅猛，短时间内血红蛋白可降至30～50g/L，导致颜面苍白、黄疸、酱油样尿，可有肝脾肿大。

3. 急性肾功能衰竭：见第十九章小儿急性肾衰竭部分。

4. 出血：主要为消化道出血，黑便最常见，重者可有硬脑膜下血肿和视网膜出血，皮肤淤斑罕见。

5. 其他：乏力、厌食、嗜睡或烦躁，可有抽搐和昏迷，侵犯心脏时可有心律失常，心力衰竭和心包积液。重症病例和病程迁延者，可有持续性高血压或进展至慢性肾功能衰竭。

（二）实验室检查

1. 血：中至重度贫血，血小板中至重度减少，白细胞常增高，网织红细胞增高，末梢血可见异形多彩的红细胞，呈三角形、菱形、盔甲形和红细胞碎片，称为红细胞碎裂综合征。血FDP增高、*D*-二聚体增高。

2. 尿：见血尿、血红蛋白尿、蛋白尿、红细胞碎片、白细胞和管型。

3. 血生化和肾功能：非结合胆红素升高，血清乳酸脱氢酶和α-羟丁酸脱氢酶升高，血浆游离血红蛋白升高、结合珠蛋白降低，C3大多数正常。可见代谢性酸中毒，氮质血症，高尿酸血症和高钾血症。

【鉴别诊断】

1. 急性溶血性贫血：一般无出血和肾功能衰竭表现，血小板正常，易与 HUS 鉴别。

2. 慢性肾炎并肾衰：发病年龄较大，病程较长或过去有肾脏病史。一般无溶血，水肿更重，血压更高，必要时需作肾活检，方能鉴别。

3. 血栓性血小板减少性紫癜(TTP)：主要发生于成人，其中枢神经损害较 HUS 多见，而肾损害则较 HUS 为轻。

【治疗原则】

本病无特效治疗，主要处理如下。

(一) 急性肾功能衰竭的治疗

见第十九章小儿急性肾衰竭部分。现提倡尽早进行透析治疗。

(二) 贫血的治疗

当血红蛋白≤60g/L 时应输新鲜血，按每次 2.5~5ml/kg，缓慢输入，使血红蛋白维持在 70g/L 左右即可，输注新鲜红细胞悬液更好。一般应避免输注血小板，以防血栓形成加重。

(三) 血栓性微血管病的治疗

1. 去纤维肽(defibrotide)：10ml/(kg·d)静脉滴注，1~2 周后可改为口服，再用 1~6 个月。其作用为抗血栓和增强纤维蛋白溶解酶活性，并促进前列腺环素(PGI_2)的合成。

2. 新鲜冰冻血浆：初始量 30~40ml/(kg·次)，以后 15~20ml/(kg·次)，其作用为补充血浆中的抑制血小板聚集因子。若本病前驱期感染为肺炎链球菌所致，则禁止输血浆。

3. 血浆置换：有条件者可用。

4. 抗凝血、抗血小板聚集药和溶栓药：早期可慎用肝素、酌情使用双嘧达莫和尿激酶，但疗效不肯定，且可导致和加重出血。

5. 大剂量维生素 E：1000mg/(m^2·d)，其作用为清除自由基，抑制脂质过氧化反应和血小板的聚集。

6. 输注 PGI_2：早期使用效果好，初始剂量为 2.5ng/(kg·

min)，渐加至 5ng/(kg · min)。

（四）肾移植

对慢性肾衰者可酌情考虑。

【预防或预后】

本病预后为小儿急性肾功能衰竭中预后最差者。影响预后的主要因素如下：①婴幼儿预后比年长儿好；②少尿、无尿时间长，肾功能衰竭重者，预后差；③伴中枢神经系统损害者，预后差；④贫血严重需输血 6 次以上者，预后差；⑤反复发作者，预后差；⑥早期诊断，合理治疗，早期进行透析者，预后好。

（仇丽茹）

单纯性血尿

【定义及病因分类】

尿液中红细胞排泄超过正常。留新鲜清洁中段尿 10ml，以 1800r/min 离心 5 分钟后，取沉渣 0.2ml 镜检，若红细胞(RBC) >3 个/高倍视野(HP)时称为血尿；或留 12 小时尿做细胞计数(Addis 计数)，若红细胞>50 万个/12h 时亦诊断为血尿。尿红细胞较少时呈镜下血尿；当尿红细胞较多(每升尿液中含全血量≥1ml)时呈肉眼血尿。凡临床上以发作性或持续性肉眼血尿或镜下血尿为主要或唯一表现，不伴明确的全身性疾病或明显的其他泌尿系统表现，无明显水肿与高血压、尿蛋白阴性或少量(定性<++、定量<0.5g/24h)，肾功能正常者称为单纯性血尿(isolated hematuria)，又称为无症状性血尿(asymptomatic hematuria)。

单纯性血尿只是一个临床表现，而非最终的疾病诊断。它病因复杂，98% 由泌尿系统本身疾病引起，2% 由全身性疾病或泌尿系统邻近器官疾病所致，如血液病、感染性疾病、免疫性疾病、心血管病、代谢性疾病等，以及肠道蛲虫病、外阴炎、阑尾炎、前列腺炎、盆腔炎、直肠癌、结肠癌等。还有少部分为功能性血尿，见于健康儿童，如运动后血尿。以往常按泌尿系统疾病与全身性疾病进行病因分类,近年来多根据血尿来源将其按肾小球性血尿与非肾小球性血尿进行病因分类。

（一）单纯性肾小球性血尿

指血尿来源于肾小球水平者,由红细胞通过有病理损伤的肾小球基底膜漏出所致,大多呈现变形红细胞性血尿。

1. 较常见的病因

(1) 轻型、不典型或恢复期的急性链球菌感染后肾炎、病毒性肾炎或支原体性肾炎等。

(2) IgA 肾病。

(3) 非 IgA 系膜增生性肾炎(包括 IgM 肾病)。

2. 次常见的病因

(1) 紫癜性肾炎。

(2) 薄基膜病(家族性再发性血尿)。

(3) 局灶性肾炎或肾小球轻微病变。

3. 少见的病因

(1) 局灶节段性肾小球硬化。

(2) 膜增生性肾炎早期。

(3) 遗传性肾炎(Alport 综合征)早期。

(4) 其他:某些狼疮性肾炎或乙型肝炎病毒相关性肾炎的早期;肝豆状核变性等。

（二）单纯性非肾小球性血尿

指血尿来源于肾小球以下部位(肾小管、肾间质、肾盂肾盏、输尿管、膀胱、尿道)者,由泌尿系统血管损伤出血所致,大多呈现正常红细胞性血尿。

1. 较常见的病因

(1) 特发性高钙尿症。

(2) 尿路感染(如尿道炎、出血性膀胱炎、肾盂肾炎、肾乳头炎、肾结核等)。

(3) 药物性血尿(如非甾体类抗炎药、磺胺药、氨基糖苷药、头孢菌素类药、环磷酰胺、某些抗凝血药等可致血尿)。

2. 次常见的病因

(1) 肾血管疾病(如左肾静脉压迫综合征、肾静脉血栓形成、肾动静脉瘘、先天性肾血管发育畸形等)。

(2) 泌尿系结石。

(3) 急性或慢性肾小管间质性肾炎。

3. 少见的病因

(1) 梗阻性泌尿系统发育畸形与肾盂积水。

(2) 囊肿性肾病(如多囊肾、海绵肾、肾髓质囊性病、肾或膀胱囊肿病等)。

(3) 泌尿系异物、外伤。

(4) 其他:如游走肾、肾下垂;肝豆状核变性等;泌尿系统肿瘤(如肾胚胎瘤、白血病肾脏浸润等)。

【诊断】

单纯性血尿病因复杂,可按以下程序进行病因诊断。

(一) 确定真性单纯性血尿

1. 确定血尿的存在:应排除假性血尿,包括血红蛋白尿、肌红蛋白尿、某些含色素的食物或药物所致的红色尿。通过尿沉渣镜检未发现红细胞即可排除,必要时做 12 小时 Addis 计数。应当指出,目前常用的尿液自动分析仪检查血尿是利用酶(过氧化物酶,血红蛋白具有类过氧化酶作用)化学显色反应显示尿中亚铁血红素及血红蛋白的存在来检测潜血程度而间接诊断血尿的,而潜血程度与镜检红细胞数有时并不一致,且其灵敏度高而特异性较低,据此诊断血尿易出现假阳性或过高估计血尿程度。尿中存在游离血红蛋白、肌红蛋白、细菌过氧化物酶及强氧化剂时可出现假阳性;而尿中存在大量维生素 C 及其他还原性物质时可出现假阴性。因此其结果只能作为血尿的初筛,确诊血尿必须进行新鲜清洁中段尿离心后沉渣镜检。

2. 确定真性血尿:主要是排除污染血尿,它是由邻近器官(阴道、直肠、肛门、包皮、外阴)出血混入尿中所致。结合病史与体检,并仔细留取中段尿送检即可排除。

3. 确定单纯性血尿,排除症状性血尿与功能性血尿(如运动后血尿)。

4. 判断血尿程度:一般镜检红细胞计数与尿潜血程度半定量的关系大致为:RBC 3~5 个/HP 为+,6~20 个/HP 为++,

21~50 个/HP 为+++,51~100 个/HP 为++++,>100 个/HP 为++++以上,此时多呈肉眼血尿。

（二）确定血尿的来源

通过以下方面可初步判断肾小球性血尿与非肾小球性血尿。

1. 尿红细胞形态检查:通常使用普通光镜,在高倍视野下观察尿红细胞形态,常以穿孔、环状、芽孢状红细胞为变形红细胞的特征性形态,若三者之和>30%可诊断为肾小球性血尿,<15%可诊断为非肾小球性血尿,介于两者之间时需重复检查。红细胞形态检查是血尿诊断常规中不可缺少的初筛步骤,但影响红细胞形态判断的因素较多,其结果有时与血尿来源并不一致,需结合临床进行分析判断。

2. 尿红细胞平均容积与容积分布曲线测定:采用血细胞自动分析仪进行测定,若尿红细胞平均容积<72f1,曲线左移呈偏态分布,高峰在低容积区(50f1),峰值<外周血时诊断为肾小球性血尿;若尿红细胞平均容积>72f1,曲线呈正态分布,高峰在高容积区(100f1),峰值≥外周血时诊断为非肾小球性血尿。此法准确性较高。

3. 结合临床特点进行判断:包括血尿的外观、血尿与尿程的关系、血尿的伴随表现、其他病史与临床表现等。

（三）病因诊断

1. 病史与体检

(1) 血尿发作的特点:肉眼血尿或镜下血尿,发作性血尿或持续性血尿,血尿的外观,血尿与尿程的关系。

(2) 血尿初次发作的年龄;血尿患儿的性别。

(3) 血尿发作的诱因与发现方式,以及血尿与直立或运动的关系。

(4) 血尿的伴随表现,如尿痛、尿频、遗尿、腹痛、外阴或肛周瘙痒等。

(5) 既往史与用药史:包括肠道蛲虫病史,其他感染史,肾脏疾病史,过去血尿发作史,服药史及其他全身疾病史。

(6) 家族史:包括家族肾病史及泌尿系结石史。

(7) 社会史:周围儿童发病率是否较高,是否来自矿区。

(8) 全身与泌尿系统体格检查,并注意邻近器官的仔细检查。

2. 排除功能性血尿

(1) 运动后血尿。

(2) 直立性血尿。

(3) 新生儿暂时性血尿等。

通过病史、体检、实验室检查及血尿发作与缓解的特点即可排除。

3. 初步确定为肾小球性血尿者,应查24小时尿蛋白、血红细胞沉降率、抗链球菌溶血素“O”、血免疫球蛋白、血补体C3、肾功能、乙型肝炎病毒标志、支原体抗体等;疑为薄基膜病或遗传性肾炎者,其直系亲属应查尿常规,患儿及其直系亲属应做电听力测试及眼科检查;疑为肝豆状核变性者查角膜K-F环及血浆铜蓝蛋白含量;原因不明的单纯性肾小球血尿患儿考虑肾活检,其指征为:①持续性镜下血尿或发作性肉眼血尿,病程>6个月,且临床上已排除急性链球菌感染后肾炎。②有血尿阳性家族史且患儿年龄在10岁左右。③起病为单纯性血尿,而后发展为明显症状性血尿。应当指出,在单纯性肾小球性血尿的病理诊断中要重视电镜检查的诊断价值,以免造成漏诊与误诊。鉴于小儿特发性高钙尿症发病率较高,且可与引起肾小球性血尿的病因并存,故对于单纯性肾小球性血尿病人也应常规做尿钙检查。

4. 初步确定为非肾小球性血尿者:应常规进行尿钙测定(尿钙/尿肌酐、24小时尿钙定量,必要时行钙负荷试验)、腹部平片、泌尿系B超检查,必要时行静脉肾盂造影及其他影像学检查如膀胱镜检查、DSA、MRU等。疑有泌尿系感染者,在抗感染治疗前连续2次行清洁中段尿培养,并注意有无肠道蛲虫病。对体型瘦长的年长儿应检查左肾静脉受压情况以明确有无左肾静脉压迫综合征。

【随访】

经过系统检查与全面分析后,绝大部分单纯性血尿可明确病因,但仍有一部分病例,尤其是部分单纯性肾小球性血尿者找不到明确病因而只能作出初步的倾向性或排他性诊断。此时应定期随访,动态观察,以便最终作出病因诊断。

（刘铜林）

IgA 肾病

IgA 肾病(IgA nephropathy)又称 Berger 病。其特点是在肾小球系膜区有以 IgA 为主的免疫球蛋白沉积,也可伴有 IgG、IgM 及 C3 的沉积。

【诊断】

（一）临床表现

本病多见于 5 岁以上儿童,男女之比约为 2∶1,起病常以上呼吸道感染为诱因。临床上以反复发作性肉眼血尿或镜下血尿最为常见。根据其临床表现,IgA 肾病一般可分为以下 7 种临床类型:

1. 孤立性血尿型:包括复发性肉眼血尿型和孤立性镜下血尿型。

2. 孤立性蛋白尿型(24h 尿蛋白定量<50mg/kg)。

3. 血尿和蛋白尿型(24h 尿蛋白定量<50mr/kg)。

4. 肾病综合征型:多表现为肾炎型肾病综合征。

5. 急性肾炎综合征型:除血尿、蛋白尿外,还可伴有水肿及高血压,血尿素氮及肌酐可升高。

6. 急进性肾炎综合征型:似急性肾炎综合征,但肾功能在短期内进行性恶化。

7. 慢性肾炎性型。

（二）实验室检查

1. 尿常规及尿红细胞形态检查:有红细胞,红细胞管型,后期可伴有持续蛋白尿。尿红细胞形态多异常,提示为肾小球源性血尿。尿蛋白定量的多少对 IgA 肾病病情的判断、预后的估计有重要意义。

2. 血生化：早期肾功能一般无异常，随病程进展出现蛋白尿及高血压时，肾功能可有不同程度损害。

3. 免疫学检查：部分患者血清中 IgA 浓度可增高，各家报道有所不同（为 9%~70%）。血补体 C3 浓度正常或升高。

（三）肾脏病理检查

1. 光镜检查：主要累及肾小球，表现为肾小球系膜细胞增生及基质增多，随病情进展可累及肾小管及间质。1982 年 WHO 将 IgA 肾病的肾损害分为 5 级：

Ⅰ级：微小病变。光镜下大多数肾小球正常，少部分区域有轻度系膜区增宽，伴或不伴系膜细胞增生。无肾小管和间质损害。

Ⅱ级：轻微病变。少于 50% 的肾小球有系膜增生，罕见硬化、粘连和新月体病变。无肾小管和间质损害。

Ⅲ级：局灶节段性肾小球肾炎。肾小球系膜区增宽伴细胞增生，病变呈局灶节段性改变。偶有粘连和新月体。间质病变较轻，仅表现间质水肿或灶性炎性细胞浸润。

Ⅳ级：弥漫性系膜增生性肾小球肾炎。几乎所有的肾小球呈明显的弥漫性系膜增生和硬化，常可见到废弃的肾小球。少于 50% 的肾小球有粘连和新月体。有明显肾小管萎缩和间质炎症。

Ⅴ级：弥漫硬化性肾小球肾炎。与Ⅳ级相似但更严重，节段和（或）球性硬化、玻璃样变、球囊粘连。50% 以上的肾小球有新月体。肾小管和间质的损害较Ⅳ级更严重。

2. 免疫病理检查：IgA 肾病的诊断必须依靠该项检查，系膜区呈粗大颗粒状或团块状免疫沉积，以 IgA 为主，可伴有 IgG、IgM 的组合沉积，可分为 IgA 型、IgA+IgG 型、IgA+IgM 型及 IgA+IgG+IgM 型 4 个亚型，C3 沉积物的分布常与 IgA 相同。部分病例可有基底膜、上皮下或内皮下沉积。IgA 沉积的部位也与病理损害的类型有密切的关系。

3. 电镜检查：肾小球系膜细胞增生，系膜基质增多并伴有高密度电子致密物沉积，是 IgA 肾病的典型超微病理改变，部分病例电子致密物可由系膜区、副系膜区延续到毛细血管壁的内皮下和上皮下。此外,基膜可见变薄、塌陷、分裂或虫蚀状改变。

【鉴别诊断】

需排除过敏性紫癜、系统性红斑狼疮、慢性肝病等疾病所致 IgA 在肾组织沉积者。

【治疗原则】

IgA 肾病目前尚无特异性的治疗方法。一般认为有下列情况者,应给予积极治疗:

(1) 反复发作性肉眼血尿。

(2) 高血压。

(3) 大量蛋白尿或肾病综合征。

(4) 急性肾炎综合征或急进性肾炎综合征,病理检查为增生性肾小球肾炎或细胞性新月体肾炎者。而对于无症状性尿异常(镜下血尿或伴轻微蛋白尿),病理检查正常或呈轻微肾小球病变者以及肾功能固定、病理检查为肾小球硬化、纤维性新月体、肾小管萎缩、间质纤维化等病变者,多数倾向于定期观察,治疗相对保守。

(一) 一般治疗

1. 增加机体抵抗力,防治急性上呼吸道感染。对以急性扁桃体炎或慢性扁桃体炎急性发作诱发的反复发作性肉眼血尿的患者,行扁桃体摘除术,可明显减少或消除肉眼血尿的发作,减少蛋白尿,降低血清 IgA 水平。

2. 低蛋白及低盐饮食,可减轻肾小球病变。

3. 减少抗原性食物的摄入,如麸质、麸肽和牛血清白蛋白等。

4. 积极防治高血压,首选 ACEI 及利尿剂,以减少血流动力学改变及血管损害加重原有的肾脏病变。

5. 血压、肾功能正常,仅表现为镜下血尿和(或)蛋白尿小于 1.0g/d 或 25mg/(kg · d)的患者,不需要特异性治疗,需长期随访。

(二) 激素及免疫抑制剂

1. 糖皮质激素

(1) 泼尼松:用于临床表现为大量蛋白尿、肾病综合征而肾脏病理改变轻微的患者或处于进展性 IgA 肾病早期阶段。治疗遵循“首剂量足、减药要慢、维持要长”的原则，剂量为 1.5~2mg/(kg·d)，治疗 8~12 周后逐渐减量，维持治疗 12 月以上。

(2) 甲泼尼松龙：用于临床表现为急进性肾炎，病理改变为细胞性新月体肾炎或坏死性毛细血管炎伴细胞性新月体形成者。剂量及用法为 15~30mg/(kg·d) 静脉滴注，3 天为一疗程，可用 1~2 个疗程，后改用泼尼松隔日晨顿服。

2. 免疫抑制剂

(1) 环磷酰胺(CTX)：有下列情况者可考虑使用 CTX：

1) 临床表现为肾病综合征，病理为微小病变，对激素依赖或对激素耐药的患者。

2) 病理改变为增生性肾小球肾炎，临床上有进行性加重倾向的患者。

3) 病理改变为细胞性新月体肾炎，临床表现为急进性肾炎综合征者。

剂量及用法为 0.5~0.75g/(m^2·次)，静脉滴注，每月一次，连续 6 次。一般很少单独使用，常联合激素、抗凝剂及抗血小板聚集药物应用。

(2) 雷公藤多苷片：用于临床表现为大量蛋白尿、肾病综合征的患者。用法及剂量为 1~1.5mg/(kg·d)，分 3 次餐后口服，4 周后减量维持，疗程 3~6 个月。

(3) 其他：可酌情选用吗替酚酯、FK506 等。

(三) 清除循环免疫复合物

血浆置换能迅速清除循环 IgA 免疫复合物，主要用于急进性 IgA 肾病患者。

(四) 抗凝血、抗血小板聚集药物

1. 肝素：1~1.5mg/(kg·d) 或 100~150U/(kg·d) 静脉滴注，每天一次或隔天一次，2~4 周为一疗程。

2. 华法林：2.5~3mg/d 口服，每日或隔日一次，根据凝血酶原时间调整、确定维持剂量。

3. 藻酸双酯钠：剂量为每次 1~3mg/kg，每日 3 次口服。

4. 双嘧达莫:每日 5~10mg/kg,分 2~3 次口服,疗程 3~6 个月。

(五) 其他治疗

鱼油、大黄制剂、银杏叶制剂、大剂量丙种球蛋白、抗 CD4 单克隆抗体等。

【预防或预后】

IgA 肾病的预后一般较好。一般认为有以下情况者预后不良:①发病年龄较大。②有大量蛋白尿者。③起病时即有肾功能减退者。④病理表现为广泛性节段肾小球硬化、间质纤维化、弥漫性毛细血管内增生、大量的上皮性新月体形成及基底膜增厚者。⑤免疫病理示 IgA 合并 IgM 沉积尤其是 IgA、IgG、IgM 同时有沉积者。

(唐锦辉 仇丽茹)

薄基底膜病

【定义与概述】

薄基底膜病(thin basement membrane disease)是一病理学名称,病理特征为肾小球基底膜(GBM)呈弥漫性变薄,又称为家族性再发性血尿(familial recurrent hematuria),临床上主要表现为单纯性血尿。本病为常染色体显性遗传或隐性遗传。随着肾活检广泛开展,报道逐渐较多,占单纯性血尿的 10%~25%。

【诊断要点】

(一) 临床表现

1. 部分病例有家族性血尿病史。

2. 多在 5 岁以前发病,男女比例约为 1:(2~3)。

3. 无症状性镜下血尿,常是临床上唯一表现,多在上呼吸道感染后或剧烈运动、劳累后出现一过性肉眼血尿,无水肿,高血压,无眼异常,无耳聋。

（二）实验室检查

1. 尿常规检查，表现为单纯性肾性血尿，多不伴蛋白尿。

2. 肾功能无进行性减退。

3. 肾活检，肾组织光镜检查正常或轻度系膜增生，免疫荧光检查阴性，电镜可见肾小球基底膜弥漫性变薄，其厚度≤250nm，无电子致密物沉积，可有节段性 GBM 增厚。

【治疗原则】

本病为良性疾病，无须特殊治疗，避免各种感染或过度疲劳，避免使用肾毒性药物，定期随访尿常规及肾功能。

（仇丽茹　周建华）

遗传性肾炎

遗传性肾炎（hereditary nephritis）又称为 Alport 综合征，是以高频性神经性耳聋、眼部病变、持续性血尿及进行性肾功能减退为临床特征的遗传性肾病。

【诊断】

（一）临床表现

1. 多在儿童早期发病，典型 Alport 综合征，男女表现不同，男性早期即有进行性血尿，学龄期出现神经性耳聋，20 岁前后出现眼异常和进入肾功能不全。女性则轻重悬殊，轻者可至老年无症状，重者与男性相同，中年进入肾功能不全。

2. 血尿为本病最早期表现，常在上呼吸道感染，劳累后加重变为肉眼血尿，常为肾小球性血尿，初发蛋白尿不重，随年龄增加而逐渐加重。

3. 进行性肾功能不全，男性尤为突出，儿童时期少见，多在 20~30 岁出现肾功能衰竭。

4. 耳聋，30%~50% 患者存在高频性神经性耳聋，多为双侧性，男性较女性多见，耳聋多与肾炎并存。

5. 眼病变，10%~20% 有眼部病变如前锥形晶状体、黄斑周围点状和斑点状视网膜病变等。

（二）病理检查

肾活检光镜下：早期无明显病变，随病情进展肾小球从局灶性系膜增生逐渐发展到肾小球硬化。确诊需要作电镜检查。随年龄增长与疾病进展，肾小球基膜（GBM）逐渐出现异常，GBM 增厚并劈开、变薄或二者相间，变薄的 GBM 常与增厚 GBM 并存，GBM 薄者仅为 50～150nm，厚可达正常厚度 2～5 倍，正常 GBM 的厚度（320±40）nm 其中致密层明显增厚并纵向劈裂分层，相互交错成网，网眼中含有微小的致密颗粒。

（三）免疫荧光检查

肾小球和（或）皮肤基底膜完全或部分不表达Ⅳ型胶原的 α 肽链。

（四）遗传方式与基因分析

1. X 连锁显性遗传（XD）：是 AS 最主要的遗传方式。家族中女患者多于男患者，但男性患者病情较女性严重。极少数女患者病情进展与男性相近，可能与 X 染色体不随机失活有关。

2. 常染色体隐性遗传（AR）：较少见。杂合子表现镜下血尿，纯合子 5～15 岁时发生慢性肾衰。

3. 常染色体显性遗传（AD）：罕见。病情轻重与性别无关。通常成年后发生镜下血尿、蛋白尿、高血压时才获诊断。中年时发生慢性肾功能不全。

【鉴别诊断】

1. 薄基膜病：有血尿家族史，为常染色体显性遗传，临床表现为无症状性血尿，肾功能始终正常且不伴眼、耳病变。肾活检示肾小球基膜弥漫性变薄。

2. 指甲-髌骨综合征：主要表现为蛋白尿、血尿、水肿及高血压，但无耳、眼症状，有指甲发育不良及骨关节发育不全等病变，仅 10% 病例有肾功能不全。肾活检与本病可鉴别。

【治疗原则】

目前尚无特殊治疗，主要对症治疗：保护肾脏功能，避免使用损伤肾脏的药物，肾功能衰竭时则限制蛋白质、磷、钠摄入，必要时做透析治疗或肾移植。

【预防或预后】

目前尚无AS自愈的报道。男性患者多在40岁以前因为肾衰而需行肾脏替代治疗或肾移植。女性患者病情稳定，比男性预后好，由不同遗传类型所决定。

（仇丽茹 周建华）

特发性高钙尿症

高钙尿症是指尿钙排出明显增多，每日尿钙≥0.1mmol/kg（4mg/kg）可定为高钙尿症，无明确病因且血钙正常者称为特发性高钙尿症（idiopathic hypercalciuria，IH）。临床上主要表现为血尿，约占儿童单纯性血尿病因的1/4，IH出现血尿原因与钙结晶引起尿路损伤有关。

【诊断】

（一）临床表现

1. 血尿：为小儿IH最常见表现，64%以上为肉眼血尿，此可出现1次，亦可持续多日或反复发作多年。红细胞形态呈非肾小球源性。

2. 尿路结石。

3. 其他表现：有尿频、尿急、尿痛、排尿困难、遗尿、腹部绞痛或耻骨上痛，腰痛，易发生尿路感染。

（二）实验室检查

1. 尿常规示红细胞及不同程度白细胞增多，无或仅轻度蛋白尿，无管型尿，可见草酸钙结晶。

2. 血生化及肾小球功能正常，尿浓缩功能有时受损。

3. 肾穿刺活检多为正常，偶见局灶性肾间质炎症或钙沉积。

4. 尿Ca/Cr≥0.21mg/mg（Ca/Cr≥0.6，mmol/mmol），24小时尿钙≥0.1mmol/kg（4mg/kg）。

（三）钙负荷试验

确诊为高钙尿症者，作钙负荷试验以区别肠吸收型和肾漏型。

试验前5~7天给予低钙[<5mg/(kg·d)]、低钠[<2mmol/(kg·d)]、低蛋白[<1g/(kg·d)]饮食，少进肉食，并避免剧烈运动。试验前一天晚餐后禁食，并于晚9时及晚11时各饮水10ml/kg；试验当日晨7时排尿弃去，再饮等量水，收集上午7~9时尿，测定服钙前尿Ca/Cr；上午9时一次性口服10%氯化钙0.7ml/kg，收集上午9时至下午1时共4小时尿，再测定服钙后尿Ca/Cr。肠吸收型由于限钙后钙吸收减少，服钙前尿Ca/Cr降至正常（Ca/Cr<0.6mmol/mmol），钙负荷后则增高（>0.6mmol/mmol）；肾漏型不受限钙影响，服钙前、后均尿Ca/Cr>0.6mmol/mmol。亦可用10%葡萄糖酸钙2.1ml/kg（3倍于10%氯化钙量）口服代替10%氯化钙。

【治疗原则】

（一）一般治疗

应多饮水，限制高钙及高草酸钙饮食。吸收型伴严重血尿或结石者应低钙饮食，但须考虑小儿生长发育需要，每日供钙不低于基础需要量。

（二）药物治疗

噻嗪类利尿剂能促进远端肾小管重吸收钙，使尿钙恢复正常，并可调节甲状旁腺素及1,25-$(OH)_2D_3$至正常水平，使肠钙吸收正常，可用于肾漏型IH的治疗，每日服DHCT0.5~1mg/kg，疗程约6周。使用过程中需监测血钾水平。

（仇丽茹　周建华）

左肾静脉压迫综合征

【定义与概述】

左肾静脉压迫综合征（left renal vein entrapment syndrome）又称胡桃夹现象（nutcraker phenomonon），是指左肾静脉（LRV）

在主动脉(AO)和肠系膜上动脉(SMA)之间受压、变窄、淤血而表现为发作性血尿、腹痛,有时伴发直立性蛋白尿。

【诊断】

(一) 临床表现

1. 本病好发于体型瘦长的年长儿及青春发育期儿童,男性稍多见。

2. 常为无症状性肉眼血尿发作或镜下血尿,血尿多在剧烈运动之后或傍晚出现,有时病人诉左侧腹痛和腰痛。

3. 部分病例表现为直立性蛋白尿。

(二) 实验室检查及特殊检查

1. 尿中红细胞形态检查,为均一的正常红细胞,尿蛋白少许至+,无白细胞及管型尿。当发生直立性蛋白尿时,可无血尿。

2. 肾超声波检查提示 LRV 受压,在主动脉左侧方的 LRV 的直径为在主动脉正前方的 LRV 直径的 3 倍以上即可认为 LRV 扩张。亦有资料认为其诊断标准应为 5 倍以上。

3. CT 检查:可见 LRV 被主动脉和 SMA 压迫,近侧端扩张。

4. 膀胱镜检查:膀胱黏膜及尿道口无异常,可见血尿来自于左输尿管。

5. 肾血管造影:腹主动脉造影侧面像可见 SMA 和主动脉间隙极窄,选择性左肾静脉造影可见 LRV 在 SMA 和主动脉之间有狭窄像,近侧端显著扩张,侧支循环扩张、迂曲及逆流,造影剂反流下腔静脉延迟。行肾静脉造影时还可直接测量下腔静脉压及左肾静脉压,计算两者压力差,当压力差≥0. 4kPa(3mmHg)或 0. 49~0. 59kPa(5~6cmH_2O)时,即提示左肾静脉受压。

【鉴别诊断】

临床需除外其他肾脏疾病。

【治疗原则】

本病无需特殊治疗,一般仅需随访观察,随年龄增长,侧支循环建立淤血得到改善,同时 SMA 起始部周围脂肪结缔组织增加,缓解 LRV 遏阻程度,临床表现将逐渐缓解、消失。

【预防和预后】

预后好。

（仇丽茹　周建华）

无症状性蛋白尿

【定义与概述】

尿中蛋白质含量超过 150mg/24h 或 100mg/(m^2·24h)或 4mg/(m^2·h)时称为蛋白尿,此时尿蛋白定性试验亦呈阳性反应。若以蛋白尿为主要或唯一表现,不伴明确的全身性疾病或明显的其他泌尿系统表现,无明显水肿与高血压,尿沉渣检查正常,肾功能亦正常者称为无症状性蛋白尿(asymptomatic proteinuria),又称为单纯性蛋白尿(isolated proteinuria)。

【发病机制与分类】

1. 根据尿蛋白分子量大小的不同,可将蛋白尿分为以下 3 类:

(1) 高分子量蛋白尿:尿蛋白相对分子质量>90 000,如 Ig、NAG、Tamm-Horsfall 蛋白等。

(2) 中分子量蛋白尿:尿蛋白相对分子质量在 40 000~90 000,如白蛋白、转铁蛋白。

(3) 低分子量蛋白尿:尿蛋白相对分子质量<40 000,如溶菌酶(Lys)、视黄醇结合蛋白(RBP)、β_2微球蛋白、α_1微球蛋白、免疫球蛋白轻链(本周蛋白)、血红蛋白、肌红蛋白等。

2. 根据蛋白质来源部位与发病机制的不同,可将蛋白尿分为以下 5 类:

(1) 肾小球性蛋白尿:由于肾小球滤过屏障受损,血浆蛋白质滤过量超过了肾小管重吸收能力所致,临床上最常见。以大、中分子量蛋白质为主,据此可分为选择性蛋白尿与非选择性蛋白尿,而小分子量蛋白质多正常或轻度增加。

(2) 肾小管性蛋白尿:由于肾小管功能受损,对经肾小球正常滤过的小分子量蛋白质重吸收减少所致。尿蛋白含量常轻、中度增加,且以小分子量蛋白质为主。

(3) 混合性蛋白尿:由于肾小球与肾小管同时受累所致,既有肾小球性蛋白尿,又有肾小管性蛋白尿。

(4) 溢出性蛋白尿:由于某些全身性疾病导致血浆中某种蛋白质(低分子量蛋白质或阳性电荷蛋白质)含量异常增高,经肾小球滤过后不能被肾小管全部重吸收所致。尿蛋白含量一般较少,且以中、小分子量蛋白质为主。

(5) 组织性蛋白尿:由泌尿系统本身组织产生的分泌性蛋白质或结构性蛋白质所致。

一般尿蛋白含量较少,而分子量则大小不一。见于泌尿道感染、中毒、损伤、肿瘤等。

3. 根据尿蛋白定量的多少可将蛋白尿分为以下3类:

(1) 轻度蛋白尿:尿蛋白定量<0.5g/24h。

(2) 中度蛋白尿:尿蛋白定量在0.5g/24h~2.0g/24h之间。

(3) 重度蛋白尿:尿蛋白定量>2.0g/24h或>40mg/(m^2·h),多为肾病范围的蛋白尿。

【病因】

无症状性蛋白尿是泌尿系统常见的临床表现而并非独立的疾病诊断,多由原发性、继发性或遗传性泌尿系统疾病引起,也可由某些全身性疾病所致,还有部分为功能性蛋白尿。现根据蛋白尿的持续时间将其按暂时性无症状性蛋白尿与持续性无症状性蛋白尿进行病因分类。

(一) 暂时性无症状性蛋白尿

指尿蛋白仅暂时性增加,一旦刺激因素消除后,尿蛋白即迅速消失,而肾脏本身并无疾病。

1. 大多数为功能性蛋白尿:主要为直立性蛋白尿,其他尚有运动性蛋白尿、热性蛋白尿、寒冷性蛋白尿、新生儿暂时性蛋白尿等。此外,情绪紧张亦可引起暂时性蛋白尿。

2. 少数为病理性蛋白尿:如充血性心力衰竭或脱水等全身性疾病可导致暂时性蛋白尿。此外“感冒”、过敏性疾病亦可引起暂时性蛋白尿。

（二）持续性无症状性蛋白尿

指蛋白尿与体位等刺激因素无关，每次尿蛋白检查虽有波动，但总呈阳性。均为病理性蛋白尿，可由泌尿系统疾病或全身性疾病引起。病因包括：

1. 原发性肾小球疾病的早期或轻型：包括微小病变型肾病综合征、IgA 肾病、非 IgA 系膜增生性肾炎（包括 IgM 肾病）、局灶节段性肾小球硬化、膜性肾病、膜增生性肾炎等。

2. 继发性肾小球疾病的早期或轻型：包括乙肝病毒相关性肾炎、狼疮性肾炎、紫癜性肾炎、糖尿病肾病早期、某些血管炎相关性肾炎、马兜铃酸肾病等。

3. 遗传性肾小球疾病：如遗传性肾炎、某些薄基膜病等。

4. 各种原发性、继发性或先天性、遗传性肾小管间质性疾病：如间质性肾炎、中毒性肾病、肾盂肾炎、肾小管酸中毒、Fanconi 综合征、家族性特发性低分子量蛋白尿症、低分子量蛋白尿伴高钙尿症（Dent 病）、低钾性肾病、肾髓质囊性病等。

5. 全身性疾病：高血压病、多发性骨髓瘤、重链病、轻链病、巨球蛋白血症、急性溶血性贫血、挤压综合征以及某些白血病或淋巴瘤等。

【诊断思路】

无症状性蛋白尿病因复杂，可按以下程序进行病因诊断。

（一）对蛋白尿进行定性、定量、选择性及成分分析

1. 尿蛋白定性分析：常用 5% 磺基水杨酸（磺柳酸）滴定尿蛋白，是一种敏感的半定量方法，患者可自己滴定，方便易行。其判断方法见表 8-2。应注意，当尿中含有大量青霉素、头孢菌素、尿酸或草酸盐、磺胺药、造影剂以及多量黏液尿、脓尿、菌尿、大量血尿、浓缩尿时可出现假阳性；当试剂失效和碱性尿（尿 pH≥8.0）时可出现假阴性。也可采用尿液自动化学分析仪（或尿蛋白干化学试纸条法）。本法敏感性较低，主要对白蛋白起反应，对球蛋白的敏感性仅为白蛋白的 1/100～1/50。尿高碱度（pH≥8.0）或混有血液时可呈假阳性；尿高酸度（pH≤4.5）、含有高浓度青霉素类、高盐浓度、球蛋白、本-周蛋白等低分子量蛋白时可呈假阴性反应。

表 8-2 磺柳酸法尿蛋白定性检查结果判断

反应结果	半定量	近似定量值(mg/L)	程度判断
不变色,无混浊	-	<30	正常
在黑色背景下微混浊	±	<100	正常
白色轻度混浊	+	100~500	轻度
白色颗粒状混浊	++	500~2000	中度
白色絮状混浊	+++	2000~5000	重度
白色凝块下沉	++++	>5000	重度

2. 24 小时尿蛋白定量:直接反映蛋白尿程度,且干扰因素较小,准确性高。

3. 尿蛋白电泳:包括尿蛋白圆盘电泳和尿蛋白二维电泳。根据电泳区带可初步判断尿中大、中、小分子量蛋白质的相对含量,从而间接了解蛋白尿的选择性与来源。

4. 肾小球性蛋白尿选择性蛋白尿指数(SPI)测定:通过计算肾脏对大分子蛋白(如 IgG)与中分子蛋白(如转铁蛋白)清除率的比值(即 SPI),可反映肾小球虑过膜损伤性质与程度。SPI=尿 IgG×血转铁蛋白/尿转铁蛋白×血 IgG。当 SPI<0.1 时为选择性蛋白尿;当 SPI>0.2 时为非选择性蛋白尿。

5. 某些特殊成分蛋白质含量测定:如 β_2-微球蛋白、视黄醇结合蛋白、溶菌酶、白蛋白、转铁蛋白、丙种球蛋白、Bence-Jones 蛋白(本周蛋白,免疫球蛋白轻链)、Tamm-Horsfall 蛋白、*N*-乙酰-β-D-氨基葡萄糖苷酶(NAG)等测定,对判断蛋白尿的性质、来源及其病因诊断有重要意义。

(二) 明确是暂时性蛋白尿或持续性蛋白尿

发现蛋白尿后,应反复多次查尿蛋白,至少每天清晨和睡前各查尿蛋白一次,连续一周或更长时间,多可确定是暂时性或是持续性蛋白尿。

(三) 病因诊断

1. 详细询问病史并进行仔细体检

(1) 发现蛋白尿的方式:有泌尿系统其他表现时发现、全身性疾病时发现或体检时发现。

(2) 发现蛋白尿时患儿的年龄及性别。

(3) 蛋白尿的持续时间及演变经过。

(4) 蛋白尿的诱因或伴随表现及蛋白尿与运动或直立的关系。

(5) 既往疾病史与用药时,包括乙肝病毒及其他病原感染史、过去疾病史、药物(包括中草药)使用史等。

(6) 家族肾脏疾病史及其他相关疾病史。

(7) 全身及泌尿系统体格检查。

2. 初步确定为暂时性无症状性蛋白尿者

应定期检查尿蛋白以观察诱因消除后尿蛋白是否随即消失以排除功能性蛋白尿,不需做其他特殊检查与处理。对于体型瘦长年长儿应常规作直立试验以明确有无直立性蛋白尿。

3. 初步确定为持续性无症状性蛋白尿者

(1) 尿沉渣镜检或Addis计数检查。

(2) 查血红细胞沉降率、抗链球菌溶血素"O"、总蛋白、白蛋白、胆固醇、血清蛋白电泳、免疫球蛋白、补体C3、肾功能,乙肝病毒标志等,结合临床进行其他相应检查。

(3) 对蛋白尿进行定性、定量、选择性及成分分析,必要时测定肾小管功能。

(4) 肾活检:是诊断各种肾病(尤其是肾小球疾病)所致蛋白尿的最有效手段。临床上,若尿蛋白>1.0g/24h,高度疑诊肾小球疾病且除外原发性单纯性肾病者,均应尽早行肾活检;其他持续性无症状性蛋白尿患者可随访观察一段时间后再视具体情况决定是否需行肾活检。

(5) 对体型瘦长年长儿,即使表现为持续性蛋白尿,也应常规作直立试验,以排除并存直立性蛋白尿的可能性。

(四) 随访观察

多数无症状性蛋白尿经过系统检查与全面分析后可明确病因诊断,但仍有部分病例即使经过肾活检也难以确定病因,只能作出初步的倾向性或排他性诊断,并应定期随访,动态观察,及时发现病情变化,必要时行重复肾活检,以便尽早明确其病因,指导治疗,判断预后。

(刘铜林)

直立性蛋白尿

【定义与概述】

直立性蛋白尿(orthostatic proteinuria,OP)又称体位性蛋白尿(postural proteinuria),指在直立体位或采取脊柱前突姿势时出现蛋白尿,而卧位时蛋白尿即消失者。直立性蛋白尿多见于体型瘦长的年长儿及青春发育期快速长高的青少年,男性 13 岁为发病高峰,女性 11 岁为发病高峰。直立性蛋白尿发生率在儿童及青少年中为 2%~5%,占无症状性蛋白尿的 50%~70%。

发病机制不甚明确,可能与直立体位时肾脏血流动力学改变及内分泌(肾素-血管紧张素系统)调节变化导致肾小球毛细血管通透性增加有关。有人注意到,直立性蛋白尿的发生与直立位时左肾静脉受压(胡桃夹现象)有关。病理研究发现,此类患儿常有轻微肾小球损伤,主要表现为轻度系膜增生,在此基础上,加上直立体位时肾脏血流动力学改变,易导致直立性蛋白尿。

【诊断要点】

(一) 临床表现

1. 多见于体型瘦长的年长儿或青春发育期快速长高的青少年,一般身体状况良好,无全身性疾病表现。

2. 临床上呈暂时性蛋白尿,晨起蛋白尿为阴性,直立后呈阳性定性多少不等,多为++左右,亦可高达+++~++++,定量一般不超过 1.0g/24h,亦可高于此值,以白蛋白为主。根据发作特点又分为间歇性直立性蛋白尿与固定性直立性蛋白尿,前者指直立体位时不一定均出现蛋白尿,后者指直立体位时均出现蛋白尿,且在卧位时即消失。

3. 无任何肾脏疾病的病史及其他表现,如无水肿、高血压、血尿等,尿沉渣检查正常,血生化及肾功能均正常,亦无与肾脏疾病有关的全身性疾病存在。

4. 部分病例肾脏 B 超有时可发现左肾静脉受压征象,亦可无左肾静脉受压征象,未见其他异常。

5. 部分病人、尤其是固定性直立性蛋白尿者,肾活检可发现肾小球系膜轻度增生,有报道发生率高达 70%。

(二) 诊断试验(直立试验)

1. 脊柱前突试验:试验前排尿,卧床 2 小时,然后排尿送检;随后令患儿背靠墙站立,脚跟距墙 15cm,头枕部紧贴墙壁,腰部垫一厚枕,使脊柱前突,持续 15~20 分钟,继续采取立位 0.5~1 小时后排尿送检。若第一次尿蛋白阴性而第二次尿蛋白≥++即为阳性。

2. James 方法:睡前排尿,次晨第一次尿及活动 2 小时后尿送检,若第一次尿蛋白为阴性,第二次尿蛋白≥++即为阳性。

3. Addis 方法:晨 7 点排尿弃去,此后收集晨 7 点至晚 10 点共 15 小时立位时尿液,其间应自由活动,不卧床休息,但至晚 8 点即可卧床休息;再收集晚 10 点至次晨 7 点共 9 小时卧位时尿液。若全日尿蛋白定量>150mg,而卧位 9 小时尿蛋白定量<75mg 时可诊断为直立性蛋白尿。若全日尿蛋白总量>150mg/24h,且<1g/24h,而卧位时尿蛋白定量<50mg/8h 或<75mg/12h时,亦可诊断为直立性蛋白尿。

【鉴别诊断】

正常人立位比卧位时尿蛋白排泄量可高出 5~15 倍,但每天尿蛋白量不会>150mg;所有病理性蛋白尿排泄量均是立位高于卧位,此两种情况不能诊断直立性蛋白尿。此外,在诊断直立性蛋白尿时,还要慎重除外器质性肾脏疾病,并加强随访观察,以免漏诊肾脏器质性疾病。

【治疗原则和预后】

直立性蛋白尿为功能性蛋白尿,多呈一过性,预后良好,不需特殊治疗,也不必严格限制小儿活动。但鉴于少数直立性蛋白尿可发生于某些肾小球疾病亚临床阶段、缓解期或恢复期,且可伴有不同程度的肾小球系膜增生，因此对直立性蛋白尿(尤其是固定性直立性蛋白尿或尿蛋白定量>1.0g/24h)患儿应定期随访，每年至少随访1~2次，若发展为立位与卧位均有蛋白尿时应作进一步检查或肾活检，以发现或排除肾实质疾病。

(仇丽茹)

泌尿道感染

【定义与概述】

泌尿道感染(urinary tract infection，UTI)指病原体通过血行或沿泌尿道上行，在尿液中生长繁殖，并侵犯泌尿道组织的感染性疾病。按病原体入侵的部位可分为肾盂肾炎、膀胱炎和尿道炎，但临床上新生儿及幼婴常难以定位，故统称为泌尿道感染。按临床表现又可分为无症状性菌尿和症状性泌尿道感染。如果感染迁延不愈，病程超过半年则称为慢性感染。通常引起泌尿道感染的病原体为细菌，尤其是大肠埃希菌极为常见，占急性尿路感染的60%~80%，其次为克雷伯杆菌、副大肠埃希菌、变形杆菌、葡萄球菌、粪链球菌、肺炎链球菌、产气杆菌、流感嗜血杆菌、铜绿假单胞菌、产碱杆菌、卡他莫拉菌等，而结核杆菌、淋球菌和其他特殊病原体所引起的泌尿道感染则不在此列。

【诊断】

(一) 急性 UTI

新生儿、婴幼儿通常急性膀胱炎和急性肾盂肾炎同时并存，年长儿可有局限性的膀胱炎或肾盂肾炎。

1. 新生儿：临床症状不典型，多以全身症状为主，如发热或体温不升、体重不增、拒奶、纳差、面色苍白、呕吐、腹泻，甚至黄疸、嗜睡、惊厥等，如细心观察可发现排尿时哭闹不安、尿布有臭味和顽固性尿布疹等。

2. 婴幼儿：症状也不典型，往往以发热为突出表现，也可出现拒食、呕吐、腹泻，而尿频、尿急、尿痛等膀胱刺激症并不明显。

3. 年长儿：症状与成人类似，急性肾盂肾炎时表现为发热、腰痛、腹痛、肋脊角压痛和肾区叩击痛，同时出现尿路刺激征如尿频、尿急、尿痛和尿液混浊、血尿、遗尿等表现。急性膀胱炎时无全身发热、腰痛，仅有尿路刺激征和（或）血尿。

（二）慢性 UTI

病程超过半年，病情迁延，症状轻重不等，轻者间歇出现尿频、尿急、尿痛等尿路刺激征，反复发作可表现为间歇性发热、腰酸、乏力、进行性贫血、消瘦乃至肾功能不全。

（三）无症状性菌尿

临床上无任何泌尿道感染症状，尿常规仅有少量的白细胞，诊断有赖于中段尿培养。

（四）实验室检查及影像学检查

1. 尿常规：为最简单的初筛方法。如果清洁离心的尿沉渣中白细胞>10 个/HP，应高度疑为尿路感染。对于男孩如尿沉渣中白细胞>5 个/HP，也应考虑尿路感染。如采用直接计数，则非离心尿中白细胞$>250\times10^6$/L 即可。肾盂肾炎往往还伴轻至中度蛋白尿和管型尿。部分病人可有明显血尿。

2. 细菌培养：细菌培养及菌落计数是确诊泌尿道感染的主要依据。如果连续两次中段尿培养菌落数$>10^8$/L（或 10^5/ml），且为同一细菌时则可确诊。如菌落数在 $10^7\sim10^8$/L 间为可疑，$<10^7$/L 多为污染。耻骨上膀胱穿刺取尿作培养阳性即可诊断。

3. 肾功能：急性泌尿道感染的患儿肾功能多为正常。反复感染者可致肾小管浓缩、重吸收或酸化功能受损。

4. X 线检查：静脉肾盂造影主要用于反复的泌尿道感染的患儿；对于 5 岁以上男孩，首次急性泌尿道感染也应考虑作此项检查，以除外先天畸形、结石或肿瘤等，必要时还需做逆行排尿性膀胱尿路造影（MCU）以了解有无膀胱输尿管反流。

【鉴别诊断】

肾盂肾炎与膀胱炎的鉴别十分重要。临床上有发热、腰痛等症状，且出现肾区叩击痛，影像学上肾脏有形态改变者则多为肾盂肾炎。此外，膀胱灭菌后收集尿作培养，若菌落数>10^5/L（或100/ml）、ESR增快、CRP阳性、尿中LDH_5明显增高、尿抗体包裹细菌阳性、尿β_2微球蛋白增高均有助于肾盂肾炎的诊断。

【治疗原则】

泌尿道感染应及时控制感染、缓解症状、消除病原去除诱发因素并防止复发。

（一）一般治疗

多饮水，以利冲洗细菌及相关毒素、分泌物等；女孩应注意外阴部清洁护理；对于发热、腰痛者可予解热镇痛剂治疗，尿路刺激症明显者可用阿托品0.01~0.03mg/(kg·次)、山莨菪碱(654-2)0.1~0.2mg/(kg·次)等解痉治疗，也可用碳酸氢钠碱化尿液。出现惊厥、黄疸时相应止惊、退黄治疗。

（二）感染治疗

选用抗生素的原则：①感染部位：对肾盂肾炎应选择血浓度高的药物，对膀胱炎应选择尿浓度高的药物；②对肾功能损害小的药物；③根据尿培养及药敏试验结果，同时结合临床疗效选用抗生素；④药物在肾组织、尿液、血液中都应有较高的浓度；⑤选用的药物抗菌能力强，抗菌谱广，最好能用强效杀菌剂，且不易使细菌产生耐药菌株；⑥若没有药敏试验结果，对上尿路感染/急性肾盂肾炎推荐使用二代以上头孢菌素、氨苄青霉素/棒酸盐复合物。

1. 儿童首次泌尿系统感染的治疗

（1）上尿路感染/急性肾盂肾炎的治疗：疗程10~14d。

1）≤3月龄婴儿：全程静脉敏感抗生素治疗10~14d。

2）>3月龄：若患儿有中毒、脱水等症状或不能耐受口服抗生素治疗，可先静脉使用敏感抗生素治疗2~4d后改用口服敏感抗生素治疗，总疗程10~14d。

3）静脉抗生素治疗后继用口服抗生素治疗与全程应用静脉抗生素治疗相比同样有效在退热时间、复发率等方面均没有差别。

4）在抗生素治疗48h后需评估治疗效果，包括临床症状、尿检指标等。若抗生素治疗 48h 后未能达到预期的治疗效果,需重新留取尿液进行尿培养细菌学检查。

5) 如影像学相关检查尚未完成,在足量抗生素治疗疗程结束后仍需继续予以小剂量(1/3~1/4 治疗量)的抗生素口服治疗,直至影像学检查显示无 VUR 等尿路畸形。

(2) 下尿路感染/膀胱炎的治疗

1) 口服抗生素治疗 7~14d(标准疗程)。

2) 口服抗生素 2 ~4d(短疗程):短疗程(2~4d)口服抗生素治疗和标准疗程(7 ~14d)口服抗生素治疗相比,两组在临床症状持续时间、菌尿持续时间、UTI 复发、药物依从性和耐药发生率方面均无明显差别。

3) 在抗生素治疗 48h 后需评估治疗效果,包括临床症状、尿检指标等。若抗生素治疗 48h 后未能达到预期的治疗效果,需重新留取尿液进行尿培养细菌学检查。

2. 复发性泌尿道感染的治疗

(1) 定义:复发性 UTI 包括:①UTI 发作 2 次及以上且均为急性肾盂肾炎;②1 次急性肾盂肾炎且伴有 1 次及以上的下尿路感染;③3 次及以上的下尿路感染。

对复发性 UTI 在控制急性发作后需考虑使用预防性抗生素治疗。如果患儿在接受预防性抗生素治疗期间出现了尿路感染,需换用其他抗生素而非增加原抗生素的剂量。预防用药期间,选择敏感抗生素治疗剂量的 1/3 睡前顿服,首选呋喃妥因或磺胺甲基异噁唑。若小婴儿服用呋喃妥因伴随消化道副反应剧烈者,可选择阿莫西林-克拉维酸钾或头孢克洛类药物口服。

(2) 药物的具体选用

1) 新生儿期:需静脉注射肾组织渗透性好的抗生素,如阿莫西林/克拉维酸钾 30mg/(kg · 次)、2~3 次/日,严重感染时还可用第三代头孢如头孢曲松 100mg/(kg · d)静脉滴注。

2) 幼儿期:膀胱炎可选用复方磺胺甲基异噁唑(SMZco) 50mg/(kg · d),每日分 2 次口服或呋喃妥因 5~10mg/(kg · d),每日 3 次口服治疗。

3) 年长儿:还可选用第三代头孢类药物药物口服。

4）肾盂肾炎：应选用下列抗菌药物静脉滴注：如半合成青霉素类阿莫西林 50～100mg/(kg·d)、阿莫西林/克拉维酸钾；第三代头孢菌素头孢噻肟 50～100mg/(kg·d)、头孢曲松 50～100mg/(kg·d)、头孢地嗪 50～100mg/(kg·d)、头孢哌酮 50～100mg/(kg·d)等。必要时可选择 2 种药物联合治疗。

5）对于顽固性泌尿道感染，疑为超广谱 β 内酰胺酶阳性(ESBL+)时，宜选用：

A. 含克拉维酸钾、舒巴坦等酶抑制剂和半合成青霉素/第三代头孢菌素的复方抗菌药物，如阿莫西林/克拉维酸钾、头孢哌酮/舒巴坦等。

B. 亚胺培南/西司他丁，25～50mg/(kg·d)。

6）尿细菌学随访：应在停药后 1 周、2 周做中段尿培养，阴性为临床痊愈，并随后在前半年每月 1 次，后半年每 2 月 1 次，第 2 年每 3 月 1 次复查尿培养，连续阴性为痊愈。

7）无症状性菌尿患者中，单纯无症状性菌尿一般无需治疗。但若合并尿路畸形、梗阻、反流或既往感染留有陈旧性肾瘢痕者应积极治疗。疗程以 10～14 天为宜，之后可用小剂量敏感药物口服维持治疗，直至尿路畸形被矫正或梗阻被解除为止。

（三）局部治疗

Boutrous 等以 0.2% 新霉素膀胱灌注治疗顽固性膀胱炎取得较好疗效，一年随访无复发。

（四）其他治疗

部分患儿，尤其是女性年幼儿，可因肠道蛲虫病引起反复泌尿道感染，应给予驱虫治疗。发现有各种外科病因，如畸形、梗阻、膀胱憩室、重度膀胱输尿管反流等，应积极外科矫正，否则尿道感染很难控制。加强营养与免疫支持治疗。

【预防和预后】

需注意个人卫生，及时发现和处理男孩包茎，女孩处女膜伞等，及时矫正尿路畸形预防泌尿系统感染。一旦反复泌尿系统感染引起肾瘢痕形成，可发展至慢性肾功能衰竭。

（周建华　仇丽茹）

膀胱输尿管反流

【定义与概述】

膀胱输尿管反流(vesicoureteral reflux,VUR)是指排尿时尿液从膀胱反流至输尿管和肾盂的一种现象。其发生率在健康儿童中约为0.5%,而在泌尿道感染的小儿中高达30%~50%。这种反流往往导致迁延难愈的泌尿道感染。如果进一步出现肾内反流,可损害肾实质形成肾脏瘢痕,导致反流性肾病发生,甚至最终发展为慢性肾功能不全。

膀胱输尿管反流的主要病因是膀胱输尿管连接部异常,排尿时不能阻止尿液进入输尿管。按病因可分为原发性及继发性两类。原发性主要为膀胱三角区和输尿管末端平滑肌先天脆弱,膀胱壁内走行输尿管短以及膀胱输尿管连接部瓣膜机制不全。继发性主要是由于下尿道梗阻如后尿道瓣膜、异物、结石等疾病造成膀胱内压上升而引起反流。

【诊断】

(一) 临床表现

1. 无症状性反流:无任何症状体征。

2. 症状性反流:排尿时腰痛、尿频、重复排尿、遗尿等。

3. 泌尿系感染:可出现典型的肾盂肾炎症状,如发热、寒战、肾区绞痛等。

4. 反流性肾病:表现为高血压、蛋白尿以及不同程度的肾功能减退。

(二) 实验室检查

UTI时尿常规检查有脓尿,尿细菌培养阳性。RN时尿检可发现蛋白,红细胞、白细胞和各种管型。肾功能检查正常或异常。

(三) 特殊检查

1. 静脉肾盂造影(IVP):适用于

(1) 2岁以下初次尿路感染的女孩。

(2) 初次尿路感染男孩。

(3) 2 岁以上反复泌尿路感染的女孩。

可有肾脏瘢痕形成、肾脏变小、肾盏杵状改变、聚拢卷缩、肾影边缘不规则等表现。

2. 逆行排尿性膀胱尿路造影(MCU):是诊断 VUR 及其分度的金标准,可直接确定反流程度。

Ⅰ度:反流至输尿管,输尿管无扩张;

Ⅱ度:反流至肾盂肾盏,输尿管不扩张;

Ⅲ度:输尿管肾盂轻度扩张,输尿管无扭曲;

Ⅳ度:输尿管中度扩张扭曲,肾盂肾盏中度扩张;

Ⅴ度:输尿管重度扩张扭曲,肾盂肾盏重度扩张,大部分肾盏乳头压迹消失。

3. 超声检查:可观察肾脏形态、大小、肾盂肾盏扩张等改变。通过 B 超可估计膀胱输尿管连接部功能,观察输尿管扩张、蠕动及膀胱基底部的连续性,观察肾盂、肾脏形态及实质改变情况。有人在 B 超时插入导尿管,注入气体(如 CO_2),若气体进入输尿管则 VUR 可诊断。最近用彩色多普勒超声观测连接部功能及输尿管开口位置,但 B 超对上极瘢痕探测具有局限性,对 VUR 不能作分级。

4. 放射性核素检查

(1) 放射性核素膀胱显像:分直接测定法和间接测定法,用于测定 VUR。

(2) DMSA 扫描技术:用于尿无菌的病人,对诊断儿童 RN 是唯一的“金标准”,特别是 5 岁以上儿童。Coldraich 根据 DMSA 扫描摄影征象将肾瘢痕分成四级:

Ⅰ级:一处或两处瘢痕。

Ⅱ级:两处以上的瘢痕,但瘢痕之间肾实质正常。

Ⅲ级:整个肾脏弥漫性损害,类似阻梗性肾病表现,即全肾萎缩,肾轮廓有或无瘢痕。

Ⅳ级:终末期、萎缩肾,几乎无或根本无 DMSA 摄取(小于全肾功能的 10%)。

5. 其他:血中抗 Tamm-Horsfall 蛋白的抗体增高。

【治疗原则】

原发性反流随年龄增长有自愈可能。无输尿管扩张的反流大多能治愈,如伴输尿管扩张自愈率降为30%~50%。因此,治疗方案按反流程度而定。

1. Ⅰ、Ⅱ、Ⅲ度:治疗感染,长期服药预防。通常可使用复方磺胺甲噁唑10mg/kg、呋喃妥因2mg/kg,睡前顿服,疗程在6个月以上。同时动态检测肾功能及反流情况,每3个月作尿培养1次,每半年作肾功能1次,每年作肾脏放射核素检查1次。

2. Ⅳ、Ⅴ度:首先服药控制感染,然后手术矫正。术后反流均可消失,但部分病例肾脏瘢痕仍可进展,需同时对症治疗。

(周建华　仇丽茹)

急性间质性肾炎

【定义与概述】

急性间质性肾炎(acute interstitial nephritis, AIN)是由不同病因引起的急性肾间质炎症性反应,常以急性肾功能衰竭为主要临床表现,以肾间质炎症细胞浸润为主要病理改变的疾病,少或无间质纤维化,及时治疗后受损肾功能往往可以完全恢复正常,因同时伴有不同程度的肾小管损害,故也称为小管-间质性肾炎(tubulointerstitial nephritis, TIN)。本病的主要病理类型为肾间质水肿,肾间质内弥漫性或多灶状淋巴细胞和单核细胞浸润,有时可见肾间质上皮细胞性肉芽肿。肾小管上皮细胞退行性变,偶可伴有肾小管上皮的小灶状坏死和再生。

TIN可能与下列因素有关:

1. 感染:急性TIN常由全身或局部感染的微生物在肾实质内繁殖所致,如急性细菌性肾盂肾炎、败血症。抗生素的临床应用使本病发生率大为减少。

2. 药物:通常是由药物直接对肾小管的毒性损害或过敏所致,随着抗生素等化学药物的广泛应用,其发生率有上升趋势。

3. 自身免疫相关特发性:例如系统性红斑狼疮等。

4. 尿路梗阻:反流性肾病等。

5. 代谢异常:高尿酸血症/高尿酸尿症等。

6. 理化因素:重金属中毒等。

【诊断】

(一) 临床表现

1. 起病急,常有前驱感染或用药史,潜伏期 2~44 天,平均 15 天。

2. 全身表现

(1) 由感染引起者可有寒战、高热、乏力、全身不适等中毒症状,外周血白细胞增高,中性粒细胞增多、核左移。

(2) 由药物过敏引起者常有发热、皮疹、关节酸痛等,多数患儿有一过性外周血嗜酸粒细胞增高,部分病人血清 IgE 升高。

3. 肾损害表现:常有血尿,其中 1/3 为肉眼血尿,部分病人有无菌性脓尿,少数病人尿中嗜酸粒细胞计数增高,有轻度蛋白尿,20%~50% 病人出现少尿、氮质血症,其中 1/3 出现严重的尿毒症症状。伴不同程度肾小管功能障碍。

(二) 肾脏病理检查

有助确诊,其典型的病理改变为:肾间质水肿伴灶性或弥漫性单个核细胞浸润,以淋巴细胞为主,肾小管可有不同程度的肿胀、坏死,肾小球正常、或仅有轻度系膜增生。

【治疗原则】

1. 目前尚无特异有效的药物治疗,主要是停止使用对肾脏有毒性的药物或脱离对肾脏有损害的环境,抗感染治疗。

2. 注意休息,加强营养,改善营养状况,增强抵抗力,保护肾功能。

3. 对症治疗:纠正水、电解质、酸碱平衡紊乱,控制高血压,其他对症治疗。

4. 对急性过敏性间质性肾炎,主张短时间内应用泼尼松,可以缩短肾脏恢复时间。剂量为 0.5~1.0mg/(kg·d),疗程 7

~10 天，不超过 1 个月。

【预防和预后】

预后不良的因素包括：未能及时停止导致 AIN 的药物和诱因；急性肾衰竭持续时间过长；肾间质炎性细胞浸润范围弥漫程度重；肉芽肿形成；肾间质病变累及肾小球和肾小管；肾小管萎缩或肾间质纤维化程度重。

（仇丽茹　周建华）

药物性肾损害

药物性肾损害（drug-induced nephrotoxicity）指由于药物过量或过敏引起的急、慢性肾小管-间质性肾炎和肾小球肾炎。

引起以肾小管-间质受累为主的肾损害的主要药物有氨基糖苷类和头孢菌素类抗菌药，其中以前者最为常见，两性霉素 B、羧苄青霉素、氨苄青霉素，大剂量的青霉素和新型青霉素Ⅰ、Ⅱ、Ⅲ也可引致；引起以肾小球受累为主的肾损害的主要药物有非甾体类抗炎药、利福平、青霉素和青霉胺。某些中草药亦可引起肾损害，如马兜铃酸肾病可以造成慢性间质性肾炎甚至慢性肾功能衰竭，应引起足够重视。

【诊断要点】

（一）临床表现

1. 重者可表现为急性肾衰、急性过敏性间质性肾炎或急性梗阻性肾病；轻者可表现为急性肾炎、肾病综合征或单纯性血尿和（或）蛋白尿。

2. 药物中毒引起的肾衰常在用药后 5~7 天发生且多表现为非少尿型；药物过敏导致的间质性肾炎常在用药后 24 小时内发病，以少尿型肾衰居多，且多伴有全身和肾脏过敏反应，如发热、皮疹、关节痛、血和尿的嗜酸性细胞增高及血 IgE 升高。

（二）特殊检查

对发病急骤者，有条件时应行药物血浓度的监测和双肾[67]镓扫描，以协助诊断，必要时还应进行肾活检。

【治疗原则】

1. 停用原使用的有关药物。

2. 应用相关药物的特异性解毒剂或拮抗剂。

3. 对由过敏引起者，可使用皮质激素进行治疗。

4. 针对急性肾衰或肾炎、肾病等临床表现，行有关处理。重症肾衰者，宜早期进行透析治疗。

5. 避免应用其他可能导致过敏或肾毒性的药物。

（仇丽茹　周建华）

肾小管酸中毒

肾小管酸中毒（renal tubular acidosis，RTA）是由于近端肾小管重吸收 HCO_3^- 和（或）远端肾小管泌 H^+ 或产 NH_3 功能缺陷导致肾脏净酸排出量减少、尿液酸化功能下降而引起的以阴离子间隙正常的高氯性代谢性酸中毒为基本病理生理特征的一组临床综合征。可有或无肾小管器质性病变。早期肾小球功能多正常，但随着疾病的进展或原发病的影响，后期可出现肾小球功能损害。为儿童常见的肾小管疾病之一。

【临床分类】

（一）按尿酸化功能缺陷部位与发病机制分类

1. Ⅰ型 RTA：即远端肾小管酸中毒（distal-RTA），因远端肾小管泌 H^+ 或产 NH_3 功能障碍所致。

2. Ⅱ型 RTA：即近端肾小管酸中毒（proximal-RTA），因近端肾小管重吸收 HCO_3^- 功能障碍所致。

3. Ⅲ型 RTA：亦称为混合型 RTA，为Ⅰ型 RTA 伴不同程度的近端肾小管重吸收 HCO_3^- 功能障碍。

4. Ⅳ型 RTA：即全远端肾小管酸中毒，亦称高钾型 RTA，由于先天性或获得性醛固酮分泌不足或肾小管对醛固酮反应低下，远曲小管产 NH_3、泌 H^+、K^+、NH_4^+ 及重吸收 HCO_3^- 减少所致。

（二）按病因分类

1. 原发性 RTA：病因不明，多与遗传有关，主要为常染色体显性遗传，也可为常染色体隐性遗传。

2. 继发性 RTA：继发于肾脏或全身性疾病。

（1）I-RTA 的主要原发疾病有：①自身免疫性疾病：高丙种球蛋白血症、系统性红斑狼疮。②引起肾钙化疾病：维生素 D 中毒、甲状旁腺机能亢进、特发性高钙尿症。③先天性肾发育异常：海绵肾、肾髓质囊性病。④先天性代谢性疾病：肝豆状核变性。⑤其他疾病：慢性肾盂肾炎、急慢性间质性肾炎、两性霉素 B 中毒、移植肾等。

（2）Ⅱ-RTA 的主要原发疾病有：①胱氨酸病。②酪氨酸血症（肝肾型，即Ⅰ型）。③肝豆状核变性。④急、慢性间质性肾炎。⑤肾病综合征。⑥Löwe 综合征。⑦维生素 D 缺乏症。⑧重金属或药物的肾毒性。⑨半乳糖血症。⑩多发性骨髓瘤。

（3）Ⅳ-RTA 的主要原发疾病有：①醛固酮缺乏性疾病：艾迪生病、18-氧化酶或 21-羟化酶缺乏型先天性肾上腺皮质增生症、肾发育不良、双侧肾上腺切除术后。②肾小管对醛固酮反应低下的疾病：慢性肾小管间质性肾炎、失盐性肾病、低钾性肾病、假性醛固酮减少症。③某些拮抗醛固酮的药物：螺内酯、氨苯喋啶、血管紧张素转化酶抑制剂等。

（三）按有无代谢性酸中毒分类

1. 完全性 RTA：指存在明显失代偿性代谢性酸中毒。

2. 不完全性 RTA：平时无失代偿性代谢性酸中毒，但有尿酸化功能缺陷，在酸负荷条件下可出现典型失代偿性代谢性酸中毒。

（四）按血钾水平分类

1. 血钾下降或正常型 RTA。

2. 血钾升高型 RTA。

【诊断】

（一）临床表现

肾小管酸中毒多隐匿存在，可无明显临床表现；显性肾小管酸中毒的典型临床表现有：

1. 各年龄均可发病，原发性 I-RTA 多在 2 岁前发病；原发性Ⅱ-RTA 多自婴儿期即发病，且随着年龄增长有自愈倾向。可有家族史，亦可为散发。

2. 生长发育落后与消瘦为各型 RTA 的重要临床表现，有时可为唯一临床表现。

3. 有厌食、恶心、反复呕吐，或伴有腹胀、便秘、腹泻。

4. 烦渴、多饮、多尿、不明原因的脱水，甚至休克、昏迷。

5. 精神委靡、软弱无力，发作性或持续性肌无力或周期性麻痹。

6. 各种骨病表现，如顽固性维生素 D 缺乏症、骨痛或病理性骨折。

7. 不明原因的高钙尿症，反复或多发性肾结石和（或）肾钙化，可伴反复泌尿道感染或血尿，续而出现肾功能不全。以 I-RTA 最为常见，多为双侧，少数为单侧。

8. 其他原发病表现。

（二）实验室检查

1. 尿液检查

（1）尿 pH 测定：反映尿中游离 H^+ 浓度。无论血 HCO_3^- 水平高或低，I-RTA 与Ⅲ-RTA 尿 pH>6.0，Ⅳ-RTA 尿 pH<5.5；而Ⅱ-RTA 尿 pH 与血 HCO_3^- 水平有关，当血 HCO_3^- 高于其肾阈时（正常为 22～27mmol/L，Ⅱ-RTA 为 15～18mmol/L），尿 pH>6.0，当低于其肾阈时尿 pH<5.5。

（2）尿净酸排出量（NAE）、尿 NH_4^+、尿可滴定酸（TA）、HCO_3^- 含量测定：NAE＝（NH_4^++TA）-HCO_3^-。小儿正常参考值分别为尿 NH_4^+>20（18.53～58.93）mmol/L，TA>10（7.74～42.97）mmol/L，HCO_3^-<12（0.28～12.59）mmol/L，NAE>25（25.81～116.31）mmol/L。各型 RTA 均必有 NAE 下降。其中 I-RTA 的 TA 下降，NH_4^+ 明显下降，而 HCO_3^- 正常；Ⅱ-RTA 的 TA 与 NH_4^+ 均正常，而 HCO_3^- 明显升高；Ⅲ-RTA 的 TA 与 NH_4^+ 均下降，而 HCO_3^- 升高，Ⅳ-RTA 的 TA 正常，NH_4^+ 下降，而 HCO_3^- 正常或升高。

(3) 尿钾、钠、氯、钙、磷、HCO_3^- 测定,各型 RTA 常伴有高钙尿症;并可计算尿阴离子间隙,[anion gap, $AG=(Na^+ + K^+)-Cl^-$],尿 AG 值可反映尿 NH_4^+ 水平,若尿 AG>0,提示尿 NH_4^+ 排泄减少;若尿 AG<0 提示尿 NH_4^+ 排泄增加。

2. 血液检查

(1) 血气分析:各型 RTA 均表现为程度不等的代谢性酸中毒,可为代偿性,亦可为失代偿性。

(2) 血电解质(钾、钠、氯、钙、磷)测定,并可计算血阴离子间隙[anion gap, AG, $AG=Na^+-(Cl^-+HCO_3^-)$,其正常值为 8~16mmol/L]。各型 RTA 均表现为高氯性代谢性酸中毒,而血阴离子间隙正常,除Ⅳ-RTA 为高钾血症外,其他 RTA 均有程度不同的低钾血症或接近正常。

(3) 其他血液检查:测肝、肾功能、碱性磷酸酶活性。IV-RTA 常伴肾小球滤过率下降,但其与酸中毒程度及高钾血症不成比例。

3. 针对病因进行相应检查:如疑诊肝豆状核变性可测血铜蓝蛋白,疑Ⅳ-RTA 时应测血肾素、醛固酮与皮质醇水平。必要时行血、尿氨基酸分析、血 CMV 标记检测等。

4. 特殊检查:X 线检查可了解骨龄及骨病情况,有无肾结石或肾钙化。亦可行双肾 B 超检查。

5. 其他肾小管功能指标检测:尿比重、尿渗透压、尿糖、尿氨基酸、尿小分子蛋白质、尿钙、尿磷、尿尿酸等。

(三) 诊断试验

1. 酸负荷试验:用于判断远端肾小管泌 H^+ 功能。试验前禁用酸碱药物,口服 5% 氯化铵 0.1g/kg 即 2ml/kg,一次性口服或 1 小时内分次服完,使血 $HCO_3^- \leqslant 16 \sim 18$mmol/L,服药后 3~8h 每小时测定尿 pH 一次。若 pH>6.0,提示肾小管泌 H^+ 障碍,支持Ⅰ-RTA 或Ⅲ-RTA;若 pH<5.5,即可停止试验,否定Ⅰ-RTA 或Ⅲ-RTA,支持Ⅱ-RTA 与 IV-RTA。

2. 碱负荷试验:用于判断肾小管重吸收 HCO_3^- 功能。连续静脉滴注 5% 碳酸氢钠,使血 HCO_3^- 每小时升高 3mmol/L,则每小时所需 5% 碳酸氢钠 ml 数约为(3～5)×体重(kg),每小时测定血气一次,当血 HCO_3^- 达到 24～26mmol/L 时,即同时测定血、尿 HCO_3^- 与肌酐(Cr)值,按下式计算 HCO_3^- 的排泌分数($FEHCO_3^-$):

$$FEHCO_3^-(\%)=\frac{\text{尿 }HCO_3^-\times\text{血 Cr}}{\text{血 }HCO_3^-\times\text{尿 Cr}}\times 100$$

正常人 $FEHCO_3^-<1\%$。若 $FEHCO_3^->15\%$ 支持Ⅱ-RTA,<5% 支持Ⅰ-RTA,5%～15% 之间可能为Ⅲ-RTA 或Ⅳ-RTA。

(四) RTA 的诊断思路

1. 临床线索:非特异、不典型临床表现是诊断 RTA 的重要线索,有助于 RTA 的早期诊断。

2. 测定尿酸化功能:尿酸化功能下降、净酸排出量减少是确诊 RTA 的重要途径之一。

3. 测定血生化与血气:高氯性正常 AG 型代谢性酸中毒,除外有相同生化改变的疾病后(如腹泻病、应用含氯药物、肠液丢失、应用碳酸苷酶抑制剂、应用醛固酮拮抗剂、大量使用盐水稀释血液等),亦可确诊 RTA。这是确诊 RTA 的另一条途径。

4. 诊断试验(酸负荷试验与碱负荷试验):这是确诊 RTA 的第三条途径。

5. 进一步对 RTA 进行分型诊断。

6. 对 RTA 进行可能的病因诊断。

7. 可能存在的并发症与合并症诊断。

(五) 各型 RTA 的诊断程序

RTA 类型繁多,病因复杂,表现多样,可按图 8-1 程序进行诊断与鉴别诊断。

【治疗原则】

RTA 的基本治疗原则包括:①早诊断,早治疗,坚持治疗;②纠正代谢性酸中毒与电解质紊乱;③防治骨病及肾钙化;④治疗应个体化,并定期随访,及时调整治疗方案;⑤尽可能消除原发病因;⑥加强营养以促进生长发育。

(一) 补充碱性药物

急性重症代谢性酸中毒可用 5% 碳酸氢钠静脉滴注,但应

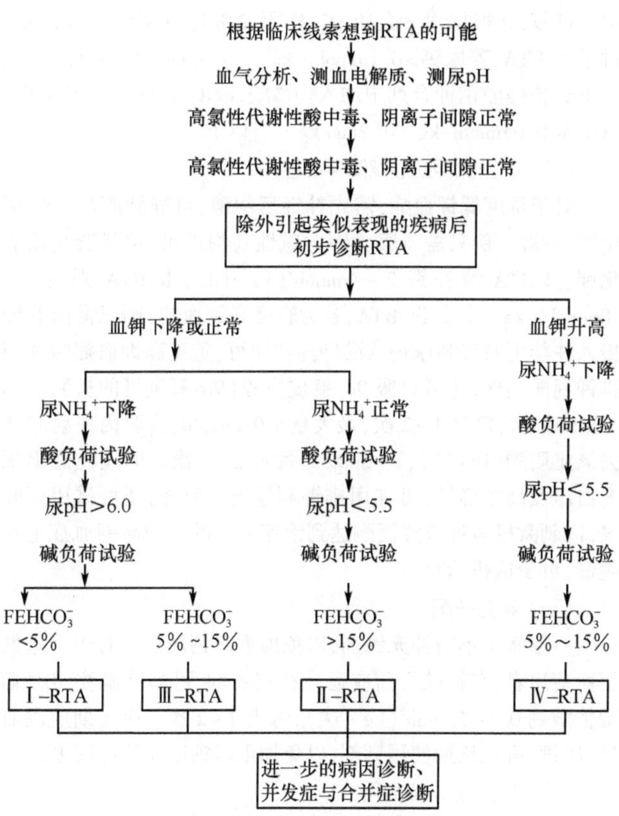

图 8-1　肾小管酸中毒诊断程序

注意纠酸过快可诱发低钙惊厥或低钾危象；一般病例可口服10%枸橼酸钠、钾的单剂或合剂（1ml 单剂提供钠或钾 1mmol、HCO_3^- 1mmol；1ml 合剂提供钠、钾各 1mmol，HCO_3^- 2mmol）。Ⅰ-RTA 需补碱（以 HCO_3^- 计）2~5mmol/（kg · d），根据需要最大可达 5 ~10mmol/（kg · d）；Ⅱ-RTA 可从 5 ~ 10mmol/（kg · d）开始，最大可达 15~25mmol/（kg · d）；Ⅳ-RTA 需用 10% 枸橼酸钠单剂，剂量为 5~10mmol/（kg · d）。所需碱剂分 3~4 次于 24h

均匀口服，并根据血 pH、HCO_3^-、K^+及 24h 尿钙定量加以调整，对于Ⅰ-RTA，若尿钙>0.1mmol/(kg · d)[4mg/(kg · d)]时应在 10%枸橼酸钠钾合剂中加入枸橼酸，浓度为 7%，使尿钙排出减少至 0.05mmol/kg · d[2mg/kg · d]以下。

（二）纠正低钾血症或高钾血症

对于重度低钾血症，需先补钾后纠酸，可静脉滴注 10%氯化钾；一般病例只需口服含钾的碱性药物即可，尽量避免用氯化钾。I-RTA 需补钾 2～4mmol/(kg · d)，Ⅱ-RTA 则达 4～10mmol/(kg · d)。Ⅳ-RTA，若为轻度高钾血症，则只需限制钾摄入并禁用潴钾利尿剂或潴钾药物即可；重度高钾血症除加用排钾利尿剂外，还可口服 9α-氟皮质醇(9α-氟氢可的松)，0.05～0.1mg/次，每日 1～2 次，最大量≤0.2mg/d；或肌内注射醋酸去氧皮质酮(DOCA)，1～2mg/d，每日 2～3 次。但应注意出现高血压及高血容量，可加用排钾利尿剂。此外，还可试用灭吐灵，以刺激机体释放醛固酮达到治疗的目的。如高钾血症危及生命，可予透析治疗。

（三）补充钙剂

一般病例不需补充钙剂，以免加重高钙尿症。对于严重低钙血症患者，在补碱之前应适当补充钙剂，可静脉滴注 10%葡萄糖酸钙 0.5～1.0ml/(kg · 次)，每天 1～2 次。应定期监测血钙、尿钙，避免长期使用钙剂，以免加重高钙尿症及肾钙化。

（四）维生素 D 的应用

伴有活动性骨病者应酌情应用维生素 D 制剂。多选用骨化三醇(罗盖全)或阿法 D_3，开始每日 0.25μg，可视病情逐渐加量；亦可选用普通维生素 D_3，自 0.5 万～1 万 U/d 开始，逐渐加量。应严密观察病情变化，若骨病已纠正、血钙正常、碱性磷酸酶恢复正常后即应停药，以防维生素 D 中毒。

（五）氢氯噻嗪(双氢克尿塞)的应用

I-RTA 补碱后仍不能纠正高钙尿症；Ⅱ-RTA 补充大量碱剂仍不能纠正酸中毒者均可加用氢氯噻嗪(双氢克尿塞)。一般 1～2mg/(kg · d)，每天 2～4 次，疗程 4～8 周，症状好转后先减量再停药，同时应注意补钾。

（六）其他治疗

针对原发病进行病因治疗。此外，应定期随访及时调整治疗方法；加强营养，促进生长发育；控制感染，适当休息；尽量减少外源性酸的摄入。

（刘铜林）

Fanconi 综合征

【定义与概述】

Fanconi 综合征（Fanconi syndrome）又称近端肾小管多发性功能障碍，是由于原发性或继发性因素导致近端肾小管对氨基酸、葡萄糖、磷酸盐、碳酸氢盐、尿酸、低分子量蛋白质以及钾、钠、钙等多种物质重吸收障碍所表现的临床综合征。以肾性全氨基酸尿、肾性葡萄糖尿、高磷酸盐尿为基本诊断条件，其中必有全氨基酸尿；以明显的生长发育落后与营养障碍、顽固性维生素 D 缺乏症及显著的多饮、多尿为主要临床特征；以高氯性阴离子间隙正常型代谢性酸中毒伴明显的低钾血症、低磷血症为基本生化特征。其病因与近端肾小管酸中毒的病因相似，临床表现亦与其相近，但更为显著。

【诊断要点】

（一）临床表现

1. 任何年龄均可发病，原发性 Fanconi 综合征多于生后 6 ~12 个月出现症状，较少亦可晚于 10 岁后发病。

2. 主要临床表现

（1）明显生长发育落后与营养障碍、消瘦。

（2）抗维生素 D 缺乏症或骨质疏松、骨质软化等其他骨病表现；

（3）烦渴、多饮、多尿，可致脱水及不明原因的发热（脱水热）；

(4) 厌食、恶心、呕吐、腹胀、便秘、腹泻;

(5) 软弱无力,肌力低下,弛缓型瘫痪或周期性麻痹;

(6) 其他:精神委靡、呼吸增快,心律失常等;

(7) 早期肾功能正常或轻度下降,晚期可出现肾功能衰竭;

(8) 继发性 Fanconi 综合征者,可有相应的原发病表现。

(二) 实验室检查

1. 尿酸化功能测定:尿 pH≥6.0,碳酸氢盐排泌分数增高(>15%),尿 NAE 下降,尿 HCO_3^- 升高,但尿 NH_4^+ 及 TA 正常或轻度下降。

2. 肾性全氨基酸尿,肾性糖尿,高磷酸盐尿,肾小管性蛋白尿,高尿酸尿及其他多种电解质排出增加。

3. 血液检查示中至重度代谢性酸中毒,阴离子间隙正常,伴高氯血症、低钾血症、低磷血症,血钠与血钙正常或降低,肾小球功能多正常,伴活动性骨病者血碱性磷酸酶明显升高。

(三) 其他检查

X 线检查可有维生素 D 缺乏症或其他骨病表现,骨龄亦落后。其他检查可选择进行。

【治疗原则】

基本原则与方法同肾小管酸中毒。碱性药物剂量 5~15mmol/(kg · d)不等,分 4~6 次口服。可服用 10% 枸橼酸钠、钾合剂。唯当存在明显低磷血症时应予补充含磷碱性药物,有助于纠正骨病及生长发育障碍。但当血钙水平较低时,应慎重补磷,以免诱发低钙惊厥。可给予 10% 磷酸氢二钾,既可补碱补钾,又可补磷;此外,亦可给予中性磷酸盐,每天 0.5~3.0g,分 4~6 次口服。大多数患儿能耐受每日补磷 2g(或 100ml 中性磷酸盐),如出现腹痛、腹泻等腹部不适时,可暂停用药,待症状消失后再减量继续服用。中性磷酸盐配方为:$Na_2HPO_4 \cdot 7H_2O$ 145g,$NaH_2PO_4 \cdot H_2O$ 18.2g,加水至 1000ml,则每 100ml 可供磷 2g。针对原发病因进行治疗。此外,还应补充足够的营养素,注意补充水分及其他电解质,治疗各种骨病(参见肾小管酸中毒部分)。

（刘铜林）

Bartter 综合征

【定义与概述】

Bartter 综合征（Bartter syndrome）由 Bartter 于 1962 年首先报道，其基本表现为低血钾、低血氯性代谢性碱中毒，高肾素、高醛固酮血症而血压正常或偏低，无水肿，伴有肾小球旁器细胞增生，故以前也称为先天性肾小球旁器细胞增生综合征，现认为肾小球旁器细胞增生为继发性病变。本病为常染色体隐性遗传病。

【诊断要点】

（一）临床表现

1. 本病大多在 5 岁以前发病，尤其多在新生儿期与婴儿期发病。女性发病率高于男性。可有家族史。

2. 首发表现多为厌食、恶心、呕吐、腹胀、便秘、腹泻等，可反复发生或迁延不愈，逐渐加重。严重腹泻者可致重度脱水甚至出现休克、昏迷。

3. 烦渴、多饮、多尿、夜尿增多等肾脏浓缩功能受损表现，小儿常有夜间遗尿症。

4. 可反复发作肌无力、周期性麻痹，也可呈慢性持续性肌软弱无力。

5. 不明原因的反复发热，可低热或高热。

6. 生长停滞或落后，体重低下，身材矮小，骨龄落后，约 1/3 患儿智力低下，患儿运动功能发育也落后，抬头、坐、站、行走均延迟。发病越早者生长发育障碍越明显。

7. 可出现阵发性手足搐搦症、面神经叩击征（Chvostek 征）与束臂加压征（Trousseau 征）阳性，与碱性条件下游离钙离子减少有关，也与尿钙丢失致血钙下降有关。

8. 无水钠潴留表现，无水肿、无高血压，对外源性血管加压素与血管紧张素Ⅱ亦无明显升压反应。

9. 部分小儿有特殊面容：如大头、大眼、凸前额、招风耳等。

较大儿童可出现“嗜盐”现象。

10. 病程较长者可并发其他肾小管功能障碍，如肾小管酸中毒、Fanconi 综合征等。

（二）实验室检查

Bartter 综合征血、尿电解质变化特征与使用袢利尿剂（如呋塞米）后的变化十分相似。

1. 明显低钾血症，血钾多在 1.5～2.5mmol/L，由此引起一系列病理生理改变及临床表现。

2. 代谢性碱中毒，血 pH 可升至 7.7，血 HCO_3^- 可达 40mmol/L，且补氯治疗效果差。

3. 血钠下降或接近正常，血氯下降。

4. 肾小球滤过功能多正常，但脱水时可出现一过性氮质血症。

5. 血浆肾素与醛固酮水平均升高，而给予盐水治疗或扩容治疗后可下降。

6. 肾小管浓缩功能下降，出现低比重、低渗透压尿，可有肾小管性蛋白尿。尿沉渣检查多正常。肾小管酸化功能亦可下降，此时代谢性碱中毒可不显著。

7. 尿钾、尿氯排泄明显增加。在低血钾、低血氯的情况下，仍有尿钾>25mmol/L，尿氯>20mmol/L。明显高钙尿症，少数病例可出现肾结石、肾钙化。

8. 肾活检病理检查：光镜下可见肾小球旁器细胞明显增生肥大，电镜可见肾小球旁器细胞内分泌颗粒增多。后期可见肾小管变性、坏死、萎缩，肾小球多呈轻微病变。

【鉴别诊断】

本病需与原发性醛固酮增多症、假性醛固酮增多症（Liddle 综合征）、肾素分泌瘤、肾血管性高血压（肾动脉狭窄）、先天性肾上腺皮质增生症（11β-羟化酶缺乏症或 17α-羟化酶缺乏症）、皮质醇增多症等疾病相鉴别。以上疾病除有低钾性碱中毒外，均还有明显高血压表现，由此即可进行鉴别。此外，肾小管酸中毒与 Fanconi 综合征亦有低钾血症、多尿、生长发育落后等类似表现，但其为高氯性代谢性酸中毒，易于鉴别。

【治疗原则】

本病尚无根治方法，主要是纠正电解质紊乱与代谢性碱中毒，并进行对症处理。

1. 持续补钾：除增加食物钾摄入量外，更应该坚持补充氯化钾治疗，每日给予氯化钾 5～10mmol/kg，可纠正低钾、低氯性碱中毒。应监测血钾变化。

2. 使用醛固酮拮抗剂：包括螺内酯与氨苯喋啶，均为潴钾利尿剂。在口服氯化钾的同时，可给予螺内酯 10～15mg/(kg · d)，分 3～4 次口服，或氨苯喋啶 5～10mg/(kg · d)，分 2～3 次口服。当他们与其他药物合用时应适当减少剂量，要定期监测血钠、血钾变化，适当补钠，当血钾达到 4mmol/L 以上时可暂时停用此类药。

3. 前列腺素合成酶抑制剂：包括吲哚美辛(消炎痛)：2～3mg/(kg · d)，分 2～3 次口服；布洛芬(异丁苯丙酸)：20～30mg/(kg · d)，分 2～3 次口服；阿司匹林：30～100mg/(kg · d)，分 3～4 次口服。

4. 普萘洛尔：可降低肾素活性，对纠正低钾血症有暂时疗效。按 1～1. 5mg/(kg · d)，分 3 次口服。

5. 血管紧张素转化酶抑制剂：如卡托普利(巯甲丙脯酸)、贝那普利(洛汀新)、西拉普利(一平苏)等 ACEI 制剂可选择使用，剂量宜较大。

6. 其他：行部分肾上腺切除术，可能有效。

【预防或预后】

本病长期预后尚不清楚。可死于水、电解质酸碱平衡紊乱，继发感染，低钙性手足搐搦症，慢性肾功能衰竭。智力低下和肾功能不全者预后较差。

(刘铜林)

第九章 血液系统疾病

小儿贫血概述

【贫血的定义与分度】

贫血是指外周血中单位体积内的红细胞数或血红蛋白量低于正常标准者。根据WHO资料，血红蛋白(Hb)在6个月~6岁<110g/L;6~14岁<120g/L为贫血，海拔每升高1000米，Hb上升4%。6个月以下婴儿，由于血红蛋白值变化较大，尚无统一标准，我国小儿血液会议暂定：血红蛋白在新生儿<145g/L，1~4个月<90g/L，4~6个月<100g/L者为贫血。

根据外周血中血红蛋白(Hb)量，一般将贫血分为轻度、中度、重度和极重4个程度。见表9-1。

表9-1 小儿贫血分度(按血红蛋白量，g/L)

		轻度	中度	重度	极重度
儿童	≥6岁	90~120	60~90	30~60	<30
	<6岁	90~110			
新生儿		120~145	90~120	60~90	<60

【贫血的分类】

1. 贫血的病因分类：根据贫血发生的原因分为红细胞或血红蛋白生成不足、红细胞破坏过多(溶血性)和红细胞丢失过多(失血性)所致贫血3大类。

(1) 红细胞或血红蛋白生成不足

1) 造血物质缺乏：如缺铁性贫血、营养性巨幼细胞性贫血、维生素B_6缺乏性贫血、蛋白质缺乏等。

2) 骨髓造血功能障碍：如再生障碍性贫血。

3）其他原因：感染性、炎症性及癌症性贫血、慢性肾脏病所致的贫血、铅中毒等。

（2）红细胞破坏过多所致贫血（溶血性贫血）：可由红细胞内在缺陷或红细胞外在因素引起。

1）红细胞内在缺陷：①红细胞膜缺陷（膜分子病）：如遗传性球形红细胞增多症、遗传性椭圆形红细胞增多症、阵发性睡眠性血红蛋白尿等；②红细胞酶缺陷：如葡萄糖-6-磷酸脱氢酶（G6PD）缺乏症、丙酮酸激酶缺乏症等；③血红蛋白病（血红蛋白合成或结构异常）：如珠蛋白生成障碍性贫血（又称地中海贫血）、不稳定血红蛋白病等。

2）红细胞外在因素：①免疫性溶血性贫血：如 ABO 或 Rh 血型不合引起的同族免疫性溶血性贫血、自身免疫性溶血性贫血等；②非免疫性溶血性贫血：如脾功能亢进、微血管病性溶血性贫血、感染及理化因素所致的溶血性贫血。

（3）红细胞丢失过多所致贫血（失血性贫血）：如急、慢性失血性贫血。

2. 贫血的红细胞形态分类：根据红细胞数、血红蛋白量和红细胞比容计算红细胞平均容积（MCV）、红细胞平均血红蛋白量（MCH）和红细胞平均血红蛋白浓度（MCHC）的结果，将贫血分为 4 类。见表 9-2。

表 9-2　贫血的红细胞形态分类

	MCV（fl）	MCH（pg）	MCHC（%）
正常参考值	80～94	28～32	32～38
正细胞性贫血	80～94	28～32	32～38
大细胞性贫血	>94	>32	32～38
单纯小细胞性贫血	<80	<28	32～38
小细胞低色素性贫血	<80	<28	<32

贫血的红细胞形态分类对推断贫血的病因有一定意义。

（1）正细胞性贫血：如急性失血、再生障碍性贫血、急性溶血性贫血等。

(2) 大细胞性贫血:如巨幼细胞性贫血、骨髓增生异常综合征等。

(3) 单纯小细胞性贫血:如慢性肾病、慢性肝病等慢性病引起的贫血。

(4) 小细胞低色素性贫血:如缺铁性贫血、地中海贫血等。

【贫血的临床表现】

急性贫血即使贫血程度轻,亦可引起严重症状甚至休克。而慢性贫血由于早期机体各器官的代偿功能较好,可无症状或症状较轻,当代偿不全时,才逐渐出现症状。主要为皮肤黏膜苍白,婴幼儿可出现髓外造血。其他各系统症状有:①呼吸-循环系统:呼吸增快、心率增快、心脏扩大、心前区收缩期杂音、心力衰竭等。②消化系统:食欲下降、恶心、腹胀等。③神经系统:精神不振,注意力不集中,烦躁不安或嗜睡,年长儿可诉头晕、耳鸣。④免疫系统:免疫功能低下,易患各种感染。

(刘爱国)

缺铁性贫血

缺铁性贫血(iron deficiency anemia,IDA)是因体内铁缺乏导致血红蛋白合成减少而引起的一种小细胞低色素性贫血。临床以小细胞低色素性贫血,血清铁蛋白减少和铁剂治疗有效为特点。是儿童最常见的一种贫血。从铁缺乏到贫血出现要经历3期:①铁减少期(iron depletion ID 期)或称隐形缺铁前期(pre-latent iron deficiency):特点为血清铁(SI)正常,骨髓储存铁减少,血清铁蛋白(SF)降低。②红细胞生成缺铁期(iron deficiency erythropoiesis IDE 期),亦称隐形缺铁期(latent iron deficiency):此期骨髓储存铁耗竭,SF 降低更明显,运铁蛋白饱和度降低,红细胞游离原卟啉(FEP)增多,但血红蛋白(Hb)不降低。③缺铁性贫血期(IDA 期):除上述改变外,Hb 降低,出现典型小细胞低色素贫血及一些非血液系统表现。

【诊断】

（一）临床特点

IDA 起病隐匿,婴幼儿以未添加含铁辅食为主要病因,年长儿则以慢性失血为主要病因。临床表现由原发病和贫血两方面组成,多发于 6 个月至 2 岁婴幼儿。其突出表现为皮肤黏膜的苍白,此为渐进性,伴或不伴乏力、食欲减退,舌炎。年长儿可诉头晕、心悸、眼前发黑、耳鸣等。可有烦躁或委靡不振,精力不集中,记忆力减退等。贫血明显时心率增快,心脏扩大,重者可发生心力衰竭。肝脾轻度肿大,偶中度肿大,一般淋巴结不大。易合并感染。可因上皮组织异常而出现扁平甲、反甲或匙状甲。少数病儿异食癖(pica)。

（二）实验室检查

1. 血象:典型者示小细胞低色素贫血。Hb 降低比红细胞减少更为明显。血涂片见红细胞大小不一,以小细胞为主,中心淡染区扩大,红细胞分布宽度(red cell distribution width, RDW)可增加。网织红细胞计数大多正常或轻度增加。白细胞无特殊改变。血小板正常或增加。

2. 骨髓象:增生活跃,粒红比例正常或红系增多,以中、晚幼红细胞增生为主。各期红细胞均较小,胞质量少,染色偏蓝,显示胞质成熟程度落后于胞核。粒细胞系、巨核细胞系一般无明显异常。骨髓铁染色细胞内外铁均少。骨髓检查并非诊断 IDA 必备。

3. 铁代谢检查:①血清铁蛋白(SF)降低。但合并感染、肿瘤、肝病或心脏疾病时可不降低。②红细胞游离原卟啉(FEP)增多。但铅中毒、慢性炎症和先天性原卟啉增多症时也可增高。③血清铁(SI)降低。SI 在感染、恶性肿瘤、类风湿关节炎等多种疾病时也可降低。总铁结合力(TIBC)增高。TBIC 在病毒性肝炎时可增高。转铁蛋白饱和度(TS)降低。④骨髓可染铁:铁粒幼细胞减少,细胞外铁明显减少或消失。这是体内贮存铁敏感而可靠的指标。⑤其他铁代谢参数:红细胞内碱性铁蛋白(EF)在缺铁 ID 期即开始减少且极少受炎症、肿瘤、肝病和心脏病等因素影响。血清转铁蛋白及可溶性转铁蛋白受体

(sTfR)增多,为 IDE 期指标。

(三) 诊断标准

1. 为小细胞低色素性贫血

(1) 红细胞形态有明显小细胞低色素的表现:MCV<80fl, MCH<27pg,MCHC<0. 31。

(2) 贫血的诊断标准(以海平面计):新生儿期 Hb<145g/L;1~4 个月 Hb<90g/L;4~6 个月 Hb<100g/L 为贫血;6 个月~6 岁<110g/L;6~14 岁<120g/L。海拔每增高 1000 米,血红蛋白升高 4%。

2. 有明确的缺铁病因:如铁供给不足、吸收障碍、需要增多或慢性失血等。

3. 血清铁蛋白(SF)<15μg/L。

4. 红细胞原卟啉(FEP)>0. 9μmol/L(50μg/dl)。血清可溶性转铁蛋白受体(sTfR)>8mg/L.

5. 血清铁(SI)<10. 7μmol/L(60μg/dl)。总铁结合力(TIBC)>62. 7μmol/L(350μg/dl);转铁蛋白饱和度(TS)<15%。

6. 骨髓细胞外铁明显减少或消失(正常+~++);铁粒幼细胞<15%,该检查被认为是 IDA 的"金标准"。但该检查为侵入性,一般不需要做。

7. 铁剂治疗有效。用铁剂治疗 4 周后,Hb 上升 20g/L 以上。

8. 排除其他小细胞低色素贫血,尤其是轻型地中海贫血,注意鉴别慢性病贫血、肺含铁血黄素沉着症等。

符合第 1 条和第 2~8 条中任意 2 条者,可确诊为缺铁性贫血。

【鉴别诊断】

主要与表现为小细胞低色素的贫血鉴别。

1. 珠蛋白异常所致贫血(包括异常血红蛋白病和珠蛋白生成障碍性贫血):常有家族史、体检脾大。血片可见较多靶型红细胞,红细胞渗透脆性降低,血红蛋白电泳异常,血清铁及骨髓可染铁增多。

2. 特发性肺含铁血红素沉着症:铁代谢指标与 IDA 相同,

但可有咳痰、咯血,X 线胸片可见肺间质有粟粒状或网状阴影,痰或胃液中可找到含铁血黄素细胞。

3. 铁粒幼细胞性贫血:系铁失利用性贫血,分先天性和获得性。血清铁及铁蛋白正常或增高,TIBC 降低,骨髓铁染色可见较多铁粒幼红细胞及特征性环形铁粒幼红细胞(ringed sideroblast),其计数>15% 有诊断意义。

4. 慢性病性贫血(anemia of chronic disease,ACD):慢性感染、炎症、结缔组织病或肿瘤可为小细胞低色素性贫血,ACD 的铁代谢变化与 IDA 不同,血清铁降低、血清铁蛋白增高、TBIC 正常或降低,骨髓铁粒幼细胞减少,巨噬细胞内铁增加。

【治疗】

（一）除去病因

除去病因是治疗关键。补铁虽可缓解病情,但病因不除终会复发。

（二）饮食治疗

喂养不当者指导喂养,添加富含铁且吸收率高的辅助食品,如肝、瘦肉、鱼等。注意合理膳食搭配。纠正不良饮食习惯。

（三）铁剂治疗

口服铁剂　可选用二价铁盐(比三价铁盐易于吸收)如硫酸亚铁(含元素铁 20%,每日剂量 30mg/kg)、富马酸亚铁(含元素铁 30%,每日剂量 20mg/kg)、葡萄糖亚铁及琥珀酸亚铁等。能口服片剂者尽量用片剂以避免水剂中的铁遇光氧化成三价铁。以元素铁计算,剂量为 1.5~2mg/(kg·次),每日 2~3 次。最好于两餐之间服用,同时口服维生素 C 可促进铁的吸收。在血红蛋白达正常水平后,铁剂需继服 2 个月左右,以补足铁的贮存量。

（四）输血治疗

适应证为:①重度或极重度贫血,尤其是贫血并发心功能不全。②合并重症肺炎缺氧者。③急需外科手术者。贫血愈重,一次输血量应愈小,速度应愈慢,以免加重心功能不全。Hb

<30g/L 者，输浓缩红细胞 2～3ml/(kg·次)或采用等量换血方法；Hb 在 30～60g/L 者，输浓缩红细胞 5～10ml/(kg·次)。必要时用利尿剂，尤其是在有心衰时更应用利尿剂。

【预防】

1. 早产儿、低出生体重儿：提倡母乳喂养。纯母乳喂养者从 2～4 周开始补铁，剂量 1～2mg/(kg·d)铁元素，直至 1 周岁。不能母乳喂养者采用铁强化配方乳，一般不需额外补铁。1 岁以内不宜采用单纯牛乳喂养。

2. 足月儿尽量母乳喂养至生后 4～6 月，如此后继续纯母乳喂养，应及时添加富含铁的食物。必要时 1mg/(kg·d)铁元素补铁。未用母乳喂养者采用铁强化乳配方奶，并及时添加蛋黄等含铁丰富食物。

3. 对 Hb 刚达正常值低限的儿童可间断口服铁剂，每周 1～2 次，连续 3 月。

4. 孕妇预防：加强营养，摄入富铁食物。从孕期 3 月开始补铁 60mg/d，必要时延续致产后。

（张柳清）

营养性巨幼红细胞性贫血

营养性巨幼红细胞性贫血(nutritional megaloblastic anemia)是由于缺乏维生素 B_{12} 和(或)叶酸(folic acid)所致 DNA 合成障碍的一种大细胞性贫血。其临床特点是贫血、神经精神症状、红细胞胞体变大、骨髓细胞出现“巨幼变”、维生素 B_{12} 或(和)叶酸治疗有效。此病在我国北方多见，发生于进食新鲜蔬菜少，肉类少的人群。

【诊断】

（一）临床表现

起病缓慢，多见于婴幼儿，6 个月～1 岁发病者约占 2/3。2 岁以上少见。

1. 一般表现：颜面轻度水肿、虚胖，毛发稀疏细黄。严重者可有皮肤出血点或瘀斑。

2. 贫血表现：面色蜡黄或柠檬黄，可有皮肤、巩膜轻度黄染，疲乏无力，活动后心悸气急等。常伴肝、脾轻至中度肿大。重者心脏扩大、心功能不全。

3. 消化系统症状：出现早。厌食、恶心、呕吐、腹胀、腹泻。部分病儿舌炎(glossitis)，表现为舌痛，体检舌乳头萎缩，重者舌面光滑(镜面舌，牛肉红)。

4. 神经精神症状：可烦躁易怒等。维生素 B_{12} 缺乏者表情呆滞、反应迟钝、嗜睡、少哭不笑、智力及动作发育落后甚至倒退。重症病例出现不规则震颤、手足无意识运动甚至抽搐、感觉异常、共济失调。体检肌张力增高、踝阵挛、腱反射亢进、可出现病理反射。叶酸缺乏不发生神经系统症状，但可导致精神异常。

（二）实验室检查

1. 血象：呈大细胞性贫血，MCV>94fl，MCH>32pg；红细胞数的减少比血红蛋白量的减少更明显；网织红细胞、中性粒细胞、血小板计数常减少(可同时减少，即全血减少)。血涂片以大红细胞为主，呈大卵圆形；中性粒细胞核分叶过多，5 叶核>5%或 6 叶核>1%应考虑本病可能，此种改变可出现在骨髓红系巨幼变之前，因此有早期诊断意义。

2. 骨髓象：增生明显活跃，以红细胞增生为主，粒、红、巨核系统均出现巨幼变，胞体增大，核染色质疏松，胞核发育落后于胞质等明显发育异常或病态造血。粒系巨幼变可在疾病早期出现并出现分叶过多。巨核细胞胞核胞体巨大，分叶过多。巨幼红细胞>10%。胞质空泡形成，核分叶过多。

3. 特殊检查：血清维生素 B_{12}<74pmol/L(<100pg/ml)诊断维生素 B_{12} 缺乏，此检查影响因素较多，可作为筛查项目。血清叶酸<6.91nmol/L(<3ng/ml)诊断叶酸缺乏。红细胞叶酸<227nmol/L(<100ng/ml)，此检查更为准确。

4. 其他：①血同型半胱氨酸和甲基丙二酸测定用于鉴别病因。维生素 B_{12} 缺乏两者均升高，叶酸缺乏只有同型半胱氨酸升高。②脱氧尿核苷抑制试验用于疑难病例诊断。③血清

LDH 明显增高,治疗后活性降低是判断疗效的良好指标。④如不伴有缺铁,血清铁升高,骨髓内外铁正常或轻度升高。

（三）小剂量试验性治疗

当检查设备或条件不足,叶酸缺乏和维生素 B_{12} 缺乏不易区分时,可用小计量叶酸或小剂量维生素 B_{12} 进行试验性治疗。

叶酸 100μg×10 天或维生素 B_{12} 1~5ng×10d,观察有无神经精神症状加重,网织红细胞有无上升等。

总之,叶酸缺乏是贫血+舌炎+消化系统表现;维生素 B_{12} 缺乏是贫血+舌炎+消化系表现+神经精神症状。

【鉴别诊断】

1. 营养性混合性贫血:血象中红细胞呈大细胞,低色素;骨髓象既有巨幼红细胞又有血红蛋白化不良现象。鉴别靠骨髓象。

2. 红血病或红白血病:当巨幼红细胞性贫血末梢血出现有核红细胞、骨髓红系统极度增生伴巨幼变等,极似红血病。可通过流式细胞术来鉴别。

3. 恶性贫血:巨幼红细胞性贫血患者胃酸改变不明显,治疗后消化系症状多恢复,贫血一次治疗后不易复发(除非未去除病因)。恶性贫血患者有不可逆转的胃酸缺乏,治疗后终生反复发作(此病我国少见)。

【治疗】

1. 除去病因,改善饮食。加强护理,防止感染

2. 维生素 B_{12} 或(和)叶酸治疗

(1) 维生素 B_{12}:有神经系统症状者以维生素 B_{12} 治疗为主。剂量每次 50~100μg 肌内注射,每周 2~3 次,连用数周,直至临床症状好转、血象恢复正常;或维生素 B_{12} 500μg 一次肌内注射;有神经系统受累者每日 1mg 肌内注射,连续肌内注射 2 周以上。维生素 B_{12} 吸收障碍者每月肌内注射 1mg,直至终生。

(2) 叶酸:口服剂量每次 5mg,每日 3 次,连用数周至临床症状好转、血象恢复正常。同时口服维生素 C 可帮助叶酸吸收。使用抗叶酸代谢药致病者用甲酰四氢叶酸钙治疗。先天

性叶酸吸收障碍者,口服叶酸剂量为15~50mg/d。

(3) 如不能确定何种维生素缺乏,不许单用叶酸治疗。单用叶酸虽可缓解病情,但会加重神经系统症状,此时宜同时用叶酸和维生素 B_{12}。

维生素 B_{12} 和叶酸治疗后6~12小时内,骨髓巨幼细胞开始转变,48~72小时后巨幼变消失;第2~4天网织红细胞增加,5~7天后达高峰;2~6周红细胞和Hb恢复正常,故骨髓检查必须在治疗前进行。

(4) 维生素 B_6:维生素 B_{12} 缺乏有神经精神症状者恢复较慢,甚至可能暂时加重。加用维生素 B_6 有助于神经症状恢复。重症者加用氯化钾0.25~0.5g,每日3次,防止Hb大量合成后低血钾致患儿猝死。恢复期加用铁剂以弥补铁的相对不足。

(5) 输血:重度贫血或合并心功能不全或其他并发症者输血治疗。

【预防】

妊娠期和哺乳期妇女应预防性补充叶酸,除预防巨幼红细胞贫血外,孕期补充还可明显降低先天性神经管发育畸形。

婴幼儿应合理饮食,用羊奶喂养者要及时添加叶酸。

(张柳清)

再生障碍性贫血

再生障碍性贫血(aplastic anemia,AA)简称再障,是由多种病因引起的骨髓造血功能衰竭综合征。临床以全血减少,贫血、出血、感染为特征。

再障可分特发性(idiopathic aplastic anemia,IAA)和继发性2大类,两者临床表现和血液学特点相似。

【病因】

原发者病因不详。继发者病因多样。一般认为由物理、化学、生物因素引起. 其主要发病机制是T细胞异常活化。Th1

产生的造血负调节因子增多，$CD34^+$造血干/祖细胞 Fas 依赖性凋亡增加，导致骨髓衰竭，本质上属于自身免疫性疾病。IAA 以儿童和青年人居多。

【诊断】

（一）临床表现

临床表现主要为贫血、出血和感染。一般无肝、脾、淋巴结肿大。可分为急性型和慢性型。

（二）实验室检查

1. 血象：全血减少，少数表现为两系减少，当无血小板减少时，再障诊断宜慎重。网织红细胞计数降低。贫血多为正细胞正色素性，但大细胞性并非少见。淋巴细胞绝对值无变化，但因粒细胞减少，其比例相对升高。

2. 骨髓象：骨髓涂片特点是脂肪滴增多，骨髓颗粒减少。多部位穿刺涂片示增生不良，三系造血早期细胞少见，非造血细胞成分如淋巴细胞、浆细胞、组织嗜碱细胞和网状细胞增多。骨髓活检示骨髓增生减低、脂肪变和有效造血面积减少（<25%），呈向心性萎缩，无纤维化表现。

3. 其他检查：①骨髓核素扫描：可判断骨髓的整体造血功能。②流式细胞术分析：计数 $CD34^+$造血干/祖细胞，检测膜锚连蛋白。有助于区分低增生型 MDS 和发现血细胞膜锚连蛋白阴性细胞群体。③体外造血祖细胞培养：细胞集落明显减少或缺如。④T 细胞亚群分析：$CD4^+/CD8^+$倒置，Th1/Th2 倒置。⑤血液红细胞生成素水平升高。

（三）诊断标准

1. 再生障碍性贫血

（1）全血细胞减少，网织红细胞绝对值减少，淋巴细胞相对增多。

（2）骨髓至少一个部位增生减低或重度减低（若增生活跃，须有巨核细胞明显减少及淋巴细胞相对增多）骨髓小粒非造血细胞增多（有条件者做骨髓活检，示造血组织减少，脂肪组织增加）。

(3) 一般无脾大。

(4) 能除外引起全血细胞减少的其他疾病,如阵发性睡眠性血红蛋白尿症、骨髓增生异常综合征中的难治性贫血、自身抗体介导的全血细胞减少、急性造血功能停滞、骨髓纤维化等。

(5) 一般抗贫血药治疗无效。

2. 急性再障:亦称重型再障Ⅰ型(SAA Ⅰ型)

(1) 临床:发病急,贫血呈进行性加剧,常伴严重内脏出血和感染。

(2) 血象:除血红蛋白下降较快外,须具备下列3项中的2项:①网织红细胞<1%,绝对值$<15\times10^9/L$。②中性粒细胞绝对值$<0.5\times10^9/L$。③血小板$<20\times10^9/L$。

(3) 骨髓象:①多部位增生重度减低,三系造血细胞明显减少,非造血细胞增多,如增生活跃需有淋巴细胞增多。②骨髓小粒中非造血细胞及脂肪细胞增多。

3. 极重型再障:同重型再障标准,其中中性粒细胞绝对值$<0.2\times10^9/L$。

4. 慢性再障:亦称轻型再障。

(1) 临床:发病慢,贫血、出血、感染均较轻。

(2) 血象:血红蛋白下降速度较慢,网织红细胞、白细胞、中性粒细胞及血小板值常较急性再障为高。

(3) 骨髓象:①三系或两系减少,多部位穿刺至少一个部位增生不良。若增生良好,红系中常有晚幼红比例增多,巨核细胞明显减少。②骨髓小粒中非造血细胞及脂肪细胞增加。

(4) 病程中如病情恶化,临床、血象及骨髓象与急性再障相同,称重型再障Ⅱ型(SAA Ⅱ型)

5. IAA诊断要求:①复合上述AA诊断标准。②细胞免疫功能异常。③排除先天性AA。④寻找可能病因,排除继发性AA。

【鉴别诊断】

1. 阵发性睡眠性血红蛋白尿症(paroxysmal nocturnal hemoglobinuria,PNH):是一种获得性克隆性红细胞膜缺陷溶血病,与再障可相互转变,少数以 AA 起病,称 AA-PNH 综合征。实验室检查酸溶血试验阳性。红细胞和粒细胞免疫表型分析出现补体调节蛋白(如 CD55 和 CD59)阴性表达细胞增多(>10%),或 CD55,CD59 阳性细胞<90%。(注意:部分再障患者有小的 PNH 克隆细胞群体,但<5%)

2. 低增生型骨髓增生异常综合征:是一种获得性造血干细胞克隆性疾病。其外周血象可与再障一样呈全血减少伴骨髓增生低下,即低增生型 MDS。需仔细寻找病态造血和异常克隆证据来鉴别两病。骨髓活检发现残余造血灶网硬蛋白增加提示为 MDS。

3. 白血病前再障综合征:少数急性淋巴细胞白血病发病早期表现为类似再障的骨髓衰竭,3~9 个月后会出现白血病表现,骨髓活检有时网硬蛋白增加。临床要复查骨髓帮助诊断。

4. 急性造血功能停滞:是骨髓突发性停止造血现象,多见于慢性溶血性贫血,称再障危象,也可见于无溶血病史患者。血象以贫血为主,少数可白细胞和血小板减少,类似急性再障表现。骨髓象骨髓增生活跃到减低不等,以红系减少为主,偶可其他细胞系降低。病程中出现特征性巨大原始红细胞,且该病呈自限性,多 1 个月恢复。

5. 范可尼贫血:再障合并色素沉着併多发畸形要考虑本病。范可尼突变基因筛查可确诊。

6. 骨髓纤维化、石骨症等:骨髓纤维化体检有巨脾。石骨症可通过骨 X 线片诊断。这两者通过临床症状、体检、骨髓象及骨髓活检病理鉴别出来。如单纯骨髓纤维化不伴脾大,要警惕继发肿瘤。

【治疗】

(一)治疗原则

1. 避免进一步暴露在引起再障的毒物环境条件下。
2. 维持血红蛋白在必要的水平。
3. 预防和处理感染。
4. 决定是否做骨髓移植。
5. 无条件做骨髓移植者,应用其他刺激造血和骨髓增生的治疗。

（二）一般治疗

1. 感染：再障病人粒细胞降低，免疫功能低下，易引起感染，是常见的死因。因此，预防尤为重要。可相对隔离病人，有条件者进入层流室。长期使用抗生素及输粒细胞进行预防是不妥当的。一旦发生感染，应迅速寻找感染部位和致病菌，在细菌未明之前，经验性选择广谱抗生素；继发真菌感染者，可选抗真菌药物。

2. 出血：严重出血是引起再障病儿死亡的重要原因。血小板小于 $20 \times 10^9/L$ 需血小板输注，同时可加用肾上腺皮质激素。但需注意，多次输注血小板可发生同种免疫反应，降低治疗的有效性，故尽可能输辐照血小板。

3. 贫血：输血可减轻贫血症状，但应严格掌握适应证，因再障病程较长，多次输血可使患儿对红细胞亚型、白细胞及血小板产生免疫反应，使以后输血易发生反应，降低输血效果，故应尽可能输辐照红细胞。长期大量输血还可使体内铁负荷增加。

（三）刺激造血

雄性激素直接刺激骨髓多能干细胞；增加促红细胞生成素的产生；促进定向干细胞进入增殖周期。常用药为司坦唑醇（康力龙）0.1mg/（kg·d）分 3 次口服，用药 6 个月以上。部分患者产生依赖，故病情缓解后不易突然停药。雄激素的副作用主要有男性化、肝功能异常、骨成熟加速、骨骺融合提前及水钠潴留。若轻度或中度肝功能异常，仍可继续用药，但剂量须减半并密切观察；或选用十一酸睾酮（不通过肝代谢）40mg/d。

（四）肾上腺皮质激素

肾上腺皮质激素对骨髓造血无刺激作用，但皮质激素有降低毛细血管脆性作用，对血小板减少引起的皮肤和黏膜出血有止血作用，且可拮抗雄激素对儿童骨骼提前融合的副作用。常与雄激素联合应用。泼尼松 1~2mg/（kg·d），分 2~3 次口服。

（五）免疫抑制剂

对不适用 allo-HSCT 的重型或极重型再障，可采用免疫抑制剂治疗。

1. 抗胸腺细胞球蛋白(ATG)或抗淋巴细胞球蛋白(ALG):马 ATG 或 ALG 10~15mg/(kg · d)[兔 ATG 或 ALG 2.5~3.5mg/(kg · d)],用前先做皮肤过敏试验,加地塞米松 2~4mg 静脉滴注,每天一次,疗程 5 天,间歇 2~3 周重复。副作用治疗初期为一过性过敏反应,治疗中可致血小板减少和粒细胞减少,治疗后 2~3 周可出现血清病。增加皮质激素用量和疗程,输注血小板可减少上述副作用的发生和程度。ATG/ALG 为免疫抑制剂,治疗期间又需应用足量皮质激素,加上再障原有粒细胞缺乏和免疫力下降,诸多因素致 ATG/ALG 治疗后可有感染倾向加重,因此,必须给予强有力的支持治疗,包括肠道消毒预防感染、加强隔离、积极成分输血、维持血小板>20×10^9/L。事先应用大剂量免疫球蛋白,对预防感染效果更好。

2. 大剂量甲泼尼龙(HDMP):甲泼尼龙 20~30mg/(kg · d),静脉滴注,每天一次,连用 3 天;继之,每 4~7 天减半量,直至 1mg/(kg · d),根据血象决定维持量。

3. 环孢霉素 A(CsA):CsA 联合雄激素、ATG 及泼尼松,疗效可达 55%~75%。用法:CsA 5~8mg/(kg · d),口服,疗程 12~24 个月。一般可先给 7 天负荷量[4~12mg/(kg · d)],之后给维持量[1~7mg/(kg · d)]。副作用是肾毒性及肝脏、神经系统损害。

(六) 异基因造血干细胞移植

重型和极重型再障如有 HLA 完全相合同胞供者,异基因造血干细胞移植(HSCT)应作为首选治疗,移植前应尽量减少输血次数以免增加排斥几率。移植的长期治愈率可达 85%~93%。

(七) 再障治疗药物的选择

1. 轻型再障:主张以雄激素为首选的治疗,如雄激素+肾上腺皮质激素和(或)联合 CsA+支持治疗。

2. 重型再障:若有条件,应首选异基因造血干细胞移植(HSCT);其次选用强化免疫抑制治疗(IST)即 ATG 联合 CsA 的治疗+支持治疗。后者有效率为 60%~85%。

【疗效标准】

1. 基本治愈：贫血、出血症状消失，血红蛋白达 120g/L（男）、100g/L（女），白细胞>4×10^9/L，血小板>80×10^9/L，随访一年以上无复发。

2. 缓解：贫血、出血症状消失，血红蛋白达治愈标准，白细胞 3.5×10^9/L 左右，血小板有一定程度恢复，随访 3 个月病情稳定或继续进步者。

3. 明显进步：贫血、出血症状明显好转，不输血，血红蛋白比治前 1 个月增长>30g/L，维持 3 个月不下降。

4. 无效：经充分治疗后，不能达到明显进步者。

【附】　标准强化 IST 方案

（1）甲泼尼龙 2～5mg/(kg · d)×2d 静脉滴注（ATG 静脉滴注前 0.5 小时开始），1～2mg/(kg · d)×2d 静脉滴注，0.5mg/(kg · d)×9d 口服，3 天内减停。

（2）马 ATG 10～15mg/(kg · d)（兔 ATG2.5～3.5mg/kg · d)×5d（用前先皮试）经 PICC 管 8～12 小时静脉滴注。

（3）CsA 8～10mg/(kg · d)分 2 次口服于第 14 天开始（甲泼尼龙的最后一天），每周一次检测 CsA 血浓度×2 周，以后每 2 周一次检测 CsA 血浓度，保持全血浓度 200～400ng/L，并根据肝肾功能调节 CsA 用量。Hb 维持正常 6 个月以上开始减量，维持 1～2 年。

（4）输血小板，保持血小板在 30×10^9/L。

【IIST 方案】

上述方案中甲泼尼龙 20～30mg/(kg · d)，静脉滴注，Qd×3d；继之，每 4～7 天减半量，直至 1mg/(kg · d)，根据血象决定维持量。

（张柳清）

溶血性贫血概述

由于红细胞寿命缩短、破坏增加，超过骨髓的代偿能力所发生的一类贫血称为溶血性贫血。

【分类】

（一）根据溶血性贫血的病因分类

1. 红细胞内在缺陷

（1）红细胞膜缺陷（膜分子病）：如遗传性球形红细胞增多症、遗传性椭圆形红细胞增多症、阵发性睡眠性血红蛋白尿等。

（2）红细胞酶缺陷：葡萄糖6-磷酸脱氢酶（G6PD）缺乏症、己糖激酶缺乏症、丙酮酸激酶缺乏症等。

（3）血红蛋白病：珠蛋白生成障碍性贫血、不稳定血红蛋白病等。

2. 红细胞外在异常

（1）免疫性溶血性贫血：自身免疫性溶血性贫血、同种免疫性溶血性贫血、血型不合输血引起的溶血等。

（2）非免疫性溶血性贫血：微血管病性溶血性贫血、感染及理化因素所致的溶血性贫血。

（二）根据红细胞破坏的场所分类

1. 血管内溶血：血管内的红细胞被大量破坏，血红蛋白被释放到血液循环。

2. 血管外溶血：异常的红细胞在单核-巨噬细胞系统中被破坏。

【诊断】

（一）临床表现

贫血、黄疸、脾大是溶血性贫血最常见的临床表现。

（二）实验室检查

1. 确定溶血性贫血是否存在的检查：血常规、网织红细胞、血清胆红素、血浆游离血红蛋白、尿含铁血黄素试验、红细胞寿命等。

2. 确定溶血性贫血病因的检查：外周血涂片观察红细胞形态、抗人球蛋白试验（Coombs 试验）、红细胞脆性试验、红细胞 G6PD 酶活性测定、血红蛋白分析、基因分析等。

【治疗】

1. 输血输液：急性溶血发生时，应输入碱性液体以碱化尿液；若贫血严重需输入浓缩红细胞以改善贫血，对自身免疫性溶血性贫血，因输血可提供大量补体和红细胞，加重溶血，故尽量不予输血。非输血不可时，应输洗涤红细胞，同时加肾上腺皮质激素。合并急性肾功能衰竭的处理参见相关部分。

2. 肾上腺皮质激素：是治疗温抗体型自身免疫性溶血性贫血的首选药物，对其他类型的溶血性贫血疗效尚不肯定。

3. 切脾：脾大明显，出现压迫症状，或脾功能亢进者，可考虑脾切除治疗。脾切除有肯定疗效的溶血性贫血：遗传性球形红细胞增多症、遗传性椭圆形红细胞增多症；脾切除有一定疗效的溶血性贫血：珠蛋白生成障碍性贫血、不稳定血红蛋白病、温抗体型自身免疫性溶血性贫血；脾切除无效的溶血性贫血：红细胞酶缺乏所致的溶血性贫血。

（胡　群）

遗传性球形红细胞增多症

遗传性球形红细胞增多症（hereditary spherocytosis）是红细胞膜缺陷性溶血性贫血，在遗传性溶血性贫血中发病率最高。其特征是不同程度的贫血、黄疸、脾大，血中球形红细胞明显增多和红细胞渗透脆性增加。本病系常染色体显性遗传性疾病，患儿均为杂合子。10%～25%无家族史，可能是基因突变的结果。

【发病机制】

由于红细胞膜的内在缺陷，使凹盘形细胞表面积减少，逐渐变小而厚，接近于球形。红细胞面积储备减少，红细胞变形性能显著减低。同时红细胞内钠盐过多，水分随之进入细胞内，使其容易胀破而发生溶血。最终病变红细胞在单核-巨噬细胞系统（尤其是脾）被扣留、破坏，发生血管外溶血。

【诊断】

（一）临床表现

1. 贫血、黄疸和脾大是本病的 3 大临床特征。贫血为轻-中度，黄疸较轻，常反复发作，多数病儿均有不同程度的脾大，溶血危象时脾脏明显增大，轻度压痛。

2. 溶血危象或再障危象：常于病毒感染、劳累或情绪高度紧张后诱发。溶血危象表现为高热、恶心、呕吐、腹痛，同时贫血、黄疸加剧，脾大明显，网红增高。也可诱发再障危象，表现为贫血迅速加重，血液中白细胞和血小板也可明显减少，网红下降，血胆红素减少，骨髓出现再生障碍的表现。溶血危象及再障危象一般 7～10 天后可自然缓解。

3. 胆石症：可并发色素性胆石症，年长儿多见。

（二）实验室检查

1. 血象：婴幼儿多中度贫血，年长儿轻度或无贫血。网红增高>8%，可达 20%～70%，白细胞及血小板正常。

2. 球形红细胞增多：球形红细胞占红细胞的 20%～40%，但部分病例不易见典型小球形细胞，可见圆齿状或针刺状球形细胞或异形细胞。球形细胞并非本病所特有，也可因外来因素损伤正常红细胞膜而发生，常见于温抗体自身免疫性溶血性贫血、化学物品、感染、烧伤等引起的溶血性贫血以及新生儿 ABO 溶血病等。

3. 红细胞盐水渗透脆性试验：75% 病例渗透脆性增加；若正常，可行 24 小时 37℃ 温育后重复进行，渗透脆性试验明显增加，阳性率可达 100%。

4. 自溶血试验：37℃ 时的自溶血增加至 10%～30%（正常 4%），若温育前先加入葡萄糖或 ATP，则溶血显著减少。

5. 骨髓象：红细胞明显增生，尤以晚幼红明显，偶见巨幼变（示合并叶酸缺乏）。

6. 血清间接胆红素增高。

（三）鉴别诊断

1. 温抗体型自身免疫性溶血性贫血：缺乏阳性家族史，室温下渗透脆性增高不明显者，易误诊为该病。但该病患儿全身情况常较差,贫血程度较重,抗人球蛋白试验阳性。

2. 黄疸型肝炎:溶血急性发作时,可误诊为黄疸型肝炎。该病无溶血性贫血的证据,血 ALT 增高,肝炎病毒标记阳性。

3. 新生儿 ABO 溶血病:血清学检查抗 A(或抗 B)抗体阳性,血涂片球形红细胞随抗体降低而消失,双亲中血象无球形红细胞增加等有助于鉴别。

【治疗】

脾切除是本病唯一有效的治疗方法。切脾后,虽然球形红细胞仍然存在,但消除了红细胞破坏的场所,红细胞寿命延长,贫血纠正。手术应于 4~5 岁后进行,以减少术后感染的危险。部分病人有副脾,手术时应注意寻找,以免术后复发。

胆石症应于脾切除前确诊或术时探查,以便术中一并处理。

(胡　群)

红细胞葡萄糖-6-磷酸脱氢酶缺乏症

红细胞葡萄糖-6-磷酸脱氢酶缺乏症(glucose-6-phosphate dehydrogenase deficiency),是红细胞葡萄糖-6-磷酸脱氢酶(G6PD)缺乏所致的溶血性贫血,是红细胞酶缺乏所致溶血中最常见的一种。本病系 X 连锁不完全显性遗传。突变基因在 X 染色体上,男性缺乏者为半合子,女性杂合子的酶活性可从显著缺乏到接近正常。因此,临床表现也从无症状到发生明显溶血性贫血。

红细胞 G6PD 缺乏时,还原型三磷酸吡啶核苷(NADPH)生成减少,还原型谷胱甘肽(GSH)减少。在外源性氧化性药物、蚕豆、感染、酸中毒和内源性过氧化物等氧化应激作用下,不能保护红细胞免受氧化损伤,导致红细胞膜蛋白、血红蛋白和其他酶被氧化灭活,红细胞膜完整性受损;血红蛋白肽链上—SH 基与 GSH 发生氧化,形成二硫键,导致血红蛋白变性,形成 Heinz 小体附着在红细胞膜上,损害膜的完整性,红细胞寿命缩短发生急性血管内溶血。这类溶血的显著特点是在溶血过程中可观察到变性珠蛋白小体(即 Heinz 小体);另一特点是溶血具有自限性,即当溶血达到高潮后,引起溶血的诱因虽未解除,溶血过程不再发展,代之以逐渐康复过程。可能与新生成的红细胞 G6PD 活性较高有关。

【诊断】

(一) 临床表现

根据病因可分为五种类型。

1. 蚕豆病:由于红细胞 G6PD 缺乏者食用蚕豆、蚕豆制品或接触蚕豆花粉后发生的急性溶血性贫血。蚕豆中含有大量左旋多巴,在酪氨酸酶作用下,可变为多巴醌,后者可使 GSH 含量减少而发生溶血,发病年龄以 1~4 岁为多,乳儿可通过吮奶而发病。临床上多于吃蚕豆或其制品(量不定)后数小时至数天内发生急骤的血管内溶血。表现为发热、腹痛、呕吐、黄疸、贫血、血红蛋白尿,严重者可发生休克、急性肾功衰等。溶血持续 1~2 天至一周左右。及时去除诱因可呈自限性。

2. 药物诱发的溶血性贫血:诱发 G6PD 缺陷者溶血的常见药物有:抗疟药、磺胺类药、退热止痛药(安替比林、非那西汀等)、硝基呋喃类、砜类等。新生儿期应用水溶性维生素 K、接触樟脑丸(萘)亦可引起溶血。其临床特点为:①服用药物 1~3 天内持续溶血性贫血;②急性溶血期 10~14 天,一周左右贫血最重,7~10 天开始好转;③恢复期 20~30 天,网红增多后逐渐恢复至正常,血红蛋白渐上升至正常。

本病需与免疫性溶血性贫血相鉴别。某些药物(如奎宁等)可诱发免疫性溶血性贫血。但其间接 Coombs 试验阳性。

3. 新生儿红细胞 G6PD 缺乏溶血症:主要表现为新生儿黄疸,黄疸多明显,可能与新生儿 GSH 过氧化氢酶活力较低以及肝脏解毒功能不足有关,主要为未结合胆红素增高。贫血可有可无。可无任何诱发因素。

4. 感染诱发的溶血性贫血:已有报道病毒性肝炎、流感、肺炎、腮腺炎、伤寒等可在 G6PD 缺乏者诱发急性溶血。但机制不明,白细胞吞噬细菌产生的过氧化氢可能与溶血有关。临床上,溶血症状出现在感染发热之后。若积极控制感染,多于发病后 7~10 天溶血逐渐减退,贫血症状逐渐恢复。

5. 遗传性非球形细胞溶血性贫血:本病是一组红细胞酶缺陷所致的慢性溶血性贫血。其中 1/3 为 G6PD 缺乏,2/3 为红细胞其他酶缺陷。可在无任何诱因下产生慢性溶血。患儿自婴儿或儿童期开始有溶血表现。一般为轻至中度。感染、药物、蚕豆等诱因可引起溶血急性发作。其特征为①新生血液红细胞渗透脆性正常,温育后自溶血加速,但溶血能被葡萄糖或 ATP 部分纠正;②无球形红细胞;③无血红蛋白的异常,抗人球蛋白试验阴性;④脾大,但切脾效果不显著。

（二）实验室检查

1. 高铁血红蛋白还原试验:高铁血红蛋白还原率小于正常值(正常>75%),31%~74% 为中间型(杂合子),30% 以下为显著缺乏(纯合子)。本法简便,可用于筛选试验或群体普查,缺点为假阳性,其结果可受 HbH 病、不稳定血红蛋白血病、高脂蛋白血症、巨球蛋白血症等干扰。

2. 氰化物抗坏血酸试验:血红蛋白与抗坏血酸接触时能产生过氧化氢,后者可将 G6PD 缺陷的血红蛋白氧化成高铁血红蛋白产生棕色。本法操作简单,缺点亦为有假阳性,在不稳定血红蛋白病及丙酮酸激酶缺乏症时,可出现假阳性结果。

3. 荧光斑点试验:NADPH 在长波紫外线照射下能显示荧光。G6PD 缺陷的红细胞内 NADPH 少,所以荧光减弱。此法特异性高,采血少,样本在滤纸上可保留较长时间。但需一定设备,基层不易推广。

4. G6PD 活性测定:最为可靠,用于鉴定,有确诊价值,但在溶血高峰期及恢复期,酶活性可正常或接近正常。此时应用离心法取底层红细胞或低渗法对衰老的红细胞进行 G6PD 测定,或 2~4 个月后再进行复查。正常值为 2. 8~7. 3U/gHb。

【治疗】

本病为自限性。诊断后首先应去除诱因。

轻症者在急性期,一般支持疗法和补液即可;重症者注意水、电解质平衡，纠正酸中毒；对严重贫血者应输入红细胞；此外应及时防治休克、急性肾功能不全及心功能不全。肾上腺皮质激素的疗效尚有争论，对危重病人可短程大剂量应用。

（胡 群）

珠蛋白生成障碍性贫血

珠蛋白生成障碍性贫血又称地中海贫血、海洋性贫血，是由于常染色体的遗传缺陷，使一种或几种正常珠蛋白肽链合成减少或不能合成，结果血红蛋白量减少而产生的贫血。因本病实际上遍布全世界，故有人建议改为珠蛋白生成障碍性贫血。

正常人血红蛋白主要为 HbA($\alpha_2\beta_2$)占血红蛋白总量的95%~97%，其次为 HbA_2($\alpha_2\delta_2$)占2%~3%，HbF($\alpha_2\gamma_2$)是胎儿期血红蛋白的主要成分，出生时占70%，4个月占7%，2岁后同成人，占2%以下。

珠蛋白生成障碍性贫血主要分为2大类：α 链的合成受抑制者称为 α 珠蛋白生成障碍性；β 链的合成受抑制者称为 β 珠蛋白生成障碍性贫血。

根据 β 珠蛋白生成障碍性贫血的临床表现，分为两种类型。症状极严重者称为重型 β 珠蛋白生成障碍性贫血或 Cooley 贫血；症状轻微或无症状者称为轻型 β 珠蛋白生成障碍性贫血。

重型 β 珠蛋白生成障碍性贫血

本病是 β 珠蛋白生成障碍性贫血的纯合子状态。其基本缺陷为 β 珠蛋白链的合成严重受抑制，γ 链代偿性合成增加而产生血红蛋白 F(HbF)，HbF 对氧的亲和力比 HbA 高，故造成组织缺氧，刺激红细胞生成素的分泌，从而引起骨髓代偿性增生，骨髓腔扩张导致骨骼畸形。

少数纯合子β珠蛋白生成障碍性贫血患儿症状较轻，贫血中度，脾脏轻度至中度肿大，骨骼变化不显著，不定期输血可存活至成年。称为中间型β珠蛋白生成障碍性贫血。

【诊断】

（一）临床表现

患儿出生时无症状，8~9个月后贫血明显，并逐渐加重，可有轻度黄疸。一般抗贫血治疗无效，至3岁左右脾肿大显著，并引起相应压迫症状。此外尚有生长迟缓、体弱、消瘦、易感染，但智力正常。颧骨隆起、鼻梁塌陷和眉间距增宽，构成特殊面容。

（二）实验室检查

1. 周围血红蛋白多为50g/L以下，红细胞明显低色素、大小不等，多为小细胞性，靶形红细胞、嗜点彩红细胞多见，网织红细胞相对增多不明显。血片或骨髓片用甲紫或煌焦油蓝染色后，在幼红细胞和网织红细胞内可见包涵体，红细胞脆性显著降低，血清铁和铁饱和度增高，骨髓中幼红细胞增生明显，铁的储存量多，铁粒幼细胞中的铁小粒增多。

2. 血红蛋白：HbF多为30%~60%，也可高达90%；HbA可少量、中等量或完全消失。

3. 骨骼X线检查：骨皮质变薄，板障增宽，骨小梁条纹清晰，给人以"头发直立"的印象，指骨和掌骨出现嵌花样骨质疏松和脱钙；长骨的皮质也变薄，髓腔增宽，偶可发生病理性骨折。

（三）诊断标准

1. 有较早出现的严重溶血性贫血的相应临床表现，如出生后不久出现进行性贫血、黄疸、发育不良、肝脾大、骨骼改变如颧骨隆起、眼距增宽、骨皮质变薄、髓腔增宽、外板骨小梁条纹清晰呈直立的毛发样等，可有病理性骨折。

2. 实验室检查：Hb<60g/L，呈小细胞低色素性贫血，外周血可出现有核红细胞。红细胞形态不一，大小不均，有靶形红细胞（在10%以上），网织红细胞增多，骨髓中红细胞系统极度增生，血红蛋白电泳示HbF>30%。

凡临床有重度溶血性贫血的表现，HbF>30%者可诊断β珠蛋白生成障碍性贫血。家系调查可证明患儿父母可为轻型β珠蛋白生成障碍性贫血；个别轻型病人的诊断需做α和β珠蛋白链的合成比率测定和基因分析。

【治疗】

治疗目的是使患儿的一般生活接近正常，尽量延迟血色病的发生。

1. 输血：需定期输血。

(1) 一般输血：在贫血过于严重时，才给输血，使血红蛋白维持在70g/L，但这种输血仅暂时解除了严重贫血引起的症状，并没有抑制红细胞的生成，因而，由红细胞过度增生所致的并发症如骨骼畸形、脾大并不为之改善。

(2) 高输血疗法：定期输血，使血红蛋白维持在100g/L以上。可防止本病许多病理生理改变造成的不良后果，效果较好，可延缓血色病的出现。方法：婴儿期出现贫血时开始输血，使血红蛋白升至130～140g/L，以后每6周输血一次，经常保持血红蛋白在100g/L以上。输入的血液最好用洗涤过或用冷冻法保存的红细胞，以减少输血反应。但该疗法仍不能挽救患者的生命，仅可改善一般健康水平。

2. 脾切除：适应证如下。

(1) 脾功能亢进。

(2) 巨脾引起压迫症状。

(3) 输血的需要量增加。

切脾应尽量延迟至5岁以后，慎防切脾后的严重感染。

3. 铁螯合剂：当血清铁蛋白大于1000μg/L时，可选用铁螯合剂，以加速体内铁的排泄。去铁胺每日25mg/kg静脉滴注或皮下注射，可同时加用维生素C以增强疗效。去铁酮是一种口服活性铁螯合剂，剂量为每日75～100mg/kg，分3次口服。

4. 其他：造血干细胞移植，在分子生物学水平治疗本病，阻止γ链合成并转变为β链合成，使α链与β链得到平衡。

【预防】

男女双方如均系β珠蛋白生成障碍性贫血的杂合子，应禁止结婚。流行地区对于可疑胎儿,可进行产前诊断。用羊水细胞,以限制性内切酶消化,对 DNA 进行分析,诊断重型 β 珠蛋白生成障碍性贫血。

轻型 β 珠蛋白生成障碍性贫血

本病即为杂合子 β 珠蛋白生成障碍性贫血。在患儿父母中至少有一人患有同样的疾病,症状轻重不一致。HbA_2 轻度增高是该病较可靠的诊断依据。

【诊断标准】

1. 无症状或有轻度贫血表现,感染时贫血加重,肝脾无肿大或轻度肿大。

2. 实验室检查:血红蛋白稍降低或正常,周围血中可有少量靶形红细胞,红细胞轻度大小不均,HbA_2>3.5%,HbF 正常或轻度增加(不超过 5%)。

3. 遗传:父或母为 β 珠蛋白生成障碍性贫血的杂合子。

4. 除外其他珠蛋白生成障碍性贫血和缺铁性贫血。

【治疗】

贫血较轻或无贫血的患儿不需治疗。但应注意防治感染,贫血较重,且有自觉症状者可以输血。一般不需切脾。

α 珠蛋白生成障碍性贫血

α 珠蛋白生成障碍性贫血是 α 链合成受到抑制,因而含有 α 链的 HbA、HbA_2 及 HbF 生成均减少,多余的 γ 链聚合成 Hb Bart's(γ_4),多余的 β 链则聚合成 HbH(β_4),这两种血红蛋白对氧具有高度的亲和力,故当红细胞中含有 Hb Bart 或 HbH 时就不能为组织提供充分的氧,造成组织缺氧。根据临床表现分为四个类型。

(一)静止型 α 珠蛋白生成障碍性贫血

基因缺陷为缺失一个 α 链基因导致 α 链合成部分抑制,其特点为:①无临床及血液学异常表现;②出生时血液中 Hb Bart's 1%~2%,3 个月后消失。如能证明父母一方有 α 海洋性贫血,大体可成立诊断。进一步确诊应检测 α、β 珠蛋白链合成比率及基因分析。

(二) 标准型 α 珠蛋白生成障碍性贫血

基因缺陷为缺失 2 个 α 链基因导致 α 链合成完全抑制。可产生一定量的过剩 β、γ 链,形成相应的四聚体:①可无贫血或有轻度小细胞低色素性贫血;②MCV、MCH 和 MCHC 均降低;③外周血涂片红细胞明显大小不等,中央浅染,异型,偶见靶形,碎片;④煌焦油蓝染色 H 包涵体可阳性;⑤红细胞渗透脆性降低,红细胞寿命缩短;⑥脐血 Hb Bart 3.4%~14%。如有上述情况能除外其他轻型珠蛋白生成障碍性贫血和缺铁性贫血,能证明父母一方有 α 珠蛋白生成障碍性贫血,大体可诊断。进一步确诊依靠 α、β 珠蛋白肽链合成比率及基因分析。

(三) 血红蛋白 H 病(HbH 病)

本病是 α 珠蛋白生成障碍性贫血的中间型。在我国,HbH 基因型种类较多,但多属于非缺失型 α 珠蛋白生成障碍性贫血基因,即 α 链基因结构基本正常,但功能受到严重抑制。

HbH 很不稳定,在红细胞内易发生沉淀,损害胞膜,使红细胞生存时间缩短,发生溶血性贫血,临床表现轻重不一。多数病人轻-中度贫血,可有脾大,间歇发作轻度黄疸。多无骨骼改变。外周血可见红细胞低色素明显,嗜碱性点彩细胞易见,红细胞渗透脆性降低,煌焦油蓝染色示大量红细胞含有包涵体。出生时,Hb Bart 5%~20%,仅有少量 HbH,以后 Hb Bart 仅微量,HbH 增至 5%~30%,一般不超过 40%,HBF 多正常。

本病无特效治疗。应注意防治感染和避免服氧化性药物;贫血严重者可输血。重型及中度贫血(<80g/L),无黄疸者切脾疗效佳,可使 Hb 升至 110g/L,Hb>80g/L 及慢性溶血性黄疸者切脾无效。

(四) 血红蛋白 Bart 胎儿水肿综合征

是重型 α 珠蛋白生成障碍性贫血,因控制 α 链合成的 4 个基因均缺失,故无 α 链合成。大量未结合的 γ 链聚合成 γ_4 即 Hb Bart,引起胎儿严重的组织缺氧,多在妊娠 30~40 周时死亡或发生流产或早产后很快死亡。胎儿全身水肿，皮肤黏膜明显苍白，轻度黄疸，肝脾大，肝大比脾大明显。血红蛋白电泳为Hb Bart，即可确诊。

本病为致死性，无特效治疗。需做好遗传咨询工作，避免标准型或中间型α珠蛋白生成障碍性贫血患者之间结婚。

（胡　群）

自身免疫性溶血性贫血

自身免疫性溶血性贫血（autoimmune hemolytic anemia，AHA）是由于机体免疫功能紊乱，产生针对自身红细胞的抗体和（或）补体，吸附于红细胞表面，使红细胞破坏加剧，发生的一组溶血性贫血。这种溶血性贫血可以是整个免疫系统功能紊乱的一部分，也可以单独存在。根据自身抗体作用在红细胞所需的最合适温度，可分为温抗体型和冷抗体型。冷抗体型包括冷凝集素综合征和阵发性冷性血红蛋白尿。诱发因素常为病毒感染、药物、恶性肿瘤等。

【诊断】

（一）临床表现

AHA可发生在儿科所有年龄，临床症状与溶血的部位及溶血发生的速度有关系。若是冷抗体所致，则遇冷即可发病。

快速血管内溶血者可发生寒战、高热、腹痛、血红蛋白尿。常无肝脾、淋巴结肿大，黄疸也不明显。

当血管外溶血时，溶血发生较慢。可渐出现苍白、疲乏和黄疸，也可伴低热。体检常见明显的脾大、中等程度的肝大，一般无淋巴结肿大。

（二）实验室检查

实验室检查结果主要取决于红细胞破坏的程度和机体的代偿反应。

1. 外周血可见红细胞碎片、小球形红细胞、嗜多染性红细胞，偶可见有核红细胞。网织红细胞常与溶血程度呈比例地升高。白细胞及血小板一般正常,偶见减少。骨髓普遍呈增生反应。

2. 直接抗人球蛋白试验(直接 Coombs 试验):是测定吸附在红细胞膜上不完全抗体和补体的较敏感的方法,为诊断 AHA 的重要实验室指标。抗人球蛋白抗体是多价的,与不完全抗体的 Fc 段相结合,起搭桥作用,最后导致致敏红细胞相互凝集。但如果红细胞上吸附抗体太少,常致该试验阴性。另外,如果自身抗体属于 IgM 或 IgA 类型,则与抗 IgG 抗血清进行试验也呈阴性结果。此外,实验操作时,红细胞洗涤不够或洗涤过度均可出现假阴性。

3. 间接抗人球蛋白试验(间接 Coombs 试验):若 AHA 病人血浆有游离抗体,可用该试验测定。本实验阳性者可将患者血清分别在 20℃及 37℃与胰蛋白酶或菠萝蛋白酶处理的红细胞进行溶血及凝集试验。温抗体型 AHA 仅在 37℃时溶血试验呈弱阳性反应,而凝集试验则为强阳性反应。冷凝集素综合征者仅在 20℃时,溶血及凝集试验均为强阳性反应。

4. 冷凝集素试验:正常人血浆中含有非特异性冷抗体,其滴度在 1∶64 以下,本病冷凝集素滴度可高达 1∶2000 以上。本试验对冷凝集素综合征,有重要的诊断价值。

5. 冷热溶血试验:冷热抗体在 16℃时,吸附于细胞上,当温度升高时,抗体与细胞分离,但补体却作用于致敏红细胞而发生溶血。可诊断阵发性冷性血红蛋白尿。

(三) 诊断标准

1. 温抗体型自身免疫性溶血性贫血

(1) 近 4 月内无输血或特殊药物服用史,如直接抗人球蛋白试验阳性,结合临床表现和实验室检查,可诊断为温抗体型 AHA。

(2) 如抗人球蛋白试验阴性,但临床表现较符合,肾上腺皮质激素或脾切除术有效,排除其他溶血性贫血,可诊断为抗人球蛋白试验阴性的 AHA。

2. 冷凝集素综合征(CAS)

(1) 遇冷出现耳廓、鼻尖、手指发绀,加温后消失。贫血、黄疸均较轻,一般无脾肿大。

(2) 冷凝集素试验阳性。效价可达 1∶1000。

(3) 直接抗人球蛋白试验阳性,几乎均为 C3 型。

3. 阵发性冷性血红蛋白尿症(PLH)

(1) 受寒后,急性血管内溶血发作史,主要表现为寒战、高热、腹痛、血红蛋白尿,贫血明显。

(2) 冷热溶血试验阳性。

(3) 抗人球蛋白试验阳性,为 C3 型。

【治疗】

1. 一般治疗:积极治疗原发疾病或立即停用引起溶血的药物。

2. 肾上腺皮质激素:对于温抗体型 AHA,肾上腺皮质激素为首选药。泼尼松 1~2mg/(kg · d),分 3~4 次口服。经 3~4 周病情好转(红细胞比容达 30%)后逐渐减量,不可过快减量,否则溶血和贫血又会加重,以最小量(2.5~10mg/d)维持数月至数年,直至溶血指标阴性、直接抗人球蛋白试验阴性时可停药。如治疗持续 3 周而贫血不减轻者,可认为治疗无效。

3. 免疫抑制剂:皮质激素无效或依赖时使用免疫抑制剂或联合用药。可选用环磷酰胺、6-MP、硫唑嘌呤及环孢素 A 等。

4. 输血:一般应避免输血,若贫血严重,可输洗涤过的红细胞。对冷抗体型,输血时应加温至 37℃,以减少溶血。

5. 脾切除术:当肾上腺皮质激素治疗无效,而有严重贫血者,可考虑脾切除。但对冷凝集素综合征,肾上腺皮质激素及切脾均无疗效。

6. IVIG 治疗:对危重病人,可静脉注射大剂量丙种球蛋白,400mg/(kg · d),3~5d 为一疗程。

7. 其他对症治疗:急性肾功能衰竭的处理参见相关部分。

(胡　群)

出血性疾病概述

正常止血机制有赖于完整的血管系统及其正常功能，正常的血小板数量和质量，以及凝血、抗凝血 2 种机制的动态平衡。若任何环节发生异常，均可导致出血，称之为出血性疾病(hemorrhagic diseases)。临床以自发性出血或轻微外伤后出血难止为其特征。

【分类】

(一) 血管异常性疾病

较常见者有过敏性紫癜、维生素 C 缺乏症、遗传性出血性毛细血管扩张症等。

(二) 血小板异常性疾病

1. 血小板数量异常：原发性免疫性血小板减少症、多种原因引起的继发性血小板减少症、原发性及继发性血小板增多症等。

2. 血小板功能异常：血小板无力症、巨血小板综合征、贮存池病等。

(三) 凝血因子异常性疾病

1. 凝血因子缺乏或质异常：①先天性：如血友病 A(因子Ⅷ缺乏)、血友病 B(因子Ⅸ缺乏)、凝血因子Ⅺ缺乏、纤维蛋白原缺乏症、血管性血友病以及其他凝血因子缺乏症等。②获得性：如新生儿出血症、晚发性维生素 K 缺乏症等。

2. 抗凝血机制异常：抗凝物质增多引起的出血多为后天获得性，如弥散性血管内凝血等。

【诊断】

(一) 临床表现

自幼即有自发出血或轻伤后出血不止者，常提示遗传性出血性疾病。反复发作的四肢对称性皮肤瘀点、瘀斑，且伴关节肿痛、腹痛者多见于过敏性紫癜；出血伴有皮肤或黏膜成簇毛细血管扩张，见于遗传性毛细血管扩张症；自发性皮肤出血点或瘀斑、黏膜出血、伤口渗血难止而压迫止血有效，见于血小板减少性紫癜、血管性血友病、血小板无力症等；自发性深部组织出血、轻微外伤后或手术后伤口渗血不止，多见于血友病等凝血因子缺乏症。

（二）实验室检查

出血性疾病种类繁多，实验室检查对出血性疾病的诊断具有重要的意义，但必须结合病史、体格检查，做全面分析。一般先作筛查试验，初步了解止血机制受损环节，并进一步作有关的特殊检查以便查明病因。筛查项目包括血小板计数（PC）、毛细血管脆性试验（CFT）、出血时间（BT）、凝血时间（CT）（试管法）、凝血酶原时间（PT）、活化部分凝血活酶时间（APTT）、凝血活酶生成试验（TGT）及血块收缩试验（CRT）。常见的实验室筛查试验及临床意义见表 9-1，表 9-2。

表 9-1　出血性疾病常用的筛查试验及临床意义

血小板计数	出血时间	血块收缩	临床意义
减少	延长	不佳	血小板减少症
正常	延长	正常	血管性血友病，血小板病，服阿司匹林后
正常	延长	不佳	血小板无力症

表 9-2　凝血异常常用的筛查试验及临床意义

PT	KPTT	TT	临床意义
正常	延长	正常	FⅧ、FⅨ、FⅪ、FⅫ减少、VWD 或抗凝物质存在
延长	正常	正常	FⅦ减少、凝血酶原复合物中度减少（如抗凝治疗、肝病及维生素 K 缺乏症）

续表

PT	KPTT	TT	临床意义
延长	延长	正常	纤维蛋白原、凝血酶原、FⅤ、FⅩ减少，DIC 或有抗凝物质
延长	延长	延长	先天性纤维蛋白原减少、类肝素物质、纤维蛋白原降解产物

（胡　群）

原发性免疫性血小板减少症

原发性免疫性血小板减少症(primary immune thrombocytopenia)是儿童最常见的出血性疾病，过去也称“特发性血小板减少性紫癜(idiopathic thrombocytopenic purpura)”。目前，更倾向于命名为“免疫性血小板减少症”，避免使用“特发性”，而选择“免疫性”，以强调其免疫相关的疾病机制，仍保留 ITP 的缩写。其主要临床特点是皮肤、黏膜自发性出血，血小板减少，出血时间延长，血块收缩不良，束臂试验阳性，骨髓巨核细胞数正常或增多、伴成熟障碍。患者血循环中存在抗血小板抗体导致血小板破坏增多，并可引起巨核细胞生成血小板减少。

【诊断】

（一）临床表现

皮肤黏膜出血是 ITP 最常见的临床表现，多为出血点，亦见瘀斑，可伴鼻或齿龈出血、胃肠道出血、血尿等。极少数病例发生颅内出血，预后严重。10%~20% 病例脾脏轻度肿大。本病呈自限性经过，85%~95% 的患儿于 6～12 个月内自然痊愈，约 10% 转为慢性型。病死率约为 1%。

（二）实验室检查

1. 血常规：血小板计数减少，出血不严重者多无红、白细胞改变。血小板形态(如大血小板或小血小板)、白细胞和红细胞的数量和形态有助鉴别先天性血小板减少症和继发性血小板减少症。

2. 骨髓检查：巨核细胞增多或正常，伴成熟障碍。典型ITP无需骨髓检查；骨髓检查的主要目的是排除其他造血系统疾病。

3. 血小板膜抗原特异性自身抗体：单克隆抗体特异性俘获血小板抗原试验法，特异性和敏感性较高，有助鉴别免疫性与非免疫性血小板减少。

4. 其他有助于鉴别继发性血小板减少的检查：如免疫性疾病相关的检查及病毒病原检查等。

（三）分型

1. 新诊断ITP(newly diagnosed ITP)：病程小于3个月。

2. 持续性ITP(persistent ITP)：病程3~12个月。

3. 慢性ITP(chronic ITP)：病程大于12个月

【治疗】

儿童ITP多为自限性，治疗更多地取决于出血的症状，而非血小板计数。当血小板计数$\geq 20\times10^9/L$，无活动性出血表现，可先观察随访，不予治疗。在此期间，必须动态观察血小板计数的变化；如有感染需抗感染治疗。

（一）一般疗法

1. 适当限制活动，避免外伤。

2. 有或疑有细菌感染者，酌情使用抗感染治疗。

3. 避免应用影响血小板功能的药物，如阿司匹林等。

4. 慎重预防接种。

（二）ITP的一线治疗

血小板计数$<20\times10^9/L$和/或伴活动性出血，建议使用以下治疗，一般无需血小板输注。

1. 肾上腺糖皮质激素：常用泼尼松，剂量从1.5~2mg/(kg·d)开始(最大不超过60mg/d)，分次口服，血小板计数$\geq 100\times10^9/L$后稳定1~2周，逐渐减量直至停药，一般疗程4~6周。也可用等效剂量的其他糖皮质激素代替。糖皮质激素治疗4

周,仍无反应,说明治疗无效,应迅速减量至停用。应用时,注意监测血压、血糖的变化及胃肠道反应,防治感染。

2. 静脉输注免疫球蛋白(IVIg)治疗:常用剂量400mg/(kg·d)×(3~5d);或0.8~1.0g/(kg·d),用1天或连用2天,必要时可以重复。

3. 静脉输注抗-D免疫球蛋白:用于Rh(D)阳性的ITP患儿,提升血小板计数作用明显。用药后可见轻度血管外溶血。常用剂量50~75μg/(kg·d),疗程1~3天。

(三) ITP的二线治疗

对一线治疗无效病例需对诊断再评估,进一步除外其他疾病。然后根据病情酌情应用以下二线药治疗。

1. 药物治疗

(1) 大剂量肾上腺糖皮质激素:①冲击阶段:地塞米松1.0~1.5mg/(kg·d),最大量不超过40mg/d或氢化考的松10~20mg/(kg·d)或甲泼尼龙10~30mg/(kg·d),加入葡萄糖液中静脉点滴,共5~7天。②维持阶段:泼尼松用法同上。地塞米松0.6mg/(kg·d),连用4天,每4周一疗程,4~6个疗程。鉴于大剂量糖皮质激素对血压、血糖、行为异常等的影响,应密切观察,同时使用胃黏膜保护剂。

(2) 抗CD20单克隆抗体(Rituximab,利妥昔单抗):标准剂量方案375mg/m^2,静脉滴注,每周一次,共4次;小剂量方案100mg/次,每周一次,共4次。一般在首次注射4~8周内起效。使用时多数儿童耐受良好,但可出现血清病。使用半年内应注意获得性体液免疫功能低下。

(3) 促血小板生成剂:对于严重出血,一线治疗无效可选用。

重组人血小板生成素(TPO):剂量1.0μg/(kg·d)×14d,观察疗效。

血小板生成素受体激动剂Romiplostim(Nplate,AMG531):首次应用从1μg/kg每周一次皮下注射开始,若血小板计数<50×10^9/L则每周增加1μg/kg,最大剂量10μg/kg。若持续2周血小板计数≥200×10^9/L,开始每周减量1μg/kg。血小板计数≥400×

10^9/L 时停药。若最大剂量应用 4 周,血小板计数不升,视为无效,停药。Eltrombopag(SB-497115-GR):是一种人工合成的非肽链小分子,用法:25~75mg/kg,饭后口服,每天一次。

(4) 免疫抑制剂及其他治疗:常用的药物包括硫唑嘌呤、长春新碱、环孢素 A 及干扰素等,可酌情选择。①长春新碱每次 1.5mg/m^2或 0.05mg/kg(总量<2mg),静脉滴注,每周 1 次,连用 4~6 周。②环磷酰胺 2~3mg/(kg·d),分 1~3 次口服,或每次 300~600mg/m^2,每周一次,可连用 4~6 周。③硫唑嘌呤 1~3mg/(kg·d),分次服,用药 1 月~数月。④环孢素 A 5~8mg/(kg·d),分 2 次口服,用药 2~3 个月。

免疫抑制剂治疗儿童 ITP 的疗效不肯定,毒副作用较多,应慎重选择且密切观察。

2. 脾切除术:脾切除指征可参考以下指标:①经以上正规治疗,仍有危及生命的严重出血或急需外科手术者。②病程>1 年,年龄>5 岁,且有反复严重出血,药物治疗无效或依赖大剂量糖皮质激素维持(大于 30mg/d)。③病程>3 年,血小板计数持续<30×10^9/L,有活动性出血,年龄>10 岁,药物治疗无效者。④有使用糖皮质激素的禁忌证。

鉴于儿童患者的特殊性,应严格掌握适应证,尽可能地推迟切脾时间。在脾切除前,必须对 ITP 的诊断重新评价,骨髓巨核细胞增多者方可考虑脾切除术。

(四) ITP 的紧急治疗

若发生危及生命的出血,应积极输注浓缩血小板制剂以达迅速止血的目的。同时选用甲基强的松龙冲击治疗 10~30mg/(kg·d)共用 3 天,和(或)静脉输注丙种球蛋白 1g/(kg·d)连用 2 天,以保证输注的血小板不被过早破坏。

【疗效判断标准】

1. 完全反应:治疗后血小板计数≥100×10^9/L 且没有出血表现。

2. 有效:治疗后血小板计数≥30×10^9/L,并且至少比基础血小板数增加两倍,且没有出血表现。

3. 激素依赖:需要持续使用皮质激素,使血小板计数≥30×

$10^9/L$或避免出血。

4. 无效:治疗后血小板计数<$30\times10^9/L$或者血小板数增加不到基础值的两倍或者有出血表现。

在 ITP 的疗效判断时,应至少检测两次血小板计数,两次检测之间间隔 7 天以上。

【预后】

儿童 ITP 预后良好,80%~90% 的病例在 12 个月内血小板计数恢复正常,10%~20% 发展为慢性 ITP,约 30% 的慢性 ITP 患儿仍可在确诊后数月或数年自行恢复。儿童 ITP 尽管大多数病人在病程中出现血小板计数明显降低,但是发生严重出血的比例很低,颅内出血的发病率为 0.1%~0.5%。约 3% 的儿童慢性 ITP 为自身免疫性疾病的前驱症状,经数月或数年发展为系统性红斑狼疮、类风湿病或 Evans 综合征等。

(胡　群)

血　友　病

血友病(hemophilia)是一组遗传性的出血性疾病,呈 X 性联隐性遗传。由于缺乏血浆凝血因子,而表现为轻微损伤后有长时间出血倾向。临床上分为血友病 A(凝血因子 VIII 缺陷症)和血友病 B(凝血因子 IX 缺陷症)两型。

【诊断】

本病是 X 连锁隐形遗传性出血性疾病,绝大多数患儿是男性,女性罕见,通过详细地询问出血病史、家族史(如果无家族史也不能除外)、临床表现和实验室检查可以明确诊断。

(一) 临床表现

血友病患儿绝大多数为男性,临床特点是延迟、持续而缓慢的渗血,出血频度与部位取决于患儿体内的凝血因子水平。重型患儿常在无明显创伤时自发出血,中型患儿出血常有某些诱因。轻型极少出血,常由明显外伤引起,患儿常在外科手术前常规检查或创伤后非正常出血才被发现。

重型患儿关节出血常反复发生并在学龄期后逐步形成血友病性关节病，不仅致残而且影响患儿就学及参与活动，影响其心理发育。

血友病 A 和 B 的临床表现相似，很难依靠临床症状鉴别。

（二）实验室检查

由于血友病无特异性临床表现，实验室检查尤为重要。

1. 筛选试验：内源途径凝血试验（部分凝血活酶时间，APTT）、外源途径凝血试验（凝血酶原时间，PT）、纤维蛋白原（Fg）或凝血酶时间（TT）、出血时间、血小板计数、血小板聚集试验等。以上除 APTT 外，其他试验均正常。

2. 确诊试验：因子Ⅷ活性（FⅧ：C）测定和因子Ⅸ活性（FⅨ：C）测定可以确诊血友病 A 和血友病 B，并对血友病进行临床分型（见表 9-3）。

3. 基因诊断试验：主要用于携带者检测和产前诊断。血友病的产前诊断可在妊娠 8～10 周进行绒毛膜活检确定胎儿的性别以及通过胎儿的 DNA 检测致病基因；在妊娠的 15 周左右可行羊水穿刺进行基因诊断。

（三）分型

根据患儿血浆中 FⅧ或 FⅨ的水平将血友病临床严重程度分为 3 型。见表 9-3。

表 9-3　血友病 A/B 临床分型

因子活性水平	临床分型	出血症状
>5%～40%	轻型	手术或外伤可致非正常出血
1%～<5%	中型	小手术/外伤后可有严重出血，偶有自发出血
<1%	重型	肌肉或关节自发性出血，血肿

（四）鉴别诊断

1. 血管性血友病（vWD）：vWD 是常染色体显性遗传性疾病，患者常见的临床症状是皮肤和黏膜出血，如鼻出血，手术或拔牙后出血难止以及青春期女患儿月经过多等。根据不同的类型,vWD 患者出血的严重程度差异很大。由于 vWD 患者的出血病史和临床症状无特异性,因此确诊 vWD 必须依赖于实验室检查。实验室检查常表现为:①出血时间延长,凝血时间正常,血小板计数和形态正常,阿司匹林耐量试验阳性(慎用),APTT 延长或正常。②血小板黏附率降低或正常,加瑞斯托霉素诱发血小板聚集试验降低。③血浆因子Ⅷ:C、vWF:Ag 降低或正常。本病无特效治疗方法,可使用冷沉淀行替代治疗。

2. 获得性凝血因子缺乏:比较常见的有维生素 K 依赖性凝血因子缺乏、肝功能衰竭和弥散性血管内凝血。除出血外常有诱因,起病急,病程短,实验室检查还有 APTT 以外试验室异常。儿童病人常在病毒感染后出现一过性凝血因子抑制物,但很快恢复,很少引起严重性出血。

3. 获得性血友病:抗 FⅧ抗体属自身免疫抗体,多成年发病,很少关节畸形,但往往表现为软组织血肿。既往无出血史,无阳性家族史,男女均可发病,有原发和继发性之分。抗体筛选试验(APTT 延长的纠正试验)和抗体滴度测定(Bethesda 法)以诊断因子抑制物阳性。

4. 遗传性凝血因子 XI 缺乏:过去被定义为血友病丙,但由于遗传方式和疾病特点与血友病不同而从血友病中分出。本病系常染色体隐性遗传性疾病,男女均可发病,自发性出血少见。实验室检查 APTT 延长,FXI:C 降低。

【治疗】

替代治疗是血友病目前最有效的止血治疗。

(一) 按需治疗

有出血表现时输入相应的凝血因子制品。

1. 治疗原则:早期,足量,足疗程。

2. 制剂选择:血友病 A 首选 FⅧ浓缩制剂或基因重组人 FⅧ,其次可以选择冷沉淀;血友病 B 首选 FⅨ浓缩制剂或基因重组人 FⅨ或凝血酶原复合物;如上述制剂均无法获得,可选择新鲜冰冻血浆。伴随抑制物患者,可选用凝血酶原复合物(PCC)或重组人活化的凝血因子Ⅶ(rhFⅦa)制剂。

3. 治疗剂量

FⅧ首次需要量=(需要达到的FⅧ浓度-病人基础FⅧ浓度)×体重(kg)×0.5;

应每8~12小时输注首剂一半,直到出血停止或伤口结痂。

FⅨ首次需要量=(需要达到的FⅨ浓度-病人基础FⅨ浓度)×体重(kg);

在首剂给予之后每12~24小时输注首剂一半,直到出血停止或伤口结痂。

4. 剂量和疗程:国内多使用下列治疗水平(表9-4)。

表9-4　血友病凝血因子制品治疗的剂量和疗程

出血程度	欲达因子水平(%)	疗程(天)
极重度(颅内出血)及大手术	60~80	10~14
重度(威胁生命出血:包括消化道、腹腔、咽喉、髂腰肌等)	40~50	7~10
中度(关节、非危险部位肌肉等出血)	30~40	5~7
轻度(皮下、非危险部位软组织等出血)	20~30	3~4

世界血友病联盟推荐的因子治疗的剂量和疗程见表9-5和表9-6。

5. 手术等创伤性操作:血友病患儿可以进行有适应证的所有外科手术,但应注意:①手术前:中、重型患儿:抗体检测和/或试验性治疗并检查回收率,制定因子使用方案,计算好因子的需要量并充分准备。轻型或中型:1-去氨基-8-*D*-精氨酸加压素(DDAVP)试验有效患儿,可根据手术类型选择DDAVP。②手术中和围手术期:密切观察患儿出血情况,如有意外出血,则需要立即进行凝血状态评估。

(二)辅助治疗

1. RICE(休息rest、冷敷ice、压迫compression、抬高elevation)原则:急性出血时执行,在没有因子的情况下也可部分缓解关节、肌肉出血。

表 9-5　不受凝血因子资源限制时推荐的血浆凝血因子水平和替代治疗的持续时间

出血类型	血友病 A		血友病 B	
	期望水平(%)	持续时间(天)	期望水平(%)	持续时间(天)
关节	40~60	1~2,如果效果不好可以延长	40~60	1~2,如果效果不好可以延长
肌肉(髂腰肌除外)	40~60	2~3,如果效果不好可以延长	40~60	2~3,如果效果不好可以延长
髂腰肌				
初始	80~100	1~2	60~80	1~2
维持	30~60	3~5,在理疗时可作为预防继发性出血时使用	30~60	3~5,在理疗时可作为预防继发性出血时使用
中枢神经系统/头				
初始	80~100	1~7	60~80	1~7
维持	50	8~21	30	8~21
胸/颈				
初始	80~100	1~6	60~80	1~6
维持	50	7~14	30	7~14

续表

出血类型	血友病 A		血友病 B	
	期望水平(%)	持续时间(天)	期望水平(%)	持续时间(天)
胃肠道				
初始	80~100	1~6	60~80	1~6
维持	50	7~14	30	7~14
肾脏	50	3~5	40	3~5
深部割伤	50	5~7	40	5~7
外科手术(大型)				
术前	80~100		60~80	
术后	60~80	1~3	40~60	1~3
	40~60	4~6	30~50	4~6
	30~50	7~14	20~40	7~14
外科手术(小型)				
术前	50~80		50~80	
术后	30~80	1~3	30~80	1~5

表 9-6　受到凝血因子资源限制时推荐的血浆凝血因子水平和替代治疗的持续时间

出血类型	血友病 A		血友病 B	
	期望水平(%)	持续时间(天)	期望水平(%)	持续时间(天)
关节	10~20	1~2,如果效果不好可以延长	10~20	1~2,如果效果不好可以延长
肌肉(髂腰肌除外)	10~20	2~3,如果效果不好可以延长	10~20	2~3,如果效果不好可以延长
髂腰肌				
初始	20~40	1~2	15~30	1~2
维持	10~20	3~5,在理疗时可作为预防继发性出血时使用	10~20	3~5,在理疗时可作为预防继发性出血时使用
中枢神经系统/头	50~80	1~3	50~80	1~3
初始	30~50	4~7	30~50	4~7
维持	20~40	8~14	20~40	8~14
胸/颈				
初始	30~50	1~3	30~50	1~3
维持	10~20	4~7	10~20	4~7

续表

出血类型	血友病 A		血友病 B	
	期望水平(%)	持续时间(天)	期望水平(%)	持续时间(天)
胃肠道				
初始	30~50	1~3	30~50	1~3
维持	10~205	4~7	10~20	4~7
肾脏	20~40	3~5	15~30	3~5
深部割伤	20~40	5~7	15~30	5~7
外科手术(大型)				
术前	60~80		50~70	
术后	30~40	1~3	30~40	1~3
	20~30	4~6	20~30	4~6
	10~20	7~14	10~20	7~14
外科手术(小型)				
术前	40~80		40~80	
术后	20~50	1~5	20~50	1~5

2. 抗纤溶药物:适用于黏膜出血,但禁用于泌尿道出血并避免与凝血酶原复合物(PCC)同时使用。使用剂量:静脉用氨甲环酸 10mg/(kg · 次)[口服 25mg/(kg · 次)],6-氨基己酸 50~100mg/(kg · 次),每 8~12 小时一次,>30 公斤体重剂量同成人。也可漱口使用,尤其在拔牙和口腔出血时。该药的使用时间不宜超过 2 周。

3. DDAVP 针剂:世界血友病联盟推荐轻型血友病 A 首选,适用于>2 岁患者,重型病人无效。需要进行预试验,有效病人(因子浓度升高>30%或较前上升>3 倍)才可以在某些治疗(因子浓度提高范围内可治疗的出血)时使用,或在因子短缺的情况下同因子制品一起使用,减少因子制品的使用量。试验有效的患儿也可使用专供血友病病人使用的 DDAVP 鼻喷剂喷鼻来控制轻微出血。

4. 止痛药物:根据病情选用对乙酰氨基酚和(弱、强)阿片类药物,禁用阿司匹林和其他非甾体类抗炎药。

5. 补铁治疗:当反复出血时,患儿(尤其是年幼儿)常造成失血性缺铁性贫血,此时需要补充铁剂,纠正贫血。

6. 物理治疗和康复训练:可以促进肌肉、关节积血吸收,消炎消肿,维持正常肌纤维长度,维持和增强肌肉力量,维持和改善关节活动范围。在非出血期积极、适当的运动对维持身体肌肉的强壮并保持身体的平衡以预防出血非常重要。

（三）预防治疗

预防治疗是有规律地输入凝血因子,保证血浆中的因子(FⅧ : C/FⅨ : C)长期维持在一定水平,从而减少反复出血、致残,力争患儿能够健康成长。初级预防是指婴幼儿在确诊后第 1~2 次出血时或 2 岁前即开始实施预防治疗。次级预防是指婴幼儿/患儿有明显的靶关节出血/关节损害后,开始预防治疗。重型病人和有关节病变病人应根据病情及早开始。

1. 血友病 A:标准剂量为浓缩凝血因子Ⅷ 25~40U/(kg · 次),每周 3 次或隔日 1 次。根据我国目前经济现状和治疗条件,可考虑减低剂量的方案,如小剂量方案,在国内一些临床实验中也取得了比较好的效果,即:浓缩凝血因子Ⅷ10~15U/(kg · 次),每周两次。

2. 血友病 B:标准剂量为浓缩凝血因子Ⅸ 25~40U/(kg·次),每周 2 次。同上述原因,可考虑小剂量治疗方法,即:基因重组凝血因子Ⅸ制品或 PCC 20U/(kg·次),每周 1 次。

【血友病抑制物】

（一）抑制物的诊断

1. 临床表现:血友病患儿突发临床出血症状加重、频率增加,或对以往替代治疗措施无效。

2. 实验诊断:检测 FⅧ/FⅨ抑制物,并排除狼疮抗凝物(LA)和抗心磷脂抗体(ACA)存在。低滴度抑制物:抑制物滴度<5BU/ml;高滴度抑制物:抑制物滴度≥5BU/ml。

（二）抑制物的治疗

1. 急性出血治疗:血友病 A 患儿:低滴度者可以加大剂量使用凝血因子制品,高滴度者使用猪 FⅧ(国内无此种产品)、rhFⅦa 或凝血酶原复合物;血友病 B 患儿:低滴度者可以加大剂量使用凝血因子制品,高滴度者使用 rhFⅦa 控制出血。

2. 消除抑制物治疗:免疫耐受治疗,疗效肯定:规律性使用相同凝血因子制品 25~200μ/kg,每天至隔日一次,连续数月至数年,减少抑制物的产生。还可使用免疫抑制剂(首选泼尼松,环磷酰胺、6-巯基嘌呤等),对获得性血友病疗效肯定,但对于血友病出现抑制物的疗效欠肯定。

（胡　群）

第十章　小儿常见肿瘤与肿瘤样疾病

急性白血病概述

白血病(leukemia)是造血系统的恶性增殖性疾病,也是小儿时期最常见的恶性肿瘤。白血病细胞(未成熟的血细胞)在骨髓及其他造血部位如肝、脾过度增生,并浸润到全身各组织和器官从而产生不同的临床症状。主要表现有发热、贫血、出血、感染;肝、脾、淋巴结肿大;骨或关节疼痛;外周血细胞和(或)骨髓细胞出现质和量的异常等。儿童白血病多为急性淋巴细胞白血病(acute lymphoblastic leukemia, ALL),占70%~85%;急性髓细胞白血病(acute myelogenous leukemia, AML),或称急性非淋巴细胞白血病(acute non-lymphoblastic leukemia, ANLL),占15%~30%。

【分类和分型】

目前采用MICM分型,即根据白血病细胞的形态学(morphology, M)、免疫学(immunology, I)、细胞遗传学(cytogenetics, C)和分子生物学(molecular biology, M)进行分型。MICM分型全面和准确地反映了白血病细胞的临床和生物学特征,对白血病危险度划分、化疗方案选择及预后判断具有非常重要的意义。

(一) 形态学分型(FAB分型)

1. 急性淋巴细胞白血病(ALL):又分为L_1、L_2、L_3型。

2. 急性髓细胞白血病(AML):又分为M_1、M_2、M_3、M_4、M_5、M_6、M_7型。

3. 特殊类型白血病:包括混合型白血病(双表型、双克隆型和转换型)、急性未分化型白血病、毛细胞白血病、浆细胞白血病、嗜酸粒细胞白血病、嗜碱粒细胞白血病等。

（二）免疫学分型

应用单克隆抗体(McAb)检测白血病细胞表面分化抗原(cluster of differentiation 或 cluster of designation,CD)标记,可了解该细胞的来源和分化程度,流式细胞术检测大大优于免疫组化染色。

1. 急性淋巴细胞白血病(ALL):分为前体 B 细胞型、前体 T 细胞型和成熟 B 细胞型。前体 B 细胞型免疫标记包括 HLA-DR,TdT,CD19,CD22,CD79a 等;前体 T 细胞型免疫标记有 TdT,CD2,CD3,CD7,CD1a 等;成熟 B 细胞型表达表面膜免疫球蛋白(SmIg),而 TdT 及 CD34 阴性。

2. 急性髓细胞白血病(AML):免疫标记包括 CD13,CD14,CD15,CD33,CD34,CD41,CD42,HLA-DR,MPO 等。

ALL 患者若伴有髓系抗原表达(如 CD13、CD14、CD33 等),称为伴有髓系标记的 ALL(My^+-ALL)。AML 患者若伴有淋系抗原表达(如 CD7、CD19 等),称为伴有淋系标记的 AML(Ly^+-AML)。

（三）细胞遗传学分型

白血病细胞染色体异常主要包括染色体数量异常(超二倍体、低二倍体、假二倍体)和染色体结构异常(易位、缺失、倒位)。白血病细胞染色体的异常对小儿白血病的预后判断常具有独立的意义,如在 ALL 中,低二倍体、染色体易位 t(4;11)或 t(9;22)均为预后不良的标志。随着染色体分析技术的进步,将会有更多的染色体异常被发现。

（四）分子生物学分型

白血病细胞染色体易位可产生新的融合基因及相应的融合蛋白。融合基因的检测一般采用 RT-PCR 或 FISH 技术。常见的白血病异常融合基因有 t(12;21)易位产生的 TEL/AML1;t(9;22)易位产生的 BCR/ABL;t(1;19)易位产生的 E2A/PBX1;t(8;21)易位产生的 AML1/ETO;t(15;17)易位产生的

PML/RARa 等。这些异常融合基因的表达不仅有助于白血病危险度的划分,还可指导选择化疗方案及判断预后。

【诊断】

(一) 急性白血病的基本诊断要点

1. 临床表现:起病大多较急。主要表现有:

(1) 发热:由肿瘤本身或继发感染所致,可为低热、不规则热、持续性高热或弛张热。

(2) 进行性贫血:面色逐渐苍白。

(3) 出血:以皮肤紫癜、鼻出血、牙龈出血较多见。

(4) 白血病细胞浸润表现:肝、脾、淋巴结肿大;骨或关节疼痛;中枢神经系统、睾丸、腮腺、皮肤或其他器官浸润表现。

2. 实验室检查

(1) 血象:红细胞和血红蛋白减少,一般为正细胞正色素性贫血。白细胞质和量的改变为本病的重要特征:白细胞数高低不一,增高者约占 50% 以上;分类中可见原始及幼稚细胞,有些以原始、幼稚细胞为主,但部分白细胞数不高者可没有幼稚细胞。血小板数量大多减少。

(2) 骨髓象:是诊断白血病和评定其疗效的重要依据。骨髓有核细胞大多呈增生明显活跃或极度活跃,少数增生低下,分类以某一系列的原始和幼稚细胞为主,比例≥30% 时可诊断白血病。对于髓系白血病,新的 WHO 标准降低了原始细胞的比例,≥20% 时即可诊断白血病;如有明确的细胞遗传学异常如 t(8;21)、t(15;17) 等,即使白血病细胞达不到 20% 也可诊断。骨髓白血病细胞组织化学染色可协助诊断细胞类型,如过氧化物酶染色(POX):淋巴细胞白血病阴性,粒细胞白血病阳性,单核细胞白血病阴性或弱阳性。细胞组织化学染色特异性不强,已基本被单抗检测细胞表面分化抗原(CD)所替代。

(3) 其他检查:白血病细胞免疫分型,染色体核型分析,融合基因检测等。

(二) 中枢神经系统白血病(CNSL)的诊断

1. 有或无中枢神经系统症状和体征。

2. 脑脊液异常:①白细胞计数≥5×10^6/L;②涂片找到白血病细胞。

3. 排除其他原因造成的中枢神经系统或脑脊液的相似改变。

若中枢神经系统症状和体征明显而脑脊液正常,应先按CNSL处理,严密观察,同时做头颅CT或MRI了解有无浸润病灶。

(三) 睾丸白血病(TL)的诊断

单侧或双侧睾丸肿大,局部变硬或呈结节状,缺乏弹性感,透光试验阴性。超声波或CT检查可发现睾丸呈非均质性浸润灶。睾丸活检可见白血病细胞浸润。

【治疗】

儿童急性白血病的治疗主要采用以化疗为主的综合疗法,必要时行造血干细胞移植。

应根据MICM分型确定临床危险度并选用相应的化疗方案;注意髓外白血病的预防;加强支持对症治疗以保证化疗的顺利进行及减少并发症。整个治疗过程应正规、连续。

(一) 化学药物治疗

1. 化疗原则:①诊断明确后尽早开始化疗;②按照分类和分型选择不同的化疗方案;③采取联合、足量、间歇、交替、长期治疗的方针;④化疗程序依次为诱导、巩固、髓外白血病预防、早期强化、维持及加强治疗。

2. 化疗方案:详见以下各节。

(二) 支持对症治疗

1. 防治感染:化疗前尽可能清除急、慢性感染灶。对疑似结核病者需用异烟肼等预防治疗。加强口腔、皮肤和肛周的清洁护理。注意保护隔离,预防和避免院内交叉感染。粒细胞缺乏(粒细胞<0.5×10^9/L)患者出现发热或感染时,应尽早选用广谱抗生素治疗;广谱抗生素治疗5~7天后体温不退或体温正常后再发热者很可能发生了侵袭性真菌感染,可经验性选用抗真菌药物治疗;必要时使用粒细胞集落刺激因子(G-CSF)和

(或)丙种球蛋白静脉滴注。为预防卡氏肺孢子菌感染,可间断应用复方新诺明(SMZco)。

2. 高尿酸血症的防治:在诱导化疗期对于白细胞数>25×10^9/L者应给予:①足够液体(即水化):2000~3000ml/(m^2·d);②碱化尿液:碳酸氢钠片3g/(m^2·d),口服,或5%碳酸氢钠3~5ml/(kg·d),静脉滴注,使尿PH≥7.0;③别嘌呤醇:200~300mg/(m^2·d)或8~10mg/(kg·d),分2~3次口服。

3. 成分输血:①贫血严重者输注浓缩红细胞;②血小板<10×10^9/L或血小板<20×10^9/L合并严重出血者输注单采血小板悬液;③凝血功能障碍或纤维蛋白原减低时根据不同情况输注新鲜冰冻血浆、冷沉淀(含Ⅷ因子及纤维蛋白原)、纤维蛋白原、凝血酶原复合物等。

4. 集落刺激因子(CSF)的应用:强烈化疗后常引起粒细胞缺乏症(粒缺),从而继发各种感染。粒细胞集落刺激因子(G-CSF)可刺激骨髓产生和释放粒细胞,并加强成熟粒细胞的功能,对防治粒缺引起的感染起着重要作用。剂量为5μg/(kg·d)[一般不超过10μg/(kg·d)],皮下注射,连用5~10天。

5. 其他支持对症治疗:增强营养,不能进食或进食极少者可用静脉营养。有出血时卧床休息。高凝时低分子肝素钙抗凝治疗。化疗时使用中枢止吐剂(如托烷司琼、阿扎司琼等),以及保护心脏、肝肾功能的药物等。

(三)造血干细胞移植

对高危、复发、耐药的白血病患者可考虑造血干细胞移植治疗。造血干细胞移植是将正常造血干细胞移植到患者体内,使之在患者骨髓内定居、增生分化,重建造血和免疫功能。根据造血干细胞来源不同分为骨髓移植、外周血干细胞移植、脐血干细胞移植等。

【疗效标准】

(一)完全缓解(CR)

1. 临床表现:症状和体征完全消除,无贫血、出血及白血病细胞浸润表现。

2. 血象:外周血三系达正常水平,即血红蛋白≥100g/L

（或≥90g/L），白细胞≥3.0×10^9/L，中性粒细胞≥1.5×10^9/L，血涂片分类无幼稚细胞，血小板≥100×10^9/L。

3. 骨髓象：原始+幼稚细胞<5%，红细胞系及巨核系正常。

（二）部分缓解（PR）

以上三项中有一项或二项未达到完全缓解标准，骨髓象中原始+幼稚细胞≤20%。

（三）未缓解（NR）

以上三项均未达到完全缓解标准，骨髓象中原始+幼稚细胞>20%，包括无效者。

【附】

1. 完全缓解时间：从化疗后完全缓解时算起所持续的时间。

2. 持续完全缓解（CCR）：指经治疗达到完全缓解后从未复发者。若有复发，应从复发后再完全缓解算起，称为复发后持续完全缓解。

3. 存活时间：从第1次确诊白血病时算起，无病或带病生存的持续时间。

4. 长期存活：自第1次确诊白血病时算起，存活时间（包括无病或带病生存）达5年或5年以上者。

5. 临床治愈：指停止化疗5年无复发或无病生存达10年者。

（刘双又）

急性淋巴细胞白血病

急性淋巴细胞白血病（acute lymphoblastic leukemia，ALL）简称急淋，是未成熟的淋巴细胞恶性增殖所致。ALL是小儿时期最常见的白血病，占儿童急性白血病的70%~85%。近20年来，随着联合化疗方案的不断改进，5年无病生存率已高达70%~80%。

【分类和分型】

（一）形态学分型

目前细胞形态学类型对临床危险度和预后的判断已无明显意义。

1. L_1型：以小细胞为主，核圆形，核染色质较粗但均匀，核仁不明显，胞浆量少。

2. L_2型：细胞大小不等，以大细胞为主，核形不规则，常见折叠及凹陷，核染色质疏松不均匀，核仁较清楚，胞浆量常较多。

3. L_3型：以大细胞为主，细胞大小一致，核形较规则，核仁1个或多个，核染色质呈均匀细点状，胞浆量较多，空泡明显，呈蜂窝状。

（二）免疫学分型

1. 前体B细胞型（Precursor B-ALL）：具有阳性B淋巴细胞标志，如HLA-DR、TdT、CD10、CD19、CD20、CD22、CD79a、CyIg、SmIg等。根据细胞表达不同的B系标志又分为3个亚型：①早期前B淋巴细胞型（Pro B-ALL）CD10（-），胞浆免疫球蛋白（CyIg）（-）。②普通B淋巴细胞型（Common B-ALL）CD10（+），CyIg（-）。③前B淋巴细胞型（Pre B-ALL）CD10（+），CyIg（+）。

2. 前体T细胞型（Precursor T-ALL）：具有阳性T淋巴细胞标志，如CD1a、CD2、膜和胞浆CD3、CD4、CD5、CD7、CD8及TdT等。

3. 成熟B淋巴细胞型（Mature B-ALL）：除其他阳性B淋巴细胞标志外，SmIg阳性。

（三）细胞遗传学及分子生物学改变

1. 染色体数量改变：有≤45条染色体的低二倍体和≥47条染色体的超二倍体。

2. 染色体核型改变及其产生的相应融合基因：对ALL预后有利的异常有：t（12；21）/AML1-TEL融合基因；对ALL预后不利的异常有：t（9；22）/BCR-ABL融合基因，t（4；11）/MLL-AF4融合基因及其他MLL基因重排。

（四）临床分型

参见中华医学会儿科学分会血液学组2006年制定的“儿童急性淋巴细胞白血病诊疗建议”。

1. 与儿童ALL预后相关的危险因素有：

（1）年龄<12个月或≥10岁。

（2）诊断时外周血白细胞计数$\geqslant 50\times10^9/L$。

（3）诊断时已发生中枢神经系统白血病（CNSL）或睾丸白血病（TL）。

（4）免疫表型为T细胞型。

（5）对预后不利的细胞遗传学特征：染色体数目为≤45的低二倍体，t（4;11）/MLL-AF4融合基因或其他MLL基因重排，t（9;22）/BCR-ABL融合基因。

（6）早期治疗反应不佳者：指泼尼松诱导试验后，第8天外周血幼稚淋巴细胞$\geqslant 1\times10^9/L$；和（或）标准方案联合化疗第19天骨髓幼稚淋巴细胞>5%者。

（7）初治诱导缓解治疗失败（标准诱导方案联合化疗6周未获完全缓解）。

2. 根据上述危险因素，临床上将急性淋巴细胞白血病（ALL）分为以下3型：

（1）低危型ALL（LR-ALL）：不具备上述任何一项危险因素者。

（2）中危型ALL（MR-ALL）：具备以下任何1项或多项者：①年龄在≥10岁；②诊断时外周血白细胞计数$\geqslant 50\times10^9/L$；③诊断时已发生CNSL和（或）TL；④免疫表型为T细胞型；⑤染色体数目为≤45的低二倍体，或t（12;21）、t（9;22）核型以外的其他异常染色体核型，或t（4;11）外的其他MLL基因重排。

（3）高危型ALL（HR-ALL）：具备以下任何1项或多项者：①年龄<12个月；②诊断时外周血白细胞计数$\geqslant 100\times10^9/L$；③具有t（9;22）/BCR-ABL融合基因，t（4;11）/MLL-AF4融合基因；④早期治疗反应不佳；⑤初治诱导缓解治疗失败。

【化疗方案】

参见中华医学会儿科学分会血液学组 2006 年制定的"儿童急性淋巴细胞白血病诊疗建议"。

（一）高危型 ALL(HR-ALL)

1. 诱导缓解：第一周（第 1~7 天）为泼尼松诱导试验，60mg/m²·d，分次口服。然后 VDLP 方案 4 周：长春新碱（VCR）每次 1.5mg/m²（最大 2mg），静脉滴注，第 8、15、22、29 天使用；柔红霉素（DNR）每次 30mg/m²，静脉滴注，第 8~10 天，共 3 次；左旋门冬酰胺酶（L-ASP）每次 6000~10000U/m²，静脉滴注或肌内注射，第 11、13、15、17、19、21、23、25、27、29 天使用，共 10 次；泼尼松（Pred）40mg/(m²·d)，第 8 天~28 天，分次口服，第 29 天起每 2 天减半，1 周内减停。

对于高白细胞者，应服用别嘌呤醇，充分水化和碱化尿液（见第一节），DNR 推迟到白细胞<50×10⁹/L 后开始，注意预防肿瘤细胞溶解综合征。诱导缓解化疗的第 19 天须复查骨髓涂片，可能出现 3 种不同的结果：M1：骨髓明显抑制，原淋+幼淋<5%；M2：骨髓呈不同程度抑制，原淋+幼淋 5%~25%；M3：骨髓抑制或不抑制，原淋+幼淋>25%。M1 者提示疗效和预后良好；M2 者提示疗效较差，改用 CAM 方案，用法见下；M3 或不缓解者提示无效，属难治性白血病，必须及时改换更为强烈的化疗方案，如 DAEL 方案等。

DAEL 方案：地塞米松 20mg/(m²·d)，分次口服或静脉注射，d1~6，阿糖胞苷（Ara-C）2g/m²，每 12 小时一次，共 5 次，静脉滴注 3h，d1~3；依托泊苷（VP16）100mg/m²，每 12 小时一次，共 5 次，静脉滴注 3h，d3~5；L-ASP 25000U/m²，静脉滴注 4h，d6。第 3 天时 VP16 与 Ara-C 间隔 12h。

2. 巩固治疗：CAT（CAM）方案：环磷酰胺（CTX）1000mg/m²，静脉滴注，d1，同时用美斯纳（美安）预防出血性膀胱炎，每次剂量为 CTX 的 25%，CTX 后 0，2，5 小时，静脉注射，用 CTX 当天及后三天应给予碱化、水化治疗；阿糖胞苷（Ara-C）每次 1g/m²，每 12 小时 1 次，静脉滴注，d2~4，共 6 次，或每次 2g/m²，每 12 小时 1 次，静脉滴注，d2~3，共 4 次；硫鸟嘌呤（6-TG）

或巯基嘌呤(6-MP)每日 50mg/m^2,晚间 1 次口服,d1~7。

3. 髓外白血病预防

(1) 三联鞘注:诱导期间每周 1 次,共 5 次,早期强化治疗末 1 次。完成大剂量甲氨蝶呤-亚叶酸钙(HDMTX-CF)治疗后,每 8 周 1 次,共 22 次。鞘注药物为甲氨蝶呤(MTX)、阿糖胞苷(Ara-C)和地塞米松(Dex),用生理盐水配置,MTX 和 Ara-C 分开 2 管配置为宜,Dex 量可均分到 MTX 和 Ara-C 中,每管稀释至液体量为 2~3ml。注意鞘注药物必须为纯度较高的可用于椎管内注射的药物,剂量见表 10-1。

表 10-1 不同年龄三联鞘注药物剂量(mg)

月龄	MTX	Ara-C	Dex
<12	5	12	2
12~24	7.5	15	2
25~35	10	25	5
≥36	12.5	35	5

(2) 大剂量甲氨蝶呤-亚叶酸钙(HDMTX-CF)疗法:每 10 天给药 1 天为 1 疗程,共 3 个疗程。每疗程 MTX 5.0/m^2,1/6 量(不超过 500mg/次)作为突击量在 30 分钟内快速静脉滴入,余量于 24 小时内均匀滴入。突击量 MTX 滴入后 0.5~2 小时内,行三联鞘注 1 次。开始滴注 MTX36 小时后用 CF 解救,剂量为每次 15mg/m^2,每 6 小时 1 次,静脉或肌内注射,共 6~8 次。监测血浆 MTX 浓度,以调整 CF 应用的次数和剂量,MTX 浓度<0.1μmol/L 为无毒性浓度,不需 CF 解救。48h 时 MTX 浓度应<1μmol/L,1~2μmol/L 时 CF 剂量为 24mg/m^2,2~3μmol/L 时 CF 剂量为 36mg/m^2,每 6 小时 1 次,以此类推。72h 时 MTX 浓度应<0.1μmol/L,0.1~0.2μmol/L 时 CF 剂量为 24mg/m^2,0.2~0.3μmol/L 时 CF 剂量为 36mg/m^2,每 6 小时 1 次,以此类推,直至 MTX 浓度<0.1μmol/L。在用 HDMTX 治疗同时,每晚顿服硫鸟嘌呤(6-TG)或巯基嘌呤(6-MP)50mg/m^2,共 7 天。HDMTX 治

疗前 3 天开始口服碳酸氢钠片或治疗前一天静脉滴注 5% 碳酸氢钠以碱化尿液，使尿 PH≥7。用 HDMTX 当天及后 3 天需水化、碱化治疗，液体量为每日 4000ml/m^2，5% 碳酸氢钠为 5ml/(kg·d)。HDMTX+CF 连续 3 个疗程后每 12 周重复 1 次，共 6 个疗程。如不能监测血浆 MTX 浓度时建议仅用 3.0g/m^2的 HDMTX，液体量为每日 3000ml/m^2，5% 碳酸氢钠为 3ml/(kg·d)。

(3) 颅脑放疗：原则上适用于 4 岁以上患儿。对诊断时血白细胞≥100×10^9/L 的 T-ALL，诊断时有 CNSL 者，在完成早期强化治疗后行颅脑放疗。因种种原因不宜作 HDMTX 治疗者也可作颅脑放疗。

4. 早期强化治疗：①VDLDex 方案：VCR 和 DNR，静脉注射，第 1 天、第 8 天，剂量和用法同诱导缓解方案；L-ASP 每次 6000～10000U/m^2，第 1，3，5，7，9，11，13，15 天，共 8 次；地塞米松(Dex)每天 6mg/m^2，d1～14，第 3 周减停。②休疗 1～2 周，待血象恢复，肝肾功能无异常后用 VP16/VM26+Ara-C。依托泊苷(VP-16)或替尼泊苷(teniposide，VM26)每次 200mg/m^2，静脉滴注 3h；阿糖胞苷(Ara-C)每次 300mg/m^2，静脉滴注 2h(每次均是 VP16 在先，Ara-C 在后)，d1，4，8，共 3 次。

5. 维持及加强治疗

(1) 维持治疗：6-TG/6-MP+MTX 3 周：硫鸟嘌呤(6-TG)或巯基嘌呤(6-MP)每日 75mg/m^2，睡前顿服，d1～21；MTX 每次 20mg/m^2，肌内注射或口服，每周 1 次，连用 3 周。接着 VCR+Dex 1 周(剂量用法同前)。如此反复序贯用药，遇强化治疗时暂停。注意监测血象及肝功能，根据白细胞、中性粒细胞计数和肝功能状况，调整 6-TG/6-MP 和 MTX 剂量，应使白细胞计数维持在 3×10^9/L、中性粒细胞计数(1.0～1.5)×10^9/L 左右。

(2) 加强治疗：COADex 方案：维持治疗期间每年第 3、9 个月各用 1 疗程。CTX 每次 600mg/m^2，静脉滴注，d1；VCR 每次 1.5mg/m^2(最大 2mg)，静脉滴注，d1；Ara-C 每天 100mg/m^2，分 2 次，每 12 小时一次，皮下或肌内注射，d1～5；Dex 每天 6mg/m^2，d1～7。

(3) 加强强化治疗：维持治疗期间每年第 6 个月用 VDLDex；

第12个月用VP16/VM26+Ara-C(用法同早期强化治疗)。

(4) 在连续3个疗程HDMTX+CF后,每3个月重复进行1次HDMTX,共重复3个疗程。此后,每8周三联鞘注1次,共22次。做过颅脑放疗者,不能再做HDMTX治疗,只能采用三联鞘注,每8周1次。

6. 总疗程:女孩2.5年,男孩3.0年。

(二) 中危型ALL(MR-ALL)

1. 诱导缓解:方案同HR-ALL,但L-ASP减为8次。

2. 巩固治疗:方案同HR-ALL,但Ara-C只用每次$1g/m^2$。

3. 髓外白血病预防:三联鞘注及HDMTX-CF疗法同HR-ALL,但HDMTX+CF治疗减为5个疗程,此后三联鞘注每8周1次,共20次。

4. 早期强化治疗:①除了L-ASP减为6次外,其余同HR-ALL。②DVL+中剂量阿糖胞苷:Dex每天$8mg/m^2$,分3次口服,d1~8;VCR每次$1.5mg/m^2$(最大2mg/次),静脉滴注,d1,8;L-ASP $6000\sim10000U/m^2$,静脉滴注,d4,5;Ara-C每次$1g/m^2$,静脉滴注3h,每12小时一次,d1~3,共6次。

5. 维持及加强治疗:①维持治疗:方案同HR-ALL。②强化治疗:维持治疗期间每年强化1次,第1、3年末选用VDLDex,第2年末选用DVL+中剂量阿糖胞苷。药物剂量用法均同前。

6. 总疗程:女孩2.5年,男孩3.0年。

(三) 低危型ALL

1. 诱导缓解:同HR-ALL的VDLP方案,但DNR减为2次,d8,9;L-ASP从d10起,并减为6次。

2. 巩固治疗:CAT(CAM)方案:环磷酰胺(CTX) $1000mg/m^2$,静脉滴注,d1,同时用美斯纳(美安)预防出血性膀胱炎,每次剂量为CTX的25%,CTX后0,2,5小时静脉用,用CTX当天及后三天应给予碱化、水化治疗;阿糖胞苷(Ara-C)每天$75mg/m^2$,分2次,每12小时1次,皮下或肌内注射,d1~4,d8~11;硫鸟嘌呤(6-TG)或巯基嘌呤(6-MP)每日$50mg/m^2$,晚间1次口服,d1~14。

3. 髓外白血病预防：三联鞘注在诱导治疗期间用 4 次。HDMTX+CF 疗法，剂量仅用 $3g/m^2$，总疗程减少 2 次，共 4 次。HDMTX+CF 后三联鞘注每 8 周 1 次，共 18 次。

4. 早期强化治疗：同中危型 ALL 方案。

5. 维持及加强治疗：①维持治疗：方案同 HR-ALL。②强化治疗：维持治疗期间每年强化 1 次，第 1 年末选用 VDLDex，第 2 年末选用 DVL+中剂量阿糖胞苷。药物剂量用法均同前。

6. 总疗程：女孩 2.0 年，男孩 2.5 年。

（四）成熟 B 淋巴细胞型 ALL

按Ⅳ期 B 细胞型非霍奇金淋巴瘤方案治疗（详见后述）。

（五）中枢神经系统白血病（CNSL）治疗

初诊发生 CNSL 者，在诱导化疗的同时，三联鞘注第 1 周 3 次，第 2、3 周各 2 次，第 4 周 1 次，共 8 次。然后在完成早期强化治疗后（诱导、巩固、髓外白血病预防和早期强化）做颅脑放疗。放疗后不能再做 HDMTX+CF，但三联鞘注必须每 8 周 1 次，直至终止治疗。

CR 后发生 CNSL 复发的患儿也可按此方法治疗。但在完成三联鞘注第 5 次后，必须用 VDLDex 和 VM-26+Ara-C 各 1 疗程做全身强化治疗，并继续完成共 8 次鞘注，颅脑放疗紧接全身强化治疗之后。此后三联鞘注每 8 周 1 次，直至终止治疗。

（六）睾丸白血病（TL）治疗

初诊时确诊 TL 后，先完成诱导治疗获 CR，然后放疗。若是双侧 TL，做双侧睾丸放疗。若是单侧 TL，可做双侧睾丸放疗；或病侧睾丸切除，另一侧睾丸活检，若阳性再放疗。同时继续进行巩固、髓外白血病预防和早期强化治疗。

CR 后发生 TL 者，则先作上述 TL 治疗，紧接着 VDLDex 和 HDMTX+CF 方案各 1 疗程作全身强化治疗。

【注意事项】

1. 做 HDMTX-CF 方案时，监测血浆 MTX 浓度，并及时调整 CF 应用的次数和剂量；无条件检测 MTX 浓度时，建议仅用 MTX $3g/m^2$，以免引起严重的毒副作用。

2. 化疗前及化疗过程中注意监测血象及心、肝、肾功能，使用 L-ASP 时注意有无凝血障碍及胰腺炎的发生，发现异常时应及时积极处理，加强支持治疗，减少化疗相关性死亡。

3. DNR 累积量不得>300mg/m^2，以避免不可逆性的心肌损害。CTX 累计剂量不宜>6.0g/m^2，以免发生继发性肿瘤和影响生育功能。

4. 高白细胞白血病可出现循环淤滞、DIC 以及肿瘤溶解综合征等危重急症，注意水化、碱化尿液，口服别嘌呤醇；疏通微循环；使用小剂量化疗使白细胞缓慢下降（强化疗会增加肿瘤溶解发生率），降细胞效果不理想时可采用血细胞分离机去白细胞治疗。

5. 在缓解后治疗过程中，如遇不能用与化疗相关或感染相关解释的不明原因的白细胞和（或）血小板低下，并迟迟不能恢复者，要警惕早期复发，并及时做骨髓涂片检查追查原因，不能盲目等待和延长化疗时间。

6. 每次化疗前应检测血常规和肝肾功能，待血白细胞≥3.0×10^9/L，中性粒细胞计数>1.5×10^9/L，肝、肾功能无异常时开始。

【预后】

儿童急性淋巴细胞白血病化疗效果较好，治愈率较高。目前的联合化疗方案已使 5 年无病生存率高达 70%~80%。但婴儿急淋及非常高危的急淋预后仍差。

（刘双又）

急性髓细胞白血病

急性髓细胞白血病（acute myelogenous leukemia，AML）也称急性非淋巴细胞白血病（acute non-lymphoblastic leukemia，ANLL），简称急非淋，占儿童急性白血病的 15%~30%。AML 是一个具有高度异质性的疾病群，由髓系造血前体细胞恶性变转化而来，起源于不同前体细胞的 AML 具有不同的生物学特征。

按照FAB分型标准,AML分为M1～M7共7个亚型。AML的淋巴结、肝、脾肿大不如ALL显著;M3型常合并严重的出血和DIC;牙龈肿胀及皮肤浸润多见于M5型;绿色瘤多见于M1、M2型。

【分类和分型】

（一）临床分型

1. 急性粒细胞白血病未分化型(M1):骨髓中原始粒细胞≥90%,早幼粒细胞少,中性中幼粒及以下阶段粒细胞不见或罕见。无特殊的细胞遗传学异常。

2. 急性粒细胞白血病分化型(M2):又分为M2a及M2b两个亚型。①M2a指骨髓中原始粒细胞占30%～90%,早幼粒细胞及以下阶段粒细胞>10%。②M2b指骨髓中原始及早幼粒细胞明显增多,以异常的中性中幼粒细胞增生为主,此类细胞>30%,常有核仁,有明显的核浆发育不平衡。常见细胞遗传学异常为t(8;21)易位,形成融合基因AMLl/ETO,治疗反应好。

3. 颗粒增多的早幼粒细胞白血病(M3):又称急性早幼粒细胞白血病(APL),骨髓早幼粒细胞>30%。胞浆中颗粒粗大、密集或融合者称粗颗粒型(M3a);颗粒细小而密集者,称细颗粒型(M3b)。由于白血病细胞颗粒释放促凝物,多数病人表现有继发DIC的出血;部分病人释放促纤溶物质,致纤溶亢进而出血。95%以上的早幼粒细胞白血病发生t(15;17),形成融合基因PML/RARa;其他少见的非t(15;17)的细胞遗传学异常有t(5;17)/NPM-RARa、t(11;17)/PLZF-RARa。近年来全反式维A酸(ATRA)和三氧化二砷(As_2O_3)的应用,已使M3引起的严重出血较少见,也使得M3成为治疗效果最好的髓系白血病。

4. 急性粒-单核细胞白血病(M4):粒-单系二种细胞以不同比例同时存在于骨髓和周围血中。包括:①M4a:原始和早幼粒细胞增生为主,原、幼单核和单核细胞>20%;②M4b:原、幼单核细胞增生为主,原始和早幼粒细胞>20%;③M4c:原始细胞既呈粒细胞系、又呈单核细胞系形态特征者>30%;④M4Eo:除上述任一项条件外,同时存在5%～30%的细胞伴粗大而圆的嗜酸颗粒及着色较深的嗜碱颗粒。M4Eo染色体异常为inv(16)

(p13;q22)或t(16;16)(p13;q22),形成融合基因MYH11/CBFβ,10%的无嗜酸细胞增多的M4也可检出MYH11/CBFβ。M4Eo CR率高,预后较好。

5. 急性单核细胞白血病(M5):骨髓原始单核细胞≥80%,称未分化型,即M5a。原始单核细胞<80%,称部分分化型,即M5b。M5常累及第11号染色体,导致11q23(MLL)异常。t(9;11)易位使9p22上的AF9与11q23上的MLL基因融合形成MLL-AF9融合基因,t(11;19)易位形成MLL-ENL融合基因。50%的M5髓外病变明显,如CNS、皮肤及齿龈浸润等,DIC的发生率也较高。M5的CR期较短,预后差。

6. 红白血病(M6):当骨髓中红系细胞>50%且有形态学异常(幼红细胞常伴胞质空泡、核异常及类巨幼变),伴原粒细胞或原始+幼稚单核细胞≥30%(非红系细胞计数),即为红白血病。此型化疗效果及预后差。

7. 急性巨核细胞白血病(M7):骨髓原始巨核细胞≥30%,并经免疫分型或电镜血小板过氧化物酶染色阳性证实。M7是AML中最少见的类型,临床表现和其他AML相似,常有骨髓纤维化。染色体异常有数种但这些染色体畸变没有特异性,也可见于其他类型的白血病。预后差。

（二）免疫表型

髓系免疫标志CD13,CD33,CD14,CD15,HLA-DR,MPO等,可表达在M1～M7各型AML,无明显特异性,但CD14,CD15多表达于M4,M5。红系免疫标志有CD71及血型糖蛋白A,阳性有助于诊断M6。巨核系免疫标志为CD41,CD42,CD62,CD61,阳性表达有助于诊断M7。

（三）细胞遗传学及分子生物学改变

除了染色体核型改变外(见以上临床分型),染色体数量改变有:高二倍体(≥47),低二倍体(≤45),21三体(+21),染色体单体(-5、-7、-8)等。5号和7号染色体单体,FLT3/ITD基因突变及MLL、WT1基因的存在为急非淋的高危因素;而16号染色体倒置(inv16)或易位t(16;16),NPM1基因突变是低危标志。

(四) 临床危险度分型

参见中华医学会儿科学分会血液学组 2006 年制定的“儿童急性髓细胞白血病诊疗建议”。

1. 与小儿 AML 预后相关的危险因素有:①诊断时年龄≤1岁;②诊断时血白细胞≥100×10^9/L;③染色体核型为-7;④MDS-AML;⑤标准方案 1 个疗程不缓解。

2. 临床危险度分型

(1) 低危 AML(LR-AML):APL(M3),M2b,M4Eo 及其他伴 inv16 者。

(2) 中危 AML(MR-AML):非低危型以及不存在上述危险因素者。

(3) 高危 AML(HR-AML):存在上述危险因素中任何一项者。

【化疗方案】

AML 各亚型中,除 APL 之外治疗基本相同。化疗方案参见中华医学会儿科学分会血液学组 2006 年制定的“儿童急性髓细胞白血病诊疗建议”。

(一) 基本治疗方案

1. DAE 方案:柔红霉素(DNR)40mg/(m^2·d),静脉滴注,第 1 至 3 天;阿糖胞苷(Ara-C)200mg/(m^2·d),分 2 次,皮下或肌内注射,q12h,d1~7;依托泊苷(VP16)100mg/(m^2·d),d5~7,静脉滴注 3~4h。

2. HAD 方案:高三尖杉酯碱(HRT)3mg/(m^2·d),d1~7,静脉滴注 2~3h;阿糖胞苷(Ara-C)及柔红霉素(DNR)同上。

3. IA 方案:去甲氧柔红霉素(IDA)10mg/(m^2·d),静脉滴注,d1~3;Ara-C 200mg/(m^2·d),分 2 次,皮下或肌内注射,每 12 小时一次,d 1~7。

4. HA 方案:高三尖杉酯碱(HRT)3mg/(m^2·d),d1~7,静脉滴注 2~3h;Ara-C 200mg/(m^2·d),分 2 次,皮下或肌内注射,每 12 小时一次,d 1~7。

5. DA 方案:柔红霉素(DNR)40mg/(m^2·d),静脉滴注,

d1～3;阿糖胞苷(Ara-C)200mg/(m^2·d),分2次,皮下或肌内注射,每12小时一次,d 1～7。

6. EA方案:VP16 100mg/(m^2·d),d1～3,静脉滴注3～4h;阿糖胞苷(Ara-C)200mg/(m^2·d),分2次,皮下或肌内注射,每12小时一次,d 1～7。

7. CE方案:环磷酰胺(CTX)200mg/(m^2·d),静脉滴注,d1～5;VP16 100mg/(m^2·d),d1～5,静脉滴注3～4h。

（二）AML诱导缓解治疗

1. 中危AML及除APL以外的低危AML:首选DAE方案,次选HAD方案。

2. APL:以下方案任选其一:①全反式维A酸(ATRA)25～30mg/(m^2·d),分次口服,第1～60天;DNR 40mg/(m^2·d),静脉滴注,d8～10,Ara-C 100mg/(m^2·d),d8～14,分2次,每12小时一次,皮下或肌内注射。②ATRA25～30mg/(m^2·d),分次口服,d1～30;三氧化二砷(As_2O_3)0.3～0.5mg/(kg·d),d1～20,静脉滴注。

备注:使用ATRA治疗时,注意其相关的维A酸综合征、高组胺综合征、颅内高压和白细胞淤滞等副作用。ATRA不能耐受的患儿单用三氧化二砷也能完全缓解。三氧化二砷(As_2O_3)剂量也有用0.15～0.3mg/(kg·d)。

3. 高危AML:首选IA方案,次选DAE方案。诱导化疗前血白细胞计数≥100×10^9/L者用HRT 2mg/(m^2·d),静脉滴注,d1～7,VCR每次1.5mg/m^2,d1,8,以减轻白血病细胞负荷,防止肿瘤溶解综合征。当血白细胞计数<50×10^9/L时再进入IA方案或DAE方案。

4. 低增生性AML:先用HRT2～3mg/m^2.d,共7～14天,VCR每次1.5mg/m^2,每周1次,共1～2次,待骨髓象、血象增生状态改善后再进入上述诱导缓解化疗。

诱导缓解化疗1个疗程用药结束后48h(第9天)复查骨髓象,若原、幼细胞≥15%,骨髓抑制不显著,预计1个疗程难获CR者,可追加Ara-C 200mg/(m^2·d),共3d。

（三）缓解后治疗

1. 巩固治疗：诱导化疗达完全缓解（CR）者再用原方案 1 个疗程，APL 用 DAE 方案 1 个疗程。

2. 缓解后治疗

（1）化疗：①中、大剂量 Ara-C + DNR（或 VP16）：DNR 40mg/（m^2 · d），静脉滴注，d1～2，或 VP16 100mg/（m^2 · d），d1～2，静脉滴注 3～4h；Ara-C 每次 2g/m^2，每 12 小时一次，d1～3，静脉滴注 2～3h，或 Ara-C 每次 1g/m^2，每 12 小时一次，d1～4，静脉滴注 2～3h。间歇 3～4 周，连做 3 个疗程。②HA 方案：2 个疗程。③中、大剂量 Ara-C+DNR（或 VP16）：1 个疗程。如果 Ara-C 剂量为 1g/m^2的中剂量治疗，则再进行 2 个疗程。每疗程之间间歇 3～4 周。总疗程为 12～15 个月。

（2）异基因造血干细胞移植：应用指征：①高危 AML 第 1 次完全缓解后（CR1）；②复发 AML 第 2 次完全缓解后（CR2）；③APL 治疗 1 年后融合基因持续阳者。

（四）CNSL 预防性治疗

AML 各形态亚型（除 M4、M5 外）在诱导治疗期进行 1 次三联鞘注，CR 后进行 2 次三联鞘注。M4、M5 患儿诱导化疗期进行三联鞘注 3～4 次，CR 后每 3 个月鞘注 1 次，至终止治疗。鞘注药物剂量用法同 ALL。

【预后】

儿童急性髓细胞白血病的治疗效果较急性淋巴细胞白血病差，长期无病生存率仅为 55%～65%；但低危者[t（15；17），t（8；21），inv（16）]预后好，长期无病生存率可高达 80% 以上。

（刘双又）

骨髓增生异常综合征

骨髓增生异常综合征（myelodysplastic syndrome，MDS）是一组造血干细胞疾病。外周血一系或多系血细胞减少；骨髓多增生活跃，并有细胞形态学异常，呈现病态造血。临床主要表现为贫血,可合并出血和感染。多见于成年患者,儿童亦不少见。在疾病过程中部分病例发展为急性白血病,故曾称为白血病前期。

【诊断】

（一）临床表现

起病缓慢,可有乏力、消瘦、低热等。贫血多为首发和主要表现,呈慢性进行性贫血。部分病例起病急,伴有出血、感染和发热,肝、脾、淋巴结大等。

（二）实验室检查

1. 血象:全血细胞减少或任一、两系血细胞减少。多为正细胞正色素性贫血,可见巨大红细胞、巨大血小板、有核红细胞等病态造血表现,成熟红细胞有点彩或多嗜性,染色不均匀。白细胞常减少,病程向白血病进展者白细胞计数可增高。血小板计数减少或正常。

2. 骨髓象:增生多为活跃或明显活跃。有三系或任两系或任一系血细胞呈病态造血表现:

(1) 红系:细胞巨幼样变;有核分叶、多核、核碎裂等异常核形;或有环状铁粒幼细胞>15%。

(2) 粒-单核系:原粒或幼单细胞增多;粒系细胞颗粒过多、过少或无;粒细胞有双核、核分叶过多或过少,核浆发育不平衡。

(3) 巨核系:出现淋巴样小巨核细胞、单圆核小巨核细胞、多圆核巨核细胞、大单圆核巨核细胞。以淋巴样小巨核细胞较有诊断意义。

3. 骨髓组织病理学检查(骨髓活检):多有造血组织过度增生,其特征为粒细胞幼稚前体细胞异位(atypical localization of immature progenitor,ALIP),即原粒及早幼粒细胞聚集成簇,并位于骨髓腔的中央。ALIP 病例更具有演变为急性粒系白血病的倾向。

4. 骨髓细胞免疫表型及细胞遗传学检查:早期髓系细胞抗原增多,如 CD13,CD33,CD34,CD14 等。染色体异常见于26%~80%的病例,包括染色体结构异常和染色体数目异常。

MDS 主要细胞遗传学特点是染色体缺失，常见的有 5q-，7q-，-7，20q-，+8 等，5q-的患者预后较好，复杂异常核型（>3 个染色体异常）及 7 号染色体异常者预后差。

（三）MDS 分型

MDS 是一组异质性疾病，可分为若干不同亚型，各亚型临床表现、治疗及预后不尽相同。目前 MDS 分型尚无统一标准，既往一般采用 FAB 分型标准，近年来多采用 WHO 修订分型标准。

1. FAB 分型

（1）难治性贫血（RA）：骨髓主要为红系造血异常，原始细胞<5%。临床一般仅有贫血。很少发展成白血病。

（2）难治性贫血伴有环形铁粒幼细胞增多（RARS）：骨髓中环形铁粒幼细胞>15%，其他特点同 RA。

（3）难治性贫血伴有原始细胞增多（RAEB）：骨髓中原始细胞占 5%~20%。除贫血外，可伴出血、感染，以及肝、脾、淋巴结肿大等，易进展为白血病。

（4）转变中的原始细胞增多的难治性贫血（RAEB-T）：骨髓中原始细胞占 20%~30%，其他特点同 RAEB。

（5）慢性粒-单细胞白血病（CMML）：外周血单核细胞>1×10^9/L，骨髓中原始细胞占 5%~20%。

2. WHO 分型：WHO 分型系统认为 MDS 分类不仅依靠形态学，还要参考细胞遗传学指标。在 WHO 分型中：①保留了 FAB 的 RA、RAS、RAEB。②将 RA 或 RAS 中伴有 2 系或 3 系增生异常者单独列为难治性细胞减少伴多系异常（refractory cytopenia with multilineage dysplasia，RCMD）。③将仅有 5 号染色体长臂缺失的 MDS 分为独立的一型，称 5q-综合征。④增加了 MDS 未能分类型（Unclassified MDS，U-MDS）。包括：骨髓中原始细胞<5%但出现 Auer 小体；仅有单独的粒细胞减少或血小板减少而无贫血，或称难治性粒细胞减少、难治性血小板减少；伴有白细胞或血小板增高而不是通常的降低。⑤骨髓原始细胞达 20%被认为是急性白血病，将 RAEB-T 归为急性髓系白血病（AML）。⑥将 CMML 归为 MDS/MPD（骨髓增生性疾病）。

3. 其他分型：2003 年 Hasle 等参照成人 MDS 诊断分型标

准提出了儿童 MDS 的最低诊断标准,认为至少符合以下四项中的任何两项方可诊断 MDS:①持续不可解释的血细胞减少(中性粒细胞减少、血小板减少或贫血);②至少两系有发育不良的形态学特征;③造血细胞存在获得性克隆性细胞遗传学异常;④原始细胞增高≥5%。

【鉴别诊断】

诊断 MDS 的关键是病态造血,而病态造血又非 MDS 所特有,所以诊断时要除外其他引起各种病态造血的疾病,注意与巨幼红细胞贫血、先天性红细胞生成障碍性贫血、再生障碍性贫血、阵发性睡眠性血红蛋白尿、铁粒幼细胞性贫血等相鉴别。

【治疗】

目前尚无统一的特效治疗方案,一般不同亚型选用不同方法,包括对症支持治疗,药物治疗和造血干细胞移植。

(一) 治疗原则

1. 对症状较轻的 RA 和 RARS,可不做任何处理但须随访观察病情变化。

2. 症状明显者采用对症支持及药物治疗。

3. 对原始细胞比例较高的 RAEB,因易进展为白血病,可采用急性髓细胞白血病方案给予化疗。

4. 疗效不佳,或有高危生物学因素者(如 7q-),可考虑造血干细胞移植。

(二) 对症支持治疗

1. 贫血重者输浓缩红细胞。因血小板减少出现严重出血倾向时输浓集血小板。粒细胞减少伴感染的病人,使用强有力的广谱抗生素。对于反复大量输注红细胞的患者,应用铁螯合剂减少因输血引起的铁负荷过重。

2. 红细胞生成素(EPO):50~150U/(kg · d),每周 3 次,皮下注射,隔日一次,疗程 3~12 个月。

3. 集落刺激因子:用于中性粒细胞减少患者,每天一次皮下注射,疗程视病情需要确定,一般 2~8 周。①粒细胞-巨噬细胞集落刺激因子(GM-CSF)3~5μg/(kg · d)。②粒细胞集落刺激因子

(G-CSF)2~10μg/(kg·d)。

(三) 药物治疗

1. 来那度胺(lenalidomide):用于治疗伴有5q-的骨髓增生异常综合征,能减轻患者对于输血的依赖。

2. 5-氮杂胞嘧啶(azacitidine)和地西他宾(decitabine):可抑制细胞增殖,延缓向髓细胞白血病的进展。

3. 诱导分化剂:①维A酸:13-顺式维A酸20mg/(m^2·d),或全反式维A酸25~30mg/(m^2·d),分次口服,连用2~3个月或更长。②维生素D:1,25-$(OH)_2$-D_3(骨化三醇)0.25μg/d,疗程2~6个月。

4. 免疫抑制剂:由于部分病人的血细胞减少是细胞毒性T淋巴细胞对骨髓造血的抑制,因此可用免疫抑制剂治疗。常用抗胸腺细胞球蛋白(ATG)或环孢素A(CsA),或二者联用。

5. 其他:①雄激素如安雄、达那唑等,常与小剂量泼尼松联合使用。②中药血宝、复方皂矾丸等。③部分RARS患者对大剂量维生素B_6(100~200mg/d)治疗有效。

【预后】

骨髓增生异常综合征预后不佳,大部分病人进展为难治性的急性髓细胞白血病。儿童MDS病情发展较成人快,存在急性髓系白血病前期(Pre-AML)和急性淋巴细胞白血病前期(Pre-ALL)两种类型,而Pre-ALL在成人很少见。

(刘双又)

郎格汉斯细胞组织细胞增生症

郎格汉斯细胞组织细胞增生症(langerhans cell histiocytosis,LCH)曾命名为组织细胞增生症X,是一组以郎格汉斯细胞异常增生、浸润为基本病理特征的疾病。病变可累及几乎各个组织器官,常见受累部位为骨骼、皮肤、肝、脾、淋巴组织、肺等。男孩多见,男女之比为2:1。传统分型将LCH分为莱特勒-西韦病(Letterer-Siwe disease,LS)、汉-许-克病(Hand-Schuller-

Christian disease，HSC）和骨嗜酸细胞肉芽肿（eosinophilic granuloma of bone，EGB）3 种类型；目前多采用 Lavin-Osband 标准对本病进行评分与分级。

【诊断】

（一）临床表现

临床表现多样，可为单一部位或器官病变，也可为多部位、多脏器病变，严重者表现为广泛的脏器浸润伴发热等全身症状。多部位受累常见于两岁以下婴幼儿。

1. 骨骼病变：几乎见于所有 LCH 患者，病灶单发或多发。主要表现为溶骨性损害，可完全修复，不留痕迹。病变局部肿胀、疼痛，一般无发红、发热，轻微外伤后可出现骨折。头颅骨病变最多见，其他长骨和扁骨、骨盆亦常受累。颅骨损害初为包块、质硬，渐变软、有波动感，后形成缺损、与正常骨质分界清晰。颌骨受损可致齿龈肿胀、牙齿松动或脱落。乳突和中耳受侵可出现耳流脓和感染。球后组织受累可致突眼。

2. 皮疹：常见于 1 岁以内的婴儿。多分布于躯干、头颈部，四肢较少。初为红色或棕黄色斑丘疹，继而呈出血样、湿疹样或脂溢性皮疹，而后结痂、脱屑，遗留白斑或色素沉着。皮疹常成批发生，各期皮疹可同时存在。

3. 肝、脾、淋巴结肿大：肝脏受累常有肝功能异常、黄疸、低蛋白血症、凝血酶原时间延长等，严重时可出现肝功能衰竭。随皮疹消退，肿大的肝脾淋巴结可缩小。

4. 肺部浸润：症状轻重不一，常表现为咳嗽，气急，重者呼吸困难，甚至呼吸衰竭。可并发肺大泡、气胸、肺气肿等。常合并反复呼吸道感染。

5. 垂体病变：中枢神经系统最常见的受累部位是下丘脑-垂体区，导致激素分泌异常，出现多饮、多尿，或尿崩症；生长发育迟缓；年长儿性发育延迟等。

6. 发热：常见于多器官受累的婴幼儿。热型不规则，可呈周期性或持续性高热，无明显中毒症状。发热时常伴皮疹，肝、脾及淋巴结肿大，热退后皮疹多消退、肝脾淋巴结亦缩小。

7. 其他：贫血；胃肠道受累时呕吐、腹泻；骨髓受累致血象三少等。

（二）实验室检查

1. 血象：无特异性。以不同程度的正细胞正色素性贫血较多见，重症者可有白细胞和血小板减少。

2. 骨髓象：大多正常，少数病例可见组织细胞增多。

3. 影像学检查

(1) X 线胸片：中、下肺的微结节或间质浸润改变，呈弥漫的网状或网点状阴影。严重者可见弥漫性小囊肿、肺气肿、气胸、纵隔气肿等。

(2) X 线骨片：呈溶骨性骨质破坏。扁骨（如颅骨）病变呈虫蚀样至巨大缺损，形状不规则；长骨病变一般位于骨干，多为圆形或椭圆形缺损，单发或互相融合呈分房状。

(3) CT/MRI：有助于诊断颅底骨质破坏和蝶鞍垂体病变。

4. 病理检查：可作皮疹、病灶组织、淋巴结或肝活检。光镜下见到病理性的郎格汉斯细胞，电镜下有特殊的 Birbeck 颗粒。免疫组化染色主要表达 CD1a 和 S-100 蛋白；α-D-甘露糖酶、ATP 酶和花生凝集素可呈阳性反应；近年发现 langerin (CD207) 是 LCH 细胞的特异性标志。

5. 其他：肝功能，尿比重及渗透压，垂体激素检测等。

（三）LCH 诊断可信度分级

1987 年国际组织细胞协会建议将本病确诊的可信度分为三级，见表 10-2。

表 10-2　LCH 诊断可信度分级

分级	条件
Ⅰ级（初诊）	病理检查光镜下发现郎格汉斯细胞浸润
Ⅱ级（诊断）	病理检查光镜下阳性，加以下四项指标中的两项或两项以上阳性：①ATP 酶；②S-100 蛋白；③α-D-甘露糖酶；④花生凝集素
Ⅲ级（确诊）	病理检查光镜下阳性，加电镜在病变细胞内发现 Birbeck 颗粒和（或）病变细胞 CD1a 抗原表达阳性

（四）LCH 临床分型与分级

1. 传统分型：①莱特勒-西韦病（LS）：多于 1 岁内发病，病变广泛，常见发热、皮疹、肝脾与淋巴结肿大、呼吸道症状等。②汉-许-克病（HSC）：多见于 3～4 岁小儿，主要表现为骨质缺损、突眼、尿崩症等。③骨嗜酸细胞肉芽肿（EGB）：学龄儿发病率较高，常为孤立性无痛性骨质损害。

2. Lavin-Osband 分级：Lavin 和 Osband 于 1987 年提出新的评分标准，根据发病年龄、受累器官数目及有无器官功能损害进行评分与分级，以指导治疗及评估预后。见表 10-3。

表 10-3 LCH 的 Lavin-Osband 评分与分级表

项目		评分标准
发病年龄	>2 岁	0
	≤2 岁	1
器官受累数目	<4	0
	≥4	1
器官功能损害	无	0
	有	1
分级标准		总分
Ⅰ级		0
Ⅱ级		1
Ⅲ级		2
Ⅳ级		3

注：1. 器官受累指：皮肤、肝、脾、肺、脑垂体、骨骼、造血组织等器官。

2. 器官功能损害（其中一项或多项）包括：①肝功能：低蛋白血症（总蛋白<55g/L 或白蛋白<25g/L），高胆红素血症（总胆红素>25.6mmol/L），水肿或腹水。②肺功能：在无感染时，咳嗽、呼吸困难、发绀、胸水或气胸。③造血系统：血红蛋白<100g/L，婴儿<90g/L（除外缺铁性贫血），血小板<100×10^9/L，白细胞<4×10^9/L，或中性粒细胞<1.5×10^9/L。

【鉴别诊断】

发热、肝脾大、贫血应与败血症、白血病及恶性肿瘤相鉴别。肺部病变常误诊为粟粒性肺结核、特发性肺含铁血黄素沉着症。皮疹易误为湿疹、慢性皮炎、ITP 等。突眼应与绿色瘤、神经母细胞瘤相鉴别。

【治疗】

治疗应根据患者年龄、疾病的范围、部位和疾病的分级而定。

（一）局部治疗

适用于单一病灶。孤立性的骨骼病变可采取手术刮除或切除，比较小的病灶用氢化可的松局部注射亦可取得与手术刮除同样的效果。年龄 5 岁以下尤其 3 岁以下的易复发或病情进展，手术后应进行化疗 6 个月；年龄大于 5 岁者应密切观察。局限性的皮肤病灶可涂抹激素乳膏，严重者可用氮芥乳膏。

（二）放射治疗

适用于孤立性的骨骼病变。用于手术刮除有困难的部位如眼眶周围、颌骨、乳突，或重要部位如负重后易发生骨折和神经损伤的脊椎，以及早期的垂体病变（6 个月内）。宜采用低剂量放疗（3-6 Gy）。

（三）化疗

适用于多部位或多系统受累者。常用泼尼松、长春新碱（长春花碱）、巯基嘌呤（硫鸟嘌呤）、依托泊苷。

1. 对Ⅰ、Ⅱ级病人采用单药泼尼松或 VP 方案 6 周，然后 6-MP/6-TG（或+MTX）维持，或与 VP 方案交替，总疗程 0.5～1 年。对于Ⅲ、Ⅳ级病人先用 VEP 或 VCP 方案治疗 6～12 周，病情好转后改用 6-MP/6-TG（或+MTX）维持，或与 VP/VEP/VCP 交替，总疗程 1～2 年。

VP 方案：长春新碱（VCR）每次 1.5mg/m^2，每周静脉注射 1 次；泼尼松（Pred）40mg/（m^2·d），口服，连续 7 天。

VEP 方案：每 4 周为 1 疗程。VP 同上，依托泊苷（VP-16）或替尼泊苷（VM-26）100～150mg/（m^2·d），静脉滴注，d1～3，每 4 周 1 次。

VCP 方案:每 4 周为 1 疗程。VP 同上,环磷酰胺(CTX)每次 $200mg/m^2$,静脉点滴,每周 1 次,或每次 $800mg/m^2$,每 4 周 1 次。

6-MP/6-TG+MTX:巯基嘌呤(6-MP)或硫鸟嘌呤(6-TG) $75mg/(m^2 \cdot d)$,口服,连用 3 周;甲氨蝶呤(MTX)每次 $20mg/m^2$,每周 1 次口服或静脉注射。MTX 与 6-MP/6-TG 一起连用 3 周,休 1 周,然后循环用药。

2. 国际上一般采用 DAL-HX 83/90 方案,LCH-I,LCH-II,LCH-III 方案,国内有学者采用以上方案加以改进,称为改良的 DAL-HX 83/90 方案、改良的 LCH-I、改良的 LCH-III 方案。

3. 难治性 LCH:可采用克拉曲滨(又称 2-氯脱氧腺苷,2-CdA)或克拉曲滨+阿糖胞苷(Ara-C)治疗,或环孢素 A(CSA)+抗胸腺细胞球蛋白(ATG)+泼尼松,也有人采用更强的化疗方案 MACOP-B(methotrexate, doxorubicin, cyclophosphamide, vincristine, prednisone, and bleomycin),或者造血干细胞移植。

(四)其他治疗

1. 化疗效果不佳时可加用环孢素 A,全反式维 A 酸,干扰素等。
2. 尿崩症者可用去氨加压素(DDAVP)替代治疗。
3. 骨骼愈合不良时可试用吲哚美辛(消炎痛)。
4. 其他支持对症治疗,如严重贫血时输注浓缩红细胞、合并感染者使用抗生素等。

【预后】

取决于病变受累的广泛程度及是否重要脏器受累。2 岁以下多器官受累和脏器功能异常的病人超过半数死亡。单一病变和多数慢性 LCH 有自限性。LCH 患者有较高的继发肿瘤如淋巴瘤、白血病的风险。部分病人遗留尿崩症、生长发育迟缓、肺纤维化、肝硬化等后遗症。

(刘双又)

淋　巴　瘤

淋巴瘤(lymphoma)是一组原发于淋巴结或淋巴组织的恶

性肿瘤,发病率居小儿恶性肿瘤的第三位,仅次于儿童白血病和颅内肿瘤。临床特征为无痛性淋巴结肿大,常伴肝、脾肿大,晚期有贫血、发热、恶病质表现。分为霍奇金淋巴瘤(霍奇金病)和非霍奇金淋巴瘤两类。

霍奇金淋巴瘤

霍奇金淋巴瘤(Hodgkin lymphoma,HL)约占儿童时期恶性肿瘤4.8%,是一组恶性度相对较低、可治愈的肿瘤。常发生于一组淋巴结并扩散至其他淋巴结及结外组织或器官。肿瘤细胞成分复杂,包括肿瘤性和反应性两种,呈肉芽肿样改变。出现镜影细胞(reed-sternberg cell,R-S 细胞)是本病的特征。

【诊断】

(一)临床表现

1. 浅表淋巴结肿大:无痛性进行性淋巴结肿大是本病最常见的早期表现。肿大的淋巴结不与皮肤相粘连,可活动,质地坚实。也有的在短期内增长迅速,以后在相当时间内稳定不变甚至自行缩小,易造成抗感染治疗有效的假象。晚期数个淋巴结可互相融合成较大的肿块。浅表淋巴结受累的概率依次为颈部、腋窝、腹股沟。

2. 内脏淋巴结肿大:部分病儿可以纵隔肿块为首发表现,表现为呼吸困难、咳嗽及上腔静脉综合征。肝门淋巴结肿大压迫胆总管可以黄疸为首发表现。此外,也可表现为腹膜后淋巴结肿大及其他内脏淋巴结肿大。随病情进展,可出现肝、脾大。

3. 淋巴结外器官浸润症状:肝脾受累出现肝、脾大;肝内胆管阻塞出现黄疸;肺门及肺实质受累出现咳嗽、气促、胸腔积液等;神经系统受累脑膜、脑实质损害表现或脑神经受累表现;胃肠道受累出现黏膜溃疡和消化道出血。

4. 全身表现:疾病晚期,可出现发热、盗汗、贫血、消瘦等表现。发热可为持续性或间歇性,可有明显的周期性。

（二）辅助检查

1. 血象：早期无特别，可见嗜酸性粒细胞及单核细胞增多。晚期骨髓受累时有贫血、白细胞及血小板计数异常。

2. 骨髓象：多数患儿无阳性发现，少数晚期骨髓受累时可找到 R-S 细胞。

3. 病理学检查：淋巴结活检找到 R-S 细胞可诊断。其形态学特点为细胞体积大；双核或多核，核膜厚；胞质丰富，嗜双色性；核仁大，圆形或卵圆形，嗜酸性。细胞免疫组织化学标记 CD15、CD30 有助于诊断。如无浅表淋巴结肿大，诊断困难时需进行开胸或剖腹探查，取得适当组织标本，进行病理检查，才能最后确诊。

但 R-S 细胞并非 HD 所独有，也见于转移性肿瘤、传染性单核细胞增多症、非霍奇金淋巴瘤等，故尚需结合全面组织学改变作出判断。

4. 影像学检查：胸部平片或 CT 可显示纵隔、肺门淋巴结肿大。腹部超声波或 CT 可显示腹腔内淋巴结肿大、肝脾大及腹部包块。

（三）临床分期（Anarbor 分期）

Ⅰ期　单个淋巴结区受累，或单个淋巴器官或部位受累。

Ⅱ期　横膈同侧两个或两个以上淋巴结区受累；或横膈同侧单个或多个淋巴结区受累+通过直接扩展的淋巴结外器官或部位受累。

Ⅲ期　横膈两侧淋巴结受累，亦可伴淋巴结外器官或部位受累或脾脏受累。

Ⅳ期　弥漫性一个或多个淋巴结外器官或组织如肝、骨髓、肺、肾等受累，伴或不伴淋巴结受累。

A 组 无症状

B 组 至少有以下 1 项症状：发热（体温超过 38℃）、夜间。盗汗、6 个月内不明原因的体重下降 10% 以上。

（四）分组定义［参考《儿童肿瘤诊断治疗学》汤静燕，李志光主编］

1. 低危组：所有ⅠA，ⅡA 无其他危险因素患儿。

2. 中危组：Ⅱ期、Ⅲ期无危险因素患儿。

3. 高危组：所有Ⅳ期以及伴 B 组症状、有危险因素的各期患儿。

注：危险因素定义为：肺门区受累；大于 4 个淋巴结区受累；纵隔淋巴结直径≥胸廓直径的 1/3；巨大瘤块（单个淋巴结或成团的淋巴结最大直径>10cm）；有 B 组症状。

【治疗】

（一）治疗原则

小儿 HL 以淋巴细胞为主型和结节硬化型多见，预后较成人为好。治疗包括手术、化疗及放疗。治疗目标已经发展为治愈疾病且尽量避免发生远期并发症。当前儿童 HL 的治疗，多采用根据危险度分层应用联合治疗模式，即化疗后继之以低剂量受累淋巴结区放疗，以减少应用部分毒副作用大的药物（烷化剂、蒽环类抗生素）以及放疗的暴露。

（二）常用化疗方案

1. Ⅰ~Ⅱ期：MOPP 或 COPP 方案，或交替使用，必要时也可选用 ABVD 方案。连续化疗 3~6 个疗程后即可停药，然后局部受累区低剂量放疗。

MOPP 方案：M（氮芥）每次 $6mg/m^2$，静脉注射，d1、d8；O（长春新碱，VCR）每次 $1.5mg/m^2$（最大量 2mg），静脉注射，d1、d8；P（甲基苄肼，PCB）$100mg/(m^2 \cdot d)$，分 2~3 次口服，d1 ~ 14；P（泼尼松）$40mg \sim 60mg/(m^2 \cdot d)$ 或 $1 \sim 2mg/(kg \cdot d)$，分 2~3次口服，d1 ~14。随后休息 14 天，1 疗程 28 天。第 2 个疗程中略去 P（泼尼松），第 3 个疗程中再加用，以减轻长期应用激素引起的副作用。

COPP 方案：上述方案中用环磷酰胺（CTX）取代氮芥，即为 COPP 方案，CTX 每次 $800mg/m^2$，d1、d8。

2. Ⅲ~Ⅳ期：将 MOPP 或 COPP 方案与 ABVD 方案交替应用，即用 2~3 个疗程 MOPP 或 COPP 方案，用 1 疗程 ABVD 方案。一般 6~12 个疗程后可缓解。必要时可继续维持治疗或局部放疗。

ABVD 方案：A(阿霉素)每次 $25mg/m^2$；B(博来霉素)每次 $8mg \sim 10mg/m^2$；V(长春新碱)每次 $1.5mg/m^2$(最大量 2mg)；D(达卡巴嗪，氮酰咪胺)每次 $250mg/m^2$，以上药物分别在疗程 d1、d15 各 1 次静脉滴注，随后休息 14 天，1 疗程 28 天。

（三）分层治疗方案[参考《儿童肿瘤诊断治疗学》汤静燕，李志光主编

1. 低危组：COPP/ABV 方案(28 天 1 个疗程)共 4 个疗程

环磷酰胺 $600mg/m^2$ 静脉点滴 d1；长春新碱 $1.4mg/m^2$ 静脉推注 d1；甲基苄肼 $100mg/m^2$ 口服 d1～7；泼尼松 $40mg/m^2$ 每日 2 次口服 d1～14；阿霉素 $35mg/m^2$ 静脉点滴 d8；博来霉素 $10mg/m^2$ 静脉点滴(5min)d8；长春花碱 $6mg/m^2$ 静脉推注 d8。

2. 中危组：COPP/ABV 方案(剂量同上，21 天 1 个疗程)共 6 个疗程。

3. 高危组：先后予 A 方案，B 方案，C 方案，再重复循环 2 次，共 9 疗程。

(1) A 方案(即 COPP/ABV 方案，见低危组，21 天 1 个疗程)

(2) B 方案(Ara-C/VPl6，21 天 1 个疗程)

依托泊苷(VPl6)$150mg/m^2$ 静脉滴注 2h，q12h×4 次，d1，2；阿糖胞苷(Ara-c)$2g/m^2$ 静脉滴注 3h，q12h×4 次，d1，2，(每次依托泊苷在前，阿糖胞苷在后)；粒细胞集落刺激因子(G-CSF)5μg/kg，qd，皮下注射，第 3 天起直至中性粒细胞计数 $>1\times10^9/L$。

(3) C 方案

环磷酰胺 $1200mg/m^2$，静脉滴注 2h，d1；美斯纳 $400mg/(m^2 \cdot 次)$，于 CTX 后 0，4，8h 静推；长春新碱 $1.4mg/m^2$ 静脉推注(无最大量)d1；阿霉素 $25mg/m^2$ qd，静脉滴注，d1，2；泼尼松 $100mg/(m^2 \cdot d)$，tid，口服 dl～5；粒细胞集落刺激因子(G-CSF)$5\mu g/(kg \cdot d)$，qd，皮下注射，第 3 天起直至中性粒细胞计数 $>1\times10^9/L$。

（四）自体造血干细胞移植

因 HL 化疗和放疗效果较为理想，自体造血干细胞移植不做常规考虑。对于化疗后 1 年内复发；初治即不敏感，未达完

全缓解;多脏器浸润,化疗 3 疗程后可以考虑自体造血干细胞移植。

【预后】

HL 在合理治疗下预后良好,总的长期无病生存率达 75%,其中 I、II 期为 80%~90%,10 年存活率为 60%~70%,III 期及 IV 期 5 年生存率分别为 73% 及 63%。复发常发生在 3 年内,反复复发的晚期广泛病变预后仍不良。

(刘爱国)

非霍奇金淋巴瘤

非霍奇金淋巴瘤(non-Hodgkin lymphoma,NHL)是一组组织学类型、临床表现以及生物学行为具有多样性的淋巴组织肿瘤性疾病。与 HL 相比,NHL 多为高度恶性的弥漫性肿瘤,侵犯结外组织的倾向大,往往多灶起病,其疗效及预后较 HL 差。

【诊断】

(一) 临床表现

本病临床表现差异很大,最常见者为无痛性浅表淋巴结肿大,多见于颈部。原发病灶也常见于纵隔及腹腔。原发于胸部者常见呼吸困难、刺激性咳嗽、上腔静脉综合征,易有骨髓及中枢神经系统受累。原发于腹部者,常见腹痛、腹部肿块、黄疸等。也有病灶起源于颌面部、皮肤、睾丸、涎腺等。与 HL 相比,更易向远处淋巴结或结外器官转移,常伴有肝脾大及发热、贫血、消瘦,以及胸、腹水等全身症状。

(二) 辅助检查

1. 血象:早期无特别。晚期可有贫血、白细胞及血小板计数异常。

2. 骨髓象:骨髓受累时可见肿瘤细胞,肿瘤细胞>25% 者称 NHL 并白血病。

3. 病理学检查:病检标本可取自淋巴结活检组织、受累骨髓或胸、腹水。找到肿瘤细胞可确诊,病理学诊断至少应包括 2

个部分,即组织学分型和肿瘤细胞的免疫表型。

4. 影像学检查:胸片或胸部CT,腹腔超声波或腹部CT,PET/CT及放射性核素扫描等有助于诊断及分期。

5. 细胞遗传学和分子生物学检测:外周血免疫球蛋白重链(IgH)和T细胞受体(TCR)基因重排、细胞染色体分析及淋巴瘤相关的融合基因检测有助于分子水平诊断。

(三)临床分期(参考St. Jude NHL分期系统)

Ⅰ期:除外纵隔或腹部起源的单个淋巴结区或结外部位受累。

Ⅱ期:横膈同侧病变,≥单个淋巴结或淋巴结外肿块伴区域淋巴结浸润;胃肠道原发(通常为回盲部)病变,伴或不伴相关肠系膜淋巴结受累,手术已完全切除。

Ⅲ期:肿瘤累及横膈两侧;原发于纵隔;所有未能手术切除的广泛腹腔病变;所有脊柱旁或硬膜外肿瘤。

Ⅳ期:有中枢浸润或骨髓浸润。

(四)病理分型(参考2008年WHO分类分型标准)

1. 前驱淋巴母细胞型:此型在细胞形态学、免疫表型、细胞遗传学特点以及临床表现等方面与急性淋巴细胞白血病相似。免疫表型多为T细胞型,少数为B细胞型。T细胞型大多存在纵隔肿块,常有颈及锁骨上淋巴结肿大,易累及骨髓、中枢神经系统及睾丸。B细胞型常侵犯骨、皮肤、骨髓和淋巴结。

2. 成熟B淋巴细胞型:①Burkitt淋巴瘤EB病毒感染在Burkitt淋巴瘤的发生、发展中起着重要作用。临床特点为淋巴结外受累,特别易累及胃肠道及腹部、腹膜后、盆腔内、肾脏、性腺、甲状腺及中枢神经系统;②弥漫大B细胞型;③纵隔(胸腺)原发大B细胞型;④ALK^+大B细胞型;⑤B细胞型未能进一步分类;⑥儿童结节性边缘区B细胞淋巴瘤;⑦儿童滤泡型淋巴瘤。

3. 成熟T/NK淋巴细胞型:①ALK^+T细胞性间变大细胞型淋巴瘤;②ALK^-T细胞性间变大细胞型淋巴瘤;③结外T/NK细胞淋巴瘤-鼻咽部;④儿童全身性EBV阳性T/NK细胞型淋巴组织细胞增生性疾病(与慢性活动性EBV感染有关);⑤痘

疱样淋巴瘤；⑥外周 T 细胞性淋巴瘤。

【治疗】

治疗原则：

1. 治疗方法以化疗为主，化疗应根据病理和免疫分型、不同的临床分期及分组采取相应治疗方案，NHL 并白血病者可按急性淋巴细胞白血病方案化疗。

2. 不推荐常规放疗，在有中枢浸润、脊髓肿瘤压迫症、化疗后局部残留病灶、姑息性治疗等情况时可酌情考虑放疗。

3. 手术治疗主要用于组织活检、肠梗阻等急腹症、化疗后的二次活检及手术。

4. 二次手术病理仍见肿瘤细胞者在化疗结束后可考虑自体干细胞移植。

常用化疗方案：参见中华医学会儿科学分会血液学组 2011 年制定的《儿童非霍奇金淋巴瘤诊疗建议》。

（一）成熟 B 淋巴细胞型化疗方案

适应证：①未治的成熟 B-NHL；②ALK^+ 或 ALK^- 的 T 细胞间变大细胞型 NHL；③各脏器功能基本正常；④无先天性免疫缺陷病、无器官移植史、非第二肿瘤。

分组：①Rl 组：手术已完全切除肿块的Ⅰ、Ⅱ期，乳酸脱氢酶（LDH）正常。②R2 组：LDH 小于正常 2 倍的Ⅰ、Ⅱ期，手术未完全切除。③R3 组：Ⅲ、Ⅳ期。或 LDH 大于正常 2 倍。④R4组：2 个疗程未获完全缓解者。

1. Ⅰ期～Ⅱ期：Rl 组 A 方案+B 方案+A 方案共 3 个疗程，R2 组 A 方案和 B 方案交替使用共 5 个疗程。①A 方案：同Ⅲ～Ⅳ期。②B 方案：异环磷酰胺（IFO）每次 1200mg/m^2，静脉滴注 2h，d1～5，同时用美斯纳预防出血性膀胱炎，300mg/（m^2·次），于 IFO 后 0，3，6，9 小时静推，并给予碱化、水化；依托泊苷（VP-16）每次 60mg/m^2，静脉滴注 2h，d1～3；甲氨蝶呤 300mg/m^2，静脉滴注 3h，d1；长春新碱（VCR）每次 1.5mg/m^2（最大量 2mg），iv，d8；泼尼松（P）每天 60mg/m^2，分 2～3 次口服，d1～7。③开始化疗后三联鞘注（药物剂量及用法同 ALL），每次化疗鞘注 1 次，R2 组在 A 方案 d8 加做 1 次鞘注。

2. Ⅲ～Ⅳ期：R3 组 依次行 P 方案，A 方案，BB 方案后评估，完全缓解者重复 A 方案，BB 方案各 2 次。未完全缓解者即为 R4 组，加用 2 次 CC 方案，并考虑局部残留病灶放疗或手术。有 CD20 抗原表达的 B-NHL 还可选用抗 CD20 单克隆抗体美罗华治疗。中枢神经系统肿瘤浸润防治同以上 T 细胞型。

(1) P 方案（3～7d 接 A 方案）：环磷酰胺（CTX）每次 300mg/m^2，静脉滴注，d1；长春新碱（VCR）每次 1.5mg/m^2（最大量 2mg），iv，d1；泼尼松（P）每天 45mg/m^2，分 2～3 次口服，d1～7。三联鞘注 d1。

(2) A 方案：环磷酰胺（CTX）每次 800mg/m^2，静脉滴注 2h，d1，每次 200mg/m^2，静脉滴注 2h，d2，3，4；长春新碱（VCR）每次 1.5mg/m^2（最大量 2mg），iv，d1，8，15；阿霉素（ADM）每次 20mg/m^2，静脉滴注 2h，d1，2；阿糖胞苷（Ara-C）每次 500mg/m^2，iv，每 12 小时 1 次，d1；泼尼松（P）每天 60mg/m^2，分 2～3 次口服，d1～7。再次使用 A 方案时阿糖胞苷剂量增至每次 1500mg/m^2。三联鞘注 d1，8。

(3) BB 方案：异环磷酰胺（IFO）每次 1200mg/m^2，静脉滴注，d1～5，同时用美斯纳预防出血性膀胱炎，300mg/（m^2·次），于 IFO 后 0，3，6，9 小时静推，并给予碱化、水化；依托泊苷（VP-16）每次 60mg/m^2，静脉滴注 2h，d1～3；长春新碱（VCR）每次 1.5mg/m^2（最大量 2mg），iv，d8；泼尼松（P）每天 60mg/m^2，分 2～3 次口服，d1～7。此外，同时用大剂量甲氨蝶呤 3g/m^2，d1。每疗程的 1/10 量（总量不超过 500mg/次）作为突击量在 30 分钟内快速静脉滴入，余量于 23.5h 均匀滴入。突击量 MTX 滴入后 0.5～2 小时内，行三联鞘注 1 次。开始滴注 MTX 42h 后用四氢叶酸钙（CF）解救，剂量为每次 15mg/m^2，静脉或肌内注射，以后每 6h 1 次，根据血 MTX 浓度调整 CF 解救剂量及次数，直至浓度<0.1μmol/L。若担心化疗太强，也可将其放在以上化疗结束后再用。HDMTX 治疗前 3 天开始口服碳酸氢钠片或治疗前一天静脉滴注 5% 碳酸氢钠以碱化尿液，使尿 pH≥7。用 HDMTX 当天及后 3 天需水化、碱化治疗，液体量为每日 3000ml/m^2，5% 碳酸氢钠为每天 3～5ml/kg。三联鞘注 d1、8。

【附】

42h 四氢叶酸钙的解救剂量(mg)=[(甲氨蝶呤浓度 μmol/L−1)×15+30]×体表面积;72h 四氢叶酸钙的解救剂量(mg)=[(甲氨蝶呤浓度 μmol/L−0.1)×150+30]×体表面积。

(4) CC 方案:顺铂(DDP)每次 $100mg/m^2$,静脉滴注 2h,d1,用顺铂当天及后三天应给予碱化、水化治疗;地塞米松(Dex)$12.5mg/m^2$.d,分 2~3 次口服,d1~5,依托泊苷(VP-16)每次 $100mg/m^2$,静脉滴注 2h,d3~5;阿霉素 $30mg/(m^2 \cdot d)$,静脉滴注 2h,d1。三联鞘注 d1,8。

(二) 前驱淋巴母细胞型 NHL 化疗方案

适应于①前驱 B 淋巴母细胞型淋巴瘤;②前驱 T 淋巴母细胞型淋巴瘤;③骨髓幼稚细胞<30%;④无先天性免疫缺陷病;无器官移植史;非第二肿瘤。分组:①低危组:Ⅰ、Ⅱ期;②高危组:Ⅲ、Ⅳ期。诱导第 33 天肿瘤缩小少于 70% 或 63 天评估局部残留仍有肿瘤细胞进入高危急淋白血病方案治疗。

1. 低危组:依次行 VALP 诱导、CAT 2 次及 HDMTX-CF 后进入维持治疗,至 2 年停药。

(1) 化疗方案:①VALP 方案:长春新碱(VCR)每次 $1.5mg/m^2$(最大量 2mg),iv,d1,8,15;泼尼松(P)每天 $45mg/m^2$,分 2~3 次口服,d1~28,然后一周内减停;阿霉素(ADM)每次 $30mg/m^2$,iv,d1,8,15;左旋门冬酰胺酶(L-ASP)每次 $6000 \sim 10000U/m^2$,静脉滴注或肌内注射,d1,3,5,7,9,11。②CAT-2 方案:同Ⅲ~Ⅳ期。③大剂量甲氨蝶呤-四氢叶酸钙(HDMTX-CF)疗法:同高危组,连续 4 次。

(2) 维持治疗:方案同高危组,至 2 年停药。

(3) 三联鞘注(药物剂量及用法同 ALL)诱导期间 d1,15,29;CAT d10×2 次;方案 M 4 次;维持阶段每 8 周 1 次,Ⅰ、Ⅱ期总鞘注次数 11 次。

2. 高危组:依次行 VALP 诱导、CAT×2 次、HDMTX-CF×4 次、VALD 再诱导、CAT×1 次后进入维持,至 2.5 年停药。

(1) VALP 诱导方案:长春新碱(VCR)每次 $1.5mg/m^2$(最大量 2mg),iv,d8,15,22,29;泼尼松(P)每天 $60mg/m^2$,分 2~3

次口服，d1～28，然后9天减停；柔红霉素（DNR）每次30mg/m^2，iv，d1，8，15（条件允许时d29可加1次）；左旋门冬酰胺酶（L-ASP）每次6000U/m^2，静脉滴注或肌内注射，d9，12，15，18，21，24，27，30共8次。三联鞘注d1，15，29（CNS+，加d8，22）。

（2）CAT方案×2次：环磷酰胺（CTX）每次1000mg/m^2，iv，d1，美斯纳400mg/（m^2·次），于CTX后0，4，8h静推，并给予碱化、水化；阿糖胞苷（Ara-C）75g/m^2·d，皮下注射，qd，d3～6，d10～13，；硫鸟嘌呤（6-TG）或巯基嘌呤（6-MP）每50mg/m^2，睡前口服，d1～14。三联鞘注d10。

（3）大剂量甲氨蝶呤-四氢叶酸钙（HDMTX-CF），即方案M：甲氨蝶呤（MTX）5g/m^2，每疗程的1/10量（总量不超过500mg/次）作为突击量在30分钟内快速静脉滴入，余量于23.5h均匀滴入，d8，22，36，50共4次。甲氨蝶呤浓度监测及四氢叶酸钙解救注意事项同前。在用HDMTX治疗同时，每天用硫鸟嘌呤（6-TG）或巯基嘌呤（6-MP）25mg/m^2，睡前口服，d1～56。期间若排泄延迟应适当减量和延期化疗。

（4）VALD再诱导：长春新碱（VCR）每次1.5mg/m^2（最大量2mg），iv，d1，8，15，22；阿霉素（ADM）每次30mg/m^2，iv，d1，8，15，22；左旋门冬酰胺酶（L-ASP）每次10000U/m^2，静脉滴注或肌内注射，d1，3，5，7，9，11；地塞米松（D）每天10mg/m^2，分2～3次口服，d1～7，d15～21。

（5）维持治疗6-TG（6-MP）+MTX：6-TG或6-MP每天50mg/m^2，睡前口服，连续服用；MTX每次20mg/m^2，1周1次，连续服用。然后每8周加用VCR 1次，1.5mg/m^2（最大量2mg），iv；地塞米松6mg/m^2，分2～3次口服，共5天。重复使用，治疗总时间24月。

（6）三联鞘注（药物剂量及用法同ALL）诱导期间3～5次；CAT 2次；方案M 4次；再巩固期间2次；维持阶段每8周1次。Ⅲ、Ⅳ期总鞘注次数17次，如有神经系统受累，总次数增加到20次。必要时做头颅放疗。

【疗效判断】

应根据原发部位及浸润部位选择相应的影像及细胞学检查进行评估。

1. 完全缓解(complete remission,CR):CT/MRI、脑脊液及体检均未发现残留肿瘤迹象,骨髓涂片<5%幼稚淋巴细胞、或经病理证实残留病灶无肿瘤细胞,并维持1个月以上。

2. 部分缓解(partial remission,PR):肿瘤缩小>50%,但未达CR,无新发或重新进展病灶,骨髓涂片<5%幼淋巴细胞、脑脊液必须无肿瘤细胞,并维持在1个月以上。

3. 无进展(progress free,PF):所有可检测病灶减少<50%,无新发病灶或重新进展。

4. 进展(disease progress,DP):原有疾病状态基础上的进展或出现新病灶。

(刘爱国)

神经母细胞瘤

神经母细胞瘤(neuroblastoma,NB)是一种起源于交感神经节和肾上腺髓质细胞的肿瘤,可发生于交感神经链的任何部位和任何有交感神经组织处,以腹部最常见,其次为盆腔、胸、颈,也可发生在鼻、下颌、小肠等特殊部位。儿童恶性肿瘤发病率的第四位,占小儿肿瘤的8%~10%,占儿童癌症病死率的15%。本病发病年龄早,肿瘤原发灶隐蔽,临床表现多种多样,早期不易发现,就诊时多已发生全身转移,故治疗效果较差。但本病在1岁以下(尤其是6个月以下,ⅣS期)患儿具有独特的生物学特性,有自然消退的可能,可密切观察,预后较好。

【诊断】

(一) 临床表现

1. 全身表现:发热、食欲不振、贫血、乏力、消瘦等。均为非特异性表现,且早期不明显。

2. 肿瘤表现

（1）原发肿瘤灶最常见于腹部，常以腹部包块就诊；其次为纵隔肿块，可以咳嗽、呼吸困难、Horner 综合征（表现为同侧上睑下垂，眼球凹陷，瞳孔缩小，面部发红，双眼大小不一）就诊；再次为颈部和盆腔肿块。

（2）由于该病原发灶隐蔽，约 70% 病例确诊时已发生全身转移，故常以转移灶症状为首发表现，常见转移部位为骨、骨髓、肝、皮肤和淋巴结。骨转移以颅骨、盆骨和四肢长骨多见，表现为突眼及眼周青肿、骨痛、行走困难等，亦可见局部骨性隆起。有骨转移者多伴有骨髓转移，引起全血细胞减少，出现发热、贫血、出血等症状。皮肤转移多见于婴幼儿，表现为皮下肿瘤结节。

3. 少见表现

（1）顽固性腹泻：为肿瘤产生的血管活性小肠肽引起，表现为顽固的慢性水样泻；切除肿瘤后症状立即消失，其因果关系十分明显。

（2）高血压：可由瘤细胞分泌多巴胺、去甲肾上腺素引起；也可为肿瘤压迫肾动脉所致。

（3）斜视-眼震颤-肌阵挛综合征：表现为共济失调，肌阵挛和眼阵挛，症状在睡眠后消失。有时在未发现原发肿瘤以前即出现，易误诊为脑肿瘤。

（二）辅助检查

1. 血象：多数病例可见不同程度的贫血，白细胞和血小板在早期变化不大，晚期可下降。骨髓中瘤细胞占优势时，外周血可见散在的肿瘤细胞。

2. 骨髓象：神经母细胞瘤极易发生骨髓转移，故骨髓穿刺检查发现瘤细胞对诊断有重要价值。典型者转移瘤细胞聚集成团，呈菊花状排列。若瘤细胞少而分散，则不易与其他转移瘤鉴别，需做相关检查协助诊断。

3. 儿茶酚胺代谢产物测定：神经母细胞瘤虽由胚胎细胞组成，但瘤细胞仍可合成儿茶酚胺，其代谢产物由尿排出。香草扁桃酸（VMA）是肾上腺素与去甲肾上腺素的代谢产物，高香草酸

(HVA)是多巴胺的代谢产物,因此尿 VMA 和(或)HVA 增高是诊断本病的重要依据,同时并多次检测尿 VMA 和 HVA 水平可使诊断率达 90%以上。血清 VMA、HVA 的检测更为敏感、可靠。动态观察 VMA 和(或)HVA 水平还可了解病情变化,有助于指导治疗及判断预后。国际 NB 组织拟定每毫克肌酐中 VMA 和(或)HVA 的量(μg)大于同年龄组小儿正常均值 3 个标准差为增高。另 VMA/HVA 比值大于 1.5,提示预后良好。

4. 血神经元特异性烯醇化酶(NSE)检测:NB 肿瘤细胞可产生 NSE,血清中能检出,较尿 VMA 和(或)HVA 测定更为敏感,动态观察也有助于指导治疗及判断疗效。

5. 病理学与免疫组织化学染色检查:病理学检查 NB 细胞为小圆形肿瘤细胞。因 NB 肿瘤细胞表达 NSE 及神经节苷酯(GD2),活检组织还可采用 NSE 及 GD2 单克隆抗体进行免疫组化染色,阳性有利于与其他肿瘤相鉴别。

6. 分子遗传学检测

(1) N-myc 癌基因扩增,为高危和预后不良的指标。

(2) 染色体异常和 DNA 指数:常见为 1 号染色体短臂基因缺失,其他还有 14q 和 11q 基因缺失、17q 添加。

7. 影像学检查

(1) X 线平片:可见骨质破坏的骨转移灶及较大肿瘤的钙化影。

(2) 超声波检查:可有助于发现腹部隐匿病灶。

(3) CT 及 MRI:对纵隔及腹腔内较小的原发肿瘤的检出率较高。

(4) SPECT、PET/CT:有助于确定转移病灶及分期。

(三) 临床分期

Ⅰ期:肿瘤局限于原发区域;肿瘤完整切除;同侧和对侧淋巴结阴性(包括显微镜下检查)。

ⅡA 期:单侧肿瘤未完整切除;同侧和对侧淋巴结检查阴性(包括显微镜下检查)。

ⅡB 期:单侧肿瘤完整或未完整切除;同侧淋巴结受累,对侧淋巴结阴性。

Ⅲ期：肿瘤浸润超越中线；单侧肿瘤伴对侧淋巴结浸润；或中线肿瘤伴双侧淋巴结受累。

Ⅳ期：肿瘤扩散到远处淋巴结、骨、骨髓、肝或其他器官。

ⅣS 期：为 1 岁以下患儿，局限性原发肿瘤Ⅰ期或Ⅱ期，远处转移仅限于肝、皮肤或骨髓。

影响预后的危险因素（参考美国儿童肿瘤协作组 COG）：临床分期；诊断时患儿年龄（<1 岁或≥1 岁）；MYCN 基因拷贝数；Shimada 组织病理学分类；DNA 指数。

【治疗】

（一）治疗原则

Ⅰ期主要采用手术切除，肿瘤完整切除后不需放疗和化疗；Ⅱ、Ⅲ期争取肿瘤完整切除或大部肿瘤切除，术后放疗和（或）化疗。若肿瘤巨大者，宜先行放疗和（或）化疗，待肿瘤缩小后再行手术；Ⅳ期主要采用化疗，近年来也有用抗 GD2 单克隆抗体或细胞毒性 T 细胞（CTLs）治疗。ⅣS 期患儿因有自然消退的可能，可密切观察，不予治疗或仅做局部肿瘤切除。

（二）常用化疗方案

1. ⅡA 及ⅡB 期或小于 1 岁的Ⅲ、Ⅳ期：CA 方案 5 个疗程，未达缓解者可改用 PE 或 OPEC 方案，或交替使用。必要时延长治疗时间至 6~12 个月。

（1）CA 方案：C（环磷酰胺，CTX）每次 $150mg/m^2$，iv，d1~7；A（阿霉素，ADM）每次 $35mg/m^2$，iv，d8。每 4 周重复 1 次。

（2）PE 方案：P（顺铂，DDP）每次 $100mg/m^2$，iv，d1；E（依托泊苷，VP-16）$100~150mg/m^2$，iv，d3。每 4 周重复 1 次。

2. 大于 1 岁的Ⅲ、Ⅳ期：宜选用以下更强烈的化疗方案，交替使用。待原发病灶缩小、转移灶消失后（约 3~6 个疗程）再手术切除肿瘤。术后继续化疗，共 1.5~2 年，维持化疗后期也可采用 CA 方案或 PE 方案。

（1）OPEC 方案：O（长春新碱，VCR）每次 $1.5mg/m^2$（最大量 2mg），iv，d1；P（顺铂，DDP）每次 $100mg/m^2$，iv，d2，用顺铂当天及后三天应给予碱化、水化治疗；E（依托泊苷，VP-16）每次

150mg/m^2,iv,d4;C(环磷酰胺,CTX)每次 600~800mg/m^2,iv,d1。每 4 周重复 1 次。

(2) OJEC 方案:P(顺铂,DDP)改为 J(碳铂 Carboplatin)500mg/m^2,静脉滴注 1h,d1。

(3) OPAC 方案:E(依托泊苷,VP-16)改为 A(阿霉素,ADM)每次 30mg/m^2,iv,d4。每 4 周重复 1 次。

(4) 大剂量顺铂+替尼泊苷(VM-26)方案:顺铂每次 40mg/m^2,iv,d1~5;VM-26 每次 100mg/m^2,iv,d1~5。每 4 周重复 1 次。

(三) 放疗

放疗在 NB 治疗中的作用不如手术与化疗。主要用于:①控制不能完全切除的局限化肿瘤及化疗不能完全控制的肿瘤。②对不能作手术切除的肿瘤引起的疼痛或器官功能异常作姑息治疗。③由于ⅣS 期对一般低剂量的放疗有效,故也可进行放疗。

(四) 自体造血干细胞移植

目前认为造血干细胞移植可降低神经母细胞瘤肿瘤复发的危险,延长生存期,5 年 DFS 可达 50%~65%。

(五) 诱导分化与免疫生物学治疗

维 A 酸、γ-干扰素等诱导分化剂可试用于ⅣS 期及强烈化疗或 HSCT 后体内肿瘤负荷明显减少时,但临床尚无肯定疗效。

【预后】

1 岁以内婴儿Ⅰ期和Ⅳs 期预后较好。Ⅰ期、Ⅱ期治疗后,2 年生存率可达 90% 以上,Ⅲ期、Ⅳ期预后较差。神经母细胞瘤容易发生转移,诊断时多数已为Ⅲ期、Ⅳ期,总体来说,神经母细胞瘤预后不理想。

(刘爱国)

肾母细胞瘤

肾母细胞瘤(nephroblastoma)又称威尔姆斯瘤(Wilms'

tumor,WT),是婴幼儿最常见的恶性实体瘤之一,发病高峰为3岁。它也是应用现代综合治疗技术(化疗、手术、放疗等)最早且疗效最好的恶性实体瘤之一,生存率已从20世纪30年代的30%飞跃到如今85%以上。

【诊断要点】

(一) 临床表现

1. 腹部肿块:早期无症状,腹部肿物常为首发症状,约占90%以上,多在为患儿洗澡时偶然发现。典型的症状是:虚弱婴幼儿腹部有大肿块"罗汉肚"。肿块质地坚硬,表面可有结节,无明显压痛,晚期肿块固定不动。

2. 腰痛或腹痛:20%~30%病例有腰部或腹部疼痛,可表现为局部不适甚或绞痛,可能因肿瘤侵袭或瘤内坏死、出血或输尿管梗阻所致。如急性疼痛伴有发热、腹部肿物、贫血、高血压,常为肿瘤肾包膜下出血。肿瘤腹腔内破裂可表现为急腹症。

3. 血尿:不常见,可在病程晚期出现。血尿的发生系肿瘤组织侵及肾盂继发出血所致,表明肿瘤呈侵袭性生长,预后较差,出血程度与肿瘤大小无关。一般肉眼血尿少见,但75%病例可有镜下血尿。

4. 消瘦和贫血面容和不规则发热。

5. 高血压:见于成年患者及部分病儿。主要因肾组织受压,肾素分泌过多所致。

6. 先天性虹膜缺乏:发生率约为1.4%,又称为无虹膜-肾母细胞瘤综合征。

7. 其他症状:消化道可出现恶心、呕吐、腹胀等梗阻症状;或有下肢水肿、腹水及精索静脉曲张,系肿瘤压迫下腔静脉所致。

8. 与肾母细胞瘤有关的先天畸形包括:①WAGR(Wilms' tumor,aniridia,genital anomalies,mental retardation)综合征,表现为Wilms瘤、无虹膜、生殖泌尿道畸形和智力迟钝。病人常发生染色体11p13的缺失;②Denys-Drash综合征,特点为性腺不发育、肾脏病变并导致肾功能衰竭为特点。遗传学异常主要是WT-1基因的突变;③Beckwith-Wiedemann综合征,特征为器官肥大、偏身肥大、肾上腺皮质细胞肥大,并容易发生Wilms瘤和软组织肉瘤，常出现染色体 11p15.5 的缺失。

（二）影像学检查

B 超为发现腹部肿块的首选检查手段；胸、腹部 CT 可进一步明确肿块来源、周围解剖关系，以及有无转移灶；若病理类型为肉瘤样，还应行头颅 MRI、全身骨扫描及骨髓涂片检查明确转移及分期。

（三）实验室检查

检测尿 VMA 和 HVA 以鉴别神经母细胞瘤；常规血常规、生化检查了解重要脏器功能，以及有无贫血和红细胞增多症；肌酐清除率和肾小球滤过率了解泌尿系受累情况。

（四）临床分期

Ⅰ期：肿瘤局限于肾包膜内，完整手术切除，切除边缘无肿瘤残留依据，肾窦血管未受累或手术活检时无包膜破裂，无其他微量肿瘤残留依据。

Ⅱ期：肿瘤超出肾脏范围，但能完整切除，切除边缘无肿瘤残留依据，但有微量肿瘤残留的可能。包括下列情形之一：肿瘤穿透包膜；侵犯肾窦肾盂及输尿管；超出肾门的肾血管内侵犯；活检（细针穿刺除外）局限于侧后腹膜的术前或术中破溃。

Ⅲ期：局限于腹部的非血行转移性肿瘤，有术后肿瘤残留依据，包括：腹部或盆腔的淋巴结侵犯（肾门、主动脉旁）；肿瘤穿透腹膜表面；腹膜种植；术中镜下发现切除边缘肿瘤存在；因肿瘤浸润重要组织未能完全切除；超出侧后腹膜的术前、术中破溃。

Ⅳ期：血行转移（肺、肝、骨骼、脑等）。

Ⅴ期：双侧肾脏肿瘤。

【病理分型】

病理分型 WT 是起源于原始后肾胚基的恶性混合瘤，主要含有胚基、间质和上皮 3 种主要成分。按照以上 3 种组织成分所占比例不同可以分为 4 种亚型，分别为胚基型、间质型、上皮型和混合型。

美国肾母细胞瘤研究组（National Wilms' Tumor Study Group，NWTSG）根据组织学特点结合细胞分化程度分为分化不良型(预后不良型,UFH)和分化良好型(预后良好型,FH)。UFH包括间变型WT、肾透明细胞肉瘤、肾横纹肌样瘤。FH包括无间变的和其他具有高级分化的肾脏肿瘤。

【鉴别诊断】

肾母细胞瘤的鉴别诊断极为腹部肿块的鉴别诊断,主要包括肾细胞癌、神经母细胞瘤、畸胎瘤和淋巴瘤等恶性肿瘤,以及肾积水、肾囊性变、胆总管囊肿等良性病变。

【治疗】

治疗原则:主张手术、放疗及化疗联合应用。一般先手术、估计手术完整切除困难者,应先仅作活检,病例确诊后先化疗,在手术、再放疗。

1. 术前治疗:不主张术前常规放疗;术前化疗有争议,可导致误诊,NWTSG不主张术前化疗,但对于用于瘤体巨大已侵犯其他重要器官难以手术的晚期病例可考虑,但也要尽早明确诊断。

2. 化疗方案(参考WT-99方案-《中华儿科杂志》2003;NWTSG-5方案-《中国小儿血液与肿瘤杂志》2007):

(1) Ⅰ期FH型和间变型或Ⅱ期FH型使用EE-4A方案共18周,不放疗。

EE-4A方案:即ACTD+VCR,术后5天内给予放线菌素(ACTD)15 μg/(kg·d),d1~5,静脉滴注,以后每3周1次,即第3,6,9,12,15,18周各1次,每次连用5天;术后d7起,长春新碱(VCR)1.5mg/(m^2·d),静脉注射,每周1次,10周后续以VCR 1.5mg/(m^2·d)静脉注射,第12,15,18周各1次。

(2) Ⅲ、Ⅳ期FH型和Ⅱ-Ⅳ期局灶性间变型使用DD-4A方案共54周,手术后放疗。

DD-4A方案:ACTD+VCR,术后5天内给予ACTD 15 μg/(kg·d),d1~5,静脉滴注,以后每6周1次,即第6,12,18…54周各1次,每次连用5天;术后d7起,VCR 1.5mg/(m^2·d),静脉注射,每周1次,10周后续以VCR 1.5mg/(m^2·d)静脉注射,第12,15,18…54周各1次。

(3) Ⅱ-Ⅳ期弥漫间变型使用J方案,65周。

J方案:ACTD+VCR+ADM+CTX,术后5天内给予ACTD

15μg/(kg·d),d1~5,静脉滴注,以后每13周1次,即第13,26,39,52,65周各1次,每次连用5天;术后d7起,VCR 1.5mg/(m^2·d),静脉注射,每周1次,10周后和ACTD同步,分别于第13,26,39,52,65周同等剂量使用,每周2次,d1,5;第6周起,阿霉素(ADM)20mg/(m^2·d),静脉滴注,每天1次,d1~3,以后每13周重复,即第6,19,32,45,58周给药;第6周起,环磷酰胺(CTX)10mg/(kg·d),静脉滴注,每天1次,d1~3,以后每6~7周重复给药,即第6,13,19,26,32,38,45,52,58,65周给药。

(4) 复发病例化疗:如果原方案只有ACTD+VCR,可考虑加用ADM和/或CTX,如原方案已经包括ADM,可考虑EC或ED含VP-16、顺铂或顺铂、环磷酰胺或异环磷酰胺等二线用药。

EC方案:依托泊苷(VP-16)100mg/(m^2·d),静脉滴注,d1~5;CTX 800~1000mg/(m^2·d),静脉滴注,d1;每3周重复1疗程。

ED方案:VP-16 125mg/(m^2·d),静脉滴注,d1~5;顺铂(DDP)75mg/(m^2·d),静脉滴注,d1;每3周重复1疗程。

3. 关于放疗:WT对放疗十分敏感,属综合治疗一部分,但由于放疗对患儿生长发育,特别是对放疗野内脊柱、软组织和性腺器官发育有严重的远期影响,使远期生活质量下降,所以严格掌握适应证,年龄在6个月以内的患儿各种情况下均不适于放疗。术前放疗适用于曾用化疗而效果不明显的巨大WT。术后放疗目前用于FH型Ⅲ、Ⅳ期和UFH型Ⅱ-Ⅳ期,且术后10天内放疗对改善预后有重要意义。

【预后】

一般年龄小于2岁且肿瘤重量小于550g者预后较好。肾母细胞瘤的组织学分型和临床分期与预后关系密切,Ⅰ期、Ⅱ期的FH类型4年存活率接近90%,但Ⅳ期及UFH类型预后不良。

(刘爱国)

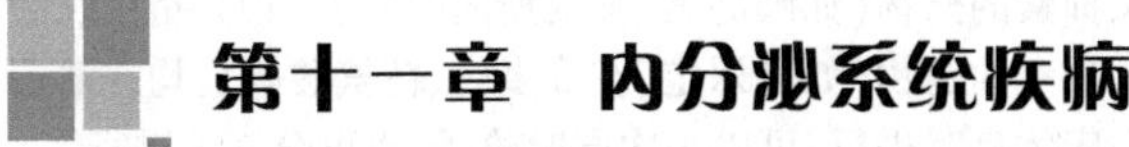

第十一章　内分泌系统疾病

生长激素缺乏症

生长激素缺乏症(growth hormone dificiency,GHD)是因垂体前叶合成和分泌的生长激素部分或完全缺乏,使得患儿身高处于同年龄、同性别正常儿童生长曲线第3百分位数以下,或低于正常平均值减两个标准差。

【诊断】

(一)临床表现

1. 生长落后:出生时身长、体重正常,常在1岁以后生长速度减慢,身高落后较体重落后更明显,生长速率<5cm/年,体型匀称(身体上、下部量比例与实际年龄相仿)。

2. 智能发育正常。

3. 骨成熟延迟:根据左手腕、掌、指骨骨化中心出现的数目、大小、形态和时间确定骨龄,GHD者一般落后实际年龄2年以上,但与其身高年龄相仿。

4. 头稍大而圆,毛发少而质软,皮肤细腻,面容幼稚,前额略突出,下颌小,牙齿萌出延迟,胸腹部皮下脂肪较多。

5. 多数患儿青春期发育延迟。

6. 部分患儿除生长激素缺乏外,还同时伴有一种或多种垂体激素的缺乏,出现相应的表现,如伴有抗利尿激素(ADH)缺乏,表现为尿崩症;促甲状腺激素(TSH)缺乏,则有甲状腺功能低下的表现;促肾上腺皮质激素(ACTH)缺乏时,可引起肾上腺皮质功能不足的表现,发生低血糖;促性腺激素缺乏者,到青春期仍无性器官和第二性征缺如。

(二)实验室检查

1. 生长激素刺激试验:由于生长激素呈脉冲式分泌,受多种因素影响,因此单次测定血清 GH 无助于诊断,目前多主张选择作用方式不同的两种药物进行 GH 激发试验:即一种抑制生长抑素的药物(如胰岛素、吡啶斯的明)与一种兴奋生长激素释放激素的药物(如可乐定、左旋多巴、精氨酸等),均在清晨空腹卧床休息时进行,可以一次同时给予,也可分 2 天进行。

(1) 可乐定试验:口服剂量 4μg/kg,一次口服。

(2) 左旋多巴试验:口服剂量 10mg/kg(不超过 500mg),一次口服。

(3) 胰岛素试验:静脉注射 0.075U/kg,一次给予。

(4) 精氨酸试验:静脉点滴剂量 0.5g/kg(不超过 30g),用注射用水稀释成 5%~10%溶液,30min 内均匀滴入。

以上试验均于用药前(即 0 分钟)和用药后 30 分钟、60 分钟、90 分钟、120 分钟分别采静脉血测定 GH,胰岛素试验还需加 15 分钟采血,进行血糖检测,当血糖降至空腹血糖的一半以下时,所测数据始为有效。

结果判断:GH 峰值>10μg/L 为正常;若<10μg/L 为异常。每个患儿需进行两种或两种以上试验才能确立诊断,凡一种试验为正常反应即可排除 GH 缺乏;当两项试验 GH 峰值均<5μg/L 时为 GH 完全缺乏;GH 峰值在 5~10μg/L 之间时为 GH 部分缺乏。

2. 除 GH 外,常同时检测 IGF-1 和 IGFBP-3,二者主要受 GH 调节且血水平相对稳定,故能较好反映内源性 GH 分泌状态。

3. 若患儿存在多种垂体激素缺乏时,则视需要检测 TSH、T_4、ACTH、皮质醇及 ADH 等。青春期患儿还需进行 LHRH 刺激试验,以判断是否有促性腺激素缺乏情况。

(三) 特殊检查

拍摄左手腕、掌、指骨正位 X 线片,以判断骨龄。头颅 CT 或 MRI 检查,了解垂体下丘脑的病变情况,同时可排除颅内肿瘤等。

【鉴别诊断】

引起生长落后的原因很多,需与生长激素缺乏症鉴别的主要有:

1. 家族性矮身材:身高常在第 3 百分位数左右,但其增长速率>5cm/年,骨龄和年龄相称,智能和性发育均正常,父母身材往往矮小。

2. 体质性青春期延迟：青春期前生长缓慢，骨龄落后，但身高与骨龄一致，性发育年龄延迟，一旦开始发育，生长迅速，可达正常身高，父母一方往往有青春发育延迟病史。

3. 特发性矮身材：病因不明，出生时身高、体重正常，生长速率<5cm/年。GH 峰值正常，IGF-1 水平正常，骨龄正常或延迟。无明显的慢性器质性疾病，无心理和严重的情感障碍。

4. 宫内生长迟缓（小于胎龄儿）：出生时体重低于同胎龄第 10 百分位数，约有 15% 左右的小于胎龄儿到 2 岁左右未能实现生长追赶，身高仍小于正常身高的第三百分位，此类患儿大部分并不缺乏生长激素，而是生长激素神经分泌紊乱。

5. 染色体疾病：Turner 综合征除身材矮小外，还可能存在性发育不全、颈短、颈蹼、肘外翻等，染色体检查可确诊。唐氏综合征除身材矮小外，同时有智能落后、特殊面容等特征。可通过染色体核型分析确诊。

6. 全身疾病：包括心、肝、肾等慢性疾病，长期营养不良，遗传代谢病如糖原累积病、黏多糖病等，各种骨、软骨发育不全等。

【治疗】

1. GH 替代治疗：基因重组人生长激素（rhGH）已广泛用于本症的治疗，目前大都采用 0.1～0.15U/（kg · d），每晚睡前皮下注射一次，每周 6～7 次的方案，一般将患儿的靶身高作为指标来决定总疗程，也有将身高年增长率作为停药指征，即年增长率≤2.5cm 时，或骨骺基本闭合时停药。

2. 合成代谢激素：因各种原因不能应用 rhGH 时，可选用氧甲氢龙、氟羟甲睾酮和苯丙酸诺龙等。还有司坦唑醇（吡唑甲氢龙，康力龙）每日 0.025～0.05mg/kg。此类药物有促使骨骺提前融合反使最终身高过矮的可能，需严密随访骨龄发育情况，若骨龄落后<3 岁，不宜再用。

3. 可乐定：剂量为 3～5μg/（kg · d）日，3～6 个月为一疗程，除嗜睡外，无其他不良反应，需夜间临睡前服用。

4. 适当使用钙、锌等营养药物。

5. 若有其他垂体激素缺乏，选用相应激素治疗。

【随访】

使用生长激素治疗者建议每 3 个月随访一次:测量身高以评估生长速率,此外还要进行 IGF-1、IGFBP-3、甲状腺功能、血糖和胰岛素等检测,以便及时调整 GH 剂量和早期发现生长激素治疗可能发生的副作用。每年检查一次骨龄,治疗过程中应密切观察性发育情况。

(罗小平)

性 早 熟

性早熟(precocious puberty)指女孩在 8 岁、男孩在 9 岁以前呈现第二性征。性早熟按其下丘脑-垂体-性腺轴功能是否提前发动分为中枢性(促性腺激素释放激素依赖性、真性)和外周性(非促性腺激素释放激素依赖性、假性)两类。

性发育包括生殖器官的形态、功能发育和第二性征发育。性发育常与骨骼发育相平行,性成熟前体格生长加速,随之出现第二性征。近年来,儿童性发育有提前趋势,约 80% 女孩在 13 岁左右出现初潮,男孩首次遗精年龄提前至 13 岁左右。

青春期性发育分期(Tanner 分期)亦称性成熟分级(sexual maturity rating,SMR)(表 11-1)。

表 11-1 青春期性发育分期(Tanner 分期)

分期	乳房(B)	睾丸、阴茎(G)	阴毛(P)	其他
Ⅰ	幼儿型	幼儿型,睾丸直径<2.5cm(1~3ml)	无	
Ⅱ	出现硬结,乳头及乳晕稍增大	双睾和阴囊增大,睾丸长径>2.5cm(4~8ml),阴囊皮肤变红、薄,起皱纹;阴茎稍增大	少数稀疏直毛,色浅;女孩限阴唇处,男孩限阴茎根部	生长增速

续表

分期	乳房(B)	睾丸、阴茎(G)	阴毛(P)	其他
Ⅲ	乳房和乳晕更增大，侧面呈半球状	阴囊、双睾更增大；睾丸长径约3.5cm(10~15ml)，阴茎增长	毛色变深、变粗、见于耻骨联合处	生长速率渐达高峰，女孩出现腋毛；男孩渐见胡须、痤疮、声音变调
Ⅳ	乳晕和乳头增大，侧面观突起于乳房	阴囊皮肤色泽变深；阴茎增长、增粗，龟头发育，睾丸长径约4cm(15~20ml)	如同成人，但分布面积较少	生长速率开始下降，女孩见月经初潮
Ⅴ	呈成人型乳房	成人型，睾丸长径 >4cm(>20ml)	成人型	

【诊断】

（一）临床表现

1. 第二性征提前出现，但性征发育规律和正常青春期发育规律相同。女性患者先是乳房发育，然后阴毛和外生殖器发育，多在乳房开始发育2年后出现初潮。男性患者开始阴茎和睾丸增大，以后出现阴毛发育，常在睾丸开始增大后2年出现变声和遗精。

2. 男孩和女孩在性发育过程中都有身高和体重的快速增长，骨骼成熟加速，由于骨骺过早融合，将影响最终身高。

3. 可有骨龄超前，但无诊断特异性。

（二）实验室检查

1. 基础性激素测定。基础促黄体生成激素(LH)有筛查意义，如 LH<0.1IU/L 提示未有中枢性青春发动，LH>3.0~5.0IU/L 可肯定已有中枢性发动。凭基础值不能确诊时需进行激发试验。

2. 促性腺激素释放激素(GnRH)激发试验。血浆促性腺激素即促卵泡生成素(FSH)和促黄体生成素(LH)基础值可高于正常,但不易判断,必须借助促性腺激素释放激素(LHRH)刺激试验来测定其反应峰值。以 GnRH 2.5~3.0μg/kg(最大剂量 100μg)皮下或静脉注射,于注射的 0、30、60 和 90min 测定血清 LH 和 FSH 水平。用化学发光法测定,LH 峰值>3.3~5.0IU/L 是判断真性发育的界点,同时 LH/FSH 峰值比>0.6 时,可认为其性腺轴功能已经启动。

(三) 特殊检查

1. B 超检查:检查女孩卵巢、子宫发育情况,可见单侧卵巢容积≥1~3ml,并可见多个直径≥4mm 的卵泡。检查男孩睾丸和肾上腺皮质部分,以鉴别外周性性早熟。

2. CT 或 MRI 检查:对疑有颅内肿瘤或肾上腺皮质病变患儿应进行脑部或腹部扫描。

【鉴别诊断】

1. 单纯乳房早发育:起病年龄小,多发生在两岁以前,仅有乳房的早发育而无其他性征发育的表现,亦无骨骼发育提前和月经来潮,促性腺激素释放激素(LHRH)刺激试验中 FSH 峰值明显增高,但 LH 升高不明显。但需注意其可转化为中枢性性早熟,故需定期随访。

2. 假性性早熟:误服含雌激素的药物、食物或含雌激素的化妆品,常有不规则阴道出血,且与乳房发育不相称,乳头、乳晕着色异常加深。男孩出现性发育征象而睾丸容积仍与年龄相称者,应考虑先天性肾上腺皮质增生症、肾上腺肿瘤等。

3. McCune-Albright 综合征:多为女性,由于 Gs 基因缺陷所致,除性早熟外,还伴有皮肤咖啡色素斑和骨纤维发育不良。其性发育规律与中枢性性早熟不同,常先出现阴道流血,而后才有乳房发育等其他性征出现。

【治疗】

1. 对特发性真性性早熟,注意排除家长和患儿的思想顾虑,并加强保护。

2. 促性腺素释放激素类似物(GnRHa):其作用是通过抑制垂体-性腺轴,减少垂体促性腺激素的分泌,从而延缓骨骺的增长和融合,达到改善成年期终身高的目的。目前常用制剂有曲普瑞林和亮丙瑞林的缓释剂,皮下注射或深部肌内注射,首剂 80 ~ 100μg/kg,以后每 4 周 1 次,体重≥30kg 者,曲普瑞林每 4 周肌内注射 3~3. 75mg。已有初潮者首剂后 2 周宜强化 1 次。维持剂量个体化,最大量为 3. 75mg/次。治疗过程中每 3 ~6 个月测量身高以及性征发育状况;每半年复查 1 次骨龄,结合身高增长,预测成年身高改善情况。对疗效不佳者需仔细评估原因,调整治疗方案。为改善成年身高的目的疗程至少 2 年,具体疗程需个体化。一般建议在女孩骨龄达 12 岁,男孩骨龄达 13 岁时停药。

【随访】

每 2~3 个月检测身高、体重、性征发育水平与性激素水平(包括 FSH、LH、E_2、T 等)。

(罗小平)

尿　崩　症

尿崩症(diabetes insipidus,DI)是患儿部分或完全丧失尿浓缩功能,表现为多尿、多饮和排低比重尿。其中因抗利尿激素(antidiuretic hormone,ADH)分泌不足所引起者称为中枢性或下丘脑性尿崩症,较多见。而肾脏对 ADH 不反应所引起者为肾性尿崩症。

【诊断】

(一) 临床表现

1. 以烦渴多饮、多尿症状为主,大多突然起病,夜尿增多或遗尿作为首发症状,强制禁饮水可发生烦躁、低热、脱水,甚至抽搐。

2. 食欲减退,皮肤干燥,病程长久者可有精神委靡、营养不良,甚至生长发育落后。

3. 继发于颅内疾病如感染、肿瘤、损伤等时,可伴有颅内压增高、视野缺损和下丘脑、垂体前叶受损的症状。继发于郎格汉斯细胞组织细胞增生症者,则同时伴有颅骨缺损和突眼。

（二）实验室检查

1. 尿量增多:重症者每日尿量可高达4~10L,尿色清,比重低,多在1.001~1.005,尿渗透压50~200mmol/L,尿蛋白、尿糖阴性。

2. 禁水加压素试验:分两步进行。

（1）第一步(禁水试验):多饮、多尿症状重者于清晨4~6时,否则于前一天晚上7~8时开始禁食禁水,于晨6时排尿后测体重,采尿样和静脉血样测尿、血清渗透压和血钠浓度,以后每小时留尿一次,记录尿量和尿渗透压,同时测体重,直到出现下列任一情况时即进行第二步试验。

1）尿渗透压达到或超过800mmol/L。

2）体重下降达5%。

3）尿渗透压稳定,即相邻2次尿渗透压之差连续2次<30mmol/L。

（2）第二步(加压试验):采血样测血渗透压和血钠,同时皮下注射垂体后叶素水溶液5U(或精氨酸加压素0.1U/kg),注射后根据具体情况每0.5~1小时留尿1次,共2~3次。

判断标准:

1）完全性中枢性尿崩症:禁水后最大尿渗透压小于血清渗透压,注射垂体后叶素后尿渗透压较注射前增高≥50%。

2）部分性中枢性尿崩症:最大尿渗透压大于血清渗透压,注射后尿渗透压较注射前增高9%~50%。

3）肾性尿崩症:最大尿渗透压小于血清渗透压,注射后尿渗透压较注射前增高≤9%。

4）精神性烦渴:最大尿渗透压大于血清渗透压,注射后尿渗透压较注射前增高≤5%。

本试验中须严加观察,防止高钠血症,当患儿有脱水、体重下降达5%时必须终止试验。

3. 血浆ADH测定:直接测定血浆ADH有助于鉴别诊断,重症中枢性尿崩症血浆ADH浓度<0.5ng/L。

（三）特殊检查

影像学检查包括头颅X线片、CT或MRI检查，排除颅内肿瘤。

【鉴别诊断】

对中枢性尿崩症患儿必须寻找可能存在的原发性病灶，并与其他具有多尿症状的疾病相鉴别。禁水试验可区别精神性烦渴与尿崩症，加压素试验可区别中枢性与肾性尿崩症。

1. 高渗性利尿：糖尿病，根据临床表现、血糖、尿渗透压（或比重）即可鉴别。

2. 高钙血症：维生素D中毒、甲状旁腺功能亢进等症可引起。

3. 低钾血症：慢性腹泻、肾小管酸中毒、Bartter综合征等可引起低钾血症，发生多尿。

4. 慢性肾功能不全：有尿常规异常、血肌酐增高等可鉴别。

【治疗】

（一）病因治疗

对有原发病灶的患儿必须针对病因治疗。

（二）激素替代治疗

1. 鞣酸加压素混悬液（长效尿崩停）：0.1～0.3ml/次肌内注射，宜从小剂量开始，视患儿反应调整，以维持3～7天为宜，待患儿多尿症状复现时才第2次给药。

2. 去氨加压素（DDAVP）：剂量为5～15μg/d，配成100μg/ml，每日1～2次鼻腔滴入，婴儿每次自0.5μg，儿童自2.5μg起，逐渐加量直至疗效满意即作为维持量。口服片剂：50～100μg/次，每日1～2次。

（三）其他药物

对部分性ADH缺乏患儿可选用以下药物：

1. 氯磺丙脲：150mg/(m^2·d)，一次口服。

2. 卡马西平：10～15mg/(kg·d)，分次口服。

3. 氯贝特（安妥明）：15～25mg/(kg·d)，分次口服。

4. 氢氯噻嗪（DHCT）：3～4mg/(kg·d)，分3次口服。

（罗小平）

先天性甲状腺功能减退症

先天性甲状腺功能减退症(congenital hypothyroidism)简称先天性甲低,是由于多种先天性原因引起甲状腺激素合成不足而导致的一种临床综合征。

【病因】

先天性甲低分为散发性先天性甲低与地方性先天性甲低两大类。

1. 散发性先天性甲低

(1) 甲状腺不发育、发育不全或异位:是造成先天性甲低最主要的原因,约占90%。此时甲状腺部分或完全丧失了其分泌功能。

(2) 甲状腺激素合成障碍:是导致先天性甲低的第二位常见原因。大多为常染色体隐性遗传病。

(3) TSH、TRH缺乏:亦称下丘脑-垂体性甲低或中枢性甲低,是因垂体分泌TSH障碍而造成的,常见于特发性垂体功能低下或下丘脑、垂体发育缺陷,其中因TRH不足所致的下丘脑性甲状腺功能减低症更为多见。TSH单一缺乏者甚为少见,常与GH、LH等其他垂体激素缺乏并存。

(4) 甲状腺或靶器官反应性低下。均罕见。

(5) 母亲因素:母亲服用抗甲状腺药物或母亲患自身免疫性疾病,存在抗TSH受体抗体,均可通过胎盘而影响胎儿,造成甲低,亦称暂时性甲低,通常在3个月后好转。

2. 地方性先天性甲低:多见于甲状腺肿流行的地区。多因孕妇饮食中缺乏碘,致使胎儿在胚胎期即因碘缺乏而导致甲状腺功能低下。

【诊断】

(一) 临床表现

先天性甲低的主要临床特征有智能落后、生长发育迟缓、生理功能低下等。

1. 新生儿期表现:患儿常为过期产儿,出生体重常大于第

90 百分位，生理性黄疸延长达 2 周以上（又称为“三超”）。胎便排出延迟，出生后常有腹胀、便秘；患儿多睡少动，吸吮差，喂养困难，哭声少（又称为“三少”）。对外界反应迟钝，肌张力低下，声音低哑，呼吸慢，体温低（常小于 35℃），四肢冷，末梢循环差（又称为“五低”）。

2. 典型表现：多数先天性甲低患儿常在出生半年后出现以下典型表现。

（1）特殊面容和体态：较大患儿常呈呆笨面容，面部黏液性水肿，眼睑水肿，眼距宽，鼻梁低，舌厚大且常伸出口外；身材矮小，体型不匀称，头大，颈短，躯干长而四肢短小，皮肤粗糙且干燥，肤色黄，头发稀少干枯，腹膨隆，常有脐疝。（丑、小、黄）

（2）神经系统表现：智能落后，表情呆板、淡然，神经反射迟钝；运动发育迟缓，如翻身、坐、立、走的时间均延迟。（呆）

（3）生理功能低下：食欲差，喂养困难，精神差，安静少哭，少动多睡，对周围事物反应少，声音低哑，体温低、怕冷。全身肌张力较低，肠蠕动减慢，常有腹胀和便秘。心率和呼吸均缓慢，心音低钝，心电图呈低电压、P-R 间期延长、T 波平坦等改变，可伴心包积液。（萎）

（4）其他表现：腹部膨隆，常有脐疝。出牙延迟，囟门晚闭。

3. 地方性先天性甲低表现：因胎儿期即有碘缺乏而不能合成足量甲状腺激素，影响中枢神经系统发育。临床表现为两种不同的综合征：

（1）“神经性”综合征：以共济失调、痉挛性瘫痪、聋哑和智能低下为特征，但身材正常，甲状腺功能正常或轻度减低。

（2）“黏液水肿性”综合征：生长发育和性发育显著落后，智能低下，黏液水肿为特征，血清 T_4 降低，TSH 增高，约 25% 患儿有甲状腺肿大。

4. 促甲状腺激素（TSH）和促甲状腺激素释放激素（TRH）分泌不足表现：TSH 和 TRH 分泌不足的患儿常保留部分甲状腺激素分泌功能，因此临床症状较轻，但常有其他垂体激素缺乏的症状，如低血糖（ACTH 缺乏），小阴茎（Gn 缺乏）或尿崩症（AVP 缺乏）等。

（二）辅助检查

1. 新生儿筛查：生后 2～3 天干血滴纸片，TSH>20mIU/L，则可疑；血清 T_4↓，TSH↑，则确诊。

2. 血清 T_3、T_4、TSH：T_4↓，TSH↑：（周围性）；T_4↓，TSH↓：（中枢性）。

3. TRH 刺激试验：鉴别下丘脑或垂体性甲低。

4. 放射性核素：SPECT，^{99m}Tc，判断甲状腺位置、大小、发育状况。

5. 骨龄：左手腕掌指骨正位摄片，显示骨龄落后。

【鉴别诊断】

1. 佝偻病：有动作发育、生长发育迟缓，但智能正常，皮肤正常，有佝偻病体征以及血生化和骨骼 X 线片的改变，无甲低特殊面容。

2. 先天性巨结肠：出生后即有便秘、腹胀，并伴有脐疝，但其面容、精神反应正常，血 T_3、T_4、TSH 正常。

3. 21-三体综合征：有智能、运动、生长发育落后，眼距宽、外眼角上斜、鼻梁低、伸舌的特殊面容，但皮肤毛发正常，染色体核型检查确诊。

4. 骨骼发育障碍的疾病：如骨软骨发育不良、黏多糖病等均有生长迟缓，骨骼 X 线片和尿中代谢物检测可鉴别。

【治疗】

1. 本症应早期确诊，尽早治疗，减少对脑发育的损害，甲状腺制剂需终生服用。

（1）L-甲状腺素钠：从小剂量开始，婴儿 8～14μg/（kg·d），儿童 4μg/（kg·d），每 1～2 周增加 1 次剂量，直至临床症状改善、血清 T_4和 TSH 正常，即作为维持量使用。

（2）甲状腺片：用量参照 L-甲状腺素钠，60mg 相当于 L-甲状腺素钠 100μg。

2. 钙剂及各种维生素等辅助治疗：患儿生长加速后，需及时补充维生素 D 与钙剂；有贫血时，根据病情用铁剂、维生素 B_{12}或叶酸等。

【随访】

根据血清 T_4、TSH 水平和生长发育情况，及时调整剂量，定期随访。开始时每 2 周 1 次，血清 T_4 和 TSH 正常后每 3 个月 1 次，服药 1~2 年后每 6 个月 1 次。

（侯 凌）

慢性淋巴细胞性甲状腺炎

慢性淋巴细胞性甲状腺炎（chronic lymphocytic thyroiditis）又称桥本甲状腺炎（Hashimoto thyroiditis），是造成儿童和青少年甲状腺功能减退的最常见原因之一。

【诊断】

（一）临床表现

本病好发于学龄儿童，尤以 10~11 岁及青春期为多见。

发病缓慢，早期无特殊症状，常在无意中或体检时被发现甲状腺肿大。发病初期，甲状腺常呈不同程度的弥漫性肿大，表面光滑，质地柔软，无结节。随着病程的延长，甲状腺肿大更明显，表面呈颗粒状，可有结节，质地柔韧。甲状腺不与临近组织粘连，可随吞咽移动。多数患者甲状腺功能正常，但约有 1/4 病人出现甲亢或甲低的改变，最终导致永久性甲低。

慢性淋巴细胞性甲状腺炎，可单独发病，也可为多腺体自身免疫性疾病的一部分，该病除有慢性淋巴细胞性甲状腺炎外，还同时有甲状旁腺功能减退、Addison 病或 IDDM 等自身免疫性疾病，伴有恶性贫血、秃发等症。

（二）实验室检查

甲状腺功能检查视病情可呈现减退、亢进或正常，血清 TGAb 或 TMAb 阳性即甲状腺抗体滴度增高，是本病的特异性变化，偶有病人的抗体滴度不高，但 3~6 个月后复查抗体滴度可增高，必要时可做甲状腺细针穿刺细胞学检查。

【鉴别诊断】

1. 单纯性甲状腺肿：临床上两者不易区别，但本病血清甲状腺抗体阴性，甲状腺功能多正常。

2. 甲状腺功能亢进症：血 T_3、T_4 增高，血中可测出甲状腺受体刺激性抗体（TSAb），临床有甲亢表现。

3. 亚急性甲状腺炎：甲状腺局部疼痛明显，血中 TGAb 及 TMAb 阴性，血沉增快，泼尼松治疗有明显疗效。

【治疗】

慢性淋巴细胞性甲状腺炎多数甲状腺功能正常，部分病人发展为永久性甲状腺功能减退，对本病应定期监测甲状腺功能，以便及早发现及治疗甲状腺功能减退。

1. 对只有甲状腺轻度肿大，无甲低症状及压迫症状，甲状腺功能正常者，可不用药物治疗，应注意追踪观察病情变化。

2. 若甲状腺肿大明显，或有压迫感及出现甲低者，应予左旋甲状腺素（L-T_4）或甲状腺片治疗，从小剂量开始，逐渐增加剂量，根据甲状腺功能情况进行调整直到适宜剂量，至少用药 1~2 年，以免复发。

3. 若出现暂时性轻度甲状腺功能亢进，一般不需抗甲状腺药物治疗，多数 1~2 个月内可以恢复正常；若出现重度甲状腺功能亢进，可行抗甲状腺药物治疗，但剂量宜小，疗程宜短，并密切观察甲状腺功能情况。

（侯　凌）

甲状腺功能亢进症

甲状腺功能亢进症（hyperthyroidism）是由于甲状腺激素分泌过多所致，常伴有甲状腺肿大、眼球外突及基础代谢率增高等表现。在小儿时期多由弥漫性毒性甲状腺肿（Graves 病）引起，亦可由慢性淋巴细胞性甲状腺炎、垂体促甲状腺激素（TSH）分泌性肿瘤等因素引起。

【诊断】

(一) 临床表现

1. 基础代谢增高,食欲增加,消瘦,多汗,怕热,兴奋,急躁,心悸,乏力,腹泻等。部分患儿可表现为食欲不振。

2. 心率增快(安静及睡眠时亦快),心尖部收缩期杂音,心律失常,手震颤,可有一侧或双侧突眼。

3. 甲状腺肿大,多呈弥漫性肿大,柔软,光滑,有震颤,可听到血管杂音。少数呈结节性肿大,质硬。

(二) 实验室检查

血清 T_3、T_4 水平增高,TSH 降低。抗甲状腺球蛋白抗体(TGAb)、抗甲状腺过氧化物酶抗体(TMAb)增高。部分患儿伴有肝酶和心肌酶增高。

(三) 特殊检查

甲状腺扫描与 B 超了解甲状腺大小、性质,以除外肿瘤、囊肿等。注意心电图异常。

【治疗】

小儿首选药物治疗,一般需 2~3 年。

1. 一般治疗:保持情绪稳定,注意休息,饮食富有营养,补充维生素。

2. 抗甲状腺药物:首选甲巯咪唑(他巴唑或赛治),0.5~1mg/(kg·d),分 2~3 次口服,或用甲基硫氧嘧啶[5~7mg/(kg·d)]或丙基硫氧嘧啶[5~10mg/(kg·d)],分 2~3 次口服,一般用 4~8 周,控制症状后用上述剂量的 1/2 维持治疗 2~3 年。治疗期间定时监测 T_3、T_4、TSH,随时调整剂量;查血常规,注意白细胞减少;并注意其他副作用,如药疹,肝功能损害。对症处理,必要时更换治疗药物。近年采用放射碘治疗的报道越来越多,但儿童远期不良反应还有待循证医学的评估,故应慎重使用。

3. 甲状腺素:如在治疗中甲状腺肿大加剧或出现甲状腺功能减低,则加服左旋甲状腺素。

4. 对症治疗:心率增快明显心悸者,可用普萘洛尔,1~2mg/(kg·d),分 2~3 次口服。必要时可用镇静剂,地西泮(安定)0.25~0.5mg/(kg · d)或苯巴比妥 2~3mg/(kg · d)。突眼明显者,可用泼尼松 1~2mg/(kg · d)及维生素 B_6。

(侯　凌)

先天性肾上腺皮质增生症

先天性肾上腺皮质增生症(congenital adrenal hyperplasia,CAH)是一组由于肾上腺皮质激素生物合成过程中所需要的酶的缺陷所引起的先天性疾病,为常染色体隐性遗传病。发病率约为 1 : 15000 活产新生儿。主要的酶缺陷有 21-羟化酶、11-羟化酶、17-羟化酶、3β-羟脱氢酶、18-羟化酶等。酶的缺陷导致皮质醇合成不足,反馈刺激垂体分泌 ACTH 增多,引起肾上腺皮质增生并分泌过多的皮质醇前身物质和肾上腺雄酮,而出现一系列临床症状。

【诊断】

(一) 临床表现

本病的临床表现取决于酶缺陷的部位和缺陷的严重程度,各型缺陷之间有相似的表现,亦有不同的地方,因 21-羟化酶缺陷发病率最高,占绝大多数,以此为代表阐述。

21-羟化酶缺陷在临床上可分为 2 个亚型。

1. 单纯型:为 21-羟化酶不完全缺乏,男性患者出生时大多正常,1~2 岁后外生殖器过度发育,阴毛出现,阴茎很早达成人大小,但睾丸小于婴儿,呈假性性早熟表现。女性患者在出生时已有男性化表现,出现阴蒂肥大,大阴唇发育似阴囊,常有尿道口开口异常,呈两性畸形,到青春期女性第二性征不出现。男女性均有骨骼发育早、肌肉发达,由于骨骺愈合早,最终身高低于正常人。患者还可表现皮肤黏膜色素增深。

2. 失盐型:为 21-羟化酶完全缺乏,除有上述性征变化外,患者生后即可有拒食、不安、呕吐、腹泻等症状,且反复发作,体重不增甚至下降,出现脱水、酸中毒、电解质紊乱而死亡。

11-羟化酶和 17-羟化酶缺陷可伴有高血压。

（二）实验室检查

1. 血电解质测定：失盐型可有低钠低氯高钾血症。

2. 血 17-羟孕酮测定：该值常升高。

3. 尿 17-羟类固醇和 17-酮类固醇测定：前者常有降低，而后者常升高。

4. 血脱氢异雄酮、雄烯二酮、睾酮测定：大多增高。

5. 血皮质醇、ACTH 测定：皮质醇可正常或降低，ACTH 则不同程度升高。

6. 染色体核型分析：当外生殖器严重畸形不能分辨性别时作此检查以助判断性别。

（三）特殊检查

1. X 线检查：左手腕掌指骨摄片判断骨龄，骨龄超过实际年龄。

2. B 超和 CT 检查：可发现双侧肾上腺增大。

3. 基因诊断：采用直接 PCR、寡核苷酸杂交、限制性内切酶片段长度多态性和基因序列分析可发现相关基因突变或缺失。

【治疗】

（一）急症处理

严重失盐型患者有脱水、循环衰竭时应紧急抢救。

1. 输液：5%～10% 葡萄糖盐水 100～200ml/(kg·d)，第 1 小时内注入 20ml/kg，输液忌用含钾液，可输血浆 10ml/kg。

2. 糖皮质激素：氢化可的松 5～10mg/(kg·d) 静脉滴注。

3. 醋酸去氧皮质酮（DOCA）：1～2mg/次，肌内注射，每日可使用 2～3 次。

4. 有高钾危象时，可静脉用碳酸氢钠或钙剂。

（二）糖皮质激素治疗

对单纯型患者用氢化可的松口服，开始量要大，以替代肾上腺分泌皮质醇的不足，同时抑制过多 ACTH 的释放，减少雄激素的过度产生。1～2 周后，根据尿中 17-酮排除量得到控制时，宜减少剂量，以维持有效的抑制。剂量一般为 10～20mg/(m^2·d)，分 2～3 次口服，或夜间用 2/3 量，白天用 1/3 量。也可分3次口服,8am和4pm用1/4剂量,10pm用1/4剂量。1~2周后,视病情控制情况逐渐减量,长期维持,6~8mg/(m^2·d).

(三) 皮质激素治疗

对失盐型,除糖皮质激素外,还需应用适量盐激素,紧急情况可肌内注射DOCA 1~2mg/次,一般情况可口服氟氢可的松,每日0.05~0.1mg(最多不超过0.2mg),症状改善后(经数日治疗)可逐渐减量停药,因长期使用可引起高血压。注意0.1mg氟氢可的松相当于1.5mg氢化可的松,应将其量计算于皮质醇的用量中,以免皮质醇过量。

(四) 其他治疗

对女性假两性畸形,矫形最好在生后6个月~1岁进行手术。

(侯　凌)

肾上腺皮质功能减退症

肾上腺皮质功能减退症(adrenocortical insufficiency)又称艾迪生病(Addison's disease)是由于肾上腺皮质激素分泌不足所致的一种疾病。

【诊断】

(一) 临床表现

1. 急性肾上腺皮质功能减退症:急性肾上腺皮质功能减退症的临床表现无特异性,主要表现为:

(1) 消化系统:食欲减退、恶心、呕吐、腹痛、腹泻、消化不良、体重不增等。

(2) 循环系统:轻者血压正常或降低,严重脱水可出现休克、血压下降、心率增快、手足冰凉、脉搏细弱等。

(3) 泌尿系统:出现少尿,大量饮水后易发生稀释性低钠血症。

(4) 中枢神经系统:嗜睡、精神委靡或烦躁不安、甚至昏迷。

(5) 其他:体温可低于正常或出现高热,易发生低血糖。

2. 慢性肾上腺皮质功能减退症：慢性肾上腺皮质功能减退症发病缓慢，症状逐渐加重。

(1) 色素沉着：多见于年长儿，以皮肤色泽逐渐变黑为特点。色素沉着以皮肤皱褶处及易摩擦部位为明显，如口腔黏膜、牙龈、舌、乳晕、外生殖器、肛周、甲床、手掌纹、指纹、关节等处。

(2) 低血糖：由于皮质激素缺乏，糖异生减弱，肝糖原消耗增加，故可出现低血糖。有时还可伴有酮症。

(3) 消化道症状：婴幼儿症状较明显，表现为厌食或喂养困难、恶心、呕吐、腹痛、腹泻等。患儿多喜饮水及食盐，若摄入盐量不足或治疗不及时，可引起肾上腺危象。

(4) 其他：患儿多有倦怠乏力、消瘦；部分患儿可有性发育延迟，少数有性早熟。

3. 肾上腺危象：急性重症感染、突然停用大剂量皮质激素或应激状态下，易发生肾上腺危象。特别是脑膜炎球菌败血症时，患儿除有脑膜炎的症状和体征，还可很快出现高热、呼吸困难、全身发绀、皮肤出现出血点及淤斑(以下肢和臀部为多)以及休克、昏迷、抽搐等。

（二）实验室检查

1. 血电解质：血钠减低，多小于130mmol/L；血钾升高，多高于5mmol/L；血氯降低，可低于85mmol/L。

2. 血糖：大多数空腹血糖低于正常水平。

3. 血皮质醇：多低于正常，昼夜节律消失。

4. 血ACTH：血ACTH浓度在原发性皮质醇缺乏时升高，而在垂体或下丘脑性皮质功能减低时降低。

5. 24h尿17-羟类固醇和17-酮类固醇：多数低于正常水平，少数正常。

6. 心电图：可见高血钾的表现，出现T波高尖，ST段下降，P-R间期延长。

7. X线检查：有时可见到双侧肾上腺钙化灶。

8. 腹部超声或CT检查：可发现肾上腺出血、囊性病变及结核病变。

【鉴别诊断】

以呕吐、腹泻、脱水为主要表现时,应注意与幽门梗阻、重症消化不良、单纯性肠道感染相鉴别。

【治疗】

（一）急性肾上腺皮质功能减退

1. 肾上腺皮质激素:氢化可的松150~200mg/m^{2}于2小时内静脉滴入;以后按100~150mg/m^{2}每4~6小时静脉滴入;病情好转后减量至50~100mg/m^2,每6小时滴注1次;24~48小时后改为醋酸可的松25mg,每6小时或8小时肌内注射一次或氢化可的松20mg,每8小时口服1次;病情明显减轻后可逐渐减量。

若病情严重,亦可用地塞米松、醋酸脱氧皮质酮(DOCA)、氟氢考的松,需注意其水钠潴留副作用。

2. 补充液体及电解质:先以5%的葡萄糖盐水20ml/kg,于0.5~1小时内快速滴入,以后按输液总量80~120ml/(kg·d)。若尿量正常,水、电解质紊乱纠正后,可予维持输液。当严重休克、少尿或出现急性肾功能不全时,应减慢输液速度。

3. 控制感染。

4. 对症治疗:如纠正低血压、输血等。

（二）慢性肾上腺皮质功能减退

1. 一般治疗:给予高糖、高盐、高蛋白、低钾饮食;可适当补充维生素C及维生素B。

2. 皮质激素治疗:慢性肾上腺皮质功能减退确诊后,需终生用皮质激素替代治疗。一般首选氢化可的松。氢化可的松每天20~25mg/m^2,分2~3次口服,清晨服总量的1/3,晚间服总量的2/3。氟氢可的松50~100μg/d,分1~2次口服。DOCA 2.5~5mg,每日或隔日肌内注射。

在应激状况如感染、手术、创伤时,必须增加皮质醇的用量。一般感染时,应加原药量的1~2倍;严重感染时或手术时,应加原药量的3倍。应激状态一旦消除,立即减为维持量,以免皮质醇过量引起生长障碍或出现皮质醇增多症。

3. 对症治疗:若患有结核病,在用激素的同时要给予抗结核治疗。若伴有其他内分泌障碍,在给予激素治疗的前提下,应给予相应治疗，如合并有甲状腺功能减退时，予甲状腺制剂；合并有糖尿病时，予以胰岛素治疗，注意监测血糖、尿糖，以防发生低血糖。

（侯　凌）

皮质醇增多症

皮质醇增多症（hypercortisolism）又称库欣综合征（Cushing syndrome）是由肾上腺皮质分泌过量的糖皮质激素所致。

【分类】

（一）ACTH-非依赖型

1. 外源性糖皮质激素摄入过多。

2. 肾上腺皮质肿瘤（ACT）：腺瘤或癌。

3. 原发性肾上腺皮质增生

（1）小结节性增生（PPNAD）。

（2）大结节性增生（AIMAH）。

（3）McCune-Albright 综合征（MAS）。

（二）ACTH-依赖型

1. 库欣病（分泌 ACTH 垂体腺瘤）。

2. 异位 ACTH 综合征（EAS）。

【诊断】

（一）临床表现

由于皮质醇分泌过多引起代谢的改变如糖异生增加、蛋白质分解、脂肪代谢障碍及脂肪重新分布等可导致相应的临床表现：

1. 肥胖：向心性肥胖，满月脸、水牛背、悬垂腹、四肢相对较细小。

2. 皮肤：皮肤变薄，腰部、臀部、大腿等处因脂肪沉积，可见皮肤紫纹。多毛以面部、颌下及前臂较明显，部分患儿体毛也增多。

3. 骨骼肌肉：由于蛋白质分解增加而呈负氮平衡，出现骨骼生长障碍，骨质疏松，肌肉减少，肌无力。

4. 生长发育:患儿生长速度缓慢,身长较矮,多数在第 3 百分位数以下。青春期发育多延迟,女孩可出现月经异常、减少或不规则;男孩可有阴茎缩小,睾丸变软、变小。但第二性征变化不明显。

5. 高血压:由于钠潴留、血容量增多,可致高血压,从而可进一步引起心脏扩大、心力衰竭及肾脏、眼底的改变。

6. 神经精神障碍:由于皮质醇对脑代谢也有重要作用,因此,患儿可有记忆力减退、情绪不稳定等现象。

7. 对感染的抵抗力减弱:大量皮质醇使人体的免疫功能减弱,故患儿易于感染,且易发展为菌血症,甚至败血症。

(二) 实验室检查

1. 皮质醇测定

(1) 血浆皮质醇:血浆皮质醇浓度增高,失去正常昼夜分泌节律。尤其是午夜皮质醇增高>1. 8μg/dl(50nmol/L)时,诊断敏感性 100%。

(2) 尿 17-羟皮质类固醇:24h 尿 17-羟皮质类固醇增高,各年龄组小儿其正常值范围不一,需注意判别。

2. 地塞米松抑制试验

(1) 小剂量过夜地塞米松试验:可采用午夜一次服药法。试验前 1 周内禁用 ACTH 及其他肾上腺皮质激素类药物、中枢兴奋药或抑制药、抗癫痫药等。试验日予地塞米松 1. 0mg 午夜口服,然后次日上午 8 时、下午 4 时分别抽血测皮质醇,以了解皮质醇水平及有无昼夜节律性变化。正常人因下丘脑-垂体-肾上腺轴受抑制使自身皮质类固醇激素分泌受到抑制而明显减少,血浆皮质醇比对照值下降 50% 以上;皮质醇增多症不被抑制,单纯性肥胖则抑制。

(2) 大剂量地塞米松试验:可用以区分肾上腺皮质增生或肿瘤。其方法为:地塞米松 2mg,每 6 小时 1 次,连服 2 天。测定服药前、后的血皮质醇或 17-羟类固醇。肾上腺皮质增生可被抑制,而肾上腺肿瘤或异源性 ACTH 分泌肿瘤不被抑制。

3. ACTH 测定:可进一步明确皮质醇增多症的病因。垂体瘤和异位 ACTH 者,血 ACTH 增高;肾上腺病变者,ACTH 下降。

4. 其他检查

(1) X 线检查:头颅正侧位片,可以了解蝶鞍的情况,发现垂体瘤征象;腕骨片可见骨龄落后;脊柱片可见骨质疏松。

(2) 头颅或肾上腺 CT 或 MRI:可发现垂体瘤尤其是微腺瘤以及肾上腺病变。

(3) 腹部 B 超:可发现肾上腺增大或肿块。

综上所述,诊断包括以下 3 个方面:

1. 功能诊断——是否为库欣综合征。

2. 病变部位诊断——垂体、肾上腺、异位。

3. 病变性质诊断——腺瘤、增生、癌。

【诊断步骤】

诊断步骤见图 11-1。

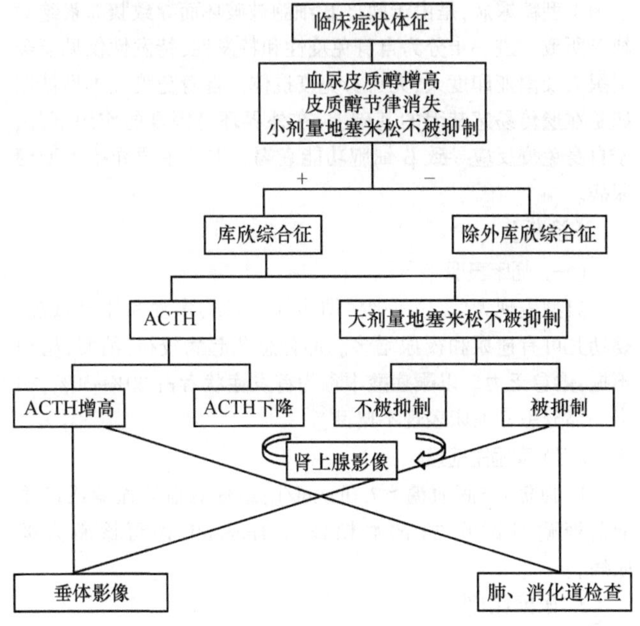

图 11-1　皮质醇增多症诊断步骤

【治疗】

皮质醇增多症主要靠手术治疗。垂体或下丘脑病变引起的双侧肾上腺皮质增生,选择经蝶窦切除术,切除微腺瘤;肾上腺腺瘤或有包膜的癌瘤应切除肿瘤。

为防治术后发生急性肾上腺皮质功能不全,施行肾上腺手术的病人,在术前、术中、术后均应应用皮质激素。

(侯　凌)

儿童糖尿病

儿童糖尿病是指小于 15 岁的儿童发生糖尿病者,95% 以上为 1 型糖尿病,是由于胰岛 β 细胞被破坏而导致胰岛素绝对缺乏所致。进一步分为自身免疫性和特发性,特发性仅见于美国黑人及南亚印度人,无自身免疫抗体。自身免疫性 1 型糖尿病是在遗传易感基因的基础上,在外界环境因素的作用下,由于自身免疫反应导致 β 细胞功能衰竭。本节主要介绍 1 型糖尿病。

【诊断】

(一) 临床表现

典型表现为“三多一少”即多饮、多尿、多食和体重减轻。婴幼儿可有遗尿和夜尿增多。部分患儿起病较缓,消瘦,精神不振,倦怠乏力。以酮症酸中毒为首发症状者占 20%~30%,相当一部分患者临床表现不典型。

(二) 实验室检查

1. 血糖:空腹血糖≥7. 0mmol/L,或任意血浆血糖或口服葡萄糖耐量试验 2h 的血糖≥11. 1mmol/L 即可诊断为糖尿病。

2. 尿糖:阳性。

3. 尿酮体:糖尿病酮症酸中毒时,尿酮体阳性。

4. 葡萄糖耐量试验:适应证为临床无症状、尿糖阳性,但空腹和任意血浆葡萄糖浓度<11.1mmol/L 的患儿。葡萄糖用量为 1.75g/kg,最大量不超过 75g。溶于 200～300mL 水中,在 5～15min 内服完,于服糖前、服糖后 30、60、120、180min 分别取血测葡萄糖。

5. 糖化血红蛋白(HbA_{1c}):可反映近 3 个月的血糖平均值,缺点在于不能反映日常血糖的波动。

6. 血液气体分析和电解质测定:酮症酸中毒时可见代谢性酸中毒和电解质紊乱等变化。

7. 血脂:胆固醇、三酰甘油、游离脂肪酸等可增高。

8. 血胰岛素及 C 肽水平:可用于 1 型、2 型糖尿病的鉴别诊断。

9. 血胰岛细胞自身抗体测定:如测血中谷氨酸脱羧酶抗体(GAC-Ad),胰岛素抗体(I-AAh),胰岛细胞抗体(ICAAb)等,对 1、2 型糖尿病的鉴别有一定帮助。

【治疗】

糖尿病现代治疗包括 5 个方面,即饮食疗法、运动疗法、药物疗法、血糖监测及糖尿病教育,被称为糖尿病治疗的“五驾马车”。

(一) 饮食管理

热量要适合患儿的年龄、生长发育和日常活动的需要。维持血糖稳定,应定时、定量进餐。

1. 热量:每日热量(kcal)为 1000+[年龄×(80～100)],年幼儿宜稍偏高。

2. 热能分配:蛋白质 15%～20%,糖类 50%～55%,脂肪 30%。全日热量分为三餐,分别占 1/5、2/5、2/5,并由每餐中留少量食物作餐间点心。

(二) 运动疗法

经饮食及胰岛素治疗,糖尿病基本控制,原则上不限制运动,但不宜在空腹时运动,运动后有低血糖症状时可加餐。

(三) 药物疗法

中华医学会儿科学分会内分泌遗传代谢学组于 2010 年首

次制订了国内儿童及青少年糖尿病的胰岛素治疗指南。

1. 胰岛素的种类和剂型：胰岛素治疗是控制1型糖尿病(T1DM)患儿血糖的主要手段。临床以DNA重组人胰岛素为主要剂型。具体见表11-2。

表11-2 胰岛素种类、剂型及应用

胰岛素种类	作用起效时间(h)	峰浓度时间(h)	作用时间(h)
速效胰岛素类似物(rapid acting analogs)	0.15~0.35	1~3	3~5
门冬胰岛素(insulin Aspart)			
赖脯胰岛素(insulin Lispro)			
谷赖胰岛素(insulin Glulisine)			
短效胰岛素(常规/可溶性)[short acting insulin(regular/soluble)]	0.5	1.5~3.5	7~8
中效胰岛素锌混悬液(intermediate acting)	1~2	4~10	8~16
半慢(猪)[semilente(pork)]	2~4	4~12	约24
中性鱼精蛋白锌胰岛素(NPH)			
胰岛素锌混悬液(IZS)lente type	3~4	6~15	18~24
基础长效胰岛素类似物(basal long-acting analogs)			
甘精胰岛素(Glargine)	2~4	无	24
地特胰岛素(Detemir)	2~3	相对无峰	24
长效胰岛素(long-acting)			
特慢胰岛素(ultralente type)	4~8	12~24	20~30

注：①门冬胰岛素是国内唯一被批准用于2岁以上患儿的速效胰岛素类似物；②地特胰岛素在国内被批准用于6岁以上的患儿；③甘精胰岛素目前在国内正处于药物临床试验阶段。

2. 胰岛素常用的治疗方案

(1) 每日2次方案:速效胰岛素类似物或短效胰岛素与中效胰岛素混合,在早晚餐前使用。

(2) 每日3次/多次方案:早餐前速效胰岛素类似物或短效胰岛素与中效胰岛素混合,于下午加餐前或晚餐前使用速效或短效胰岛素,睡前使用中效胰岛素进行治疗。

(3) 基础-餐时方案:一般每日总体胰岛素需要量中的40%~60%(对胰岛素使用经验不足者,建议从较低比例开始)应当由基础胰岛素提供,余量分次餐前给予速效或短效胰岛素。餐时的速效胰岛素通常在每餐前或餐后立即注射,但餐前15min注射可能效果更好;短效胰岛素通常餐前20~30min注射;而中效胰岛素或基础/胰岛素类似物通常在睡前或者每日2次早晚注射,偶尔也可在早餐或中餐前注射。

除上述常用方案外,尚有各类变通的胰岛素治疗方案。强化治疗方案也可以通过胰岛素泵实施。

3. 胰岛素剂量以及剂量的调节

(1) 胰岛素剂量:初始胰岛素剂量为0.5~1IU/(kg·d)。部分缓解期儿童每日胰岛素总剂量<0.5IU/(kg·d)。青春期前儿童(部分缓解期外)通常需要0.7~1.0IU/(kg·d),青春期儿童常>1IU/(kg·d),甚至达2IU/(kg·d)。

(2) 胰岛素剂量的分配

1) 每日2次方案:对使用每日2次方案的儿童,早餐前通常给予胰岛素总量的2/3,晚餐前给予总量的1/3。总量中约1/3为短效胰岛素,2/3为中效胰岛索,其后的比例根据血糖监测结果调节。

2) 基础-餐时方案:若速效胰岛素作为餐前大剂量,则基础胰岛素的用量要高一些。如基础胰岛素为中效胰岛素,当餐前使用速效胰岛素类似物,则所用基础胰岛素剂量约占总需要量的50%;若餐前使用短效胰岛素,则基础胰岛素为30%胰岛素总量,减掉基础剂量后,余量分3~4次餐前注射。

3) 即时降低血糖可以使用矫正剂量:根据“100法则”

计算，例如，用 100 除以每日总的胰岛素剂量得到 1 单位速效胰岛索可以降低血糖的 mmol/L 数；若短效胰岛素则为“83 法则”。

（四）血糖监测

自我监测血糖（SMBG）尤为重要，通常建议每周至少检测 1 次 8 个点血糖（三餐前、后，睡前以及凌晨 3 点）和 1 次 4 个点血糖（三餐前、后以及睡前），而凌晨 3 点血糖监测对于及时发现低血糖非常有益。

ADA 推荐的儿童糖尿病的控制目标见表 11-3。

表 11-3 ADA 推荐的儿童糖尿病的控制目标

年龄	餐前血糖 mmol/L（mg/dl）	睡前/夜间血糖 mmol/L（mg/dl）	HbAlc 水平（%）
学龄前（0~6 岁）	5.6~10（100~180）	6.1~11.1（110~200）	<8.5，但>7.5
学龄儿童（6~12 岁）	5~10（90~180）	5.6~10（100~180）	<8
青少年（13~19 岁）	5~7.2（90~130）	5~8.3（90~150）	<7.5

注：美国糖尿病协会（ADA）建议血糖<3.9mmol/L 为低血糖。

（五）糖尿病教育

应贯穿糖尿病诊治的整个过程，既包括对患儿也包括对家长的教育。

（吴　薇）

糖尿病酮症酸中毒

糖尿病酮症酸中毒（diabetic ketoacidosis，DKA）是以高血糖、高血酮、酮尿、脱水、电解质紊乱、代谢性酸中毒为特征的一组症候群。中华医学会儿科学分会内分泌遗传代谢学组于

2009 年首次制定了儿童 DKA 诊断治疗指南。

【诊断】

（一）临床表现

（1）脱水。

（2）深大或叹气样呼吸（Kussmaul respiration）。

（3）恶心、呕吐、腹痛，可类似急腹症。

（4）进行性意识障碍或丧失。

（5）白细胞总数增多或核左移。

（6）血清淀粉酶非特异性增高。

（7）合并感染时可发热。

DKA 的高危因素包括：①糖尿病控制不佳或以前反复出现 DKA 者；②围青春期女孩；③精神异常或患有进食紊乱症；④问题家庭的患儿；⑤遗漏胰岛素注射；⑥无钱就医者；⑦胰岛素泵使用不当者。

有 20%~30% 糖尿病患儿以糖尿病酮症酸中毒首发就诊，这类患儿常因急性感染、过食、诊断延误或诊断已明确但突然中断胰岛素治疗等因素诱发。因 DKA 的临床表现多样化，导致误诊及误治，需引起警惕。

（二）DKA 诊断的生化标准

血糖>11.1mmol/L，静脉血 pH<7.3，或血 HCO_3^-<15mmol/L，酮血症和酮尿症。儿童偶尔可见血糖正常范围的 DKA。

（三）DKA 严重程度分度

根据静脉血气、酸中毒的程度分度

1. 轻度：pH<7.3，或 HCO_3^-<15mmol/L。
2. 中度：pH<7.2，或 HCO_3^-<10mmol/L。
3. 重度：pH<7.1，或 HCO_3^-<5mmol/L。

【鉴别诊断】

糖尿病发生酮症酸中毒时，需要与脓毒性休克、重症肺炎伴心衰、颅内感染、急腹症（如急性阑尾炎、急性胰腺炎）等进行鉴别。

【治疗】

目标：纠正脱水酸中毒，维持血糖接近正常，避免相关的并发症,注意识别和处理突发事件。中心内容是补液和小剂量胰岛素应用等降低血糖、纠正酮症酸中毒的相关处理。

(一) 补液治疗

1. 估计脱水程度:一般 DKA 时体液丢失为体重的 5%~10%。轻度脱水有不易察觉的轻微唇舌干燥,可按 50ml/kg 口服补液。中度脱水表现为比较容易识别的唇舌干燥、皮肤弹性差,眼窝凹陷,按 5%~7% 计算补液量。重度脱水常伴休克表现,血清肌酐和红细胞比容增高是提示有效循环血容量严重不足的有效指标,补液按 7%~10% 计算。

2. 计算补液量:总量包括累计丢失量和维持量。

累计丢失量(ml)= 估计脱水百分数(%)×体重(kg)×1000(ml)

维持量:(1)体重法:维持量(ml)= 体重×每 kg 体重 ml 数(<10kg,80ml/kg;10~20kg,70ml/kg;~30kg,60ml/kg;~50kg,50ml/kg;>50kg,35ml/kg)。(2)体表面积法:维持量每日 1200~1500ml/m^2(年龄越小,每平方米体表面积液体量越多)。

3. 补液疗法:以下 2 种补液疗法可选择。

(1) 第一种补液疗法(48h 均衡补液法,目前国际上推荐采用):每日液体总量一般不超过每日维持量的 1.5~2 倍。此种方法一般不需要额外考虑继续丢失,液体复苏所补入的液体量一般无需从总量中扣除。总液体张力约 1/2 张。补液总量=累积丢失量+维持量。

1) 快速补液:对于中、重度脱水的患儿,尤其休克者,最先给予生理盐水 10~20ml/kg,于 30~60min 以内快速输注扩容,据外周循环情况可重复,但第一小时一般不超过 30ml/kg。扩容首选晶体液快速输入,偶尔使用胶体液或其他扩容剂。继之以 0.45% 的生理盐水输入。对于输含钾液无禁忌的患儿,尽早将含钾液加入上述液体中,并逐渐减慢输液速度,进入序贯补液阶段。补液过程中监测生命体征,精确记录出入量,严重 DKA 患儿需要心电监测。对于外周循环稳定的患儿,也可以直接进行 48h 均衡补液而不需要快速补液。须强调,纠正 DKA 脱水的速度应较其他原因所致者缓慢,因为过快地输入张力性液体可能加重脑水肿进程。

2）序贯补液：48h 均衡补入累积丢失液及维持液体。补液中根据监测情况调整补充相应的离子、含糖液等。补液举例：中度脱水患儿，体重 20kg，按 5% 脱水计算：累积丢失量为 1000ml，维持量为 1400ml/d，48h 补液总量共计 3800ml。每日补液 1900ml，24h 均匀输入，每小时补入液体量为 80ml。第 1 小时一般输入生理盐水，其后为半张含钾盐水，总液体张力为 1/2～2/3 张。

（2）第二种补液疗法（传统补液疗法）：按照先快后慢、先浓后淡、见尿补钾的原则进行。首先计算需要补充的 24h 总液量。液体计算：液体需要量=累积丢失量+生理维持量。累积丢失量和生理维持量的计算同上。累积丢失液量的 1/2 于前 8～10h 输入，余毋在后余的 16h 内补足，补液张力为 1/2 张～等张。维持液以 1/3 张含钾盐水 24h 均匀输入。继续丢失液体的补充按照丢失多少补多少的原则进行，一般给予含钾 1/2～1/3 张盐水输入。患儿可耐受口服后，可口服补充含钠、钾液体。

（3）关于纠酸：为了避免发生脑细胞酸中毒和高钠血症，对酮症酸中毒不宜常规使用碳酸氢钠溶液，仅在血 pH<7.1，HCO_3^-<12mmol/L 时，始可按 2mmol/kg 给予 1.4% 碳酸氢钠溶液静脉注射，先用半量，当血 pH>7.2 时即停用。

（二）小剂量胰岛素的应用

胰岛素一般在补液后 1h 开始应用，特别是对有休克的患儿，只有当休克恢复、含钾盐水补液开始后，胰岛素才可应用。这样可以避免钾突然从血浆进入细胞内导致心律紊乱。胰岛素最初量为 0.1U/（kg·h），可使用输液泵输入。血糖下降速度一般为每小时 2～5mmol/L。胰岛素输注速度一般不低于 0.05U/（kg.h）。小剂量胰岛素静脉输注应持续至酮症酸中毒纠正（连续 2 次尿酮阴性，血 pH>7.3，血糖下降至 12mmol/L 以下），必要时可输入含糖的 1/3～1/2 张晶体液，以维持血糖水平为 8～12mmol/L。只有当临床状况稳定后，口服液体可耐受时才逐渐减少静脉输液，最后过渡到皮下胰岛素注射的常规治疗。在停止滴注胰岛素前半小时应皮下注射常规胰岛素

0.25U/(kg·次)。DKA 的即时评估与处理流程见图 11-2。

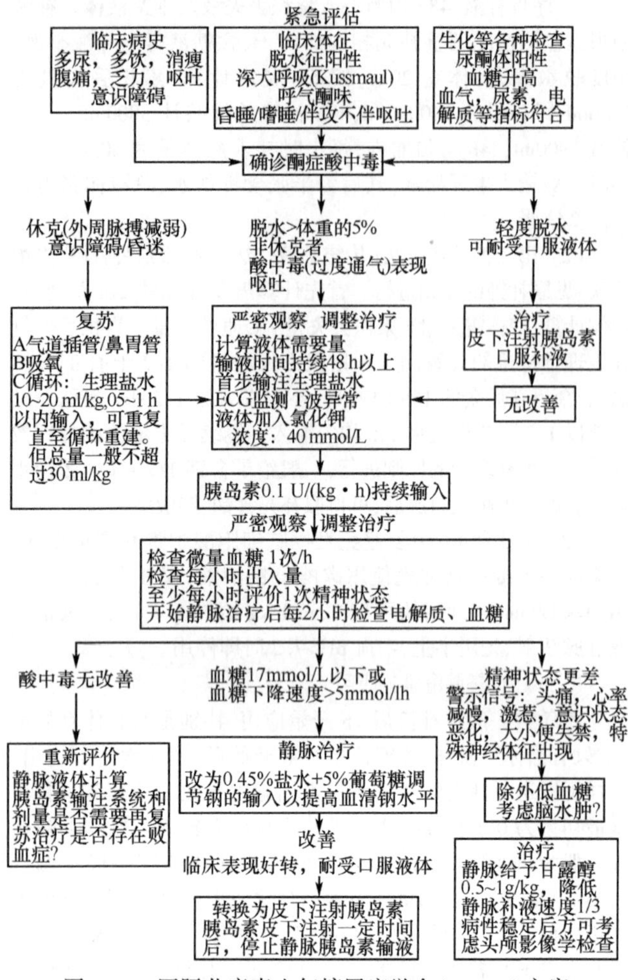

图 11-2 国际儿童青少年糖尿病学会(ISPAD)方案

（吴 薇）

低血糖症

低血糖症(hypoglycemia)是指由于各种代谢紊乱引起的血糖水平降至生理低限以下并出现一系列临床症状的临床综合征。各年龄诊断标准均为全血血糖<2.2mmol/L。

【病因】

1. 外源性糖来源不足或吸收障碍:长期进食不足,重度营养不良,慢性腹泻,严重肝脏疾患等。

2. 内源性糖来源不足:某些先天性酶缺陷引起的糖原累积病、半乳糖血症等。

3. 高胰岛素血症:常见于胰岛β细胞增生症,胰岛β细胞肿瘤等。

4. 某些对抗胰岛素的内分泌激素缺乏:如生长激素缺乏症、甲状腺功能减退症、肾上腺皮质功能减退症或先天性肾上腺皮质增生症、胰高血糖素缺乏等。

5. 误服降糖药。

6. 酮症性低血糖:由于感染、呕吐、饥饿等诱因引起,尿酮体阳性。

【诊断】

(一) 临床表现

血糖下降迅速易出现症状,表现为苍白、出汗、疲乏、饥饿感,同时有神经系统功能障碍,如头痛、烦躁、行为异常、意识模糊,嗜睡,严重的可有惊厥和昏迷。新生儿和幼婴则常以震颤、拒奶、抽搐等表现为主。

这些症状可经口服糖水或静脉注射葡萄糖后立即好转。

(二) 实验室检查

1. 血糖降低,常<2.2mmol/L,尿酮体阳性。

2. 血气分析和血电解质测定:鉴别是否有代谢性酸中毒或有机酸血症存在。

3. 血清胰岛素测定:在低血糖症时胰岛素通常甚低,当血糖<2.5mmol/L，而血清胰岛素仍>10mU/L时应考虑高胰岛素血症。

（三）特殊检查

对高胰岛素血症患儿可进行胰腺的CT、B超或动脉造影等检查。对其他内分泌激素缺乏症则应进行相应的检查。

【治疗】

1. 对症治疗：口服或静脉注射葡萄糖，使血糖恢复至2.2～6.7mmol/L。

2. 病因治疗：明确原因后针对病因进行治疗，如酮症性低血糖时给高蛋白质、高糖类、低脂肪饮食，并一日内少量多餐；肾上腺皮质激素或垂体功能减低者，需用肾上腺皮质激素，如氢化可的松5mg/(kg·d)或泼尼松2mg/(kg·d)。高胰岛素血症可用二氮嗪5～10mg/(kg·d)，分2次口服；对胰岛细胞瘤引起者，可进行手术剖腹探查。

（吴　薇）

儿童单纯性肥胖

儿童单纯性肥胖(Obesity)是由于长期能量摄入超过人体的消耗，使体内脂肪过度积聚、体重超过一定范围的一种营养障碍性疾病。体重超过同性别、同身高参照人群均值的20%即可称为肥胖。单纯性肥胖占肥胖的95%～97%，不伴有明显的内分泌和代谢性疾病。

病因迄今尚未完全明确，一般认为与能量摄入过多、活动量过少、遗传因素、心理因素和中枢调节因素等有关。

【诊断】

(中华医学会儿科学分会儿保学组，2000年)

（一）诊断标准

1. 体重大于参照人群(同年龄、同性别、同身高人群)体重的20%。

2. 有过度营养、运动不足、行为偏差的特征。

3. 除外某些内分泌、代谢、遗传、中枢神经系统疾病引起的继发性肥胖或药物引起的肥胖。

4. 脂肪分布均匀，以腹部、肩部、面颊部、乳房等处尤为明显。

（二）分度标准

1. 超重：体重大于参照人群的10%~19%。

2. 轻度肥胖：体重大于参照人群的20%~39%。

3. 中度肥胖：体重大于参照人群的40%~49%。

4. 重度肥胖：体重大于参照人群的50%。

【鉴别诊断】

1. 伴肥胖的遗传性疾病

（1）Prader-Willi综合征：呈周围型肥胖体态、身材矮小、智能低下、手脚小、肌张力低、外生殖器发育不良。

（2）Laurence-Moon-Biedl综合征：周围型肥胖、智能轻度低下、视网膜色素沉着、多指（趾）、性功能减低。

（3）Alstrom综合征：中央型肥胖、视网膜色素变性、失明、神经性耳聋、糖尿病。

2. 伴肥胖的内分泌疾病

（1）肥胖生殖无能症：本症继发于下丘脑及垂体病变，其体脂主要分布在颈、颏下、乳房、下肢、会阴及臀部，手指、足趾显得纤细、身材矮小，第二性征延迟或不出现。

（2）其他内分泌疾病：肾上腺皮质增生症、甲状腺功能减退症、生长激素缺乏症等。

【治疗】

肥胖症的治疗原则是减少产热能性食物的摄入和增加机体对热能的消耗。饮食疗法和运动疗法是两项最主要的措施，药物治疗（如苯丙胺类和马吲哚类食欲抑制剂以及甲状腺类等增加消耗类药物等）效果不很肯定，外科手术治疗的并发症严重，不宜用于小儿。

（吴　薇）

儿童代谢综合征

随着肥胖在全球儿童中的流行,儿童青少年代谢综合征(metabolic syndrome,MetS)的发病率逐渐升高。MetS 是与生活方式密切相关,以肥胖、高血糖、高血压及血脂异常等集结发病为特征的一组临床综合征。中华医学会儿科学分会于 2012 年制订了适合中国人群特征的儿童青少年 MetS 定义和防治建议,旨在提高儿科医师对 MetS 的认识、加强综合防治理念,控制和延缓心脑血管疾病的发生发展。

【MetS 定义和 CVD 危险因素异常界值的建议】

(一) ≥10 岁儿童青少年 MetS 定义及诊断建议

中心性肥胖:腰围≥同年龄同性别儿童腰围的 90 百分位值(P_{90}),为儿童青少年 MetS 基本和必备条件,同时具备至少下列 2 项:

1. 高血糖:①空腹血糖受损(IFG):空腹血糖≥5. 6mmol/L;②或糖耐量受损(IGT):口服葡萄糖耐量试验 2h 血糖≥7. 8mmol/L,但<11. 1mmol/L;③或 2 型糖尿病。

2. 高血压:收缩压≥同年龄同性别儿童血压的 P_{95} 或舒张压≥同年龄同性别儿童血压的 P_{95}。

3. 低高密度脂蛋白胆固醇(HDL-C<1. 03mmol/L)或高非高密度脂蛋白胆固醇(non-HDL-C≥3. 76mmol/L。

4. 高三酰甘油(TG≥1. 47mmol/L)。

中心性肥胖的简易识别方法:建议应用腰围身高比作为筛查指标。切点分别为男童 0. 48、女童 0. 46。

高血压的快速识别方法:收缩压≥130mmHg,舒张压≥85mmHg。

(二) 6≤年龄<10(岁)儿童 CVD 危险因素异常界值

6≤年龄<10(岁)年龄段儿童正处于快速变化中,不宜轻易诊断 MetS,但因其已暴露多项代谢异常,故提出 CVD 危险因素并予以明确界定。

1. 肥胖:体块指数(BMI)≥同年龄同性别儿童 BMI 的%或

腰围≥同年龄同性别儿童腰围的 P_{95}。

2. 高血压：血压≥同年龄同性别儿童血压的 P_{95}。快速识别：收缩压≥120mmHg 或舒张压≥80mmHg。

3. 脂代谢紊乱：①低 HDL-C（<1.03mmol/L）；②高 non-HDL-C（≥3.76mmol/L）；③高 TG（≥1.47mmol/L）。

4. 高血糖：空腹血糖≥5.6mmol/L，建议行口服葡萄糖耐量试验，以便及时发现是否存在 IGT 或 2 型糖尿病。

【MetS 防治建议】

MetS 的防治最主要是识别其高危因素、防治肥胖、控制血压、纠正血脂和血糖异常。

（一）儿童青少年 MetS 高危因素

1. 遗传因素：有肥胖、高血压、血脂紊乱、MetS、2 型糖尿病和 CVD 家族史者。

2. 宫内营养与发育相关因素：出生时小于胎龄儿或巨大儿等。

3. 饮食及饮食行为因素：高糖、高脂肪、高胆固醇等高能量食物摄入过多；不健康饮食行为如：进食速度快、量大、咀嚼少，不吃早餐，甜食频率过高，边看电视边进食及睡前进食等。

（二）MetS 预防建议

儿童青少年 MetS 预防的关键是防治肥胖。防治应从胎儿期开始，幼儿期加强，以控制体重为基本理念，以行为矫正为关键，以生活方式干预包括饮食调整和运动健康教育为主要手段，是一个长期持续的系统工程。

（三）MetS 治疗建议

1. 生活方式干预。

2. 药物干预

（1）对糖代谢紊乱患儿的治疗：①糖尿病前期（IFG 或 IGT）患儿：经 3 个月有效的生活方式干预（饮食控制、150 分钟/周运动，减体重 5%~10%后，代谢异常指标仍无法逆转的 10 岁及以上患者，建议使用二甲双胍治疗，500mg，每日 2~3 次，最大剂量每天 2000mg。②对 10 岁及以上 T2DM 患儿或处在糖代谢严重受损的糖尿病前期(IFG+IGT)并有以下任何一项危险因素如高血压、高 TG、低 HDL-C、糖化血红蛋白>6% 的患儿或一级亲属有糖尿病的患儿,应立即给予二甲双胍治疗。对所有糖尿病及糖尿病前期患儿都应隔 3~6 个月随访 1 次,复查空腹血糖和糖化血红蛋白。糖尿病前期患儿至少每年重复 1 次口服葡萄糖耐量试验。

(2) 对高血压患儿的治疗:参照"中国高血压防治指南 2010"儿童青少年章节和"欧洲高血压协会指南(ESH)"进行。目前国际上统一采用 P_{90}、P_{95}、P_{99} 分别作为诊断"正常高值血压"、"高血压"和"严重高血压"界值。开始高血压治疗前必须排除继发性高血压,对于"正常高值血压"和"高血压",应先针对引起高血压的高危因素(肥胖、摄盐过多、静态生活等)进行干预。高血压药物治疗措施:对于合并下述 1 种及以上情况,则在非药物治疗措施基础上启动药物治疗:严重高血压(高血压 2 级);出现高血压临床症状;出现高血压靶器官的损害;合并糖尿病;非药物干预 6 个月无效者。

(3) 对血脂异常患儿的治疗:参照儿童青少年血脂异常防治专家共识。对于轻中度血脂异常,饮食治疗可使血脂降至正常,对于重度及部分中度血脂异常则可能需在饮食控制的前提下进行药物干预才能达到治疗目标值。因降脂药物的副作用、费用及缺乏明确的前瞻性研究资料切不可滥用。

(吴 薇)

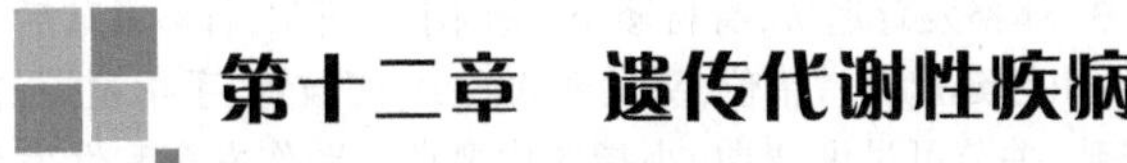

第十二章　遗传代谢性疾病

21 三体综合征(Down 综合征)

21 三体综合征(21-trisomy syndrome)又称先天愚型或 Down 综合征,是最常见的常染色体疾病。活产婴中的发生率为 1∶(600~800)。

1866 年,英国医生 Down 首次报道其临床表现,故称 Down 综合征;1959 年,法国细胞遗传学家 Lejeune 等证实此综合征的病人细胞多了一个小的 G 组染色体 21 号染色体,因此,又称 21 三体综合征。

【病因】

21 三体综合征是生殖细胞在减数分裂的过程中,由于某些因素的影响发生不分离所致。主要原因有:

1. 母亲妊娠时年龄过大:孕母年龄越大,子代发生染色体病的可能性越大,可能与孕母卵子老化有关。

2. 放射线:人类染色体对辐射甚为敏感,孕妇接触放射线后,其子代发生染色体畸变的危险性增加。

3. 病毒感染:传染性单核细胞增多症、流行性腮腺炎、风疹、肝炎病毒等都可以引起染色体断裂,造成胎儿染色体畸变。

4. 化学因素:许多化学药物,抗代谢药物和毒物都能导致染色体畸变。

此外,遗传因素、自身免疫性疾病对其发生也有影响。

【诊断】

(一)临床表现

1. 典型特殊面容:患儿出生时即已有明显的特殊面容,表现为:眼距宽、眼裂小、眼外侧上斜、内眦赘皮,鼻根低平,耳小而圆、耳轮上缘过度折叠,硬腭窄小,舌厚、舌常伸出口外。

2. 智力落后:智力落后是本综合征最突出、最严重的表现,但程度不一致。

3. 体格发育迟缓,身材矮小,头围小于正常,骨龄常落后于年龄,出牙延迟且常错位,头发细软而少,四肢短,手指粗短,韧带松弛,关节可过度弯曲,小指向内弯曲。动作发育和性发育延迟。

4. 皮肤纹理特征:通贯手、atd 角增大;第 4、5 指桡箕增多,脚拇趾球胫侧弓形纹和第 5 指只有一条褶纹等。

5. 伴发畸形:30% 的患儿伴有先天性心脏病、消化道畸形,腭、唇裂,多指(趾)畸形等。

6. 免疫功能低下,易患各种感染,白血病的发生率也增加 10~30 倍。

(二) 实验室检查

根据特殊面容、皮肤纹理特点和智能低下,不难诊断。确诊需行染色体核型分析。按照染色体核型可将 21 三体综合征分为 3 型:标准型、易位型、嵌合型。

1. 标准型:47,XX(XY),+21 占 90%~95%。由于亲代(患儿父母亲)的生殖细胞在减数分裂时染色体不分离所致。

2. 易位型占 2.5%~5%。多为罗伯逊易位,额外的 21 号染色体长臂易位到另一近端着丝粒染色体上。有 D/G 易位和 G/G 易位。

D/G 易位最常见,D 组染色体中以 14 号染色体为主,核型为 46,XX(XY),-21,+t(14q21q),少数为 15 号染色体。G/G 易位,是由于 G 组中两个 21 号染色体发生着丝粒融合形成等臂染色体或 21 号染色体易位到一个 22 号染色体上。核型为 46,XX(XY),-21,+t(21q21q)或 46XX(XY),-22,+t(21q22q),较为少见。

3. 嵌合体型:占 2%~4%,患儿体内有两种或两种以上细胞株,一株正常,另一株为 21 三体细胞。核型为 46,XX(XY)/47,XX(XY),+21。本型是受精卵在早期分裂过程中染色体不分离所引起。

【鉴别诊断】

1. 先天性甲状腺功能减低症:患者出生时即可有嗜睡、哭声嘶哑、喂养困难、腹胀、便秘、生理性黄疸消退延迟等症状,舌大而厚,皮肤粗糙,但无本病的特殊面容。检测血清 T_4、TSH 和染色体核型可进行鉴别。

2. 其他以智力落后为主要表现的染色体疾病:染色体核型分析可资鉴别。

【治疗】

目前尚无有效治疗方法。

1. 加强教育和训练,使其逐步自理生活,从事力所能及的劳动。

2. 促进精神活动:无特效药物,可试用 γ-氨基酸、谷氨酸、维生素 B_6、叶酸等。

3. 注意预防感染。

4. 如伴有其他畸形,可手术矫正。

【预防】

1. 避免近亲结婚。

2. 女性避免在 45 岁以后生育。

3. 25~30 岁以下的母亲如生有 21 三体综合征病儿时,应查双亲的染色体,以排除易位携带者或嵌合体。如果母亲染色体 G/G 易位,应节育。如已怀第二胎,可做产前羊水穿刺检查,进行羊水细胞培养,检查胎儿染色体核型,异常者应终止妊娠。

4. 妊娠期间,尤其早期应避免用化学药物打胎或服用磺胺药以及 X 线照射。

5. 产前诊断和筛查。筛查对象为年龄>35 岁孕妇及高危胎儿。筛查方法:①绒毛膜或羊水穿刺进行染色体核型分析;②母体血清生化检测:测母体血清 AFP、游离βhCG、E3 等。

(梁 雁)

先天性卵巢发育不全综合征(Turner 综合征)

先天性卵巢发育不全综合征是由于全部或部分体细胞中一条 X 染色体完全或部分缺失所致。1930 年由 Ullich 首先报道,1938 年 Turner 进行详细描述和总结,故又称 Turner 综合征(Turner syndrome,TS)。Turner 综合征是最常见的性染色体疾病,也是唯一的人类出生后能存活的完全单体疾病。活产女婴中的发病率为 1∶(2000~2500)。

【诊断】

(一)临床表现

典型表现为:生长落后、性发育不良以及具有特殊的躯体特征。

1. 生长发育落后:出生时即有身高、体重落后,手、足淋巴水肿,颈侧皮肤松弛。2~3 岁生长显著缓慢,青春期无生长加速,骨成熟和骨骺融合延迟,成年身高 135~140cm。

2. 性发育不良:表现为青春期无第二性征发育,原发性闭经或成年期无排卵和不育。

3. 特殊的躯体特征:颜面部皮肤色素痣、颈短、颈蹼、后发际低、盾状胸、乳头间距增宽,肘外翻、第 4 及第 5 掌骨短、凸指甲等。

4. 可伴其他畸形:如心脏畸形(主动脉缩窄),肾脏畸形(马蹄肾、异位肾、肾积水等),指(趾)甲发育不良,脊柱侧凸等。

5. 大部分患者智力正常,有时可伴有不同程度的智力低下。

(二)实验室检查

1. 染色体核型分析:TS 的确诊依赖于外周血淋巴细胞染色体核型分析。目前已证实 TS 的异常核型有多种,常见的有:

(1) X 单体型:45,XO 占 40%~60%。

(2) 嵌合型:45,XO/46,XX;45,X/47,XXX 等。约占 25%。

(3) X 染色体结构异常:X 染色体的短臂或长臂缺失,46,X,del(Xp)或 46,X,del(Xq)等;X 长臂或 X 短臂等臂,46,X,i(Xq)或 46,X,i(Xp);环状 X 染色体,46,X,r(X);标记染色体等。

2. 性激素水平:血清 FSH,LH 增高,但雌二醇水平甚低。

3. 盆腔 B 超:子宫发育不良,卵巢幼稚型或呈条索状。

4. 左手腕掌指骨 X 线片:示骨龄落后。

【鉴别诊断】

1. 生长激素缺乏症:因生长激素分泌不足导致身材矮小,多无畸形,染色体核型正常。

2. 青春期发育迟缓:本病虽青春期较正常儿童延缓数年,但最后可达到正常发育水平,其核型分析正常。

3. Noonan 综合征:临床表现与 Turner 综合征相似,但智能发育障碍多见,常合并肺动脉狭窄及房间隔缺损。

【治疗】

改善最终成人期身高和性征发育,保证患儿心理健康。

1. 基因重组人生长激素(rhGH):推荐剂量为 0. 15U/(kg·d),皮下注射。

目前对于 Turner 综合征开始应用 GH 的时间以及剂量尚无统一的标准。一般认为在患儿的身高位于正常女性生长曲线的第 5 百分位数以下时,即应开始 GH 的治疗,甚至可在 2 岁时开始治疗。

2. 雌激素:TS 患儿 12 岁后可开始雌激素替代治疗,模仿正常的性发育过程,促进乳房发育和女性体征形成。

开始治疗时雌激素的剂量应较小,如倍美力 0. 3125mg/d(1/6~1/4 成人剂量),用 6~12 个月;然后每 3~6 个月逐渐增加剂量至 0. 625mg/d。根据治疗的反应及 Tanner 分期、骨龄、子宫的生长情况调整剂量,持续治疗 1~2 年。第一次阴道出血发生后或雌激素治疗已经 12~24 个月考虑建立月经周期时,开始加用孕激素如安宫黄体酮。

(梁 雁)

先天性睾丸发育不全综合征（Klinefelter 综合征）

先天性睾丸发育不全综合征又称 Klinefelter 综合征，是由于生殖细胞在减数分裂中，卵子形成前的性染色体不分离或形成精子时，XY 不分离所致。本征在新生男婴中发病率为 1：(500～800)，在男性生殖腺发育不全和不育患者中高达 30%。临床主要特征是性腺发育不良，身材瘦长，精神异常等。

【诊断】

（一）临床表现

1. 性发育不良：睾丸小而硬、阴茎短，阴囊的大小及色泽正常。由于无精子产生，故患者不育。

2. 男性表型，体格瘦长，皮下脂肪较丰满。第二性征发育差，有女性化表现，皮肤细嫩，腋毛、阴毛及脂肪分布呈女性型，而喉结较小，无胡须。25% 的患者有乳腺发育。

3. 患者可有性格孤僻、神经质、胆小或过于放肆。部分患者有精神异常及患精神分裂症倾向。

4. 一部分患者智力低下，但大多数智力正常。

（二）实验室检查

1. 染色体核型：绝大多数患者的核型为 47，XXY，少数为嵌合型 46，XY/47，XXY 以及 48，XXXY 等核型。

2. 性激素：促性腺激素水平高（LH、FSH），血浆睾酮水平较正常低。

【鉴别诊断】

1. 本征在青春期前缺乏明显症状不易认识，对智力落后或行为异常的男性患儿做染色体核型分析可协助诊断。

2. 青春期发育迟缓：患者青春期较正常儿延缓，但最后可达到发育正常水平，染色体核型分析正常。

【治疗】

11～12 岁后开始雄激素治疗，促进第二性征的发育。

可用长效睾酮制剂肌内注射，11 岁起，每 3 周注射一次 25mg，渐增至 50mg，以后每年增加 50mg，至成年时每次 250mg。治疗过程中应注意监测血睾酮水平。

（梁　雁）

肝豆状核变性

肝豆状核变性（hepatolenticular degeneration）又称 Wilson 病，是一种常染色体隐性遗传的铜代谢缺陷病，发病率为 1/5 万～1/10 万，亦有资料为（1～3）/10 万。

【诊断】

（一）临床表现

错综复杂，发病年龄和临床症状变异较大。

1. 肝病变：发病隐匿，常在 6～8 岁以后逐渐出现反复的疲劳、食欲不振、呕吐、黄疸、水肿或腹水。部分可并发病毒性肝炎，少数迅速发展呈急性肝功能衰竭。约 15% 的患儿在肝病症状前可发生溶血性贫血。

2. 神经系统病变：多在 12 岁以后出现构语困难，动作笨拙或不自主运动、表情呆板、吞咽困难、肌张力改变等。晚期精神症状明显，常见行为异常和智能障碍。

3. 肾病变：出现肾结石、血尿、蛋白尿、糖尿、氨基酸尿、肾小管酸中毒的表现。

4. 其他：背部和关节疼痛。

（二）实验室检查

1. 血清铜蓝蛋白测定：正常人 200～400mg/L，患儿常低于 200mg/L。

2. 尿铜测定：24 小时尿铜排出，正常人低于 40μg/24h，患儿明显增高，常达 100～1000μg/24h。

3. 肝细胞铜含量测定：正常人约为 20μg/g（干重），患儿可高达 200～3000μg/g（干重）。

4. 核素铜结合试验：一次给予患者^{64}Cu或^{67}Cu 0.3～0.5μCi静脉注射，于1,2,4,24和48小时各采血样一次，检测其放射量。正常人在4～48小时呈持续上升，而患者在4小时以后持续下降，48小时血样的计数仅为4小时的一半。

5. 基因诊断：本病的基因座位已定在13q 14·3，已开始应用RFLP法进行DNA分析进行早期诊断。

（三）特殊检查

1. 裂隙灯检查：在角膜周缘可看到棕黄色环状物，即K-F环。

2. X线检查：常见骨质疏松，关节间隙变窄或骨赘生。

3. 头颅CT或MRI检查：示豆状核密度改变。

【鉴别诊断】

主要与急、慢性肝炎、肾脏病、溶血性贫血和某些神经系统疾病相鉴别。在婴幼儿需与自身免疫性肝病、急性肝功能衰竭鉴别。

【治疗】

治疗原则是减少铜的摄入和增加铜的排出。

（一）低铜饮食

每日食物中含铜量不应>1mg，不宜进食动物内脏、鱼虾海鲜和坚果等含铜高的食物。

（二）药物治疗（表12-1）

表12-1　药物治疗

药物	作用方式	神经退化	副作用	备注
青霉胺	铜络合剂	10%～20%发生于早期治疗	• 发热，皮疹，蛋白尿，类狼疮反应	手术期间降低剂量以利伤口愈合
			• 再生性障碍性贫血	
			• 白细胞减少	最大剂量为20mg/(kg·d)
			• 血小板减少	临床稳定后剂量下调25%

续表

药物	作用方式	神经退化	副作用	备注
			• 肾病综合征 • 皮肤退行性病变 • 视网膜炎 • 肝毒性	
三乙撑四胺	铜络合剂	10%～15%发生于早期治疗	• 胃炎	手术期间降低剂量以利伤口愈合
			• 再生性障碍性贫血少见	最大剂量为20mg/(kg·d)
			• 继发性贫血	临床稳定后剂量下调25%
锌剂	金属硫因诱导,阻止肠道吸收铜	开始治疗时可发生	• 胃炎,胰腺炎 • 锌沉积 • 可能改变免疫功能	每日剂量相当于元素锌50mg或1～2mg/(kg·d)为宜
四硫代钼酸胺	螯合剂,阻断铜吸收	开始治疗极少发生	• 贫血,中性粒细胞减少 • 肝毒性	美国和加拿大试验中

注:

1. 铜络合剂:青霉胺20mg/(kg·d),分次空腹时服用。另可用盐酸三乙撑四胺0.5～2g/d,首选推荐盐酸三乙撑四胺,或用连四硫代钼酸胺(TTM)。

2. 锌剂:口服葡萄糖酸锌、硫酸锌或醋酸锌,每日剂量相当于元素锌50mg或1～2mg/(kg·d)为宜,减少肠道铜的吸收。

(三)肝移植术

发生急性肝功能衰竭或失代偿性肝硬化经上述治疗无效,可考虑进行肝移植。

(侯　凌)

苯丙酮尿症

苯丙酮尿症(phenylketonuria,PKU)是常见的氨基酸代谢障碍疾病,主要是由于苯丙氨酸羟化酶或合成辅酶四氢生物蝶呤的相关酶缺乏或活性降低,使体内各组织不能将苯丙氨酸转化为酪氨酸,导致苯丙氨酸及其代谢物在体内蓄积,引起一系列的功能异常,且患儿尿中排出大量苯丙酮酸等代谢产物。临床特征为智力低下、癫痫发作和色素减少。本病为常染色体隐性遗传,发病率随种族而异,为1∶(6000~25000)。

【发病机制】

本病按酶缺陷不同可大致分为典型PKU和BH_4缺乏型PKU两种。

1. 典型PKU:是由于患儿肝细胞缺乏苯丙氨酸羟化酶,不能将苯丙氨酸转化为酪氨酸,因此,苯丙氨酸在血、脑脊液、各种组织和尿液中的浓度极高,同时产生大量苯丙酮酸、苯乙酸、苯乳酸和对羟基苯乙酸等旁路代谢产物自尿中排出,高浓度的苯丙氨酸及其旁路代谢产物导致脑细胞损伤。此外,因酪氨酸来源减少,致使甲状腺素、肾上腺素和黑色素等合成不足。绝大多数本病患儿为典型PKU。

2. 四氢生物蝶呤(tetrabiopterin,BH_4)缺乏型PKU:是由鸟苷三磷酸环化水合酶(GTP-CH)、6-丙酮酰四氢蝶呤合成酶(6-PTPS)或二氢生物蝶呤还原酶(DHPR)等酶缺乏所致。BH_4是苯丙氨酸、酪氨酸和色氨酸等芳香氨基酸在羟化过程中所必需的共同的辅酶,BH_4缺乏时不仅苯丙氨酸不能氧化成酪氨酸,而且造成多巴胺,5-羟色胺等重要神经递质的合成受阻,加重了神经系统的损害,故BH_4缺乏型PKU的临床症状更重、治疗亦不易。

【诊断】

(一)临床表现

1. 患儿出生时正常,一般在3~6个月时始出现症状,1岁时症状明显。

2. 神经系统:以智能发育落后为主,可有表情呆滞、易激惹,可伴有惊厥,如未经治疗,大都发展为严重的智力障碍。BH_4缺乏型神经系统症状出现早且重,常见肌张力减低、嗜睡或惊厥、智能落后明显。

3. 外貌:出生时毛发色泽正常,生后数月后因黑色素合成不足,毛发、皮肤和虹膜色泽变浅,面部可有湿疹样皮疹。

4. 尿和汗液有“霉臭”或呈“鼠尿”味。常有呕吐。

(二) 实验室检查

1. 血苯丙氨酸浓度:枯草杆菌抑制实验(guthrie bacterial inhibition assay,BIA),半定量测定血液苯丙氨酸浓度。正常:小于2mg/dl;患儿则大于20mg/dl。若大于4mg/dl,应复查或定量检测静脉血苯丙氨酸、酪氨酸浓度。

2. 尿中苯丙酮酸及其代谢产物的筛查:尿三氯化铁试验和2,4-二硝基苯肼试验阳性。

3. 血浆氨基酸分析和尿液有机酸分析:为本病提供生化诊断依据,且可与其他代谢缺陷病鉴别。

4. 尿蝶呤分析:用高压液相层析(HPLC)测定尿液中新蝶呤和生物蝶呤的含量,可鉴别各型PKU。

5. 酶学检查:PAH仅存在于肝细胞中,其活性检测比较困难。DHPR、6-PTS、GTP-CH的活性可采用外周血细胞测定。

6. DNA分析:目前对PAH、DHPR缺陷可用DNA分析进行基因诊断。但由于基因的多态性众多,分析结果务须谨慎。

7. BH_4负荷试验(BH_4 loading test):当明确为高苯丙氨酸血症后,需进行BH_4负荷试验。连续3天口服BH_4,剂量20mg/(kg·d),检测血苯丙氨酸浓度。

8. 脑电图:约80%患儿有脑电图异常,表现为高峰节律紊乱、灶性棘波等。

【治疗】

治疗的关键是减少苯丙氨酸摄入。诊断一经确立,应立即予以积极治疗。

1. 低苯丙氨酸饮食:饮食治疗的原则是使苯丙氨酸的摄入量既能保证生长和代谢的最低需要,又要避免血中含量过高。婴儿给予低苯丙氨酸奶粉;幼儿以淀粉类、蔬菜水果等低蛋白饮食为主。每日苯丙氨酸按30~50mg/kg供给,维持血苯丙氨酸浓度在2~10mg/dl为宜。饮食控制需持续到青春期以后。

2. 伴有惊厥者,使用抗惊厥药物。

3. BH_4缺乏型患儿除饮食控制外,还应给予BH_4、5-羟色氨酸和左旋多巴。

【预防】

1. 避免近亲结婚。

2. 杂合子之间不应婚配。

3. 有家族史者,应行DNA分析或检测羊水中蝶呤进行产前诊断。

4. 开展新生儿筛查以早期发现PKU病儿,早期治疗,防止发生智力低下。

(梁　雁)

酪氨酸血症

人体所需的酪氨酸是从饮食或通过氧化苯丙氨酸获得,除供体内蛋白合成外,还是多巴胺、肾上腺素和黑色素等物质的前体,多余的酪氨酸通过其降解途径分解为二氧化碳和水。其代谢途径中各步骤酶的缺陷可导致多种临床表现不同的疾病。本节主要介绍遗传性酪氨酸血症I型(tyrosinemia type I)。

酪氨酸血症I型又名肝肾型酪氨酸血症(hepatorenal tyrosinemia),属常染色体隐性遗传。本病是由于肝、肾组织缺乏延胡索酰乙酰乙酸水解酶(fumarylacetoacetate hydrolase,FAH)所致。FAH的编码基因位于15q23~q25。酶缺乏时体内马来酰乙酰乙酸、延胡索酰乙酰乙酸以及由旁路代谢途径生成的琥珀酰丙酮和琥珀酰乙酰乙酸发生累积,后两者可与蛋白质的巯基结合造成肝、肾功能损伤。根据起病年龄可分为急性型、亚急性型和慢性型，多数为急性发病且预后不良，常在数月内死亡。慢性型患儿最终都发展成肝硬化，存活2年以上的患儿约有1/3并发肝肿瘤，但使用2-(2-硝基-4-三氟苯甲酰)-1,3环己二酮(NTBC)治疗后已使预后明显改善。

【诊断】

（一）临床表现

1. 本病的临床症状易与果糖不耐受症、果糖-1,6-二磷酸酶缺乏、半乳糖血症、糖原累积病和婴儿病毒性肝炎等疾病混淆。发病可急可缓。

2. 急性型患儿病情发展迅速，在新生儿期发病者症状都较急骤，早期症状类似新生儿肝炎，如呕吐、腹泻、腹胀、嗜睡、生长迟缓、肝脾肿大、水肿、黄疸、贫血、血小板减少和出血症状等，常在3~9个月内死于肝功能衰竭。

3. 慢性型通常在1岁以后发病，以生长发育迟缓，进行性肝硬化和多发性肾小管功能受损症状，如低磷血症性佝偻病、糖尿、蛋白尿以及氨基酸尿(Fanconi综合征)等为主，不少患儿常并发肝肿瘤。一般未治疗患儿在10岁以内死亡。

4. 约40%患儿在病程中会有急性末梢神经受累危象发生。常有轻微感染、食欲不振和呕吐等前驱症状；患儿活动减少且易激惹，随即迅速出现严重的疼痛性感觉异常，以双下肢为主，患儿常过度伸展躯干与颈部，如角弓反张状，以减轻疼痛；同时伴有自主神经异常症状，如血压增高、心动过速、肠麻痹等；约1/3患儿在危象发作时可出现肌张力降低，甚至瘫痪现象。少数患儿可发生呼吸肌麻痹而导致死亡。危象发作持续1~7天。患儿智能正常，神志清楚。

（二）实验室检查

1. 血常规：贫血、血小板减少、白细胞减少等脾功能亢进表现。

2. 肝功能：血转氨酶正常或轻度异常，血胆红素升高，血浆白蛋白降低，凝血因子Ⅱ、Ⅶ、Ⅸ、Ⅺ和Ⅻ降低。部分患儿血清AFP增高。

3. 血氨基酸分析:血酪氨酸浓度增高,且常伴有高甲硫氨酸血症。部分患儿血清苯丙氨酸、脯氨酸、苏氨酸、鸟氨酸、精氨酸、赖氨酸和丙氨酸等亦可增高。

4. 尿氨基酸分析:尿氨基酸排出量增高,以酪氨酸、苯丙氨酸、甘氨酸和组氨酸等为主,系因肾小管再吸收率降低所致。

5. 尿有机酸分析:尿液中4-羟基苯丙酮酸、4-羟基苯乳酸和4-羟基苯乙酸的排出量增加。少数患儿的δ-氨基-γ酮戊酸排出量明显增高并伴有腹痛发作和神经系统症状酷似急性间隙性卟啉病。尿有机酸分析可有琥珀酰丙酮和琥珀酰乙酰乙酸特征性增高。

6. 确诊需测定淋巴细胞或培养皮肤成纤维细胞中延胡索酰乙酰乙酸水解酶活性。

7. 产前诊断:可用3种方法:

(1) 测定羊水中的琥珀酰丙酮含量,当羊水中含量>60nmol/L时即为异常,在第12孕周即可诊断。

(2) 测定胎儿肝活检、羊水细胞或绒毛细胞中的FAH活力。

(3) 基因诊断,应用RFLPs检测FAH位点的多态性。

【治疗】

1. 饮食治疗:不论急性抑或慢性型患儿,都应试用低酪氨酸、低苯丙氨酸饮食,此二种氨基酸的摄入量均应<25mg/(kg·d)。

2. 特效疗法:近年应用4-羟基苯丙酮酸二氧化酶(pHPPD)的抑制剂2-(2-硝基-4-三氟苯甲酰)-1,3环己二酮(NTBC),可防止毒性极大的马来酰乙酰乙酸和延胡索酰乙酰乙酸蓄积,使症状明显改善,是目前最有希望的治疗药物。

3. 肝移植术:肝功能衰竭或慢性患儿并发肝肿瘤者可考虑进行同种肝移植术。

4. 其他对症支持治疗。

(罗小平)

遗传性高氨血症

遗传性高氨血症(heriditary hyperammonemia)的病因包括:①尿素循环酶缺陷(本节重点叙述);②氨基二羧酸转运缺陷:高氨基二羧酸尿症(赖氨酸尿性蛋白不耐受症,LPI)、高鸟氨酸血症-高氨血症-同型瓜氨酸尿症(HHH 综合征);③有机酸血症:如丙酸血症、甲基丙二酸血症、异戊酸血症、生物素酶缺乏等;④脂肪酸 β 氧化缺陷:如中链乙酰基辅酶 A 脱氢酶缺乏症(MCAD);⑤肉碱缺乏症。遗传性高氨血症应注意与各种原因如严重肝病引起的后天性高氨血症鉴别。

肝脏中的尿素循环途径(urea cycle)必需有 6 种酶参与:氨甲酰磷酸合成酶(CPS),鸟氨酸氨甲酰基转移酶(OTC),精氨酰琥珀酸合成酶(AS),精氨酰琥珀酸裂解酶(AL),精氨酸酶(ARG),*N*-乙酰谷氨酸合成酶(NAGS)。以上任一酶的缺陷都会造成尿素循环障碍、血氨增高。除 OTC 缺陷为 X 连锁显性遗传外,其他均属常染色体隐性遗传。

高氨血症是各型尿素循环酶缺陷疾病的最主要表现,氨基酸降解产生的大量氨分子迅速在脑细胞中与谷氨酸形成谷氨酰胺并累积在脑细胞中,使其渗透压增高,导致脑细胞水肿。脑水肿不仅使供血不足,且使神经元、轴突、树状突和突触的功能受损,引致一系列脑代谢和神经化学异常,产生相应的临床征候即高血氨性脑病。

【诊断】

(一) 临床表现

各种酶缺乏的临床表现都是以高氨血症所导致的神经系统症状为主,但变异较大,酶缺陷愈近尿素循环起始端症状愈重。本组疾病的发病年龄可自新生儿期至成人阶段。

1. 新生儿期发病者:多为足月儿,娩出时正常;生后 24~72h 内无明显症状,后逐渐出现嗜睡、拒食,病情进展迅速,在数小时内可发生呕吐、体温不升、过度换气等,并由嗜睡进入昏迷。易被误诊为肺部疾病、败血症或颅内出血等疾患,以致处理不当而夭折。

2. 晚发型患者:见于各个年龄阶段,在婴儿期发病者可能与由母乳喂养改为普通牛奶(含较高蛋白)喂养有关;较大儿童或成年人则可能由进食高蛋白引发。轻症在停止摄入蛋白、或静脉输注葡萄糖液后即可好转;重者在发生高氨血症时常见呕吐和嗜睡、不宁、易激惹、失定向力、共济失调等神经系统症状。易被误诊为胃肠炎、周期性呕吐、脑炎、Reye 综合征、癫痫、无黄疸性肝炎等。病程较长、发作次数频繁者多伴有生长发育迟滞、癫痫发作等情况。

(二) 实验室检查

1. 血氨测定:酶学方法检测,患儿常>200μmol/L。

2. 血尿素氮测定:常为正常或偏低。

3. 血气分析:因氨对呼吸中枢的刺激作用,致患儿呼吸深快、过度换气而发生呼吸性碱中毒。

4. 血、尿氨基酸和有机酸分析:高氨血症可以导致血中谷氨酰胺、丙氨酸浓度升高;AS 和 AL 缺乏患儿血浆瓜氨酸明显增高,尤以 AS 最为显著;AL 缺乏者的血和尿液中精氨酰琥珀酸浓度显著增高,其他各型均不能测得;ARG 缺乏者血和尿液中精氨酸明显增高。

5. 酶学诊断及 DNA 分析:各种酶的活力检测可采集肝、肠黏膜、培养的皮肤成纤维细胞或红细胞等标本进行,并可做 DNA 分析。

6. 头颅 CT:可发现脑水肿。

7. 产前诊断:尿素循环中各型酶的缺陷都可以进行产前诊断,包括应用限制性内切酶进行 RFLP 分析、培养羊水细胞中 AS 酶活性或羊水精氨酰琥珀酸含量测定等。

【治疗】

治疗原则为限制蛋白质的摄入;利用其他代谢途径增加氨的排出;供给缺乏的营养成分。

1. 限制蛋白质摄入量:应按年龄予以限制:婴儿期 1.5 ~ 2.0g/(kg · d);幼儿期 1.2 ~ 1.5g/(kg · d);儿童期 1g/(kg · d)。摄入量的一半可用混合的必需氨基酸代替。长期治疗应监测血氨和谷氨酰胺水平。

2. 促进氨的排出：苯甲酸钠可与内源性甘氨酸结合成马尿酸，苯乙酸钠可与谷氨酰胺结合成苯乙酰谷氨酰胺，经肾脏迅速清除，可有效降低血氨浓度。两者的剂量均为0.25～0.5g/(kg·d)。由于苯乙酸钠有恶臭，不易为患儿接受，亦可用苯丁酸钠代替，苯丁酸钠可在肝脏中氧化为苯乙酸，效果优于苯甲酸钠。

3. 补充必需的氨基酸：尿素循环的各型酶缺乏症，除精氨酸酶缺乏外，都应补充精氨酸，使血浆精氨酸维持在50～200μmol/L。通常对CPS和OTC缺乏型100～150mg/(kg·d)已可满足需要，而对AS缺乏和AL缺乏则需用更大剂量，因为在后两种情况下，鸟氨酸在转变成瓜氨酸后即被排出于尿中。重症CPS和OTC缺乏患儿可以补充瓜氨酸，200mg/(kg·d)；疗效优于精氨酸。静脉使用盐酸精氨酸(200～400mg/kg·d)，使血浆精氨酸水平维持在50～200μmol/L。通常对CPS和OTC缺乏型的治疗剂量为100～150mg/(kg·d)，而AS缺乏型则需用更大剂量。

4. 其他药物：丙戊酸钠可以促使本组疾病患儿病情恶化，故应禁用。NAGS缺乏型患儿可试用N-氨甲酰谷氨酸口服，剂量为100～300mg/(kg·d)。

5. 急性高氨血症的治疗：无论是在新生儿期起病的急性危重型或是晚发型患儿由饥饿、感染、外伤或高蛋白饮食导致的急性高氨血症都必须及时进行合理治疗，否则会导致神经系统的不可逆性损伤，甚或不治。

(1) 立即停止摄食蛋白质，静脉输注含电解质的10%葡萄糖溶液和脂肪乳剂[1g/(kg·d)]，以提供足够的热量、水分和电解质。

(2) 以苯甲酸钠0.25g/kg、苯乙酸钠0.25g/kg和精氨酸0.2～0.8g/kg加入10%葡萄糖(20ml/kg)内，于1～2h内静脉输入。此后每日按上述剂量加入每日输液中缓慢输注。

(3) 口服广谱抗生素数日，或新霉素灌肠，以抑制肠道细菌产生氨。

(4) 上述治疗未能降低血氨时应进行透析，包括腹膜透析、血液透析和连续性静脉-静脉血液滤过(CVVH)。

(5) 重症患儿可以在情况稳定后考虑肝移植术。

6. 长期维持治疗：急性高氨血症恢复后的轻、中、重型患儿都需维持长期治疗。

(1) 饮食蛋白质必须控制在 1~2g/(kg · d)；必须保证热量、维生素和微量元素等的需要量。

(2) 苯甲酸钠、苯乙酸钠(或苯丁酸钠)、精氨酸(或瓜氨酸)等必须长期服用，以维持血氨<80μmol/L 和血浆谷氨酰胺<800μmol/L。

(3) 定期进行体格测量、评估生长发育情况并调整治疗方案，监测血浆必需氨基酸浓度。

(罗小平)

糖原累积病

糖原累积病(glycogen storage disease, GSD)是一类由于先天性酶缺陷所造成的糖原代谢障碍疾病。其发病率为(4~5)/10 万，这类疾病有一个共同的生化特征，即是糖原贮存异常，绝大多数是糖原在肝脏、肌肉、肾脏等组织中贮积量增加，仅少数病种的糖原贮积量正常，而糖原的分子结构异常。由于酶缺陷的种类不同，临床表现多种多样，根据临床表现和生化特征，至少可分为十二型，其中Ⅰ、Ⅲ、Ⅳ、Ⅵ、Ⅸ型以肝脏病变为主；Ⅱ、Ⅴ、Ⅶ型以肌肉组织受损为主。诸型中以Ⅰ型最为多见。

糖原累积病系因糖原合成和分解代谢中某阶段酶的缺乏而引起糖原合成障碍、结构异常或分解障碍而产生细胞内能量代谢异常，常见类别及其主要临床表现见表 12-2。

表 12-2 各型糖原累积病的特征

型别	同名	缺陷的酶	主要受累器官	临床表现
0	糖原合成酶缺乏	糖原合成酶	肝	严重低血糖,酸中毒,肝大,智能落后
Ⅰa	Von Gierke 病	葡萄糖-6-磷酸酶	肝、肾	肝大,低血糖,高脂血症,酸中毒,高尿酸血症,生长迟缓
Ⅰb		葡萄糖-6-磷酸移位酶		同Ⅰa型、中性粒细胞减少和功能缺陷
Ⅰc				同Ⅰa型
Ⅱ	Pompe 病	α-1,4-葡萄糖苷酶	心、肝、肌	婴儿型:心脏扩大、肌张力低,肝大 少年型:肌病、心肌病 成人型:心肌病、呼吸功能不全
Ⅲa	Cori 病,限制性糊精病	脱支酶(淀粉,1,6-葡萄糖苷酶)	肝、肌	肝大,生长迟缓,肌力差、低血糖、高血脂,转氨酶增高
Ⅲb				同Ⅲa型的肝病症状,但无肌累积症状
Ⅳ	Andersen 病	分支酶(糖原结构无分支,与正常糖原不同)	肝、脾、心、肌	早期门脉性肝硬化,肝、脾大,肝硬化,幼儿期死于肝功能衰竭

续表

型别	同名	缺陷的酶	主要受累器官	临床表现
Ⅴ	McArdle 病	肌磷酸化酶	横纹肌	疼痛性肌痉挛、血红蛋白尿，继发性肾功能衰竭
Ⅵ	Hers 病	肝磷酸酶 A	肝	肝大、轻度低血糖，高血脂
Ⅶ	Tarui 病	肌磷酸果糖激酶	肌、红细胞	肌痉挛、肌红蛋白尿，溶血性贫血
Ⅸ		磷酸化酶激酶	肝、横纹肌	肝大，肝转氨酶升高，低血糖，高脂血症，生长迟缓，肌肉症状类似于Ⅴ型
Ⅹ		磷酸甘油酸变位酶	横纹肌、肝	肝大，运动不耐受，剧烈运动后肌痉挛

糖原累积病以Ⅰ型糖原累积病最为多见，本节主要介绍Ⅰ型糖原类疾病。

【诊断】

（一）临床表现

Ⅰ型糖原贮积病患儿临床表现轻重不一：重症在新生儿期即可出现严重低血糖、酸中毒、呼吸困难和肝脏肿大等症状；轻症病例则常在婴幼儿期因生长迟缓、腹部膨胀等而就诊。主要临床表现有：

1. 饥饿性低血糖：患儿出生后即出现低血糖，空腹诱发严重低血糖，少数幼婴在重症低血糖时尚可伴发惊厥以至昏迷，但亦有血糖降至 0.56mmol/L(10mg/dl) 以下而无明显症状者，长期低血糖影响脑细胞发育，可伴有智力低下。随着年龄的增长，低血糖发作次数可以减少。

2. 腹部膨隆,肝脏增大:肝细胞大量糖原沉积,新生儿期即出现肝大,腹部膨隆,肝脏持续增大,不伴黄疸或脾增大,成人期可出现单发或多发肝腺瘤。

3. 生长发育落后:由于慢性乳酸酸中毒和长期胰岛素/胰高糖素比例失常,患儿身材明显矮小,但身体各部比例正常,骨龄落后,骨质疏松。

4. 其他表现:伴酮症和乳酸性酸中毒。肌肉松弛,四肢伸侧皮下常有黄色瘤可见。因高脂血症,臀和四肢伸面有黄色瘤。高尿酸血症。由于血小板功能不良,患儿常有鼻出血等出血倾向。肾小管上皮细胞因大量糖原沉积,出现肾大,进行性肾小球硬化、肾功能衰竭。

（二）实验室检查

1. 常规辅助检查

(1) 血生化检测:空腹血糖降低,乳酸增高,血清丙酮酸、三酸甘油酯、磷脂、胆固醇、尿酸均增高。多数肝功能正常。

(2) 血气分析:可有代谢性酸中毒。

(3) 血小板功能检查:出血时间延长,血小板黏附率下降。

(4) X 线骨龄片:示骨龄落后。

(5) 肝脏 CT 或 MRI 扫描:有肝大,少数病程较长者可并发单个或多个腺瘤。

2. 糖代谢功能试验

(1) 胰高糖素实验:肌内注射胰高糖素 20~30μg/kg(最大量 1mg),0、10、30、60、90、120 分钟测血糖和血乳酸,正常者血糖可升高 1.5~2.8mmol/L,Ⅰ型糖原累积病患儿血糖不升高或升高幅度低于正常,部分患儿乳酸升高。

(2) 肾上腺素试验:皮下注射 1‰的肾上腺素 0.01mg/kg,0、10、30、60、90、120 分钟测血糖和血乳酸,正常者血糖可升高 1.5~2.8mmol/L,Ⅰ型糖原累积病患儿血糖不升高或升高幅度低于正常,血乳酸明显升高。

(3) 糖负荷试验:根据患儿情况试验前空腹 3~8 小时,血糖在 2.8~3.3mmol/L 时开始,口服葡萄糖 2g/kg(最大剂量 50g),5~10 分钟内服完,0、30、60、90、120、150、180 分钟抽血测定血糖、乳酸,患儿 0 分钟乳酸增高,随后出现下降。

3. 酶学检查:可行肝组织活检测定葡萄糖-6-磷酸酶活性为确诊依据。

【治疗】

1. 一般治疗:少量多餐饮食防止低血糖休克或酸中毒的发生,患儿日常饮食应以高碳水化合物为主。

2. 生玉米淀粉治疗:两餐间口服生玉米淀粉,2 岁以下患儿每次可给予 1.6g/kg,每 4 小时一次;2 岁以上者可每次给予 1.75~2g/(kg·次),以冷开水调服,每 6 小时一次。

3. 其他治疗:尿酸高时可给予别嘌呤醇,严重高脂血症时给予降脂药,监测肾功能,早期干预,出现肾功能衰竭者可考虑肾移植。

【预后】

未经正确治疗的患儿因低血糖和酸中毒发作频繁常有体格和智能障碍。伴有高尿酸血症患儿常在青年期并发痛风。患儿在成年期心血管疾病、胰腺炎和肝腺瘤的发生率高于正常人群;少数患者可并发进行性肾小球硬化症。

(应艳琴)

黏 多 糖 病

黏多糖病(mucopoly saccharidosis,MPS)是一组由于酶缺陷造成的酸性黏多糖(氨基葡聚糖)不能完全降解的溶酶体累积病。

根据临床表现和酶缺陷,MPS 可以分为 Ⅰ ~ Ⅶ等 6 型(其中Ⅴ型已改称为 IH/S 型)。除Ⅱ型为 X 连锁隐性遗传外,其余均为常染色体隐性遗传病。

【诊断】

(一) 临床表现

各型 MPS 患儿大多在周岁左右发病,病程都是进行性的,常累及多种器官,各型病情轻重不一,各有其特征。IH 型最典型,预后最差,常在10岁以前死亡;IS型最轻。

各型黏多糖病的缺陷酶和临床特征见表12-3。

表12-3 各型黏多糖病的缺陷酶和临床特征

型别综合征名	酶缺陷	尿中排出	临床表现
IH型 Hurler	α-艾杜糖酶	DS、HS	角膜混浊、多发性骨发育障碍、肝脾大,心血管病变、智能低下、儿童期夭折
IS型 Scheie	α-艾杜糖酶	DS、HS	角膜混浊、关节强硬、智能正常
IH/S型 Hurler-Scheie	α-艾杜糖酶	DS、HS	临床表现介于IH与IS两型之间
Ⅱ型 Hunter	艾杜糖醛酸硫酸酯酶	DS、HS	多发性骨发育不良、肝脾大、智能低下、常在青春期死亡
Ⅲ型 Sanfilippo A	类肝素N-硫酸脂酶	HS	严重智能低下、多动、体征改变较轻
ⅣA型 Morquio A	半乳糖-6-硫酸脂酶	KS、CS	严重骨骼畸形、角膜混浊、智能正常
Ⅵ型 Marteaux-Lamy	芳基硫酸酯酶	DS、HS	多发性骨发育不良、角膜混浊、智能正常
Ⅶ型 Sly	β-葡萄糖醛酸酶	DS、HS、CS	多发性骨发育不良、肝大

1. 体格发育障碍:患儿大多在周岁以后呈现生长落后、矮小身材;关节畸变,脊椎后凸或侧凸,常见膝外翻、爪形手;头大,面部丑陋,前额和双颧突出,毛发多而发际低,眼裂小,眼距宽,鼻梁低平、鼻孔大,唇厚,下颌小。IS型骨骼病变极轻,通常不致影响身高。Ⅳ型病变最为严重:患儿椎骨发育不良而呈扁平,表现为短颈、鸡胸,肋下缘外突和脊柱极度后、侧凸,膝外翻严重,因第2颈椎齿状突发育欠佳和关节韧带松弛而常发生寰

椎半脱位。

2. 智能障碍:周岁后精神神经发育逐渐迟缓并倒退,但IS、Ⅳ、Ⅵ型患儿智能大都正常。

3. 眼部病变:大多周岁左右出现角膜混浊,大部分患儿在周岁左右即出现角膜混浊,Ⅱ、Ⅳ型的发生时间稍晚且较轻。因角膜基质中的黏多糖以KS和DS为主,而Ⅲ型酶缺陷仅导致HS降解障碍,故无角膜病变。IS、Ⅱ和Ⅲ型可能有视网膜色素改变;IS型并可发生青光眼。

4. 其他:可有肝脾大,耳聋,心瓣膜损伤,随疾病进展可有动脉硬化,肺功能不全,颈神经压迫症状和交通性脑积水等继发病变。

(二)实验室检查

1. 尿液黏多糖检测:甲苯胺蓝染色法常作为本病的筛查,阳性者用醋酸纤维薄膜电泳区分尿中排出的黏多糖类型,以协助分型。

2. 酶学分析:各型MPS的确诊应依据酶活性测定,可采用外周血白细胞、血清或培养成纤维细胞进行。

3. 骨骼X线检查:骨质普遍疏松且有特殊形态改变:颅骨增大,蝶鞍浅长;脊柱后、侧凸,椎体呈楔形,胸、腰椎椎体前下缘呈鱼唇样前突;肋骨的脊柱端细小而胸骨端变宽,呈飘带状;尺、桡骨粗短,掌骨基底变尖,指骨远端窄圆。

4. 基因突变检测:造成不同临床型的各种酶的编码基因均已定位,可进行基因测序来进行确诊。

【鉴别诊断】

本病应与佝偻病,先天性甲状腺功能低下症,骨、软骨发育不良和黏脂病等相鉴别。

【治疗】

目前尚无有效治疗方法,骨髓移植或可改善症状,特别适用于智能损伤轻微的患儿。酶替代和基因治疗方法正在研究中。培养羊水细胞可供进行酶活性测定,便于产前诊断。

(应艳琴)

戈 谢 病

戈谢病(Gaucher disease)是一种常染色体隐性遗传所造成的葡糖脑苷脂沉积症,是脂类沉积症中最常见者。其临床特征为脾、肝大,脾功能亢进,骨骼病变,也可以出现造血系统和中枢神经系统症状。本病系因β-葡糖脑苷脂酶(β-glucocerebrosidase)缺乏,致使葡糖脑苷脂(glc-cer)不能水解成神经酰胺和葡萄糖而大量沉积于全身网状内皮系统细胞内,以脾、肝和骨骼等为主。

【诊断】

(一)临床表现与分型

根据临床症状的差异,本病可分为3型。同一家族中发病者都属相同类型。

1. Ⅰ型,即慢性(非神经)型:是最常见的一型,其β-葡糖脑苷脂酶活性为正常人的18%~40%。发病年龄可自生后数月至70岁间的任何阶段,多数在学龄前期因肝、脾大和贫血就诊。在发病早期,仅有脾大和轻度贫血。随着病程进展,脾大显著,并出现脾功能亢进现象,贫血显著,白细胞和血小板亦减少。至晚期时,生长发育显著落后,腹部明显膨胀,各种症状加重,贫血加重,白细胞和血小板明显减少,常伴有感染和皮肤黏膜出血倾向。淋巴结轻度肿大。肝功能受损,常见食道静脉曲张、Ⅸ因子等凝血因子缺乏。骨髓被浸润导致严重骨痛和关节肿胀,X线检查可见普遍性骨质疏松、髓腔增宽、股骨远端呈烧瓶状和股骨头无菌性坏死等局限性骨质破坏甚至骨折。年长患者面部和四肢暴露部位常见色素沉着和肺部浸润症状。

2. Ⅱ型,又称为急性(神经)型:发病年龄自新生儿期至18个月,以3~4个月为多见。其β-葡糖脑苷脂酶活性低于正常人的5%,是预后最差的一型。初起症状以哭声微弱、吸吮能力差和肝脾进行性增大为主,继而出现吞咽困难、斜视、头后仰等症状。多数患儿在6~9个月时发生肌张力增高、腱反射亢进、喉喘鸣、惊厥和病理反射等神经系统症状。肺内可有大量戈谢细胞浸润或并发肺炎，多有咳嗽、呼吸困难和发绀。一般在 2 岁以内死于肺部感染。

3. Ⅲ型，即亚急性（神经）型：较少见，其β-葡糖脑苷脂酶活性约为正常人的 12%～20%。本型常在 2 岁左右时发病，初起以脾肿大为主，肝脾肿大发展缓慢。经过 3～7 年的无明显症状期后逐渐出现神经系统症状，如斜视、肌痉挛、智能低下和惊厥发作等。晚期出现骨骼病变、脾功能亢进、全血细胞减少和出血症状。患儿常在神经症状出现后 2 年左右死亡。

（二）诊断依据

对肝脾大患儿，不论是否伴有贫血、血小板减少、骨质缺损等其他疑似症状，都应考虑本病的可能性。

1. 典型的临床症状和体征。

2. 戈谢细胞检查：患儿骨髓、脾、肝或淋巴结穿刺均可能检测出戈谢细胞。

3. 血清酸性磷酸酶增高。

4. β-葡糖脑苷脂酶活性测定：通常采用外周血白细胞或培养皮肤成纤维细胞进行。由于人体组织中含有多种β-葡糖苷酶，如所选的方法不当，则结果不尽可靠，必须注意。

5. DNA 分析：较酶法诊断可靠，但本病基因突变种类繁多，尚有目前尚未查明者，因此分析结果正常者亦不能完全排除本病。

6. 产前诊断：对有本病家族史的孕妇，可测定培养羊水细胞或绒毛细胞中的β-葡糖脑苷脂酶活性、进行产前诊断。近来已开始应用 PCR 方法进行 DNA 分析。

【治疗】

对Ⅱ型主要为对症治疗。Ⅰ型和Ⅲ型患儿脾脏极度肿大且有脾功能亢进者可进行脾切除术，但有可能加重骨骼和神经系统病变。因此，对这两型患儿应予以长期随访，观察贫血和出血倾向的发展，尽可能推迟手术或仅作部分脾切除。

溶酶体可通过胞吞作用而相对非选择性摄取外源蛋白，这种特性被用于研究开发溶酶体病的酶替代治疗。注入循环的溶酶体酶可以被细胞溶酶体摄取，参与非水溶性化合物如糖鞘脂的代谢。前期研究受限于纯化酶量少、过敏反应重和酶不能通过血-脑屏障到达脑组织等，现已可应用重组 DNA 技术进行工业化规模生产纯化酶。用静脉输注重组人葡糖脑苷脂酶治疗戈谢病的成功是遗传性代谢病治疗史上的一个里程碑。改良后的重组人葡糖脑苷脂酶(imiglucerase)利于细胞摄取，每 2~4 周静脉输注一次即可在数月内使肝脾体积显著缩小，并改善贫血和血小板减少状况，但骨骼病变对治疗反应较慢。酶替代治疗可延缓但不能防止急性神经病变发生(戈谢病Ⅱ型)。亚急性戈谢病(Ⅲ型)的内脏病变对治疗反应良好，对神经症状的疗效尚不清楚。戈谢病酶替代治疗疗效较肯定，但价格昂贵使其广泛应用受限。骨髓移植治疗Ⅰ、Ⅲ型患者亦已获得满意效果，但术后约有 10% 患儿死亡，故应慎重考虑。迄今为止，应用单基因转移法治疗本病的方法仍在探索中。

(罗小平)

尼曼-匹克病

尼曼-匹克病(Niemann-Pick disease)是一组因溶酶体酸性鞘磷脂酶(acid sphingomyelinase, ASM)缺乏引起的一组罕见的鞘磷脂沉积病(sphingolipidosis)，临床上以肝脾大和神经系统受损为主。为常染色体隐性遗传病。本病可分为 A~F 6 型，儿童期以 A、B、C 3 型为主。各型尼曼-匹克病患儿的酶缺乏程度不同：A 型患儿的肝组织酶活性低于正常的 10%，白细胞和培养成纤维细胞中仅为正常的 4% 左右；B 型患儿的酶活性较 A 型稍高；C 型患儿的成纤维细胞酶活性可达正常的 38%~63%，且其脑和肝组织中的酶活性可能接近正常。

【诊断】

(一) 临床表现与分型

各型的共同特点为肝脾大和生长发育障碍，有些类型有神经系统被侵犯的症状。

1. A 型(婴儿型)：是最常见的一型。本型临床表现比较一致:患儿在宫内及娩出时均正常,少数在新生儿期有黄疸持续不退情况;出生后数周内即可因肌力和肌张力低下而发生喂养困难及体重不增,常伴有反复呕吐、腹泻等;3~6个月时出现肝脾增大和淋巴结肿大。病情进展迅速,除肝脾极度增大外,神经系统症状出现较早,6个月时即可呈现精神运动发育衰退征象,表情淡漠、动作发育迟缓、听视力逐渐丧失、惊厥发作等为常见症状。皮肤有棕黄色素沉着。约半数患儿可见眼底黄斑部樱红斑。患儿最终极度消瘦呈恶液质状态,大多在3岁左右死亡。

2. B型(慢性非神经型):本型患儿通常发病较A型稍晚,常见脾脏先增大,然后出现肝增大。病情进展缓慢,且不侵犯神经系统,肝功能受损情况亦少见。患儿身材矮小,肺部因弥漫性浸润而容易发生感染。一般不影响寿命。

3. C型(慢性神经型):本型约1/3病例在出生后第2年发病。以肝脾肿大和弥漫性脑病变为初起症状:肝脾增大程度较以上两型为轻;可见语言障碍、共济失调和癫痫发作等神经系统症状,并逐渐发展至失定向力、肌张力增高、腱反射亢进和惊厥频繁发作,常在幼儿期死亡。另2/3病例在儿童期或青春期起病,初时呈现精神运动发育轻度迟缓;继而出现小脑共济失调、意向性震颤、讷吃等。多数患者有眼球上下活动障碍表现,部分患者有肌张力改变和舞蹈手足徐动症。多数患者在20~30岁时死于吸入性肺炎,少数患者可以存活更久。

（二）诊断依据

对原因不明的肝脾大患儿,不论是否伴有神经系统症状,都应考虑本病的可能性,尤需注意同时伴有反复肺部感染者。

肝脾大、早期出现神经系统症状和骨髓涂片找到典型的泡沫细胞即可对A型患儿作出初步诊断,但确诊仍需依据酶活性检测。由于正常白细胞中的鞘磷脂酶活性亦比较低,因此通常采用培养皮肤成纤维细胞作为检测材料。酶作用底物以选择2-十六烷酰氨基-4-硝基苯磷酸胆碱为佳。

目前已可通过DNA分析确诊A、B型患者;对C型患者则必须用特殊方法检测其细胞内胆固醇脂化能力始可确诊。

测定皮肤成纤维细胞酶活性可以检出A和B型的半合子，培养羊水细胞酶活性检测可供作A、B型的产前诊断。

【治疗】

目前尚无有效治疗方法。可采用基因疗法或骨髓移植，伴有脾功能亢进者可行脾切除术，但它不能缓解本类疾病的进展。基因重组酶替代治疗A、B型患儿正在研究中。C型患儿可试用二甲基亚砜。

（罗小平）

遗传代谢性疾病的诊断思路

绝大多数遗传代谢性疾病（inborn error of metabolism，IEM）在临床上缺乏特异性症状或体征，易与其他疾病混淆，导致误诊或诊断延误，丧失抢救时机，遗留严重伤残。早期正确的治疗不仅可以明显改善预后，而且有助于遗传咨询。

【临床表现】

IEM临床表现复杂多样，症状无特异性，全身各器官均可被累及，且随年龄、性别不同而有明显的差异。主要临床特点：

1. 神经系统损害：神经系统症状是IEM最常见的症状。由于代谢缺陷不同，神经系统症状出现早晚不同，轻重程度不一。

2. 消化系统症状：在进食碳水化合物或蛋白质饮食后常出现消化系统症状，表现为：拒食、呕吐、腹泻。慢性起病者则表现为：长期食欲不佳、喂养困难，慢性呕吐和腹泻等。

3. 代谢紊乱：以低血糖、高氨血症和代谢性酸中毒最为常见。

4. 器官肿大、功能障碍：主要表现为心、肝、肾等器官的受累。

5. 肌肉症状：表现为肌力和肌张力低下、进行性肌病等。

6. 特殊的面容或体态：部分IEM常具有特殊的面容或体态，如黏多糖病、肝糖原累积病、PKU等。

7. 特殊气味：由于机体生化代谢紊乱，导致一些毒性代谢产物在体内蓄积，经过尿液或体液排出体外，从而使尿液呈现特殊的颜色，机体形成特殊的味道。

8. 病史特点：发病年龄、家族史等。

【实验室检查】

1. 常规检查：首先应进行常规检查，包括血常规、血糖、血氨、血气分析、阴离子间隙、电解质、肝肾功能、血乳酸、丙酮酸水平；尿常规检查等。

(1) 血常规：筛查有无中性粒细胞减少症、贫血、血小板减少症。

(2) 血气分析、阴离子间隙：多种有机酸尿症临床表现以周期性反复发作的代谢性酸中毒为特征，常常伴有脱水和电解质紊乱。

(3) 血糖和酮体：低血糖是有机酸血症的常见并发症，可伴或不伴有酮症。酮体在碳水化合物供应短缺或不能有效利用时作为替代能源，此作用在中枢神经系统尤为重要。

(4) 血氨：多数有机酸血症影响尿素生成途径引起高氨血症，多伴有程度不同的代谢性酸中毒，应注意除外新生儿败血症和肝炎等所致的肝功能衰竭。血氨轻度升高，见于大多数严重疾病的状态；明显升高，见于尿素循环缺陷、有机酸尿症、丙酸尿症等。

(5) 血乳酸及丙酮酸：乳酸血症应首先除外感染或组织缺氧等因素，中度乳酸血症(3~6mmol/L)常见于有机酸尿症和尿素循环障碍。血 pH 正常不能排除高乳酸血症，因血乳酸水平低于 5mmol/L 时 pH 仍可维持正常。

(6) 其他：尿 pH、尿酮、还原性物质。疑诊神经性肌病时，检测乳酸脱氢酶、二磷酸果糖酶、肌酸激酶和尿肌红蛋白。

2. 筛查试验：疑诊病例必须要做筛查实验，主要包括①斑氏实验(Benedict reaction，检测还原糖)；②三氯化铁试验(苯丙氨酸和酪氨酸代谢)；③2,4-二硝基苯肼(DNPH)试验及酮体试验(酮酸)；④亚硝基萘酚试验(酪氨酸代谢)；⑤硝普盐试验(检巯基、尿胱氨酸)；⑥对硝基苯胺试验(甲基丙二酸)；⑦甲苯胺蓝试验(检测酸性黏多糖)等。

3. 确诊实验:确诊试验主要包括血/尿氨基酸水平测定、尿有机酸分析、血浆脂肪酸分析、血浆酰基肉碱分析、血乳清酸测定等。通过上述特殊检查,可以准确诊断 IEM 中小分子遗传缺陷病的类型。

(1) 氨基酸分析:主要指征包括①家族中确诊或高度怀疑为遗传性代谢缺陷病患者或有婴儿期死亡同胞;②新生儿期喂养困难、呕吐、肌张力低下、惊厥或昏迷、呼吸困难、特殊面容或异常气味等;③婴儿/儿童期饮食不耐、生长发育迟缓、共济失调、运动障碍、小头畸形、反复静脉血栓形成、肝病、家族性尿路结石、肾小管功能障碍、晶体脱位、视力障碍、骨骼改变、毛发/皮肤异常等;④青少年/成人期智力低下、共济失调、神经精神症状、色素性视网膜炎、反复皮肤溃疡等;⑤不明原因的代谢异常(代谢性酸中毒、阴离子间隙增加、高氨血症、低血糖、酮尿、尿还原物质阳性、血尿酸含量降低、血/尿肌酐含量降低、尿中有大量结晶);⑥其他特殊检查异常(骨密度异常、视网膜电图反应降低、神经影像学异常等);⑦监测饮食治疗。

(2) 有机酸分析:主要指征包括①遗传性代谢缺陷病高危筛查;②不明原因的代谢异常(代谢性酸中毒、高乳酸血症、阴离子间隙增加、高氨血症、低血糖、新生儿酮尿、血细胞减少);③全身性毒性症状(气促、拒食、反复呕吐、生长障碍);④疑诊为有机酸或氨基酸病;⑤疑诊为脂肪酸氧化缺陷或能量代谢障碍;⑥不明原因肝病;⑦不能解释的神经系统或神经肌肉疾病;⑧癫痫样脑病;⑨神经影像学或神经生理学检查异常;⑩多系统反复发作/进行性损害。

(3) 酰基肉碱:可检测血滴滤纸片中酰基肉碱含量,在症状出现前诊断线粒体脂肪酸氧化缺陷,适用于筛查诊断。应用 GC/MS 检测尿中另一代谢产物酰基甘氨酸亦可用于脂肪酸氧化缺陷的筛查诊断。

【其他检查】

临床疑诊细胞器病(organelle disease)时,应选择下列检查:尿 MPS 筛查;尿低聚糖筛查;利用外周血涂片或骨髓细胞学检查查找贮积细胞;影像学检查;血浆极长链脂肪酸分析;组织(肌肉、神经、球结膜、直肠)活检;血浆氨基酸分析;尿有机酸分析等。

骨骼X线或头颅CT、MRI、MRS等影像学改变、骨髓或组织形态学检查以及酶学测定对细胞器病的诊断有重要意义。

基因诊断可对所高度怀疑的基因突变进行检测,确定基因突变的位置和性质;但编码某种酶的基因发生任何形式的突变均会引起酶活性的改变,因此,测定酶的活性可以对相应的疾病进行诊断。

【诊断思路】

IEM误诊或未得到及时诊断的原因,主要为①单一病种发病率低,在排除了常见的情况后,医生才会考虑到IEM;②留取血、尿标本的时机与疾病的状态有关;③许多遗传代谢病异常代谢产物的排出常是间歇性的。

首先,根据临床特征,应想到IEM的可能。临床医生对遗传性代谢病的充分认识和警惕,是遗传性代谢病得以及时正确诊断和处理的关键。

其次,应根据临床特征以及初步的常规实验室检查,判断出IEM的类型。最后,选择相应的筛查或确诊试验明确诊断。

注意问题:①标本的采集应在任何治疗开始之前。争取在疾病极期或代谢危象期及时留存标本。②正确地取标本以及恰当的保存是获得正确诊断的前提。③实验室检查异常可以是暂时性的,检测值在正常范围内并不能排除遗传代谢病。如一次检查为阴性结果或可疑,应考虑在疾病极期或代谢危象期重复检查。④有机酸和氨基酸等检查结果易受疾病发展和治疗情况等因素影响,检测结果必须结合临床和常规实验室资料综合分析判断。⑤血氨:最好用动脉血标本,因为骨骼肌可以产生氨。如果采静脉血,最好不用止血带。采血后,立即将标本置于冰块中并马上送检。当患者出现不同程度意识障碍、持续或反复发作性呕吐、原发性代谢性酸中毒伴阴离子间隙增高、或不明原因的原发性呼吸性碱中毒时应检测血氨。

(梁　雁)

第十三章　神经肌肉系统疾病

病毒性脑炎和脑膜炎

病毒性脑炎和脑膜炎(viral encephalitis and meningitis)是由病毒引起的中枢神经系统感染性疾病。由乙型脑炎病毒引起的病毒性脑炎好发于10岁以下儿童,在夏秋季流行,称为流行性乙型脑炎。其他常见病毒包括肠道病毒(肠道病毒71型、柯萨奇病毒、埃可病毒)、单纯疱疹病毒、腺病毒、腮腺炎病毒和淋巴细胞性脉络丛脑膜炎病毒等。病毒性脑炎常呈弥漫性脑实质病变,也可呈局灶性病变(又称局灶性脑炎);病毒性脑膜炎则以软脑膜病变为主。

【诊断】

(一) 临床表现

病情轻重程度差异较大,与神经系统受累部位、病毒致病力强弱、患儿的免疫反应等因素有关。

1. 前驱症状或伴随症状:前驱症状多表现为呼吸道或消化道症状,如咽痛、咳嗽、呕吐、腹泻、食欲减退等。某些病毒感染可伴有特殊表现,如腮腺炎病毒感染时腮腺肿大;埃可病毒和柯萨奇病毒感染时常有皮肤斑丘疹或黏膜疹;单纯疱疹病毒感染时皮肤黏膜疱疹。

2. 发热:一般为低至中等度发热;流行性乙型脑炎时常急起高热或超高热。

3. 脑炎表现

(1) 意识障碍(或称脑症状):轻者反应淡漠、迟钝或烦躁、嗜睡;重者出现谵妄、昏迷。

(2) 惊厥:可为局限性、全身性或持续状态。

(3) 颅内高压征:①年长儿持续性头痛及频繁呕吐;婴儿

常表现为易激惹、烦躁、尖叫或双眼凝视。常伴不同程度意识障碍;②四肢肌张力增高或强直(去大脑强直:四肢伸性强直和痉挛,角弓反张;去皮质强直:一侧或双侧上肢痉挛伴屈曲状,下肢伸性痉挛);③血压增高、脉搏减慢、呼吸不规则甚至暂停;④婴儿前囟隆起、张力增高,继而颅缝分离及头围和前囟增大。⑤视乳头水肿,但在急性颅内高压时常缺如,婴儿少见。

当出现意识障碍、瞳孔扩大、血压增高伴缓脉三联征象时,提示为颅高压危象,常为脑疝的前兆。常见脑疝有 2 种:①小脑幕切迹疝(或称颞叶沟回疝):昏迷加深;受压侧瞳孔先缩小后扩大,光反应迟钝或消失,上睑下垂;呼吸不规则;颈强直,受压对侧肢体呈中枢性瘫痪。进一步累及对侧,则见双侧瞳孔不等大或忽大忽小;②枕骨大孔疝(或称小脑扁桃体疝):昏迷加深;双侧瞳孔对称性散大,眼球固定,光反应消失;双侧锥体束征阳性;延髓生命中枢受压,出现呼吸衰竭、血压下降。

(4) 锥体束征阳性:巴氏征等病理征阳性。

(5) 局限性脑症状(与受累部位有关):①脑干受损:呼吸改变、脑神经麻痹、瞳孔变化;②基底核受损:震颤、多动、肌张力改变;③小脑受损:共济失调;④额叶受损:精神行为异常、运动性失语;⑤颞叶受损:中枢性失听;⑥枕叶受损:中枢性失明;⑦脑皮质运动功能区受损:中枢性单侧或单肢瘫痪。

4. 脑膜炎表现

(1) 头痛、呕吐等颅内压增高的表现。

(2) 脑膜刺激征:颈强直、克尼格征和布鲁津斯基征阳性。

(3) 惊厥少见,意识障碍比较轻微。

(二) 实验室检查

1. 脑脊液常规检查:外观多清亮,偶微混;蛋白质正常或轻度增高;细胞计数 $0\sim500\times10^6$/L,早期以中性粒细胞为主,但很快转为以淋巴细胞为主;糖和氯化物常正常;涂片和培养无菌。

2. 病原学检查

(1) 脑脊液病毒分离。

(2) 脑脊液中特异性病毒基因或抗原检测。

(3) 脑脊液或血清特异性 IgM 抗体检测。

（三）其他检查

1. 脑电图检查：脑炎时早期即有脑电图改变，出现弥漫性或局限性慢波，也可见尖波、棘波、尖-慢或棘-慢复合波。

2. 影像学检查：头颅 CT 或 MRI 检查可发现脑水肿、局灶性病变、脑软化灶、脑膜炎等。

【治疗】

（一）抗病毒治疗

某些病毒感染可选用相应抗病毒药物。如单纯疱疹病毒性脑炎可静脉用阿昔洛韦，推荐剂量：10mg/(kg · 次)，静脉滴注，每 8 小时一次，共用 14～21 天。

（二）对症治疗

1. 退热止惊：高热时采用头部冰枕乃至冰毯等物理降温或中、西药物退热。止惊可用苯巴比妥[5～10mg/(kg · 次)，肌内注射]、地西泮[0.3～0.5mg/(kg · 次)，静脉注射；每次最大量 5 岁以下不超过 5mg，5 岁以上不超过 10mg]、水合氯醛[40～60mg/(kg · 次)，口服或保留灌肠，最大量每次不超过 1g]等，或交替使用。

2. 减轻脑水肿、降低颅高压

(1) 20%甘露醇 0.5～1.0g/(kg · 次)，间隔 4～6h 重复使用；脑疝时剂量增至 2.0g/kg，可分 2 次间隔 30min，或加用利尿剂，同时用强心剂。可同时应用地塞米松 0.25～0.5mg/(kg · d)。

(2) 脑炎病人常规给氧，保持呼吸道通畅，维持正常血压以保证脑内灌注压和脑部供氧。

(3) 过度通气，维持 PaO_2 90～150mmHg，$PaCO_2$ 25～30mmHg。

(4) 侧脑室持续外引流，可获得迅速而有效的效果，常在颅内高压危象和脑疝时采用。

（三）一般治疗

1. 重症监护。

2. 昏迷者防止痰阻，尿潴留时置导尿管辅助排尿。

3. 液体量 30～60ml/(kg · d)，总张力 1/4～1/5；重症脑炎

病儿在开始补液 12 小时左右可给予白蛋白(0.5~1.0g/kg,最大量 25g/次)或血浆[贫血者给全血,10ml/(kg·次)],以增加血浆胶渗压,维持有效组织脱水。

4. 保证热量供给,维持电解质和酸碱平衡。

(四) 恢复期及康复治疗

至恢复期可选用促神经生长和促脑细胞代谢药,如神经节苷酯、维生素 B_1 和 B_{12}、脑活素等。脑炎患儿可根据病情选择高压氧治疗;易遗留各种神经系统后遗症时应及时予以相应康复治疗。

(方　峰)

急性播散性脑脊髓炎

急性播散性脑脊髓炎(acute disseminated encephalomyelitis, ADEM)又称感染后脑脊髓炎、预防接种后脑脊髓炎,是指继发于麻疹、风疹、水痘、天花等急性出疹性疾病或预防接种后,因免疫功能紊乱引起中枢神经系统内的脱髓鞘疾病。目前认为 ADEM 是细胞免疫介导的,针对中枢神经系统髓鞘碱性蛋白的自身免疫性疾病,是由髓鞘与抗髓鞘抗体之间产生的迟发变态反应所致。

【病因】

1. 可发生于各种感染性疾病,尤其儿童急性发疹性疾病。导致发生 ADEM 的感染性疾病主要有麻疹、风疹、水痘、天花、腮腺炎、流感、副流感、感染性单核细胞增多症、伤寒、支原体肺炎,许多 ADEM 患者是继发于普通的呼吸道感染,EB 病毒、巨细胞病毒感染后,有的发生在原因不明的感染后。

2. 见于疫苗接种以后,如麻疹疫苗、腮腺炎疫苗、风疹疫苗、水痘疫苗、感冒疫苗、狂犬病疫苗、天花疫苗等,偶有出现在破伤风抗毒素注射后的报道。

3. 服用某些药物或食物:左旋咪唑、驱虫净、复方磺胺甲恶唑、炸蝉蛹等。

4. 极少数发生于特殊时期：如围产期、手术后。还有部分病例发病前无先驱感染和疫苗接种史，称为特发性 ADEM。

【诊断】

（一）典型病史

大多数病例为儿童和青壮年。四季均可发病，多数为散发病例。急性起病；发病前感染或疫苗接种史；ADEM 多在感染或疫苗接种后的 1~2 周急性起病。对大多数有热病或疫苗接种后出现高热、头痛、呕吐、神志不清、昏睡或深昏迷、抽搐、肢体瘫痪等患者要考虑此病。

（二）临床表现与分型

多数急性起病，少数呈暴发型或亚急性起病。本病为单相病程，症状和体征数天达高峰，历时数周，急性期通常为 2 周。脑炎与脊髓炎同时发生可与病毒性脑炎鉴别。

1. 脑膜炎型：表现为脑膜炎综合征，可能是各种临床类型的早期表现，一些病例终止于脑膜炎阶段不再进展。

2. 脑炎型：首发症状为头痛、发热及意识模糊，严重者迅速昏迷和去脑强直发作，可有痫性发作，脑膜受累出现头痛、呕吐和脑膜刺激征等，局限性运动和感觉障碍很常见，且不对称。可见视神经、大脑半球、脑干或小脑受累的神经体征。ADEM 临床主要表现为急性小脑性共济失调者亦不少见。

3. 脊髓炎型：常见部分或完全性弛缓性截瘫或四肢瘫、传导束型或下肢感觉障碍、病理征和尿潴留等。发病时背部中线疼痛可为突出症状。

4. 急性坏死性出血性脑脊髓炎：又称为急性出血性白质脑炎，认为是 ADEM 暴发型。常见于青壮年，病前 1~2 周内可有上呼吸道感染史，起病急骤，病情凶险，症状体征在 2~4 日内达高峰，死亡率高。表现高热、意识模糊或昏迷进行性加深、烦躁不安、痫性发作、偏瘫或四肢瘫。

（三）辅助检查

1. 周围血象：白细胞增多，血沉加快。

2. 脑脊液：压力多轻度增高或正常，白细胞正常或轻度增多,蛋白轻、中度增高,以 IgG 增高为主。糖、氯化物正常。

3. EEG:广泛中度异常;多为弥散和双侧对等性异常,常见高波幅慢活动,“θ 和 σ 波”,亦可见棘波和棘慢复合波。

4. 脑 CT:显示大脑、脑干、小脑和脊髓白质内弥散性多灶性大片或斑片状低密度区,急性期呈明显增强效应。

5. 脑 MRI:可见脑和脊髓白质内多发散在的长 T1、长 T2 信号病灶。

【治疗】

1. 急性期治疗

(1) 肾上腺皮质激素早期足量应用是 ADEM 治疗的主要措施。甲泼尼龙冲击-泼尼松口服治疗:

①甲泼尼龙 20mg/(kg · d),3~5 天;②泼尼松 1.5~2mg/(kg · d)×15 天;1mg/(kg · d),4~6 周;渐减剂量至 0.5mg/(kg · d);泼尼松总疗程 3~6 个月。

(2) 丙种球蛋白静脉滴注:肾上腺皮质激素治疗无效者可考虑应用。丙种球蛋白 0.4g/(kg · d),3~5 天;口服泼尼松,用法同上。

(3) 血浆置换。

(4) 还可合并应用硫唑嘌呤等免疫抑制剂,以尽快控制病情发展。

2. 对症治疗

(1) 甘露醇降低高颅内压。

(2) 抗生素治疗肺部和其他感染。

(3) 肢体被动运动防治关节肌肉挛缩以及预防褥疮等。

3. 恢复期:可用脑复康、胞二磷胆碱和维生素 B 类药物促进恢复。

【预后】

根据病情轻重及诱因不同,治疗效果不尽一致。病死率为 5%~30%。多数病人经治疗后有相当大程度恢复,部分病人可遗留明显的功能障碍。部分儿童恢复后可伴持久的行为异常、精神发育迟滞或癫痫发作等。小脑炎为良性,一般在几个月内完全恢复。

无论在临床上以何种形式发生,来势凶猛的播散性脑脊髓炎病死率高、幸存者遗留永久的神经功能缺失。

(徐三清)

细菌性脑膜炎

细菌性脑膜炎(bacterial meningitis)是由各种化脓性细菌引起的脑膜炎症,又称化脓性脑膜炎(简称化脑)。婴幼儿多见肺炎链球菌和b型流感嗜血杆菌感染;3个月以内小婴儿(包括新生儿)以大肠埃希菌等革兰阴性杆菌或金黄色葡萄球菌为常见致病菌。脑膜炎球菌引起的脑膜炎,常于冬春季流行,多发生于15岁以下儿童,又称流行性脑脊髓膜炎。

【诊断】

(一)临床表现

1. 多急性起病:可有前驱症状如流涕、咳嗽、恶心、呕吐、腹泻、纳差等。

2. 全身中毒症状:如发热、精神不振或委靡、面色灰白等。

3. 颅内高压征:详见病毒性脑炎和脑膜炎章节。

4. 脑膜刺激征:颈强直、克尼格征和布鲁津斯基征阳性。婴儿常不明显。

5. 常见并发症

(1) 硬膜下积液:多见于婴儿。多发生于肺炎链球菌及流感嗜血杆菌脑膜炎。硬膜下穿刺,液体量>2ml,蛋白含量>400mg/L即可诊断。头颅CT显示硬膜下梭形低密度灶。

(2) 脑室管膜炎:多见于革兰阴性杆菌脑膜炎。脑室穿刺检查脑室液白细胞$>50\times10^6/L$,糖含量<1.68mmol/L,蛋白含量>400mg/L即可诊断。头颅CT增强扫描显示脑室膜强化灶,常伴脑室扩大。

(3) 脑脓肿:多见于金黄色葡萄球菌脑膜炎或化脓性脑膜脑炎时。在治疗过程中出现局灶性神经系统体征及颅内压增高症状应考虑之。头颅CT平扫见低密度灶,增强扫描病灶周边强化。

(4) 脑性低钠血症:为抗利尿激素不适当分泌所致。表现为低钠血症和血浆渗透压降低,低钠性惊厥和意识障碍加重。

(5) 脑积水:头围及前囟逐渐增大,颅缝增宽。头颅 CT 显示阻塞部位以上脑室系统扩大。

6. 某些化脓性脑膜炎的特殊表现

(1) 流行性脑脊髓膜炎:起病不久可出现皮肤瘀点和瘀斑,并迅速增多、扩大和融合。暴发型患儿可发生休克、DIC 和(或)出现脑炎表现,此时意识障碍和惊厥更为明显,锥体束征阳性,重者发生脑疝(详见病毒性脑炎)。

(2) 肺炎链球菌脑膜炎:40%~50%病例有感染灶如肺炎、中耳炎、乳突炎、鼻窦炎、败血症或颅脑外伤。病程迁延,易复发。

(3) 金黄色葡萄球菌脑膜炎:常为金黄色葡萄球菌脓毒败血症的迁徙病灶之一,故常有原发化脓病灶;病程中约半数出现皮疹;脑脊液呈脓样混浊,易凝固。

(二) 实验室检查

1. 脑脊液常规检查:压力增高,外观混浊;细胞计数可达数百~数万$\times10^6$/L,以多形核细胞为主;糖含量降低(同时测定血糖,正常脑脊液糖含量为血糖的 50%~60%);蛋白质增高>400 mg/L(穿刺损伤血管时应按周围血红、白细胞计数比例扣除其中的白细胞数;按每 800 个红细胞有 1mg 蛋白扣除其中的蛋白量)。治疗不彻底化脑的脑脊液常规常不典型,白细胞计数升高可不明显,细菌涂片及培养常阴性,此时需与病毒性脑膜炎和结核性脑膜炎相鉴别。

2. 脑脊液的病原学检查

(1) 细菌涂片及培养。

(2) 特异性抗原或抗体检测。

(三) 影像学检查

头颅 CT 增强扫描可见脑膜强化或局灶性病变;MRI 检查显示相应变化。

【治疗】

（一）控制感染

早期、足量、联合、足程、静脉给予抗菌药物。最好选择脑脊液浓度较高的杀菌剂。已知病菌者，根据药物敏感试验选用。在病菌不明或脑脊液培养报告未出来前可选用头孢三嗪100mg/(kg · d)（一次或分两次用）或头孢噻肟 200mg/(kg · d)（分 4 次用）。疗程一般为 2～3 周，有并发症或金黄色葡萄球菌脑膜炎者需延长疗程。

（二）对症处理及护理

1. 降低颅高压：详见病毒性脑炎和脑膜炎章节。

2. 糖皮质激素：地塞米松 0.6mg/(kg · d)，疗程 4 日，可减少炎性介质产生，减轻脑水肿和炎性反应。

3. 及时处理高热、惊厥及感染性休克等。

4. 并发硬膜下积液有症状者可穿刺引流，每次每侧放液量不超过 15ml，隔日一次直至积液消失。穿刺无效时考虑手术治疗。

5. 保证营养、水电解质供给；昏迷病儿应注意保持呼吸道通畅；婴儿应每隔 2～3 天测头围。

（方　峰）

真菌性脑膜炎

真菌性脑膜炎（fungal meningitis）是由真菌侵犯脑膜所引起的中枢神经系统疾病，常与脑实质感染同时存在，属于深部真菌病。病原包括新型隐球菌、荚膜组织胞浆菌、皮炎芽生菌、球孢子菌、申克孢子丝菌等致病性真菌以及念珠菌、曲霉菌、接合菌、毛孢子菌属等条件致病菌。该病好发于长期大剂量使用抗生素、激素和免疫抑制剂、肿瘤化疗和器官移植、HIV 感染、免疫缺陷及新生儿（尤其极低出生体重儿）等人群。

【诊断】

（一）临床表现

起病常隐匿，多为亚急性病程，少数慢性起病，主要症状为低热、头痛、呕吐、情绪淡漠、颈项强直和神经系统检查异常等。

1. 早期轻至中度发热，晚期高热；

2. 颅内压增高：头痛、恶心、呕吐、视乳头水肿，晚期头痛剧烈，甚至抽搐、去大脑强直及脑疝等。

3. 脑膜刺激征：颈项强直，克氏征、布氏征阳性；

4. 脑神经损害：视力下降甚至失明、眼球运动障碍、面瘫、听力损害等。

5. 脑实质受累或肉芽肿、脓肿形成时，患儿嗜睡、烦躁不安、谵妄并出现瘫痪等局灶性定位体征，并可同时伴有意识障碍，严重者昏迷。

6. 其他感染症状：常同时伴有细菌、结核、弓形虫等其他病原体感染，重症结核性脑膜炎亦好发真菌感染。

（二）辅助检查

1. 脑脊液常规压力增高，外观透明或微混，白细胞计数轻至中度增高$(20\sim700)\times10^6/L$，淋巴细胞增多为主，蛋白含量增高$(0.4\sim1)g/L$，糖及氯化物降低。

2. 病原学检查

（1）脑脊液涂片：墨汁染色新型隐球菌荚膜呈亮光状。

（2）脑脊液培养：新型隐球菌培养阳性率可达75%~80%，其次为荚膜组织胞浆菌、球孢子菌等，其他真菌培养罕见阳性。

（3）血清学抗原或抗体检测：采用乳胶凝集试验和酶联免疫吸附试验等方法直接检测真菌抗原或抗体，如新型隐球菌荚膜抗原。

（4）G试验和GM实验：1,3-β-D-葡聚糖检测（G试验）适用于念珠菌和曲霉菌等深部真菌感染的早期诊断，但隐球菌、毛霉菌等除外；半乳甘露聚糖抗原（GM实验）适用于侵袭性曲霉菌的诊断。

3. 头颅CT/MRI检查：呈脑水肿、脑积水和脑实质肉芽肿等改变。

（三）引起真菌性脑膜炎的病菌种类和疾病特点

1. 新型隐球菌：真菌性脑膜炎最常见的病原，存在于土壤及鸽粪中，在脑脊液、痰液、病灶组织中呈圆形或卵圆形，外被荚膜，鸽子是重要的传染源。该菌可经呼吸道或皮肤破损处侵入人体，借血行播散到脑、脑膜、骨骼和皮肤。肺部症状有发热、咳嗽、胸痛等，胸部X线提示支气管肺炎、肺部结节或实变、肉芽肿等改变。脑膜炎时脑实质内可有多发性囊肿或肉芽肿形成。治疗首选两性霉素B，可合用5-氟胞嘧啶或氟康唑。

2. 念珠菌：白色念珠菌是最常见的病原体，其他如热带念珠菌、近平滑念珠菌、光滑念珠菌、*lusitaniae* 念珠菌、克柔念珠菌等。播散性念珠菌感染见于新生儿（尤其极低出生体重儿）、肿瘤化疗和器官移植、HIV感染等患儿，病变可累及脑膜、脑室或大脑皮质，形成脓肿。治疗选择两性霉素B单用或合用5-氟胞嘧啶或氟康唑。

3. 曲霉菌：儿童感染多由烟曲霉、其次黄曲霉和黑曲霉所致。孢子定植于上呼吸道和下呼吸道，免疫低下者发生血源性播散。侵袭性肺曲霉病是曲霉菌感染最常见的形式，常见症状有发热、咳嗽、呼吸困难和胸部异常体征，胸部X线片示小结节状浸润影，脑曲霉病罕见但致命，表现大脑半球或小脑内单个或多发病灶，患者出现肢体偏瘫、脑神经损害或抽搐，并迅速进展为脑疝。治疗选择两性霉素B与5-氟胞嘧啶联合应用。

4. 球孢子菌病（粗球孢子菌）：患者因吸入粗球孢子菌菌丝体和腐生相的微小分生孢子而致病。常见形式为自限性的原发性肺部感染，其次皮肤症状；播散性球孢子菌病时，肺部形成肉芽肿，严重者出现脑膜炎症状，临床经过类似结核性脑膜炎。治疗选择两性霉素B、伊曲康唑或氟康唑。

5. 组织胞浆菌病（荚膜组织胞浆菌）：成人多由上呼吸道或皮肤黏膜感染，儿童多由胃肠道感染，病菌主要侵犯网状内皮系统和肺部。婴儿和免疫功能低下者发生播散性组织胞浆菌病，患儿呈持续数周至数月的发热，并出现脑膜脑炎症状，同时伴有肝脾、淋巴结肿大、贫血、血小板减少。治疗首选两性霉素B，维持治疗选择伊曲康唑口服。

6. 芽生菌病(皮炎芽生菌):儿童期感染少见。患者因吸入孢子而首先出现肺部病灶,免疫低下者发生血源性播散。肺炎急性期,患儿发热、咳嗽、咳痰、咯血,慢性患者除长期发热外体重减轻、盗汗和胸痛,肺部X线示肿块样改变,中枢神经系统受累时呈脑膜炎和脑脓肿表现。治疗选择两性霉素B,病情稳定后选择伊曲康唑或氟康唑口服。

【鉴别诊断】

非真菌性脑膜炎:根据脑脊液外观、常规、生化和病原检查以及头颅影像、颅外感染病灶、T-SPOT. TB检查等,结合临床经过,与病毒性、化脓性、结核性脑膜炎及寄生虫感染相鉴别。

【治疗】

(一) 抗真菌治疗

可酌情选择或合用下述药物,疗程取决于真菌类型、药物种类及其疗效、疾病严重程度、患者伴发疾病及其免疫功能等。

1. 两性霉素B及其脂质体:首选用药,剂量0.1mg/(kg·次),每日或隔日一次,静脉缓慢滴注,根据病情逐渐加量至每次1mg/kg,最大量不超过1.5mg/(kg·d)(5%葡萄糖液稀释,浓度不超过5~10mg/dl),每次静脉滴注前给予地塞米松或盐酸异丙嗪以减轻其毒副作用;严重病例每日或隔日鞘内注射两性霉素B,首次0.025mg+地塞米松1mg,第二天剂量每日增加0.025mg,达0.1mg后改为每日增加0.1mg,直至0.5~0.7mg/d为止,连用1周后改为每周2~3次,鞘注时需要用脑脊液反复稀释、缓慢注射,注意监测尿潴留、下肢运动障碍和血钾。

若两性霉素B疗效欠佳或患者无法耐受时,可改用两性霉素B脂质体,首次0.1mg/(kg·d)静脉滴注(5%葡萄糖稀释,浓度不超过0.15mg/ml,时间至少1小时以上),第二天剂量可增加至0.25~0.5mg/(kg·d),并逐渐增加至维持剂量1~3mg/(kg·d)。

2. 三唑类抗真菌药物

(1) 氟康唑(大扶康)广谱抗真菌药,口服吸收好,能通过血脑屏障。静脉首次用量8~12mg/(kg·d),每日一次,溶于生理盐水中静脉滴注,待症状缓解后改为6~8mg/(kg·d)静脉滴注或口服。

(2) 伊曲康唑：适于曲霉菌、念珠菌、隐球菌、组织胞浆菌等系统性真菌感染，剂量 5~8mg/(kg·d) 口服，每日一次或每日两次。

(3) 伏立康唑：适于侵袭性曲霉病、氟康唑耐药的念珠菌等严重感染。首日 6mg/(kg·次)，一天 2 次，24 小时后改为 4mg/(kg·次)，每日 2 次，静脉缓滴(1~2 小时以上)，待症状缓解后改口服给药，用药期间注意监测肝肾功能、皮疹、视力改变等。

3. 5-氟胞嘧啶：对念珠菌、隐球菌、部分曲霉菌有良好的抑菌作用，常与两性霉素 B 联合应用，单独使用容易产生耐药性，口服易透过血脑屏障。儿童剂量 100~150mg/(kg·d)，分 3 ~ 4 次口服。

(二) 对症治疗

详见病毒性脑炎和脑膜炎。

1. 降低颅内压：甘露醇、呋塞米等脱水治疗，梗阻性脑积水者可予脑室穿刺、冲洗、引流和局部用药，与鞘内给药间隔进行。

2. 伴发病和并发症的治疗：积极防治呼吸道、口腔和泌尿道等部位的感染，早期发现和治疗伴发的结核病和弓形虫病等感染。

3. 支持疗法：补充热量和维生素、微量元素，维持水、电解质平衡。

4. 免疫疗法：患儿细胞和体液免疫功能低下，酌情给予丙种球蛋白、胸腺肽和(或)新鲜冰冻血浆治疗。

(三) 手术治疗

对脑脓肿或肉芽肿者可考虑手术治疗。

(四) 康复治疗

对瘫痪、失语者，早期功能训练。

【预后和预防】

1. 真菌性脑膜炎常进行性加重，预后不良，未经治疗者常在数月内死亡；治疗者也常见并发症和神经系统后遗症，并可在数年内病情反复缓解和加重。

2. 关注和保护免疫低下或免疫缺陷病患者,避免药物滥用(抗生素、激素和免疫抑制剂),避免接触或处于真菌污染的土壤和环境。

(徐三清)

瑞氏样综合征

瑞氏综合征(Reye 综合征)又称脑病合并内脏脂肪变性(encephalopathy with fatty degeneration of the viscera)。病因未明,多数与病毒感染或药物、毒素等因素诱发的继发性线粒体损伤有关;某些遗传代谢病如原发性肉碱缺乏综合征、鸟氨酸氨甲酰基转移酶缺乏等也可有瑞氏样综合征(Reye-like syndrome)的表现。临床特点为急起呕吐、惊厥、意识障碍、肝功能异常和代谢紊乱。病理改变主要为急性脑水肿及内脏(主要为肝脏)的脂肪变性。

【诊断】

(一) 临床表现

1. 可见于任何年龄,但以 6 个月至 4 岁多见。

2. 起病前数日或 2~3 周常有呼吸道或消化道病毒感染症状,或有服用阿司匹林等药物史。

3. 急起频繁呕吐,可伴脱水、酸中毒及电解质紊乱,随病情发展出现脑病和颅内压增高表现,如嗜睡、惊厥、定向障碍、昏迷等,重者有呼吸节律不整、双侧瞳孔不对称或散大、肢体呈去大脑强直等脑疝及脑干功能障碍表现,渐发展为四肢弛缓性瘫痪、全身肌张力消失、对外界无反应、心率变慢、血压降低,终至呼吸停止。

4. 一般不伴高热和黄疸,肝脏轻、中度肿大,神经系统局灶体征和脑膜刺激征不明显。

5. 婴儿期以发热、惊厥和呼吸衰竭为突出表现。

（二）实验室检查

1. 外周血白细胞计数增高，以中性粒细胞为主。

2. 早期血氨增高，可达 176μmol/L，常于 2～3 日内降至正常。

3. 早期血清转氨酶、乳酸脱氢酶、肌酸磷酸激酶增高，凝血酶原时间延长；血糖降低，婴儿期更明显；血乳酸、丙酮酸和游离脂肪酸升高，并可有低肉碱血症、低胆固醇血症、低脂蛋白血症、二羧酸尿（血）症及代谢性酸中毒与呼吸性碱中毒并存。血清胆红素多正常。

4. 脑脊液除压力增高外，细胞数及蛋白在正常范围。

5. 脑电图检查呈非特异性慢波。

6. 肝活检示典型的肝细胞脂肪变性和线粒体结构改变。

【鉴别诊断】

1. 颅内感染：包括化脓性、结核性、病毒性脑炎，根据血生化、肝功能和脑脊液检查结果相鉴别。

2. 重症肝炎合并肝性脑病：患儿有肝炎病史和肝功能失代偿持续存在表现。

3. 遗传代谢缺陷病并脑病/肝病危象：如有机酸尿症、线粒体脂肪酸 β 氧化缺陷、先天性高乳酸血症等，患儿智力运动发育落后（倒退）、血（尿）有机酸和氨基酸、酰基肉碱分析明确诊断。

【治疗】

治疗主要采取综合措施。

1. 纠正脱水、酸中毒和低血糖：输注 10%～15% 葡萄糖，但当血糖达到或稍高于正常水平时，加用胰岛素以减少游离脂肪酸。

2. 降低血氨：门冬氨酸鸟氨酸（瑞甘）静脉滴注，乳果糖口服或灌肠，必要时行腹膜透析或新鲜血液换血。

3. 降低颅高压：选择甘露醇静脉注射，同时应用地塞米松，使颅内压维持在 20mmHg 以下，同时注意保持呼吸道通畅，避免低氧和高碳酸血症，必要时可予过度通气，通过降低 $PaCO_2$ 而收缩脑血管、降低颅内压，并注意维持血压正常而保持脑灌注压在正常范围。

4. 防治出血：给予维生素 K_1 静脉滴注或肌内注射。

5. 控制惊厥：可选用苯巴比妥或地西泮，注意避免呼吸抑制和肝功能损害。

6. 其他治疗：加强护理，保持气道通畅。急性期补充左旋肉碱[可益能，50~100mg/(kg · d)，静脉滴注]，恢复期应用奥拉西坦等促进脑细胞代谢与功能恢复，减少后遗症。

【预后】

1. 重症患儿，包括早期昏迷、去大脑强直、反复惊厥、血氨≥176μmol/L、高钾血症、空腹血糖<2. 2mmol/L 者，病死率 10% ~40%，存活者中可遗留智力低下、癫痫、瘫痪、语言障碍或行为异常等。

2. 强调早期诊断、及时治疗，若轻症或抢救及时，病情可在早期停止发展而逐渐恢复。

（徐三清）

癫痫与癫痫综合征

癫痫(epilepsy)是一种脑部疾病状态，以持续存在的反复癫痫发作的易感性和由此引起的神经生物、认知、心理及社会等方面的后果为特征；癫痫发作(epileptic seizure)是因脑部神经元异常过度和同步放电引起的一过性的症状及(或)体征，临床常表现为发作性的意识障碍、惊厥、精神行为和感知觉异常、自主神经功能紊乱等，发作具有突发突止、一过性的特点；惊厥(convulsion)是肌肉的强直性或阵挛性收缩，是癫痫发作最常见的表现形式之一，但惊厥并不都是癫痫发作(如低钙惊厥、破伤风惊厥)，许多类型的癫痫发作并无惊厥表现(如失神发作、失张力发作等)。癫痫诊断首先要明确是否癫痫发作；其次，要明确癫痫发作形式、癫痫及癫痫综合征类型；然后寻找病因。儿童期癫痫患病率为 3. 45‰，其病因分类包括遗传性、结构/代谢性及病因未明者，其中遗传性癫痫是指除可能与遗传因素有关外,未找到其他原因;结构/代谢性癫痫是指继发于脑的器质性、功能性改变或有生化代谢紊乱等原因;病因未明者是指根据目前的认识水平找不到颅脑结构或生化代谢异常等方面的原因。

【诊断】

(一)癫痫发作的临床表现

根据临床发作和脑电图特点,将癫痫发作分为全面性发作和部分性发作两大类,全面性发作是指发作开始即有意识障碍、对称性的抽搐或肌张力丧失,脑电图开始即为双侧半球异常放电;部分性发作是指发作和异常电活动均起源于一侧大脑半球的某一部位,若异常放电波及全脑,则称之为继发全面性发作;各种自主神经症状如心悸、呼吸节律和瞳孔改变、出汗、流泪、面色苍白或潮红、排尿等多为各种癫痫发作的伴随现象。

1. 强直-阵挛性发作:是临床最常见的全面性发作类型之一。典型表现为发作时意识突然丧失、跌倒或尖叫、全身肌肉强烈持续收缩,同时双眼上翻、瞳孔散大、对光反应消失及呼吸暂停、青紫,持续数秒或数十秒后出现肢体有节律的抽动即阵挛期,常伴有心率、血压升高、口吐白沫及尿失禁,持续1~5min逐渐停止;发作后意识混沌并出现某些自动症,随后转入深睡;清醒后常感到疲倦、头痛、全身肌肉疼痛等不适,对发作过程不能回忆。脑电图在强直期为10~20Hz棘波节律,频率渐慢、波幅渐高,逐渐转为阵挛期的棘慢波;发作间期可有棘波、尖波、棘慢波、多棘慢波等。

2. 失神发作:以意识障碍为主要发作形式。典型失神发作时表现双眼茫然凝视、表情呆滞、自主性活动和语言停止,持续数秒或数十秒后突然恢复并继续原来的活动,发作时一般不跌倒,发作后不能回忆,脑电图背景活动一般正常,发作期为双侧对称同步3Hz棘慢波节律性暴发,过度换气能诱发典型发作;不典型失神发作的起始和终止不明显,脑电图背景活动不正常,发作期为2~2.5Hz慢棘慢波或多棘慢波、不规则棘慢波。

3. 肌阵挛发作:全身或某部位肌肉呈突然、快速、有力的收缩,表现突然点头、弯腰或猝倒、持物落地或摔出,可单个或连续发生,发作期脑电图为棘慢波、多棘慢波暴发,闭眼可诱发。

4. 强直发作:表现为肌肉持续而强烈收缩使躯干或肢体固定在某一姿势,如双眼上视、颈部屈曲或后仰、双肩上抬、躯干前屈或两上肢旋前、屈肘或伸直及呼吸暂停等,维持数秒或更长,发作期脑电图为广泛性 10~25Hz 棘波募集节律。

5. 失张力发作:表现为肌张力突然减低或丧失,出现头下垂、屈膝屈髋或跌倒,同期脑电图为全导棘慢波、多棘慢波暴发或低波幅快活动,肌电图示短暂电静息。

6. 痉挛发作:表现为短暂的点头伴四肢屈曲或者四肢伸展伴头后仰,有些为下肢屈曲而上肢伸展或相反,发作常成串出现,每串发作数次至数十次,并常出现在入睡和觉醒时,发作后常伴反应减低、运动减少或哭闹甚至微笑,发作时有面色苍白、潮红、出汗、瞳孔散大等。发作间期脑电图呈高峰节律紊乱,发作期常为高波幅慢波、14~16Hz 低波幅快波和弥漫性低电压等。

7. 部分感觉性发作:2 种表现形式,一是简单感觉症状,如针刺、麻木感和视、听、嗅、味幻觉及异常的内脏感觉;二是复杂感觉症状,如陌生感、似曾相识感、梦样状态、时间和空间感觉异常,儿童更多表现为恐惧、发怒、抑郁、欣快等情感障碍。

8. 部分运动性发作:表现形式多样,一是单纯阵挛性运动,如手或面部的节律性抽动并可伴 Jacksonian 扩散;二是不对称强直性运动发作,如头眼向一侧强直性偏转;三为典型自动症表现,如咂嘴、咀嚼、吞咽、手的摸索、解扣子等;四是过度运动性自动症,表现为躯干及四肢不规则的大幅度运动如呈划船样、蹬车样动作并常伴发声;五为局部负性肌阵挛,表现一侧肢体短暂下垂、持物掉落等。

9. 继发全面性发作:各种部分性发作都可继发全面性发作,发作开始时的临床和脑电图特征常能提示发作的起源。

（二）儿童期常见癫痫与癫痫综合征临床特点

1. 小儿良性癫痫伴中央颞区棘波:约占儿童癫痫的 1/4,常有癫痫家族史。起病年龄 2~14 岁,高发年龄 5~10 岁。典型发作为入睡后不久或清晨刚醒时,患儿出现一侧舌面部及咽部疼痛和麻木感,同时喉中异常发音、流涎、患儿虽神志清楚但不能开口说话,并可有口角向一侧歪斜、面部抽动,有时扩展至同侧上下肢阵挛抽动或泛化为全面性发作。患儿智力运动发育正常,多于青春期前后停止发作;脑电图示一侧或双侧中央区或中颞区散发棘慢波。

2. 婴儿痉挛症(infantile spasms, West syndrome):1 岁以内起病,高峰年龄 4~6 个月,多可找到脑发育异常、宫内感染、遗传代谢病等原因;表现形式为连续成串的痉挛发作(屈曲型、伸展型或混合型),常伴有智力运动发育停滞或减退,脑电图示高峰节律紊乱;2~3 岁后往往转为其他类型的发作如 Lennox-Gastaut 综合征。

3. 大田原综合征(Ohtahara 综合征):起病 3 个月内,多数早至 1 个月内,主要发作类型为痉挛发作,可类似婴儿痉挛症样成串发作或仅单次发作,也可有部分运动性发作、半侧惊厥发作等;清醒和睡眠期均可发作;患儿有严重的精神运动发育落后及停滞和明显脑影像学检查异常;特征性脑电图改变为爆发-抑制图形。

4. Lennox-Gastaut 综合征:起病多在 3~5 岁,发作形式多样,常见有强直发作、不典型失神发作、失张力、肌阵挛发作等,其中强直发作最具特异性,同时伴精神运动发育落后,典型脑电图为弥漫、双侧同步的 1.5~2.5Hz 慢棘慢复合波;预后欠佳。

5. 获得性癫痫性失语(Landau-Kleffler 综合征):起病多在 2~8 岁,病前语言发育正常,病后短期内听力失认即听觉正常但不能理解,以至口语表达进行性衰退甚至完全不能言语;多伴有各种形式的癫痫发作,如全身强直阵挛发作、部分运动性发作等,智力多正常但常有不同程度的行为障碍;脑电图示颞区为主的一侧或双侧棘慢波,睡眠期放电增多。

6. 持续性部分性癫痫:起病多在 2~12 岁,表现为面部或肢体的局部阵挛性抽动,意识无障碍,可分为 2 型:①Kojevnikov综合征,有明确的炎症、外伤、血管病等原因,始终呈局限性阵挛发作,肌阵挛发作出现较晚,脑电图示中央区为主的局灶性棘慢波，智力发育不受影响，病程无进展；② Rasmussen 综合征，可能与自身免疫机制有关，呈持续性部分性发作伴偏瘫、智力落后，肌阵挛发作出现较早，脑电图示发作间期和发作期弥漫性和多灶性棘慢波暴发；病程呈慢性进行性。

7. 全面性癫痫伴热性惊厥附加症（general epilepsy with febrile seizures plus，GEFS+）：是一个以家族为整体进行诊断的癫痫综合征，其显著特点是高热惊厥家系中存在多种表型和多种发作形式，患儿在 6 岁以前有热性惊厥，6 岁以后继续有发热或无热的强直-阵挛发作，或者伴有失神、肌阵挛和失张力发作等。GEFS+发病呈年龄依赖性，热性惊厥的缓解多于 6 岁之前，其他类型的发作基本在青春期前后消失，神经系统检查以及影像学检查无异常，预后良好。

（三）辅助检查

1. 脑电图检查：有助于癫痫诊断、分型及病变定位，并与非癫痫性发作相鉴别。发作期脑电图正常是排除癫痫的最可靠证据；若无癫痫发作，即使脑电图异常，特别是慢波增多、不对称、调节差等非特异性异常，不能直接诊断癫痫。视频 EEG 检查可同步比较发作时的临床表现和脑电图，是目前鉴别癫痫性发作和非癫痫性发作最可靠的检查方法；24 小时脑电图可长时间动态监测 EEG 变化，能提高诊断阳性率；普通脑电图描记阳性率相对最低。检查时，常规描记清醒和睡眠脑电图并作睁闭眼、过度换气试验以提高阳性率。

2. 神经影像学检查：CT 和 MRI 可明确颅内有无发育畸形、结构异常和炎症、变性等癫痫病理灶；SPECT 和 PET、MRS 有助于寻找颅内有无异常血流灌注、代谢和神经递质变化等脑功能改变。

3. 其他检查

（1）血糖、血钙、血镁等电解质、肝肾功能、肌酶等生化检查排除相关因素引起的惊厥。

（2）血气分析、血乳酸、丙酮酸、血（尿）有机酸及氨基酸、酰基肉碱分析等检查排除遗传代谢病所致癫痫。

（3）腰穿脑脊液病原学和免疫学检查以排除颅内感染和

非感染性炎症。

(4) 对服用抗癫痫药物者进行药物浓度监测以调整用量、评估疗效。

(5) 对智力发育落后者进行智力测验。

【鉴别诊断】

儿童期存在多种形式的非癫痫性发作，需要与癫痫相鉴别。

1. 屏气发作(breath-holding spells)：又称呼吸暂停症，多见于6～18个月婴幼儿，5～6岁后发作自行停止。发作前多有惊吓、疼痛或发怒等诱因，发作开始大声啼哭，很快哭声骤停、呼吸停止并出现青紫，重者意识丧失、全身强直或肌肉抽动，持续1～3分钟后意识、呼吸和面色恢复正常；部分患儿发作时哭声较弱或不哭，很快意识丧失、肌张力减低、心率减慢和面色苍白，其诱因常为轻微损伤。发作期和发作间期脑电图无痫样放电，可与癫痫的强直发作和强直-阵挛发作相鉴别。不需用药治疗，但应注意心理卫生与合理教养。

2. 良性睡眠肌阵挛：各年龄组均可发生，是一种生理性的睡眠运动。发作表现为入睡不久出现手指、足趾、肢体甚至全身不自主、无规律的抽动，轻者肢体微微抖动，重者全身快速抖动一下并致惊醒、落空感，但不影响睡眠。发作间期和发作期脑电图无异常。

3. 发作性睡病：多于学龄期起病，典型表现为白天睡眠过多，发作时活动突然停止并入睡，严重时行走和进食时也可发生并摔倒，每日可反复发生但容易唤醒且醒后能继续原来的活动。患者除睡眠过多外无意识障碍和各种运动性发作，脑电图虽无痫样放电，但表现为睡眠周期紊乱，即入睡后首先进入REM期；常同时伴有：

(1) 猝倒症：多在情绪激动特别是大笑时全身肌张力突然丧失而跌倒，轻者仅头下垂或双膝弯曲，肌张力能迅速恢复且无意识障碍。

(2) 睡眠幻觉：表现刚入睡时出现各种视听幻觉。

(3) 睡眠瘫痪：刚入睡或觉醒时四肢不能活动亦不能喊

叫,须外界刺激才缓解。

4. 交叉擦腿综合征:女婴多见,发作时双下肢交叉擦腿伴凝视、出汗、面部潮红等症状,意识无丧失且能通过分散注意力和强刺激终止发作,但重者形成习惯致反复发生,脑电图正常。注意除外蛲虫病、外阴湿疹、泌尿系炎症等诱因。

5. 癔症性发作:年长女孩多见,具有情绪不稳定、容易接受暗示等精神因素。起病突然,主要症状为发作性的无规律抽搐、瘫痪、感觉异常甚至角弓反张以及呼吸困难、心悸、腹痛等。发作时无明显意识障碍、面色青紫和自伤行为,神经系统检查无阳性体征,脑电图正常。症状及病情多变,暗示后发作能终止或加重。

6. 晕厥:指短暂性脑血流灌注不足引起的一过性意识障碍,严重时发生惊厥。常见病因有心源性晕厥和血管迷走性晕厥。前者如阵发性心律失常、家族性长 QT 间期综合征等,同步记录 EEG、EKG 可以诊断;后者多发生于学龄期和青春期,可有恐惧、情绪激动、疲劳等诱因或突然由卧位、坐位变为站立位时,发作前有头晕、心慌、恶心和视物模糊,发作时有面色苍白、出汗,继而意识丧失,持续数秒至 2~3 分钟恢复,偶有强直或抽动,发作期脑电图正常或有非特异性慢波,直立倾斜试验阳性。

【治疗】

(一) 综合治疗的原则

1. 正规合理的抗癫痫药物治疗。

2. 合理安排生活及学习,避免癫痫发作的诱发因素和发作可能引起的伤害。

3. 尽可能寻找病因、遗传咨询并给予病因治疗。

4. 通过心理疗法促进患儿生理、心理健康和良好的社会适应能力。

5. 针对难治性癫痫可采用生酮饮食、免疫治疗和外科手术疗法。

(二) 抗癫痫药物治疗原则

1. 诊断明确后尽早给予抗癫痫药物治疗。

2. 根据癫痫发作和癫痫综合征类型选药。

3. 提倡单药治疗为主,必要时加用其他抗癫痫药。
4. 考虑个体差异,从小量开始适时调整剂量和治疗方案。
5. 根据抗癫痫药物的半衰期和发作规律决定服药次数。
6. 长期规律服药,缓慢减量至停药,疗程一般2~4年。
7. 定期随访,监测药物浓度及不良反应并调整治疗。
8. 复发重治,对复发者从头开始治疗。

（三）抗癫痫药物的适应证及剂量(表13-1)

表13-1　常用传统和新抗癫痫药的适应证、剂量及有效血浓度

药物名	每日剂量(mg/kg)	有效血浓度(μg/ml)	每日服药次数	适应证
丙戊酸钠	20~40	50~100	2	全面性发作
卡马西平	10~30	4~12	2~3	部分性发作
苯巴比妥	3~5	15~40	2	各型发作
苯妥英钠	5~8	10~20	2~3	除失神外各型发作
氯硝西泮	0.01~0.20	0.02~0.08	2~3	各型发作 癫痫持续状态(静脉)
硝西泮	0.2~1.0	0.08~0.11	2~3	各型发作
奥卡西平	8~46	4~12	2	部分性发作
妥泰	2~8	9~12	2~3	各型发作
拉莫三嗪				
合用丙戊酸	1~5	2~20	2	各型发作
单用或合用	5~15	2~20	2	各型发作
左乙拉西坦	20~60	6~20	2	部分性发作

【预后】

1. 不同病因和分类的癫痫发作和癫痫综合征预后差别较大,教育家长正确认识不同类型癫痫的预后和抗癫痫药物治疗的有效性和局限性,准确评价和治疗难治性癫痫。

2. 严格掌握各类抗癫痫药物的适应证和副作用,预先告知并严密监测药物的不良反应,尽量避免和及时处理严重不良事件如肝功能损害、血细胞减少、Stevens-Johnson 综合征等。

3. 癫痫治疗需要患儿和家长积极配合,药物治疗不得随意更换和中断,既要避免癫痫发作的诱发因素、又要防止各种癫痫发作所致意外事故的发生。

(徐三清)

癫痫持续状态

癫痫持续状态(status epilepticus)指一次癫痫发作持续 30min 以上,或反复发作持续 30min 以上、发作间期意识不能恢复。有些发作虽频繁不止,但发作间期意识恢复,生命体征正常,称为连续性癫痫发作;有些无临床发作,但脑电图表现棘慢波持续性发放达 30min 以上,称为癫痫性电持续状态。癫痫持续状态是儿科常见急症之一,若处理不当或治疗不及时,可造成严重脑损伤后遗症或死亡。常见原因为突然停用抗癫痫药物、颅内感染、脑缺氧缺血、电解质紊乱、热性惊厥等。

【诊断】

(一) 临床表现

临床表现分为惊厥性和非惊厥性两类。

1. 惊厥性癫痫持续状态:又分为全面性和部分性。

(1) 全面性惊厥持续状态:表现形式呈全身强直-阵挛发作,最初为短暂强直期,随即为反复的全身阵挛发作,发作间期意识不能恢复;婴幼儿常无强直期,仅表现为反复的阵挛发作,称之为阵挛发作持续状态。

(2) 部分性惊厥持续状态:即持续性部分性癫痫,表现为某一组肌群的持续阵挛和肌阵挛抽动,常见部位为一侧口角、眼睑、面部、拇指(趾)、手、脚、前臂或下肢等,持续数小时、数天甚至数月。

2. 非惊厥性癫痫持续状态:通过视频脑电图监测并结合

临床表现而诊断。

(1) 失神持续状态:表现为意识朦胧或反应减低,脑电图为双侧 3Hz 棘慢波节律性持续性发放。

(2) 不典型失神持续状态:表现为意识混乱、反应迟钝,可伴肌阵挛、强直或失张力发作,并可有共济失调样运动障碍,脑电图为持续性的 2Hz 左右慢棘慢波或节律紊乱、夹杂有尖波或快波的慢波;多见于 Lennox-Gastaut 综合征。

(3) 精神运动性持续状态:表现为长时间意识模糊并伴有各种精神运动或感觉症状,可持续数小时、数日甚至数月。脑电图为限局性颞叶异常放电和持续性弥漫性慢波或棘慢波。

【治疗】

(一) 迅速控制惊厥发作

参见第十九章小儿惊厥节。

(二) 维持生命功能、防治并发症

首先要保持呼吸道通畅并常规给氧、维持血压、积极降温,注意纠正低血糖、酸中毒和电解质紊乱,并特别注意防治脑水肿及颅内高压,可予甘露醇及地塞米松等脱水药物;同时保持安静,避免刺激。

(三) 积极查找病因和诱因

如针对颅内感染、电解质紊乱、低血糖、维生素 B_6依赖症等进行病因治疗,防止过度疲劳、睡眠不足、情绪激动等诱因。

(四) 防止反复发作

发作控制后应根据癫痫和癫痫综合征类型给予长期正规抗癫痫药物治疗。

【预后】

1. 癫痫持续状态是儿科急症之一,持续时间越长、病死率和严重后遗症发生率越高,特别是呼吸机辅助通气情况下,容易发生痰堵、气管损伤出血和呼吸道继发感染及至威胁生命。

2. 预后与原发病的病理生理改变、治疗效果直接相关,并受发病年龄、发作类型等因素影响,早期合理应用抗癫痫药物有助于迅速控制癫痫持续状态。

（徐三清）

脑性瘫痪

脑性瘫痪（cerebral palsy）简称脑瘫，是指自受孕开始至婴儿时期非进行性脑损伤和发育缺陷所导致的综合征，主要表现为运动障碍和姿势异常，其诊断条件：①引起脑性瘫痪的脑损伤为非进行性；②引起运动障碍的病变部位在脑部；③症状在婴儿期出现，运动和姿势的异常可发生变化；④可合并智力障碍、癫痫、感知觉障碍、交流障碍、行为异常及其他异常；⑤除外进行性疾病所致的中枢性运动障碍及正常小儿暂时性运动发育迟缓。常见原因包括早产、低出生体重、核黄疸、新生儿窒息、产伤和颅内感染、脑发育畸形等。

【诊断】

（一）临床分型

1. 根据运动障碍分型：

（1）痉挛型：以锥体系受损为主，表现主动运动受限、被动运动阻力增加、腱反射亢进、2 岁以后巴氏征仍阳性，上肢肘、腕关节屈曲、拇指内收、手紧握拳状，下肢内收交叉呈剪刀腿或尖足。

（2）不随意运动型：以锥体外系受损为主，不随意运动增多，表现为手足徐动、舞蹈样动作、肌张力不全、震颤等。

（3）强直型：以锥体外系受损为主，呈齿轮、铅管样持续性肌张力增高。

（4）共济失调型：以小脑受损为主，主要表现为步态不稳、走路摇晃、宽基底步态、意向性震颤、眼球水平震颤等。

（5）肌张力低下型：多为锥体系（锥体外系）损伤的早期，检查肢体无力，往往是其他类型的过渡形式。

（6）混合型：同一患儿表现有 2 种或 2 种以上类型的症状。

2. 按瘫痪部位分类：①单瘫：单个肢体受累；②双瘫：四肢

受累,上肢轻,下肢重;③三肢瘫:三个肢体受累;④偏瘫:半侧肢体受累;⑤四肢瘫:四肢受累,上、下肢受累程度相似。

（二）临床表现

1. 运动发育落后、主动运动减少:脑瘫患儿在新生儿期即常表现为动作减少、吸吮能力和觅食反应低下;大运动和精细动作发育较同龄儿有不同程度的落后,甚至终生不能行走。

2. 肌张力异常:因不同临床类型而异,痉挛型表现肌张力增高,肌张力低下型表现肢体松软,但腱反射仍可引出,不随意运动型表现为变异性肌张力不全。

3. 姿势异常:婴儿时期脑瘫患儿俯卧位时常四肢屈曲、臀部高于头部,有时肩部着床、臀部高耸;仰卧位时头后仰、下肢伸直、甚至角弓反张,四肢肌张力低下时则呈仰卧青蛙状;翻滚时,身体如滚筒样;仰卧牵拉时头后仰、下肢伸直、足跖屈,常不经坐姿直接被拉起;扶站时两下肢交叉,足尖着地;可见手握拳,或手心向下外翻取物。

4. 反射异常:一是原始反射消失延迟,如2个月后交叉伸腿反射、2~3个月后握持反射、4~5个月后不对称颈紧张反射、6个月后拥抱反射仍未消失;二是保护性反射减弱或延缓出现,如生后1个月直立时不能竖头、4个月躯体左右倾斜时头不能保持正中位、4~5个月坐位躯体突然倾斜时无上肢伸出似支持躯体的姿势、8~9个月时未引出“降落伞反射”等。

5. 早期其他表现:①易于激惹,持续哭闹或过分安静,哭声微弱,哺乳和吞咽困难,易吐,体重增加不良;②对声音、体位变化异常敏感和激动,入睡困难,或反应迟钝、不认人、不会哭;③护理困难,其拳头不易掰开、大腿不易外展、足易背屈僵硬等。

6. 伴随疾病:如智力低下、癫痫、语言和视听障碍、认知和行为异常等。

（三）特殊检查

脑瘫诊断主要依靠病史和体征,但颅脑CT和MRI扫描可明确脑部有无发育畸形、异常钙化等病灶并可帮助判断预后;脑电图检查可帮助判断有无合并癫痫;视听诱发电位检查可帮助判断有无视听觉障碍;Bayley婴幼儿智能发育量表评定智力发育指数(MDI)和精神运动发育指数(PDI)。

【鉴别诊断】

1. 精神运动发育落后:婴儿时期肌张力低下、运动发育落后,但随年龄增长,患儿无肌肉痉挛、强直等症状,其精神运动发育整体延迟、患儿对周围的人和事物表现漠然、不关心。

2. 进行性肌营养不良症:先天性肌营养不良(Fukuyama型)患儿生后即进行性肌无力、关节挛缩、腱反射减弱和消失、智力低下及肌病面容,血清 CPK 增高、肌活检示肌纤维变性、坏死及结缔组织增生;Duchenne 型肌营养不良患儿 3~5 岁起病,表现运动发育迟缓、肌张力和肌力低下并进行性加重、Gower 征阳性、25%合并智力低下,并有肌源性肌萎缩和假性肥大、病程早期 CPK 显著增高。

3. 脊肌萎缩症(Spinal muscular atrophies,SMA):脊髓前角运动神经元变性引起,婴儿型生后 6 个月内发病,表现四肢无力、肌萎缩、肌张力低下和腱反射缺失,可见舌肌萎缩和震颤,多在 2 岁内死亡。

4. Lesch-Nyhan 综合征:次黄嘌呤-鸟嘌呤磷酸核糖转移酶(HRRT)先天缺乏或完全缺失导致体内嘌呤代谢异常所致。患儿生后运动发育迟缓、智力落后,渐出现肌张力增高、腱反射亢进、手足徐动、下肢强直及至不能行走,自残行为是其特异性症状,表现咬或咀嚼手指、舌、唇和颊黏膜,血中尿酸增加。

5. 遗传性白质脑病:临床特征有视听损害、运动障碍、锥体束征阳性、智力运动发育迟滞或倒退、惊厥少见或病程晚期出现、头颅 MRI 证实脑白质髓鞘发育异常或弥漫性变性,主要疾病有异染性脑白质营养不良(芳基硫酸酯酶 A 缺乏)、海绵状脑白质营养不良(canavan 病,天门冬氨酸酰化酶缺乏)、亚历山大病(Alexander 病,星形胶质细胞功能异常)等。

【治疗】

(一)治疗原则

1. 早期发现、早期治疗:婴幼儿运动系统处于发育阶段,及早纠正,可取得较好疗效。

2. 促进正常运动发育、抑制异常运动和姿势。

3. 综合治疗：除针对运动障碍进行治疗外，对合并的智力低下、癫痫、语言障碍、行为异常也应进行干预，同时培养患儿日常生活、社会交往以及将来从事某种职业的能力。

4. 家庭训练和医生指导相结合：脑瘫的康复治疗是一个长期的过程，家长和医生需密切配合，制订训练计划，评估训练效果，纠正不合理的训练方法。

（二）功能训练

1. 躯体训练：针对脑瘫所致的各种运动障碍及异常姿势进行训练，主要训练粗大运动，尤其下肢功能。目的在于改善残存的运动功能，抑制异常的姿势反射，诱导正常的运动发育。

2. 技能训练：训练上肢和手的功能，提高独立生活技能。

3. 语言训练：如发音训练、咀嚼吞咽训练，教会用鼻呼吸，并训练小儿听力及视力，若有听力障碍应尽早安装助听器，并及时纠正视觉障碍。

（三）矫形器的应用

在功能训练中可利用一些辅助器和支具矫正小儿异常姿势、降低肌肉紧张度、抑制异常反射，如行走矫形器的利用。

（四）针灸及按摩

针灸及按摩可帮助脑瘫患儿康复。

（五）手术治疗

手术治疗主要适用于痉挛性脑瘫患儿，可进行肌腱手术、神经手术、骨关节手术等以帮助矫正畸形、改善肌张力、恢复或改善肌力平衡。

（六）物理疗法

物理疗法包括水疗、电疗、高压氧等，患儿在水中能产生更多的自主运动，肌张力得到改善，对呼吸也有调整作用，并有利于改善语言障碍。

（七）药物治疗

目前并无治疗脑瘫的特效药物，主要是对症处理，如小量安坦可改善肌张力、缓解不随意运动型的多动，合并癫痫者给予抗癫痫药物治疗。

【预后】

1. 脑瘫可共患智力低下、癫痫、语言听力障碍、关节脱位等诸多疾病，既要及时全面干预治疗，又要避免因治疗方法不当导致某些症状的诱发加重，如癫痫发作未控制时，避免采用神经肌肉电刺激、肌电生物反馈、高压氧、针灸等兴奋性治疗及应用含有兴奋性氨基酸的神经营养药物。

2. 儿童运动发育迟滞原因众多，既有正常儿童暂时性运动发育落后、也有遗传代谢缺陷病所致的进行性运动智力障碍，鉴别诊断要仔细。

（徐三清）

急性炎性脱髓鞘性多发性神经根病

急性炎性脱髓鞘性多发性神经根病（acute inflammatory demyelinating polyradiculoneuropathy，AIDP）又称为吉兰-巴雷综合征（Guillain-Barre syndrome，GBS），是一种小儿常见的免疫介导性周围神经病。主要病理改变为周围神经的淋巴细胞浸润和节段性脱髓鞘，重者伴轴索变性。临床特征为急性对称性弛缓性瘫痪、腱反射消失或减弱，常有脑神经受累，重者呼吸肌麻痹并危及生命；脑脊液呈蛋白细胞分离。

【诊断】

（一）临床表现

1. 前驱感染：多数患儿于发病前1～4周有空肠弯曲菌、巨细胞病毒、肺炎支原体等前驱感染史和疫苗接种史，起病诱因有淋雨、受凉、疲劳等。

2. 病程经过：大多数患儿急性起病，1～2周内病情达高峰，持续数日，2～4周后开始恢复。如不继发感染，患儿体温正常。

3. 主要表现

（1）运动障碍：多数患儿首发症状为双下肢无力，逐渐向上发展，累及双上肢及脑神经，少数患儿呈下行性麻痹或四肢同时出现无力。瘫痪呈弛缓性，双侧基本对称，远端重于近端，腱反射和腹壁反射消失或减弱，巴氏征阴性，并可见受累部位肌萎缩。

(2) 感觉障碍：发病初期患儿可有肢体的痛、麻、痒等一过性主观感觉障碍，年长儿尚可有手套、袜套或根性感觉障碍，Lasegue 征阳性。

(3) 脑神经麻痹：常见有舌咽神经(Ⅸ)、迷走神经(Ⅹ)、舌下神经(Ⅻ)等多对脑神经损害，患儿表现为说话声音低微、吞咽困难、进食易呛咳，并可加重呼吸困难；面神经(Ⅶ)受累导致周围性面瘫，患儿面无表情；Miller-Fisher 综合征作为 GBS 的变异型，可有眼外肌麻痹、共济失调和腱反射消失。

(4) 自主神经功能障碍：患儿常有出汗过多、面部潮红、手足发凉、短期尿潴留及麻痹性肠梗阻等表现，并可有室上性或室性心动过速、心动过缓、心律不齐、血压不稳定等自主神经症状。

(5) 呼吸肌麻痹：重症患儿常伴有呼吸肌麻痹，并可危及生命。呼吸肌麻痹分三度：Ⅰ度，轻度语音及咳嗽力弱，无呼吸困难和矛盾呼吸，胸透见肋间肌或膈肌运动稍减弱；Ⅱ度，中度呼吸困难和语音、咳嗽力弱，深吸气时有矛盾呼吸，胸透见膈肌运动明显减弱；Ⅲ度：重度呼吸困难和语音、咳嗽力弱，安静时即有矛盾呼吸，胸透见膈肌运动严重减弱或无运动。

(二) 辅助检查

1. 脑脊液检查：多数患儿一周后呈蛋白细胞分离现象，即蛋白含量增高而细胞数正常或少量淋巴细胞增多，脑脊液中蛋白 1 周后逐渐升高，2~3 周时达高峰，4 周后逐渐下降。

2. 肌电图检查：可显示下运动单元受累。发病早期可仅有 F 波改变，提示神经根或周围神经近端受损；神经传导速度减慢、远端潜伏期延长提示脱髓鞘改变；复合肌肉动作电位(CMAP)的波幅减低甚至不能引出提示轴索受损。

【鉴别诊断】

1. 急性弛缓性麻痹：肢体瘫痪不对称、脑脊液中白细胞增多、周围神经传导功能正常，急性期大便病毒(柯萨奇、埃可病毒等)分离阳性。

2. 急性横贯性脊髓炎：早期锥体束休克期表现四肢弛缓性瘫痪，但患儿有尿潴留、感觉障碍平面、周围神经传导功能正常。

【治疗】

(一) 一般治疗

定期翻身拍背吸痰，保持呼吸道通畅，避免交叉感染和褥疮发生；注意观察患儿说话、进食、咳嗽、呼吸等情况，防止呼吸衰竭和窒息可能；并予丰富营养和 B 族维生素（维生素 B_1、维生素 B_6、维生素 B_{12}），不能吞咽时尽早鼻饲。

(二) 免疫治疗

1. 免疫球蛋白静脉滴注：首选治疗方案。方法为：IVIG 400mg/(kg · d)静脉滴注，连用 5 天，早期治疗效果好并可缩短疗程，部分患儿可免予气管插管或气管切开。

2. 血浆置换：可除去血浆中免疫复合物和抗髓鞘抗体。每次交换血浆量按 50ml/kg 计算，隔日 1 次，共 5 次，早期效果好。禁忌证为严重感染、心律失常、心功能不全和凝血系统疾病。

3. 肾上腺皮质激素：目前对皮质激素治疗尚有争议。大剂量甲泼尼龙 20mg/(kg · 次)静脉滴注，每日 1 次，连用 5 天，后改为泼尼松 1mg/(kg · d)口服，2~4 周内逐渐递减。

(三) 辅助呼吸

呼吸肌麻痹是 GBS 死亡主要原因，故须密切观察患儿病情，及时气管切开，以利于吸痰和人工呼吸。气管切开指征：①膈肌重度受累；②呼吸肌麻痹，伴舌咽、迷走神经受累并吞咽困难；③呼吸肌麻痹Ⅱ度以上，伴肺炎、肺不张；④起病 24~48 小时内迅速出现Ⅲ度呼吸肌麻痹。

气管切开后应正确使用呼吸机治疗，并加强呼吸道管理、适当选用抗生素预防感染，待症状好转、血气分析正常、肺部合并症恢复后可停用机械通气；若矛盾呼吸消失、咳嗽及吞咽正常，则可拔除套管。

(四) 对症治疗

重症患儿入院后应予持续心电监护。室上性心动过速或室性心动过速者可分别给予西地兰、利多卡因治疗，心动过缓者必要时给予阿托品治疗并小心吸痰;持续性高血压者可予降压药治疗,低血压者可补充胶体液或调整体位。

（五）康复治疗

康复治疗包括理疗、针灸、按摩等,可预防关节挛缩和肌萎缩,促进肢体功能恢复。

【预后】

1. 呼吸肌麻痹是本病死亡的主要原因,病程中应密切监测病情变化,保持呼吸道通畅,及时呼吸机辅助通气和气管切开治疗。

2. 10%~15%的患儿遗留不同程度的肌无力、8%的患儿有复发。

（徐三清）

重症肌无力

重症肌无力(myasthenia gravis,MG)是免疫介导的神经肌肉接头处传递障碍的慢性疾病。临床特征为受累横纹肌容易疲劳,活动后加重,休息或给予抗胆碱酯酶药物后减轻或消失,并具有晨轻暮重现象。病变是一种由乙酰胆碱受体抗体(AchR-Ab)介导、细胞免疫依赖、补体参与的自身免疫性机制,主要累及突触后膜上的乙酰胆碱受体。

【诊断】

（一）临床表现及分型

1. 新生儿一过性重症肌无力:仅见于患重症肌无力的母亲所生的新生儿,其中10%~15%受累。患儿生后2~3天内出现全身肌肉软弱无力,哭声低微,吸吮无力,呼吸困难,腱反射减弱或消失,但很少有眼外肌麻痹及眼睑下垂。轻症可在2~4周内自行缓解,重症者须机械通气和换血治疗。

2. 先天性重症肌无力:患儿母亲无重症肌无力,但有阳性家族史,可呈常染色体隐性遗传。患儿生后主要表现为双睑下垂、眼外肌麻痹,但吞咽多无障碍,肌无力症状较轻、持续存在。血中AchR-Ab水平不高;抗胆碱酯酶药物对眼外肌麻痹治疗效果差。

3. 儿童型重症肌无力:各年龄组均可发病,高峰期2~3岁,女多于男。根据临床特征又分为眼肌型、全身型及脑干型。

(1) 眼肌型:最常见,首发症状为一侧或双侧眼外肌麻痹,表现为上睑下垂、复视、斜视,晨起或休息后减轻、午后及傍晚时加重,并可伴眼球活动受限,严重时双眼球固定不动;无吞咽、呼吸、说话困难等其他肌群受累表现。

(2) 全身型:躯干及四肢肌群受累,并以四肢肌力减弱为重,伴或不伴眼外肌受累。轻者走路及上楼梯易疲乏,重者需卧床,并有呼吸肌受累和咀嚼、吞咽、构音障碍。多数患儿腱反射减弱或消失,但感觉正常,无肌萎缩和纤颤。

(3) 脑干型:突出表现为咀嚼、吞咽困难和说话声音嘶哑,甚至呼吸衰竭;可伴眼外肌受累。

(二) 危象类型及表现

1. 肌无力危象:在感染、手术、抗胆碱酯酶药量不足或减量不当等应激情况下,患儿病情突然加重,出现气道梗阻、呼吸肌无力而致呼吸衰竭;新斯的明试验阳性;凡首发症状为急性呼吸衰竭者,应考虑到肌无力危象。

2. 胆碱能危象:抗胆碱酯酶药物过量引起。除明显肌无力外,患儿有面色苍白、出汗、唾液分泌增多、瞳孔缩小及呕吐、腹泻、血压高、心动过缓等胆碱能中毒症状。

3. 反拗危象:剂量不变的情况下,重症肌无力全身型患儿对药物治疗突然失效。危象的鉴别见依酚氯铵药物试验。

(三) 辅助检查

1. 疲劳试验:重症肌无力患儿骨骼肌持续收缩后症状可明显加重,方法:嘱年长儿连续闭眼、咀嚼30~50次或持续平举双臂后即见动作困难,连续说话后语音降低、吐词不清。

2. 药物试验:可选用依酚氯铵或甲基硫酸新斯的明。

(1) 甲基硫酸新斯的明:剂量0.04mg/(kg·次)或新生儿0.1~0.15mg/次、儿童0.25~0.5mg/次肌内注射,最大量不超过1mg/次,5~15分钟起效,需观察15~45分钟,若效果不明显,可适当增加剂量后再观察。若试验中出现腹痛、流涎、心动过缓等副反应给予阿托品肌内注射,剂量 0.01mg/kg。

(2) 依酚氯铵(腾喜龙):剂量 0.2mg/(kg·次)(最大不超过 10mg)或新生儿 0.5mg/次肌内注射,用药后 1 分钟肌力改善,但 5 分钟后作用消失;对重症肌无力危象的鉴别:用药后好转为肌无力危象,症状不变为反拗危象,症状加重为胆碱能危象,此时给予阿托品肌内注射(剂量同上)即见症状好转。

3. 乙酰胆碱受体抗体测定:乙酰胆碱受体抗体阳性率为 65%~95%,尤其是重症肌无力全身型患儿,新生儿一过性重症肌无力患儿抗体也升高,但眼肌型升高不明显,先天性重症肌无力不升高。

4. 肌电图检查:神经低频重复电刺激(1~5Hz)检查可见波幅递减现象,第Ⅳ~Ⅴ波下降明显;肌肉重复收缩后更易引出,而使用依酚氯铵或新斯的明后波幅递减恢复正常。

【鉴别诊断】

1. 线粒体脑肌病:与 MG 眼肌型相鉴别,患儿脑和肌肉受累、血乳酸及丙酮酸增高、肌活检示破碎红纤维、电镜见线粒体异常。

2. 脑干炎症或肿瘤:与 MG 脑干型相鉴别,脑 CT/MRI 检查发现病灶。

3. 吉兰-巴雷综合征及其亚型 Miller-Fisher 综合征:与 MG 全身型相鉴别,呈弛缓性对称性瘫痪,眼外肌受累少见,脑脊液有蛋白细胞分离现象,肌电图示神经源性损害,而 Miller-Fisher 综合征则具有眼外肌麻痹、共济失调和腱反射消失等特点。

【治疗】

(一) 胆碱酯酶抑制药。

适用于除胆碱能危象外的所有患者;一般从小量开始,逐渐加量,找出效果最佳、副作用最小的适当剂量并长期服用;但由于自身免疫性发病机制,且长期服用可出现耐药现象,该药仅作为辅助治疗,同时应注意胆碱能危象出现的可能。常用药物有以下几种:

1. 吡啶斯的明:首选药物,起效温和,胃肠道副作用小。新生儿 5mg/次,婴幼儿 10~15mg/次,年长儿 15~30mg/次,每日 4

次口服,药物作用时间持续 2~8h。服药后若无效,可酌情增加剂量。

2. 溴化新斯的明:婴幼儿开始 1~2.5mg/次,逐渐增加到 5mg/次;年长儿 5~7.5mg/次,逐渐增加到 15mg/次口服;新生儿在喂奶前 10~20 分钟可肌内注射 0.05~0.1mg 甲基硫酸新斯的明,或喂奶前 30 分钟口服或鼻饲溴化新斯的明 1mg 或吡啶斯的明 4mg。主要副作用为恶心、呕吐、上腹部不适、腹痛,重者可有呼吸困难、支气管分泌物增多、瞳孔缩小等。

3. 美斯的明(酶抑宁):口服酶抑宁 5mg 相当于口服新斯的明 15mg。服用后 20~30 分钟开始起效,作用维持 4~6 小时。可应用于不能耐受溴化新斯的明或溴化吡啶斯的明的患儿。药物毒性安全范围较小,容易发生累积中毒。

(二)肾上腺皮质激素

能抑制自身免疫性损伤,适用于重症肌无力各型患儿,期间可同时合用抗胆碱酯酶药物。首选泼尼松,开始剂量 1mg/(kg · d),症状改善多在用药 2~3 个月时,完全缓解或显著改善需 3~5 个月。待症状缓解后继续原剂量 3~4 个月,再逐渐递减为隔日 0.5mg/kg 并维持 1~1.5 年,以后根据病情继续减量至停用或小剂量隔日维持。重症患者可予甲泼尼龙 20mg/(kg · d),冲击治疗 3 天,后改泼尼松治疗。极少数患儿在激素治疗初期可能有症状一过性加重,须注意密切观察。服药期间应补充钾、钙和维生素 D 制剂。激素治疗禁忌证为高血压、结核病、免疫缺陷病、糖尿病等。

(三)大剂量丙种球蛋白治疗

大剂量丙种球蛋白治疗适用于难治性重症肌无力或危象患儿。方法:400mg/(kg · d)静脉滴注,连用 5 天为一疗程。病程中可重复使用。

(四)免疫抑制剂治疗

对难治性重症肌无力患儿可考虑免疫抑制剂治疗,硫唑嘌呤 1~3mg/(kg · d),环孢霉素 5~6mg/(kg · d),其他如环磷酰胺大剂量冲击治疗等。注意感染可能并定期复查血象、肝肾功能。

（五）血浆置换或换血疗法

对新生儿一过性重症肌无力伴呼吸困难者可考虑换血疗法；对难治性重症肌无力或危象患儿可考虑血浆置换，每次置换量 1000~2000ml 或按体重的 5% 计算血容量，隔日一次，3~5 次为一疗程。该法起效快，可维持数周至数月。

（六）胸腺切除

主要适用于无手术禁忌证的成人患者，包括重症肌无力全身型、药物治疗无效的眼肌型或伴胸腺瘤者。

（七）危象的处理

1. 保持呼吸道通畅，自主呼吸不能维持时，尽早气管切开，给予机械通气。

2. 肾上腺皮质激素：首选甲泼尼龙冲击治疗，其次也可选用大剂量地塞米松。

3. 血浆置换和丙种球蛋白静脉滴注：方法同上。

4. 加强护理、控制感染：注意呼吸道管理，维持内环境稳定，选择有效抗生素防治感染。

5. 慎用抗胆碱酯酶药物：根据依酚氯铵试验结果，若是肌无力危象，给予抗胆碱酯酶药物；若是胆碱能危象，立即停用抗胆碱酯酶药物，并肌内注射阿托品 1~2mg，必要时重复；若是反拗危象，应停用有关药物，加强现阶段支持对症处理，稳定后再重新确定抗胆碱酯酶药物剂量。不论哪种危象，现一般主张停用抗胆碱酯酶药物，数天后再开始应用。

【预后】

1. 疾病过程中避免危象的发生，早期识别、合理处理有助于挽救生命。

2. 在患儿病历中注明禁用药物：氨基糖苷类抗生素、普鲁卡因胺、普萘洛尔、奎宁等，它们加重患儿神经肌肉接头传递障碍，甚至引起呼吸肌麻痹。

（徐三清）

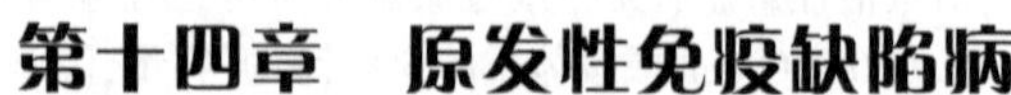

第十四章　原发性免疫缺陷病

概　述

免疫缺陷病(immunodeficiency,ID)是指免疫细胞(淋巴细胞、吞噬细胞和中性粒细胞)和免疫分子(可溶性因子白细胞介素、补体、免疫球蛋白和细胞膜表面分子)发生缺陷引起的机体抗感染免疫功能低下的一组临床综合征。免疫缺陷病可为遗传性,即相关基因突变或缺失所致,称为原发性免疫缺陷病(primary immunodeficiency,PID);也可为出生后环境因素影响免疫系统,如感染、营养紊乱和某些疾病所致,称为继发性免疫缺陷病(secondary immunodeficiency,SID)。

PID 的病因复杂,尚无统一的分类方法,按国际免疫协会 PID 专家委员会 1999 年以分子学发病机制为基础的分类原则,分为:①特异性免疫缺陷病(包括联合免疫缺陷病、抗体缺陷为主的免疫缺陷病、T 细胞缺陷为主的免疫缺陷病、伴有其他特征的免疫缺陷病);②免疫缺陷病合并其他先天性疾病;③补体缺陷病;④吞噬细胞缺陷病。

PID 的确切发病率尚不清楚,相对发病率约为单纯 Ig 或抗体缺陷占 50%;细胞免疫缺陷占 10%;联合免疫缺陷约占 20%;吞噬细胞缺陷占 18%;补体缺陷占 2%。

【诊断】

原发性免疫缺陷病由于病因不同而极为复杂,但其共同的表现却非常一致,即反复感染、易患肿瘤和自身免疫性疾病,多数原发性免疫缺陷病有明显家族史。由于临床表现缺乏特异性,其最终诊断有赖于实验室检查,故极易漏诊或误诊。

(一)临床表现

1. 起病年龄:40% 在 1 岁以内,1 ~ 5 岁占 40%,6 ~ 16 岁占

15%，仅 5% 在成年发病。

2. 反复和慢性感染：最常表现是感染，表现为反复、严重、持久的感染。不常见和致病力低的细菌为常见感染源。

3. 感染部位：以呼吸道作为最常见的感染部位，如复发性或慢性中耳炎、鼻窦炎、结合膜炎、支气管炎或肺炎；其次为胃肠道，如慢性肠炎。皮肤感染为疖肿、脓肿或肉芽肿。也可为全身性感染，如败血症、脓毒血症、脑膜炎和骨关节感染。

4. 肿瘤和自身免疫性疾病：未因严重感染而死亡的病人，随年龄的增长易发生自身免疫性疾病和肿瘤，尤其是淋巴系统肿瘤，如淋巴瘤、淋巴细胞性白血病等。自身免疫性疾病如溶血性贫血、血小板减少性紫癜、系统性红斑狼疮、皮肌炎、1 型糖尿病、免疫性甲状腺功能低下和关节炎等。

5. 其他临床表现：如湿疹、血小板减少伴免疫缺陷综合征（Wiskott-Aldrich syndrome，WAS）有湿疹和出血倾向，胸腺发育不全的特殊面容、先天性心脏病和难以控制的低钙惊厥等。常因反复感染呈现慢性消耗性体质，如苍白、贫血貌及精神委靡等，出现营养不良与生长发育落后等。

（二）实验室检查

1. Ig 测定：包括血清 IgG、IgM、IgA 和 IgE。一般而言，年长儿和成人总 Ig>6g/L 属正常，<4g/L 或 IgG<2g/L 提示抗体缺陷。总 Ig 为 4～6g/L 或 IgG 为 2～4g/L 者提示可能抗体缺陷，应作进一步抗体反应试验或 IgG 亚类测定。IgE 增高见于某些吞噬细胞功能缺陷者，特别是趋化功能缺陷者。

2. 抗 A 和抗 B 同族凝集素：代表 IgM 类抗体功能，正常情况下，生后 6 个月婴儿抗 A、抗 B 滴度至少为 1∶8。WAS 患儿伴有低 IgM 血症时同族凝集素滴度下降或测不出。

3. 抗链球菌溶血素 O（ASO）和嗜异凝集素滴度：一般人群嗜异凝集素滴度均大于 1∶10，代表 IgG 类抗体。我国人群由于广泛接受抗菌药物，ASO 效价一般较低，若血清 ASO 在 12 岁后仍低于 50 单位可提示 IgG 抗体反应缺陷者。

4. 分泌型 IgA 水平：分泌型 IgA 缺乏常伴有选择性 IgA 缺乏症。一般测定唾液、泪、鼻分泌物和胃液中分泌型 IgA。

5. 外周血淋巴细胞绝对计数：外周血淋巴细胞 80% 为 T 细胞，因此，外周血淋巴细胞绝对计数可代表 T 细胞数量，正常值为 $2\times10^9\sim6\times10^9$/L；$<2\times10^9$/L 为可疑 T 细胞减少，$<1.5\times10^9$/L 则可确诊。中性粒细胞内巨大空泡见于 Chediak-Higashi 综合征。

6. 胸部 X 线片：婴幼儿期缺乏胸腺影者提示 T 细胞功能缺陷，但胸腺可因深藏于纵隔中而无法看到，应予注意。

7. 迟发皮肤过敏试验（DCH）：DCH 代表 Th_1 细胞功能。抗原皮内注射 24～72 小时后观察局部反应，出现红斑、硬结为阳性结果，提示 Th_1 细胞功能正常。

8. 四唑氮蓝染色（NBT）试验：NBT 为淡黄色可溶性染料，还原后变成蓝黑色颗粒。内毒素刺激中性粒细胞后，还原率>90%，慢性肉芽肿病患者<1%。

9. 补体 CH50 活性、C_3、C_4 水平：总补体 CH50 活性法测定的正常值为 50～100U/ml。C_3 正常值新生儿期为 570～1160mg/L，1～3 个月为 530～1310mg/L，3 个月至 1 岁为 620～1800mg/L，1～10 岁为 770～1950mg/L。C_4 正常值新生儿期为 70～230mg/L，1～3 个月为 70～270mg/L，3～10 岁为 70～400mg/L。

10. 基因突变分析和产前诊断：多数 PID 为单基因遗传，对疾病编码基因的序列分析可发现突变位点和形式，用于确诊和进行家系调查。基因突变分析也是产前诊断最好的手段。

【治疗】

1. 一般治疗：患儿应得到特别的儿科护理，包括预防和治疗感染，应有适当的隔离措施，注重营养，加强家庭宣教以增强父母和患儿对抗疾病的信心等。应鼓励治疗后的患儿尽可能参加正常生活。一旦发现感染灶应及时治疗，有时需长期使用抗感染药物来预防。下呼吸道慢性感染者，应定期行肺功能检查。

T 细胞缺陷患儿不宜输血或新鲜血制品，以防止发生移植物抗宿主反应（graft versus host reaction，GVHR）。若必须输血或新鲜血制品时，应先将血液进行放射照射，剂量为 20～

30Gy。供血者应行巨细胞病毒(cytome gaoviyns,CMV)筛查。最好不作扁桃体和淋巴结切除术,脾切除术视为禁忌。

若患儿尚有一定抗体合成能力,可接种死疫苗,如百白破三联疫苗。严重免疫缺陷病患儿禁用活疫苗,以防疫苗感染的发生。

家庭成员中以确诊免疫缺陷者,应接受遗传学咨询,妊娠期应作严格产前筛查,必要时终止妊娠。

2. 替代治疗

(1) 静脉注射丙种球蛋白(IVIG):治疗指征仅限于低 IgG 血症。抗体缺陷患儿经 IVIG 治疗后,可使症状完全缓解,获得正常生长发育。剂量为每月 1 次静脉注射 IVIG 100 ~ 600mg/kg,持续终生。治疗剂量应个体化,以能控制感染为尺度。

(2) 高效价免疫血清球蛋白(special immune serum globulins,SIG):包括水痘-带状疱疹、狂犬病、破伤风和乙型肝炎的 SIG,用于预防高危患儿。

(3) 血浆:除有 IgG 外,尚含有 IgM、IgA、补体和其他免疫活性成分,剂量为 20ml/kg,必要时可加大剂量。

(4) 其他替代治疗

1) 新鲜白细胞:吞噬细胞缺陷患儿伴有严重感染时,由于白细胞在体内的存活时间短,反复使用会发生不良免疫反应,故仅用于严重感染时,而不作常规治疗。

2) 细胞因子治疗:如胸腺素类、转移因子、IFN-γ、IL-2 等。

3) 酶替代治疗:腺苷脱氨酶(ADA)缺陷者,可静脉注射红细胞(其中富含 ADA)或牛 ADA-多聚乙二烯糖结合物肌内注射,效果优于红细胞静脉注射。

3. 免疫重建:免疫重建是采用正常细胞或基因片段植入患儿体内,使之发挥功能,以持久地纠正免疫缺陷病。

(1) 胸腺组织移植:包括胎儿胸腺组织移植和胸腺上皮细胞移植,其疗效不肯定,且约 1/10 接受胸腺移植的患儿发生淋巴瘤。

(2) 干细胞移植:①胎肝移植 ;②骨髓移植(BMT);③脐血干细胞移植;④外周血干细胞移植。

4. 基因治疗。

（唐锦辉　陈　瑜）

X连锁无丙种球蛋白血症

X连锁无丙种球蛋白血症（X-linked agammaglobulinemia, XLA）又名Bruton病，是一种X连锁隐性遗传病。由于缺乏B淋巴细胞和浆细胞，导致各类免疫球蛋白（Ig）合成不足，特异性抗体水平低下，因而自幼易反复发生严重细菌感染。约20%患儿的母系亲属有同样疾病史。

【诊断】

（一）临床表现

1. 一般在出生后4~12个月开始出现感染症状，也可迟至4~5岁开始发病，仅见于男性。反复出现化脓性感染症状。感染包括疖肿、中耳炎、鼻窦炎、扁桃体炎、肺炎、败血症、脑膜炎等，主要致病菌为化脓性球菌或革兰阴性杆菌。一般对病毒、真菌和原虫有抵抗力。易发生过敏性、风湿性疾病和自身免疫性疾病。包括类风湿关节炎、恶性贫血、卡氏肺孢子虫性肺炎、顽固性腹泻、皮肌炎及硬皮病等。

2. 主要体征：浅表淋巴结和扁桃体等淋巴组织较正常小或缺如，浅表淋巴结及脾不能触及。常因反复感染呈现慢性消耗性体质，如苍白、贫血貌及精神委靡等，出现营养不良与生长发育落后等。

（二）辅助检查

1. 血浆蛋白电泳提示免疫球蛋白极低，甚至测不出。血清中免疫球蛋白总量少于2.5g/L，IgG常少于2g/L，IgM、IgA及IgD几乎等于零，而IgE可正常。外周血B淋巴细胞甚低或测不出。部分患者外周血白细胞总数和中性粒细胞减低。特异性抗体检测：在抗原刺激下不能产生相应的特异性抗体。细胞免疫功能检测：基本正常。

2. 鼻咽部侧位X线片，提示腺样体组织缺如或变小。直肠黏膜活检缺少浆细胞。

【治疗】

1. 特殊治疗：长期定期给予静脉注射用人血丙种球蛋白(IVIG)补充治疗。剂量为每月一次 400 ~ 600mg/kg 静脉滴注，效果明显优于每月一次 200mg/kg。也可深部肌内注射丙种球蛋白，一般剂量为每月一次 200mg/kg，每次注射量不超过 30ml(分数个部位注射，每一部位应少于 5ml)。或定期输新鲜血浆，剂量为每月 20ml/kg。

2. 控制感染：有感染时应用大剂量有效抗生素。必要时行外科手术清除感染病灶。

3. 禁止预防接种，尤其是不能接种活疫苗。

(唐锦辉　陈　瑜)

婴儿暂时性低丙种球蛋白血症

婴儿暂时性低丙种球蛋白血症(transient hypogammaglobulinemia of infancy, THI)是指一种或多种免疫球蛋白浓度暂时性降低，低于同一年龄组婴儿的 2 个标准差，随着年龄的增长可达到或接近正常范围的自限性疾病。通常在 3 ~ 6 个月开始发病，至 2 ~ 4 岁时免疫球蛋白水平可以恢复正常，恢复后不再复发，发病期间表现反复感染。

【诊断】

(一) 临床表现

男女均可发病，较多见于未成熟儿。患儿常因反复上呼吸道感染或经常腹泻就诊。常出现的感染部位是鼻旁窦、呼吸道、中耳、脑膜、皮肤等。由于持续反复感染可影响生长发育。

(二) 实验室检查

血浆蛋白电泳提示免疫球蛋白低下，血清 IgG 少于 2.5g/L，IgA、IgM 正常或减低，免疫球蛋白的总量常低于 4g/L。一般 T 细胞及 B 细胞数正常。细胞免疫功能亦正常。

【治疗】

可注射人丙种球蛋白至患儿免疫功能恢复正常。有细菌感染时要给予有效足量抗生素控制感染,同时要加强营养,细心护理,争取患儿安全进入自然恢复期。在低丙种球蛋白血症阶段宜避免接种疫苗。

(唐锦辉　陈　瑜)

选择性 IgG 亚类缺陷病

选择性 IgG 亚类缺陷病(selective IgG-subclass deficiencies)指 IgG 亚类缺乏,类型多种多样,是一类较为常见的原发性免疫缺陷病。患儿血清中 IgG 总量一般正常,表现为一种或几种亚类低于正常水平。多种亚类联合缺陷多于单独缺陷者。儿童以 IgG_2 缺陷症最为常见,成人以 IgG_3 缺陷症为常见。

【诊断】

(一) 临床表现

儿童期开始常表现反复细菌性感染,以呼吸道感染最为常见。部分患儿伴发类风湿关节炎、系统性红斑狼疮等自身免疫性疾病。患儿胸腺及淋巴结结构大致正常。

(二) 实验室检查

血清 Ig 测定可见不同 IgG 亚类水平低于同龄正常儿童均值的 2 个标准差以下,而 IgG 总量可能正常。2 岁以下的儿童,IgG 亚类发育不成熟,呈生理性 IgG 亚类水平低下,不宜过早作出诊断。免疫电泳显示 IgG 的不均一性。

【治疗】

选择性 IgG 亚类缺陷病治疗的主要措施是适当使用抗生素控制感染。确诊为 IgG 亚类缺陷病的儿童应接受联合多糖和蛋白质疫苗的反复预防注射,以提高机体的抗体反应。由于丙种球蛋白制剂中含有各种 IgG 亚类,所以一般应用人丙种球蛋白制剂治疗有效,推荐剂量为每月 200 ~ 400mg/kg 静脉注射。

（唐锦辉　陈　瑜）

选择性 IgA 缺陷病

选择性 IgA 缺陷病（selective IgA deficiency，SIgAD）是原发性体液免疫缺陷症中最常见的一种。SIgAD 是反复感染的重要原因之一。其特点为：①IgA 水平显著低下；②常伴有 IgG_2 缺陷，其他免疫球蛋白水平正常或升高；③伴有或不伴有 T 细胞功能障碍；④本病常伴有其他疾病，如自身免疫性疾病、肺部疾病、肠道疾病、过敏性疾病、神经系统疾病及恶性肿瘤等。

【诊断】

（一）临床表现

患儿可无症状或伴发多种疾病，如哮喘、呼吸道感染、腹泻和各种自身免疫性疾病，半数患儿有反复感染。1/4 左右患儿有自身免疫性或血管胶原性疾病。IgA 缺陷病出现症状者，占临床上严重免疫缺陷病的 10%～15%。

（二）实验室检查

血清 IgA 总量常低于 0.05g/L，其余 Ig 可正常甚至升高，分泌型 IgA（SIgA）低于 0.002g/L。约 40% 患儿可测出自身抗体。血浆蛋白电泳可见缺乏 IgA 区带。T 细胞免疫功能有不同程度的减低。

【治疗】

目前尚无满意治疗方案，主要针对各种伴发疾病进行治疗，如抗感染、抗过敏、抗肿瘤和免疫抑制治疗等。对于严重感染者可选择使用适当的抗生素及无症状的选择性 IgA 缺陷患者的血浆。严重腹泻者可采用初乳治疗以补充 SIgA。选择性 IgA 缺陷病患者一般禁忌输注含有 IgA 的血制品（包括丙种球蛋白制剂），以防产生抗 IgA 抗体，从而发生过敏反应。

（唐锦辉　陈　瑜）

选择性 IgM 缺陷病

选择性 IgM 缺陷病(selective IgM deficiency,SIgMD)是指血清中单有 IgM 缺乏,其他免球蛋白正常。其发病率为 0.03%～1.0%,临床表现为反复感染或可无任何症状。

【诊断】

(一) 临床表现

患者对脑膜炎奈瑟菌特别易感,对革兰阴性杆菌亦易感,常为直接致死原因。部分患者对病毒感染亦特别易感,如疱疹病毒、EB 病毒感染;部分患者可长期无症状。常有家族史。

(二) 实验室检查

血清 IgM 低于 0.2g/L,IgG 和 IgA 浓度正常,免疫球蛋白总量正常。T 细胞在部分患者可不正常。

【治疗】

选择性 IgM 缺陷病可能是一组病因不同的综合征,其治疗应强调个体化,应根据免疫学缺陷和临床表现的不同而定。定期补充丙种球蛋白或输血浆可能有效,还可试用脑膜炎奈瑟菌疫苗接种,以降低致死性脑膜炎的发生率。

(唐锦辉　陈　瑜)

伴高 IgM 的免疫球蛋白缺乏症

伴高 IgM 的免疫球蛋白缺乏症(immunoglobulin deficiency with hyper IgM),又称为高 IgM 免疫缺陷综合征或高 IgM 综合征(hyper IgM syndrome,HMS)。为 X 连锁显性遗传或常染色体隐性遗传病,临床特征为血清 IgG、IgA、IgE 明显降低,但 IgM 正常或升高,以反复感染为特征。

【诊断】

(一) 临床表现

男性发病,一般 1～2 岁内开始出现症状,主要表现为反复细菌性感染，但病情较 XLA 轻。此外对卡氏肺孢子虫易感性高。常出现口腔、直肠等部位溃疡。肝、脾大，淋巴结及扁桃体大是 HMS 的共同表现。可伴有溶血性贫血、甲状腺功能减退。

（二）实验室检查

50% 以上的患儿呈现间断或持续性中性粒细胞减少，25% 的患儿由于自身抗体导致溶血性贫血。血小板减少，淋巴细胞数量多正常。血清 IgM 正常或增高，可高达 10g/L。IgG、IgA、IgE 缺乏或明显降低，IVIG 治疗后血 IgM 可下降。细胞免疫功能多正常。CD40L 检测：用可溶性 CD40 配体（CD40L）的受体或 CD40L 单克隆抗体检测活化 $CD4^+$ T 细胞上有无 CD40L 表达，如无该分子表达可诊断为 HMS。CD40L 基因突变的分析可明确诊断。

【治疗】

每月一次给予 IVIG 治疗，剂量 400～600mg/kg。对减少感染的频度和严重程度十分重要。口服甲氧苄氨嘧啶-磺胺甲异噁唑（SMZco）防治卡氏肺孢子虫肺炎的发生。对持续性粒细胞减少者，可给予粒细胞集落刺激因子（G-CSF）治疗。骨髓移植可作为备选治疗措施。应禁止预防接种，尤其是不能接种活疫苗。

（唐锦辉　陈　瑜）

常见变异型免疫缺陷病

常见变异型免疫缺陷病（common variable immunodeficiency disease，CVID），为一组病因不尽相同，但临床上均表现为反复细菌性感染。缺乏特异性抗体反应。部分病例已肯定为常染色体隐性遗传病。

【诊断】

（一）临床表现

男女均可发病，多见于年长儿及青壮年。患者家族成员中血清 Ig 浓度异常或 IgA、IgG 亚类缺陷。出现自身免疫性疾病及肿瘤概率较高。临床表现及易感的细菌种类均与 XLA 相似,但 CVID 对一般病原的易感染程度稍低,合并蓝氏贾第鞭毛虫病概率高于 XLA。部分 CVID 病人扁桃体和淋巴结可不缩小,甚至增大。可伴发胸腺瘤、萎缩性胃炎、胃酸缺乏症及溶血性贫血。

(二) 辅助检查

血清免疫球蛋白普遍低下,但常较 XLA 患者水平高。部分 CVID 患者外周血 B 细胞数正常或接近正常。对抗原的应答功能严重低下,不能产生相应的特异性抗体。增生的淋巴结活检可发现淋巴结皮质部有滤泡增生,此与 XLA 显著不同。

【治疗】

同 X 连锁无丙种球蛋白血症。

(唐锦辉　陈　瑜)

先天性胸腺发育不全

先天性胸腺发育不全(congenital thymic hypoplasia)又名 DiGeorge 综合征,为伴有甲状旁腺功能低下的细胞免疫缺陷病。常表现为胸腺发育不全、低钙血症、先天性心脏疾病及甲状旁腺发育不良。

【诊断】

(一) 临床表现

1. 特殊面容:多数患儿可见到特殊面容,如高腭弓、低耳位、小下颌、鱼形嘴。还可见到宽眼距、耳廓切迹、短人中、腭裂,说话时有鼻音。

2. 心血管系统畸形:如右位主动脉弓、左位锁骨下动脉、右心室漏斗狭窄、室间隔缺损、法洛四联症、房间隔缺损、肺动脉闭锁和肺动脉发育不良等。但也有患儿可不伴有先天性心脏病。

3. 手足搐搦症:由于患儿同时存在甲状旁腺发育不良。

常有低钙血症，表现为手足搐搦，常发生在新生儿期，特别在生后 24 ~ 48 小时，可反复发作。补充钙剂和维生素 D 制剂，症状可缓解。

4. 反复感染：常表现为呼吸道感染、鹅口疮及腹泻等。病原体多为病毒、真菌，特别是白色念珠菌及原虫。

5. 其他：对各种减毒活疫苗不易耐受，可发生严重的不良反应，甚至导致死亡。生长发育迟缓，生活能力低下。常伴其他先天发育畸形：如泌尿系统发育异常，特别是先天性肾盂积水。个别患儿也可表现食管闭锁、肛门闭锁等。

（二）辅助检查

外周血淋巴细胞计数可减少、正常或升高。T 细胞总数和百分数往往显著减少，但也有正常者。淋巴细胞转化率表现各异，可从正常到严重减低。迟发型超敏反应皮肤试验多数阴性，但也有阳性反应者。血甲状旁腺素减低，血钙水平常明显减低而血磷升高。淋巴结活体组织检查，可发现胸腺依赖区发育不良等本病所特有的异常表现。X 线检查可见缺乏胸腺影，有先天性心血管系统、泌尿系统畸形。

【治疗】

1. 手足搐搦发作时，静脉注射葡萄糖酸钙，同时给予足量维生素 D（每日 5 万 ~ 25 万 U）。

2. 胎儿胸腺移植：采用胎龄不足 14 周的人工流产胎儿胸腺，移植于腹肌与筋膜之间，或制成胸腺细胞悬液移植于腹腔内。

3. 胸腺素：开始每天 1mg/kg 肌内注射，逐渐增加至 4mg/kg，症状改善后，逐渐减至维持量 1mg/kg，每周一次，长期治疗。

4. 有严重免疫缺陷时，应积极防治感染，也可考虑输注 IVIG。

5. 有先天性心脏病时应积极防治心力衰竭，也可采用手术方法治疗先天性心脏病。

6. 禁用新鲜血或含淋巴细胞的新鲜血浆。禁止预防接种，尤其是不能接种活疫苗。

（唐锦辉　陈　瑜）

严重联合免疫缺陷病

严重联合免疫缺陷病(severe combined immunodeficiency diseases,SCID)是指T细胞和B细胞功能联合缺陷引起的原发性免疫缺陷病,以严重的T细胞分化障碍为特点。临床特点为:在婴儿早期即出现致死性的严重感染。常见的遗传方式为常染色体隐性遗传及X连锁遗传。

【诊断】

(一)临床表现

1. 重症感染:常在出生后5~6个月内出现,细菌、病毒、真菌均可为致病微生物,特别是一些条件致病菌引起的机会感染。

2. 胃肠道功能紊乱:几乎所有患儿均有慢性腹泻,大多数病原不明,多为水样便、血性或黏液脓血性大便。巨细胞病毒感染或其他病原引起的慢性肝炎也较为常见。

3. 皮肤黏膜损害:皮损多种多样,如皮肤感染、剥脱性皮炎和各种皮疹。会阴、舌和颊黏膜可出现深部溃疡。

4. 移植物抗宿主反应(GVHR):常发生于输血后5~20天,表现发热、皮疹、肝脾大、黄疸和腹泻,甚至死于严重感染。

5. 其他:也可见血液系统异常(如中性粒细胞减少、红细胞发育不全等)、自身免疫性疾病、过敏性疾病或淋巴系统肿瘤等。

(二)辅助检查

外周血淋巴细胞计数$<1.5\times10^9/L$,T细胞及B细胞数均明显减少,尤其是缺乏小淋巴细胞。中性粒细胞减少、血小板减少及贫血。迟发型超敏反应皮肤试验阴性。淋巴细胞对PHA或同种异体淋巴细胞刺激缺乏反应性。淋巴细胞的细胞毒功能有缺陷。NK细胞活性下降。血清中各类Ig水平常显著低于正常,IgG常低于2.0g/L。血清C1q水平降低,大约仅相当于正常水平的1/3。

X线胸片显示缺乏胸腺影,鼻咽部侧位X线检查不易见腺样体组织。

【治疗】

1. 首先针对各种严重感染采取有效的预防和控制措施。应避免各种减毒活疫苗的接种。

2. 免疫制剂的应用：如定期输注丙种球蛋白，每次100～400mg/kg，每1～2周输注一次。为防止GVH反应，不宜输注新鲜全血、血浆或其他血制品。

3. 免疫重建

(1) 骨髓移植是较为理想的治疗方法，但需要有HLA配型相符的供髓者。

(2) 外周血干细胞移植、骨髓干细胞移植及脐血干细胞移植。

(3) 胎肝移植。

（唐锦辉　陈　瑜）

湿疹、血小板减少伴免疫缺陷

湿疹、血小板减少伴免疫缺陷（Wiskott-Aldrich syndrome，WAS）已明确为X连锁隐性遗传性疾病。见于男性婴儿，罕见女性患者。其特点为免疫缺陷、湿疹和血小板减少三联征。

【诊断】

（一）临床表现

男性发病，起病年龄较小甚至在新生儿期发病。常因血小板减少致出血，多发生于生后6个月之内婴儿。一些患儿以血小板减少和出血倾向作为唯一的临床表现。80%患儿有典型的异位湿疹病史，湿疹通常于婴幼儿期出现，随年龄增长趋于严重；家族中常有湿疹患者。反复感染是常见的临床表现，随年龄增长感染病情加重。其他可发生关节炎、自身免疫性溶血性贫血，年长儿易发生恶性疾病。

（二）辅助检查

血小板减少和血小板体积变小是该病的特征性表现，有明显出血时可伴有贫血，骨髓巨核细胞正常或增多。迟发型超敏反应皮肤试验减弱或阴性，淋巴细胞转化率减低。血清免疫球蛋白测定提示 IgG 正常，IgA 及 IgE 水平显著升高，IgM 明显减低。胸部 X 线片常显示肺部感染；头颅侧位片可显示咽后壁淋巴组织发育不良。

【治疗】

急性出血发作时可静脉注射辐照血小板。有感染时应及时给予抗生素，尽快控制感染。局部用类固醇药物控制顽固性湿疹，但应尽量避免全身使用糖皮质激素。可应用转移因子、左旋咪唑及胸腺素治疗。脾切除术能使血小板数量增加和体积增大，但有发生败血症的危险。因此脾切除术后应终生使用抗菌药物预防感染。骨髓或脐血干细胞移植是目前根治 WAS 最有效的方法。

（唐锦辉　陈　瑜）

共济失调-毛细血管扩张症

共济失调-毛细血管扩张症（ataxia -telangiectasia，AT）是一种常染色体隐性遗传的原发性免疫缺陷病。其特点为进行性小脑共济失调、眼结膜和皮肤毛细血管扩张、联合免疫缺陷、胸腺和卵巢退化、生长迟缓、偶发内分泌异常、对放射线照射高度敏感及易发生恶性病变等。

【诊断】

（一）临床表现

男女均可发病，多数在婴儿期起病，少数于 4～5 岁发病。小脑共济失调多数于婴儿期出现，随年龄增长呈缓慢进展，最初仅涉及姿势和步态，以后出现严重的运动障碍；晚期多见肌无力和萎缩，常有精神迟钝，神经反射减低；罕见感觉异常。毛细血管扩张可早在 1 岁或迟至 6 岁时出现，常首先出现在眼球结膜，随年龄增长，可见于耳廓、肘前、鼻翼、胸部、手背和足背等处皮肤。患儿如存活至青春期，常显示第二性征的异常。大多数患儿有反复病毒或细菌性呼吸道感染，甚至导致支气管扩张症。单核-巨噬系统肿瘤的发生率也较高。本病发展缓慢，不少患者可存活至成年，早年死亡者多数由于严重感染或恶性病变。

（二）辅助检查

外周血淋巴细胞及中性粒细胞可减少，红细胞增多。血清免疫球蛋白测定显示：70%～80% 患儿血清 IgA、IgE 水平显著低下。IgG 降低较为少见，但常伴有 IgG_2 和 IgG_4 亚类缺陷。约 60% 患儿有细胞免疫功能异常。如迟发型超敏反应皮肤试验减弱或阴性，淋巴细胞转化率减低。T 细胞功能异常随年龄增长而趋明显。年长儿可显示内分泌功能异常，肝功能异常。大多数患儿血清甲胎蛋白和癌胚蛋白增高。X 线胸片常见胸腺缺如。头颅 CT 检查可见脑室扩张及弥漫性脑萎缩。

【治疗】

本病尚无满意的治疗方法，以对症及支持治疗为主。应积极预防呼吸道感染及选用有效抗生素控制感染。

（唐锦辉　陈　瑜）

粒细胞异常颗粒综合征

粒细胞异常颗粒综合征（Chediak-Higashi syndrome，CHS）为常染色体隐性遗传病，表现为色素减退或白化症、严重免疫缺陷、轻度出血倾向及神经系统异常，常早年死于淋巴瘤样综合征。外周血白细胞内存在巨大包涵体。本病的基本缺陷是中性粒细胞先天性溶酶体异常。1966 年发现引起本病的突变基因为 CHS_1。

【诊断】

（一）临床表现

婴儿期即可出现反复细菌性感染，以脓皮病、肺炎及深部脓肿多见。典型病例的病原菌常为金黄色葡萄球菌。皮肤毛发色素减退，甚至白化症。虹膜色素浅淡伴有畏光、眼球震颤、眼底苍白、视力下降等。由于血小板减少而致出血倾向，常伴有肝脾和表浅淋巴结大。部分病例表现为发热、黄疸、肝脾和淋巴结大，出现淋巴瘤样表现。病程长者可出现神经系统症状，甚至完全丧失活动能力。大多数患儿于 10 岁前死于化脓性感染、出血及疾病快速进展期并发症。

（二）辅助检查

外周血中性粒细胞内有巨大的溶酶体颗粒，瑞氏染色呈灰绿色，颗粒呈过氧化酶强阳性。包涵体存在于所有颗粒性细胞中，包括外周血和骨髓的淋巴细胞、中性粒细胞、嗜酸粒细胞和嗜碱粒细胞。黑色素细胞内充满黑色素体。中性粒细胞和单核细胞的趋化功能降低。NK 细胞和细胞毒 T 细胞的杀伤功能下降或缺陷。B 细胞功能正常。

脑 CT 及 MRI 显示弥漫性脑及脊髓萎缩，肌电图正常或提示神经元受损。

【治疗】

本病尚无特殊治疗方法，控制感染及防治出血是主要的治疗措施。维生素 C 可降低细胞内 cAMP 水平，有助于增强中性粒细胞的趋化功能。应用大剂量 γ-干扰素可改善 NK 细胞杀伤功能，提高免疫力。骨髓移植在控制感染、改善免疫功能和淋巴瘤样症状方面有明显效果，但不能改变色素减退。基因治疗目前仍停留在实验研究阶段。

（唐锦辉　陈　瑜）

遗传性血管神经性水肿

遗传性血管神经性水肿（hereditary angioneurotic edema, HANE）是一种常染色体显性遗传性补体系统缺陷病，为 C1 抑制物（C1 INH）先天缺陷所致。85% 的患儿 C1 INH 浓度降低至正常的 5%～30%（Ⅰ型）；另有 15% 的患儿血浆中存在正常或增高水平的 C1INH 免疫交叉反应蛋白，但无功能（Ⅱ型）。

【诊断】

（一）临床表现

突然出现受影响部位迅速肿胀，无荨麻疹、瘙痒及皮肤发红，一般无疼痛。肿胀也可发生在剧烈运动后的损伤部位。呈发作性，一般持续 2～4 天，后逐渐消退。皮下水肿主要累及眼睑、唇、耳廓、外阴和四肢。胃肠道水肿可表现为剧烈腹痛；喉头水肿可导致呼吸道阻塞，甚至危及生命。一般儿童患者临床表现较成人轻。

（二）实验室检查

遗传性血管神经性水肿发作时，血清 C2 和 C4 水平往往低于正常，血清补体明显降低。血清 C1 抑制物（C1 INH）水平减低对本病具有诊断意义。

【治疗】

遗传性血管神经性水肿的治疗应以避免诱发因素为主。损伤是常见的诱因。

1. 口服纤维蛋白酶原激活抑制物 6-氨基己酸，可有效地预防和控制水肿发作，但副作用较大，宜以最小有效剂量开始应用，成人剂量为每天 7～8g，儿童相应减量。

2. 止血环酸可抑制纤溶酶的形成，副作用小，每日口服 1～3g。

3. 急性发作时可输新鲜血浆补充 C1INH，但有进一步加重病情的危险。

4. 使用 1‰肾上腺素 0.01ml/kg 皮下注射消除水肿，也可使用抗组胺药物治疗。糖皮质激素常无治疗效果。

5. 可用甲基睾丸酮预防水肿发作。

6. 喉头水肿严重时可行气管切开，防止窒息。

（唐锦辉　陈　瑜）

第十五章　小儿风湿性疾病

风　湿　热

风湿热也称急性风湿热(acute rheumatic fever,ARF)是链球菌感染后的全身免疫性炎症,主要表现为心脏炎、游走性关节炎、舞蹈病、环形红斑和皮下小结;常反复发作,遗留下心脏瓣膜损害,称为风湿性心脏病,是小儿常见的后天性心脏病;发病年龄以5~15岁多见,性别无差异。

【病因和发病机制】

前驱疾病为A组β型溶血性链球菌咽峡炎,感染后约3周发病;但是链球菌感染如何导致风湿热的确切机制尚不清楚,目前认为风湿热是一种自身免疫性疾病,链球菌菌体成分与宿主心肌、心瓣膜、血管平滑肌、下丘脑、尾状核,关节等有交叉抗原,当链球菌感染时宿主一方面产生保护性免疫反应,清除链球菌,另一方面由于链球菌抗原的分子模拟,也对那些与链球菌有交叉抗原的器官产生自身免疫反应,导致器官损害。人群的易感性与遗传因素有关。

【诊断】

(一)临床表现

多呈急性起病,亦可为隐匿性进程。

1. 一般表现:发热、热型不规则、精神不振、乏力、面色苍白、多汗、鼻出血、腹痛等。

2. 心脏炎:占40%~50%,以心肌炎和心内膜炎多见,亦可发生全心炎,轻者症状不明显,重者可致心力衰竭,甚至死亡。

(1)心肌炎:心率增快,心率与体温不成比例(体温升高1℃,心率增加10~15bpm),入睡后心率仍增快,心界扩大,心尖搏动弥散,心音减弱,可闻及奔马律,心尖区可听到轻度收缩期杂音,ECG 示一度房室传导阻滞、ST 段下移及 T 波平坦或倒置,或有心律失常。

(2) 心内膜炎:以二尖瓣受累最常见,主动脉瓣次之。心尖部可闻及二尖瓣关闭不全所引起的吹风样收缩期杂音,向腋下传导,以及二尖瓣相对狭窄所引起的舒张中期杂音;主动脉瓣关闭不全时胸骨左缘第 3 肋音可闻及叹气样舒张期杂音。

(3) 心包炎:患儿有心前区疼痛,积液量少时心底部听到心包摩擦音;积液量多时,心音遥远,有颈静脉怒张、肝大等心脏压塞征表现;ECG 示低电压,广泛 ST 段抬高,以后 ST 段下降和 T 波平坦或倒置。

3. 关节炎:见于 50% ~ 60% 患儿,为游走性多关节炎,以膝、踝、肘、腕等大关节为主,局部红肿热痛,活动受限,经治疗后关节炎可完全治愈,不留畸形。

4. 舞蹈病:也称 Sydenham 舞蹈病,常在溶血性链球菌咽峡炎后 1 ~ 6 个月出现。多见于女孩,累及锥体外系,其特征为面部和四肢肌肉的不自主、无目的的快速运动,如伸舌、歪嘴、皱眉、挤眼、耸肩、缩颈、语言障碍、书写困难、细微动作不协调,在兴奋或注意力集中时加剧,入睡后即消失。病程 3 个月左右。部分患儿伴心脏损害。

5. 皮肤症状

(1) 皮下小结:见于 5% ~ 10% 的风湿热患儿,常伴发严重心脏炎,起病后数周才出现,经 2 ~ 4 周消失;小结呈圆形,质硬、无压痛、可活动、米粒至花生米大小,分布于肘、腕、膝、踝等关节伸侧,以及枕部、前额头皮、脊柱脊突处。

(2) 环形红斑:见于 2% ~ 5% 患儿,位于躯干及四肢近端屈侧,呈环形、半环形红斑,受热时明显,环内皮肤正常,边缘呈匐行性轻微隆起,直径约为 2.5cm。

(二) 实验室检查

1. 血象:白细胞计数增高伴核左移,常有轻度贫血,血小板计数正常。

2. 急相反应蛋白:血沉增快,C 反应蛋白阳性,α_2 球蛋白增高,黏蛋白增高等。

3. 抗链球菌抗体测定:抗链球菌溶血素 O(ASO)升高,抗脱氧核糖核酸酶 B(anti-DNase B)升高,单独应用阳性率约 80%,二者合用阳性率可达 90% 以上。

4. 免疫球蛋白及补体测定 IgG、IgA 升高,C_3 升高。

(三) 特殊检查

1. ECG 可见 P-R 间期延长、二度Ⅰ型房室传导阻滞,ST-T 变化,非阵发性结性心动过速,房室肥大等。

2. 胸片:肺纹理可增加,心影正常或增大。

3. 超声波检查:确诊心包积液和心内膜炎,并可判断房室肥大、左室收缩和舒张功能。

(四) 诊断标准

诊断标准见表 15-1。

表 15-1 风湿热诊断标准

主要表现	次要表现	链球菌感染证据
心脏炎*	发热	ASO 和(或)其他抗链球菌抗体阳性
多关节炎**	关节痛	
舞蹈病	P-R 间期延长	咽拭培养 A 族溶血性链球菌阳性
环形红斑	血沉增快	
皮下小结	C 反应蛋白阳性	近期患猩红热史
	白细胞增多	

注:* 主要表现为心脏炎者,P-R 间期延长不再作为次要表现。

** 主要表现为关节炎者,关节痛不再作为次要表现。

具有 2 项主要表现,或 1 项主要表现伴 2 项次要表现,并有链球菌感染证据,即可诊断风湿热。

【治疗】

1. 休息:①急性期应卧床休息 2 周,若无心脏受累,可逐渐恢复活动,2 周后达正常活动水平;②心脏炎无心脏扩大患儿,应绝对卧床休息 4 周后,逐渐于 4 周内恢复正常活动;③心脏炎伴心脏扩大患儿,应卧床休息 6 周,再经 6 周恢复至正常活动水平;④心脏炎伴严重心力衰竭患儿则应绝对卧床休息 8 ~

12 周,然后在 3 个月内逐渐增加活动量。

2. 肃清链球菌感染:大剂量青霉素(480 万~960 万 U/d)静脉滴注至少 2~3 周;青霉素过敏者可改用其他有效抗生素如红霉素等。

3. 抗风湿药物治疗:心脏炎时宜早期使用肾上腺皮质激素治疗,非心脏炎患儿可用水杨酸制剂。阿司匹林 80~100mg/(kg·d),最大量≤3g/d,分次口服,症状控制后逐渐减至半量,持续 4~6 周;应密切观察阿司匹林副作用,如恶心、呕吐、消化道出血、酸碱失衡等,合适血药浓度为 0.20~0.25g/L。

泼尼松剂量 1.5~2mg/(kg·d),分次服用,最大量≤60mg/d,2~4 周后逐渐减量,总疗程 8~12 周。用药期间应进低盐饮食,预防感染。

4. 对症治疗:①有充血性心力衰竭应加用地高辛,剂量宜偏小,采用维持量法;并加用巯甲丙脯酸、速尿和安体舒通;注意限制液体入量;纠正电解质紊乱;②舞蹈病时可加用镇静剂,注意环境安静,并给予心理治疗;③关节肿痛时应予制动。

【预防】

1. 预防风湿复发 应用长效青霉素 120 万 U 深部肌内注射,每月 1 次,青霉素过敏患儿可改用红霉素等其他抗生素口服,每月口服 1 周,红霉素剂量 20~40mg/(kg·d),分次服用;预防期限不得少于 5 年,有心脏炎者应延长至 10 年或至青春期后,有风湿性心脏病者,宜作终生药物预防。

2. 预防细菌性心内膜炎:风湿热或风湿性心脏病患儿,当拔牙或行其他手术时,术前、后应用抗生素静脉滴注。

(胡秀芬)

幼年特发性关节炎

幼年特发性关节炎(juvenile idiopathic arthritis,JIA)是指儿童时期不明原因的关节肿胀并持续 6 周以上的关节炎。本病特点是除关节炎症和畸形外,有不规则发热、皮疹、肝脾及淋巴结肿大、胸膜炎及心包炎等全身症状和内脏损害。多数预后良好，少数可发展为慢性过程，导致关节畸形和功能障碍，死亡率约为1%。发病年龄多见于2~3岁和9~12岁，男女性别与类型有关。病因不明，与感染和遗传因素有关，导致免疫异常和免疫损伤。

【诊断】

（一）临床表现

按起病形式、临床经过和预后不同，可分为以下类型：

1. 全身型

（1）占JIA 10%~20%，可发生于任何年龄，以幼儿多见，无性别差异。

（2）发热呈弛张型高热，常达40℃以上，骤升骤降，常伴寒战；体温每日有1个峰或2个峰，热退时一般情况尚好；发热持续数周至数月后可自行缓解，但易复发。

（3）皮疹：为红色斑疹，分布于全身，以躯干及肢体近端为多，常呈一过性，高热时明显，热退时隐匿，可伴痒感。

（4）关节炎：急性期多数患儿有一过性关节炎、关节痛或肌痛，但部分患儿可在全身症状数月或数年后才发生关节炎，约25%患儿最终转为慢性关节炎，导致关节畸形。

（5）内脏损害：可伴有肝脾大、淋巴结大、胸膜炎、心包炎、间质性肺损害等。

2. 多关节炎型-RF阴性：可有发热，最初6个月4个以上关节受累，RF阴性。任何年龄均可发病，先累及踝、膝、腕、肘等大关节，常为对称性，有晨僵；逐渐累及小关节，波及指、趾关节时，呈典型梭形肿胀，累及颈椎可致颈部活动受限，颈项疼痛，累及颞颌关节则表现为张口困难，关节症状较轻，预后较好。

3. 多关节炎型-RF阳性：可有发热，最初6个月4个以上关节受累，RF阳性。起病于年长儿，常见类风湿皮下结节，关节症状较重，半数发生关节强直变形和肌肉萎缩，多伴抗核抗体阳性。

4. 少关节炎型：发病最初6个月受累关节等于或少于4个，女孩多见，常于4岁前起病，60%伴抗核抗体阳性，约半数发生慢性虹膜睫状体炎，表现为畏光、流泪、结膜充血，可因虹膜后粘连、继发性白内障、青光眼而致视力障碍甚至失明，全身症状轻微，HLA 多为 DR_5、DR_6、DR_8。

(1) 持续型少关节型 JIA：整个疾病过程中关节受累等于或少于 4 个。

(2) 扩展型少关节型 JIA：发病 6 个月后关节受累在 4 个以上。

5. 与附着点炎症相关的关节炎（enthesitis related arthritis，ERA）：男孩多见，多于 8 岁以后起病。四肢关节炎为首发症状，以下肢大关节如髋、膝、踝受累为多见。骶髂关节病变：下腰部疼痛，可放射至臀部、大腿。但儿童常只有骶髂关节炎的 X 线改变，而无症状和体征。

6. 银屑病性关节炎：儿童时期罕见，发病以女性占多数，女与男之比为 2.5∶1。表现为一个或几个关节受累，常为不对称性。大约有半数以上患儿有手指和足趾肿胀（腊肠指、趾）及指甲凹陷。关节炎可发生于银屑病发病数月或数年后，也可先于银屑病发生。本病预后较好。发生骶髂关节炎或强直性脊柱炎者，HLA-B27 阳性。

7. 未定类的 JIA：不符合上述任何一项或符合上述两项的关节炎。

（二）实验室检查

1. 血象：轻至中度贫血，白细胞计数增高，中性粒细胞增高，内含中毒颗粒，可呈类白血病反应，血小板计数正常或增高。

2. 血培养：阴性。

3. 急相蛋白：血沉增快，C 反应蛋白阳性，α_2 和 γ 球蛋白升高。

4. 免疫学异常：①IgG、IgM、IgA 均增高，以 IgG_1 和 IgG_3 增高为著，C3 增高；②细胞因子如 TNFα、IL-1、IL-6 活性增高；③ANA、RF 可呈阳性。

（三）特殊检查

1. X 线检查：早期无明显骨质变化，仅见软组织肿胀；以后关节附近骨质疏松,骨膜反应,关节腔变狭窄和骨质侵蚀;后期关节软骨破坏,关节融合强直,骨质高度疏松脱钙,可有关节半脱位。

2. 关节腔滑膜液检查:外观黄色清亮或浑浊,可自行凝固,黏蛋白凝块松散。细胞数明显增加,可达 200×10^6 ~ $40\ 000\times10^6$/L,以中性粒细胞为主,蛋白质含量增高,糖降低,补体下降或正常,培养阴性。

3. CT、MRI、超声波检查:有助于早期诊断关节病变。

【治疗】

(一)一般治疗

卧床休息,增加营养,采用医疗体育、理疗、按摩等方法以防止关节强直和软组织挛缩,已有畸形者可施行矫形手术。

(二)抗炎药物

1. 非甾体抗炎药物(NSAID):①吲哚美辛:剂量 1 ~ 3mg/(kg · d),分次服用,用于全身型和多关节炎型,副作用较大,以胃肠道症状为主,可引起胃溃疡和出血,注意血象和肝功能,常短期用于退热;②萘普生:剂量 10 ~ 20mg/(kg · d),分次服用,长期服用耐受良好,副作用为出血时间延长和胃肠道反应;③布洛芬(芬必得):剂量 30mg/(kg · d),分次服用,可引起胃肠道反应和血清转氨酶升高;④双氯酚酸钠(扶他林、戴芬):剂量 0.5 ~ 3.0mg/(kg · d),分 1 ~ 2 次服用;⑤罗非昔布(万络):成人 25mg/d,儿童酌减;⑥美洛昔康(莫比可):成人 7.5 ~ 15.0mg/d,儿童酌减。

2. 病情缓解药(DMARD):这类药物需用 2 ~ 3 个月才显效。①甲氨蝶呤:每周一次口服,0.25 ~ 0.50mg/(kg · 次),宜空腹服用,一小时后进餐;②羟氯喹:5 ~ 6mg/(kg · d),一次服用,每周可服用 5 ~ 6 天,停 1 ~ 2 天;③青霉胺:开始剂量 5mg/(kg · d),分次服用,2 周后渐增至 10mg/(kg · d);④来氟米特(爱若华):0.3 ~ 0.5mg/(kg · d),每日 1 次,开始 3 天加倍;⑤柳氮磺吡啶:10 ~ 50mg/(kg · d),逐渐加量;⑥沙利度胺:沙利度胺可调节由 TNF-α 诱导的其他细胞因子的分泌,从而调节机体免疫状态,并能通过下调细胞黏附因子的水平来减少白细胞的外渗,降低白细胞表面整合素亚基的合成,抑制白细胞的移行和黏附,从而减轻炎性反应。

3. 肾上腺皮质激素:泼尼松 1~2mg/(kg·d),总量≤60mg/d,分次服用,症状控制后,可合并晨起顿服,然后逐渐减量至停用。开始每周减少 5~10mg,减至每日 15mg 时,应每周减少 1/4 片,至最小维持量,维持 6~12 个月或更长时间;重症患儿可先用甲泼尼龙冲击治疗 3~5 天[剂量 20~30mg/(kg·d)]后改泼尼松口服。适用于 JIA 全身型,特别伴内脏损害患儿,但长期应用不能防止关节病变的破坏过程,并可能促使无菌性血管性软骨坏死;对单关节炎型或少关节炎型患儿可用曲安奈德(triamcinolone)关节内注射,剂量每个关节 1mg/(kg·次),<40mg/次。

4. 免疫抑制剂:如硫唑嘌呤,环磷酰胺等,对严重病例可抑制炎症,加强激素疗效,减少激素用量。

5. 生物制剂:英夫利西单抗(类克)是一种人/鼠嵌合的单克隆抗体,该抗体与 TNF-α 特异性结合,是一种强劲的 TNF-α 抑制剂,能有效改善关节炎症,剂量 3~5mg/(kg·次)静脉滴注。依那西普(益赛普)是重组人Ⅱ型肿瘤坏死因子受体-抗体融合蛋白,能竞争性地与血中 TNF-α 结合,阻断它和细胞表面 TNF 受体结合,降低其活性,剂量 0.4mg/(kg·次),每周 2 次皮下注射。

6. 其他:如 γ 干扰素、丙种球蛋白、中药等。

(胡秀芬)

系统性红斑狼疮

系统性红斑狼疮(systemic lupus erythematosus, SLE)是一种累及多系统的自身免疫性疾病,特征为广泛的血管炎和结缔组织炎症,存在抗核抗体(ANA),特别是抗 dsDNA 和抗 Sm 抗体。发病年龄以 10~19 岁青少年居多,10 岁以下仅占 1/3,女孩多见。

【诊断】

（一）临床表现

1. 一般症状：发热，热型不规则，伴全身不适、乏力、纳差、体重下降、脱发等。

2. 皮疹：对称性颊部蝶形红斑，跨过鼻梁，边缘清晰，略高出皮面，日晒加重；上胸及肘部等暴露部位可有红斑样斑丘疹；掌跖红斑，指(趾)端掌侧红斑，甲周红斑，指甲下远端红斑等均为血管炎所致。也可有皮肤出血和溃疡。特别要注意鼻腔和口腔黏膜有无溃疡。

3. 关节症状：关节、肌肉疼痛，关节肿胀和畸形。

4. 心脏：可累及心内膜、心肌和心包，可表现为心力衰竭。

5. 肾脏：从局灶性肾小球肾炎到弥漫增生性肾小球肾炎，重症可死于尿毒症。

6. 多发性浆膜炎，可累及胸膜、心包、腹膜，可单独或同时受累，一般不留后遗症。

7. 神经系统：头痛、性格改变、癫痫、偏瘫及失语等。

8. 其他：肝、脾、淋巴结肿大，可有咳嗽、胸痛、呼吸困难等症状。

（二）实验室检查

1. 血象：白细胞计数减少，常$<4\times10^9/L$，淋巴细胞减少，常$<1.5\times10^9/L$，不同程度贫血，Coombs 试验阳性，血小板一般正常，亦可减少。

2. 抗核抗体：多为周边型和斑点型，有抗 ds-DNA 抗体、抗 DNP 抗体、抗 Sm 抗体、抗 Ro(SSA)抗体、抗 La(SSB)抗体等。

3. 免疫学检查：C3 降低；IgG 显著升高，IgA、IgM 亦升高，α_2 及 γ 球蛋白升高，呈高球蛋白血症；循环免疫复合物测定阳性。

4. 尿常规：有蛋白尿、血尿及管型尿，肝肾功能测定可异常。

5. 狼疮带试验：活检取小块皮肤，用直接免疫荧光法观察，可发现表皮与真皮交界线上有颗粒状或线状荧光带，为 IgG、

IgA、IgM 及补体沉积所致。

（三）特殊检查

肾穿刺活检，对狼疮肾炎的诊断、治疗和预后均有重要价值。

（四）诊断标准

SLE 诊断标准：

1. 脸颊部蝶形红斑。

2. 盘状红斑。

3. 日光敏感。

4. 口腔或鼻黏膜溃疡。

5. 非侵蚀性关节炎。

6. 肾炎（血尿，蛋白尿>0.5g/d，细胞管型）。

7. 脑病（癫痫发作或精神症状）。

8. 胸膜炎或心包炎。

9. 血细胞减少（溶血性贫血、白细胞减少、血小板减少）。

10. 免疫学异常：抗 dsDNA 抗体阳性、抗 Sm 抗体阳性，狼疮细胞阳性，或持续梅毒血清试验假阳性。

11. 抗核抗体阳性。

符合 4 项或 4 项以上者可确诊 SLE。

【治疗】

1. 一般治疗：卧床休息，加强营养，低盐饮食，避免日光曝晒及预防接种，慎用各种药物，以免诱发疾病活动，预防感染。

2. 肾上腺皮质激素：泼尼松每日 2mg/kg，总量≤60mg，分次服用；病情控制，实验室检查基本正常后改为每日或隔日顿服，剂量逐渐减至 0.5～1mg/kg，小剂量维持疗法须持续数年。重症患儿可先用甲泼尼龙冲击治疗 3～5 天[剂量 15～30mg/(kg·d)]后改泼尼松口服。

3. 免疫抑制剂：常用环磷酰胺 0.75g/(m^2·次)，静脉滴注，每月一次，半年后每 3 月一次，持续应用 1 年以上。观察血象和肝功能；其他有吗噻麦考酚酯、硫唑嘌呤、环孢霉素 A、来氟米特、他克莫司等。

4. 对症治疗：关节症状应用非甾体抗炎药，但合并肾损害者不宜使用;皮肤症状合并用羟氯喹。

5. 其他:重症可用IVIG、血浆置换术等。

【预后】

本病目前预后明显改善,狼疮肾炎中伴弥漫增生性肾炎和狼疮脑病预后较差,10年存活率为70%左右。

(胡秀芬)

幼年型皮肌炎

幼年型皮肌炎(juvenile dermatomyositis,JDM)是一种多系统疾病,特点是横纹肌和皮肤的急性或慢性的非化脓性炎症,早期存在不同程度的闭塞性血管病,晚期发生钙化。约10%合并其他结缔组织病,如JRA、SLE、硬皮病等,少数合并恶性肿瘤。1~14岁均可发病,6岁左右为发病高峰,女孩多见。成人皮肌炎中20%由儿童期起病。死亡率为5%~10%,死因主要为呼吸衰竭和胃肠道溃疡、出血。

【诊断】

(一)临床表现

一般为隐匿性起病,1/3急性起病,发热不规则38~40℃,常诉乏力、不适、关节痛、厌食和体重减轻,易激惹,大运动量活动能力减低。

1. 肌肉症状:患儿诉轻度肌痛或肌肉僵硬,肌无力起病时多见于下肢肢带肌,导致不能行走,不能上楼梯,颈前屈肌和背肌无力导致不能抬头和维持坐位。呈对称分布,近端肌明显,如髋、肩、颈屈肌和腹肌;受累肌肉偶呈水肿样,稍硬,轻压痛;肌力减退,患儿不能从卧位坐起,不能从坐位站起,不能下蹲或下蹲后不能起立,上下楼梯困难;重症累及肢体远端肌肉,患儿可完全不能动弹。10%患儿咽喉肌受累,导致吞咽困难,5%患儿面肌和眼外肌受累导致面部表情少、睑下垂。深腱反射一般存在。晚期有肌肉萎缩和关节挛缩。

2. 皮肤症状:3/4患儿有典型皮肤改变,可为首发症状,亦可肌肉症状出现数周后才有皮肤病变：①上睑皮肤变为紫红色，伴有水肿；面部弥漫呈紫色或紫红色，颈部红疹，边缘不清。②Gottron 斑，关节伸侧对称性变化，为有光泽的红斑样萎缩性鳞片状斑，皮肤萎缩区呈淡粉红色，早期皮肤增厚呈白色，故亦称火棉胶斑。Gottron 斑常见于近端指间关节，其次掌指关节、远端指间关节；脚趾罕见；肘、膝、踝关节伸侧亦可累及。③甲周皮肤明显发红，甲皱毛细血管扩张，毛细血管增厚，弯曲和中断。④晚期可产生皮肤、皮下组织和深层的筋膜、肌肉钙质沉着(calcinosis)和皮肤溃疡，从破溃处排出白色钙盐。⑤血管神经性水肿或雷诺现象。

3. 消化道症状：食管运动不正常，口咽部溃疡；由于黏膜下血管炎形成的溃疡或急肠性系膜动脉梗死，可发生消化道出血和胃肠道穿孔，有腹痛、黑便，偶有呕血，膈下有游离气体；腹胀时应疑及麻痹性肠梗阻。

4. 肺部病变：可有间质性肺炎、肺纤维化，偶有肺出血、胸膜炎。

5. 其他：可有黄疸，肝大和肝功能异常，淋巴结肿大，脾肿大；常可累及心脏有心肌炎、心律失常、心功能不全等；眼部症状可见视网膜绒毛状渗出、色素沉着、视乳头萎缩、水肿和出血。

（二）实验室检查

1. 血象：急性期白细胞增多，晚期有贫血；

2. 血沉增快，α_2 和 γ 球蛋白增高，CRP 阳性，但变化较轻微。

3. 血清酶学检查：肌酸磷酸激酶(CPK)、肌酸激酶(CK)、乳酸脱氢酶(LDH)、谷草转氨酶(ALT)、醛缩酶(ALD)等明显升高，CK 同工酶 CK-MM 增高。

4. 抗核抗体：50% 阳性，但无 dsDNA 和抗 Sm 抗体，可有特异性抗 JO-1 抗体。

（三）特殊检查

1. X 线检查：骨关节周围有钙化，或弥漫性软组织及皮肤钙化。

2. 肌电图：呈肌源性变化，表现为 ①静息时自发性纤颤电位、正锐波、插入激惹；②收缩时呈短时限、低振幅、多相性电位；③刺激时出现反复高频放电。

3. MRI：可显示肌肉异常部位及范围，有利于监测病情和指导肌活检部位。

4. 肌肉活检：一般为三角肌或四头肌、经肌电图或 MRI 证实的病变部位，应无肌肉萎缩，标本宜较大（2～3cm）；不合适的部位和不合适的标本大小可使肌活检结果阴性，疾病晚期不宜作肌活检，因此时病变已不再有特异性。活检标本可见到：①血管周围炎性细胞浸润；②肌束周围有肌纤维萎缩和坏死；③肌纤维再生现象。

【治疗】

1. 一般治疗：注意避免阳光照射，出门宜戴帽子和手套，皮肤护理，避免外伤引起溃疡和溃破处继发感染；注意心脏功能和呼吸情况；低盐饮食；肢体注意功能位，及时进行按摩和理疗。

2. 肾上腺皮质激素：宜早期足量应用，泼尼松 2mg/(kg·d)，最大量≤60mg/d，分次服用，共服用 1 月，后改为 1mg/(kg·d)，随后逐渐减量，连用 2 年以上；急性期可用甲泼尼龙大剂量冲击疗法，20～30mg/(kg·d)(≤1000mg/d)静脉滴注 1～3 天。注意 JDM 时消化道吸收障碍、口服泼尼松不能吸收，宜改用静脉注射相应剂量甲基泼尼松龙。

3. 羟氯喹：剂量 6mg/(kg·d)，可控制皮肤病变发展。

4. 免疫抑制剂：可选用①甲氨蝶呤（MTX），10～15mg/(M^2·次)，每周一次，PO 或 IV/IM；②环磷酰胺（CTX）0.5～0.75g/(M^2·次)，每月一次静脉滴注；③硫唑嘌呤 1～3mg/(kg·d)，PO；④环孢霉素 A2.5～7.5mg/(kg·d)，PO。重症可选用两种免疫抑制剂。

5. IVIG：400～500mg/(kg·d)，连用 4～5 天，对激素耐药或激素依赖患儿可应用。

6. 血浆置换或血液灌流：适用于重症幼年型皮肌炎。

【预后】

除与疾病程度有关外，与延误诊断和治疗、激素用量不足或疗程过短、激素耐药相关。

（胡秀芬）

混合性结缔组织病

混合性结缔组织病（mixed connective tissue disease，MCTD）是一种未分化的结缔组织病，同时或先后出现系统性红斑狼疮、幼年性类风湿性关节炎、幼年性皮肌炎、系统性硬皮病等多种结缔组织病临床表现，血清中有高滴度抗核糖核蛋白（RNP）抗体和抗核抗体。

【诊断】

（一）临床表现

学龄儿童多见，女孩多于男孩。

1. 全身症状：发热、乏力、关节痛、肌痛等。

2. 皮肤黏膜：腊肠样手指、手背肿胀、雷诺现象，面部苍白或水肿可有面部红斑、网状

青斑，眼眶周围紫红斑，掌指和指间关节有鳞屑状红斑（Gottron′s sign），甲皱毛细血管扩张。

3. 关节肌肉：多关节痛、多关节炎、肌无力及压痛、食管运动障碍。

4. 肺部病变：有肺弥散功能减退和限制性通气障碍、间质性肺炎、肺高压。

5. 心脏病变：心肌炎、心包炎。

6. 肾脏病变：蛋白尿、血尿，一般损害较轻。

7. 其他：腮腺肿大、肝脾淋巴结肿大

（二）实验室检查

1. 一般检查：中度贫血（Hb<100g/L）、白细胞减少（$<4\times10^9$/L）、血小板减少（$<100\times10^9$/L）、血沉增快，酶学检查异常（ALT、AST、CPK 等）。

2. 血清学检查：有高滴度颗粒型或斑点型 ANA 和高滴度

抗 U_1RNP,抗 Sm 抗体(-),抗 dsDNA 抗体少见。

【治疗】

治疗同 SLE、JRA、JDM、SS,可用糖皮质激素、非甾体类抗炎药和免疫抑制剂。

【预后】

儿童预后较成人差,取决于内脏器官损害性质和程度。

(胡秀芬)

干燥综合征

干燥综合征(sjögren syndrome, SS)是一种自身免疫性外分泌腺体慢性炎症性疾病,可同时累及其他器官,如单独存在称原发性干燥综合征,如与其他结缔组织病并存如 SLE、JRA 等,称继发性干燥综合征。

【诊断】

(一) 临床表现

起病较缓慢。

1. 全身症状:发热、关节痛、关节炎。

2. 外分泌腺分泌减少的症状:口干、眼干、鼻腔干燥、鼻出血、声音嘶哑、咳嗽等。

3. 其他:腮腺肿大,皮肤血管炎、结节性红斑、肝脾大、甲状腺炎等。

(二) 实验室检查

1. 一般检查:贫血、粒细胞减少、血小板减少,血沉增快,高丙种球蛋白血症,IgG 明显升高;

2. 自身抗体检查:ANA、RF、抗 SSA、抗 SSB、CIC 等阳性;

3. 特殊检查:滤纸试验(Schirmer test):5 分钟滤纸湿润长度≥15mm 为正常,≤10mm 为异常;结膜活检和角膜染色可诊断干燥性角结膜炎。唇黏膜活检有特征性灶性淋巴细胞浸润;腮腺造影可见导管和小腺体有破坏现象。

【治疗】

1. 全身治疗：有内脏损害时可用皮质激素和免疫抑制剂；

2. 局部治疗：治疗干燥性角膜炎，眼干可用人工眼泪或1%甲基纤维素；口腔干燥可多饮水，注意口腔卫生，防止牙病，可服用必漱平。

（胡秀芬）

血管炎综合征

血管炎综合征（vasculitis syndrome）亦称系统性血管炎（systemic vasculitis），指一大类血管的炎性疾病，因血管系统的炎症和坏死，导致相应的组织和器官发生炎性反应、血供障碍和组织坏死，引起不同的临床表现。

血管的损害包括免疫复合物沉积于内皮细胞、细胞介导的免疫损伤、对内皮细胞的直接感染等。和其他风湿病相反，血管炎综合征男孩受累略多于女孩。

血管炎综合征中过敏性紫癜和川崎病是儿童最常见的血管炎，分别影响小血管和中等大小血管；其次为大动脉炎，是唯一影响大血管的血管炎；结节性多动脉炎、变应性肉芽肿（allergic granulomatosis，Churg-Strauss syndrome）和韦格纳肉芽肿（Wegener's granulomatosis）则儿童相对少见，其他如白塞病（Bechet's disease）、Cogan综合征、淋巴瘤样肉芽肿，则儿童更为少见。

【发病机制】

血管炎的发病机制包括2方面：

1. 引起内皮细胞损伤、溶解或功能异常的特异性机制

（1）免疫复合物形成和沉积，激活补体或抗体依赖性细胞介导的细胞毒性（ADCC）。

（2）内皮细胞直接感染。

（3）抗内皮细胞抗体。

（4）抗中性粒细胞胞浆抗体（ANCA）介导损害。

(5) HLA 决定的 T 细胞、巨噬细胞介导的内皮细胞损害。

2. 全身或局部产生炎性介质和细胞因子,激活内皮细胞,改变正常内皮细胞功能。

(1) 促凝作用。

(2) 允许细胞和蛋白质移行渗出。

(3) 改变血管反应性。

(4) 促进免疫、炎性反应。

【分类】

血管炎综合征可分为原发性和继发性 2 类。

(一) 原发性血管炎

1. 影响大、中、小血管:大动脉炎、巨细胞动脉炎、脑脉管炎。

2. 影响中、小血管:川崎病、结节性多动脉炎、变应性肉芽肿、韦格纳肉芽肿。

3. 影响小血管:过敏性紫癜、显微镜下血管炎、皮肤白细胞碎裂性血管炎。

4. 其他:白塞病、Cogan 综合征、Buerger 病。

(二) 继发性血管炎

继发性血管炎包括感染相关性血管炎、继发于结缔组织病血管炎、药物超敏相关性血管炎、恶性病变血管炎、器官移植后血管炎、低补体血症性血管炎、混合性冷球蛋白血症性血管炎。

(胡秀芬)

川 崎 病

川崎病(Kawasaki disease,KD)又称皮肤黏膜淋巴结综合征(mucocutaneous lymph node syndrome,MCLS),是一种急性全身性中、小动脉炎,表现为发热、皮疹、球结膜充血、口腔黏膜充血、手足红斑和硬性水肿以及颈部淋巴肿大。发病年龄以婴幼儿多见,80% 在 5 岁以下,成人罕见;男多于女,男:女为 1.5:1。病因不明,可能系多种感染原(如病毒、葡萄球菌、链球菌、立克次体等）激发机体产生异常的免疫应答反应。

【诊断】

（一）临床表现

1. 发热持续5天以上，抗生素治疗无效，体温39～40℃及以上，呈稽留热或弛张热，持续7～14天。

2. 双眼球结合膜充血，无脓性分泌物。

3. 口唇充血皲裂，口腔黏膜弥漫充血，舌乳头明显呈草莓舌。

4. 掌跖红斑，手足硬性水肿，恢复期指趾端自指甲和皮肤交界处出现膜状脱皮，指、趾甲有横沟（Beau线），重者指甲、趾甲亦可脱落。

5. 多形性皮疹，可呈弥漫性红斑，肛周皮肤发红、脱皮，婴儿卡介苗接种处可有充血，结痂。

6. 颈部淋巴结肿大，单侧或双侧，直径在1.5cm以上，常为一过性。

7. 其他：患儿易激惹、烦躁不安、少数有颈项强直、惊厥、昏迷等无菌性脑膜炎表现；有腹痛、呕吐、腹泻、麻痹性肠梗阻、肝大、黄疸，血清转氨酶升高等消化系统症状；或有咳嗽、关节痛、关节炎；心血管系统可有心包炎、心肌炎、心内膜炎、心律失常，甚至心肌梗死等。

（二）实验室检查

1. 血液学检查：周围血白细胞增高，以粒细胞为主，伴核左移，轻度贫血，血小板早期正常，第2～3周增多；血沉明显增快，C-反应蛋白、α_2球蛋白、α_1-抗胰蛋白酶等急相蛋白增高；血浆纤维蛋白原增高，血浆黏度增高；ALT和AST可以升高；脂质代谢紊乱。

2. 免疫学检查：血清IgG、IgM、IgA、IgE和血循环免疫复合物升高；Ts细胞数减少而Th细胞数增多；总补体和C_3正常或增高。

（三）特殊检查

1. ECG：早期示窦性心动过速，非特异性ST-T变化；心包炎时可有广泛 ST 段抬高和低电压;心肌梗死时相应导联有 ST 段明显抬高,T 波倒置及异常 Q 波。

2. 胸部平片:可示肺部纹理增多、模糊或有片状阴影,心影可扩大。

3. 超声心动图:急性期可见心包积液,左室内径增大,二尖瓣、主动脉瓣或三尖瓣反流;可有冠状动脉异常,如冠状动脉扩张、冠状动脉瘤、冠状动脉狭窄。

4. 冠状动脉造影:超声波检查有多发性冠状动脉瘤、或心电图有心肌缺血表现者,应进行冠状动脉造影,以观察冠状动脉病变程度,指导治疗。

(四)鉴别诊断

1. 败血症:血培养阳性,抗生素治疗有效,可发现病灶。

2. 渗出性多形红斑:婴儿少见,皮疹范围广泛,有疱疹及皮肤剥脱出血,有口腔溃疡。

3. 幼年型类风湿关节炎全身型:无眼结合膜充血,无口唇发红皲裂,无手足硬肿及指端脱皮,无冠状动脉损害。

【治疗】

(一)控制炎症

1. 阿司匹林:80 ~ 100mg/(kg · d),分 2 ~ 3 次服用,热退后 3 天逐步减量,2 周左右减至 3 ~ 5mg/(kg · d),维持 6 ~ 8 周;如有冠状动脉病变时,应延长用药时间,直至冠状动脉恢复正常;急性期 KD 患儿常有肠道吸收障碍,阿司匹林可能达不到治疗浓度,如发热不退可加大剂量至 120 ~ 150mg/(kg · d)。

2. 大剂量丙种球蛋白静脉滴注(IVIG):剂量 1 ~ 2g/kg 于 8 ~ 12h 静脉缓慢输入,宜于发病早期(10 天以内)应用,可迅速退热,预防冠状动脉病变发生,同时联合应用阿司匹林,剂量同上。

3. 肾上腺皮质激素:不宜单独应用,因其可促进血栓形成,易并发冠状动脉瘤并影响冠脉病变的修复,但有显著的抗炎作用,可与阿司匹林和双嘧达莫(潘生丁)联合应用,用于丙种球蛋白耐药、合并全心炎或无法得到丙种球蛋白时,剂量 2mg/(kg · d),用药 2 ~ 4 周。

（二）抗血小板聚集

除阿司匹林外可加用双嘧达莫(潘生丁)3～5mg/(kg·d)。

（三）对症治疗

根据病情给予对症及支持疗法,如补充液体、护肝、控制心力衰竭、纠正心律失常等,有心肌梗死时应及时进行溶栓治疗。应用抗生素(如头孢菌素)治疗合并感染。

（四）丙种球蛋白无反应型川崎病的治疗

①重复应用大剂量丙种球蛋白1～2次;②静脉注射甲泼尼龙10～20mg/(kg·d),3天后改口服泼尼松1～2mg/(kg·d),逐渐减量,疗程约1月;③若上述治疗无效,可加用乌司他丁5000U/(kg·次),一日3～6次,用3～5天;④若上述治疗仍无效,可用英夫利昔单抗(TNF-α 抑制剂)3～5mg/(kg·次)。

【预后及随诊】

川崎病多数预后良好;未经治疗的患儿,并发冠状动脉瘤者可达20%～25%;病死率约0.5%,死因为心肌梗死或猝死。

并发冠状动脉瘤的高危因素有:①男孩;②年龄<6个月或>3岁;③发热持续2周以上或再次发热;④心脏扩大,有心律失常;⑤实验室检查:红细胞计数$<80\times10^{12}/L$,且持续不恢复;白细胞计数$>16\times10^{9}/L\sim30\times10^{9}/L$;血红蛋白$>1000\times10^{9}g/L$;血沉>100mm/h;CRP>100mg/L;⑥复发的病例。

无冠状动脉病变患儿于出院后1个月、3个月、半年及1～2年进行一次全面检查(包括体检、ECG和超声心动图等);有冠状动脉瘤者应密切随访,每6～12月一次。应用IVIG患儿9个月内不宜进行麻疹、风疹、腮腺炎等预防注射。

（胡秀芬）

过敏性紫癜

过敏性紫癜(anaphylactoid purpura)也称享-舒综合征(Henoch-Schonlein syndrome,HSP)是一种以小血管炎为主要病变的系统性血管炎。皮肤、肾脏活检标本可发现有 IgA 沉积。临床表现为皮肤紫癜,常伴关节炎、腹痛、便血和肾小球肾炎;多发生于学龄前和学龄期儿童,男孩多于女孩,一年四季均有发病,以春秋二季居多。

【诊断】

（一）临床表现

多为急性起病,首发症状以皮肤紫癜为主,部分病例腹痛、关节炎或肾症状首先出现。起病前 1 ~ 3 周常有上呼吸道感染史。可伴有低热,纳差、乏力等全身症状。

1. 皮肤紫癜:病程中反复出现皮肤紫癜为本病特征,多见于四肢及臀部,对称分布,伸侧较多,分批出现,面部及躯干较少;初起呈紫红色斑丘疹,高出皮面,继而呈棕褐色而消退,可伴有荨麻疹和血管神经性水肿,重症患儿紫癜可融合成大疱伴出血性坏死。

2. 消化道症状:半数以上患儿出现反复的阵发性腹痛,位于脐周或下腹部,疼痛剧烈,可伴呕吐,但呕血少见;部分患儿有黑便或血便,腹泻或便秘,偶见并发肠套叠、肠梗阻或肠穿孔。

3. 关节症状:出现膝、踝、肘、腕等大关节肿痛,活动受限,呈单发或多发,关节腔有积液,可在数日内消失,不留后遗症。

4. 肾症状:肾症状轻重不一,多数患儿出现血尿,蛋白尿和管型,伴血压增高及水肿,称为紫癜性肾炎,少数呈肾病综合征表现;肾症状绝大多数在起病一个月内出现,亦可在病程更晚期发生,少数以肾炎为首发症状;虽然有些患儿的血尿、蛋血尿持续数月甚至数年,但大多数都能完全恢复,少数发展为慢性肾炎,死于慢性肾衰竭。

5. 其他:偶可发生颅内出血,导致惊厥、瘫痪、昏迷、失语,还可有鼻出血、牙龈出血、咯血、睾丸出血等出血表现,偶尔累及循环系统发生心肌炎、心包炎,或累及呼吸系统发生喉头水肿,哮喘、肺出血等症状。

（二）实验室检查

1. 血象:白细胞正常或增加,中性和嗜酸粒细胞可增高;除非严重出血，一般无贫血；血小板计数正常甚至升高，出血和凝血时间正常，血块退缩试验正常，部分患儿毛细血管脆性试验阳性。

2. 尿常规：可有红细胞、蛋白、管型，重症有肉眼血尿。

3. 大便隐血试验阳性

4. 血沉轻度增快；血清 IgA 升高，IgG、IgM 正常，亦可轻度升高；C3、C4 正常或升高；抗核抗体及 RF 阴性；重症血浆黏度增高；部分病例可伴 ANCA 阳性。

（三）特殊检查

腹部超声波检查有利于早期诊断肠套叠；头颅 MRI 对有中枢神经系统症状患儿可予确诊；肾症状较重和迁延患儿可行肾穿刺以了解病情给予相应治疗。

【鉴别诊断】

典型病例诊断不难，若临床表现不典型，皮肤紫癜未出现时，容易误诊为其他疾病，需与原发性血小板减少性紫癜，风湿性关节炎，外科急腹症等鉴别。

【治疗】

1. 一般治疗：临床休息，积极寻找和去除致病因素，控制感染，补充维生素。

2. 对症治疗：有荨麻疹或血管神经性水肿时，应用抗组胺药物和钙剂；腹痛时应用解痉剂，消化道出血时应禁食，可静脉滴注西咪替丁 20～40mg/(kg · d)，必要时输血。

3. 肾上腺皮质激素：急性期对腹痛和关节痛可予缓解，但不能预防肾损害的发生，亦不能影响预后。可用泼尼松 1～2mg/(kg · d)，分次口服，或用地塞米松，甲泼尼龙静脉滴注，症状缓解后即可停用。重症可加用免疫抑制剂如环磷酰胺。

4. 抗血小板聚集药物：如阿司匹林[3～5mg/(kg · d)，或 25～50mg/d，每天一次服用]、双嘧达莫[潘生丁，3～5mg/(kg · d)，分次服用]，钙通道拮抗剂如硝苯吡啶[0.5～1.0mg/(kg · d)，分次服用]，非甾体抗炎药如消炎痛[2～3mg/(kg · d)，分次服用]，均有利于血管炎的恢复。

5. 抗凝治疗：以肾病变为主要表现者可选用肝素尿激酶等静脉滴注。

6. 血浆置换:快速进展或危及生命的过敏性紫癜、或合并多器官功能衰竭的患儿,可考虑血浆置换联合免疫抑制剂治疗。

7. 血液灌流:适用于儿童重症过敏性紫癜。

8. 其他:中成药补肾益气和活血化淤,如贞芪扶正冲剂、复方丹参片、银杏叶片,口服 3 ~6 个月。

【预后】

本病预后一般良好,除少数重症患儿可死于肠出血、肠套叠、肠坏死或急性肾功能衰竭外,大多痊愈。病程一般 1 ~2 周至 1 ~2 个月,少数可长达数月或一年以上;肾病变常迁延,可持续数月或数年,大多自行缓解;部分病例有复发倾向。

(胡秀芬)

大 动 脉 炎

大动脉炎也称高安动脉炎或高安病(Takayasu's arteritis, Takayasu's disease, TA),是主动脉及其主要分支的非特异性、节段性炎性疾病,导致大动脉狭窄或动脉瘤形成;以胸主动脉、腹主动脉、主动脉弓及其分支受累为主。成人多见于青年女性,儿童女∶男约为 2∶1,年长儿多见。

【病因和发病机制】

病因未明,遗传因素起一定作用,例如单卵双胎姐妹有同患 TA 者;部分 TA 与肺结核同时存在,但抗结核药物对大动脉炎无效,说明本病并非由结核菌直接感染所致;目前认为本病可能与感染后自身免疫有关。

【病理】

大动脉炎损害广泛但呈节段性和不规则性;组织学检查为全层动脉炎,动脉壁早期有淋巴细胞、浆细胞、巨噬细胞,中性粒细胞浸润及成纤维细胞增生,随后弹性纤维和平滑肌纤维断裂、坏死,弹力板破坏,内膜增生,中膜广泛纤维化,病变区周围有多核巨细胞出现,免疫荧光镜检查可发现 IgG、IgM 和备解素(properdin);晚期内膜增厚及瘢痕收缩引起血管狭窄,中膜退行性变引起局部瘤样扩张。本病亦累及心脏和肾脏,可有主动脉瓣关闭不全。

【诊断】

1. 临床表现:在局部症状或体征出现前数周,患儿可有发热、盗汗、消瘦、纳差等全身症状,当局部症状或体征出现后,全身症状可逐渐减轻或消失。根据病变部位分为4型:Ⅰ型:主动脉弓型,Ⅱ型:胸主动脉和腹主动脉型,Ⅲ型:弥漫性主动脉损害(广泛型),Ⅳ型:弥漫性主动脉和肺动脉病(肺动脉型)。

Ⅰ型:主要累及主动脉弓及其分支,也称头臂动脉型,脑缺血引起头昏、头痛、眩晕,严重时有反复晕厥、抽搐,失语、偏瘫或昏迷。上肢缺血引起肢体无力、麻木、发凉、酸痛,甚至肌肉萎缩。受累动脉搏动减弱或消失,可闻及收缩期杂音,偶可闻及侧支循环所致的连续性血管杂音。

Ⅱ型:也称主-肾动脉型,该型儿童常见,有高血压时诉头痛、气促、心悸,下肢无力、发凉、酸痛,可有间歇性跛行,严重时合并心力衰竭,可误诊为心肌病变。体格检查可发现血压增高,股动脉、足背动脉搏动减弱或消失。

Ⅲ型:病变广泛,部位多发,病情较重。

Ⅳ型:合并肺动脉高压而出现心悸、气短,肺动脉瓣听诊区有收缩期杂音,P_2亢进。

2. 实验室检查:周围血白细胞增高、轻度贫血;血沉明显增快,CRP(+),α_2球蛋白和γ球蛋白增加;RF和ANA可呈阳性,PPD试验阳性。Ⅷ因子相关抗原是大血管炎的特异性血清标记和内皮细胞激活的指标。

3. 特殊检查:胸部平片可显示主动脉钙化或主动脉增宽,超声波检查可显示周围动脉或主动脉等狭窄部位及程度,动脉造影和MRI可清楚显示狭窄或扩张的部位及程度,以及血流减少的程度。

【治疗】

1. 肾上腺皮质激素:可有效抑制全身症状,缓解动脉狭窄,如已出现纤维化和栓塞则疗效较差,疗程一般6个月;必要时加用其他免疫抑制剂。

2. 对症治疗：积极控制高血压，应用抗血小板聚集药物（阿司匹林、潘生丁）。

3. 控制感染：如有结核或其他感染存在，应同时予以治疗。

4. 介入和手术治疗：晚期并发症可根据情况进行经皮穿刺动脉成形术或手术治疗，例如阻塞、狭窄部位血管重建术、旁路移植术，动脉瘤切除术、主动脉瓣置换术等。

【预后】

本病预后取决于病变范围和是否及时诊断治疗；如及时进行内科、外科治疗，则 5 年存活率可达 95%。

（胡秀芬）

渗出性多形红斑

渗出性多形红斑（erythema multiforma exudatium）又名 Stevens-Johnson 综合征，是皮肤黏膜多形性红斑的严重型，以伴发高热、全身中毒症状及多器官功能损害为特征。病因不明，可能为机体对某些抗原的过敏反应，致病因素有①感染：如疱疹病毒感染；②药物：如磺胺类、青霉素、巴比妥类、抗癫痫药；多见于儿童和青少年，男性多于女性。本病有自限性，但 10% 患儿死于全身器官衰竭和继发感染。

【诊断】

1. 全身症状：以发热起病，1 ~ 10 天内出现皮肤、黏膜损害，进入极期；患儿高热，全身中毒症状明显，可伴肺炎、肝大、肝功能受损、关节炎、心肌炎、肾炎等病变，甚至发生循环衰竭。

2. 皮肤损害：基本皮损为红色斑丘疹，并逐渐扩大，中央变紫红色形成大疱，可累及全身，包括掌跖，但头皮鲜有波及；反复发生，融合成片，疱破后形成糜烂面，渗出大量浆液或出血性浆液，似Ⅱ度烧伤，若无继发感染，1 ~ 4 周后结痂脱屑，色素沉着，不留瘢痕。

3. 黏膜损害：①消化道症状：口腔炎，表现为口腔黏膜大疱、糜烂、出血和结痂，疼痛导致吞咽困难和流涎；肛门黏膜亦可有糜烂；累及胃肠黏膜可有腹痛、腹泻；②眼部症状：结合膜炎，有伪膜形成，角膜炎可发生溃疡和瘢痕形成，导致失明；③外阴及尿道口炎，膀胱炎，可引起排尿困难，尿频、尿急、尿痛；④呼吸道表现：鼻前庭乃至喉、气管、支气管黏膜糜烂，出现声音嘶哑，呼吸困难；严重者可发生肺间质纤维化，继之发生肺心病、心力衰竭而危及生命。

【治疗】

1. 去除病因：药物过敏引起者：应停用任何可能的过敏药物，治疗用药亦应特别谨慎；痊愈后切忌再次服用过敏药物，以防复发。

2. 支持疗法：饮食宜富营养易消化，进食困难时考虑静脉营养；注意维持水及电解质平衡，补充丧失的血浆蛋白，补充维生素。

3. 肾上腺皮质激素：应早期静脉注射肾上腺皮质激素。一般甲泼尼龙1.5～2mg/(kg·d)，地塞米松0.3～0.5mg/(kg·d)，或氢化可的松5～10mg/(kg·d)；重症者可行冲击疗法：甲泼尼龙10～30mg/(kg·d)，地塞米松1.0～3.0mg/(kg·d)，或氢化可的松10～20mg/(kg·d)，疗程3～5天，病情控制后减量停用，注意对疱疹病毒感染所致者慎用。对合并肺间质纤维化患者在用甲泼尼龙冲击治疗后，用泼尼松1～2mg/(kg·d)口服，病情稳定后逐渐减量，疗程视病情而定。

4. 丙种球蛋白：可1～2g/kg一次性静脉注射，以控制病情；或100～200mg/(kg·d)，每日或隔日1次静脉滴注，协助治疗继发感染。

5. 防治继发感染：如同烧伤病房严格消毒隔离，加强皮肤、眼部护理，皮肤局部用1%甲紫，2%硼酸水；双眼涂用金霉素眼膏、红霉素眼膏；静脉滴注抗生素。

（胡秀芬）

第十六章 小儿结核病

概 述

结核病(tuberculosis)是一组儿科常见的慢性细菌性传染病。自20世纪80年代中期以来,由于艾滋病流行和耐药性结核菌株出现,结核病发病率呈全球性快速上升趋势,成为危害人类健康最严重的疾病之一。我国属于结核病高负担国家。

【诊断】

1. 病史:包括现病史、既往史、结核病接触史、家族史、卡介苗接种史及发病前急性传染病史(尤其是麻疹、百日咳等),有无结核过敏表现如结节性红斑、疱疹性结膜炎等。

2. 结核菌素试验:目前我国常规以5单位结核菌纯蛋白衍化物(PPD)进行皮内注射试验。在皮试后48~72h测量局部硬结大小,取横、纵径的均值判断结果:<5mm为阴性;5~9mm为阳性反应(+);10~19mm为(++);≥20mm为(+++);若局部有水疱、破溃、双圈反应或局部淋巴结炎则为(++++)。

阳性反应见于:①BCG反应:硬结多<10mm,质软、浅红、边缘不整、持续时间短;②自然感染:++以上阳性(质坚、深红、边缘清晰、持续时间长达7~10d或以上,可遗留色素沉着);或未接种BCG者呈阳性;或阴转阳性其强度>10mm,且增幅>6mm;③假阳性:见于非结核分支杆菌感染,一般<10~12mm。

结核菌素反应在下列情况可减弱或暂时消失(假阴性反应):①患急性传染病如麻疹、百日咳、猩红热及肝炎1~2个月内;②体质极度衰弱如重度营养不良、重度脱水、重度水肿等;③严重结核病如粟粒性肺结核、干酪性肺炎和结核性脑膜炎;④应用肾上腺皮质激素和免疫抑制剂治疗时;⑤原发或继发免疫缺陷病。

3. 临床表现：主要症状为结核中毒症状，如长期低热、盗汗、乏力、纳差、消瘦等，肺部体征多不明显，如病情严重可出现高热以及相应器官受累表现，如咳嗽、咳痰、咯血等呼吸系统症状；头痛、惊厥、神志障碍等神经系统表现等。

4. 实验室检查

(1) 结核菌检查：①结核菌培养：是经典的诊断方法，但需时4～6周。采用BACTEC技术可缩短培养时间至2周左右；②涂片找结核菌：取痰液(婴幼儿可取清晨空腹胃液)、脑脊液、浆膜腔积液的细胞沉渣制备厚涂片或取活检组织样本，经抗酸染色或荧光染色法直接找结核菌；③结核杆菌标志物检测：各种体液或组织样本可采用PCR或RT-PCR法检测结核菌特异性基因片断如is6110插入序列或16s rDNA等；用单克隆抗体ELISA检测中的结核菌抗原如45KD抗原；还可采用气相色质谱仪检测结核菌结构成分如结核硬脂酸。

(2) 血清学检测：可检测血清、脑脊液、浆膜腔液等体液中的抗结核抗体。

(3) 淋巴结穿刺液细胞学检查或淋巴结活检：有助于不典型结核病的诊断。

(4) 红细胞沉降率：增快时提示有活动性病变，但须注意有明显症状者有时亦可正常。

(5) 干扰素-γ释放试验(interferon-γ release assays)：即体外检测经结核杆菌抗原(早期分泌抗原靶-6和培养滤过蛋白-10)刺激致敏T淋巴细胞的干扰素-γ释放量。所用抗原几乎为人型结核杆菌所特有，可早期诊断结核感染，排除其他非典型分支杆菌和鸟型结核杆菌感染及BCG反应，较PPD(多种抗原)试验有更高的准确性，已证实其特异性为98.1%，敏感性为89.0%。

5. 影像学检查：是确定结核病灶的重要方法。疑有结核病者常规做肺部X线片。根据病情需要，可选择胸部、头颅、骨骼等CT或MRI检查。

6. 纤维支气管镜检查：有气道梗阻、疑有支气管内膜结核时采用，不仅可以直接观察支气管病变的形态、部位和范围，还可行组织学病理检查和病原学检查,并可行灌洗、肉芽肿摘除等治疗操作。

【治疗】

(一) 一般疗法

加强营养,选用富含蛋白质和维生素的食物,适当休息。保持室内最佳温湿度,空气流通。避免继续与开放性结核病人接触,以防重复感染。保护患儿不患麻疹、百日咳等传染病。

(二) 抗结核药物治疗

用药原则:早期、联合、规则、适量、分段、全程。

1. 常用抗结核药物

(1) 异烟肼(INH 或 H):为一线抗结核药,全杀菌药,通透性强,能渗透到各种组织和体液中,易透过血脑屏障。剂量 10~15mg/(kg · d),最大量不超过 300mg/d。全日量清晨空腹顿服。可同时服用维生素 B_6 10~30mg/d,以预防末梢神经炎。注意其肝毒性。

(2) 利福平(RFP 或 R):为一线抗结核药,全杀菌药。剂量 10~15mg/(kg · d),最大剂量不超过 450mg/d。全日量清晨或睡前空腹顿服。注意其肝毒性和神经系统毒性。利福平不可单独应用,以避免产生耐药。

(3) 吡嗪酰胺(PZA 或 Z):为一线抗结核药,半杀菌药。剂量 20~30mg/(kg · d),分次口服。亦有肝毒性和肾毒性。

(4) 链霉素(SM 或 S):为半杀菌药,对细胞外菌有杀灭作用,不能通过血脑屏障。剂量 20~30mg/(kg · d)(<0.75g/d),肌内注射。用于重症结核病的联合用药和耐药结核菌的治疗。有第Ⅷ对脑神经和肾脏毒性。

(5) 乙胺丁醇(EMB 或 E):为抑菌药。结核性脑膜炎时可通过血脑屏障,联合用药可延缓耐药性的产生。剂量 15~25mg/(kg · d),6~8 周后改为 15mg/(kg · d),分次口服。主要副作用是球后视神经炎,婴幼儿禁用。

2. 常用抗结核治疗方案:除预防性化疗外,化疗方案分为两个阶段。强化治疗阶段一般 3~6 个月;巩固治疗阶段一般 3~9 个月。短程化疗为 WHO 推荐的结核病治疗方案。详见表16-1。

表16-1　各型结核治疗方案

结核类型	化疗方案
结核感染	H 6个月(6H)或9个月(9H)或HR 3个月
肺结核	HR 6个月(6HR)或9个月(9HR);严重时加用S 2个月或Z 3个月,即2HRS/4HR或3HRZ/3HR
粟粒型肺结核和肺外结核(结核性脑膜炎、腹腔结核、骨结核等)	HRSZ 9~12个月(S 3个月、Z 3~6个月、R 6~9个月、H9~12个月)*,即3SHRZ/3HRZ/3~6HR

*怀疑对H耐药时可加用E 3~6个月。

【预防】

1. 隔离开放性结核患者。

2. 接种卡介苗:目前国家免疫程序要求新生儿在生后3天内普种BCG。

3. 药物预防指征

(1) 与开放性结核患者密切接触者,不论年龄大小,亦不论结核菌素试验阳性或阴性。

(2) 未接种卡介苗,而新近结核菌素试验呈阳性反应的3岁以下婴幼儿。

(3) 未接种卡介苗,结核菌素试验由阴性转为阳性的儿童。

(4) 近期患过百日咳或麻疹等传染病的儿童,结核菌素试验阳性者。

(5) 需长期应用肾上腺皮质激素或其他免疫抑制剂治疗的结核菌素试验阳性者。

【判断儿童活动性结核病的参考指标】

1. 结核菌素试验≥20mm。

2. <3岁,尤其是<1岁婴儿未接种卡介苗而结核菌素试验阳性者。

3. 有发热和其他结核中毒症状者。

4. 排出物中找到结核菌。

5. 胸部 X 线检查显示活动性原发型肺结核改变者。

6. 血沉加快而无其他原因解释者。

7. 纤支镜检有明显支气管结核病变者。

（周　华）

结 核 感 染

结核感染(tuberculous infection)又称潜伏结核感染，是小儿感染结核杆菌后导致 PPD 试验阳性或/和血清抗结核 IgM 或 IgG 抗体阳性，临床上有或无结核中毒症状，但全身找不到结核病灶者。

【诊断】

（一）临床表现

一般无症状，或出现不明原因的疲劳、低热、食欲减退、体重下降、腹痛、睡眠不安、易激惹好哭或精神委靡等结核中毒症状。体检可出现全身浅表淋巴结轻度肿大，肺部正常，有时可见结节性红斑、疱疹性结膜炎。

（二）辅助检查

1. PPD 试验呈阳性反应

（1）接种过卡介苗，PPD 试验硬结直径≥10mm。

（2）新近 PPD 试验由阴性转为阳性。

（3）PPD 试验呈强阳性反应的婴幼儿。

（4）PPD 试验呈阳性反应的小儿最近 2 个月患麻疹或百日咳等传染病，或在用糖皮质激素等免疫抑制剂时。

2. X 线检查：肺部无异常发现，或支气管淋巴结稍有肿大，但已钙化。

【治疗】

治疗参见概述的表 16-1。多单用异烟肼 10mg/(kg · d)。

6 岁以内小儿近期有结核病接触史，即使 PPD 试验阴性，也应予 INH 治疗，3 月后再行 PPD 试验，若仍为阴性则可停药。

（周　华）

原发型肺结核

原发型肺结核（primary pulmonary tuberculosis）为结核杆菌初次侵入机体后发生的肺部感染，是小儿肺结核的主要类型，包括原发综合征（primary complex）及支气管淋巴结结核（tuberculosis of brochial lymphnodes），二者是同一疾病发展过程中的两种表现。

【诊断】

（一）临床表现

1. 症状

（1）轻者症状可不明显或无症状，仅在肺部 X 线检查时发现。

（2）一般患儿多缓慢起病，常有低热、疲乏、食欲不振、消瘦、盗汗、睡眠不安、学习成绩下降等。

（3）重者急性起病，多见于婴幼儿。常为突起高热，持续 2 ~ 3 周后转为低热，伴咳嗽等，同时伴有明显结核中毒症状。当胸腔内淋巴结高度肿大时可产生压迫症状。压迫气管分叉处可出现痉挛性咳嗽；若压迫支气管使其部分阻塞时可引起喘鸣，有时发生肺气肿，完全阻塞则导致局限性肺不张。

2. 体征：全身浅表淋巴结有不同程度的肿大。肺部常无明显体征，与肺内病变不一致。重症者因肺原发灶较大或伴肺段性病变时，叩诊呈浊音，听诊有呼吸音减低或管状呼吸音，或有少量干湿啰音。婴幼儿可伴轻到中度肝脾大。部分患儿可出现眼疱疹性结膜炎、皮肤结节性红斑和/或多发性一过性关节炎等结核变态反应表现。

（二）结核菌素试验

阳性或由阴性转为阳性。

（三）实验室检查

1. 结核菌检查：痰、晨起空腹胃液、支气管洗涤液涂片或培养，寻找结核菌。阴性不能排除诊断。

2. 血清抗结核抗体检测：未接种 BCG 者检测抗结核抗体阳性提示结核感染。

3. 血沉：增快时提示有活动性病变。

4. 干扰素-γ 释放试验：阳性提示结核感染。

（四）X 线检查和（或）胸部 CT 检查

1. 原发综合征：肺内原发灶大小不一，70% 在胸膜下，25% 可见 2 个或以上病灶。典型 X 线表现为由原发病灶、局部支气管淋巴结病变和两者相连的淋巴管炎组成的哑铃状“双极影”；原发灶大时可占一肺段甚至一肺叶，呈大片阴影，与肿大淋巴结阴影重叠。

2. 支气管淋巴结结核：可分 3 种类型。

（1）炎症型：肺门区可见单个或多个高密度、边缘模糊阴影。

（2）结节型：表现为肺门区域圆形或椭圆形致密阴影，边缘清楚，突向肺野。

（3）微小型：肺纹理紊乱，肺门形态异常，有时稍有增宽，肺门周围呈小结节状及小点片状模糊阴影，此型应紧密结合临床及结核菌素试验等综合分析。

【治疗】

1. 一般治疗：参见总论。

2. 抗结核药物治疗：参见概述之表 16-1。

（周　华）

急性粟粒型肺结核

急性粟粒型肺结核（acute miliary tuberculosis）或称急性血行播散性肺结核（acute hematogenous disseminated pulmonary tuberculosis），常是原发综合征恶化的后果。包括急性、亚急性及

慢性三型，但后两型在儿童极为罕见。多在原发感染后6个月内发生，以婴幼儿多见，20%～40%患儿同时伴有脑膜炎和（或）腹膜炎。

【诊断】

（一）临床表现

起病可缓可急，但以急性起病者为多。可数日内急剧恶化。

1. 疾病早期即有剧烈咳嗽、咳痰、气急、呼吸困难及发绀，偶有痰中带血丝等呼吸道症状，似肺炎。

2. 急起者有高热39～40℃，并有严重中毒症状，类似败血症和伤寒。起病缓或不典型者仅有低热及结核中毒症状，在摄胸片前与原发型肺结核难以区别。发热可持续至有效抗结核菌治疗后2～3周。

3. 有全身血行播散时，约半数以上患儿起病同时出现脑膜炎征象。

（二）体征

1. 肺部偶可闻及少许细湿啰音，其体征与X线变化不成正比。

2. 全身浅表淋巴结及肝脾肿大。皮肤可有结核疹。

3. 有脑膜炎时，可出现脑膜刺激征，婴儿多表现前囟隆起紧张。

4. 眼底检查可见脉络膜粟粒结节。

（三）结核菌素试验

由于免疫力低下，约有40%病儿出现假阴性。

（四）实验室检查

白细胞计数可减低或升高，约40%患儿可达$20\times10^9/L$，伴中性粒细胞增多或核左移，少数患儿有类白血病反应，血沉增快，胃液沉渣中易找到结核杆菌。

（五）影像学检查

病后2～3周胸片可见均匀一致、细小的粟粒状阴影满布两肺，婴幼儿由于病灶融合和病灶周围渗出性反应明显而呈雪花状阴影，偶见空洞形成。有时可伴肺气肿、自发性气胸、纵隔气肿和皮下气肿。个别患儿典型X线变化于发热1个月后才出现,故对怀疑本病者应动态观察胸片。X线胸片异常可持续数月。胸部CT检查具有更高的分辨度和灵敏性。

【治疗】

1. 一般治疗:除需卧床休息外,其他参见总论。

2. 抗结核药物:须选用4种药物联合治疗。参见总论(表16-1)。

3. 肾上腺皮质激素的应用:高热及中毒症状严重、呼吸困难、紫绀患儿,在足量抗结核药物应用同时,应加用泼尼松1~2mg/(kg·d),口服4~6周。

(周　华)

结核性脑膜炎

结核性脑膜炎(tuberculous meningitis)是小儿结核病中最严重的类型之一,多伴有急性粟粒型肺结核。以6个月~4岁小儿多见。如诊断不及时或治疗不当常致死亡,或虽存活但留有后遗症。

【诊断】

(一)临床表现

1. 起病一般缓慢,婴幼儿偶有骤起,以惊厥为首发症状。

2. 根据临床特征和病程大致可分为3期,各期表现如下:

(1) 早期(前驱期):病程1~2周。主要表现为懒动、少言、精神呆滞、激惹好哭、睡眠不安等性格改变和精神状态变化。同时伴有低热,消瘦,纳差,便秘,无原因呕吐、头痛。

(2) 中期(脑膜刺激期):1~2周。主要表现:①脑膜刺激征:颈项强直、克氏征和布氏征阳性。典型的脑膜刺激征多见于年长儿;②颅内压增高:剧烈头痛,呕吐多呈喷射性,惊厥,可伴有脑积水征。婴幼儿常表现为前囟隆起和紧张;③脑神经和脑实质损害:最常见的脑神经障碍有面神经、动眼神经、外展神经瘫痪等。脑实质损害多表现为肢体瘫痪、多动、失语、手足徐动或震颤等。可有感觉过敏;④烦躁与嗜睡交替出现,以后逐渐进入昏睡状态。

(3) 晚期(昏迷期):1～3周。上述症状进一步加重。病儿由意识模糊、半昏迷而后进入昏迷,频繁发作阵挛性或强直性惊厥,角弓反张或去大脑强直,弛张高热,呼吸不整等明显颅内高压表现,甚至出现脑疝。常伴有代谢性酸中毒、脑性失盐综合征、低钾血症等水、盐代谢紊乱。

3. 不典型结核性脑膜炎的临床特点

(1) 起病急,病程短,诊断结核性脑膜炎时病程仅2～5天。

(2) 婴儿可无前驱期症状,以惊厥为首发症状,突起高热、前囟隆起,而脑膜刺激征不明显,脑脊液变化轻微。

(3) 前驱期长,有时长达40天至5个月。

(4) 以舞蹈样多动症起病。

(5) 突然偏瘫起病。

(二) 脑脊液检查

1. 压力增高,典型外观为毛玻璃状,亦可呈无色透明,偶呈血性或淡黄色。细胞总数为50×10^6～500×10^6/L(50～$500/mm^3$),偶有超过1000×10^6/L者;分类初有中性粒细胞增多,随后以淋巴细胞增多为主,球蛋白试验阳性,蛋白定量增高,多在400～5000mg/L;糖大多低于2.2mmol/L;氯化物含量亦降低。

2. 脑脊液5～10ml静置12～24小时后,可有蜘蛛网状薄膜形成,取膜培养或涂片检查,结核菌检出率较高。

3. 脑脊液免疫球蛋白测定:IgG、IgA和IgM均增高,以IgG显著;化脓性脑膜炎以IgM增高明显;而病毒性脑膜炎则仅见IgG轻度升高,故此测定对三者的鉴别有一定价值。

4. 用聚合酶链反应检测脑脊液中结核杆菌特异性基因片段,灵敏度高,特异性强。

(三) 结核菌素试验

为阳性或强阳性,约50%为假阴性。

(四) 特殊检查

1. 胸部X线检查:20%～50%结脑病儿的胸片无异常。

2. 头颅 CT 或 MRI 检查：可见颅底脑膜强化、脑底池密度增高、脑室扩大、结核瘤及脑实质病变。

（五）其他

眼底检查部分患儿的脉络膜上可见结核结节。皮肤粟粒疹穿刺涂片可找到结核杆菌。

（六）鉴别诊断

1. 化脓性脑膜炎：脑脊液检查结果是重要的鉴别点，涂片或培养可找到致病菌。

2. 隐球菌脑膜炎：起病比结核性脑膜炎更缓慢，常表现剧烈头痛、颅内压异常增高与其他表现不平行。症状有时自行缓解。脑脊液涂片墨汁染色找到厚荚膜圆形发亮的隐球菌，或隐球菌荚膜抗原阳性，或在沙氏培养基上有隐球菌生长即可确诊。

3. 病毒性脑膜炎：发病较急，脑脊液无色透明，糖和氯化物常正常，脑脊液病毒特异性抗原或抗体检测、免疫球蛋白测定和结核菌素试验阴性等均有助于诊断。

【治疗】

（一）一般治疗

卧床休息，给予易消化、营养丰富的食物，昏迷者应鼻饲。注意眼、口、鼻及皮肤清洁，定期变换体位，预防坠积性肺炎和褥疮。

（二）抗结核药物治疗

采用四种药物联合应用，参见总论的表 16-1。

（三）肾上腺皮质激素

在足量抗结核药物应用的同时，适当加用激素能减轻中毒症状，抑制炎性渗出，降低颅内压，减少粘连和防止脑积水。早期使用效果好。对脑底脑膜炎型效果最好，如患儿已至脑膜脑炎型、极晚期或已发生蛛网膜下腔梗阻以及合并结核瘤时，激素效果则不明显。常静脉用地塞米松 0.3～0.4mg/(kg·d)或口服泼尼松 1～2mg/(kg·d)(<45mg/d)，4～6 周后缓慢减量，总疗程 8～12 周。

（四）控制颅内压

1. 脱水疗法：可选用脱水药及利尿剂。

(1) 20% 甘露醇:一般剂量 0.5 ~ 1.0g/kg,每 4 ~ 6h 一次;脑疝时剂量增至 2.0g/kg,可分 2 次间隔 30min 用,先利尿或同时用强心剂。

(2) 醋氮酰胺:20 ~ 40mg/(kg · d)(<0.75g/d),分 2 ~ 3 次口服,或间断服用(服 4 日停 3 日),可服用 1 ~ 3 个月或以上。适用于慢性脑积水或急性脑积水进展不快者。

(3) 呋塞米(速尿) 1 ~ 2mg/(kg · 次),静脉滴注或静脉注射,每日 2 ~ 3 次。

2. 腰穿减压及鞘内注药:适应于①颅内压高难以控制者;②晚期严重病例和慢性期病例,正规抗结核治疗效果不佳;③肝功能不良,INH 被迫减量或停用者;④脑脊液蛋白量在 3.0g/L 以上者。适当放出一定量脑脊液以减轻颅内压。同时给予 INH 和地塞米松鞘内注射,3 岁以上每次注入 INH 20 ~ 50mg 及地塞米松 2mg;3 岁以下剂量减半。开始每日 1 次,1 周后根据病情改为隔日 1 次、1 周 2 次及 1 周 1 次,10 ~ 20 次为 1 个疗程。

3. 侧脑室穿刺引流:适用于急性脑积水、脑水肿,用激素及甘露醇疗效不显著者,或脑疝即将形成及刚刚形成时,可起到挽救生命的作用。一般每日 30 ~ 150ml,引流时间为 1 ~ 2 周。若仍不能有效控制颅高压或慢性进行性脑积水,可采取皮下置管侧脑室腹腔引流术,待结核性脑膜炎完全控制后再行分流手术。

4. 脑外科治疗:若为梗阻性脑积水,经侧脑室引流等治疗难以奏效,而脑脊液检查已恢复正常,为彻底解决颅内高压,可考虑作侧脑室小脑延髓池分流术。

(五) 对症治疗

1. 惊厥的处理:给镇静剂,如苯巴比妥钠肌内注射或水合氯醛保留灌肠,或安定静脉注射或肌内注射等。

2. 合并周围神经炎或肢体震颤、精神过度兴奋、多动者,给予安定、维生素 B_6 和 B_1、安坦等。

3. 有脑血管及微循环障碍时,可用血管扩张药物。

4. 纠正水电解质的酸碱平衡。

(周　华)

第十七章　小儿感染性疾病与传染病

麻　　疹

麻疹(measles,rubeola)是由麻疹病毒引起的急性出疹性传染病。临床以发热、流涕、咳嗽、麻疹黏膜斑和全身斑丘疹、疹退后脱屑、留有棕色色素沉着为特征。

【诊断】

(一) 流行病学

患者是唯一的传染源,在潜伏期末2~3天至出疹后5天均有传染性,如并发肺炎,则延至出疹后10天。通过喷嚏、咳嗽和说话等飞沫途径或接触传播。

(二) 临床表现

根据临床表现可分典型麻疹和其他类型麻疹。

1. 典型麻疹

(1) 潜伏期:6~18天,平均为10~14天,接受被动免疫者可延至3~4周。可有低热、精神委靡和烦躁不安。

(2) 前驱期

1) 发热:热型不定,渐升或骤升。

2) 上感症状:干咳、流涕、喷嚏、咽部充血、结合膜充血、流泪畏光。在下眼睑边缘见一条充血横线(Stimson线)对诊断麻疹有帮助。

3) 麻疹黏膜斑(Koplik斑):为早期诊断的重要依据。出疹前1~2天,在两侧颊黏膜上,相对于下磨牙处,可见到直径为0.5~1mm灰白色小点,外有红色晕圈,开始量少,但在1天内很快增多,可累及整个颊黏膜和唇黏膜,出疹后逐渐消失。

4) 其他:可有食欲减退、呕吐、腹泻,偶见皮肤荨麻疹或猩红热样皮疹。

(3) 出疹期:发热3～4天后,体温骤然升高并开始出疹,持续3～5天。皮疹先见于耳后发际、渐波及面部、颈部,然后自上而下延至躯干和四肢,甚至手掌和足底。皮疹为玫瑰色斑丘疹,略高出皮面,疹间皮肤正常,逐渐融合成片。此期咳嗽加剧,出现烦躁或嗜睡,颈淋巴结和脾脏轻度肿大,肺部可闻及湿啰音,胸部X线检查可见肺纹理增多。

(4) 恢复期:出疹3～4天后皮疹按出疹顺序消退,疹退后皮肤留有糠麸样脱屑及棕色色素沉着,1～2周后完全消失。此为恢复期诊断的重要依据。随着皮疹消退,体温下降,精神食欲好转,呼吸道症状消失。

2. 其他类型

(1) 轻型麻疹:见于感染病毒量小、潜伏期内接受过丙种球蛋白或成人血注射者。发热低,上呼吸道症状轻,麻疹黏膜斑可不明显,皮疹稀疏,病程约1周,无并发症。

(2) 重症麻疹:见于病毒毒力过强、病人身体虚弱和原有严重疾病者。中毒症状严重,发热高达40℃以上或体温不升。皮疹密集或融合成片,有时疹出不透或突然隐退或皮疹呈出血性且有消化道出血、鼻出血或血尿等。常伴惊厥、昏迷、休克、心功能不全。此型病死率高。

(3) 无皮疹型麻疹:见于免疫能力较强或应用免疫抑制剂者。全程不见皮疹,可有麻疹黏膜斑。临床不易诊断,只有根据前驱期表现及血清特异性抗体作为诊断依据。

(4) 异型麻疹:见于接受过灭活疫苗或个别减毒活疫苗者。前驱期无麻疹黏膜斑;出疹期发热和全身症状较重,皮疹顺序先为四肢远端,后向躯干、面部发展,皮疹为多形性,有斑丘疹、荨麻疹、水疱和紫癜等。常并发手足水肿、肺炎、肝炎和胸腔积液等。恢复期麻疹血凝抑制抗体滴度常>1∶256。

【并发症】

1. 喉、气管、支气管炎:麻疹病毒本身可引起呼吸道炎症。若继发细菌感染、可造成呼吸道阻塞。表现为声嘶、犬吠样咳嗽、吸气性呼吸困难及三凹征，重者可窒息死亡。

2. 肺炎：麻疹病毒引起的间质性肺炎，随出疹及体温下降后好转。继发性支气管肺炎的常见病原有金黄色葡萄球菌、肺炎链球菌及流感嗜血杆菌或腺病毒等，此类肺炎可发生于麻疹病程的各个时期，中毒症状重，易并发脓胸或脓气胸，病死率高。

3. 麻疹脑炎：发病率为 0.1%～0.2%。多见于婴幼儿，多发生于出疹后第 2～6 天。临床表现和脑脊液变化与其他病毒性脑炎相似。病死率高，存活者遗留有运动、智力和精神等神经系统后遗症。

4. 营养障碍：多见于病程中持续高热，胃肠功能紊乱，以及护理不当，各种营养摄入不足的患者。易发生营养不良性水肿，维生素 A 缺乏性干眼症等。

5. 结核病恶化：患麻疹时机体细胞免疫功能受到暂时性抑制，使原有隐伏的结核病灶趋于恶化，可发展为粟粒性肺结核或结核性脑膜炎。

【治疗】

1. 一般治疗：卧床休息，房间内保持适当的温度、湿度以及空气新鲜，口腔及眼睛经常清洗。给予易消化、富营养的食物，补充足够的水分。

2. 对症治疗：高热时可用小剂量的退热剂，烦躁可给予苯巴比妥等镇静。剧咳时用祛痰镇咳剂。继发细菌感染可用抗生素。麻疹时应给予维生素 A，<1 岁每日 10 万单位，年长儿每日 20 万单位，共 2 日。有干眼症者，1～4 周后应重复给予维生素 A 制剂。

3. 中药治疗：中医认为麻疹属于温热病，前驱期以辛凉解表为主；出疹期以清热解毒透疹为主；恢复期以养阴清余热，调理脾胃。

【预防】

1. 控制传染源：早发现、早隔离、早治疗。隔离病人至出疹后 5 天，合并肺炎者延长至 10 天。接触麻疹易感者检疫观察 3 周。

2. 切断传播途径：在麻疹流行季节，易感儿应尽量少去公共场所。病人曾住过的房间通风，并用紫外线照射，病人的衣物在阳光下暴晒或肥皂水清洗。

3. 被动免疫：接触麻疹后 5 天内立即肌内注射免疫球蛋白 0.25ml/kg，可预防麻疹；6 ~ 9 天注射者，仅能减轻症状。使用免疫球蛋白者若患麻疹可使潜伏期延长，临床症状不典型，且有潜在传染性。被动免疫最长维持 8 周。

4. 主动免疫：采用麻疹减毒活疫苗是预防麻疹的重要措施。按我国规定的儿童免疫程序，初种年龄为 8 个月。鉴于疫苗的免疫期不长，需再次强化接种麻疹疫苗。有急性结核感染者如注射麻疹疫苗的同时应给予抗结核治疗。

（方　峰）

风　疹

风疹（rubella, german measles）是一种儿童常见的病毒性出疹性传染病，病原为风疹病毒（rubella virus）。以前驱期短、发热、出疹及耳后、枕后和颈部淋巴结肿大为其临床特征。胎儿早期感染可致严重先天畸形。

【诊断】

（一）流行病学

风疹病人或隐性感染者是传染源，经空气飞沫传播，多发生冬春季，在集体机构可引起流行。多见于 5 ~ 9 岁儿童。

（二）临床表现

1. 后天性风疹：前驱期短或不显，表现“上感”症状，软腭可见细小红疹，能融合成片。一般于发热第 2 天出疹并于 1 天内出齐。皮疹呈浅红色小斑丘疹，出疹顺序：脸部→颈部→躯干→四肢。平均持续 3 天（1 ~ 5 天）后疹退，可有细小脱屑，无色素沉着，体温恢复正常。伴耳后、枕后和两侧颈部浅表淋巴结肿大。

2. 先天性风疹综合征：母孕期感染风疹病毒经胎盘至胎

儿,可引起流产、死胎。出生时可见低体重、肝脾大、血小板减少性紫癜、先天性心脏病、白内障、小头畸形、骨发育不良和脑脊液异常等;或出现迟发性疾病包括听力丧失、内分泌疾病、白内障或青光眼和进行性全脑炎;也可为隐性感染。

（三）实验室检查

1. 病毒分离、抗原和基因检测:取咽部分泌物可分离出病毒;先天性风疹生前取羊水或胎盘绒毛,生后取鼻咽分泌物、尿、脑脊液、骨髓等分离病毒。采用免疫标记技术或印迹法或核酸杂交技术/PCR 法检测胎盘绒毛、羊水或胎儿活检标本中病毒特异性抗原或基因。

2. 血清学检查:血清特异性 IgM 是近期感染指标。双份血清(间隔 1 ~ 2 周采血)特异性 IgG 滴度≥4 倍升高有诊断意义。先天风疹患儿特异性 IgM 在生后 6 个月内持续升高;胎血(孕 20 周后)中检出特异性 IgM 可证实胎儿感染。

3. 血象:白细胞总数减少,淋巴细胞相对增多。

【治疗】

1. 卧床休息。

2. 给予营养丰富易消化的饮食。

3. 对症支持治疗。

4. 先天风疹患儿须早期检测视力、听力或其他损害,并予以相应干预治疗。

【预防】

1. 隔离病人至出疹后 5 天。孕妇(尤其早孕)避免与风疹病人接触。

2. 保护易感者

（1）风疹疫苗接种:95% 产生抗体,无副作用。适用年龄为 15 个月至青春发育期。

（2）高效免疫球蛋白:孕早期接触病人后 3d 内肌内注射高效价免疫球蛋白 20ml,可起到预防作用。

（方　峰）

幼儿急疹

幼儿急疹(exanthema subitum)又称婴儿玫瑰疹(roseola infantum),是一种婴幼儿时期的急性出疹性传染病。病原为人类疱疹病毒6型和7型(human herpesvirus 6、7,HHV-6、HHV-7)。本病多见于6~18个月小儿,3岁以后少见。

【诊断】

(一)临床表现

1. 潜伏期:5~15天,平均10天。

2. 发热期:突起高热,体温39~40℃,持续3~5天,可伴有惊厥。全身症状和体征轻微,可见咽部轻微充血、头颈部浅表淋巴结轻度肿大或轻微腹泻。

3. 出疹期:发热3~5天体温骤退,同时出现皮疹。皮疹呈红色斑疹或斑丘疹,很少融合。主要见于躯干、颈部、上肢。皮疹于1~3天消退,无色素沉着和脱皮。

(二)实验室检查

外周血常规大多表现为白细胞总数下降,淋巴细胞相对增高。

【治疗】

无特殊治疗,主要是对症治疗。高热时退热、伴有惊厥者镇静止痉,给予充足的水分和营养。

(方 峰)

水痘

水痘(chickenpox,varicella)是一种传染性极强的出疹性疾病。病原为水痘-带状疱疹病毒,初次感染患水痘,随后病毒潜伏在神经节内,在机体免疫低下时可活化增殖引起带状疱疹。水痘的临床特点为皮肤和黏膜相继出现和同时存在丘疹、水疱疹、结痂等各类皮疹。

【诊断】

(一) 流行病学

水痘和带状疱疹病人是主要的传染源。经直接接触疱疹液和呼吸道飞沫传播。水痘多见于儿童,2~6岁为发病高峰。四季都可发病,多发生于冬春季。

(二) 临床表现

1. 典型水痘:潜伏期为10~21天,一般14天左右。出疹前可有低热、厌食等。

(1) 皮疹特点:成批出现,初为红色斑疹或丘疹,6~8小时演变成水疱疹,壁薄易破形成溃疡,24小时内疱液转为浑浊,然后从中心干缩而结痂。故常同时存在斑疹、丘疹、水疱疹和结痂疹。皮疹可出现在口腔、结膜、生殖器等黏膜处。

(2) 出疹顺序:皮疹呈向心性分布,初见于发际处,随后见于躯干,至头皮和面部,四肢远端较少。有痒感。

2. 重症水痘:见于免疫缺陷或恶性疾病的病人。表现为进行性弥漫性水痘疹,常为大疱型或出血性疱疹,呈离心性分布,四肢多,伴持续高热。常并发水痘肺炎和血小板减少致出血。严重出血或并发DIC时危及生命。

3. 先天性水痘:孕妇在妊娠早期感染水痘病毒可致多发畸形:肢体萎缩、皮肤瘢痕、皮层萎缩、小头畸形、肠梗阻或Horner综合征;眼部异常:小眼球、白内障、脉络膜视网膜炎。病儿常在1岁内死亡。存活者可留有严重神经系统损伤。

4. 新生儿水痘:孕母在分娩前4天内患水痘,其新生儿于生后5~10天可患严重致死性水痘,皮疹广泛,呈出血性,伴发热并常累及肺和肝脏,病死率高达30%;若孕母产前5天之前患病,其新生儿则在生后4天内发病,但病情不重。

(三) 实验室检查

1. 血象:大多数病人白细胞计数正常,偶有轻度白细胞增加。

2. 病毒分离和病毒抗原检测:从疱疹液中可分离出病毒,

但阳性率不高。可采用免疫标记法检测疱疹拭子或活检标本中 VZV 抗原。

3. 血清学检查:双份血清特异性 IgG 滴度≥4 倍增高或特异性 IgM 阳性提示近期感染。>8 个月婴儿持续存在抗 VZV IgG 提示先天性水痘可能。

【并发症】

1. 继发皮肤细菌感染。

2. 水痘脑炎:可发生在出疹前,多发生在出疹后 3～8 天。临床症状与一般病毒性脑炎相似。

3. 水痘肺炎:多见于免疫缺陷和新生儿患水痘时,发生在患病后 1～5 天。

4. 其他:可发生周围神经炎、肾炎、肝炎、心肌炎、关节炎等。

【治疗】

1. 抗病毒治疗:首选阿昔洛韦(Acyclovir,ACV)。重症水痘、围生期感染和有并发症的新生儿水痘需静脉用药,推荐剂量为 30mg/(kg·d),每 8h 1 次给药(静脉滴注≥1h),肾功能不良者减至 1/3～1/2 量,连用 7 天或不再出新皮疹后 48h 为止。最好在出疹后 2～3 天内开始用药。伐昔洛韦(Valacyclovir)是 ACV 的 1-缬氨酸酯,儿童推荐剂量为 15mg/(kg·d),分 2 次口服,连用 5 天。对 AVC 耐药者可选择静脉用膦甲酸(Foscarnet,PFA)。皮疹局部可涂搽 3% ACV 霜剂或软膏。

2. 对症治疗:如剪短病儿指甲,戴手套以防抓伤,勤换内衣。皮疹瘙痒时可局部应用炉甘石洗剂或口服抗组胺药。发热时给予布洛芬或对乙酰氨基酚。针对并发症进行相应对症治疗。

【预防】

1. 隔离病人:隔离病人至全部皮疹结痂为止。对接触的易感者检疫 3 周。

2. 主动和被动免疫:接种水痘减毒活疫苗(VZV Oka 株),70%～85% 能完全预防水痘,100% 能预防严重水痘。高危人群接触传染源后 3 天(≤5 天)内可肌内注射 VZV 免疫球蛋白

(VZIG)预防：每 10kg 体重 1.25ml(125U)，最大剂量 5ml(625U)。

(方 峰)

手足口病

手足口病(hand-foot-and-mouth disease)是由肠道病毒感染引起的一种以手、足、口和臀等部位散在斑丘疹和丘疱疹为特征的出疹性疾病。大多预后良好。少数病例出现脑膜炎、脑炎、脑脊髓炎、肺水肿、循环障碍等重症表现，多由肠道病毒 71 型感染引起。

【诊断】

(一) 流行病学

病原主要为肠道病毒属的柯萨奇病毒 A16(CoxA16)和肠道病毒 71 型(EV71)，其他肠道病毒如柯萨奇病毒 A5、A7、A9、A10 以及柯萨奇病毒 B2、B5 也可引致。患者和隐性感染者是重要传染源，病后头 4～5 天内经口咽鼻分泌物排病毒，其后从粪便中排病毒逐渐增多，一般持续 2～3 周。主要经消化道、呼吸道及密切接触等途径传播，多发生于学龄前儿童，3 岁以下发病率最高。四季发病，以 5、6 月为多，可在幼托机构内局部暴发流行。

(二) 临床表现

潜伏期多为 2～10 天，平均 3～5 天。

1. 普通型：初有发热，可伴轻咳、流涕和咽痛。口腔黏膜见散在小疱疹或已溃破成浅溃疡，主要分布于舌面、颊黏膜、上腭和唇内侧黏膜处。手足皮疹以指(趾)间多见，初为斑丘疹，后转为丘疱疹，3～7mm 大小，基部坚实，疱皮稍厚，周有红晕；皮疹可延至手臂、腿部、臀部或会阴部，呈离心性分布。部分病例仅表现为皮疹或者疱疹性咽峡炎。

2. 重型：绝大多数由 EV71 引起，多见 3 岁以下。病情进展迅速，在发病 1～5 天出现脑膜炎、脑炎、脑脊髓炎、肺水肿、循环障碍等,极少数病情危重,可致死亡。重症病例可有如下表现。

(1) 神经系统:精神差或嗜睡,头痛、呕吐,易惊、谵妄、惊厥,甚至昏迷;肢体抖动,肌阵挛、眼球震颤、共济失调、眼球运动障碍;肌无力或急性弛缓性麻痹。腱反射减弱或消失,脑膜刺激征阳性,病理征阳性。

(2) 呼吸系统:呼吸浅促或节律改变,口唇紫绀,咳嗽,伴白色或粉红色或血性泡沫样痰;肺部湿啰音或痰鸣音。

(3) 循环系统:面色苍灰、皮肤花纹、四肢发凉,指(趾)发绀;出冷汗;毛细血管再充盈时间延长;心率增快或减慢,脉搏浅速或减弱甚至消失;血压升高或下降。

3. 重症病例的早期识别:出现以下特征:①持续高热不退;②精神差、呕吐、易惊、肢体抖动、无力;③呼吸、心率增快;④出冷汗、末梢循环不良;⑤高血压;⑥外周血白细胞计数明显增高;⑦高血糖,有可能在短期内发展为危重病例。

(三) 病原学诊断依据

1. 肠道病毒(CoxA16、EV71 等)特异性核酸检测阳性。

2. 病毒分离并鉴定为 CoxA16、EV71 或其他肠道病毒。

3. 急性期与恢复期双份血清 CoxA16 或 EV716 等肠道病毒中和抗体有 4 倍以上升高。

【治疗】

1. 一般治疗:普通型病例应注意隔离,避免交叉感染;适当休息,饮食清淡富营养,做好口腔和皮肤护理。口腔疱疹溃疡可用碳酸氢钠漱口液等含漱口腔,1 日数次,或选用青黛散、双料喉风散、冰硼散等,1 日 2~3 次。发热较高的患儿可用退热药或中西医结合疗法。

2. 重症病例的治疗

(1) 神经系统病变的处理:①控制颅内高压:限制入量,给予甘露醇降颅压治疗,每次 0.5~1.0g/kg,每 4~8 小时 1 次,必要时加用呋塞米;②酌情应用糖皮质激素:参考剂量:甲泼尼龙 1~2mg/(kg·d);氢化可的松 3~5mg/(kg·d);地塞米松 0.2~0.5mg/(kg·d),病情稳定后,尽早减量或停用。进展快、病情凶险者可考虑加大剂量，如在 2～3 天内给予甲泼尼龙 10～20mg/(kg·d)或地塞米松 0.5～1.0mg/(kg·d)；③酌情静脉用免疫球蛋白：总量 2g/kg，分 2～5 天给药；④其他对症治疗：降温、镇静、止惊。

(2) 呼吸、循环衰竭的处理：①保持呼吸道通畅，吸氧；②确保两条静脉通道，监测呼吸、心率、血压和血氧饱和度；③呼吸功能障碍时，及时气管插管使用正压机械通气。推荐呼吸机初调参数：吸入氧浓度为 80%～100%，PIP 20～30cmH_2O，PEEP 4～8cmH_2O，f 20～40 次/分，潮气量 6～8ml/kg。根据血气和胸部影像学结果随时调整呼吸机参数。适当给予镇静、镇痛处理。如有肺水肿、肺出血表现，应增加 PEEP，不宜进行频繁吸痰等降低呼吸道压力的护理操作；④在维持血压稳定的情况下，限制液体入量(有条件者根据中心静脉压、心功能、有创动脉压监测调整液量)；⑤头肩抬高 15～30 度；留置胃管、导尿管；⑥药物应用：根据血压、循环的变化可选用米力农、多巴胺、多巴酚丁胺等药物；酌情应用利尿剂；⑦保护重要脏器功能，维持内环境的稳定；⑧监测血糖变化，严重高血糖时可应用胰岛素；⑨抑制胃酸分泌：可应用胃黏膜保护剂及抑酸剂等；⑩继发感染时给予抗生素治疗。

(方　峰)

流行性腮腺炎

流行性腮腺炎(mumps, epidemic parotitis)是由腮腺炎病毒引起的急性呼吸道传染病。病毒对腺体和神经组织具有亲和力。其临床特征为唾液腺肿大，尤以腮腺肿大最常见，可并发脑膜脑炎、睾丸炎、胰腺炎和其他腺体受累。

【诊断】

(一) 流行病学

传染源为病人(腮腺肿大前 6 天到后 9 天唾液带病毒)和隐性感染者，病毒经呼吸道传播。好发年龄为 5～15 岁，常在集体机构中流行，全年均可发病，冬春季为高峰季节。

（二）临床表现

典型病例先有发热、头痛、不适等，随后诉有“耳痛”，次日腮腺逐渐肿大，以耳垂为中心呈马鞍形，有轻触痛。腮腺管口红肿有助诊断。通常一侧腮腺先肿大，数日内可累及对侧。其他唾液腺如颌下腺或舌下腺可同时肿大或单独肿大。

（三）实验室检查

1. 病毒分离：收集急性期唾液标本和脑膜脑炎发生后 5 天内脑脊液分离病毒。

2. 特异性抗体：用补体结合试验、血凝抑制试验或 ELISA 法检测双份血清，特异性 IgG ≥4 倍增高可建立诊断。特异性 IgM 阳性提示近期感染。

【并发症】

1. 脑膜脑炎：常发生在腮腺炎后 3～10 天，表现为发热、头痛、呕吐、颈项强直，很少惊厥。脑脊液呈无菌性脑膜炎改变。一般无后遗症。

2. 睾丸炎、附睾炎：10 岁后男性病人有 20%～35% 发生，多为单侧。病人突起发热、寒战、头痛、恶心、呕吐和下腹痛。睾丸肿胀、疼痛和变硬。

3. 胰腺炎：病人突起上腹疼痛和紧张感，伴发热、寒战、软弱、反复呕吐。

4. 其他：女性病人可有卵巢炎；还可见甲状腺炎、乳腺炎、泪腺炎、关节炎、肝炎、间质性肺炎、肾炎、心肌炎和神经炎等。

【治疗】

本病为自限性疾病，主要为对症治疗。急性期注意休息，补充水分和营养，给予流质和软食，避免摄入酸性饮食；高热者给以退热剂或物理降温；腮腺肿痛明显者，可给予镇痛剂，也可局部温敷或冷敷（因人而异）；可用中药板蓝根口服，或用青黛散调醋局部涂敷。发生睾丸炎时，将阴囊托起；局部冷湿敷以减轻疼痛；可用止痛药。发生胰腺炎时，应禁食；静脉输液维持水、电解质、酸碱平衡和热量的供给；使用胰酶分泌抑制剂，如奥曲肽,剂量为 0.1mg,皮下注射,每天 3 次,疗程 3 ~ 7 天。并发脑膜炎时作相应对症处理,包括降低颅内压、退热等。

【预防】

1. 一般预防:应隔离病人至腮腺肿胀完全消退为止。孕早期易感孕妇应避免接触病人,以免造成胎儿感染。

2. 疫苗接种:腮腺炎减毒活疫苗(Jeryl-Lynn 株)接种后诱生的抗体可维持至少 20 年。应用麻疹-腮腺炎-风疹(MMR)三联疫苗抗体阳转率可达 95% 以上,推荐大于 12 月龄儿童普遍接种。

(方　峰)

巨细胞病毒感染性疾病

巨细胞病毒感染(cytomegalovirus infection)由人类巨细胞病毒(human cytomegalovirus, HCMV)引起,我国为 HCMV 感染高发地区,多数于儿童时期获得。大多数感染者无症状,但先天感染和免疫抑制个体可引起严重疾病,婴幼儿期感染常累及肝。

在生后 2 周内证实有活动性 CMV 感染的病毒学证据可诊断先天感染(经胎盘传播)。在生后 3 ~ 12 周内尿中开始排病毒者为围生期感染,主要经产道、母乳、生后不久多次输血引起。在出生 12 周以后开始排病毒者为生后感染,主要经水平传播获得。

【诊断】

(一) 临床表现

1. 婴儿期 HCMV 相关性疾病

(1) 先天感染综合征:5% ~ 10% 有临床症状。严重感染者常有多系统、多器官受损,旧称巨细胞包涵体病(cytomegalic inclusion disease, CID)。临床上以黄疸(直接胆红素升高为主)和肝脾大最为常见,可有血小板减少所致皮肤淤斑、头小畸形、脑钙化、视网膜脉络膜炎和视神经萎缩、外周血异型淋巴细胞增多、脑脊液蛋白增高和血清肝酶增高；部分患儿出现感音神经性耳聋和神经肌肉功能障碍如肌张力减退、瘫痪和癫痫发作等。HCMV 相关畸形以腹股沟疝最多见，其他包括腭裂、胆管闭锁、心血管畸形和多囊肾等。非典型表现可以上述症状的多种组合形式出现。严重感染婴儿病死率达 30%，主要死因为肝衰竭、DIC 和继发严重感染。幸存者肝损害多可恢复，但神经性损害常为不可逆性。约 90% 有后遗症，包括智力障碍、耳聋、神经缺陷和眼部异常等。部分听力和智力正常儿童可有语言表达障碍和学习困难。

（2）HCMV 肝炎：为最常见的表现类型。可呈黄疸型或无黄疸型，轻～中度肝大，常伴脾大和不同程度胆汁淤积，血清肝酶轻～中度升高。部分婴儿呈亚临床型。

（3）HCMV 肺炎：多无发热，可有咳嗽、气促、肋间凹陷，偶闻肺部啰音。X 线检查多见弥漫性肺间质病变，可有支气管周围浸润伴肺气肿和结节性肺浸润。部分病儿同时伴肝损害。

（4）输血后综合征：临床表现多样，可有发热、黄疸、肝脾大、溶血性贫血、血小板减少、淋巴细胞和异型淋巴细胞增多。常见皮肤灰白色休克样表现。可有肺炎征象，甚至呼吸衰竭。该病虽是自限性，但早产儿，特别是极低体重患儿病死率可达 20% 以上。

2. 免疫正常儿童 HCMV 相关性疾病：多无症状，显性感染在 4 岁以下可致支气管炎或肺炎；7 岁以下可表现为无黄疸型肝炎；在青少年则与成人相似，表现为单核细胞增多症样综合征：有不规则发热、不适、肌痛等，全身淋巴结肿大较少见，渗出性咽炎极少，多在病程后期（发热 1～2 周后）出现典型外周血象改变（白细胞总数达 10×10^9～20×10^9/L，淋巴细胞>50%，异型淋巴细胞>5%）；90% 以上患儿血清肝酶轻度增高，持续 4～6 周或更久，仅约 25% 有肝脾大，黄疸极少见，嗜异性抗体均为阴性。

3. 免疫抑制儿童 HCMV 相关性疾病：最常表现为单核细胞增多症样综合征，但异型淋巴细胞少见。部分患儿因免疫抑制治疗，有白细胞减少伴贫血和血小板减少。其次为肺炎，骨髓移植病人最为多见和严重，病死率高达40%。HCMV 肝炎在肝移植受者较为严重，常与急性排斥反应同时存在，以持续发热，肝酶升高，高胆红素血症和肝功能衰竭为特征。

（二）病原学诊断

1. 直接证据：在血样本（全血、单个核细胞、血清或血浆）、尿及其他体液包括肺泡灌洗液（最好取脱落细胞）和病变组织中获得如下病毒学证据：①病毒分离是诊断活动性 HCMV 感染的“金标准”，采用小瓶培养技术（shell vial assay）检测培养物中病毒抗原可缩短检出时间；② 电子显微镜下找病毒颗粒和光学显微镜下找巨细胞包涵体（阳性率低）；③免疫标记技术检测病毒抗原，如 IEA、EA 和 pp65 抗原等；④逆转录 PCR 法检测病毒特异性基因转录产物，阳性表明活动性感染；⑤实时荧光定量 PCR 法检测病毒特异性 DNA 载量。HCMV DNA 载量与活动性感染呈正相关，高载量或动态监测中出现载量明显升高提示活动性感染可能。血清或血浆样本 HCMV DNA 阳性是活动性感染的证据；全血或单个核细胞阳性时存在潜伏感染的可能，高载量支持活动性感染。在新生儿期检出病毒 DNA 是原发感染的证据。

2. 间接证据：主要来自特异性抗体检测。

（1）原发感染证据：①动态观察到抗 HCMV IgG 抗体的阳转；②抗 HCMV IgM 阳性而抗 HCMV IgG 阴性或低亲和力 IgG 阳性。

（2）近期活动性感染证据：①双份血清抗 HCMV IgG 滴度≥4 倍增高；②抗 HCMV IgM 和 IgG 阳性。

新生儿期抗 HCMV IgM 阳性是原发感染的证据。6 个月内婴儿需考虑来自母体的 IgG 抗体；严重免疫缺陷者或幼婴可出现特异性 IgM 抗体假阴性。

（三）诊断标准

1. 临床诊断：具备活动性感染的病毒学证据，临床上又具有 HCMV 性疾病相关表现，排除现症疾病的其他常见病因后可做出临床诊断。

2. 确定诊断：从活检病变组织或特殊体液如脑脊液、肺泡灌洗液内分离到 HCMV 病毒或检出病毒复制标志物(病毒抗原和基因转录产物)是 HCMV 疾病的确诊证据。

【治疗】

1. 抗病毒治疗

(1) 抗 HCMV 药物主要应用指征:①符合临床诊断或确定诊断标准并有较严重或易致残的 HCMV 疾病包括间质性肺炎、黄疸型或淤胆型肝炎、脑炎和视网膜脉络膜炎(可累及黄斑而致盲),尤其是免疫抑制者如艾滋病人;②移植后预防性用药;③有中枢神经损伤(包括感音神经性耳聋)的先天感染者,早期应用可防止听力和中枢神经损伤恶化。

(2) 更昔洛韦(Ganciclovir, GCV):治疗方案参照国外儿科经验。诱导治疗:5mg/kg(静脉滴注>1h),每 12h 给 1 次药,共 2~3 周;维持治疗:5mg/kg,每天 1 次,连续 5~7 天,总疗程 3~4 周。若诱导期疾病缓解或病毒血症/尿症清除可提前进入维持治疗;若诱导治疗 3 周无效,应考虑原发或继发耐药或现症疾病为其他病因所致;若维持期疾病进展,可考虑再次诱导治疗;若免疫抑制因素未能消除则应延长维持疗程,采用①5mg/kg,每天 1 次;或②6mg/kg,每周 5 天;或③序贯口服更昔洛韦 30mg/kg, 每 8h 给 1 次药,或缬更昔洛韦,以避免病情复发。

用药期间应监测血常规和肝肾功能,若肝功能明显恶化、血小板和粒细胞下降≤25×10^9/L 和 0.5×10^9/L 或至用药前水平的 50% 应停药。粒细胞减少重者可给予粒细胞集落刺激因子,若需再次治疗,仍可使用原剂量或减量,或联合应用集落刺激因子以减轻骨髓毒性。有肾损害者应减量,如肾透析患者剂量不超过 1.25mg/kg,每周 3 次,在透析后用药。

(3) 缬更昔洛韦(Valganciclovir, VGCV):2001 年获准用于 18 岁以上 AIDS 患者 CMV 视网膜炎的治疗。成人 900mg 相当于静脉注射 GCV 5mg/kg,诱导治疗 900mg,1 天 2 次,持续 21 天;维持治疗 900mg,每天 1 次。肾功能不全者剂量酌减。主要副作用有胃肠反应、骨髓抑制和眩晕、头痛、失眠等。

(4) 膦甲酸(Foscarnet, FOS 或 PFA):儿童一般作为替代

用药，特别是单用 GCV 仍出现疾病进展时，可单用或与 GCV 联用。国外介绍儿童参照成人方案：诱导治疗：60mg/kg，每 8h 给 1 次药（持续静脉滴注>1h），连用 2～3 周；免疫抑制者需维持治疗：90～120mg/kg，每天 1 次。维持期间疾病进展，则再次诱导或与 GCV 联用。主要副作用是肾毒性。

【预防】

1. 一般预防：避免暴露是最主要的预防方法。包括①医护保健人员按标准预防措施护理 HCMV 感染婴儿，手部卫生是预防的主要措施；②使用 HCMV 抗体阴性血制品或洗涤红细胞（去除白细胞组分）。

2. 阻断母婴传播：①易感孕妇应避免接触已知排病毒者分泌物；遵守标准预防措施，特别注意手部卫生；②带病毒母乳处理：已感染 HCMV 婴儿可继续母乳喂养，无需处理；早产和低出生体重儿需处理带病毒母乳。-15℃以下冻存至少 24h 后室温融解可明显降低病毒滴度，再加短时巴斯德灭菌法（62～72℃，5s）可消除病毒感染性。

3. 药物预防

（1）骨髓移植和器官移植患者的预防：①伐昔洛韦（Valacyclovir，VACV）：主要用于移植后预防。口服剂量：肾功能正常时，2g，每天 4 次；肾功能不良（尤其肾移植后）者剂量酌减，1.5g 每天 4 次～1.5g 每天 1 次。一般需服药 90～180 天不等，总剂量不超过 2000g；②GCV：同治疗剂量诱导治疗 7～14 天后维持治疗至术后 100～120 天；③VGCV：2009 年获准用于 4 月龄～16 岁接受心脏或肾移植儿童的预防。儿童剂量（mg）= 7×体表面积（BSA）×肌酐清除率（CrCl），单剂不超过 900mg，每天 1 次，术后 10 天内开始服用直至移植后 100 天。

（2）有建议使用抗病毒药物加 IVIG 或高效价 HCMV 免疫球蛋白预防某些高危移植患者的 HCMV 疾病，100～200mg/kg，于移植前 1 周和移植后每 1～3 周给予，持续 60～120 天。

（方　峰）

EB 病毒感染

EB 病毒感染由 EB 病毒（Epstein-Barr virus，EBV）引起，多发生于儿童期，除免疫缺陷者感染时可危及生命外，大多预后良好。已发现 EBV 与某些肿瘤如鼻咽癌、Burkitt 淋巴瘤等和某些自身免疫病如类风湿关节炎、干燥综合征、噬血细胞综合征等发生有关。

【诊断】

（一）临床表现

1. 无症状或不典型感染：多见于年幼儿。显性表现常较轻微，如上呼吸道感染、扁桃体炎、持续发热伴或不伴淋巴结肿大。

2. 急性传染性单核细胞增多症（IM）：为原发性 EBV 感染的典型表现。多见于年长儿和青少年。常先有 3～5 天前驱期表现：头痛、不适、乏力、畏食等，然后出现下列典型征象：

（1）发热、咽炎、淋巴结肿大三联征：几乎均有发热，体温常≥39.5℃，持续约 10 天，然后逐渐降至正常。咽扁桃体炎见于约 80% 的病儿，发生于病后第 1 周内，常呈渗出性。90% 以上患儿起病不久即发生浅表淋巴结迅速肿大，可累及全身，以颈部最为明显。

（2）脾大：50%～70% 病例在病后 3 周内发生脾大，质柔软。脾破裂罕见，却为严重并发症，故检查脾脏时不宜重按。

（3）肝大及肝功能异常：IM 时，约 40% 以上病例出现暂时性肝酶增高，多在 45～300U/L 范围，少数达 500U/L 以上。肝大见于 30%～50% 病儿，以 4 岁以下小儿多见。2%～15% 伴有黄疸。肝功能在 2 周～2 个月内可完全恢复，一般不引起慢性肝病。

（4）其他表现：年幼儿可出现皮疹，年长儿或青少年可见腹痛。此外，少见血液系统（贫血、血小板减少、粒细胞减少）、肺部（肺炎）、神经系统（脑炎、脑膜脑炎、格林-巴利综合征、周围性面瘫）、心血管（心肌炎、心包炎）和肾脏（肾小球炎）等并发症。

（5）典型血象：在病后1～4周内出现。主要表现为：白细胞计数一般为10×10^9～20×10^9/L，淋巴细胞增多≥5.0×10^9/L和异型淋巴细胞增多≥10%。

若无并发症，病程一般为2～4周，偶可延至数月。

3. 免疫缺陷儿童EBV感染：主要指X性联淋巴细胞增生综合征（XLP）和获得性免疫缺陷患儿。常发生致死性单核细胞增多症、继发性低或无免疫球蛋白血症、恶性多克隆源性淋巴瘤、再生障碍性贫血、慢性淋巴细胞性间质性肺炎等。病死率高达60%。

4. 慢性活动性EBV感染：多见于幼儿期发病者，主要表现为持续性或反复发热，伴有肝大和脾大，还可有淋巴结肿大、贫血或全血减少、皮疹、黄疸和对蚊虫叮咬的过敏反应等，若EBV VCA IgG、EA IgG和VCA IgA异常增高，尤其是病变组织或外周血单个核细胞内检出EBV DNA或抗原支持本病的诊断。本组病例预后不良，常死于脏器功能衰竭，或继发感染、并发恶性淋巴瘤或EBV相关性噬血细胞综合征。

（二）病原学诊断

1. 血清学检查：抗VCA IgG阳性表明已感染或正在感染EBV，由于其峰值在急性期，故观察双份血清诊断急性原发感染的价值不大。抗VCA IgM在疾病早期出现，2～3个月消失，是急性原发感染的指标。4岁以下小儿抗VCA IgM水平低，消失快（常于病后3～4周内消失）。慢性感染时，抗VCA IgG高滴度；抗EA常增高；抗EBNA阳性（偶不能检出）；而抗VCA IgM通常阴性。

2. 病毒标志物检测：用核酸杂交和PCR方法在唾液或口咽洗液脱落上皮、淋巴组织和肿瘤组织中检测EBV DNA是最特异的检测方法。还可用免疫标记技术检测样本中病毒抗原，如EBNA，潜伏膜抗原。

3. 病毒分离：利用EBV感染使培养B细胞（人脐血或外周淋巴细胞）无限增生的特性进行病毒分离鉴定。需耗时6～8周。

（三）嗜异性抗体

病人血清中出现羊红细胞凝集素即嗜异性抗体，为 IgM 类抗体，可协助诊断。4 岁以下患儿少见阳性。

【治疗】

1. 支持对症治疗：急性期需卧床休息，给予对症治疗如退热、镇痛、护肝等，症状严重者慎用短期糖皮质激素，发生因扁桃体肿大明显或气管旁淋巴结肿致喘鸣或有血液或神经系统并发症时常使用糖皮质激素。根据咽拭培养或抗原检测证实继发链球菌感染时需加用敏感抗生素。脾大者恢复期应避免明显身体活动或运动，以防脾破裂；脾破裂时应紧急外科处理或非手术治疗。因深部上呼吸道炎症致完全呼吸道梗阻时宜行气管插管。

2. 抗病毒治疗：目前尚缺乏对 EBV 感染有明显疗效抗病毒药物。更昔洛韦等核苷类似物体外有抑制 EBV 效应，急性期临床应用可缩短热程和减轻扁桃体肿胀。

【预防】

传染性单核细胞增多症病人恢复期时仍可存在病毒血症，故在发病 6 个月后才能献血。已有 2 种 EBV 疫苗用于志愿者：表达 EBV gp320 的重组痘病毒疫苗和提纯病毒 gp320 膜糖蛋白疫苗，有望开发应用于预防 EBV 感染。

（方　峰）

甲 型 肝 炎

甲型肝炎（hepatitis A）简称甲肝，是由甲型肝炎病毒（hepatitis A virus，HAV）引起的急性传染病，主要经粪-口途径传播，其发病高峰仍在儿童时期，一般以秋冬季节多见。临床表现多样，一般无慢性病例，预后良好，病后终身免疫。

【诊断】

（一）流行病学史

（1）所居住地区有甲型肝炎流行。

(2) 病前15～45天(平均30天)有甲肝病人接触史或摄入HAV污染的水或食物。

(3) 未接种过甲肝疫苗。

(二) 临床表现

1. 急性黄疸型

(1) 黄疸前期:起病急,多有发热,伴疲乏、畏食、恶心、呕吐、肝区不适等。历时2～8天。此期末已有肝大和肝酶升高。

(2) 黄疸期:先有尿黄,继而出现巩膜、皮肤黄染,并逐渐加深,肝脏继续增大,质地转坚伴触痛,少数伴脾大。黄疸出现后热退,上述症状逐渐好转,此期1～2周。

(3) 恢复期:黄疸于数日内消退,肝酶逐渐下降至正常,肝脏渐缩小变软,完全恢复需1～2个月或更长。

2. 急性无黄疸型:病情较轻,病初少有发热。

3. 亚临床型:无临床症状,但有肝大和肝酶异常。

4. 淤胆型:黄疸持续时间长,大便色淡。此型儿童少见。

5. 重症型:起病为急性黄疸型,而后出现肝性脑病(Ⅱ度以上),凝血酶原活动度(PTA)低于40%,黄疸迅速加深,鼓肠、腹水等重症表现时诊断为重型。起病14天内发生上述危象伴肝浊音界进行性缩小(黄疸有时很浅或未出现)为急性重型;起病15天至24周出现者为亚急性重型。

6. 复发型:少数病例在恢复期或病愈后,肝炎病情再度出现,但复发病情一般较轻,黄疸少见。

7. 隐性感染:无任何肝炎症状和体征,肝酶正常,仅在血清中测得抗HAV IgM抗体。

(三) 实验室检查

1. 肝功能检查

(1) 胆色素代谢:血清总胆红素>17.1μmol/L即视为有黄疸(包括隐性黄疸),伴直接胆红素升高。早期尿中尿胆原增加,其后胆红素亦增多。

(2) 血清转氨酶:主要检测血清丙氨酸转氨酶(sALT)>40U/L。

2. 血清学和病原学检查

(1) 血清抗HAV抗体:①抗HAV IgM:在黄疸前期即可检

出，持续4～6个月，为HAV急性感染的可靠指标。②抗HAV IgG：于黄疸期末产生，可终身存在。单项阳性表明既往感染或甲肝疫苗接种后免疫反应。

（2）免疫学检查：取粪便标本分离病毒；用免疫电镜检测粪便中HAV；用ELISA法检测HAV抗原；用分子杂交或PCR法检测HAV RNA等。

3. 血常规检查：白细胞总数可偏低，可见异形淋巴细胞。

4. B超检查：急性期常见胆囊壁增厚或毛糙等改变。

【鉴别诊断】

1. 其他病毒性肝炎：主要靠血清学或病原学检查鉴别之。

2. 中毒性肝炎和药物性肝炎：根据病史、临床表现或用药史等不难鉴别。

【治疗】

尚无特效治疗。

1. 一般治疗：急性期限制活动，恢复期避免过劳。低脂、足量蛋白、高维生素饮食，呕吐者可静脉补充营养和液体。恢复期不可多食，以免发生脂肪肝。

2. 退黄降酶：可口服垂茵茶糖浆10～30ml/次，每天3次。黄疸重者可用口服熊去氧胆酸，10～20mg/（kg·d），分2～3次口服。急性病毒性肝炎时不应使用皮质激素，因其应用并未显示出益处，且大剂量使用增加继发严重细菌或真菌感染的危险性。对淤胆型黄疸持续不退者可采用皮质激素短程疗法：地塞米松0.2～0.3mg/kg，每日或隔日静脉注射，连用5次。sALT持续不降者可加服联苯双酯（1.5mg/粒），每次量：婴儿1～2粒；幼儿3～4粒；学龄儿5～8粒，每天3次，可根据病情酌情增减剂量，并注意逐渐减量停药。

3. 保护肝细胞和改善肝功能：一般选用肌苷、维生素（B族、C族、K族等），还可选用其他抗肝细胞损伤药。

4. 重症处理：详见肝功能衰竭部分。

【预防】

1. 一般预防：管好传染源，改善卫生条件和培养良好卫生习惯。

2. 主动免疫：目前已有两种疫苗用于临床：①减毒活疫苗（H_2 株和 L-A-1 株）：H_2 减毒疫苗保护率达 100%，一次 1ml 上臂皮下注射即可；②灭活疫苗：需多次注射（0、1、6 程序），1ml/次，已在国外用于旅行者等人群的预防。

3. 被动免疫：在接触甲肝病人 2 周内，肌内注射含抗 HAV IgG 的人血丙种球蛋白 0.02～0.06ml/kg，可防止发病或减轻症状。暴露前预防（去 HAV 感染高发地区旅行前）：保护期<3 个月 0.02ml/kg；3～5 个月 0.06ml/kg。>5 个月需重复注射。

（方　峰）

乙型肝炎

乙型肝炎（hepatitis B）简称乙肝，是由乙型肝炎病毒（hepatitis B virus，HBV）引起的传染性疾病。主要经注射（包括血制品）途径、母婴传播和密切接触等方式传播。儿童感染后常迁延不愈，易成为慢性病毒携带状态或慢性肝炎。

【诊断】

（一）流行病学史

（1）家族成员，特别是母亲有 HBV 感染，或所在集体机构中有乙肝病人。

（2）输注过血制品或使用过非一次性注射器。

（3）未接种过乙肝疫苗。

（二）临床表现

临床分为急性肝炎、慢性肝炎、重型肝炎、淤胆型肝炎和肝炎肝硬化。儿童病例常因症状缺如或轻微易被忽略，多呈亚临床型。幼龄或围生期感染易表现为慢性病毒携带状态。

1. 急性肝炎临床表现与甲肝类似。

2. 慢性肝炎：急性肝炎病程超过半年或原有乙型肝炎 HBsAg 携带史，本次因 HBV 出现肝炎病情者。根据肝损害程度又分为轻、中、重度。①轻度：症状、体征轻微或缺如，肝功能指标仅 1 项或 2 项轻度异常如 ALT≤正常上限的 3 倍，胆红素≤正常上限的 2 倍，γ 球蛋白≤21%；凝血酶原活动度(PTA)>70%。肝活检炎症活动度(G)分级为 1～2，纤维化程度(S)分期为 0～2。②中度：症状、体征和实验室检查介于轻、重度之间。肝活检呈 G3 级、S1～3 期。③重度：有明显或持续肝炎症状伴肝掌、蜘蛛痣、脾大但无门脉高压者，ALT 反复或持续升高；白蛋白明显下降，TB>正常 5 倍，PTA 为 60%～40%，胆碱酯酶<2500U/L 4 项中至少有一项符合；肝活检为 G4 级，S2～S4 期改变。

3. 重型肝炎：分为急性、亚急性和慢性重型肝炎。前两者同甲型重型肝炎。慢性重型是在慢性 HBV 携带或慢性肝炎或肝硬化基础上发生，起病时表现同亚急性重型，随病情发展而加重，有出血倾向(PTA<40%)，黄疸加深(TB>正常 10 倍)，腹水、肝性脑病等重症表现。肝活检见慢性肝病变背景上出现大块性或亚大块性新鲜肝实质坏死。

4. 淤胆型肝炎：可分为急性淤胆型和慢性淤胆型。临床表现同甲型淤胆型肝炎，但慢性淤胆型发生在慢性肝炎基础上，黄疸持续时间更长，预后较急性淤胆型差。

5. 肝炎肝硬化：肝活检有弥漫性肝纤维化及结节形成。B 超可见肝脏缩小，表面凹凸不平，肝实质回声增强，呈结节状，门静脉和脾静脉内径增宽。代偿性肝硬化指早期肝硬化，可有门静脉高压症，但无腹水、肝性脑病或上消化道出血。失代偿性肝硬化指中晚期肝硬化，有明显肝功能异常和失代偿征象。可有腹水、肝性脑病和门脉高压症引起的侧枝血管明显曲张或出血。

（三）实验室检查

1. 肝功能检查：同甲肝。

2. 血清 HBV 标志物(HBV markers)检测(常用 ELISA 法)

(1) 乙肝表面抗原(HBsAg)和表面抗体(抗 HBs)：HBsAg 是 HBV 感染的标志，高滴度阳性提示有 HBV 复制。抗 HBs 为保护性中和抗体，在乙肝恢复期或乙肝疫苗免疫后出现。两者同时阳性见于疫苗免疫后 HBV 变异株感染。

(2) 乙肝 e 抗原(HBeAg)和 e 抗体(抗 HBe):HBeAg 是 HBV 复制标志。HBeAg 阴转和抗 HBe 出现表明病毒复制停止,见于①急性感染恢复期;②慢性感染 HBV 非复制期;③HBV 极低复制状态或慢性期 Pre-core 基因突变时。两者不会同时阳性,同时持续阴性提示 Pre-core 突变株感染。

(3) 乙肝核心抗原(HBcAg)和核心抗体(抗 HBc):HBcAg 是 HBV 复制的直接标志。抗 HBc IgM 亦是 HBV 复制标志,急性期呈高滴度阳性,慢性感染 HBV 复制期滴度较低。抗 HBc IgG 在 HBV 感染后常持续存在,高滴度阳性提示有 HBV 复制,单项阳性见于 HBV 低水平复制的"窗口期"。

3. 血清 HBV-DNA:是 HBV 复制的直接标志,常用 PCR 法定性或定量检测。

【治疗】

(一) 一般治疗

一般治疗同其他肝炎,包括合理营养、适宜活动、保护肝细胞、改善肝功能、预防肝维化、调整免疫和对症治疗等综合治疗措施。

(二) 抗病毒治疗

抗病毒治疗的近期目标是抑制病毒增生,改善症状和肝脏功能,减轻肝组织病变;远期目标为清除病毒,防止肝硬化和肝细胞癌的发生,提高生存率和改善生存质量。目前在世界范围批准治疗儿童慢性乙肝的药物只有干扰素和拉米夫定 2 种。一般认为,对于无肝损害或轻微肝病的 HBV 感染者宜医学观察,不推荐治疗。

1. 干扰素-α(IFN-α):血清 HBV-DNA $>10^4$ copies/ml 伴 ALT 异常的慢性患者适合 IFN-α 治疗,失代偿性肝硬化和患自身免疫性疾病或有重要脏器疾病者不宜使用。1 岁以上儿童推荐剂量为 300 ~600 万 U/(m^2·次),皮下或肌内注射,每周 3 次,疗程≥6 个月。治疗初期常见发热等感冒样综合征,在晚间或睡眠前用药可减轻不适反应。粒细胞和血小板减少是常见不良反应,前者经加服复方阿胶浆可获改善,当 WBC 计数<3.0×10^9/L 或粒细胞计数<1.5×10^9/L 或血小板计数<40×10^9/L 时应停药，一般可自行恢复，恢复后可重新治疗。

2. 拉米夫定：为核苷类似物，适应证同 IFN-α。2 岁以上儿童推荐剂量：<12 岁 3mg/(kg·d)，>12 岁同成人：100mg/d，口服，每天 1 次，疗程暂定 1 年。用药期间应监测肝功能和血常规，若服药 6 个月以上病情复发，应考虑发生 HBV 变异而停药。一般停药 3～6 个月后，因 LAM 作用消除而病情复发，将 LAM 与 IFA-α 联合应用，可获得长期应答疗效。

3. 其他药物：①阿地福韦(ADV)：用于治疗 LAM 耐药的 HBV 变异株感染。美国 FDA 批准用于 12 岁以上儿童，每次 10mg，每天 1 次，疗程参照拉米夫定。②胸腺素 α_1($T\alpha_1$)：通过诱导和促进细胞免疫而清除病毒，其副反应极小，12～16 岁儿童 1.6mg 皮下注射，每周 2 次，共 6 个月。病人能很好耐受，适于对 IFN 和 LAM 不能耐受者和重型肝炎，可用于联合治疗。

4. 肝移植：国外对慢性失代偿性乙肝患者采用肝移植和 LAM 联合治疗(移植后持续服用 LAM)，5 年存活率可达 95%以上。

【预防】

（一）乙肝疫苗预防

1. 基础免疫：基础免疫共 3 针，阻断母婴传播 10μg/次，其他人群 5μg/次，采取 0-1-6 方案(新生儿出生 24 小时内，1 个月和 6 个月各 1 针)，注射部位以上臂三角肌最佳。

2. 加强和复种：基础免疫后应强调检测抗 HBs 水平。产生有效抗 HBs 表明免疫成功；无抗 HBs 产生者应全程复种；免疫成功后抗 HBs 水平下降或消失应加强免疫(单剂接种即可)。

（二）乙肝高效免疫球蛋白(HBIG)的使用

高危新生儿(母亲 HBsAg 阳性，特别是伴 HBeAg 阳性者)生后 12 小时内肌内注射 HBIG 200U；单次急性接触 HBV(如输血制品、意外污染针头刺伤等)后 48 小时内肌内注射 HBIG 600U，推荐使用两剂，间隔 30 天。接触 HBV 达 7 天或超过 7 天者不应使用 HBIG。HBIG 与乙肝疫苗联合应用可更有效地阻断母婴传播 HBV。有报道,二者同时不同部位注射时,600IU 的 HBIG 不足以干扰乙肝疫苗的免疫反应。

(方 峰)

丙型肝炎

丙型肝炎(hepatitis C)简称丙肝,是由丙型肝炎病毒(hepatitis C virus,HCV)引起的传染病。主要经血及血制品传播,儿童还可经母婴传播获得。临床上儿童病例常呈亚临床型,易慢性化。干扰素治疗可改善肝脏病变,部分患儿病毒血症消失。

【诊断】

(一) 流行病学史

①有输血及血制品史;②家庭成员,特别是母亲患有丙型肝炎。

(二) 临床表现

1. 急性丙型肝炎:多起病隐匿,症状较轻,常见乏力或活动耐力下降、厌食、腹部不适等。约 25% 出现黄疸,多呈轻度。肝轻~中度增大,脾大少见。ALT 增高曲线可表现为单相或多相型增高,后种类型预示肝损害严重或易发展成慢性型。病程 3~6 个月或更长时间。有明显转慢性化倾向,40%~60% 转为慢性肝炎。

2. 慢性丙型肝炎:分型同乙肝。病毒血症可呈持续性或间歇性,以前者多见,自然痊愈的可能性很小,部分病儿可发展为肝炎肝硬化。

3. 亚临床型丙型肝炎:为儿科常见临床类型。无肝炎症状,常在体检或因其他疾病就医时发现肝炎病情,进一步追查病原方得以诊断。追问相关病史可发现有些患儿处于急性期,而有些已进入慢性阶段。

4. 病毒携带状态:从无肝炎症状。定期随访也无肝脏大小和质地异常,sALT 无升高。肝活检基本正常或呈轻微病变。

5. 婴儿HCV感染的特点

(1) 显性感染者易出现黄疸,脾大较年长儿多见。

(2) 经母婴传播获得感染的婴儿可呈短暂的病毒血症,即在出生数月后病毒血症消失,抗HCV多随之转阴。

(三) 实验室检查

1. 血清HCV RNA(RT-PCR法):是活动性HCV感染的标志。应注意慢性感染者可呈间歇阳性。

2. 血清抗HCV(包括针对结构和非结构抗原的抗体):常检测抗HCV IgG型抗体,阳性表明已感染或正在感染HCV;其IgM型抗体可在IgG出现前、同时、甚至继其之后出现,持续半年以上不消退者常转为慢性肝炎,在慢性型肝病活动期常呈阳性。

3. HCV抗原检查:已建立免疫PCR法,可直接检测血清和体液中低水平表达的HCV抗原;或用免疫组化法检测肝组织内HCV抗原。

【治疗】

(一) 一般治疗

一般治疗同乙肝。

(二) 抗病毒治疗

3岁以上儿童参照成人方案,采用IFN-α与利巴韦林(病毒唑)联合用药。IFN-α用法同乙肝。利巴韦林:儿童推荐口服剂量为15mg/(kg·d),疗程根据HCV基因型决定,1、4型48周,2、3型24周。利巴韦林与IFN联用,较IFN单用的成功率高9.8倍,但大剂量口服可致溶血,对胎儿有致畸作用。疗效观察:除肝炎病情外,疗程中每月需检测血清HCV RNA,若治疗12周无效,即sALT未下降50%,HCV-RNA仍阳性,可考虑停止治疗。

【疗效及预后】

干扰素治疗效果与病情、病期、病毒基因分型和个体反应性、有无抗干扰素抗体产生等多种因素有关。长期应答率(病毒基因持续阴性)可达40%以上。慢性病例可在儿童期或成人阶段发展成肝硬化。

【预防】

严格献血员筛查和血制品管理以及医疗器材的消毒管理,可以减少经输血制品和医源性途径传播的 HCV 感染。目前尚无主动和被动免疫措施。

(方 峰)

狂 犬 病

狂犬病(rabies)又名恐水病(hydrophobia),是由狂犬病毒侵犯中枢神经系统引起的急性传染病。病犬为主要传染源。人被犬咬伤后,发病率为 10% ~ 70%,发病率高低与伤口部位、深度、伤处数目及伤后处理有关。一旦发病,预后恶劣,病死率极高。

【诊断】

(一) 临床表现

有被病犬、猫或狼咬伤史。潜伏期可短至 8 天,也可长达数年或更长,一般为 1 ~ 2 个月。临床常分为 3 期。

1. 前驱期(2 ~ 10 天):常有发热、乏力、头痛、恶心及呕吐等,咬伤局部麻木、发痒、刺痛及感觉异常。

2. 兴奋期(1 ~ 3 天):病人处于紧张兴奋状态,烦躁不安、恐惧、有濒死感、怕水、怕光、怕声的“三怕”症状。遇到刺激即出现角弓反张、全身痉挛。呼吸肌痉挛时,呼吸困难、缺氧和紫绀。同时可有大汗、流涎、瞳孔散大,对光反射迟钝、心率加快等自主神经功能亢进症状。大多神志清楚,部分有精神失常。

3. 麻痹期(6 ~ 18 小时):全身痉挛停止、渐趋安静,各种反射减弱或消失,四肢呈弛缓性瘫痪。此期可因呼吸、循环衰竭而死亡。

整个病程 3 ~ 5 天。不典型病例以进行性外周神经麻痹为主,伴高热、尿失禁、肢体瘫痪,但意识清楚,病程可延长在 10 天以上。

(二) 实验室检查

1. 血象:白细胞总数增高,中性粒细胞达 80% 以上。

2. 脑脊液:呈无菌性脑膜炎样改变。

3. 病原学检查

(1) 荧光抗体染色、酶联免疫吸附试验均可从角膜上皮的涂片中检查狂犬病病毒抗原。

(2) 于发病1周内可从唾液、尿、脑脊液、结膜、鼻分泌物中分离出病毒。

4. 病人唾液或脑组织细胞镜检,发现细胞浆内嗜酸包涵体(尼基氏体),即可确诊。

【治疗】

(一) 一般治疗

1. 应隔离患者于较暗而安静的单人病房内,避免一切不必要的刺激如音响、光亮、阵风等。

2. 应有专人护理,医务人员最好是接受过免疫接种者,并宜戴口罩和橡皮手套,以防止鼻和口腔黏膜及皮肤细小破损处被患者的唾液所沾污。

(二) 伤口处理

伤口立即处理甚为重要。以20%肥皂水或0.1%新洁尔灭冲洗伤口半小时,再用70%酒精擦几次,3天内不必包扎伤口(大出血除外)。

(三) 免疫保护

1. 疫苗接种:是预防和控制狂犬病的重要措施之一。

(1) 狂犬病病毒疫苗:目前主要使用细胞培养疫苗:①人二倍体细胞疫苗:免疫原性强,不良反应很少,注射次数少,但价格昂贵;②佐剂地鼠肾细胞疫苗:国内广泛采用,使用安全;③纯化Vero狂犬病疫苗:免疫原性和不良反应与①相似,但价格低。其他有纯化鸡胚细胞疫苗和鸭胚疫苗等。

(2) 接触前免疫:对象为有职业危险者和狂犬病人密切接触者。推荐0、28日两剂和0、7、28或0、28、56日三剂接种方案,每次1ml肌内注射或深皮下注射。

(3) 接触后免疫:WHO推荐的标准免疫方案为0、3、7、14和30日各肌内注射1ml,第90日再加强1次。注射部位成人取三角肌,儿童取腿前外侧。

2. 被动免疫:凡创伤较深广、或位于头面、颈、手等处,同时咬人动物确有狂犬病的可能性,则应立即注射高效免疫血清一剂。

(1) 抗狂犬病马血清:用量40U/kg,先作皮肤试验,阳性者作脱敏注射。一半剂量在伤口局部浸润注射,另一半量肌内注射。

(2) 人狂犬病免疫球蛋白:用量为20U/kg,用法同前。

(四) 对症治疗

1. 对狂躁、痉挛的病人可用镇静剂,如肌内注射或静脉滴注苯巴比妥、地西泮(安定)等。

2. 咽肌或辅助呼吸肌痉挛不能为镇静剂控制时,可考虑气管切开、采用肌肉松弛剂、间歇正压给氧等。

3. 有心动过速、心率失常、血压升高时,可应用β受体阻滞剂或强心剂。

4. 有脑水肿时,给予脱水剂。

5. 患者因多汗和不能进水,故脱水现象多见,宜于静脉滴注葡萄糖盐水、右旋糖酐、血浆等,鼻饲给予营养和水分,纠正电解质紊乱和酸碱失衡等。

(方　峰)

儿童艾滋病

艾滋病(AIDS)即获得性免疫缺陷综合征,是由人类免疫缺陷病毒(HIV)感染所致的一种传播迅速病死率极高的传染病。HIV感染的母婴传播率可达22%~65%。儿童HIV感染发生率增长较成人快、潜伏期短,疾病进展快、死亡率高。

【诊断】

儿童HIV感染和AIDS需结合流行病学史、临床和实验室检查等进行综合分析,慎重作出诊断。儿童HIV感染主要由母婴传播途径获得,其次由输入的血液(全血和血浆)和血液制品获得。HIV抗体检测是诊断HIV感染和AIDS的主要依据之一。HIV抗体的检查方法包括初筛试验:血清或尿的酶联免疫吸附试验、血快速试验；确认试验：蛋白印迹试验或免疫荧光检测试验。

小儿 HIV 感染包括无症状 HIV 感染和 AIDS 二期。

（一）无症状 HIV 感染

1. 流行病学史：①HIV 感染母亲所生的婴儿；②输入未经抗 HIV 抗体检测的血液或血液制品史。

2. 临床表现：无任何症状体征。

3. 实验室检查：≥18 个月儿童，HIV 抗体阳性，经确认试验证实者；病人血浆中 HIV RNA(+)。

4. 确诊标准：①≥18 个月小儿具有相关流行病学史，实验室检查中任何一项阳性可确诊。②<18 个月小儿：具备相关流行病学史，2 次不同时间的血浆样本 HIV RNA(+)可确诊。

（二）AIDS

1. 流行病学史：同无症状 HIV 感染。

2. 临床表现：不明原因的持续性全身淋巴结肿大(直径>1cm)、肝脾大、腮腺炎；不明原因的持续发热超过 1 个月；慢性反复发作性腹泻；生长发育迟缓；体重下降明显(3 个月下降>基线 10%)；迁延难愈的间质性肺炎和口腔霉菌感染；常发生各种机会感染等。

与成人 AIDS 相比，儿童 AIDS 的特点为：①HIV 感染后，潜伏期短，起病较急，进展快；②偏离正常生长曲线的生长停滞是小儿 HIV 感染的一种特殊表现；③易发生反复的细菌感染，特别是对多糖荚膜细菌更易感染；④慢性腮腺炎肿大和淋巴细胞性间质性肺炎常见；⑤婴幼儿易发生脑病综合征，且发病早、进展快、预后差。

3. 实验室检查：HIV 抗体阳性并经确认试验证实，患儿血浆中 HIV- RNA(+)；外血 $CD4^+$T 淋巴细胞总数减少，$CD4^+$细胞占淋巴细胞数百分比减少，<25%～<15%。可有高丙种球蛋白血症。

4. 确诊标准：患儿具有一项或多项临床表现，≥18 个月患儿 HIV 抗体阳性(经确认试验证实)或 HIV RNA(+)性者；<18 个月患儿 2 次不同时间的样本 HIV- RNA(+)者均可确诊。有

条件者应做 $CD4^+T$ 细胞计数和百分比检测，免疫状况判断见表 17-1。

表 17-1　基于 $CD4^+$ 细胞计数（$\times10^9/L$）和 $CD4^+$ 细胞占淋巴细胞百分比（%）的免疫状况分类

免疫学分类	小于 1 岁	1～5 岁	6～12 岁
无抑制	>1.5(>25)	>1.0(>25)	>0.5(>25)
中度抑制	0.75～1.5(15～25)	0.5～1.0(15～25)	0.2～0.5(15～25)
重度抑制	<0.75(<15)	<0.5(<15)	<0.2(<15)

【治疗】

现有治疗方法包括：抗 HIV 治疗；预防和治疗机会感染；调节机体免疫功能；支持疗法和心理关怀。

抗 HIV 药物可使病毒负荷减少，$CD4^+T$ 淋巴细胞增多，延缓 AIDS 发病，改善患儿生活质量并延长生命，是治疗的关键。但现有药物尚不能根除病毒。所有抗逆转录病毒药物均可用于儿童病例。

1. 抗病毒药物的应用指征：

（1）具有 HIV 感染的临床症状。

（2）$CD4^+T$ 细胞绝对数或百分率下降，达到中度或严重免疫抑制。

（3）年龄在 1 岁以内的病儿，无论其临床、免疫学或病毒负荷状况；年龄大于 1 岁的病儿，应严密监测其临床、免疫学和病毒负荷状况。一旦发现以下情况即开始治疗：①HIV RNA 复制物数量极高或进行性增高。②$CD4^+T$ 细胞绝对数或百分率很快下降，达到中度免疫学抑制。③出现临床症状。

2. 抗 HIV 药物：可分为 3 类：①核苷酸类逆转录酶抑制剂（NRTⅠ）如叠氮胸腺嘧啶（齐多夫定 ZDV 或 AZT）等；②非核苷酸类逆转酶抑制剂（NNRTⅠ）如 Nevirapine（奈韦拉平，NVP）等。此类药物易产生耐药性，但与核苷酸类药物联合应用可增强抗病毒作用；③蛋白酶抑制剂 如 Indinavir（茚地那韦，IDV）及 Rifonavir 等。

单用一种药物治疗效果差，目前提倡两种以上药物联合治疗，即高效抗逆转录病毒疗法。当治疗效果不好时可改变治疗方案，但药物的最佳搭配并无定论。已确诊的 AIDS 患儿，应转入指定医院接受治疗。

【预防】

1. 严格血制品筛查和管理。

2. 阻断母婴传播：HIV 母婴传播最常发生于临近分娩和分娩期，采用抗病毒化学预防可明显减少母婴传播，根据母亲抗病毒治疗背景资料选择预防方案。

(1) 未接受过抗病毒治疗的 HIV 感染孕妇：采用 ZDV 三步预防方案可使母婴传播率减少约 70% 。①分娩前：从孕 14 ~ 34 周开始至分娩前口服 ZDV 100mg，5 次/d，或 200mg，每天 3 次或 300mg，每天 2 次；②分娩期：持续静脉滴注 ZDV，头 1h 初始剂量 2mg/(kg · h)，以后 1mg/(kg · h)至分娩结束；③新生儿在生后 8 ~ 12h 开始口服 ZDV 糖浆，2mg/kg，每 6h 给 1 次(口服不能耐受者改静脉用药，1.5mg/kg，每 6h 给 1 次)至满 6 周龄。母亲临床、免疫或病毒学评估需要治疗或 HIV RNA>1000 copies/mL 者可在孕 10 ~ 12 周后加用其他抗 HIV 药物。

(2) 本次妊娠期接受过抗病毒治疗的 HIV 感染孕妇：ZDV 应作为孕早期后抗病毒药物之一；若孕妇在治疗后才知道处于孕早期，应忠告病人治疗的好处和此期抗病毒治疗的潜在危险，如果治疗不能继续，应同时停用所有药物，孕早期后再同时使用，以避免发生耐药性；建议分娩期和新生儿采用 ZDV 治疗，方法同上。

(3) 未接受过抗病毒治疗的 HIV 感染产妇：可采用下列方案：①母亲分娩期单剂 NVP，新生儿生后 48h 单剂 NVP；②母亲分娩时口服 ZDV 和 3TC，新生儿口服 ZDV/3TC 一周；③母亲分娩期静脉滴注 ZDV，新生儿 ZDV 6 周；④母亲分娩期 2 剂 NVP 和静脉滴注 ZDV，新生儿 ZDV 6 周。母亲产后接受评估而决定是否抗病毒治疗。

(4) 母亲孕期和分娩期均未接受抗病毒治疗的新生儿，应给予 6 周 ZDV 预防，尽可能在生后 6 ~ 12h 内开始用药。有专家建议 ZDV 联用其他抗病毒药物,特别是母亲已知或怀疑 ZDV 耐药毒株感染时,但新生儿的剂量方案还未完全确定。婴儿还应进行早期诊断试验,如果发现有 HIV 感染,尽可能及时治疗。

(5)其他干预措施包括选择性剖宫产和 HIV 感染母亲避免母乳喂养。

(方　峰)

猩　红　热

猩红热(scarlet fever)是由 A 组 β 溶血性链球菌引起的急性出疹性传染病。临床以发热、咽炎、草莓舌、全身鲜红皮疹、疹退后脱皮为特征。少数病人病后 2 ~ 5 周可发生急性肾小球肾炎或风湿热。

【诊断】

(一)流行病学

猩红热病人、链球菌性咽峡炎和健康带菌者均是传染源。经空气飞沫传播,或经皮肤伤口或产道入侵,后者称外科型或产科型猩红热。多见于学龄前和学龄儿童。多发生在温带地区的冬、春季。

(二)临床表现

潜伏期 1 ~ 7 天,外科型 1 ~ 2 天。

1. 普通型:典型病例分 3 期

(1)前驱期:起病急,发烧 38 ~ 39℃,重者 40℃以上。伴有咽痛、头痛和腹痛。咽部与扁桃体充血水肿,可见脓性分泌物,软腭处有细小红斑或出血点。病初舌被白苔,舌尖及边缘红肿,突出的舌乳头也呈白色,称白草莓舌。4 ~ 5 天后,白舌苔脱落,舌面光滑鲜红,舌乳头红肿突起,称红草莓舌。

(2)出疹期:皮疹于发病 24h 左右迅速出现,其顺序先为颈部、腋下和腹股沟处,24h 内遍及全身。皮疹的特点为全身皮肤弥漫性充血发红,其间广泛存在密集而均匀的红色细小丘疹，呈鸡皮样，触之沙纸感。面部潮红无皮疹，口唇周围发白，形成口周苍白圈。皮肤皱折处如腋窝、肘窝及腹股沟等处，皮疹密集，其间有出血点，形成明显的横纹线，称为帕氏(Pastia)线。在皮疹旺盛时在腹部、手足上可见到粟状汗疱疹。

(3) 恢复期：一般情况好转，体温正常，皮疹沿出疹顺序消退。疹退1周后开始脱皮，其顺序同出疹顺序，面部躯干糠屑样脱皮，手足可呈大片状脱皮，脱皮的程度和时间视皮疹轻重而异，脱皮期可达6周，无色素沉着。

2. 轻型：发热、咽炎及皮疹等表现均轻，易漏诊，常因脱皮或患肾炎才被回顾诊断。

3. 重型(中毒型)：骤起高热，感染中毒症状严重，表现嗜睡、烦躁、谵妄、惊厥及昏迷。皮疹可呈片状红斑，伴有出血。咽、扁桃体炎症状严重，可并发咽后壁脓肿、颈部蜂窝织炎。可出现心肌炎、感染性休克、败血症和脑膜炎等。病死率高，现已罕见。

4. 外科型：皮疹从伤口开始，再波及全身。伤口处有局部炎症表现，无咽炎及草莓舌。

(三) 实验室检查

1. 血象：白细胞总数$10\times10^9\sim20\times10^9$/L或更高，中性粒细胞常>0.75，嗜酸粒细胞可达$0.05\times10^9\sim0.10\times10^9$/L。

2. 咽拭子培养：A组β溶血链球菌可阳性。

3. 血清学检查：大多数未治疗患儿感染后1～3周的ASO>500U或>200IU/ml。

【治疗】

1. 抗菌疗法：首选青霉素，肌内注射或静脉滴注，疗程10天。对青霉素过敏或耐药者，可用红霉素或头孢菌素类抗生素治疗。

2. 一般疗法：呼吸道隔离，卧床休息，供给充足水分和营养，防止继发感染。

【预防】

1. 隔离传染源：隔离患者至痊愈及咽拭子培养阴性。

2. 切断传染源：消毒处理病人的分泌物及污染物，戴口罩检查病人。

3. 保护易感者：对曾密切接触病人的易感儿，可口服复方新诺明 3～5 天，也可肌内注射 1 次长效青霉素 60 万～120 万 U。

（方　峰）

百　日　咳

百日咳（pertussis，whooping cough）由百日咳杆菌引起的急性呼吸道传染病。其特征为阵发性痉挛性咳嗽，咳嗽末伴有深长的鸡鸣样吸气性吼声，病程可长达 2～3 个月。

【诊断】

（一）流行病学

发病前 1～3 周有百日咳接触史。病人是唯一的传染源，通过飞沫传播。6 岁以下小儿易感染，新生儿无被动免疫也可患病。冬春季发病较多。

（二）临床表现

潜伏期 7～14 天，最长 21 天。典型病人全病程 6～8 周。分 3 期

1. 卡他期：1～2 周，表现流涕、咳嗽及低热等上感症状。咳嗽渐加重，进入痉咳期。

2. 痉咳期：2～4 周，此期突出表现为阵发性痉挛性咳嗽。每次咳嗽连续十几声到几十声，直至咳出黏稠痰液或将胃内容物吐出为止；紧接着深长吸气发出鸡鸣样吸气性吼声。痉咳时患儿两眼圆睁、面红唇绀、屈肘握拳，舌向外伸，颈静脉怒张、躯体弯曲成团状。昼轻夜重。痉咳时舌外伸与下切牙摩擦可使舌系带溃疡。痉咳久后，因胸腔压力增高，头颈部静脉回流受阻，出现颜面眼睑水肿、结膜下出血，也可发生鼻出血、咯血，甚至引起颅内出血。痉咳反复发作，患儿易倦怠、食欲不振，又加上常呕吐，易造成营养不良。新生儿及小幼婴可无典型痉咳，

往往咳嗽几声后即出现屏气、紫绀、窒息，甚至惊厥或心脏停搏。

3. 恢复期：1～2周，阵咳发作减少，程度减轻，渐痊愈，但受烟熏、冷空气等刺激或上感时，可再次出现百日咳样阵咳。

（三）实验室检查

1. 血象：卡他期末期和痉咳期，白细胞总数升高至 20×10^9～50×10^9/L，淋巴细胞可达60%～80%，但无幼稚淋巴细胞。

2. 细菌培养：于卡他期和痉咳早期，用鼻咽拭子由鼻咽后壁取分泌物，或用咳喋法将培养皿面对病人咳嗽取样，置B-G（Bordat-Gegou）培养基培养，均可获得阳性结果。

3. 抗原检测：取鼻咽部分泌物作涂片，用免疫荧光法检查百日咳杆菌抗原，可作早期快速诊断，但有假阳性。

4. 抗体检查：用酶标法测定特异性IgG、IgA抗体，在细菌培养阴性时可协助诊断。但3个月以下幼婴常为阴性。

【并发症】

1. 肺炎：常发生在痉咳期，肺部病变以间质性改变为主。继发其他细菌感染时，表现发热、呼吸困难，肺部可闻及细小湿啰音。黏稠分泌物可致肺不张或肺气肿。剧咳时可使肺泡破裂，引起气胸、纵隔或皮下气肿。

2. 百日咳脑病：剧咳嗽可引起脑缺氧、出血、颅内压增高及毒素作用致脑病。

3. 结核病恶化：百日咳使原有的结核灶恶化。

【治疗】

1. 抗生素治疗：首选红霉素50mg/（kg · d），疗程14天，或其他大环类酯类如阿奇霉素，或复方新诺明等。虽用药后4日内能清除鼻咽部的百日咳杆菌，但只有在发病14天内给药才能减轻症状和缩短病程。

2. 对症治疗：镇咳、祛痰，痰多且黏稠者可雾化吸入α-糜蛋白酶和5%碳酸氢钠混合液，每日多次。维生素 K_1 可减轻痉咳，<1岁20mg/d，>1岁50mg/d注射用。痉咳严重者可用百日咳免疫球蛋白，疗效显著。

3. 并发症治疗:针对不同的并发症给予相应病因及对症治疗。

【预防】

(一) 控制传染源

隔离病人,对密切接触的易感者检疫3周。

(二) 保护易感者

1. 主动免疫:用百日咳、白喉、破伤风三联疫苗于3、4、5月时各肌内注射1次,在1.5~2岁再加强1次。

2. 药物预防:密切接触病人的易感者可服红霉素50mg/kg,分4次口服,连用14天。

(方　峰)

伤　　寒

伤寒(typoid fever)是由伤寒杆菌引起的急性肠道传染病,临床上有持续发热、相对缓脉、全身中毒症状、玫瑰疹、脾大及白细胞减少等特征。主要并发症为肠出血、肠穿孔。学龄儿童多见,夏秋季多见。

【诊断】

(一) 临床表现

1. 持续发热:多为稽留热,也可为弛张热及不规则高热。

2. 相对缓脉:年长儿较常见。

3. 消化系统:食欲减退,腹胀,多数便秘,少数腹泻,右下腹可有压痛。

4. 神经系统:淡漠、耳鸣、谵妄、昏迷或脑膜刺激征阳性。

5. 玫瑰疹:小儿较少见,胸、腹、背分批出现淡红色斑丘疹,2~4mm,3~5天自退。

6. 肝脾大:质软、轻压痛,小儿较常见,甚至肝大甚于脾大。

(二) 临床分期

1. 初期:通常为病程第1周,各项表现较轻。

2. 极期：病程第2、3周，各项表现严重。

3. 缓解期：病程第4周，各项表现缓解。

4. 恢复期：病程第5周，症状消失，一般持续1个月左右恢复。

（三）临床分型

1. 典型伤寒：临床表现见上。

2. 不典型伤寒：小儿及免疫功能低下的成人多见。

（1）轻型：热短（1～2周），病轻。

（2）顿挫型：先重后轻，1～2周自愈。

（3）迁延型：类似典型伤寒，但各种症状可持续数月。

（4）逍遥型：症状轻，无明显中毒症状，可突发肠出血、肠穿孔。

（5）暴发型：起病急、病情重，有畏寒、高热、休克、DIC、中毒性脑病等。个别病人可表现类似噬血细胞综合征：发热、黄疸、肝脾大、胸腹水、谵妄、血象“三少”及血ALT升高等。

（6）新生儿型：可以是孕晚期宫内传播所致。通常生后3日内起病，呕吐、腹泻、腹胀，体温不稳，或抽搐。肝大、黄疸、纳差及体重下降。

（四）再燃与复发

少数患者可出现。进入恢复期之前、体温尚未降至正常又重新上升，血培养阳性，称为再燃；热退1～3周后，症状再现，血培养再度阳性，称为复发。

（五）并发症

肠出血、肠穿孔、支气管炎、肺炎、伤寒肝炎、中毒性心肌炎、肾炎、溶血尿毒综合征、神经系统疾病、骨髓炎等。

（六）实验室检查

1. 血象：多数患儿外周血白细胞计数降低或正常，少见升高者，但并发化脓病灶时，白细胞计数可达$20 \times 10^9/L$以上，中性粒细胞减少；嗜酸粒细胞减少或消失，与病情发展相一致；病重及迁延者，常出现“三少”现象。

2. 伤寒杆菌培养

（1）血培养：病程1～2周内阳性率高。

(2) 骨髓培养:阳性率高,持续时间长,可首选。

(3) 大便培养:病程 3~4 周阳性率较高。

(4) 小便培养:病程 3~4 周阳性率较高,在 4 种方法中阳性率最低。

(5) 十二指肠引流做胆汁培养:发现带菌者。

(6) 已使用抗菌治疗者,可加 L 型细菌培养。

3. 肥达反应(Widal test):此反应是用标准抗原检测患者有无相应抗体。未经免疫者,"O"凝集价在 1∶80 或以上和"H"效价在 1∶160 或以上有诊断价值。但其敏感性为 60% 左右,有不少假阴性或假阳性反应,故通常间隔 5~7 天复查,若效价逐渐升高,其诊断意义更大,同时仍须结合临床分析。但单独以此作为判断标记易产生错误。

4. "Vi"抗体:仅用于慢性带菌者,≥1∶32 为阳性。

5. 伤寒抗原、Vi 抗原或其基因检测:目前的经验还很有限。

【治疗】

(一) 病原治疗

1. 头孢他定:剂量为 50~100mg/(kg·d),必要时剂量可加至 150~200mg/(kg·d),分 2~4 次静脉滴注。

2. 头孢噻肟:剂量为 50~100mg/(kg·d),分 2~4 次静脉滴注。

3. 头孢曲松:剂量为 20~100mg/(kg·d),单次或分 2 次静脉滴注。

4. 头孢哌酮-舒巴坦:剂量为 80~160mg/(kg·d),分 2~3 次静脉滴注。

5. 哌拉西林-他唑巴坦:剂量为 60~150mg/(kg·d),分 3~4 次静脉滴注。

6. 泰能(亚胺培南西司他丁钠):剂量为 30~60mg/(kg·d),重症可增至 100mg/(kg·d),但每日总量不超过 2g,分 3~4 次静脉滴注(每 6~8h 1 次)。每次静脉滴注时间应>1h。

(二) 一般治疗及护理

1. 隔离、休息。

2. 注意皮肤、口腔护理、勤翻身，饮食以流质、半流质、少渣饮食为主。

3. 注意电解质平衡及多种维生素供给。

4. 对症处理

（1）物理降温，慎用解热镇痛药，必要时只用常规量的1/6～1/4量，并注意防治虚脱。

（2）便秘者忌用泻药，可用开塞露或生理盐水低压灌肠。

（3）腹泻忌用阿片制剂，腹胀忌用新斯的明，可用肛管排气或腹部热敷。

（4）中毒症状严重者，在足量有效抗生素治疗前提下可小量使用糖皮质激素，但显著腹胀者应慎用。

（5）肠出血者应禁食、静卧，应用止血药、酌情输血；肠穿孔者禁食、胃肠减压及外科手术治疗。

（方　峰）

细菌性痢疾

细菌性痢疾（bacillary dysentery，shigellosis）简称菌痢，是由志贺菌属引起的肠道传染病。临床特征有发热、腹痛、腹泻、黏脓脓血便、里急后重；重者有惊厥和休克，可导致死亡。

【诊断】

（一）急性菌痢

潜伏期在7日内。

1. 典型菌痢：发热（多为高热）、纳差，同时或数小时后腹痛（常呈阵发性，以中下腹或左下腹明显）、腹泻。腹泻初为水样，继而为黏脓脓血便，半数以上患儿次多量少；里急后重，重症者大便失禁及脱肛。频泻者可引起水、电解质、酸碱平衡失调。

2. 轻型菌痢：起病稍缓，全身中毒症状不明显，不发热或低热，腹泻为稀便或黏液便，无典型黏脓脓血便。婴幼儿多见。

3. 中毒型菌痢：多见2～8岁小儿。突起高热，可伴头痛、畏寒。迅速出现反复惊厥、意识障碍或循环衰竭,而病初肠道症状不明显,常于病后 6~12 小时才有黏胨脓血便。部分患者由典型菌痢发展而来,又可分为 3 型。

(1) 休克型:精神委靡,面色苍灰,四肢凉冷、脉搏细速,呼吸、心率加快,血压偏低、脉压差减小;重者谵妄或昏迷,皮肤花纹、湿冷,脉搏细弱,血压下降,心音低纯,少尿等。后期出现多器官功能衰竭。

(2) 脑型:反复惊厥、意识障碍,意识障碍包括:烦躁、谵妄、昏睡、昏迷。颅内压增高,甚至脑疝形成。

(3) 混合型:上述两种征象同时存在,病情更重。

(二) 慢性菌痢

病程超过 2 个月。因治疗不彻底、细菌耐药、营养不良和免疫功能低下等所致。根据临床表现分为如下三型。

1. 迁延型:迁延不愈的腹泻,黏胨稀便或成形便带黏胨或脓血便。

2. 隐匿型:无症状,大便培养阳性,直肠乙状结肠镜检可发现肠道病变。

3. 急性发作型:急性发作类似急性菌痢,但全身中毒症状不明显。

(三) 辅助检查

1. 血常规:急性菌痢时白细胞增高,且以中性粒细胞为主。慢性者有贫血。中毒型伴 DIC 时,血小板减少。

2. 大便常规:取黏胨脓血便送检,可见大量脓细胞和红细胞,以白细胞为主,偶见吞噬细胞。

3. 细菌培养:大便培养是目前最可靠的确诊和鉴别诊断的依据。最好在使用抗生素之前取样,并连送数次。

4. 免疫学检查:检测大便中的细菌抗原,但有假阳性。

5. 结肠镜检及黏膜活检:对慢性患者须与其他结肠炎鉴别时可考虑使用。

【治疗】

(一) 一般治疗

包括隔离、低脂饮食、对症处理、营养支持疗法。

(二) 抗生素治疗

1. SMZco:50mg/(kg · d),分 2 次口服,共 7 日。

2. 静脉用药参见伤寒,疗程 5 天。

(三) 中毒型菌痢

1. 病原治疗:见上。

2. 抗休克治疗:扩容、纠酸、血管活性药物等。具体见第十九章脓毒性休克一节。

3. 颅内高压、脑水肿、脑疝治疗:见相关章节。

4. 密切观察生命体征并做相应对症处理。

(四) 慢性菌痢

1. 加强营养支持疗法。

2. 病原治疗:确定病原菌及药敏,疗程适当延长,并加用灌肠给药:0.5% 卡那霉素、1% ~ 2% 新霉素或 1 : 5000 呋喃西林溶液,每日 1 ~ 2 次,7 天一疗程。

(方　峰)

先天性梅毒

先天性梅毒(congenital syphilis)是由苍白密螺旋体(treponema pallidium)引起的慢性全身性传染病,常由性传播,先天性梅毒是患有梅毒的妊娠妇女将梅毒螺旋体经胎盘传给胎儿造成胎儿的全身性感染,可引起死产、流产、早产、新生儿死亡,或使婴儿出生后一定时间内出现皮肤黏膜及内脏受损的临床表现。

【诊断】

(一) 临床表现

1. 早发表现:出生后 2 年以内出现,大多在 2 ~ 12 周时出现。此时患儿有传染性,类似于成人二期梅毒的表现。婴儿梅毒常有皮肤黏膜损害、假性瘫痪(因骨骼侵犯的疼痛引起)、淋巴结肿大、肝脾大和贫血、鼻塞、流大量黏液脓性鼻涕、肺炎等表现。皮肤出现深红色斑丘疹,累及手掌和脚底,可见梅毒性天疱疮,皮肤与黏膜交界处出现湿性丘疹或扁平湿疣;可遗留鼻梁塌陷(马鞍鼻)及前额隆起。

2. 迟发表现:2 岁以后出现,无传染性。如 4 岁以后发病,亦称晚期表现,相当于晚期梅毒。表现为发育不良、智力低下、楔状齿(Hutchinson 齿)、口唇皲裂、间质性角膜炎、神经性耳聋,特征性骨骼改变有前额隆起、马鞍鼻、胫骨向前弯曲(军刀腿)、上腭弓狭窄和胸锁关节处肥厚等,可有对称性无痛膝关节肿胀(Clutton 关节)。

（二）实验室检查

1. 暗视野显微镜检查:皮肤、黏膜病损的新鲜渗出物或刮取物标本可见到密螺旋体。

2. 血清学检查

(1) 非密螺旋体抗原试验:采用较纯的牛心脂—胆固醇—卵磷脂等抗原检测血清抗体。常用的试验有:①性病研究实验室检查(venereal disease research laboratory, VDRL);②自动反应素试验(automated regain test, ART);③快速血浆反应素试验(rapid plasma regain, RPR)。用于疾病诊断、群体筛查和观察疗效、疾病复发与再感染。

(2) 密螺旋体抗原试验:即以梅毒螺旋体作为抗原,检测病人血清抗体。常用方法有:荧光螺旋体抗体吸收试验(fluorescent treponemal antibody absorption test, FTA-ABS),梅毒螺旋体血凝试验(treponema pallidium hemaglutination assay, TPHA),梅毒螺旋体酶联免疫吸附试验(TP-ELISA)。这类试验敏感性和特异性均很高,用作证实诊断。但这类抗体可持续存在,与疾病活动相关性差,不能用于判断疗效、复发和再感染。

3. 其他:肝功能损害。

（三）X 线检查

可见长骨干骺端的透明带、骨膜下骨样组织增生增厚(骨膜炎)和临时钙化带增宽。双侧胫骨近端干骺端内侧对称性骨髓炎和病理性骨折好像锥凿后缺去一角,称 Wimberger 征。

【治疗】

本病主要是抗梅毒螺旋体治疗,首选水剂青霉素,10 万 ~

20 万 U/(kg · d)(脑脊液异常或神经梅毒者 20 万 ~ 30 万 U/(kg · d)),分 2 ~ 4 次静脉滴注,疗程 10 ~ 14 天,首剂或首日剂量应减少,以防发生赫氏(Jarisch-Herxheimer)反应。治疗结束后需在第 2、4、6、9 和 12 个月检测 VDRL,直到转阴或滴度 4 倍下降;以后每半年随访 1 次,至 2 ~ 3 岁。若有复发,应重复治疗。

【预防】

对每位妊娠妇女均应在产前第一次检查时进行一次非密螺旋体试验检查,对梅毒妇女进行治疗,如果母亲在临产前不久获得了梅毒感染,则在婴儿出生时,血清学试验可呈阴性,应对母婴进行连续随访检查。

(方 峰)

第十八章 寄生虫病

蛲 虫 病

蛲虫病(enterobiasis)是蛲虫寄生于小肠下段至直肠所致的疾病,尤以幼儿期多见,临床以夜间会阴部和肛门附近瘙痒为主要特征。容易在家庭和儿童集体机构中传播,是通过虫卵污染的食物、用具或手经口而感染自身或周围人群。

【诊断】

(一) 临床表现

多数患儿无明显症状。仅在雌虫移行至肛门周围排卵时才会感到肛周或会阴部瘙痒,以夜间为甚,以致睡眠不安、遗尿或交叉擦腿动作。虫数较多时可引起腹痛、腹泻及排出成虫,有时蛲虫可侵入邻近器官,引起异位并发症,如尿道炎、阴道炎、输卵管炎、阑尾炎等。小儿夜间入睡后可在肛周附近找到蛲虫。

(二) 实验室检查

检出虫卵或成虫即可诊断。粪便中不易查到虫卵,可用棉拭子或玻璃棒拭抹肛门周围皱襞处,然后洗脱下来涂于玻片上,显微镜下检查蛲虫卵。

【治疗】

(一) 一般护理

蛲虫寿命一般为 1 ~ 2 个月,若不被再感染可自行痊愈,故应注意个人卫生,剪短指甲,饭前便后洗手,勤换洗内衣及床褥。

(二) 药物驱虫

1. 枸橼酸哌嗪(驱蛔灵):剂量为 50 ~ 60mg/(kg · d),早晚分二次口服,连服 7 ~ 10d,每天量不超过 2g。为防止再感染,服药后每周继续按原剂量服药 2 天,共服 4 周。

2. 阿苯哒唑(肠虫清):剂量为200~400mg/次,睡前一次顿服。为防再感染,服药后间隔1周再服100~200mg/次。2岁以下慎用。

3. 甲苯达唑(安乐士):>2岁儿童,每次100mg,每日2次,或每日200mg顿服,连用3天。未愈者于2周后重复1个疗程。2岁以下慎用。

4. 扑蛲灵:剂量为5mg/(kg·d),睡前一次顿服。为防再感染,可每隔2~3周再服1~2次。口服药片不可嚼碎。

(三) 局部治疗

每次排便后,用温水洗净肛门,涂以2%白降汞软膏或1%氧化锌油膏,即可止痒,又可减少自身再感染。也可用蛲虫软膏注入直肠以止痒杀虫。

【预防】

1. 彻底治疗患者:包括家庭中和儿童集体机构中成员,均应一起治疗,以杜绝相互感染。

2. 开展卫生宣教,加强个人卫生、饮食卫生和环境卫生。

(舒赛男)

蛔 虫 病

蛔虫病(ascariasis)是蛔虫寄生于人体小肠所引起的疾病,为小儿最常见的肠道寄生虫病之一,轻者无明显症状,重者影响小儿食欲和肠道功能,妨害小儿生长发育,并导致多种并发症。

【病因】

蛔虫不需中间宿主,人经口摄入感染期虫卵后,其幼虫在小肠上段孵出,侵入肠壁末梢静脉→门静脉→肝→下腔静脉→右心→肺动脉→肺微血管→肺泡→细支气管,至咽部被咽下,经胃抵小肠,先后经4次脱皮成为成虫。从经口感染至成虫产卵需10~11周,成虫在小肠寄生期限1年左右。

【病理】

（一）幼虫致病

1. 幼虫移行穿破肺部血管引起出血、水肿。

2. 代谢产物和幼虫死亡可引起蛔幼性肺炎或嗜酸粒细胞性肺炎。

3. 异位移行引起胸膜炎、癫痫、视网膜炎等。

4. 钻孔习性引起肠、胆道并发症。

（二）成虫致病

1. 唇齿机械损伤肠黏膜。

2. 掠夺营养致营养不良。

3. 变态反应：由成虫代谢产物和死亡虫体引起。

【诊断】

（一）临床表现

1. 幼虫致病

①肺：发热、咳嗽、哮喘、血痰，痰中可见蛔蚴、嗜酸粒细胞增多，胸部X线呈现出一过性阴影。

②肝：可有一过性肝炎、右上腹痛、肝大、肝功能异常等。

③异位：胸膜炎、癫痫、视网膜炎等。

④全身过敏症状：荨麻疹、皮肤瘙痒、颜面水肿、急性结膜炎、哮喘等。

2. 成虫致病（肠蛔虫病）：轻者可无症状，或反复发作脐周疼痛，喜按，无压痛和腹肌紧张，有时恶心、呕吐、轻泻或便秘，营养不良。可有排虫史。偶夜惊、磨牙、精神委靡或易激惹等神经系统症状。

3. 并发症：蛔虫有游走钻孔习性，当蛔虫过多或小儿高热、消化不良、大量食入辛辣食物、驱虫不当等情况均可使蛔虫骚动。

（1）胆道蛔虫症：是最常见的严重并发症。表现为阵发性右上腹剧烈绞痛，绞痛后仍留微痛。腹痛极严重，但腹部体征不多，剑下或稍偏右有局限性压痛，无腹肌紧张。部分患者尚可出现胆管炎、胆囊炎、胰腺炎或肝脓肿。

(2) 蛔虫性肠梗阻:年幼儿童多见。表现为突发的脐周或右下腹阵发性剧痛,可见肠型和蠕动波,腹部可摸到蛔虫包块或痉挛肠管,包块形状和部位常发生变化。

(3) 蛔虫性肠穿孔和腹膜炎:因蛔虫自小肠或阑尾穿孔进入腹腔引起。表现为突发全腹剧烈绞痛,有明显腹膜刺激症状,腹部X线检查可见膈下游离气体。

此外,昏迷患者,蛔虫上窜,钻入气管可引起窒息;蛔虫碎片和虫卵与胆结石形成有关。

(二) 实验室检查

1. 血象:幼虫移行期白细胞计数和嗜酸粒细胞增加,胆道、肠道并发细菌感染时白细胞和中性粒细胞增多。

2. B超:胆道蛔虫可作B超检查,可疑时作静脉胆道造影。

3. 粪便:生理盐水直接涂片或饱和盐水漂浮法找虫卵。

【鉴别诊断】

蛔虫幼虫移行症与肺炎、哮喘、肺结核、肺含铁血黄素沉着症等鉴别;肠蛔虫症与胃肠炎、其他营养不良等鉴别;胆道蛔虫症主要与其他外科急腹症鉴别。

【治疗】

(一) 驱虫治疗

1. 苯咪唑类:阿苯达唑、甲苯咪唑均为广谱驱虫药,驱虫作用较慢,服药后2~4天才排虫,2岁以下小儿慎用。阿苯达唑(肠虫清),400mg(2片)顿服,治愈率为96%,虫卵转阴率为100%。甲苯咪唑(安乐士):200mg顿服,或100mg每天2次给药×3天,未愈者于3周后重复第二疗程,作用缓慢,对蛔虫有激惹作用。

2. 噻嘧啶:广谱驱线虫药,作用快。每片300mg,含基质100mg,基质剂量为5~10mg/kg,睡前顿服,驱蛔率几乎100%。

3. 左旋咪唑:又名驱钩蛔片,2~3mg/(kg·d),睡前顿服,必要时1周后重复1次。

4. 枸橼酸哌嗪(驱蛔灵):作用温和缓慢,100~160mg/(kg·d),每天最大量≤3g,睡前顿服或分2次口服,连服2天。严重感染者,1 周后重复。

(二) 并发症治疗

1. 胆道蛔虫:内科治疗为主。原则:解痉止痛、早期驱虫、抗炎。内科治疗持久不缓解者,必要时手术治疗。

2. 蛔虫性肠梗阻:不全性梗阻者,先内科治疗:胃肠减压、纠正水电解质与酸碱平衡紊乱、禁食、解痉止痛。腹痛缓解后驱虫,服植物油有松解蛔虫团的作用,60ml 口服。完全性肠梗阻应立即手术治疗。

3. 蛔虫性肠穿孔和腹膜炎:一旦确诊,应立即手术治疗。

(舒赛男)

旋毛虫病

旋毛虫病(trichimiasis)是一种人畜共患疾病。易感者将含有囊胞的生猪肉吞入胃中,幼虫被释出,发育成成虫,其雌虫钻入肠黏膜,产生幼虫,经血流或淋巴管播散全身,仅侵入横纹肌的幼虫才能发育成囊胞。猪为主要传染源,我国在河南、湖北、云南、广西等地有流行。

【诊断】

(一) 有进食未煮熟的猪肉史,当地有类似疾病流行。

(二) 临床表现

大部分无症状或症状很轻。在感染后最初的 1 ~2 周,以腹部症状为主,如恶心、呕吐、腹痛、腹泻等,腹痛以上腹部或脐部常见,腹泻为稀便或稀水便。在感染后 2 ~3 周后,幼虫在肌肉内发育成囊胞,出现发热、肌肉疼痛的典型症状,尤以腓肠肌、三角肌、肱二头肌及眼肌常见,还可出现眶周水肿、头痛、咳嗽、呼吸困难、吞咽困难等。

(三) 实验室检查

1. 外周血嗜酸粒细胞显著增多。

2. 免疫学检查:各种抗体检查于感染 2 ~4 周呈阳性,尤以效价渐次增高有诊断价值。

3. 活检:肌肉(腓肠肌、三角肌)活检发现幼虫囊胞。

【治疗】

(一) 驱虫治疗

1. 阿苯达唑(肠虫清):24~32mg/(kg·d),分2~3次口服,5天为一疗程,此药消除肌肉中幼虫效果理想。

2. 噻苯咪唑:50mg/(kg·d),分2~3次口服,5~7天为一疗程,此药用于驱除早期幼虫及抑制雌虫产幼。

(二) 肾上腺皮质激素

用于有显著异性蛋白反应或中枢神经系统受累者。地塞米松4~6mg/d,3~5天为一疗程,可延长至7~10天。

(三) 对症及支持疗法

【预防】

把肉煮至55℃以上,直至肉和汤没有粉红色迹象,或将肉储藏于零下15℃的冷冻室3周以上来杀死旋毛虫幼虫。

(舒赛男)

绦虫病和囊虫病

绦虫病是绦虫寄生在人体肠道引起的疾病,常见有猪肉绦虫和牛肉绦虫两种。人进食含有绦虫活囊尾蚴的未煮熟的猪肉(俗称"米猪肉")或牛肉后,囊尾蚴在人肠腔内发育成成虫致病,成为绦虫病(taeniasis);同时,人吞食被绦虫虫卵或孕节污染的食物后,卵中的六钩蚴脱壳,穿过人肠壁,进入血流,转移至全身各部位,发育成囊尾蚴而致病,称为囊虫病(cysticercosis)。

【诊断】

(一) 有食未煮熟的猪肉史或食入被绦虫卵污染的食物史。

(二) 临床表现

1. 绦虫病(成虫寄生症状):主要是一系列消化系统表现。

腹痛，常位于中上腹或脐部，隐痛、烧灼感或剧烈绞痛，进食后腹痛缓解；可有腹泻、便秘、食欲不振或亢进等；婴儿可有发热、呕吐。有时可引起阑尾炎、肠梗阻、肠穿孔、肝脓肿及胆囊炎等。大便中可发现白色虫体节片。

2. 囊虫病（囊尾蚴寄生症状）：全身各组织都可受累，症状因寄生的数量和部位不同而异，尤以脑、肌肉、皮下组织及眼较为常见。

（1）脑囊虫病：表现多样，从无症状至猝死不等。通常有癫痫、颅内高压、失眠、精神异常、共济失调、脑神经麻痹等。脑脊液检查多正常，少数病例可有细胞数和蛋白轻度增高。

（2）肌肉、皮下组织囊虫病：囊尾蚴形成结节，分布以头、躯干较多，四肢少，不痛、不痒，不粘连，无色素沉着；数目为1个至数千个。最后钙化，少数可自行消退。

（3）眼囊虫病：以玻璃体受累最为多见。轻者视力障碍，重者失明，以单眼多见。眼底检查可见玻璃体内有大小不等的圆环浅灰色包囊。

（三）实验室检查

1. 皮内试验：囊尾蚴液作皮内试验。

2. 血清学检查：酶联免疫吸附试验、补体结合试验等，可用于检查血清和脑脊液标本。

3. 皮下结节的病理检查：可见囊尾蚴。

（四）头部影像学

头部CT或MRI具有诊断价值。

【治疗】

（一）驱成虫疗法

1. 氯硝柳胺（灭绦灵）：首选药。总剂量：<2岁，每日0.5g；2～6岁，每日1.0g；>6岁，每日2.0g。分2次空腹服用（2次间隔1小时，服用时应嚼碎吞服），服用2小时后再服用50%硫酸镁30～40ml等泻药。

2. 吡喹酮：对绦虫病和囊虫病均有效。15～20mg/(kg·d)，顿服。

3. 驱虫注意事项

(1) 服驱虫药后排便时应静坐在预先放有与体温相同温度的生理盐水的便盆上,不可牵拉虫节。

(2) 应仔细检查24小时全部粪便,寻找头节;未找到者,应继续随访。

(3) 2~3月后粪便中不再发现节片或虫卵可视为治愈。

(二) 囊虫病治疗

1. 阿苯达唑(肠虫清):治疗脑囊虫病的首选药物。剂量:20mg/(kg·d),分2次,餐前半小时口服,10日为一疗程。治疗中可合并应用激素及甘露醇等脱水剂。

2. 吡喹酮:皮下-肌肉型囊虫病30mg/(kg·d),分3次口服,4天为一疗程。脑囊虫病20mg/(kg·d),分3次口服,9天为一疗程。此药杀虫作用迅速,囊结周围炎性反应严重,易加重颅内高压,个别可发生脑疝,故用药前测颅压,必要时先用降颅内压药物,可同时使用激素。眼型者均应初次服药后10天、半年、3年后复治1个疗程。

3. 手术治疗

(1) 脑囊虫病可定位者或有阻塞性脑积水者,在药物治疗前应先手术,除去梗阻或作引流,以免药物治疗后发生脑疝。

(2) 眼囊虫病者在治疗前应先手术取出眼内囊虫。

(舒赛男)

血吸虫病

血吸虫病(schistosomiasis)是日本血吸虫寄生于门静脉系统引起的疾病。由皮肤接触含尾蚴的疫水而感染,主要病变为虫卵引起肝与结肠肉芽肿。急性期有发热、肝大、腹痛、腹泻或脓血便、血中嗜酸粒细胞显著增多。慢性期以消化道症状和肝脾大为主。晚期以门静脉周围纤维化病变为主,可发展为门静脉高压症、巨脾与腹水。

【病因】

血吸虫从虫卵经毛蚴、母胞蚴和子胞蚴(中间宿主为钉螺)、尾蚴至成虫(终宿主)有6个阶段,从尾蚴侵入人体到在肝内发育为成虫1个月左右。钉螺是唯一中间宿主,人是终宿主,牛、猪、羊、狗等均可为其终宿主。

【病理】

日本血吸虫病早期的病理变化主要是虫卵引起的。虫卵主要沉积在结肠和肝脏。

1. 结肠病变:早期有虫卵结节、黏膜充血、水肿甚至坏死和浅表性溃疡。虫卵反复沉积,晚期肠壁纤维增生、肥厚,并可伴发肠息肉、肠腔狭窄和肠梗阻。

2. 肝脏病变:早期门静脉分支内形成虫卵嗜酸肉芽肿,晚期汇管区结缔组织增生,肝纤维化。门静脉窦前阻塞,出现一系列门静脉高压症状。

3. 异位损害:虫卵或童虫迷走和寄生于门脉系统外的器官或组织内引起病变,以肺和脑多见。

【诊断】

(一) 临床表现

1. 急性血吸虫病:多见于夏秋季,小儿及青壮年为多,常有明显疫水接触史,常为初次重度感染,约半数出现尾蚴性皮疹(接触疫水部位),2~3天自行消退。潜伏期为30~40天。

(1) 发热,以间歇热为主,高热伴畏寒。

(2) 过敏反应,荨麻疹多见。

(3) 腹部症状:腹痛、腹泻、脓血便,或与便秘交替。

(4) 肝脾大:以左叶肝大为主。

2. 慢性血吸虫病

(1) 无症状患者,仅在粪便普查或其他疾病就医时发现。

(2) 有症状者:以腹胀、腹泻为常见,肝脾大,早期以肝左叶大为主。

3. 晚期血吸虫病:主要是肝硬化,分巨脾、腹水、侏儒3型。

(1) 巨脾型:伴脾功能亢进,最为常见。

(2) 腹水型:晚期血吸虫肝功能失代偿的表现。

(3) 侏儒型:反复感染使肝生长介素减少,影响生长发育,患儿身材呈比例性矮小,面容苍老,性器官不发育,男性睾丸细小,女性无月经。

4. 异位损害

(1) 肺血吸虫病:多见于急性血吸虫病患者,为虫卵沉积引起的肺间质性病变。肺部病变经病原治疗后3~6个月内逐渐吸收消失,不发展为肺源性心脏病。

(2) 脑血吸虫病:急性感染时童虫移行至脑血管中,致使成虫产卵沉积在脑部,急性期发生类似脑炎、脑膜脑炎症状,经病原治疗症状很快消失。未经治疗或急性期症状不显著者于3~6个月或更长时间可在颅内形成较大虫卵肉芽肿团块,可发生癫痫或颅内压增高的症状。

(二) 实验室检查

1. 血象:急性期嗜酸粒细胞增多显著,但极重型嗜酸粒细胞常不增多,代之以中性粒细胞增多。慢性期嗜酸粒细胞轻度增多。晚期脾亢,血象"三少"。

2. 病原学检查:①粪便沉淀孵化法;②改良加藤厚涂片法;③直肠黏膜活检。

3. 免疫学检查:①成虫抗原皮内试验;②环卵沉淀试验:是目前流行区综合查病的一项措施,可作为考核疗效的参考;③酶联免疫吸附试验:有助于鉴别急性血吸虫病及疗效;④近年来用单克隆抗体检测血清中循环抗原,有可能用于活动性感染的诊断,并可作疗效参考。

【鉴别诊断】

急性血吸虫病应与伤寒、疟疾、粟粒性肺结核、败血症、急性细菌性痢疾、细菌性或阿米巴性肝脓肿等鉴别。慢性期与无黄疸性肝炎鉴别,腹泻者与慢性痢疾、肠结核区别,晚期巨脾、腹水与其他原因所致肝硬化鉴别。侏儒症与垂体性侏儒区别。流行区癫痫发作者应结合其他急性血吸虫病症状怀疑或除外血吸虫脑病。

【并发症】

1. 门脉高压症、上消化道大出血是血吸虫病肝硬化的主要并发症。上消化道大出血后可并发肝性脑病;腹水型可并发原发性腹膜炎与革兰阴性杆菌败血症。

2. 肠道并发症:可发生不全性肠梗阻;可为急性阑尾炎的一种诱因。

【治疗】

(一) 病原治疗:常用吡喹酮

1. 急性血吸虫病:总剂量140mg/kg,6日疗法,1/2量前2日内服用,1/2量后4日内服用,每日分2~3次。

2. 慢性血吸虫病:总剂量70mg/kg,2日疗法,每日剂量分2~3次。

3. 晚期血吸虫病:总剂量60mg/kg(儿童70mg/kg),3日疗法,每日剂量分2~3次。

(二) 对症治疗

急性期患者住院治疗。晚期按肝硬化治疗,实行内外科结合、病原治疗与对症治疗结合、中西医结合的原则。

(舒赛男)

华枝睾吸虫病(肝吸虫病)

华枝睾吸虫病(clonorchiasis sinensis)又称为肝吸虫病,是由于食用了未煮熟的受染鱼虾肉所致。华枝睾吸虫寄生于人类肝内胆管,轻者可无症状,重者可引起消化功能失调和胆汁性肝硬化。

【诊断】

(一) 临床表现

轻者常无症状。有相应的流行病学史。一般病例有乏力、食欲减退、腹痛、腹胀、腹泻等消化道症状,肝大。严重者可见消瘦、贫血、发育障碍、甚至肝硬化,如黄疸、便血、腹水等。少数病例可出现寒战、高热、肝区疼痛及轻度黄疸。

(二) 实验室检查

1. 白细胞总数升高,多数在$15\times10^9\sim25\times10^9$/L。外周血

嗜酸粒细胞增多。

2. 多次粪便检查或十二指肠引流液中查到华枝睾吸虫卵即可确诊。按每克粪便虫卵计数,低于1000个为轻型病例;大于1000~4000为中、重病例。

3. 肝穿刺组织中找到虫卵或手术时于胆道中发现成虫。

4. 免疫学检查:成虫抗原作皮内试验、酶联免疫吸附试验可助诊断。

【治疗】

(一) 一般治疗

重症病例应给予对症及支持治疗,增加营养,纠正贫血,保护肝脏,然后再进行驱虫治疗。

(二) 驱虫治疗

1. 吡喹酮:剂量为25mg/(kg·次),每日3次,服用1日即可。中、重病例,20~25mg/(kg·次),每日3次,共服2天。

2. 呋喃丙胺:50~80mg/(kg·d),分3~4次服用,疗程10~14天。

3. 硫氯酚(别丁):50~60mg/(kg·d),分3次服用,连用10~15天。

4. 氯化喹啉:10mg/(kg·d),分3次服用,6~8周为一疗程。

5. 阿苯达唑(肠虫清):20mg/(kg·d),分2次口服,连服7日。

(舒赛男)

并殖吸虫病(肺吸虫病)

并殖吸虫病(paragonimiasis)又称肺吸虫病,是由卫氏并殖吸虫和斯氏狸殖吸虫引起的一种人畜共患的自然疫源性疾病。主要临床特征有咳嗽、胸痛、咳铁锈色痰、咯血及游走性皮下结节,但虫体也可寄生在人体其他部位而出现多种复杂的临床表现。我国以儿童及青少年为主。

【病因】

并殖吸虫虫卵发育成毛蚴后，经第一中间宿主（淡水螺）、第二中间宿主（溪蟹或蝲蛄）发育成囊蚴。含囊蚴的第二中间宿主或溪水被生食生饮，经消化道侵入人体而致病。

【病理】

可分为组织破坏期（组织出血、坏死）、组织反应期（坏死→增生→囊肿）及纤维瘢痕期（肉芽、纤维组织占据囊肿）三期。

【诊断】

（一）流行病学

居住或到过流行区，或有生吃、腌吃溪蟹或蝲蛄或饮含囊蚴生水。

（二）临床表现

潜伏期1～2年。

1. 全身症状：畏寒、发热、乏力、食欲下降，部分可有荨麻疹或哮喘发作。

2. 呼吸系统：咳嗽、痰多带血，甚至铁锈色痰，烂桃样血痰为典型表现。胸水量不多，常呈草黄色或血性。

3. 腹部症状：不固定、阵发性腹痛，可触及结节或包块，偶可致急腹症；稀大便；肝大、肝功能异常，偶致黄疸与肝功能衰竭。

4. 神经系统：早期多变，晚期比较固定，根据其主要临床特点可分为脑膜炎型、脑瘤型、癫痫型、脑血管栓塞型、癔症型和脊髓型。

5. 皮下结节或包块：皮下深部肌肉多见，触之为长条形、轻压痛，皮色多正常。

6. 其他：眼型（眼球突出）、心包型及亚临床型。

（三）实验室检查

1. 血象：外周血白细胞增高，嗜酸粒细胞增多。

2. 痰液：虫卵、嗜酸粒细胞、夏雷晶体。

3. 脑脊液：可见嗜酸粒细胞，蛋白轻度升高，偶见虫卵。

4. 胸腹水：渗出液，嗜酸粒细胞增多，偶见夏雷晶体及虫卵。

5. 皮内试验:阳性率可达95%。

6. 血清学试验:特异性、敏感性较高。

7. 组织活检:嗜酸肉芽肿,四川并殖吸虫病无虫卵。

(四) X线检查

胸片及CT检查可提示呼吸、神经系统受累相应的影像变化。

【鉴别诊断】

需与肺炎、肺结核、肺含铁血黄素沉着症、肝炎等相鉴别。

【治疗】

(一) 病原治疗

1. 吡喹酮:目前最理想的药物,75mg/(kg·d),共2日,一日3次,每次间隔4小时。

2. 硫氯酚(别丁):50mg/(kg·d),共15天,一日3次。

(二) 对症处理

镇咳、止血、抗癫痫、脱水降颅压等处理。

(三) 外科治疗

肠粘连、肠梗阻、脑脊髓型有神经压迫症状者,可进行相应外科手术治疗。

(舒赛男)

阿米巴病

阿米巴病(amebiasis),因阿米巴寄生于肠腔或阿米巴原虫穿透肠黏膜侵犯其他脏器致病,临床症状包括无症状包囊感染、阿米巴肠炎、阿米巴痢疾、阿米巴瘤及其他肠外疾病。肠道外疾病一般仅见于肝,少数也见于脑、肺病变和皮肤溃疡、生殖器官损害。

【诊断】

(一) 流行病学史

在流行地区有饮食不洁情况,或与患者有密切接触史。

（二）临床表现

1. 肠阿米巴病：潜伏期2周至数月不等，起病缓，症状轻重不一。轻者仅有腹部不适和食欲不振。先腹痛，继之排便，表面带有小量黏液及血液；典型者黏液血便如猪肝酱样，每天5～6次；部分呈便秘和腹泻交替出现，病程迁延不愈；重症者可呈菌痢样改变。一般全身症状不重，白细胞总数略升高。

2. 肝阿米巴病：是阿米巴感染扩散的表现，仅1%或稍多的肠阿米巴病合并肝脓肿，而其肠病病史往往不明显。主要临床表现为发热，同时合并腹痛、腹胀、肝大和肝压痛。

（三）实验室检查

1. 粪便直接镜检找到阿米巴原虫，送检粪便要新鲜，挑选含黏液、脓血部分，至少送检4～6次，反复检查找到滋养体。

2. 乙状结肠镜或结肠镜检查：用于多次粪便检查为阴性而临床不能排除本病者。在肠黏膜可见到大小不等散在溃疡，中心区有渗出，边缘整齐，周围有一红晕，溃疡间黏膜正常。边缘涂片或活检可见滋养体。

3. 血清学检查：粪检多次为阴性而高度怀疑者，可行多种血清阿米巴抗体实验。临床症状出现后7天以上血清学实验阳性率达95%。

【并发症】

1. 肠内并发症：肠出血、肠穿孔、局限性腹膜炎、阑尾炎、肠狭窄和肠阿米巴瘤。

2. 肠外并发症：阿米巴肝脓肿、阿米巴胸膜炎、心包炎、膈下脓肿、阿米巴肺脓肿、脑脓肿、脑膜脑炎、宫颈阴道炎等。

【治疗】

（一）一般治疗

急性期卧床休息，根据病情给予流质或少渣饮食。慢性患者应避免刺激性食物，注意维持营养。大量腹泻者纠正水电解质紊乱，必要时静脉补液，发生休克时及时输血，并加用血管活性药物。

（二）病原治疗

抗阿米巴治疗要及时、充分、全疗程，必要时重复1～2疗程以防复发。

1. 甲硝唑(灭滴灵) 30 ~ 50mg/(kg · d),儿童最大量为1g,分3次口服,5 ~ 7天为一疗程,多用于急性期病例。

2. 氯碘喹:每次10 ~ 20mg/kg,每天3 ~ 4次,连服10天,对肠腔内阿米巴有效。

3. 双碘喹:每次10 ~ 15mg/kg,每天2 ~ 3次,连服15 ~ 20天。

(三) 对症治疗

合并细菌感染时加用适当抗生素;肠出血时及时输血,肠穿孔时及时行手术治疗,并应用甲硝唑及广谱抗生素。

(舒赛男)

疟　疾

疟疾(malaria)是疟原虫经雌性按蚊叮咬所传播的一种寄生虫病。临床主要特征是间歇性、定时性、发作性的寒战、高热、大汗以及贫血和脾大。间日疟及三日疟常复发,而恶性疟发热不规则,常侵犯内脏,可致凶险发作。夏秋季发病较多,而热带、亚热带四季都可发病。

【病因】

疟原虫分四种,间日疟、三日疟、卵形疟及恶性疟,他们需二个宿主:蚊体内的有性繁殖及人体内的无性繁殖。在人体内又可分为红细胞外期(肝细胞内发育)和红细胞内期。疟原虫通过在红细胞内增生、破裂、再增生的循环使红细胞成批破裂而产生相应临床表现。

【诊断】

(一) 流行病学

有流行区、流行季节的居住或旅游史、近期疟疾发作史及治疗史、近期输血史及孕母有疟疾病史。

(二) 临床表现

1. 典型发作:间日疟潜伏期13 ~ 15天,长潜伏期可达6个月以上;三日疟潜伏期 24～30 天,卵形疟为 13～15 天。三种疟疾临床表现大体相似。

(1) 寒战期:10 分钟～2 小时,突起畏寒,寒战,常伴有头痛、恶心呕吐;同时体温上升。

(2) 高热期:2～6 小时,体温常≥40℃,全身灼热、口干,烦躁,重者谵妄。

(3) 大汗期:1～2 小时,大汗,体温迅速下降,症状消失,但感疲乏。

(4) 间歇期:仅表现为疲乏。

(5) 热程特点:①初发数日,发热不规则,5～7 天后呈典型隔日发作(三日疟则每三日发作一次);②多在中午前或傍晚发作;③轻→重→轻;④发作 5～7 次后,可自行停止,2～3 月后可再次发作(近期复发)。

(6) 体征:①脾大:随着发作增多,脾大轻→重度,可出现巨脾,质地变硬;②肝大:程度较轻,部分患儿有肝功能异常,可见黄疸;③贫血:发作次数越多越明显。

2. 恶性疟:潜伏期 7～12 天,起病急缓不一,多半急,无寒战,而仅有畏寒,热型不规则,持续发热时间长,出汗期不明显,无明显缓解期,贫血明显,无远期复发。

3. 凶险发作:主要见于恶性疟,偶见间日疟及三日疟。

(1) 脑型:来势凶险、病死率高,高热、剧烈头痛、呕吐、昏迷、抽搐、瘫痪及脑膜刺激征;脑脊液压力、细胞及蛋白无明显异常。

(2) 超高热型:急起持续性高热(>41℃),谵妄、昏迷、抽搐,可数小时内死亡。

(3) 厥冷型:体温不升,突然昏倒、虚脱、休克。

(4) 胃肠型:腹泻、恶心呕吐、腹痛。

(5) 急性肾衰型:进行性少尿至尿闭,尿中蛋白、红细胞、白细胞及管型存在。

(6) 胆汁型:弛张型高热、呕吐胆汁、黄疸、贫血、肝脾大、昏迷。

4. 特殊类型疟疾

(1) 孕妇疟疾:较重,贫血显著,易致流产、早产、死胎、胎儿先天性疟疾。

(2) 先天性疟疾：生后6日内即贫血、脾大，血中疟原虫与母同种。

(3) 婴幼儿疟疾：重，弛张热或持续高热，易惊厥，贫血明显，脾大更甚；热型不典型，少有寒战、大汗，而消化道症状明显，复发率及病死率高。

(4) 输血后疟疾：潜伏期7～10天(少数1月)，症状典型。

(三) 实验室检查

1. 血象：白细胞正常或减少，大单核细胞增多，贫血。

2. 外周血找疟原虫：寒战时取厚、薄血片二张查找，应多次查找。

3. 骨髓穿刺查找疟原虫。

4. 免疫学方法、核酸杂交及聚合酶链反应(PCR)技术查疟原虫的抗体和DNA。

(四) 诊断性治疗

临床疑及、但多次检查疟原虫阴性，可口服氯喹3日，24～48h后热被控制可能为疟疾；反之，若患者不是来自疟原虫耐药地区，则可基本除外。

【鉴别诊断】

1. 一般疟疾：应与败血症、伤寒、胆道感染鉴别，主要从流行病学、典型发作、查到疟原虫及试验治疗着手，其他疾病的特点见相关章节。

2. 脑型疟疾：应与乙型脑炎、中毒型菌痢、中暑、化脓性脑膜炎及病毒性脑炎相鉴别。一是警惕性，二是注意流行病学特点，三是参照相关疾病的实验检查，不难鉴别。

【并发症】

(1) 黑尿热：急性血管内溶血的表现与处理参见蚕豆病一节。

(2) 疟疾性肾病：①急性肾炎型，抗疟治疗可缓解；②肾病综合征型：抗疟无效，激素反应差。

【治疗】

(一) 抗疟治疗

1. 一般疟疾的病原治疗

(1) 现症病人：氯喹3日+伯氨喹4日联合疗法：见表18-1。

（2）休止期病人：乙胺嘧啶2日+伯氨喹4日联合疗法：见表18-2。

表18-1　氯喹与伯氨喹啉联合疗法（剂量以片数计）

年龄（岁）	氯喹（0.25g/片）				伯氨喹（13.2mg/片）	
	第1日	第2日	第3日	总量	第1～4日（每日）	总量
≤3	1	1/4	1/4	$1^{1/2}$	1/2	2
3～	$1^{1/2}$	1/2	1/2	$2^{1/2}$	1	4
7～	2	1	1	4	2	8
11～	3	$1^{1/2}$	$1^{1/2}$	6	$2^{1/2}$	10
≥13	4	2	2	8	3	12

伯氨喹不良反应有：头晕、呕吐、腹痛、紫绀、药物性葡萄糖-6-磷酸酶缺陷病发作。

表18-2　乙胺嘧啶与伯氨喹联合疗法

年龄（岁）	乙胺嘧啶（6.25mg/片）			伯氨喹（13.2mg/片）	
	第1日	第2日	总量	第1～4日（每日）	总量
≤3[1]	—	—	—	1/2	2
3～	1	1	2	1	4
7～	2	2	4	2	8
≥11	3	3	6	3	12

注1)：<3岁用环氯胍代替，1/2片，每天1次×4天

2. 耐药疟疾的治疗

（1）标准：我国大部分恶性疟及海南部分间日疟株对氯喹耐药。用体内法判断的标准是：服用氯喹3天，血中疟原虫无性体在7日内消失，28天内无复燃，为敏感，否则为耐药。

（2）药物选择：①硫酸奎宁加乙胺嘧啶：硫酸奎宁为25mg/(kg·d)，分3次口服，共3日，最大量<650mg/次；乙胺嘧啶：>25kg，25mg/d；10～20kg，12.5mg/d；10kg，6.25mg/d，共

3d。副作用有耳鸣、耳聋、头晕、心悸及荨麻疹，大剂量可致心脏抑制。②>7 岁儿童：硫酸奎宁+四环素[5mg/(kg·6h)×7d]。③<7 岁儿童或孕妇：单用硫酸奎宁 7 天。④甲氟喹≥15kg 者，25mg/kg，一次口服，最大量≤1250mg。孕妇禁用。⑤青蒿素或蒿甲醚、磷酸咯萘啶。具体用法见下。

3. 凶险型疟疾的抗疟治疗：先静脉给药，神志清醒后改用口服，并加用伯氨喹。

(1) 二盐酸奎宁：5～10mg/(kg·次)+10% glucose(浓度为 1mg/ml)，静脉滴注，24h 内不超过 3 次，同时给予心电监护。

(2) 青蒿素：成人口服为 0.6/次，一日 3 次，共 3d，总量 5.4g；或肌内注射 200～300mg/次，每天 1 次或每天 2 次×3d。儿童酌减。

(3) 磷酸氯喹注射液：用于不抗药者，3～5mg/(kg·次)，加 10% glucose 或生理盐水中静脉滴注。首日不超过 3 次。

(4) 磷酸咯萘啶注射液：3～6mg/(kg·d)，加 5% glucose 或生理盐水中静脉滴注，或分次肌内注射。

(二) 对症治疗

1. 高热、急性颅高压、休克、DIC、肾功能衰竭、贫血、肺水肿的处理，请参考有关章节，但对脑型疟疾，禁用激素。

2. 黑尿热：停用奎宁与伯氨喹，改用氯喹、乙胺嘧啶及蒿甲醚，其余治疗见有关章节。

3. 如果原虫血症密度超过 10% 或出现并发症(如脑型疟疾)，可考虑换血疗法。

4. 实行重症监护管理。

(舒赛男)

弓形虫病

弓形虫病(toxoplasmosis)，又称弓形体病，是由刚地弓形虫所引起的人畜共患疾病。多为隐性感染，主要侵犯眼、脑、心、淋巴结等。孕妇感染后，病原可通过胎盘感染胎儿，致畸严重，艾滋病病人易感染。

【诊断】

（一）流行病学史

母亲有猫接触史、流产或死胎史；患儿有猫密切接触史，或有进食未煮熟的肉类、蛋类及奶类史。

（二）临床表现

人体弓形虫病分先天性和后天性2大类。

1. 先天性弓形虫病：若孕妇在妊娠头3个月感染弓形虫又未治疗，约17%的胎儿会被感染，生后婴儿通常病情严重；若妊娠中期感染，约30%胎儿受到感染；若在妊娠最后3个月感染又未治疗，则约65%的胎儿被感染，但病情较轻，出生时症状不明显。免疫功能正常的孕妇若怀孕前已经感染弓形虫，很少发生胎儿的先天性感染。几乎所有先天性感染个体若在新生儿期未治疗，则随后都会出现感染的症状和体征。主要表现为中枢神经系统及眼部等多器官病变。大多于生后数月或数年发生视网膜脉络膜炎、失明、癫痫、精神运动和智力发育落后；部分出生即有症状者多表现为：视网膜脉络膜炎，颅内钙化或脑积水或无脑儿，伴脊柱裂和脑脊膜膨出，肾上腺缺如和多囊肾，抽搐和运动障碍，淋巴结及肝脾大，发热，黄疸，皮疹。

2. 后天性弓形虫病：病情轻重不一，从亚临床型到暴发型感染不等，可为局限性或全身性。局限性感染以淋巴结炎最多，常累及颈部或腹股沟淋巴结，质韧，大小不一，分散，轻压痛，无破溃；可伴咽痛，肌痛，低热，头痛乏力等；部分有腹痛；临床表现可类似传染性单核细胞增多症或巨细胞病毒感染。较少见有心肌炎、心包炎、肝炎和脑炎等。全身性感染多见于免疫缺陷者，可有高热，皮疹，关节痛，肌痛，全身乏力和神经症状等，有的几天或几周后症状自行消失，有的可因弓形虫脑病等死亡。

（三）实验室检查

1. 病原学检查

（1）直接镜检：取患者血液、骨髓、淋巴结、穿刺液、脑脊液沉淀作涂片,或活组织切片作瑞-姬染色镜检找到滋养体或包囊,此法阳性率不高。

(2) 动物接种或组织培养。

(3) DNA 杂交及 PCR 技术。

2. 免疫学检查

(1) 检测抗体:①常用染色实验(亚甲蓝)检测 IgG 抗体,一般于感染后 1~2 周出现阳性,3~5 周效价达到最高峰,可维持数月到数年。抗体效价 1∶16 为阳性,提示为隐性感染;1∶256 为活动性感染;1∶1024 为急性感染。②间接荧光抗体实验(IFAT):检测 IgM 和 IgG 抗体,与染色实验基本一致,但具有灵敏、特异、快速及重复性好等特点。③此外还可用间接血凝实验(IHA)、ELISA、RIA 等方法。

(2) 用免疫学方法检测宿主细胞内的病原(速殖子或包囊)、血清及体液中的代谢或裂解产物,是早期诊断和确诊的可靠方法。

【治疗】

(一) 病原治疗

1. 磺胺嘧啶和乙胺嘧啶合用:适于急性期治疗。磺胺嘧啶 50~150mg/(kg·d),分 4 次口服。乙胺嘧啶 1mg/(kg·d),分 2 次口服,经 2~4 天后将剂量减半,每天最大剂量不超过 25mg。2~4 周为一疗程。因乙胺嘧啶排泄极慢,易致中毒,发生叶酸缺乏、骨髓造血抑制现象,故用药时给叶酸 5mg 口服,每天 3 次;或醛氢叶酸 5mg 肌内注射,每周 2 次,并口服多酶片以减少毒性反应。

2. 螺旋霉素:有抗弓形虫作用,且通过胎盘,对胎儿无不良影响,适用于妊娠期治疗,尤其是妊娠 4 月以内,孕妇每天口服 3 克,20~30 天为一疗程,常与磺胺嘧啶交替使用。在先天性弓形虫病治疗时,须用乙胺嘧啶+磺胺嘧啶治疗 2~4 疗程,其间歇期(一个月)可用螺旋霉素,剂量 100mg/(kg·d),一岁后停用。急性发作时再重复治疗。

(二) 支持疗法

加强免疫支持疗法。对眼弓形虫病和弓形虫脑炎等可应用肾上腺皮质激素以防治脑水肿等。

【预防】

1. 搞好环境卫生和个人卫生，勿与猫狗密切接触，防止猫粪污染食物、饮水和饲料；不吃生的或不熟的肉类、生乳、生蛋等。

2. 对免疫缺陷者和孕妇做血清学检查。

（舒赛男）

贾第虫病

贾第虫病（giardiasis）是由蓝贾第鞭毛虫寄生于小肠和胆道系统引起的原虫疾病。临床表现为腹泻、胆囊炎、胆管炎，以儿童发病居多。通过污染水源或食物经口感染而传播。

【诊断】

（一）流行病学史

在流行地区有不洁饮食史。

（二）临床表现

以无症状带虫者居多，多发于 5～9 岁，潜伏期为 9～15 天。急性期表现为暴发性水泻，具恶臭，伴腹胀、嗳气恶心、厌食、呕吐、中上腹绞痛等；慢性期表现为间歇性稀便，黄色泡沫状，有恶臭，伴上腹不适、乏力、体重减轻、营养不良和贫血。

（三）实验室检查

1. 粪便直接涂片及醛醚或硫酸锌浓集法确诊。急性期水样便中可找到滋养体；在成形粪便中一般只能找到包囊，本法要隔日送检，连续 3 次。

2. 十二指肠引流液找滋养体。

【治疗】

1. 甲硝唑（灭滴灵）：7～15mg/（kg·d），分 3 次口服，连续 10 天，注意可致血白细胞减少。

2. 痢特灵：10mg/（kg·d），分 3 次口服，连服 7 天，新生儿可致溶血性贫血,忌用。

3. 阿苯达唑(肠虫清):幼儿剂量每次 50mg,每天 2 次,连服 3 天,一般可使粪便中鞭毛虫阴性,腹泻停止。

(舒赛男)

【附表】

不当饮食和寄生虫病的关系

食物种类	寄生虫病
生吃俗称“小龙虾”的蝲蛄、溪蟹	肺吸虫病
烤肉、涮肉、凉拌生肉	旋毛虫病
生鱼片	肝吸虫病
生吃红菱、荸荠、茭白等水生植物	姜片虫病
福寿螺、蟾蜍、蛙、淡水虾	广州管圆线虫病
生猪肉、牛肉	绦虫病和囊虫病
生淡水鱼、活泥鳅	棘颚口线虫病、阔节裂头绦虫病
生的海鱼、海产软体动物	异件尖线虫病
生饮蛇血、生吞蛇胆	舌形虫病
生吃龟肉、龟血、蚯蚓、蜗牛	比翼线虫病
炸蚕蛹、蚂蚱、天牛、金龟	美丽筒线虫病

(舒赛男)

第十九章 儿科常见急危重症

小 儿 惊 厥

惊厥(convulsion)是全身或局部骨骼肌群突然发生的不自主强直性或阵挛性收缩,常伴意识障碍。大多由于脑神经元异常超同步化放电引起,也可由于末梢神经肌肉刺激阈降低引起,如低钙惊厥。惊厥是儿科常见的急症。

应注意惊厥与癫痫发作的区别和联系:惊厥是癫痫发作常见的表现形式之一,癫痫也可成为惊厥的一个具体病因。但惊厥并不都是由癫痫发作所致(如热性惊厥、低钙惊厥、破伤风惊厥等),且许多类型的癫痫发作也并不表现为惊厥(如失神发作、失张力发作、感觉性发作等)。

【病因】

(一)感染性疾病

1. 颅内感染:细菌、病毒、真菌、寄生虫等直接引起的脑膜炎、脑炎、脑膜脑炎、脑脓肿等。

2. 颅外感染

(1)热性惊厥:是小儿时期最常见的惊厥性疾病。详见后述热性惊厥。

(2)感染中毒性脑病:多见于脓毒症、重症肺炎、细菌性痢疾、伤寒、百日咳等严重细菌感染的极期,与感染和细菌毒素导致急性脑水肿有关。表现为反复惊厥、意识障碍、颅内高压症状及神经系统体征等。脑脊液检查除压力增高外,常规、生化均正常。

(3)其他:如破伤风、狂犬病、伴有前驱感染症状的 Reye 综合征以及胃肠类相关性婴幼儿惊厥等。

（二）非感染性疾病

1. 颅内疾病：癫痫、颅内占位性疾病（肿瘤、囊肿、血肿等）、颅脑损伤和出血（产伤、外伤等）、先天性脑发育畸形（脑积水、脑血管畸形、神经皮肤综合征等）、其他疾病（脑白质病、脱髓鞘病等）。

2. 颅外疾病

（1）缺氧缺血性脑病：新生儿窒息、蒙被综合征、溺水等。

（2）代谢紊乱疾病：重度脱水、水中毒、低钙血症、低镁血症、低钠血症、高钠血症、低血糖症、高胆红素血症，以及维生素 B_1、B_6、D、K 缺乏症等。

（3）遗传代谢缺陷病：苯丙酮尿症、半乳糖血症、有机酸尿症、线粒体脑肌病、脂类沉积症等。

（4）中毒：杀鼠药、农药以及一氧化碳、煤气等急性中毒；某些药物（如中枢神经兴奋药、氨茶碱、阿托品）急性中毒。

（5）心源性疾病：严重心律失常所致的心源性脑缺血综合征（阿-斯综合征）。

（6）肾源性疾病：肾脏疾病导致高血压脑病或尿毒症时均可引起惊厥。

（7）其他：如出血性疾病伴颅内出血、嗜铬细胞瘤伴发高血压脑病、接种百日咳疫苗后、大剂量放射治疗（损伤血管内皮可致脑水肿及多处出血）以及 Reye 综合征等。

【诊断】

（一）病史

1. 既往有无惊厥史、癫痫发作史，现病史有无发热，有无惊厥家族史等。

2. 发病年龄：掌握不同年龄的好发病因有助于诊断。

（1）新生儿期：以产伤、窒息、先天颅脑畸形、低血糖症、低钙血症、败血症、化脓性脑膜炎、破伤风等多见。

（2）1 个月 ~1 岁：产伤后遗症、先天颅脑畸形、低钙血症、化脓性脑膜炎、婴儿痉挛症多见。6 个月后热性惊厥逐渐增多。

（3）1 ~3 岁：热性惊厥、脑炎和脑膜炎、感染中毒性脑病、低血糖症多见。

(4) 学龄前和学龄期儿童:感染中毒性脑病、各种脑膜炎和脑炎、颅内肿瘤、颅脑外伤、各种中毒、高血压脑病、癫痫较多。

3. 发病季节:春季需除外流行性脑脊髓膜炎;夏季需除外中毒性菌痢和流行性乙型脑炎;秋季可见到病毒性脑炎和脑膜炎;冬季常见低钙血症。

(二) 临床表现

1. 惊厥发作表现形式:多突然发作,意识丧失,瞳孔散大,两眼凝视、斜视或上翻,头后仰,面肌及四肢呈强直性或阵挛性抽搐,可伴喉痉挛、呼吸暂停、甚至发绀。惊厥停止后昏睡,少数病例抽搐时意识可清楚,如维生素 D 缺乏性手足搐搦症。部分病例可呈局限性发作:某个肢体或面部抽搐;杰克逊发作开始于拇指,渐扩展,可成为全身性抽搐;偏转性发作时头或眼转向一侧,躯干也随即强直性旋转,或一侧上肢上举,另侧上肢伸直、躯干旋转。

新生儿及幼婴常有不典型惊厥发作,如表现为面部、肢体局灶或多灶性抽动,局部或全身性肌阵挛,或表现为突发瞪眼、咀嚼、流涎、呼吸暂停、青紫等不显性发作。

2. 体格检查:惊厥发作时应注意观察意识有无丧失、发作呈全面性或部分性;可一般望诊、心脏听诊(有无停搏、心率减慢或增快)、四肢肌张力和眼球活动情况检查。待惊厥停止后进行全面体检,重点是神经系统检查:要观察神志变化,如精神委靡、嗜睡常提示病情较重,精神良好常提示病情较轻;应检查有无颅内压增高征(前囟是否紧张、饱满,骨缝有无增宽)及眼部异常;有发热者,应仔细寻找有无局部感染灶(如咽部疱疹等)、皮肤淤点、皮疹,有无脑膜刺激征或神经系统阳性体征;应测血压,除外高血压脑病。

(三) 实验室检查

1. 三大常规检查:2 ~7 岁原因不明的感染性惊厥,尤其在夏秋季,必须作冷盐水灌肠取粪便镜检除外中毒型菌痢。小儿惊厥时白细胞计数可增高,据此鉴别病毒性或细菌性感染的价值不大,但血中嗜酸粒细胞显著增高常提示脑型寄生虫病。婴幼儿病因不明的感染性惊厥,应检查尿液除外尿路感染。

2. 血生化检查:如血糖、血钙、血镁、血钠、血尿素氮、肌酐等测定。

3. 脑脊液检查:患儿神志委靡、嗜睡、颅内感染不能除外时,均应行腰穿脑脊液检查。

(四) 特殊检查

如上述检查不能作出病因诊断,可选择下列检查。

1. 眼底检查:新生儿先天性感染可表现视网膜脉络膜炎;广泛性视网膜下出血提示颅内出血;视乳头水肿提示颅内压增高、颅内占位性病变可能。

2. 硬脑膜下穿刺:对硬脑膜下出血、积液、积脓可作出肯定诊断,并可作涂片、培养明确病菌。

3. 脑电图(EEG):包括常规脑电图、动态脑电图和视频脑电图等,可以诊断癫痫,对其分型也有帮助。80%~90%的癫痫患儿经诱发试验和视频/动态脑电图检查可见癫痫波(棘波、尖波、棘慢波、尖慢波等)。

4. 头颅B超:适用于前囟未闭患儿,帮助诊断脑室内出血、脑积水等疾病。

5. 颅脑CT/MRI:帮助诊断颅内出血、各种占位性病变和脑发育畸形等,其中MRI较CT分辨率更高,尤其对颅内细小病变更为敏感。

【治疗】

(一)一般治疗

1. 确保患儿呼吸道通畅。防止误吸与窒息。防止舌咬伤及骨关节损伤。

2. 严重者常规给氧,以减少缺氧性脑损伤。

3. 保持安静,禁止一切不必要的刺激。

(二) 迅速控制惊厥发作

1. 地西泮:为首选药物。每次0.3~0.5mg/kg,5岁以下不超过5mg/次,5岁以上不超过10mg/次,静脉缓慢注射,即1~2mg/min(新生儿0.1~0.2mg/min),一般5min内生效,可维持

20～30min，必要时 15～20min 后重复 1 次，24h 内可用 2～4 次。急救时亦可直接地西泮灌肠，用法为 0.5～1mg/(kg·次)，6min 内可达高峰浓度。必要时地西泮溶于生理盐水或 5% 的葡萄糖中按 0.1～0.4mg/(kg·h) 速度静脉滴注维持。但本品不宜肌内注射。应用地西泮时要密切观察患儿呼吸，特别是合用苯巴比妥者。

2. 氯硝西泮：对惊厥性和非惊厥性癫痫持续状态均有较好疗效，作用较地西泮强 5～10 倍，维持时间可达数小时。用量一般为 0.02～0.08mg/(kg·次)，静脉缓慢注射，6h 以上可重复应用。副作用为嗜睡、肌张力低下、气道分泌物增多等。

3. 咪达唑仑：首次负荷量为 0.1～0.3mg/(kg·次)，缓慢静推，随后持续静脉滴注维持，一般从 1～6μg/(kg·min) 开始，最大量可至 8～9μg/(kg·min)，加量间隔时间不少于 15min；至有效量或最大量后维持 24～48h，以后可每 2h 减量一次并逐步停用。

4. 苯妥英钠：首次负荷量为 15～20mg/kg，一般先用 10～15mg/kg，如果不能控制，1h 后再用 5mg/kg，如果仍不能控制，1h 后还可用 5mg/kg，24h 总剂量一般不超过 25mg/kg，生理盐水稀释后静脉滴注，速度<1mg/(kg·min)，12h 后开始静脉维持 3～5mg/(kg·次)，1～2 次/日，口服维持量为 5～8mg/(kg·d)，分 2 次/日。苯妥英钠应避免肌内注射，且静脉注射速度不宜过快，否则会引起血压下降、心率减慢甚至心搏骤停，尽可能行心电监护。

5. 苯巴比妥：常用于新生儿和热性惊厥持续状态。首次负荷量为 15～20mg/kg，新生儿可至 30mg/kg，最大量为 1g，静脉滴注速度<1mg/(kg·min)，用药后 10～20min 起效，但血、脑浓度平衡需 1h 以上；12～24h 后开始维持量 3～5mg/(kg·d)，2 次/日。亦可肌内注射给药，5～10mg/(kg·次)，最大量不超过 0.2g/次。主要副作用为呼吸抑制。

6. 丙戊酸钠：用于 2 岁以上儿童癫痫持续状态的治疗。首次剂量为 15～20mg/kg，于 0.5h 内静脉注射，继以 1mg/(kg·h) 持续静脉滴注，维持 12～15 小时，总量为 20～30mg/kg。

7. 水合氯醛：6%水合氯醛40～60mg/(kg·次)，最大量1g/次，稀释保留灌肠或经胃管给予。

8. 利多卡因：一般药物无效时选用，对部分难治性癫痫持续状态起效迅速且安全，不抑制呼吸、不降低意识水平。首次剂量1～2mg/kg(或20mg)静脉缓慢注射，继之1～4mg/(kg·h)[新生儿2～6mg/(kg·h)]持续静脉滴注，也可1.5～3mg/kg灌肠。因药物作用快且持续时间短，剂量过高可致心律紊乱，须临床密切观察和心电监护。

9. 麻醉剂：如选用上述药物并给予充分剂量后仍无效、且癫痫持续状态达1小时以上，就应考虑全身麻醉治疗，但全麻有呼吸、循环抑制和药物麻痹的危险，应在ICU监护下进行，尚包括持续脑电图、脑功能监测，并作好气管插管、机械辅助通气治疗准备。常用药物如下：

(1) 硫喷妥钠：为快速作用的巴比妥类药物，总剂量为10～20mg/kg(最大不超过300mg)，配成2.5%溶液，初始剂量为4～6～8mg/kg缓慢静脉注射，速度为2～8mg/min，止惊后即不再静脉注射；无效者按2mg/min速度继续静脉滴注，止惊后停用。

(2) 若不能选用巴比妥类药物，可考虑选择其他麻醉镇痛药如异丙酚和芬太尼，前者剂量为0.5～1mg/(kg·次)静脉注射，继以3～6mg/(kg·h)静脉滴注；后者剂量为1～3μg/(kg·次)静脉注射，继以1～4μg/(kg·h)静脉滴注。

10. 无抗惊厥药物时，可先行针刺人中、合谷治疗，再行进一步药物治疗。

(三) 维持器官功能、防治并发症

监测生命体征，维持器官功能，积极控制体温，注意纠正低血糖、酸中毒和电解质紊乱，并特别注意防治脑水肿及颅内高压，可静脉注射甘露醇及呋塞米；糖皮质激素对炎症性、创伤性脑水肿效果较好，对缺血缺氧性脑病引起者效果差，应尽量避免使用，或仅短时应用。

(四) 病因和诱因治疗

积极查找病因和诱因，并进行相应治疗。如针对颅内感

染、电解质紊乱、低血糖、维生素 B_6 依赖症等进行病因治疗。防治各种感染与发热性疾病。防止过度疲劳、睡眠不足、情绪激动等诱因。

（五）预防反复发作治疗

如癫痫发作控制后，应根据癫痫和癫痫综合征类型给予长期、正规的抗癫痫药物治疗。

【注意事项】

1. 惊厥是儿科常见而重要的急症。惊厥持续时间越长，病死率和严重并发症发生率越高，如误吸与窒息、舌咬伤及骨关节损伤、缺氧性脑损伤（脑水肿、颅内高压）等。特别是呼吸机辅助通气情况下，容易发生痰堵、气管损伤出血和呼吸道继发感染，乃至威胁生命。

2. 惊厥病因复杂，需在控制惊厥发作后，进一步进行病因诊断与治疗。

3. 部分止惊药物易蓄积中毒，可致呼吸、循环抑制，甚至危及生命。应严密监测并备有辅助呼吸装置。

（刘铜林）

热性惊厥

热性惊厥（febrile seizure，FS）是小儿时期最常见的惊厥性疾病，也是儿科常见的急症。儿童期患病率为 3%～4%，首次发作年龄多于生后 6 个月至 3 岁间，平均 18～22 个月。绝大多数 6 岁后不再发作。男孩稍多于女孩。可有热性惊厥家庭史。国际抗癫痫联盟新近不主张把热性惊厥诊断为癫痫，认为其属于一种特殊综合征。

【诊断】

诊断热性惊厥要慎重，并非所有伴有发热的惊厥都是热性惊厥。根据患儿发病年龄，疾病史，临床表现特点及必要的辅助检查可进行诊断。

（一）临床表现

1. 热性惊厥多发生在热性疾病初期体温骤然升高时（38.5～40℃或更高），70%以上与上呼吸道感染有关，其他伴发于出疹性疾病、中耳炎、下呼吸道感染、消化道感染等疾病，但绝不包括颅内感染和各种颅脑病变引起的急性惊厥。

2. 一般热性惊厥具有以下特点：①多见于6个月～3岁小儿，6岁后罕见；②患儿体质较好，发作前后一般情况良好；③惊厥多发生在病初体温骤升时，常见于上感；④惊厥多为全身强直或阵挛性发作，少数为局灶性或一侧性发作，发作次数少、持续时间短、恢复快速、无任何神经系统异常表现、一般预后好；⑤发作期脑电图可见慢波活动增多或轻度不对称；⑥30%～50%患儿以后发热时亦易发生惊厥，一般到学龄期不再发作。

3. 热性惊厥分型：临床上分为两型

（1）单纯性热性惊厥（又称典型热性惊厥）：多数呈全身性强直—阵挛性发作。持续数秒至10分钟，可伴有发作后短暂嗜睡。在一次发热疾病过程中，大多只有1次、个别有2次发作。发作后患儿除原发疾病表现外，一切恢复如常，不留任何神经系统异常，预后好。约50%的患儿会在今后发热时再次或多次热性惊厥发作，大多数（3/4）的再次发作发生在首次发作后1年内。

（2）复杂性热性惊厥：少数热性惊厥呈不典型经过，称复杂性热性惊厥。其主要特征包括：①1次惊厥发作持续15分钟以上；②24小时内反复发作≥2次；③局灶性或不对称发作；④可反复频繁的发作，累计发作总数5次以上。

（3）单纯性热性惊厥与复杂性热性惊厥的主要区别见表19-1。

4. 若干因素使热性惊厥患儿发生癫痫的危险性增加。主要包括：①复杂性热性惊厥；②直系亲属中癫痫病史；③首次热性惊厥前已有神经系统发育延迟或异常体征；④起病年龄<6个月或>6岁。

表 19-1 单纯性与复杂性热性惊厥的鉴别要点

	单纯性热性惊厥	复杂性热性惊厥
发病率	在热性惊厥中约占80%	在热性惊厥中约占20%
惊厥发作形式	全身性发作	局灶性或不对称发作
惊厥持续时间	短暂发作,大多数在5~10分钟内	长时间发作,≥15分钟
惊厥发作次数	1次热程中仅有1~2次发作	24小时内反复多次发作
热性惊厥复发总次数	≤4次	≥5次

5. EEG在癫痫危险性的预测上价值尚无定论,故对单纯性热性惊厥,一般无需作EEG检查。但对复杂性热性惊厥患儿,若热退一周后有癫痫样脑电图改变,则可能提示癫痫发生的危险性。

【鉴别诊断】

参见前述小儿惊厥病因部分。

【治疗与预防】

1. 一般治疗:详见前述小儿惊厥治疗部分。

2. 止惊治疗:详见前述小儿惊厥治疗部分。

3. 对症治疗:高热者宜物理降温(25%~50%酒精擦浴;冷盐水灌肠;颈旁、腋下、腹股沟等大血管处置冰敷),同时行药物降温(可选用对乙酰氨基酚、布洛芬、双氯酚酸钠)。补充足够营养与液体。其余同癫痫持续状态治疗原则部分。

4. 原发疾病治疗。

5. 预防复发

防治各种感染与发热性疾病是治疗及预防热性惊厥发作的关键。

对单纯性热性惊厥,仅需及时进行止惊、对症治疗,并针对原发疾病进行防治。对有复发倾向者,可于发热开始即使用地西泮(安定)0.3mg/(kg·次),8 小时 1 次口服,随热程连用 2~3 天或直至体温正常为止。对于复杂性热性惊厥或总发作次数 5 次以上者,可考虑使用丙戊酸钠、苯巴比妥或新型抗癫痫药如左乙拉西坦口服维持(剂量与用法见表 13-2),总疗程 1~2 年。若转为癫痫者按癫痫处理。

【注意事项】

1. 诊断热性惊厥要慎重,并非所有伴有发热的惊厥都是热性惊厥。

2. 热性惊厥患儿需要定期随诊,其中约 5% 的患儿可转为无热惊厥或癫痫。

3. 热性惊厥患儿接种百白破、麻疹等疫苗和应用亚胺培南类抗生素、大剂量青霉素、氨茶碱、酮替芬、非那根、扑尔敏、麻黄素滴鼻药等药物时应慎重。

4. 其余注意事项参见前述小儿惊厥部分。

(刘铜林)

小儿心跳呼吸骤停与心肺复苏术

心跳呼吸骤停或称心肺骤停(cardiopulmonary arrest,CPA)是指患儿突然呼吸及循环功能停止。对心跳呼吸骤停者,应立即争分夺秒地进行心肺复苏。心肺复苏(cardiopulmonary resuscitation,CPR)是采用一组技术和方法,恢复已中断的呼吸与循环功能,使患儿生命得以维持。心跳呼吸骤停后首先导致机体严重缺氧与 CO_2 潴留,因脑细胞对缺氧最敏感而首先受损害,可迅速出现昏迷,心跳呼吸停止 3~5 分钟后即可导致脑细胞死亡,形成不可逆性脑损害,由此可见,心肺复苏已扩大为心、肺、脑复苏。

【诊断】

(一) 临床诊断依据

1. 突然昏迷,或伴有一过性抽搐。

2. 大动脉(颈动脉、股动脉)搏动消失,听诊心音消失或极缓慢心律。

3. 无呼吸或仅仅是喘息样呼吸。

4. 瞳孔散大和对光反射消失。

5. 面色苍白或青紫。

（二）心电图表现

小儿心搏骤停的心电图可表现为以下 3 种形式：心室颤动或无脉性室速、心室停搏（呈等电位线）、电机械分离（极缓慢心律）。

心跳呼吸骤停的诊断并不困难，一般在患儿突然昏迷、大动脉搏动消失、呼吸停止即可确立诊断，而不必反复触摸脉搏或听心音，以免延误抢救时机。

【心肺复苏程序】

（一）标准心肺复苏程序包括 3 个阶段或 3 个方面

基本生命支持，高级生命支持，复苏后的监护与处理。

1. 基本生命支持（basic life support，BLS）为心肺复苏的第一阶段。由在场人员立即对患儿进行现场急救（first aid），是心肺复苏的最关键部分，以保证患儿心、脑等重要生命器官的血液灌注及氧供应，为进一步抢救争取时间，对其最终恢复非常重要。不需特殊设备，多徒手进行，任何一个受过训练的医务人员或非医务人员都可以进行基本生命支持。包括一系列支持或恢复心跳呼吸停止患儿的有效通气或循环功能的基本技能，如开放气道（A）、人工呼吸（B）、人工循环（C），即心肺复苏基本生命支持的 ABC 程序。目前更倾向于 CAB 程序，即小儿心跳呼吸停止后，首先建立人工循环，即进行胸外心脏按压；再开放气道；再建立人工呼吸。因 C-A-B 方法更简单易行，节省时间，希望可提高旁观者实施心肺复苏的概率（因为胸外按压几乎可以立即开始，而摆好头部位置并尽可能密封以进行口对口或气囊面罩人工呼吸的过程则需要一定时间）。在理论上，新程序只会导致人工呼吸延误大约 18 秒（进行 30 次按压需要的时间）或更短（如果有 2 名施救者）。对于小儿而言，保持呼吸道通畅也是非常重要的，若有多人进行复苏应同时 A 和 B，效果更好。BLS 成功的标志是自主循环恢复。详见图 19-1。

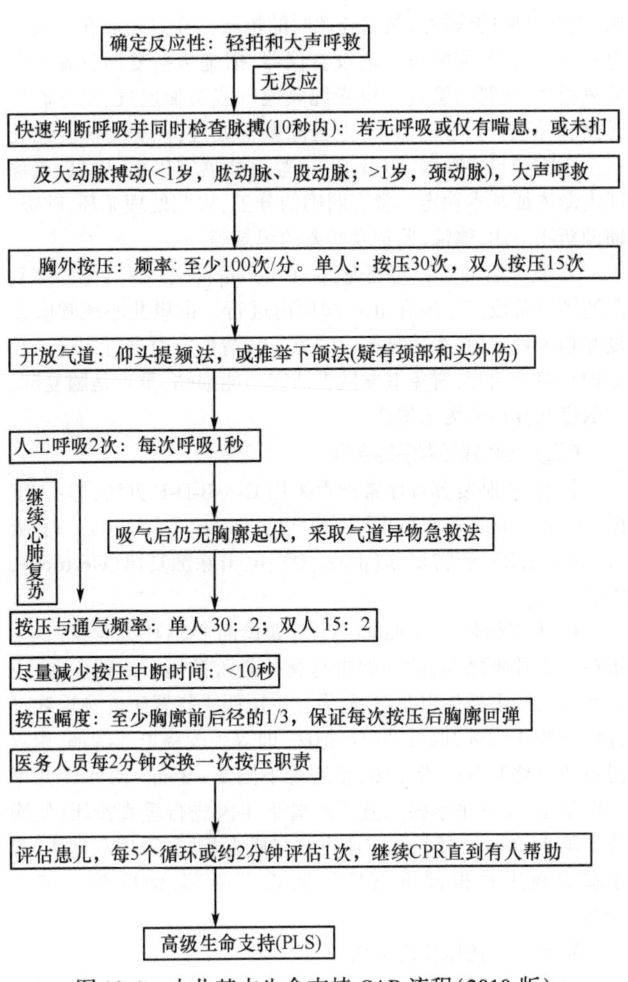

图 19-1　小儿基本生命支持 CAB 流程(2010 版)

2. 高级生命支持(advanced life support, ALS)：为心肺复苏的第二阶段。当心跳呼吸停止或怀疑停止时，除给予基本生命支持外，还应迅速将患儿转送至能给予高级生命支持的医疗机构，由有经验的医护人员参与此时的抢救工作。一般在医院或急救车上进行，需配备一定设备仪器，措施包括复苏皮囊面罩纯氧通气、气管插管复苏皮囊纯氧通气或机械通气、建立静脉通路、输液给药、心电监护、电击除颤等处理，以努力恢复患儿自主心跳和自主呼吸，以及心、脑等重要器官供血、供氧，以保证生命体征基本稳定。常有明确的分工，协调处理循环、呼吸、辅助药物应用、输液、监护及必要的记录等。

3. 复苏后的监护与处理（post life support，PLS）：为心肺复苏的第三阶段。一般在 ICU 病房内进行。指患儿心跳呼吸恢复并趋于稳定后，为使复苏后的患儿病情稳定而进行的进一步监护与综合治疗，避免继发性多器官功能损伤，重点是脑复苏，争取患儿存活而无脑损伤。

（二）心肺复苏程序的实施

目前，心肺复苏程序常推荐采用 C-A-B-D-E 方法，即：人工循环（circulation，C）、开放气道（airway，A）、人工呼吸（breathing，B）、药物复苏（drugs，D）、电击除颤复律（electricity，E）。

1. 人工循环（circulation，C）：如诊断心跳呼吸停止，现主张在人工呼吸之前，就立即进行胸外心脏按压。对新生儿、小婴儿可用一手托住患儿背部，另一手用两手指置于乳头连线下方水平按压胸骨；也可采用环抱法，即双手围绕患儿胸部，用双拇指或重叠的双拇指按压，使胸骨下陷 2 ~ 3cm。对年幼儿可用单掌法，将一手掌根部置于胸骨下半段进行垂直按压，使胸骨下陷 4 ~ 5cm。年长儿按压方法与成人相同，采用双掌法，双手掌重叠用掌根部垂直按压胸骨下半部，使胸骨下陷至少 5cm。

胸外心脏按压注意事项：

（1）患儿必须仰卧在硬的平面上，绝不应仰卧于沙发或弹簧床上。

（2）按压部位：一般胸骨中下 1/3 处。婴儿：乳头连线下方胸骨；儿童：1/2 胸骨下方；成人：胸骨下半部。不能按压胸骨下端剑突突出部位，易引起胸骨骨折或肋骨骨折。

(3) 肘关节伸直,上肢呈一直线,双肩正对双手,保证每次按压的方向与胸骨垂直。

(4) 不改变按压部位、松弛时手不离按压部位,不作冲击或猛式按压。按压用力过猛可能导致肋骨骨折以及肺、肝、胃破裂等。

(5) 平稳按压,下压与放松时间相等。尽可能不停顿。

(6) 如有 2 人以上救护人员,应每 2 分钟进行人员交替按压(5 秒)。

2010 年 CPR 指南继续强调高质量心肺复苏,要求包括:

(1) 用力压:胸骨下陷深度至少为胸部前后径的 1/3(婴儿约为 4cm,儿童约为 5cm,成人至少 5cm)。

(2) 快速压:按压频率至少 100 次/分,新生儿 120 次/分。

(3) 每次按压后让胸壁完全弹回、充分复原。

(4) 尽量减少按压中断的频率和时间。

(5) 应避免过度通气。

(6) 胸外按压与人工呼吸比例:新生儿复苏:3∶1(即 3 次按压完毕后接着进行 1 次人工呼吸);年幼儿单人复苏:30∶2;年幼儿双人复苏:15∶2;年长儿童及成人复苏均为:30∶2;气管插管后复苏:继续心脏按压频率为:100 次/分,通气频率:8～10 次/分,每 6～8 秒通气 1 次,与胸外按压不同步,每次送气时间 1 秒,应有明显胸廓起伏。

目前主张,每 2 分钟评估 1 次(约 5 个 CPR 循环 1 次),迅速检查患儿脉搏、心率、呼吸、瞳孔等情况,以判断是否有效。

2. 开放气道(airway, A)

(1) 病人体位:平卧硬板床,稍微伸展颈部,头呈后仰位,使气道平直,避免舌根后坠压迫咽后壁阻塞气道。

(2) 方法:①仰头提颏法:一只手放在患者前额用手掌把额头用力向后推,使头部向后仰,另一只手的手指放在下颏骨处,向上抬颏,勿用力压迫下颏部软组织和不要让嘴闭上,否则有可能造成气道梗阻,避免用拇指抬下颏。②推举下颌法(疑有颈部和头外伤时):把手放置在患者头部两侧,肘部支撑在患者所躺的平面上,握紧下颌角,用力向上牵拉下颌;如患者紧闭双唇,可用拇指把口唇分开;如果需要进行口对口呼吸,则将下颌持续上托。

(3) 清除患儿口、咽、鼻分泌物、呕吐物及异物。

3. 人工呼吸(breathing,B):若患儿仍无自主呼吸,开放气道后,立即进行人工呼吸。

(1) 口对口(鼻)人工呼吸:适用于现场急救。使患儿平卧,肩背部稍垫高,头后仰,保持气道开放位。抢救者站于患儿一侧,一手将患儿下颌向前上方托起,使下颌尖、耳垂的连线与地面呈垂直状态(如为小婴儿,将手置于患儿颈后,使头略后仰即可),另一手的拇指、示指捏紧患儿鼻孔,吸一口气,用口唇把患者的口罩住,要用力均匀,缓慢吹气,直到患儿胸部抬起。停止吹气,放松鼻孔,患儿胸廓及肺的弹性能将气体自然排出。牙关紧闭者,可用手捏住其口腔采用口对鼻孔吹气。重复上述步骤。每次吹气时间 1 秒,吹气与排气时间之比为 1∶2,呼吸频率维持在年幼儿 30～40 次/分,年长儿童 12～20 次/分(3～5 秒 1 次)。避免用力过猛或吹入气量过大,以免肺泡破裂。

(2) 复苏皮囊面罩纯氧通气:将连接于复苏皮囊的面罩覆盖于患儿的口鼻(露出眼睛),使面罩和面部紧密接触,保证将空气密闭在面部。自膨胀皮囊递送的氧浓度为 30%～40%,带有贮氧装置的皮囊可以提供 60%～95% 浓度氧气。皮囊常配有压力限制活瓣装置,压力水平在 35～40cmH_2O。呼吸频率维持在婴幼儿 30～40 次/分,年长儿童 18～20 次/分。缓慢加压通气,每次送气时间 1 秒,观察胸廓起伏,加压通气时若胸廓抬起不明显应考虑是否存在气道梗阻,如异物未排出等。在通气过程中要防止胃胀气和胃食管反流,避免过高的吸气峰压和送气容量。

(3) 气管插管皮囊纯氧通气或机械通气:详见第二十章小儿气管插管与小儿机械通气部分。

4. 药物复苏(drugs, D)

(1) 建立和维持输注通道:静脉通(IV)道是给药和补充液体最重要的途径,应尽快建立。在心肺复苏静脉穿刺困难时,可建立骨髓通道(IO),适用于任何年龄患儿,快速、安全、有效。

穿刺部位为胫骨粗隆内下方1～1.5cm，垂直或呈60°角刺入胫骨，成功则有空陷感，回抽有骨髓。静脉通道或骨髓通道建立前，还可经气管导管途径(ET)给予脂溶性药物，如肾上腺素、阿托品、利多卡因和纳洛酮，非脂溶性药物(如碳酸氢钠和钙)不能用此途径，药物的最佳剂量不明，肾上腺素为静脉内剂量的10倍，其他药物应比静脉剂量高2～3倍，给药时不应中断CPR，给药后一分钟内实施CPR可帮，助药物循环。经静脉通道和骨髓通路给药优于气管导管内给药，而骨髓通路=血管通路。不推荐心内注射。

(2) 复苏时常用药物

1) 肾上腺素：静脉注射或骨髓内给药(IV/IO)，一般常用1∶10 000肾上腺素，首次0.1ml/kg(0.01mg/kg)，以后剂量可与首剂相同；也可气管内给药(ET)，剂量为1∶1000肾上腺素0.1ml/kg(0.1mg/kg)。无效时可间隔3～5分钟重复给药一次，一般2～3次，或0.1～1μg/(kg·min)持续静脉输入，心跳恢复后减量。不推荐大剂量肾上腺素用法，最大单次剂量：IV/IO 1mg；ET：2.5mg。肾上腺素不能与碱性液在同一管道输注。药物不能渗出，易致局部皮肤坏死、溃疡。

2) 碳酸氢钠：目前对于心肺复苏来讲，碳酸氢钠不是第一线药物。迅速建立有效的通气和恢复全身灌注是处理酸中毒和低氧血症的基本措施。轻、中度酸中毒，特别是有通气不足存在时，不宜使用碳酸氢钠。改善通气和循环后，轻、中度酸中毒一般可自行纠正。只有在进行有效的通气给氧、给予肾上腺素和胸外按压，心跳仍未恢复者，可考虑使用碳酸氢钠，但不宜过量。首次用5%碳酸氢钠2ml/kg(1mmol/kg)，其后每持续10分钟每次1ml/kg(0.5mmol/kg)给予，或根据血气分析结果来调整用量，维持pH 7.2～7.25即可。

3) 阿托品：适应证为心动过缓、房室传导阻滞伴室率缓慢及抗胆碱酯酶类药物中毒。不再建议在治疗无脉性心电活动(PEA)/心跳停止时常规性地使用阿托品。每次0.01～0.02mg/kg，IV/IO；0.04～0.06mg/(kg·次)，ET。间隔5分钟可重复使用。最大单次剂量：儿童0.5mg，青少年1mg。最大总量:儿童 1.0mg,青少年 2.0mg,成人 3.0mg。

4) 腺苷:是一种内源性核苷,它可暂时性阻断通过房室结组织的传导以打断折返。半衰期短(小于 10 秒),比较安全。为有症状的室上性心动过速治疗的首选药物。而且在未分化的、规则的、单型性、宽 QRS 波群心动过速的早期处理中,对于治疗和诊断都有帮助。首剂 0.1mg/kg(最多 6mg)快速静脉注射(小于 10 秒)。重复:0.2mg/kg (最多 12mg)。在连续心电图监护下用药。必须注意,腺苷不得用于非规则宽 QRS 波群心动过速,因为它会导致心律变成心室颤动。

5) 利多卡因:复发性室性心动过速、心室颤动或显著性的异位节律(频发室性早搏)。首剂 1mg/kg 加 5% 葡萄糖 10ml 缓慢静脉注射,可 5~10min 后重复给药,总量<5mg/kg。也可在首剂给药后,以 20~50μg/(kg·min)静脉滴注维持。心输出量低或肝、肾功能衰竭时发生毒性反应的危险性增加,包括引起心肌、循环系统的抑制和中枢神经系统的症状。此时剂量可减少到 20 μg/(kg·min)。

6) 胺碘酮:适用于各种室上性或室性心律失常。首剂 5mg/kg IV/IO, 重复达 15mg/kg,最大剂量 300mg。监测心电图和血压,心室颤动和无脉性室速时可快速负荷,出现灌注心率时给药要慢(20~60 分钟)。

7) 葡萄糖:高血糖和低血糖均可产生脑损伤,因此对心肺复苏的危重儿都应床旁监测血糖浓度。CPR 后伴高血糖的病人预后极差,多为应激性、一过性高血糖。高糖性高渗血症可致脑损伤,乳酸增多可加重组织酸中毒。因此 CPR 期间宜用无糖液,快速大量输注葡萄糖对病人是不利的。但儿童的糖原储备有限,当发生心肺功能障碍时将很快被消耗殆尽,导致低血糖,也可产生脑损伤。若有低血糖应立即给予葡萄糖。剂量按 0.5~1g/kg,IV/IO。新生儿,10% Glucose5~10ml/kg;婴儿、儿童,25% Glucose 2~4ml/kg;年长儿,50% Glucose 1~2ml/kg。

8) 钙剂:有低钙血症、高钾血症、高镁血症以及钙通道阻滞剂中毒时可考虑使用,已用洋地黄者慎用。对于心脏骤停常规性地给予钙剂并没有好处, 反而可能有害,不建议作为复苏常规用药。

常用 10% 葡萄糖酸钙每次 1～2ml/kg 或 10% 氯化钙 0.2ml/kg(即 20mg/kg)。缓慢给药,防止心动过缓。

9) 纳洛酮:用于阿片类药物过量。常用剂量 0.1mg/kg, IV/IO/ET。必要时可重复给药,最大剂量不大于 2mg。

10) 其他药物:酌情使用,如其他血管活性药、糖皮质激素、甘露醇、利尿剂等。复苏期间,特别是外伤性低血容量休克、脱水或脓毒性休克的患儿,还需要扩容,按 20ml/kg 输入等张晶体液,如生理盐水。外伤伴明显失血的患儿需要输血治疗。

5. 电击除颤复律(electricity,E):小儿出现心室颤动或无脉性室速、心室停搏(呈等电位线)、电机械分离(极缓慢心率)时,应尽早电击除颤复律,因为不适当的 CPR 可能会拖延时间,导致除颤机会丧失,降低 CPR 成功率。1 岁以上幼儿和儿童推荐使用自动体外除颤(AED);对于 1 岁以下婴儿使用 AED 的安全性的支持证据仍然有限,应首选使用手动除颤器进行除颤;如果没有手动除颤器,则优先使用装有儿科剂量衰减器的 AED;如果二者都没有,可以使用不带儿科剂量衰减器的 AED。

除颤程序:强调每一次除颤后,立即行新一轮 CPR(尽早),5 个循环(约 2 分钟),无需先检查心跳与脉搏,因为除颤浪费时间,导致胸外有效按压中断,然后再进行评估。

电极板位置:根据手柄上的标识,一电极板贴于胸骨右缘第 2 肋间(心底部,右锁骨下),另一电极板置于左腋中线第 5 肋间(心尖部)。

剂量:首次 2J/kg,若无效,需进行第二、三次,剂量为 4J/kg 或更大(不超过 10J/kg 或成人剂量)。除颤无效时,要注意纠正酸中毒、低氧血症。电击复律后,加用利多卡因,防止复发。

【复苏后监护与处理】

小儿心跳呼吸恢复,并不意味着心肺复苏成功,小儿脑复苏是小儿心肺复苏所要达到的最终目的,只有脑功能得到完全恢复,才能认为是心肺复苏成功。要加强复苏后的支持治疗,避免继发性多脏器功能损伤。

1. 加强重症监护,做好抢救记录。

2. 神经系统功能支持:要加强脑功能的保护:①不常规使用过度通气。②低温脑保护。对复苏后仍处于昏迷状态者,可将体温降低至 32～34℃,并维持 12～24h,以降低脑代谢,有利于脑功能恢复。③监测体温、控制高温,在发热时给予退热药和物理降温治疗。④积极治疗惊厥发作,防治脑水肿和降低颅内压。⑤应用促进脑细胞恢复药物。

3. 呼吸系统功能支持:监测血氧浓度;继续供氧、机械通气;定期吸痰及保持呼吸道通畅;防治肺部感染。

4. 心血管系统功能支持:监测心率、心律、血压。改善心功能及维持有效血循环:①在补充血容量的基础上选用多巴酚丁胺和多巴胺,以增强心肌收缩力,加快心率,增加心脏排血量,从而改善组织器官的血液供应,并维持血压在正常范围。②采用山莨菪碱(654-2)以改善微循环。③纠正心律失常。

5. 泌尿系统功能支持:补液及维持有效血循环以减少肾损害;避免肾毒性药物,并根据肾功能调整经肾排泄的药物剂量。

6. 纠正代谢紊乱:在心脏骤停时及以后,应注意监测血糖水平,及时治疗高血糖或低血糖。

7. 维持水、电解质、渗透压与酸碱平衡。

8. 积极治疗原发疾病。在抢救过程中,应积极寻找并治疗引起心跳呼吸骤停的可逆性病因。

【注意事项】

1. 心跳呼吸停止的时间直接影响脑复苏的成功率。心跳停止 10～15 秒,可引起脑缺氧晕厥;>15 秒,可发生抽搐;30～40 秒呼吸停止,瞳孔扩大;3～5 分,严重脑损害;>10 分,无成活希望。因此,最佳抢救时机是最初的 1～4 分钟,并应及早实施脑复苏。小儿心跳呼吸骤停心肺复苏后,存活者中约 30% 留下永久性中枢神经系统伤残。脑功能可能无法恢复,成为“植物人”,或复苏失败,出现死亡。

2. 终止心肺复苏问题:我国目前尚无脑死亡和生物死亡的统一标准。对出现以下情况之一并经家属同意后,可考虑终止心肺复苏,宣布死亡:①心肺复苏前心跳呼吸停止 15 分钟以上;②心肺复苏 30 分钟以上,心跳呼吸仍未恢复;③已知为终末期疾病。

3. 脂溶性药物可经气管内途径给予,如肾上腺素、阿托品、利多卡因和纳洛酮,非脂溶性药物(如碳酸氢钠和钙剂)可致严重肺损伤,不能经气管内给药。

4. 儿茶酚胺类药物不能与碳酸氢钠混合,因碱性溶液可灭活此类药物。

5. 在心肺复苏过程中,要做好各种抢救记录。

6. 在心肺复苏过程中,要随时与家长进行病情沟通,避免发生医疗纠纷。

(刘铜林)

小儿急性呼吸衰竭

急性呼吸衰竭(acute respiratory failure,ARF)指由于呼吸中枢和(或)呼吸器官的原发或继发病变引起的急性通气和(或)换气功能障碍,导致缺氧和二氧化碳潴留以及一系列代谢紊乱的临床综合征,基本特征是通气和氧合不足。急性呼吸衰竭为小儿常见的急症之一,亦是小儿死亡的常见原因。

低氧性呼吸衰竭(hypoxemic respiratory failure)即Ⅰ型呼吸衰竭:指在排除发绀性心脏病的前提下,患儿在吸入氧浓度(FiO_2)>60% 时,PaO_2<60mmHg(或伴 SaO_2<85%),$PaCO_2$ 正常或降低。多因肺实质病变引起,主要为换气功能不足。

高碳酸血症性呼吸衰竭(hypercapnia respiratory failure)即Ⅱ型呼吸衰竭:指在排除发绀性心脏病的前提下,患儿在吸入氧浓度(FiO_2)>60% 时,PaO_2<60mmHg,且 $PaCO_2$>50mmHg。多因呼吸动力不足、呼吸肌疲劳或气道梗阻所致,主要为肺泡通气功能不足。

【病因】

1. 严重呼吸系统疾病:各种重症肺炎,重症毛细支气管炎,哮喘持续状态,肺出血,急性呼吸窘迫综合征,气管异物,急性喉梗阻,气胸,大量胸腔积液,广泛性肺不张,肺水肿,刺激性气体吸入等。

2. 中枢神经系统疾病:中枢神经系统感染(脑炎、脑膜炎),癫痫持续状态,颅脑损伤,颅内出血,脑水肿,脑缺氧等。

3. 严重中毒:毒物和药物等所致的呼吸抑制,如有机磷中毒,一氧化碳中毒,镇静镇痛药物过量(吗啡、鲁米那、氯丙嗪、麻醉剂)等。

4. 神经肌肉病变:急性炎症性脱髓鞘性多神经根病(吉兰-巴雷综合征),脊髓灰质炎,重症肌无力,重症皮肌炎,进行性脊髓性肌营养不良等。

5. 其他疾病:严重低钾麻痹等。

【诊断】

(一) 有原发病因存在

(二) 临床表现

1. 原发疾病的相应症状和体征。

2. 呼吸窘迫或呼吸困难:常伴面色青紫或灰白,二氧化碳潴留可致面色潮红。

(1) 周围性呼吸衰竭时以呼吸窘迫和呼吸困难为主,表现为呼吸费力、鼻扇、三凹征、点头样呼吸等;或呼吸浅速、呼吸减慢、呼吸无力、呼吸音消失、喘息,尤其是精神委靡时。呼气性呻吟是婴幼儿呼吸衰竭的另一临床征象。

(2) 中枢性呼吸衰竭表现为呼吸节律不齐,早期为潮式呼吸,晚期出现抽泣样呼吸、叹息样呼吸、呼吸暂停等。

3. 器官功能异常:缺氧、高碳酸血症和器官功能损害形成的病理生理恶性循环,以及炎性介质、细胞因子的网络反应,可导致多脏器功能不全或死亡。①神经系统:烦躁不安,意识障碍,昏迷,惊厥等。②循环系统:早期心率增快、血压上升,后期心率减慢、血压下降,心音低钝,严重时心律失常等。③消化系统:黄疸,消化道出血,肝功能受损等。④泌尿系统:少尿、无尿,肾功能受损等。

（三）辅助检查

1. 动脉血气分析：为诊断依据，并为主要监测指标。低氧性呼衰或Ⅰ型呼衰：$PaO_2<60mmHg$，$PaCO_2$ 正常或降低。高碳酸血症性呼衰或Ⅱ型呼衰：$PaO_2<60mmHg$ $PaCO_2>50mmHg$。

2. 其他：肝、肾功能，血电解质测定，影像学检查等。

【治疗】

1. 病因治疗：积极治疗原发疾病，消除病因。

2. 气道管理：保持呼吸道通畅，应用支气管解痉剂和去痰剂，超声雾化吸入，翻身、拍背，吸痰及清除呼吸道分泌物等。必要时行气管插管。

3. 氧疗与呼吸支持

（1）鼻导管给氧：氧流量婴幼儿 0.5～1L/min，儿童 1～2L/min。

（2）面罩给氧：为防止二氧化碳在面罩内积蓄，氧流量应足够大，婴幼儿 2～5L/min，儿童 6～8L/min。

（3）持续气道正压送气（CPAP）：CPAP 给氧除新生儿外其他年龄患儿也可使用。一般用鼻塞 CPAP（NCPAP），开始压力 2～$5cmH_2O$，每次调高 1～$2cmH_2O$，一般不超过 10～$12cmH_2O$。压力过高可阻碍静脉血回流至心脏。对肺顺应性较差患儿，因气道压力仅部分能传至胸膜腔，可试用较高的压力。CPAP 治疗增加呼气阻力，有引起 $PaCO_2$ 升高的不良反应。

（4）机械通气：机械通气是治疗呼吸衰竭的主要手段。多用常频机械通气，也可根据病情选用高频通气。详见第二十章小儿机械通气部分。

（5）特殊呼吸支持：①肺表面活性物质：100mg/（kg · 次），气道给药，酌情重复。②一氧化氮（NO）吸入：NO 吸入可选择性扩张肺血管。浓度通常在 5～40ppm 范围内调节，开始应用多在 20ppm 左右，不宜超过 40ppm。NO 吸入特点是吸入后数分钟之内即可降低肺动脉压，停用后作用迅速消失，为防止反跳，NO 不能突然停用。

4. 药物治疗：①糖皮质激素：可减少炎症渗出，缓解支气管痉挛改善通气，降低脑血管通透性及减轻脑水肿。一般地塞米松0.3～0.5mg/(kg·d)，疗程3～5天。②洋地黄类强心剂：并发心力衰竭时用。心肌缺氧时，洋地黄易产生毒性反应，用量宜偏小。③利尿剂及脱水剂：心力衰竭或肾功能不全时，可选用快速利尿剂如呋塞米（速尿）1mg/(kg·次)，静脉推注，必要时可重复使用。脑水肿时用20%甘露醇0.5～1g/(kg·次)，每6～8h一次。

5. 纠正水、电解质紊乱和酸碱失衡：液体入量一般60～80ml/(kg·d)；有腹泻、发热等情况时，可酌情加量；有脑水肿时，液量应减至30～60ml/(kg·d)。呼吸衰竭常伴呼吸性酸中毒或混合性酸中毒，纠正方法主要是改善通气，适当应用5%碳酸氢钠，1～2ml/(kg·次)。电解质紊乱常见高钾、低钾、低氯、低钠，应根据血液生化检查结果，并及时补充纠正。

6. 心电监护、SPO_2 监测及动态动脉血气分析。

【注意事项】

1. 保持呼吸道通畅，给予适当的氧疗与呼吸支持是治疗呼吸衰竭的关键。

2. 纠正酸中毒应首先以改善通气为主，然后再酌情慎用碱性液体。

3. 随着呼吸机的普遍应用，呼吸兴奋剂已较少使用。肺部病变严重，呼吸肌疲劳，气道阻塞或分泌物潴留时，呼吸兴奋剂效果欠佳。心搏骤停所致呼吸抑制，呼吸兴奋剂可加重脑缺氧。此外，呼吸兴奋剂作用时间短，剂量过大可引起惊厥等。

4. 吸入高浓度氧可引起氧中毒，时间越长发生机会越大，尤其在新生儿，因此需严密监测血气分析，适时调整吸入氧浓度。

（刘铜林）

小儿急性肺损伤和急性呼吸窘迫综合征

急性肺损伤（acute lung injury, ALI）和急性呼吸窘迫综合征（acute respiratory distress sydrome, ARDS）是由心源性以外的

各种肺内、肺外因素导致的急性弥漫性肺泡损伤，肺泡-毛细血管通透性增加，且不能用左心房或肺动脉压增高解释，临床上表现为急性、进行性、缺氧性严重呼吸衰竭，以呼吸窘迫、顽固性低氧血症和非心源性肺水肿为特征的临床综合征。ARDS 晚期多诱发或合并多器官功能不全综合征（MODS）。ALI 和 ARDS 具有性质相同而程度不同的病理生理改变，作为连续的过程，其早期阶段为急性肺损伤（ALI），严重的 ALI 或 ALI 最严重阶段被定义为 ARDS。病情凶险，预后恶劣，病死率高达 50%～60%。

【ALI/ARDS 的病因】

多种因素可引起 ALI/ARDS，1994 年欧美联席会议（APCC）按照对肺的损伤方式不同，分为直接损伤肺和间接损伤肺两大类（见表 19-2）。

表 19-2　ALI/ARDS 的病因分类

直接原因	间接原因
肺部感染（细菌，病毒，肺囊虫）	败血症或脓毒症
吸入有害气体（NO_2，Cl_2，SO_2，光气，烟雾，氧中毒）	休克
	创伤（多发创伤、骨折、烧伤、头部创伤）
误吸（胃内容物，淹溺，碳氢化合物）	
肺栓塞（空气，脂肪，羊水）	血液疾病（DIC、大量输血）
肺挫伤	药物过量
放射性肺炎	代谢性疾病（糖尿病酮症酸中毒、尿毒症、胰腺炎）
	体外循环
	血液透析
	心律转复后

【ALI/ARDS 的诊断】

（一）临床表现

1. 原发疾病表现。

2. 症状

（1）呼吸窘迫症状：呼吸增快，呼吸费力，吸气三凹。

（2）缺氧症状：心率增快，烦躁、唇、指、趾端发绀，缺氧症状不因常规吸氧治疗而明显好转。

3. 体征 早期除缺氧表现外，肺部体征不明显，肺部多无啰音，随着病情的发展，肺部可听见少数细啰音，并可逐渐增多。

4. 实验室检查

（1）血气分析：PaO_2<60mmHg，$PaCO_2$ 早期下降，终末期可升高。

（2）PaO_2/FiO_2<300mmHg。

（3）A-aDO_2：吸空气时，>50mmHg（正常 10～20mmHg）。吸纯氧时，>100mmHg（正常 25～75mmHg）。

（4）Qs/Qt（生理分流占心排血量百分比）：可达 10% 以上（正常<5%）

5. X 线胸片：非特异性，早期可正常，肺水肿后出现两肺弥漫性浸润影，表现为肺纹理增多，点片状阴影，并迅速出现斑片状阴影，可融合为毛玻璃样，最后形成白肺，并可见支气管充气征。

（二）诊断标准

1. 1994 年 AECC 标准

（1）急性起病；

（2）胸片示两肺浸润影；

（3）肺动脉楔压（PAWP）≤18mmHg，或临床上无左心房压增高（无左心衰竭）的证据；

（4）PaO_2/FiO_2≤300mmHg（不考虑 PEEP 水平）时考虑 ALI；PaO_2/FiO_2≤200mmHg（不考虑 PEEP 水平）时考虑 ARDS。

几点补充说明：

（1）急性起病，指原发病出现与 ALI/ARDS 出现之间的间期不超过 7 天；

（2）第二条与第四条标准须在同一个 24 小时内同步出现；

（3）两肺浸润影，意指肺水肿、轻度及小叶性浸润影均可考虑。但不包括胸膜渗出、增厚，肺团块或结节影、小叶肺不张及边缘清楚的亚节段性肺不张、胸外浸润影及皮下气肿等。

2. 2012 年 ARDS 柏林新标准

(1) 起病时间:起病一周以内具有明确的危险因素或在一周以内出现新的/突然加重的呼吸系统症状;

(2) 胸片 X 线片:两肺透亮度减低影,不能用渗出、小叶肺不张或结节影来解释;

(3) 肺水肿原因:呼吸衰竭不能完全用心力衰竭或液体负荷过重解释,如无相关危险因素,需行客观检查(如多普勒超声心动图)以排除静水压增高型肺水肿;

(4) 低氧血症:

轻度:在 PEEP/CPAP≥5cmH$_2$O 时,PaO$_2$/FiO$_2$≤300mmHg,>200mmHg;

中度:在 PEEP≥5cmH$_2$O 时,PaO$_2$/FiO$_2$≤200mmHg,>100mmHg;

重度:在 PEEP≥10cmH$_2$O 时,PaO$_2$/FiO$_2$≤100mmHg。

【ALI/ARDS 的鉴别诊断】

1. 心源性肺水肺见表 19-3。

表 19-3　心源性肺水肿与 ARDS 的鉴别

	心源性肺水肿	ARDS
病史	多有心脏病史	严重感染、创伤、休克、胰腺炎等
病理基础	左心功能不全所致压力性肺水肿	肺泡毛细血管膜损伤所致通透性肺水肿
发病	急剧,端坐呼吸	较急,能平卧
咳痰	大量粉红色泡沫样痰	早期痰少,合并感染或晚期痰较多
体征	心脏病体征,大量湿啰音	多无心脏体征,湿啰音较少
X 线胸片	心脏扩大,肺上叶血管扩张,蝴蝶形阴影自肺向周围扩展,支气管充气征少见	心脏及肺门不大,双肺浸润影,支气管充气征常见

续表

	心源性肺水肿	ARDS
肺水肿液	蛋白含量低	蛋白含量高
肺水肿液蛋白/血浆蛋白比	>0.7	<0.5
肺动脉楔压	明显增高	多正常
治疗反应	对强心、利尿、血管扩张剂反应好	反应差

2. 单纯的肺部严重感染与肺部感染合并 ARDS 的鉴别

（1）单纯的肺部感染时缺氧表现与肺部体征一致；而合并 ARDS 时缺氧表现与肺部体征不平行，缺氧程度更为严重。

（2）单纯的肺部感染通过提高吸氧浓度和改善通气有可能减轻低氧血症；而肺部感受染合并 ARDS 时，在保证通气的情况下，除非给予 PEEP/CPAP，低氧血症很难纠正。

（3）肺部感染在改善通气的情况下，$FiO_2>0.6$ 时，$PaO_2<60mmHg$，或 $PaO_2/FiO_2<200mmHg$ 时，可诊断合并 ARDS。

（4）X 线检查：当合并 ARDS 时，在原发肺部感染的肺部阴影外，还可出现 ARDS 的 X 线改变，如两肺弥漫性浸润影，甚至白肺，并可见支气管充气征。

【ALI/ARDS 的治疗】

（一）积极治疗原发疾病

控制原发病，尽快消除引起 ALI/ARDS 的病因，是预防和治疗 ALI/ARDS 的必要措施。

（二）机械通气

1. 肺保护性机械通气：机械通气是急性呼吸窘迫综合征关键性支持治疗措施之一。但由于 ARDS 患者大量肺泡塌陷，肺容积明显减少，因此常规或大潮气量通气易导致肺泡过度膨胀和气道平台压过高，导致机械通气相关性肺损伤（VILI）。肺保护性机械通气策略主要有：①小潮气量通气（6～8ml/kg）；②限制气道平台压（不超过 $30cmH_2O$）；③允许性高碳酸血症低潮气量通气。

2. 肺开放:肺开放策略是 ARDS 现代治疗的一部分,主要内容包括重新开放无通气功能肺泡,并使通气肺泡和再开放肺泡及相连的气道保持开放。充分复张塌陷肺泡是纠正低氧血症和保证 PEEP 效应的重要手段。为限制气道平台压而被迫采取的小潮气量通气往往不利于 ARDS 塌陷肺泡的膨胀,而 PEEP 维持肺复张的效应依赖于吸气期肺泡的膨胀程度。目前临床常用的肺复张手法包括控制性肺膨胀、PEEP 递增法及压力控制法(PCV)。

3. 最佳呼吸末正压(PEEP):PEEP 可增加功能残气量,改善通气/血流比值,减少肺内分流,从而改善氧合和肺顺应性;可减少肺泡周期性塌陷和复张产生的剪切力,防治 VALI 的危险;通过呼气末肺泡内正压的支撑作用,防止肺泡塌陷,因此,ARDS 应采用能防止肺泡塌陷的最低 PEEP。对 ARDS 最佳 PEEP 的选择目前仍存在争议。ARDS 时 PEEP 可高达 10~15cmH_2O,但最好<15cmH_2O。

4. 俯卧位通气:仰卧位时,背侧肺大部分无通气功能,功能性肺泡多分布于腹侧,气体分布不均衡。而俯卧位时,可使心脏重力压迫部位从背侧肺区改为胸骨和前肋,因而减少了肺膨胀不全的发生;同时肺顺应性增加,功能残气量增加、血流与通气重新分配,因而减轻了 ARDS 时通气与血流之间的失衡;还可促进分泌物的清除和肺内液体的移动,明显改善氧合。对于常规机械通气治疗无效的重度 ARDS 患者,若无禁忌证,可考虑采用俯卧位通气。还可采取45°半卧位防止呼吸机相关性肺炎。俯卧位通气的禁忌证主要有:颅内压增高、血压不稳、休克、脊髓损伤、近期内曾行胸部或腹部手术、不能耐受俯卧位(如骨盆骨折、长骨骨折等)。

5. 高频震荡通气与体外膜肺(ECMO)治疗小儿 ARDS 具有良好的应用前景。

(三)肾上腺皮质激素的应用

目前存在争议。目前倾向于早期严重 ARDS 者小剂量、短疗程使用糖皮质激素。常用氢化可的松 3~5mg/(kg·d),甲泼尼龙2~3mg/(kg·d),或地塞米松0.3~0.5mg/(kg·d),均分2~3次给予。疗程7天。

(四) 肺表面活性物质(PS)替代治疗

目前PS的应用仍存往许多尚未解决的问题,如最佳用药剂量、具体给药时间、给药间隔和药物来源等。因此,尽管早期补充PS有助于改善氧合,但不能将其作为ARDS的常规治疗手段。

(五) 一氧化氮(NO)吸入治疗

NO具有快速选择性扩张肺血管作用,降低肺血管阻力和肺动脉压,增加肺血流量,提高血氧水平和心肺功能。但吸入NO不宜作为ARDS的常规治疗手段,仅在一般治疗无效的严重低氧血症时可考虑应用。

(六) 液体管理

在保证组织器官灌注前提下,应实施限制性液体管理与保守补液,有助于改善ALI/ARDS患者的氧合和肺损伤。当存在低蛋白血症的ARDS患者,可通过补充白蛋白等胶体溶液和应用利尿剂,有助于实现液体负平衡,并改善氧合。

(七) 多器官功能不全的防治

过去ARDS病人主要死于顽固性低氧血症。近年来通过有效的呼吸支持,病人死亡的主要原因是MODS。因此,肺外器官的功能支持和全身营养支持等综合治疗是治疗ARDS的重要环节。

(刘铜林)

小儿充血性心力衰竭

充血性心力衰竭(congestive heart failure, CHF),又称心力衰竭(简称心衰),是指心脏泵功能(心肌收缩或舒张功能)减退,导致心排血量绝对或相对不足,不能满足机体代谢需要而表现出的一组临床综合征。可因心脏前负荷(容量负荷)或后负荷(压力负荷)增加、原发性或继发性心肌功能下降、全身代谢紊乱等因素引起。儿童各年龄期均可发生,以婴幼儿期最常见。

【诊断】

(一) 临床表现

1. 婴幼儿心力衰竭的表现:呼吸快速、浅表、频率可达50~100次/分,烦躁多汗,哭声低弱,喂养困难,体重增长缓慢;肺部可闻及干啰音或哮鸣音;水肿首先见于颜面、眼睑等部位;严重时鼻唇三角区出现青紫。

2. 年长儿心力衰竭的表现:乏力、活动后气促、食欲减退、腹痛或咳嗽;安静时心率增快,呼吸浅表、快速,颈静脉怒张,肝增大、有压痛,肝颈反流试验阳性。病情重者尚有端坐呼吸、肺部可闻及湿啰音,并出现水肿,尿量明显减少。心脏听诊除原有疾病缠身的心脏杂音和异常心音外,常可听到心尖区第一心音减低和奔马律。

(二) 辅助检查

1. 胸部X线检查:心影多呈普遍性扩大,搏动减弱,肺纹理增多,肺门或肺门附近阴影增加,肺部淤血。

2. 心电图检查:不能诊断有无心力衰竭,但有助于原发病因诊断,并指导洋地黄的使用。

3. 超声心动图检查:可见心房和心室腔扩大,心室收缩时间间期延长,射血分数降低,心脏舒张功能下降等;还有助于原发心脏疾病的诊断。

(三) 心力衰竭的临床诊断依据

(1) 心率增快,安静时婴儿>180次/分,幼儿>160次/分,儿童>140次/分,不能用发热、缺氧解释。

(2) 呼吸急促:安静时>60次/分,伴呼吸困难,青紫突然加重。

(3) 肝大:在肋下≥3cm,或短时间内进行性肝大,而不能以横膈下移等原因解释。

(4) 心音明显低钝,或出现奔马律。

(5) 突然烦躁不安,面色苍白或发灰,而不能用原有疾病解释。

(6) 少尿或无尿,颜面、眼睑或双下肢水肿,除外营养不良、肾炎等原因所致。

上述前 6 项为临床诊断的主要依据,尚需结合前述临床表现和辅助检查结果进行综合分析。

【治疗】

(一) 一般治疗

1. 监护:进行心电监护,并进行相应护理。

2. 吸氧:气急、发绀者应给予吸氧。

3. 休息与镇静:应充分休息,保证睡眠,平卧或取半卧位。保持患儿安静,避免一切不必要的刺激、情绪激动和哭闹。烦躁不安者应适当使用镇静剂,如地西泮(安定)、苯巴比妥等,但需警惕呼吸抑制。

4. 饮食:一般低盐饮食即可,水肿严重者应严格限制钠盐,每日食盐量不超过 0.5 ~ 1g。给予容易消化并富含营养的食物,少量多餐。并保持大便通畅。

5. 液体量:应控制静脉输液速度和总量,每日液体入量(包括口服量)不宜超过基础需要量(婴幼儿 60 ~ 80ml/kg,年长儿 40 ~ 60ml/kg)。

(二) 洋地黄类药物的应用

可选用地高辛口服,必要时可用地高辛或毛花苷 C(西地兰)静脉注射。慢性心衰用地高辛维持量法(开始即以维持量服用),急性及重症心衰用地高辛洋地黄化法或地高辛、毛花苷 C(西地兰)静脉注射法。

1. 常用洋地黄制剂的剂量及用法:参见附录中药物剂量表。

2. 用药注意事项

(1) 用药前必须详细询问以往服用洋地黄类药情况,特别是近 2 周内所用制剂、剂量和用法,以防药物过量引起中毒。情况不明而必须立即用药者宜从小剂量开始,谨慎使用。

(2) 应根据患者原发疾病、个体差异、心功能不全的轻重缓急选用剂型和剂量,并应注意个体化使用。早产儿及小于胎龄儿肝肾功能较差,剂量宜偏小,较婴儿剂量减少1/3～1/2。心肌疾患、缺氧、缺血、电解质紊乱(如低钾血症,低镁血症、高钙血症)、肝,肾功能不全时心肌对洋地黄耐受性差,一般较常规剂量减少1/3～1/2,且饱和时间不宜过快,并密切观察药物反应。

(3) 用药过程中应密切观察注意心率、心律、呼吸次数、肝大小、尿量、体重等,定期进行心电图检查,并根据其变化随时调整剂量。

(4) 地高辛血药浓度监测:用放射免疫法测定血清地高辛浓度可作为用药参考。婴儿地高辛有效浓度为2～4ng/ml,年长儿为1～2ng/ml。若新生儿>5ng/ml,婴儿>4～5ng/ml,儿童>3ng/ml,年长儿或成人>2ng/ml,提示洋地黄中毒可能。

3. 洋地黄的毒性反应

(1) 一般症状:年长儿可出现食欲不振、恶心、呕吐等胃肠道症状,偶有头痛、嗜睡、谵妄、视觉异常等神经系统症状,但婴幼儿较少见心脏外毒性反应。

(2) 心脏表现:小儿洋地黄的毒性反应以心律失常为主。常见窦性心动过缓、过早搏动、阵发性房性心动过速伴房室传导阻滞、交界性心动过速伴房室分离,以及PR间期延长、Ⅱ度甚至Ⅲ度房室传导阻滞等。心律失常在婴幼儿多为房性,而年长儿及成人以室性者多见。

4. 洋地黄中毒的处理原则

(1) 即刻停用洋地黄。在怀疑有中毒时立即停用,待症状消失后,必要时可重新从小剂量开始治疗。

(2) 停用排钾利尿剂。

(3) 补钾:有心律失常而无Ⅱ度Ⅱ型以上房室传导阻滞者,常规应用0.15%～0.3%氯化钾静脉滴注,每日总量不超过2mmol/kg(0.15g/kg)。

(4) 有异位节律者多首选苯妥英钠,以每次2～3mg/kg,静脉缓慢推注,必要时每15分钟可重复一次,总量不超过5次。

(5) Ⅱ度或Ⅲ度房室传导阻滞,若心动过缓<50次/分者,

加用阿托品，剂量为每次 0.01～0.03mg/kg，肌内注射或静脉推注；或静脉滴注异丙肾上腺素 0.5mg 加入 10% 葡萄糖液 100ml 中按 0.01～0.5μg/(kg·min) 静脉滴注。必要时安装临时心脏起搏器。

在上述治疗过程中，应监测血压及观察心电图改变，必要时测血清地高辛、钾及镁浓度，以作治疗参考。

（三）洋地黄以外增强心肌收缩力药物的应用

1. 多巴胺：在适宜的治疗剂量时，可使周围血管阻力下降，增加心排血量。如剂量过大，则使周围血管收缩反而增加心脏后负荷，肾血流量亦减少。剂量为每次 10～20mg，加入 5%～10% 葡萄糖 100ml 液中静脉滴注。速度一般以 5～10μg/(kg·min) 为宜，必要时可适当加大速度，但如果剂量>20μg/(kg·min)，则使周围血管收缩，增加心脏负荷。

2. 多巴酚丁胺：通过刺激 β_1、β_2 和 α 肾上腺素能受体，使心肌收缩力增强，对周围血管作用很弱。速度一般以 2.5～10μg/(kg·min) 静脉滴注为宜。

3. 米力农：为磷酸二酯酶抑制剂，具有正性肌力和血管扩张作用。负荷量为 0.05～0.1mg/kg，于 15～30 分钟内缓慢静脉注射；维持量为 0.25～0.75μg/(kg·min)。

（四）利尿剂的应用

1. 一般心衰用氢氯噻嗪（双氢克尿噻），剂量 1～3mg/(kg·d)，分次服用。对慢性心衰，长期用药可引起低钾血症、低氯血症，故可采用间歇疗法（每周服药 4 天，停药 3 天），并补充钾盐，亦可与保钾利尿剂联用。常用氢氯噻嗪和螺内酯（安体舒通）或氨苯蝶啶，后二者剂量分别为 1～3mg/(kg·d) 及 2～4mg/(kg·d)。

2. 心衰水肿较重、急性心衰或肺水肿者，可使用呋塞米（速尿）或依他尼酸，每次 1mg/kg，静脉注射，必要时 8～12 小时可重复。应注意电解质与酸碱平衡。

（五）血管扩张剂的应用

应用血管扩张剂时，扩张小静脉，减轻心脏前负荷，扩张小动脉，减轻心脏后负荷，对顽固性心衰有一定疗效。

1. 卡托普利：初始剂量为0.4～0.5mg/(kg·d)，分2～4次口服。以后根据病情逐渐加量至常规量1～2mg/(kg·d)，最大耐受量为5mg/(kg·d)，分3～4次口服。

2. 硝普钠：开始剂量为0.25～0.5μg/(kg·min)维持静脉滴注，疗效不佳时可逐渐加量，一般不超过4～5μg/(kg·min)。病情稳定后逐渐减量至停用。开始减量时需加用口服血管扩张剂。注意监测血压。硝普钠对急性心衰尤其是急性左心衰、肺水肿伴周围血管阻力明显增高者效果显著。

3. 哌唑嗪：作用于小动脉和静脉，以减轻后、前负荷。多用于慢性心衰，静脉滴注硝普钠有效者，以此来替换维持，剂量为每次25～50μg/kg，口服，每6小时一次，可长期服用。

应用血管扩张剂时，须注意血容量是否足够，应密切观察血压和疗效，及时调整剂量，婴幼儿慎用。

（六）急性左心衰竭（肺水肿）的处理

1. 体位：采取坐位双腿下垂以减少静脉回流及增加肺活量。必要时可轮流束缚三个肢体，压力维持在收缩压和舒张压之间。

2. 吸氧：将氧气通过35%酒精吸入，每次10～20min，间歇15～30min，重复1～2次，以减少肺水泡沫，改善氧合功能。

3. 镇静：吗啡有镇静及减轻呼吸困难作用。剂量每次0.1～0.2mg/kg皮下或静脉注射，如无呼吸抑制而患儿仍烦躁不安者，20～30min后可重复一次。

4. 强心：使用毛花苷C快速洋地黄化。

5. 利尿：使用强效利尿剂，如呋塞米或依他尼酸，每次1mg/kg静脉推注，必要时重复使用。

6. 血管扩张剂：常用酚妥拉明，以每次0.3～0.5mg/kg（每次总量不超过10mg）溶于10%葡萄糖液10～20ml中，静脉缓慢推注，隔15～30min可重复一次。硝普钠对急性心衰尤其是急性左心衰、肺水肿伴周围血管阻力明显增高者效果显著，剂量计用法见上述。

7. 氨茶碱：每次2～4mg/kg静脉缓慢注射有增强心肌收缩，扩张冠状动脉，利尿及解除小支气管痉挛作用，亦可选用。

8. 糖皮质激素:静脉滴注氢化可的松或地塞米松对肺水肿有一定疗效。

9. 机械通气:必要时进行机械通气。

10. 对高血容量者,必要时可采用血液透析或血液滤过。

(七) 病因治疗

积极治疗原发病,去除引起心力衰竭的诱因。

(胡秀芬)

小儿急性肾衰竭

急性肾衰竭(acute renal failure, ARF)系由于各种肾内、肾外原因导致肾脏功能(主要是排泄功能)在短期内(数小时~数周)急剧减退或丧失,而出现以肾小球滤过率(GFR)迅速下降、一系列代谢紊乱(水、电解质、酸碱、蛋白质平衡紊乱)表现、不同程度的急性尿毒症症状为特征的一组临床危重综合征。其临床特征为少尿或无尿(部分为非少尿)、氮质血症、代谢性酸中毒、水和电解质平衡紊乱表现。

【病因与分类】

1. 肾前性急性肾衰竭:为肾脏低灌注所致,多为功能性肾损害。病因包括:

(1) 血容量减少性:如急性腹泻并脱水、失血性休克、大面积烧伤等。

(2) 血容量正常性(心源性):如急、慢性心力衰竭、感染性休克等。

(3) "第三间隙"性:如肾病综合征时显著低蛋白性水肿。

(4) 肾血管动力学异常性。

2. 肾实质性(肾性)急性肾衰竭:为肾脏实质器质性损害所致。病因包括:

(1) 肾小球疾病和肾脏微血管疾病(小儿>50%):急性或急进性肾小球肾炎、溶血尿毒综合征等。

(2) 急性肾小管坏死(acute tubular necrosis, ATN):某些药

物、鱼胆、毒蕈、蛇毒或汞砷等重金属中毒、血型不合之输血及挤压综合征等均可导致急性肾小管坏死。

(3) 急性小管-间质性肾炎(ATIN)。

(4) 急性肾脏大血管疾病:肾血管血栓形成或栓塞。

(5) 由肾前性或肾后性急性肾衰竭发展而来。

(6) 慢性肾脏病(CKD)基础上的急性肾衰竭(ARF)。

3. 肾后性急性肾衰竭:为急性尿路梗阻性疾病(即急性梗阻性肾病)所致。任何原因如尿路结石、凝血块、炎性水肿、炎症痉挛、肿瘤、尿路畸形等引起输尿管梗阻、膀胱颈梗阻或尿道梗阻均可致病。尿路感染性疾病、尿路出血等可引起一过性急性尿路梗阻而导致急性肾衰竭。

4. 混合性急性肾衰竭:急性肾衰竭由两种或两种以上因素所致。可有不同组合形式。包括:

(1) 肾实质性+肾前性

(2) 肾后性+肾实质性

(3) 肾后性+肾前性

(4) 肾前性+肾实质性+肾后性

一般情况下,若未加注明,均指肾实质性急性肾衰竭。

【诊断】

(一) 肾小球滤过率(GFR)的几种估算方法

1. 内生肌酐清除率(CCr)测定(标准24hr或改良4hr留尿法)

CCr=尿Cr浓度×每分钟尿量(ml/min)÷血Cr浓度

2. Schwartz计算公式测算CCr(适用于儿童,已经校正)

CCr=身高(cm)÷血Cr(μmol/L)×K值

注:K值:2岁以下为39.8;2~12岁为48.6

3. 肾脏SPECT分肾功能测定。

4. 校正GFR是儿童肾功能分期的最主要参数。校正GFR=实际GFR×1.73÷小儿体表面积(m^2)。无论年龄,校正GFR正常值均为80~120ml/(min·1.73m^2)。

(二) 儿童肾功能的分期标准(无论急性或慢性)

(中华医学会儿科学分会肾脏病学组,2000年制定)

1. 肾功能正常期:血BUN、血Cr正常,GFR为120~80ml/

(min·1.73m^2);

2. 肾功能不全代偿期:血 BUN、血 Cr 正常,GFR 为 80~50ml/(min·1.73m^2);

3. 肾功能不全失代偿期:血 BUN、血 Cr 升高,GFR 为 50~30ml/(min·1.73m^2);

4. 肾功能衰竭期(尿毒症期):血 BUN、血 Cr 明显升高,通常血 Cr>354 μmol/L,GFR 为 30~10ml/(min·1.73m^2),并出现临床症状,如疲乏、不安、胃肠道症状、贫血、水、电解质平衡紊乱及代谢性酸中毒等。

5. 终末期肾衰竭(终末肾):血 BUN、血 Cr 显著升高,GFR <10ml/(min·1.73m^2),如无肾功能替代治疗,难以生存。

(三)儿童急性肾衰竭诊断标准与临床分期(中华医学会儿科学分会肾脏病学组,1993 年制订)

1. 儿童急性肾衰竭诊断标准:

(1)尿量显著减少:少尿[<250ml/(m^2·d)]或无尿[<50ml/(m^2·d)]。非少尿型急性肾衰竭者无少尿与无尿,但尿量仍较正常时减少。还要注意急性膀胱尿潴留。

(2)氮质血症:血 BUN≥15mmol/L,血 Cr≥177μmol/L;或每日血 BUN 增加≥3.57mmol/L,血 Cr 增加≥44.2μmol/L;或 GFR(CCr)≤30ml/(min·1.73m^2)。

(3)不同程度尿毒症症状,代谢性酸中毒,水、电解质平衡紊乱等表现。

2. 儿童急性肾衰竭临床分期

(1)少尿期:少尿或无尿,伴氮质血症,水过多(体重增加、水肿、循环充血、高血压、脑水肿),电解质紊乱(高钾、高磷、低钠、低钙等),代谢性酸中毒,并可出现循环系统、神经系统、呼吸系统和血液系统多系统受累的表现。

(2)利尿期:尿量逐渐增多或急剧增加[>250ml/(m^2·d)],水肿减轻,但氮质血症尚未消失、甚至轻度升高,可伴水、电解质平衡紊乱等表现。

(3)恢复期:氮质血症恢复,贫血改善,而肾小管浓缩功能恢复较慢,约需数月,肾脏病理修复需 6 月至 2 年之久。

（四）急性肾衰竭（ARF）的诊断思路

首先诊断急性肾衰竭（ARF），然后进行临床分型与临床分期，最终明确其病因，还要对各种并发症与合并症进行诊断。

1. 确定 ARF 诊断：见前述儿童急性肾衰竭诊断标准。

要注意鉴别急性肾衰竭（ARF）、慢性肾衰竭（CRF）及慢性肾脏病（CKD）基础上的急性肾衰竭（ARF）3 种情况。①病史资料分析（包括泌尿、消化、血液、心血管等系统表现）；②体格检查与其他器官检查；③血、尿常规及生化检查；④骨代谢指标检查（包括钙、磷、碱性磷酸酶、甲状旁腺素等）检查；⑤指甲或头发 Cr 测定；⑥双肾 B 超检查（双肾大小、回声、血流灌注等）；⑦肾活检，具有决定意义；⑧病程经过与转归（注意 ARF 可在短期内转化为 CRF）。

2. ARF 临床分型

（1）少尿型 ARF：少尿[$<250ml/(m^2 \cdot d)$]或无尿[$<50ml/(m^2 \cdot d)$]。

（2）非少尿型 ARF：尿量达不到少尿或无尿标准，但一般仍较正常时要减少。病因有①ATN，尤其是中毒性 ATN；②急性间质性肾炎（AIN）。机制为：肾小管、肾间质损伤时，肾单位损伤存在不同一性。肾小球损伤较轻，而肾小管损伤较重。临床特点：主要是尿浓缩功能障碍及其他肾小管功能障碍表现，一般病情轻，水肿、高血压、高钾血症可不明显，极容易漏诊。预后良好，并发症少，恢复较快。但病情加重时仍可发展为少尿型 ARF。

（3）高分解型 ARF：组织分解代谢极度增高，毒物的产生超过了肾排泄能力，每日血 BUN 升高>14.3mmol/L，SCr 升高>177μmol/L，血钾升高>1.0mmol/L，血 HCO_3^- 下降>2.0mmol/L（三高一低）。高钾血症及代谢性酸中毒常极为严重，易并发多器官功能衰竭，死亡率较高。多见于大面积烧伤、挤压伤、大量内出血、大手术后、严重感染、败血症等。

3. ARF 临床分期：见前述儿童急性肾衰竭临床分期。

4. 确定 ARF 病因

（1）首先确定 ARF 发生部位：肾前性、肾实质性、肾后性、混合性 ARF。

(2) 对肾实质性者进一步确定:肾小球性、肾小管性、肾间质性、肾脏大血管性 ARF。

(3) 确定具体病因:急性肾功能不全是一常见的临床综合征,可见于小儿各年龄组,每个年龄组 ARF 的病因也有各自特点,确定病因时应充分考虑年龄因素。必要时进行肾穿刺活检确诊。

5. 各种并发症与合并症的诊断。

(五) 急性肾衰竭(ARF)的具体诊断方法

1. 区别肾前性、肾实质性、肾后性急性肾衰竭

(1) 根据病史、辅助检查及补液试验和(或)利尿试验等可鉴别肾前性与肾实质性(包括肾小球性与肾小管、间质性)急性肾衰竭。见表 19-4。

(2) 根据病史、体检及多种影像学等检查发现梗阻部位、肾盂积水、结石等可诊断肾后性急性肾衰竭。肾后性 ARF 特点:①临床表现:如突然发热、呕吐、腰痛、肉眼血尿等。②尿量突然变化:突发少尿或尿闭,注意急性膀胱尿潴留。③尿液沉渣检查异常。④影像学检查异常。⑤病程经过与转归良好。

2. 肾实质性急性肾衰竭(少尿型)各期的临床表现和实验室检查

(1) 少尿期

1) 尿少及尿质异常:尿量异常减少,少尿甚至无尿;尿比重降低至 1.010 ~1.012,尿渗透压降低至 350mmol/L 或以下;尿沉渣检查有蛋白尿、血尿、白细胞尿和管型尿,可有肾衰管型;尿钠排出可增多,至 40mmol/L 以上,尿 N-乙酰-β-D 氨基葡萄糖苷酶(NAG)明显增高。

2) 氮质血症与尿毒症症状:常呈进行性加重,可表现为厌食、恶心、呕吐、腹痛、腹泻、鼻出血、黑便、呕血、贫血、嗜睡或烦躁和抽搐等;血肌酐和血尿素氮分别在 177μmol/L、15mmol/L 以上。

3) 水过多、水中毒:表现为水肿、体重增加、高血压加剧,重者可发生严重循环充血、心力衰竭、肺水肿和脑水肿等。

表 19-4　肾前性与肾实质性急性肾衰竭鉴别表

项目/类型	肾前性	肾小球性	肾小管、间质性
病因(病史)	多有肾外疾病,如呕吐、腹泻、少食	肾小球疾病与肾脏微血管病	急性肾小管坏死与急性间质性肾炎的相关病史
体征(体检)	脱水征,低血压等多可有体重下降	明显水肿,高血压体重上升(动态)	轻微水肿,高血压等体重上升(动态)
实验室检查			
尿量	少尿型,持续短	少尿型,持续长	非少尿型多见,可为少尿型
尿沉渣检查	基本正常,可有少量透明管型	血尿,各种管型尿,可有白细胞尿	血尿,白细胞尿,上皮细胞管型与粗颗粒管型
尿蛋白	可有微量蛋白尿	肾小球性蛋白尿	轻、中度肾小管性蛋白尿
肾小管功能蛋白	正常	多正常	多种肾小管功能异常
尿比重	>1.020	多>1.020	<1.010
尿渗透压(mmol/L)	>500	多>500	<350
尿/血渗透压比	>1.5	多>1.5	<1.1
尿钠浓度(mmol/L)	<20	多<20	>40

续表

项目/类型	肾前性	肾小球性	肾小管、间质性
血 CR/血 BUN（μmol/mmol）	<10	10～20(同步升高)	10～20(同步升高)
肾衰指数(RFI)(mmol/L)	<1	多<1	>1(多>2)
尿钠排泄分数(FENa%)	<1	多<1	>1(多>2)
特检与试验			
肾超声检查	多正常	多弥漫性肿大	多弥漫性肿大
肾穿刺活检	正常	肾小球异常	肾小管、肾间质异常
补液/利尿试验	有效	无效	无效
病程恢复速度	最快	较快	稍慢

注：肾穿刺活检：对病因诊断价值极大，能改变 50% ARF 病人的诊断及治疗。凡病因不明，临床表现不典型，诊疗困难者，应尽早进行肾穿刺活检，以利于正确及时诊治。

RFI(mmol/L)= 尿 Na×血 Cr/尿 Cr

FENa(%)= 尿 Na×血 Cr/血 Na×尿 Cr×100%

各指标应在使用利尿剂或甘露醇之前进行检测并计算；各项指标均采用国际单位进行计算。FENa(%)准确性最高，可达到 98%。

补液试验/利尿试验：给予 2：1 等张含钠液 15～20ml/kg(相当于液体疗法时的扩容阶段量)，30 分钟内滴完，2 小时后尿量增加至 6～10ml/kg 为有效，即可考虑肾前性肾衰竭，无效者不再补液。在纠正或排除血容量不足、并排除严重循环充血或心力衰竭后，可试用一次小剂量 20% 甘露醇 0.2～0.3g/kg，在 20～30 分钟内推注，2 小时后尿量增加至 6～10ml/kg 为有效；无反应者给予呋塞米(1～2mg/kg)，如 2 小时后尿量增加至 6～10ml/kg 为有效，也可考虑肾前性肾衰竭。对已有明显循环充血者禁用甘露醇。

4）高钾血症：表现为乏力、心音低钝，心率减慢、心律失常，肌张力减低，膝反射消失。血钾在 6mmol/L 以上，心电图示 T 波高尖，QRS 波群增宽，PR 间期延长等改变。

5）低钠血症：血钠低于 120mmol/L 时，常表现为头晕（痛）、呕吐、腹痛、肌痛、嗜睡或烦躁，血压下降可致休克、惊厥和昏迷。

6）低钙血症和高磷血症：血钙多为 1.75 ~ 2.00mmol/L，若低于 1.7mmol/L 时可出现手足搐搦或惊厥。高磷血症时，血磷升高至 1.8mmol/L 以上。

7）代谢性酸中毒：表现为呼吸深快、面色潮红、心率增快、血压降低、疲乏、嗜睡或烦躁，甚至昏迷、休克等。

8）感染：易继发各种感染，如呼吸道感染、尿路感染、腹腔感染和败血症等。

（2）利尿期

1）尿量增多和尿质改善：尿量逐渐增多或急剧增加至 250ml/（m^2 · d）以上，开始进入多尿期，以后可达正常量的 1 ~ 2 倍或更多；尿沉渣异常有所减轻，尿比重和尿渗透压有所升高。

2）水肿、血电解质紊乱、酸中毒与肾功能逐渐改善，尿毒症症状逐步减轻。

应注意少数病例在利尿初期，氮质血症尚未缓解、甚至轻度升高；到利尿后期，可发生低钠血症、低钾血症与不同程度的脱水表现。

（3）恢复期：临床症状消失，尿量、血生化和肾功能恢复或接近正常，贫血改善。而肾小管浓缩功能恢复较慢，约需数月，肾脏病理修复需 6 个月至 2 年之久。

【治疗】

基本治疗原则：加强病情监测，维持水、电解质及酸碱平衡，控制氮质血症，减轻各种尿毒症症状，去除病因或诱因，防治并发症与合并症，保护肾脏功能。

对肾前性 ARF，主要是补充液体、纠正细胞外液量及溶质成分异常，改善肾血流，防止演变为急性肾小管坏死。

对肾后性 ARF，应积极解除尿路梗阻。

对肾实质性 ARF，治疗原则如下。

（一）少尿期治疗

1. 加强病情监测与监护

（1）实行保护性隔离，无菌操作，防治感染。

（2）重症监护（心电监护）与生命体征测量。

（3）记录 24 小时液体出、入量。

（4）定期测量体重与其他体征。

（5）定期检测血、尿常规与生化指标。

2. ARF 早期利尿治疗：可短期试用新利尿合剂：即多巴胺和酚妥拉明各 0.3～0.5mg/kg，呋塞米 2mg/kg，一起加入 10% 葡萄糖 100ml 中，按多巴胺 2～5μg/（kg·min）速率静脉滴注，利尿效果优于单用呋塞米。应强调不要随便使用甘露醇与低分子右旋糖酐，以免加重容量负荷和循环充血。在排除严重循环充血或心力衰竭后，可小剂量试用一次，无效者禁止继续使用。

3. 控制液体摄入量，维持水平衡：坚持"量出为入"的原则，每日液体入量=前日尿量+异常丢失量+不显性失水量［400～500ml/（m^2·d）］-内生水量［100ml/（m^2·d）］。可简化为每日液体入量=前日尿量+异常丢失量+30ml/kg（<1y）或 20ml/kg（1～2y）或 15ml/kg（>2y）。体温每升高 1℃ 可增加补液量 75ml/（m^2·d）。应使血钠维持正常低限、且每日体重减少为前一日体重的 0.5%～1% 为宜。

4. 维持电解质及酸碱平衡

（1）高钾血症：严格限制含钾食物和药物；可用 5% 碳酸氢钠 3～5ml/kg 静脉滴注；10% 葡萄糖酸钙 0.5～1ml/（kg·次）（<20ml/次）静脉滴注；50% 葡萄糖加正规胰岛素静脉滴注，前者 1～2ml（0.5～1.0g）/kg，后者 0.1～0.2U/kg（按每 5 克葡萄糖给予 1U 胰岛素）静脉滴注；阳离子交换树脂聚苯乙烯磺酸钠 1.0g/kg 加 20% 山梨醇 50～100ml 口服或保留灌肠，每 2～3h 一次。若上述措施无效，仍血钾>6.5mmol/L，应尽早进行透析治疗。

（2）低钠血症：一般为稀释性，体内钠总量并未减少，因此仅在<120mmol/L或虽在120～130mmol/L但有低钠血症症状时补给。补钠量（mmol）=［130－Na^+］×0.5×体重（kg），折合3%氯化钠（ml）=（130－Na^+）×体重（kg），或5%碳酸氢钠（ml）=（130－Na^+）×0.85×体重（kg），可相互配合使用，先补一半，然后酌情再补剩余量。

（3）低钙血症与高磷血症：若有明显低钙者，可给予10%葡萄糖酸钙0.5～1ml/（kg·d）（<20ml/d），或碳酸钙200～400mg/（kg·d）；高磷血症应限含磷饮食摄入，并可服用氢氧化铝60mg/（kg·d）。

（4）代谢性酸中毒：轻、中度酸中毒不必过分强调补碱，仅当血pH<7.20、血HCO_3^-<12mmol/L、或有明显酸中毒症状时，纠酸至HCO_3^-至17mmol/L即可。5%碳酸氢钠（ml）=（17－HCO_3^-）×体重（kg）×0.85。也可先补一半，余量酌情再补。纠正代谢性酸中毒时应注意防治低钙惊厥。

5. 控制氮质血症

（1）营养治疗：尽量供足热量，至少应供给基础热量，即年长儿30～40kcal/（kg·d），婴儿50～60kcal/（kg·d）；高碳水化合物、适量脂肪并限制蛋白饮食；低盐、低钾、低磷饮食；补充多种维生素和微量元素。每日蛋白质摄入宜为0.3～0.5g/（kg·d），且应是优质蛋白，行透析治疗后可适当放宽至1.0g/（kg·d）；可酌情补充必需氨基酸，如输注5.53%肾必安（9R）3～5ml/（kg·d）；可使用蛋白质合成激素：苯丙酸诺龙25mg/次，每周1～2次。

（2）防治感染，控制发热；减少内出血。

（3）使用肠道毒素清除剂：口服爱西特、大黄苏打等药物可降氮质血症。还可用生大黄［0.3～0.5g/（kg·d）］口服或保留灌肠治疗。应注意保持大便通畅。

（4）必要时进行透析治疗。

6. 其他对症治疗：酌情使用维生素K_1、止血敏和抗血纤溶芳酸等止血药；消化道出血时选用法莫替丁或奥美拉唑等药物；仅在重度贫血时才考虑给予输注浓缩红细胞。控制高血压,防治感染。其他并发症、合并症的治疗。

7. 保护肾功能:禁用肾毒性药物,多种抗菌药物剂量应适当减量。

8. 透析治疗:指征及方法另述。详见第二十章。

(二) 利尿期的治疗

1. 防治水、电解质失衡:定期监测尿量、血电解质和肾功能。利尿早期的氮质血症和水钠潴留,继续按少尿期原则处理。利尿后期则补液宜适当,每日补液量宜为前一日尿量的2/3,应防治低钠血症、低钾血症及脱水。

2. 防治感染,加强营养,纠正贫血。

3. 监测并控制利尿期高血压。

(三) 恢复期的治疗

1. 应注意休息,补充营养,防治感染,纠正贫血,避免使用肾毒性药物,保护肾功能。

2. 坚持定期随访,直至完全正常。

(四) 原发疾病及诱因的治疗

对急性肾衰竭(ARF)应尽可能治疗原发疾病;对慢性肾脏病(CKD)基础上的 ARF 应消除加重病情的诱因,使肾功能得到一定程度的恢复。

(五) 肾脏保护及促进修复药物

如大剂量维生素 E[0.5 ~ 1g/(m^2 · d)]、促肝细胞生长因子、胰岛素样生长因子、表皮生长因子、中药冬虫夏草等可酌情使用。

【注意事项】

1. 急性肾衰竭是临床危重综合征,其预后主要取决于原发病的性质、病情的严重程度、及早的诊断与合理的治疗以及感染等并发症的防治。一般少尿或无尿时间持续 3 ~ 4 周以上者或发生 3 个或 3 个以上脏器功能衰竭者病死率极高。

2. 高分解型 ARF 者,除有严重的原发疾病外,高钾血症及代谢性酸中毒常较严重,易并发多器官功能衰竭,死亡率较高。

3. 部分非少尿型急性肾衰竭如处理不当可演变成少尿型急性肾衰竭。

4. 部分肾前性与肾后性急性肾衰竭如处理不当可演变成肾实质急性肾衰竭。

5. 部分急性肾衰竭可转化成慢性肾衰竭。

（刘铜林）

小儿肝功能衰竭

肝功能衰竭(hepatic failure)是由多种原因引起的大量肝细胞坏死或肝细胞内细胞器严重功能障碍，导致肝的合成、分泌和解毒等功能丧失的一组临床综合征，包括肝性脑病、出血倾向等。现仍将在肝疾病起病后8周内发生者称为急性肝功能衰竭；8～24周内发生者称为亚急性肝功能衰竭；24周后发生者称为慢性肝功能衰竭。病情凶险，预后不佳，死亡率高。

【病因】

1. 病毒性肝炎：是儿童期最常见的肝疾病。但在急性甲型肝炎和戊型肝炎中重症肝炎者少见，因而罕见肝功能衰竭；在乙型肝炎和丙型肝炎急性期发生肝功能衰竭也不多见，慢性期如病情严重、进展急骤，可在慢性活动性肝炎或肝硬化基础上发生肝功能衰竭。此外，罹患重症先天性巨细胞病毒感染婴儿也易发生肝功能衰竭，EB病毒、微小病毒B19等也可引起肝功能衰竭。

2. 遗传代谢性肝病：如婴幼儿期的半乳糖血症、果糖不耐受症、糖原累积病、酪氨酸血症、有机酸尿症和儿童期的肝豆状核变性(Wilson病)等均可发生肝功能衰竭。

3. 药物中毒、食物中毒性肝病：如过量对乙酰氨基酚、异烟肼等药物中毒和毒蕈中毒、鱼胆中毒等。

4. 先天性胆道闭锁晚期，并发胆汁性肝硬化后可发生肝衰竭。

5. Reye综合征。

6. 其他：如日本血吸虫病、华枝睾吸虫病晚期，郎格罕细胞组织细胞增生症、噬血细胞综合征、渗出性多型红斑等。

【诊断】

（一）临床表现

1. 肝性脑病：出现各种神经、精神异常表现。重症肝性脑病时可出现嗜睡、昏迷、抽搐。严重脑水肿时可因颅内高压发生枕骨大孔疝、呼吸暂停而死亡。一般按轻重程度不等，分为4级：

Ⅰ级（初期）：轻微的性格、行为改变，如烦躁不安或精神委靡。

Ⅱ级（接近昏迷期）：中度精神错乱，睡眠障碍，行为失常；常见膝反射亢进，踝阵挛，拍击性震颤。

Ⅲ级（半昏迷期）：严重精神错乱，昏睡但能唤醒；震颤，可有惊厥。

Ⅳ级（昏迷期）：昏迷、惊厥、肌强直或肌松弛。

2. 出血：有两种情况。

（1）应激性消化道溃疡所致：表现为大量消化道出血如呕血、便血。

（2）凝血障碍所致：除消化道出血外，尚有皮肤黏膜出血。婴儿还可发生颅内出血。

3. 多系统器官功能紊乱或衰竭征象：可发生肝肾综合征，表现为少尿、无尿、心律失常和休克等。

4. 黄疸：短期内出现黄疸或黄疸急骤加深。Reye 综合征患儿可无黄疸出现。

5. 肝缩小：主要见于急性肝功能衰竭。

6. 腹胀、腹水、肝臭。

7. 继发性感染。

（二）实验室检查

1. 血清总胆红素升高，常超过 171μmol/L；血清丙氨酸氨基转移酶（sALT）可先增高后降至正常，呈现胆酶分离现象。

2. 凝血酶原时间明显延长。

3. 部分患儿血氨增高。

4. 血清甲胎球蛋白增加，常提示肝细胞增生，预后较好。

5. 其他：血总蛋白、白蛋白、胆固醇等下降。

【治疗】

（一）针对肝性脑病

1. 降低颅内高压

（1）20%甘露醇静脉推注，根据颅内高压严重程度选择剂量，一般为0.5～1g/(kg·次)，间隔4～8h。

（2）地塞米松静脉注射，0.3～0.5mg/(kg·次)，间隔6h。

（3）过度通气与氧疗，维持 PaO_2 90～150mmHg，$PaCO_2$ 25～30mmHg。

2. 降低血氨：血氨增高者给予谷氨酸钾等；肠道酸化，可给予乳果糖口服，每次量5～15ml，1日3次；或食醋加等量消毒等渗盐水保留灌肠；静脉滴注门冬氨酸-鸟氨酸或支链氨基酸等药。

（二）供给营养物质

1. 静脉输注白蛋白1g/(kg·d)；控制蛋白质摄入量：急性患者0.3～0.5g/(kg·d)，慢性患者每日10～30g。

2. 适量热量，按40～60kcal/(kg·d)计；控制脂肪摄入量。

3. 控制液体量：总液量1200ml/(m^2·d)，根据颅内压、肾功能、血压、体温、肠道丢失等予以调整；有颅内高压者，液量应严格控制，一般以达到轻度脱水为宜。

4. 注意补钾、维持电解质和酸碱平衡。

5. 常规补充维生素 K_1 10mg/d；维生素C 1～3g/d；常规剂量的B族维生素和维生素E。

（三）止血治疗

1. 给予新鲜冰冻血浆或凝血酶原复合物等以补充凝血因子。

2. 应激性消化道溃疡者给予口服凝血酶、静脉滴注 H_2 受体拮抗剂，如法莫替定等。

（四）促进肝细胞再生

静脉滴注促肝细胞生长素，如威佳，30～120μg/d，分2次用，一般疗程30天；或可给予胰高糖素和胰岛素。

（五）其他处理

1. 给氧，必要时机械通气。

2. 可给予山莨菪碱、丹参等以疏通肝微循环。

3. 及时纠正心衰、心律失常和休克等。

4. 防治继发感染,尤应警惕真菌感染。

5. 禁用一切损害肝的药物。

(六) 人工肝支持疗法

(七) 肝移植治疗

(方 峰)

小儿急性颅内高压与脑疝

急性颅内高压(intracranial hypertension)是一种常见的神经系统危急综合征,指急性起病、且侧卧位时颅内压力超过正常者。一般测定脑脊液压力,新生儿高于 80mmH_2O,婴幼儿高于 100mmH_2O,3 岁以上小儿高于 200mmH_2O,可诊断颅内高压。当颅内压力不平衡时,严重的颅内高压可使部分脑组织可由压力较高处通过解剖上的裂隙或孔道向压力低处移位,而形成脑疝(brain herniation)。

【病因】

引起颅内高压与脑疝的常见原因有:

(一)感染性疾病

1. 颅内感染:各种病原所致的脑炎、脑膜炎,脑膜脑炎,脑脓肿、脑寄生虫病。

2. 颅外感染:各种病原感染所致的中毒性脑病,如中毒型菌痢、重症肺炎、脓毒症等。

(二) 非感染性疾病

1. 颅内非感染性疾病:癫痫、颅内出血、颅内肿瘤、颅内创伤、脑积水。

2. 颅外非感染性疾病:CO 或氰化物等中毒、水电解质酸碱平衡紊乱、各种原因引起的脑缺血缺氧、高血压脑病、重度贫血、心源性休克、溺水、窒息、肝性脑病、瑞氏综合征等。

【诊断】

（一）一般临床表现

1. 头痛：是颅内高压的主要症状，常最先出现，有时是唯一症状。头痛呈持续性或间歇性，多在清晨起床时明显，可因咳嗽、用力及头位改变等动作而加重。通常为弥漫性但以额部或枕部疼痛较为明显。婴儿不能诉述头痛，常表现为阵发性哭闹、烦躁、撞头或尖叫等。

2. 呕吐：常在清晨空腹时或于剧烈头痛时伴发，晨起明显，多呈喷射性呕吐，一般不伴恶心，且与饮食无关。

3. 眼部改变：眼球突出、球结膜充血、水肿；眼底出现静脉淤血、视网膜水肿及视盘水肿、出血等变化。颅内高压时外展神经易受压而发生单侧或双侧不全麻痹，出现复视。

4. 瞳孔变化：为颅内高压的重要体征，早期双侧瞳孔大小不等，可缩小或忽大忽小。如瞳孔由小变大、最后固定不变、对光反应消失时，表明已发生脑疝。

5. 意识障碍或昏迷：可出现不同程度的意识障碍，如烦躁不安或淡漠、迟钝，继而嗜睡以至进行性昏迷。

6. 肌张力增高或(和)惊厥：多在颅内压增高后期出现，但急性颅内高压者也可出现频繁的抽搐，可表现为局限性、全身性或持续状态。

7. 呼吸不规律：可出现呼吸节律不齐，呼吸暂停，叹息样呼吸，双吸气样呼吸，潮式呼吸。多为脑疝前驱症状，常提示中枢呼吸衰竭，脑干受压。颅内高压还可致神经源性肺水肿，加重呼吸障碍。

8. 高血压：血压升高为延髓血管运动中枢的代偿性加压反应，又叫 Cushing 反应。收缩压升高 20mmHg 以上，血压音调增强，脉压增宽。

9. 体温调节障碍：由于下丘脑体温调节中枢受损，肌张力增高大量产热，以及交感神经受损泌汗停止，体表散温几乎全停，在短期内产生高热或过高热。体温急剧升高时常伴有面色苍白、肢端发凉等改变。

10. 前囟门紧张或隆起：小婴儿由于前囟未闭，颅内高压时常表现为前囟门紧张或隆起，骨缝裂开，头围增大，并可出现“落日征”。头面部浅表静脉怒张。而上述颅内高压症状可不明显。

（二）脑疝的临床表现与疝的部位有关

1. 小脑幕切迹疝：颞叶的沟回疝入小脑幕切迹。临床特征有：①除出现颅内高压症状外，常伴有意识障碍，甚至昏迷；②受压侧的瞳孔扩大，对光反射迟钝或消失，眼球运动功能障碍，眼睑下垂；③可有颈项强直；④呼吸不规则；⑤受压对侧肢体呈中枢性瘫痪；⑥脑疝严重时，可引起血压、脉搏、呼吸等生命体征的紊乱。

2. 枕骨大孔疝：小脑扁桃体及邻近的小脑组织向下疝入枕骨大孔，延髓也常有不同程度的下移受压。缓慢形成者初期可因颈脊神经受牵压，引起后颈部疼痛加重，甚至可出现吞咽困难，饮水呛咳，锥体束征阳性；急性发病者常无明显先兆迅速出现昏迷，双侧瞳孔散大，对光反射消失，眼球固定，中枢性呼吸衰竭而发生呼吸突然停止、血压下降、心率缓慢导致死亡。

3. 小脑幕切迹上疝：后颅凹占位性病变时小脑蚓体的上部及小脑前叶可逆行向上疝入小脑幕切迹，称为小脑幕切迹上疝。可出现四叠体受压表现，两侧上睑不全下垂，两眼上视障碍，双瞳孔等大但对光反应消失，可有不同程度的意识障碍。

（三）特殊检查

1. 脑电图：颅内高压时，显示弥漫性对称高波幅慢节律。

2. 头颅X线平片：慢性颅内高压时可见囟门扩大，颅缝裂开，脑回压迹增多、增深，颅骨变薄，蝶鞍扩大等。

3. 头颅B超检查：婴儿前囟未闭可进行检查。

4. CT及MRI检查：可早期发现有无脑水肿，了解脑室大小，有无出血或占位病变等。

5. 颅内压的监测：直接测定颅内压力为诊断颅内高压最直接的方法。临床上常用脑脊液压力直接测定，有侧脑室穿刺测压法与腰椎穿刺测压法。在有明确颅内高压时，腰椎穿刺测压和检查常致脑脊液引流过快发生脑疝，因此颅内高压时一般不行腰椎穿刺,如必需时,可于术前使用甘露醇,用小号针头缓慢间歇地放出少量的脑脊液,一般不超过2ml,穿刺后去枕并抬高下肢,至少12小时。

【治疗】

(一)一般治疗

1. 重症监护:必须卧床休息,密切观察病儿的意识状态,进行格拉斯哥评分,观察患儿瞳孔、呼吸、心率、脉搏、血压及体温等的变化,或进行颅内压监测。

2. 控制体位:身体保持20°~30°斜坡卧位,头部高位,头部保持平直,下颌稍抬起,颈部必须舒展,以利颈内静脉回流,减少头部充血。忌用枕头抬高头部,防止颈部屈曲。侧卧位,防止胃内容物反流,引起的窒息。移动头部时需极为小心,避免脑疝的发生。

3. 保持呼吸道通畅,给予湿化的氧气吸入。为保持呼吸道通畅,随时吸痰,对昏迷或频繁抽搐病人,必要时行气管插管或气管切开术呼吸支持。

4. 保持患儿安静,避免用力咳嗽或排便。

(二)降低颅内压的药物治疗

1. 甘露醇:常为首选。20%甘露醇0.5~1.0g/(kg·次),静脉推入或快速滴入,每4~6h一次,用药后5~15min颅内压开始下降,2~3h后降至最低水平,可维持4~6h;脑疝出现时可用较大剂量,1.5~2.0g/(kg·次),每2~4h一次。

2. 甘油制剂:10%甘油生理盐水注射液或10%的甘油果糖注射液(在上液中加5%果糖配制而成)。根据年龄与症状酌情使用,5~10ml/(kg·次),静脉注射,时间不短于2小时,2次/日。本品降低颅内压作用起效较慢,持续时间较长,较少发生反跳。常与甘露醇间隔交替使用。

3. 白蛋白:适用于低蛋白血症患者,与呋塞米(速尿)配合使用。

4. 呋塞米(速尿):血容量过多伴肺水肿时使用,或与脱水剂或白蛋白配合应使。剂量为1~2mg/(kg·次),肌内注射或静脉注射,每日2~4次。

5. 肾上腺皮质激素：常用的激素有：①地塞米松：抗脑水肿作用强，首次1mg/kg，以后每次0.3～0.5mg/kg，每日3～4次。用药后12～36h见效，4～5天达最高峰；②氢化可的松：此药脱水作用虽较地塞米松弱，但其作用较迅速，急性病儿可配合地塞米松应用，每日1～2次。

（三）降低颅内压的特殊治疗

1. 镇静与控制惊厥：参见小儿惊厥治疗部分。

2. 亚冬眠疗法：体温控制在35°～37°，特别适用于颅内高压伴高热者。方法：氯丙嗪（冬眠灵）和异丙嗪（非那根）各1～2mg/kg肌内注射或静脉注射，间隔1小时再给药1次，同时口服水合氯醛+物理降温（置冰袋，用冰帽或降温毯），体温在2～3h降到35°～37°，脑部可降至27°～31°，以减少脑血流及代谢，起保护作用；以后冬眠灵、非那根各1mg/kg，每6h给药1次，持续12～24h。

3. 过度通气：维持PaO_2 90～150mmHg，$PaCO_2$ 25～30mmHg，pH 7.5左右，维持1～2小时可达到降低颅内压的目的，但$PaCO_2$不能小于20mmHg。过度通气疗法作用快，无反跳，但不持久，因此过度通气疗法只用于短期颅内高压的急诊处理。

4. 侧脑室持续外引流：每分钟引流脑脊液2～3滴，每天引流100～200ml。可获得迅速而可靠的效果，常在颅内高压危象和脑疝时采用。

（四）液体疗法

控制液体入量，保持最低生理需要量，按60～80ml/（kg·d），或2～4ml/（kg·h），应用1/5～1/3张含钠溶液，记录尿量，入量应少于出量，一般以达到轻度脱水为宜；此外，还要维持电解质及酸碱平衡。

（五）病因治疗

尽快查明原发病因，针对病因积极进行治疗。

（刘铜林）

全身炎症反应综合征和多器官功能不全综合征

全身炎症反应综合征(systemic inflammatory response syndrome, SIRS),是指不同的致病因子或严重损伤(包括感染性损伤和非感染性损伤)激活了机体细胞和体液免疫反应,导致了体内过度的或失控性炎症反应,即称为全身炎症反应综合征(SIRS),失控的 SIRS 进一步可发展为 MODS。根据损伤因子的不同,SIRS 分为两种类型,一种是由病原微生物感染引起的 SIRS,称为脓毒症(sepsis);另一种则是由非感染因素所致,如创伤、烧伤、大型手术、横纹肌溶解、低血容量休克、胰腺炎、药物反应、某些自身免疫性疾病等。

多器官功能不全综合征(multiple organ dysfunction syndrome, MODS)以前又称为多器官功能衰竭(multiple organ failure, MOF),指由于感染、休克、创伤、烧伤等严重损害导致机体全身炎症反应(SIRS)失控造成同时或相继发生 2 个或 2 个以上重要器官或系统的功能不全甚至衰竭的一种临床综合征。

全身炎症反应综合征(SIRS)不是一种新发现的疾病,而是在对多器官功能不全综合征(MODS)发病机制认识基础上提出的一个新概念。SIRS 是 MODS 的一个早期阶段,SIRS 进一步发展就会导致 MODS。SIRS 和 MODS 的发病机理是由于损伤因子过于强大或应激时间持续过长,导致了多种炎性介质及细胞因子的失控性释放,从而引起剧烈的炎症反应以及对组织器官的严重自身免疫损伤、微循环障碍、亚细胞结构损伤与内呼吸障碍及凝血功能障碍等。

【诊断标准】

(一) 全身炎症反应综合征(SIRS)

1. SIRS 的诊断标准(2001 年)

符合以下 4 项中 2 项或 2 项以上,其中一项为体温或白细胞计数异常,即可诊断为 SIRS。

(1) 体温升高或下降:中心体温>38.5℃,或<36℃。

(2) 心率加快:平均心率>同年龄组正常值2SD以上(无外界刺激、慢性药物或疼痛刺激);或不可解释的持续性增快超过0.5~4h;或<1岁出现心动过缓,平均心率<同年龄组正常值P10(无外部迷走刺激、β受体阻滞剂和先天性心脏病);或不可解释的持续性减慢超过0.5h。

(3) 呼吸加快:平均呼吸频率>同年龄组正常值2SD或需机械通气的急性疾病(与神经肌肉疾病或全身麻醉无关)。

(4) 白细胞计数升高或降低(非继发于化疗的白细胞减少症)或未成熟中性粒细胞>10%。

2. 小儿SIRS的诊断标准(美国,1996年):见表19-5。符合体温、心率、呼吸频率、白细胞计数和分类4项中2项或2项以上即可诊断为SIRS。

(二) 多器官功能不全综合征(MODS)与多器官功能衰竭(MOF)

临床对MODS的诊断标准尚无统一认识,任何一个MODS的诊断标准均难以反映器官功能紊乱的全部内容。MODS受累器官通常为脑、肺、心、肾、血液、胃肠和肝7个系统或脏器。原发病导致的该器官功能障碍应当除外,如肺炎导致的呼衰。从MODS中各器官障碍发生的频度来看,发生率最高的是肺功能障碍,其次是胃肠、肾及心功能障碍。MODS的病死率与脏器受累数目呈正相关。

1995年中华儿科学会急救学组制定了小儿MOF诊断标准,见表19-6。

【治疗原则】

(一) 一般治疗

1. 重症监护:严密监测生命体征及化验指标,如体温、呼吸、脉搏、心率、血压、尿量、白血病计数、血小板计数、电解质、心电图、血气分析、肝肾功能和凝血指标及其他炎症指标(CRP、PCT、IL-6、DD)等,根据病情变化,随时调整治疗方案。注意有可能发生功能衰竭的器官系统,进行早期脏器功能支持。

2. 对症支持治疗:维持血容量、电解质及酸碱平衡;矫正贫血、低蛋白血症;注意营养支持。

表 19-5　不同年龄小儿 SIRS 临床诊断标准

年龄	呼吸频率(次/分)	心 率(次/分)	体温	白细胞计数和分类
>15	>20	>90	>38℃或<36℃	$>12\times10^9$/L,或$<4\times10^9$/L,或中性杆核≥0. 10
12~15 岁	>25	>100	>38. 5℃或<36℃	$>12\times10^9$/L,或$<4\times10^9$/L,或中性杆核>0. 10
5~12 岁	>30	>120	>38. 7℃或<36℃	$>12\times10^9$/L,或$<4\times10^9$/L,或中性杆核>0. 10
2~5 岁	>35	>130	>39℃或<36℃	$>15\times10^9$/L,或$<4\times10^9$/L,或中性杆核>0. 10
1~2 岁	>40	>140	>39℃或<36℃	$>15\times10^9$/L,或$<4\times10^9$/L,或中性杆核>0. 15
1~12 月	>45	>160	>38. 5℃或<36℃	$>15\times10^9$/L,或$<4\times10^9$/L,或中性杆核>0. 25
<1 月	>60	>190	>38℃或<35. 5℃	$>15\times10^9$/L,或$<4\times10^9$/L,或中性杆核>0. 25
<5 天	>60	>190	>38℃或<35. 5℃	$>35\times10^9$/L,或$<4\times10^9$/L,或中性杆核>0. 30

注:呼吸、心率、体温按足月胎龄后日龄计算,白细胞计数按生后日龄计算。

表 19-6　婴儿及儿童系统器官功能衰竭的诊断标准的建议(1995 年,太原)

系统与器官	诊断依据与标准
心血管系统	1. 血压(收缩压):婴儿<40mmHg,儿童<50mmHg;或需持续输入药物如多巴胺>5μg/(kg · min)可以维持正常血压者。 2. 心率:体温正常、安静状态下连续测定 1min。婴儿<60 次/分钟或>200 次/分钟;儿童<50 次/分钟或>180 次/分钟。 3. 心搏骤停。 4. 血 pH<7. 2($PaCO_2$ 不高于正常值)。
呼吸系统	1. 呼吸频率:体温正常、安静状态下连续测定 1 分钟。婴儿<15 次/分钟或>90 次/分钟;儿童<10 次/分钟或>70 次/分钟。 2. $PaCO_2$>65mmHg。 3. PaO_2<40mmHg(不吸氧,并除外青紫型心脏病)。 4. 需机械通气(不包括手术后 24h 内的患儿)。 5. PaO_2/FiO_2<200mmHg(除外青紫型心脏病)。
神经系统	Glasgow 昏迷评分≤7;瞳孔固定、散大(除外药物影响)。
血液系统	Hb<50g/L;WBC<2×10^9/L;PLT<20×10^9/L。
肾脏系统	血 BUN>35. 7mmol/L;血 Cr>176. 8μmol/L;因肾功能不全需透析者。
胃肠系统	应激性溃疡出血需输血;出现中毒性肠麻痹、高度腹胀。
肝脏系统	血 T-Bil>85. 5μmol/L 及 AST 或 LDH 为正常 2 倍以上;肝性脑病>Ⅱ级

注:此表不适于新生儿。存在 2 个或 2 个以上器官衰竭即为 MOF。

（二）病因治疗

积极抗感染治疗；对创伤病人应清除感染灶和坏死组织，局部止血；窒息缺氧者，要改善通气功能；急性中毒者应去除毒物，加速已吸收毒物的排泄。

（三）抗炎症介质与抗细胞因子治疗

1. 非甾体类药物：如布洛芬5～10mg/(kg·次)，1日3～4次。

2. 糖皮质激素：目前主张小剂量、短程使用。常用氢化可的松3～5mg/(kg·d)，甲泼尼龙2～3mg/(kg·d)，或地塞米松0.3～0.5mg/(kg·d)，均分2～3次给予。疗程7天。

3. 自由基清除剂：如维生素C 2～5g/次，1日2次；维生素E 200～300mg/次，1日1次。

4. 炎性介质或细胞因子单抗和拮抗剂：如TNF-α单抗、IL-1单抗、内毒素单抗、抗CD18单抗，PAF拮抗剂等。

5. 清除炎性介质与细胞因子治疗：进行血液净化疗法，包括血浆置换和持续静脉血液过滤等。

（四）免疫治疗

应用大剂量IVIG，400mg/(kg·d)，连用3～5天。

（五）维护器官功能治疗

参见各相关章节。

【注意事项】

1. 应严密监测各器官功能，及早进行早期脏器功能支持。

2. MODS一旦发生，病情进展迅速。由于病因复杂，各脏器相互关联，治疗矛盾很多，治疗困难，预后极差。

3. 注意病因治疗和抗炎症介质或抗细胞因子治疗的两方面统一。

（刘铜林）

脓毒症与脓毒性休克

脓毒症(sepsis)既往称败血症(septicemia)，是指由病原微生物感染引起的全身炎性反应(SIRS)，引起感染的病原微生物包括细菌、病毒、真菌、支原体、寄生虫等，但绝大多数是细菌。脓毒症的本质是机体的免疫系统对入侵的病原微生物的一种防御反应，目的是清除病原微生物，但其过度反应会导致SIRS的发生。脓毒症本质上就是机体促炎反应(全身炎性反应综合征，SIRS)与抗炎反应(代偿性抗炎反应综合征，CARS)失衡的结果。脓毒症早期的病理生理改变时功能性的、可逆性的，严重时可导致严重脓毒症、脓毒性休克与多器官功能不全综合征(MODS)。

脓毒性休克或感染性休克(septic shock)，是发生在各种严重感染的基础上，由致病微生物(如细菌、病毒、真菌等)及其产物所引起的循环灌注不良、不能满足重要生命器官代谢需要的急性而复杂的临床综合征。病理生理变化包括有效循环血容量减少，组织血流灌注不足，细胞代谢和器官功能紊乱。临床特征包括面色苍白、四肢湿冷、脉细速、呼吸急促或发绀、精神委靡或烦躁不安、血压降低、脉压差小、尿少等，可发生多器官功能不全综合征(详见上节)。多种病原微生物感染均可引起脓毒性休克，其中以革兰阴性(G^-)杆菌感染所致者最多见。

有关脓毒症的几个概念的区别与联系：SIRS+高度可疑或证实的感染即为脓毒症(sepsis)，sepsis+MODS或组织低灌注即为严重脓毒症(severe sepsis)，sepsis+循环功能障碍(顽固性组织低灌注，伴或不伴低血压)即为脓毒性休克(septic shock)。

有关脓毒症的几个病理生理过程：脓毒症与感染；脓毒症与SIRS；脓毒症与ARDS；脓毒症与脓毒性休克；脓毒症与微循环线粒体窘迫综合征(MMDS)；脓毒症与DIC；脓毒症与噬血细胞综合征(HPS)；脓毒症与脓毒症相关性脑病(SAE)；脓毒症与MODS。

【诊断】

(一) 临床表现

1. 休克代偿期(早期)：指血压收缩压在正常水平，伴有组织和器官灌注不良的表现。

(1) 心动过速：心率、脉搏增快。

(2) 皮肤改变：面色苍白发灰，唇周、指(趾)发绀，皮肤花纹，四肢发凉。若有面色潮红、四肢温暖、皮肤干燥则为暖休克。

(3) 毛细血管再充盈时间延长，CRT≥3s(需除外环境因素影响)。

(4) 末梢的脉搏要弱于中心的脉搏。

(5) 收缩压正常。

2. 休克失代偿期：除有上述休克代偿期表现外，同时存在体循环的低血压。

(1) 血压下降(收缩压下降)：新生儿<60mmHg，婴儿<70mmHg，1～10岁<70mmHg+[2×年龄(岁)]，≥10岁<90mmHg。

(2) 意识改变：烦躁不安或委靡，表情淡漠，意识模糊，甚至昏迷、惊厥。

(3) 尿量减少：<1ml/(kg·h)。

(4) 代谢性酸中毒(需除外其他缺血缺氧及代谢因素)。

(5) 呼吸急促。

(6) 中央动脉搏动减弱。

3. 休克不可逆期：表现为血压明显下降，心音极度低钝，常合并肺水肿或ARDS、DIC、肾衰竭、脑水肿、胃肠功能衰竭等多器官功能衰竭(详见上节)。

4. 临床分型

(1) 暖休克：为高动力性休克。可有意识改变、尿量减少或代谢性酸中毒等，但面色潮红、四肢温暖、脉搏无明显减弱，毛细血管再充盈时间无明显延长。为休克早期，容易漏诊，且可很快转变为冷休克。

(2) 冷休克：为低动力性休克。皮肤苍白、花纹，四肢凉，脉搏快、细弱，毛细血管再充盈时间延长。儿科以此型为多见。

(二) 辅助检查

1. 血常规：白细胞总数大多增高，中性粒细胞增多伴核左移。严重病人白细胞计数减少，或伴血红蛋白、血小板减少。

2. 血生化及血气分析

(1) 血电解质：血钠、氯多偏低，血钾高低不一。

(2) 血清酶：血清转氨酶、肌酸磷酸激酶、乳酸脱氢酶同工酶等增高。

(3) 高乳酸血症。

(4) 肾功能不全时血尿素氮、肌酐增高。

(5) 血气分析:低氧血症、代谢性酸中毒。

3. 凝血功能检查:发生 DIC 时,血小板进行性减少、纤维蛋白原减少、凝血酶原时间延长、纤维蛋白降解产物及 D-二聚体增加。

4. 其他炎性反应指标检查:

(1) C 反应蛋白(CRP)。

(2) 降钙素原(PCT):PCT 浓度的临床意义与处置建议,见表 19-7。

表 19-7　对于 PCT 结果判读的建议

PCT(ng/ml)	临床意义	处置建议
<0.05	正常值	—
<0.5	无或轻度全身炎症反应。可能为局部炎症或局部感染。	建议查找感染或者其他导致 PCT 增高的病因
0.5~2.0	中度全身炎症反应。可能存在感染,也可能是非感染因素。	建议查找可能的感染因素。如果发现感染,建议 6~12h 后复查 PCT。
2.0~10	很可能为脓毒症、严重脓毒症或脓毒性休克。具有高度气管功能障碍风险。	建议每日复查 PCT。如果 PCT 持续高水平(>4 天),需重新考虑治疗脓毒症治疗方案。
≥10	几乎均为严重细菌性脓毒症或脓毒性休克。常伴有器官功能衰竭,具有高度死亡风险。	建议每日检测 PCT,以平均治疗效果。

注:①必须结合临床情况进行 PCT 水平判读。②还应考虑有假阳性和假阴性的可能性。

(3) D-二聚体(D-D)。

(4) 白介素-6(IL-6)。

(5) 肿瘤坏死因子(TNF-α)。

(6) 血浆内皮素-1(ET-1)。

5. 病原学检查：感染的证据包括临床体检、影像学或实验室检查的阳性结果。血、痰液及其他渗出液或脓液涂片、培养可找到致病菌，药敏试验可指导抗生素的选择。

6. 其他检查：心电图、脑电图、B 超、X 线、CT、MRI 等检查有助于确定病灶或了解各器官功能情况。

【治疗】

脓毒性休克治疗应早期、积极、持续。采取综合治疗措施，清除感染病灶，支持衰竭的器官或系统的功能。

（一）一般治疗

1. 重症监护：监测各项生命体征、临床症状及实验室指标，如体温、呼吸、脉搏、心率、血压、尿量、白血病计数、血小板计数、电解质、血糖、血气分析、肝肾功能、凝血指标、其他炎性反应指标（CRP、PCT、IL-6、DD）以及心电图等，了解病情变化及各器官功能。注意有可能发生功能衰竭的器官系统，进行早期脏器功能支持。

2. 合适体位：头部及双下肢抬高 30°。

3. 对症治疗：积极控制体温；必要时，镇静镇痛治疗。

（二）抗休克治疗

1. 液体复苏：包括容量复苏、纠正酸中毒、维持电解质平衡等。建立 2 条静脉或骨髓通道，条件允许应放置中心静脉导管。积极用晶体或胶体液复苏对小儿脓毒性休克成功治疗非常重要。推荐更有力、更确定性复苏策略，一旦诊断严重脓毒症，尽快液体复苏，第一小时最重要。并经常反复评估病情（氧合、心率、尿量等指标）。液体复苏方案见表 19-8。

表 19-8　脓毒性休克的液体复苏方案

治疗方案	阶段	液体性质	时间	速度和剂量
液体复苏	快速输液	等张	1h	20ml/kg，10～20min 静脉推注，可重复 2～3 次，总量达 40～60ml/kg
	继续输液	1/2～2/3	6～8h	5～10ml/(kg·h)
	维持输液	1/4～1/3	24h	2～4ml/(kg·h)

(1) 第1小时快速输液阶段:常用0.9%氯化钠或林格氏液,一般不含葡萄糖或碱性液。首剂20ml/kg,10~20min内快速静脉推入。若循环无改善,可再予第2剂、第3剂,每次均为10~20ml/kg。总量最多可达40~60ml/kg。第1小时快速输液既要重视液体量不足,又要注意心肺功能,还要监测血糖,一般第1小时快速输液不用含糖液或碱性液。

(2) 继续输液阶段:可用1/2~2/3张含钠液,根据血电解质测定结果进行调整。按5~10ml/(kg·h)速度输入,观察6~8小时,至休克基本纠正。如果患儿意识状态良好、安静,四肢温暖,毛细血管再充盈时间<2秒,脉搏有力,收缩压>90mmHg,脉压差>30mmHg,尿量>1ml/(kg·h),可视为休克已纠正。注意补液过程中出现高血糖症,宜用5%葡萄糖液配制溶液。

(3) 维持输液阶段:用1/3张液体,按2~4ml/(kg·h)速度在余下16小时内缓慢输入,24小时后根据情况调整。

继续输液及维持输液阶段也要动态观察循环状态,评估液体量是否恰当,随时调整输液方案。

(4) 可适当补充胶体液,如血浆、白蛋白、低分子右旋糖酐、羟乙基淀粉(万汶)等。贫血重者(Hb<70g/L,HCT<30%)酌情输注浓缩红细胞,使Hb>100g/L。

(5) 纠正酸中毒及电解质紊乱:在保证有效通气前提下,根据血气分析结果补充碳酸氢钠,使血pH达7.25即可。根据检测结果适当补充其他电解质,如钾、钙、镁等,并调整补钠量。

(6) 监测血糖,早期30~60分钟测定一次,稳定后4h测定一次。若有低血糖可用0.5~1g/kg葡萄糖纠正,当血糖>11.1mmol/L,用正规胰岛素0.05U/(kg·h)治疗,称为强化胰岛素治疗。

2. 血管活性药物:在液体复苏基础上休克难以纠正,血压仍低或仍有明显灌注不良表现时,可考虑使用血管活性药物以提高血压、改善脏器灌注。

(1) 多巴胺:5~10μg/(kg·min)时主要兴奋β受体;>10μg/(kg·min)时主要兴奋α受体。可根据血压、尿量等酌情按一定的给药速度持续静脉泵注，最大量≤20μg/(kg·min)。

（2）肾上腺素：0.05～0.5μg/(kg·min)兴奋β受体，0.5～2.0μg/(kg·min)兴奋α受体，升高血压。冷休克或有多巴胺抵抗时首选。

（3）去甲肾上腺素：有兴奋β_1受体作用，但更多是兴奋α受体，收缩血管，升高血压。常用量0.05～0.5μg/(kg·min)。暖休克或有多巴胺抵抗时首选。

（4）正性肌力药：伴有心功能障碍，疗效不佳时可选用。多巴酚丁胺，常用量5～10μg/(kg·min)，最大量≤20μg/(kg·min)。也可用氨力农，1～20μg/(kg·min)，或米力农，负荷量为50～100μg/kg，于15～30分钟内缓慢静脉注射；维持量为0.25～0.75μg/(kg·min)。

（5）抗胆碱药：调节微血管舒缩状态，既解除儿茶酚胺所致血管痉挛，又对抗乙酰胆碱的扩血管作用。常用山莨菪碱(654-2)：0.5～1.0mg/(kg·次)，每15～30分钟静脉注射1次，一般5～10次直至休克改善。亦可用东莨菪碱0.03～0.05mg/(kg·次)(适用于合并脑水肿伴惊厥与呼吸抑制者)，或阿托品0.03～0.05mg/(kg·次)(青光眼忌用)，用法与654-2相同。

（6）硝普钠：心功能障碍严重且又存在高外周阻力的患儿，在液体复苏及使用正性肌力药的基础上可使用。用量0.5～8μg/(kg·min)，应从小剂量开始使用。

（三）抗感染治疗

选择合适的抗生素控制感染是最重要的病因治疗。应尽力明确病原菌，用药前进行血培养（包括厌氧菌培养）、大便培养、脑脊液或其他体液培养等。选用强有力的广谱抗菌药物。经验性应用广谱抗生素覆盖可能致病微生物（细菌或真菌），且在感染组织具有良好的组织穿透力。用抗生素48～72h后，根据培养和临床反应评估疗效，选用目标性的窄谱抗生素，疗程7～10天。同时积极处理感染灶；对创伤病人应清除感染灶和坏死组织，局部止血。

（四）糖皮质激素使用

目前主张小剂量、短程使用。常用氢化可的松3～5mg/

(kg·d),甲泼尼龙 2~3mg/(kg·d),或地塞米松 0.3~0.5mg/(kg·d),均分 2~3 次给予。疗程 7 天。

(五) 免疫支持治疗

应用大剂量 IVIG,400mg/(kg·d),连用 3~5 天。其他免疫支持治疗。

(六) 维护器官系统功能,纠正凝血功能障碍与 DIC

早期可使用小剂量肝素钠 5~10μg/kg 皮下或静脉注射(注意肝素钠不能皮下注射),每 6 小时 1 次,或使用低分子肝素抗凝治疗。若已明确有 DIC,则按 DIC 治疗(详见本章 DIC 部分)。其他器官系统功能维护参见各相关章节。

(七) 血液净化治疗

为清除炎症介质与细胞因子治疗,可进行血液净化疗法,包括血浆置换和持续静脉血液过滤等。其他方法参见 SIRS 治疗部分。

(八) 其他支持治疗

保证足够能量及营养供给;保证氧供和通气,必要时行气管插管及机械通气;矫正贫血、低蛋白血症等。

【注意事项】

1. 早期休克的识别和处理非常重要。严重感染时应注意观察皮肤黏膜及四肢改变,监测心率、脉搏、血压及尿量、毛细血管再充盈时间等。早期休克血压不一定下降,当脉压差小于 20mmHg、毛细血管再充盈时间大于 2 秒时支持诊断。

2. 充分液体复苏是逆转休克病情、降低病死率最关键的措施。需迅速建立 2 条经脉通道,条件允许时可放置中心静脉导管。

3. 小婴儿心功能代偿能力差,治疗过程中扩容速度过快,易致心力衰竭、心源性肺水肿。

4. 高排低阻型休克,多巴胺是一线治疗药物,但 6 月以下患儿会出现多巴胺抵抗,可换用去甲肾上腺素或较大剂量肾上腺素。

5. 心搏出量下降时,12 月以下婴儿可出现多巴酚丁胺或多巴胺抵抗,可换用肾上腺素。

6. 磷酸二酯酶抑制剂(氨力农、米力农)半衰期长,出现快速心律失常和低血压时应迅速停药,去甲肾上腺素可纠正低血压。

(刘铜林)

噬血细胞综合征

噬血细胞综合征(hemophagocytic syndrome,HPS)又称噬血细胞性淋巴样组织细胞增生症 (hemophagocytic lymphohistiocytosis,HLH),是由多种病因引起的一种过度炎症反应综合征。临床主要表现为高热, 肝、脾大, 全血细胞减少,肝功能异常,凝血功能障碍, 中枢神经系统受累等多器官病变。发病机制是大量的炎性细胞因子(细胞因子,cytokine storm)的释放。病理特点为骨髓或其他组织中吞噬血细胞的网状(组织)细胞(即噬血细胞)增多。该病病情进展迅猛,病死率高。可发生于各种年龄,但多见于儿童。

【病因与分型】

HLH 分为两种类型,一种是原发性或基因性噬血细胞综合征(primary or genetic HLH,也称家族性噬血细胞综合征,familial hemophagocytic lymphohistiocytosis,FHHL),为常染色体隐性遗传性疾病。另一种是继发性或获得性噬血细胞综合征(secondary or acquired HLH),常继发于:①各种感染性疾病,包括病毒(尤其是 EB 病毒)、细菌、真菌、原虫感染;②结缔组织病,如系统性红斑狼疮(SLE)、川崎病、自身免疫性疾病等;③肿瘤性疾病,如淋巴瘤、白血病等。

【诊断】

(一) 临床表现

原发性和继发性噬血细胞综合征临床症状相似,原发性噬血细胞综合征也常常因为感染而诱发,又多问不到家族史,二者很难鉴别。一般认为,2 岁以前发病,或反复发作者,或有家族史者,多考虑为原发性。但目前的基因检测发现原发性 HLH 可发生于任何年龄,甚至迟至 70 岁。继发于感染者又称为感染相关性噬血细胞综合征(infectious-associated HLH),多与 EB 病毒感染有关。

噬血细胞综合征临床症状多样,主要表现为:

1. 发热:多为长期持续高热,抗生素治疗效果不佳。

2. 全血细胞减少:表现为贫血,皮肤黏膜出血和继发感染。

3. 肝脾淋巴结肿大:呈进行性,脾大明显。

4. 肝功能异常:常伴黄疸,肝酶增高,严重时低蛋白血症、肝功能衰竭。

5. 其他:①中枢神经系统症状:抽搐,颅内高压,昏迷,以及脑炎,脑膜炎表现等。②肺浸润:肺部感染或气急、呼吸困难等表现。③皮疹:多为斑丘疹。

6. 严重者病情常进行性加重,引起 DIC,多器官功能衰竭,最终导致死亡。

(二)实验室检查

1. 血象:血红蛋白,白细胞及血小板减少。

2. 肝功能:胆红素及转氨酶增高,严重时低蛋白血症。

3. 其他血生化检查:三酰甘油增加,乳酸脱氢酶增高,血清铁蛋白增高。

4. 凝血功能障碍:纤维蛋白原减少,纤维蛋白降解产物、D-二聚体增加,部分凝血活酶时间延长(APTT) 延长, 凝血酶原时间(PT)延长。

5. NK 细胞活性降低或缺失。

6. 组织病理学检查:骨髓增生减低,良性的网状(组织)细胞主要为淋巴样和单核样网状细胞增加,可见网状细胞吞噬血细胞现象。吞噬的血细胞包括红细胞、白细胞、血小板及它们的前体细胞,但主要为红细胞。噬血细胞是本病的特征性病理改变,还可见于肝、脾、淋巴结等其他组织。但在疾病早期,骨髓可呈增生活跃,网状细胞增加不明显,噬血细胞亦不易找到,故现在认为骨髓中的噬血细胞增多不是诊断的必要条件,而只是条件之一。

7. 炎性细胞因子增高：血清或血浆中干扰素-γ(IFN-γ)，可溶性白介素-2 受体(sIL-2R)，肿瘤坏死因子-α(TNF-α)，IL-6、IL-8、IL-10、IL-12、IL-18、M-CSF 等增高。

8. 脑脊液检查：中枢受累者脑脊液细胞数轻～中度增多，主要是淋巴细胞，蛋白也增高。部分病人脑脊液可正常。

9. 基因突变：原发性噬血细胞综合征为常染色体隐性遗传性疾病，目前已发现多种基因突变类型。

10. 其他：①影像学：胸部 X 线片可见肺间质性改变、肺水肿、胸腔积液。头颅 CT/MRI 有助于中枢神经系统受累的诊断。②病因学检查：疑为继发于某种疾病者可做相关检查，如 EBV、SLE 或淋巴瘤等的相应检测。

（三）HLH 的诊断标准

2004 年国际组织细胞协会修订的诊断标准为：

(1) 分子水平诊断的 HLH 基因缺陷。

(2) 临床和实验室标准(8 条中符合 5 条即可诊断)：①发热；②脾肿大；③外周血两系以上降低，Hb<90g/L(4 周以内的新生儿 Hb<100g/L)，PLT <100×10^9/L，中性粒细胞<1×10^9/L)；④高三酰甘油血症和(或)低纤维蛋白原血症(空腹三酰甘油≥3mmol/L，纤维蛋白原<1.5g/L)；⑤铁蛋白≥500μg/L；⑥可溶性血清 CD25≥2400U/mL；⑦自然杀伤细胞(NK 细胞)活性降低或缺乏；⑧骨髓、脾或淋巴结中有噬血细胞现象。

支持性证据包括：中枢神经系统症状伴脑脊液中单个核细胞增多和(或)蛋白增高；转氨酶、胆红素、LDH 增高；低蛋白血症；低钠血症；淋巴结增大；皮疹；肝活检示慢性持续性肝炎等。

【鉴别诊断】

1. 恶性组织细胞病：简称恶组，也可表现为持续高热，肝脾淋巴结肿大，全血细胞减少及进行性衰竭，但骨髓或其他组织中能找到异常的组织细胞和(或)多核巨组织细胞，伴或不伴有噬血现象。近年研究认为既往诊断的恶组多属于 T 细胞相关淋巴瘤或间变性大细胞淋巴瘤，真正来源于组织细胞的恶性组织细胞病较少见。

2. 急性重型再生障碍性贫血：急性重型再障可以发热、全血细胞减少起病,感染不易控制时病情重,应注意与噬血细胞综合征鉴别。一般来讲,再障无脾及淋巴结肿大,骨髓中无噬血的组织细胞增多,也无明显增高的三酰甘油和乳酸脱氢酶等。

3. 重症肝炎:由于 HLH 有黄疸及肝功能损害,有时可误诊为重症肝炎,但肝炎一般无 HLH 其他表现如持续高热,脾大,血象改变,噬血细胞等。

【治疗】

早期、及时地使用化疗药物和免疫抑制剂控制过度炎性反应是治疗本病的关键。一些病例可呈暴发性进展,病情迅速恶化,若临床高度怀疑本病时,应尽早开始治疗,以避免不可逆性的器官损伤或死亡。

1. HLH-04 方案:这是目前普遍采用的国际组织细胞协会 2004 年修订的 HLH 治疗方案,主要包括 3 种药物:地塞米松,依托泊苷(VP-16)和环孢素 A(CSA),具体如下:

早期治疗:依托泊苷(VP-16)150mg/(m^2·次),每周 2 次,连用 2 周,然后每周 1 次,连用 6 周;地塞米松 10mg/(m^2·d),连用 2 周,继之 5mg/(m^2·d),连用 2 周,然后 2.5mg/(m^2·d),再连用 2 周,最后 1.25mg/(m^2·d),用 1 周,减量至停药 1 周。总疗程 8 周。同时第 1 周就开始给予环孢素 A 6mg/(kg·d),分 2 次口服;第 3 周始,对有神经系统症状或脑脊液结果异常患儿,鞘内注射甲氨蝶呤+激素每周一次,最多 4 次。MTX 剂量:<1 岁 6mg,1~2 岁 8mg,2~3 岁 10mg,>3 岁 12mg。强的松龙剂量:<1 岁 4mg,1~2 岁 6mg,2~3 岁 8mg,>3 岁 10mg。(国内也采用 ALL 鞘注剂量)。

早期治疗 8 周后,若为继发性噬血细胞综合征且症状、体征及实验室检查均恢复正常,可停止治疗,但需随访观察。若为原发性噬血细胞综合征,或疾病未能缓解、病情持续存在者,应继续维持治疗,直至造血干细胞移植(HSCT)。

维持治疗:地塞米松 10mg/(m^2·d),连用 3 天,每 2 周 1 次;依托泊苷(VP-16)150mg/(m^2·次),每 2 周 1 次,即 1 周用地塞米松,另 1 周用 VP-16,同时继续口服环孢素 A。

总治疗时间为40周。期间第3、5、9周及第27、40周要进行全面评估，了解疾病缓解情况，同时注意监测药物副作用的发生。长期服用环孢素A，应注意其肾毒性，定期监测环孢素浓度以调整药物剂量。

2. 其他药物治疗：有人认为抗胸腺细胞球蛋白(ATG)，大剂量丙种球蛋白治疗本病也有效。也有将这些药物与上述化疗药物联合使用的。对于难治性病例，还有人采用类似淋巴瘤的方案。

3. 病因治疗：继发性噬血细胞综合征常常继发于各种感染性疾病、结缔组织病或肿瘤性疾病，能找到明确病因者应给予相应的病因治疗。

4. 造血干细胞移植：适用于治疗原发性噬血细胞综合征和难治性的继发性噬血细胞综合征。对于未找到遗传缺陷但治疗效果不佳，病情持续活动或复发者，以及NK细胞活性持续降低者都应考虑行造血干细胞移植。

5. 对症支持治疗：由于HLH常引起多脏器损害，各种对症支持处理及脏器保护治疗显得非常重要，可帮助患者度过危险期。如贫血严重时输浓缩红细胞；血小板明显减少伴严重出血时输浓缩血小板；凝血功能障碍时根据不同情况输注新鲜冰冻血浆、冷沉淀或凝血酶原复合物；颅内高压时用脱水剂；呼吸困难时吸氧或人工呼吸；合并细菌感染时抗生素治疗等等。

【预后】

噬血细胞综合征病情进展迅猛，病死率高，曾经是不治之症。近年来，随着人们对本病的认识和诊治水平的提高，总体生存率明显提高。国外报道采用结合造血干细胞移植治疗的HLH 3～5年存活率可达50%～70%。

（刘双又）

弥散性血管内凝血

弥散性血管内凝血(disseminated intravascular coagulation,

DIC)是由多种病因引起的一种获得性出血综合征。主要特征是凝血系统被激活,纤维蛋白和血小板在微血管内聚集,形成广泛的微血栓(早期高凝状态);随后大量凝血因子和血小板被消耗,纤维蛋白溶解系统被激活(后期低凝及纤溶亢进状态),从而产生出血、循环障碍或休克、栓塞、溶血及器官功能不全或衰竭等一系列临床表现。DIC 易致大出血、休克、多器官功能受损甚至死亡,故在各种重症疾病过程中应注意监测相关指标,以便早期发现和及时治疗。

【诊断】

(一) 存在诱发 DIC 的原发疾病

1. 感染:如脓毒症、流行性脑膜炎、重症肺炎、中毒性痢疾、麻疹、出血热等。

2. 组织损伤:严重创伤、大面积烧伤、大手术等。

3. 肿瘤:白血病(特别是急非淋中的 M3 和 M5)、其他实体瘤。

4. 其他:急性血管内溶血、巨大血管瘤、急性胰腺炎、肝疾病等。

(二) 临床表现

可分为急性型(几小时至 1 ~ 2 天出现症状,病情重)、亚急性型(持续数天至数周)和慢性型(症状可历时数月),小儿以急性型多见。

1. 出血:最常见,常为首发症状。高凝状态时一般无出血,转入低凝状态时出血明显且逐渐加重,在继发性纤溶亢进时出血更严重。表现为皮肤出血点及淤斑、牙龈及鼻出血、消化道出血,严重者泌尿道出血或颅内出血,穿刺部位或伤口渗血不止。

2. 不易用原发病解释的微循环衰竭或休克:幼婴可表现为面色苍白或青灰、发绀、精神委靡、肢端凉、尿少等。

3. 血管栓塞症状:各器官可因微血管栓塞发生功能障碍,以肝、肾、消化道症状多见,表现为恶心、呕吐、腹痛、消化道出血、肝功能受损、尿少、血尿甚至肾功能衰竭。肺栓塞可出现胸痛、呼吸困难、发绀、咯血、呼吸衰竭等。脑栓塞可出现昏迷、惊厥、瘫痪等。

4. 微血管病性溶血性贫血：轻者除轻度贫血外可无明显症状，重者表现为发热、黄疸、腰背疼痛、血红蛋白尿、中重度贫血等。

（三）实验室检查

1. 血小板$<100\times10^9/L$或进行性下降。

2. 凝血酶原时间（PT）延长，部分凝血活酶时间延长（APTT）延长。

3. 纤维蛋白原（Fbg）减少，<1.5g/L。

4. 纤维蛋白降解产物（FDP）及D-二聚体（D-D）升高。

5. 其他：①周围血片红细胞呈盔甲状、三角形、新月形及碎片者>2%。②抗凝血酶Ⅲ（AT-Ⅲ）、Ⅷ因子水平降低；血小板β球蛋白（β-TG）、血小板第4因子（PF-4）增高等。

【治疗】

（一）治疗原发病

积极控制原发病，去除病因是治疗DIC的关键之一。如抗感染、抗肿瘤治疗、减轻组织损伤等。

（二）改善微循环

1. 低分子右旋糖酐：首次10ml/kg静脉滴注，以后每次5ml/kg，每6h一次，全日量不超过30ml/kg。

2. 纠正酸中毒：5%碳酸氢钠3～5ml/（kg·d）。

3. 血管活性药物：山莨菪碱（654-2）每次0.1～0.3mg/kg静脉注射；多巴胺5～10μg/（kg·min）静脉滴注维持血压。

（三）抗凝治疗

DIC是否应该使用抗凝剂仍有争议，一般认为早期高凝状态或有明显栓塞症状时可用。而后期低凝状态时以止血、补充凝血因子和血小板为主；纤溶亢进时应适当给予抗纤溶药。

1. 抗血小板凝聚药物：多选用双嘧达莫（潘生丁）3～5mg/（kg·d），或阿司匹林5～10mg/（kg·d），分次服用。

2. 肝素：低分子量肝素与普通肝素药理作用基本相似，但其具有以下优点：①抗血栓作用强；②对血小板功能无明显影响，安全性好；③皮下注射生物利用度较高，半衰期较长，给药方便。因此,低分子肝素已取代普通肝素在临床广泛使用。常用低分子量肝素钙或低分子量肝素钠,剂量一般为 50 ~ 200 IU/(kg·次),皮下注射或静脉注射,每天一次。低分子肝素过量时,也可用鱼精蛋白中和,1mg 鱼精蛋白中和 1.6U 低分子肝素钙/钠。

3. 其他:抗凝血酶Ⅲ浓缩剂、蛋白 C 抗凝剂。

(四) 补充疗法

输注浓缩血小板、新鲜冰冻血浆、凝血酶原复合物等补充血小板及凝血因子,严重贫血者输注浓缩红细胞。

(五) 抗纤溶药物

DIC 早期禁用,仅用于 DIC 晚期以纤溶亢进为主、出血严重者。一般选用 6-氨基已酸、止血芳酸等。

(刘铜林)

气管异物

气管、支气管异物(foreigh bodies in the trachea and bronchi)是指异物误入气管、支气管,多发生于 5 岁以下小儿。异物种类繁多,以食物性异物占大多数,如花生米、瓜子、豆子、糖果、果冻、泡泡糖等,其他尚有塑料笔帽、眼药瓶盖、玩具零件、小瓶塞、纽扣、药片等。

【诊断】

(一) 病史

询问异物吸入史,了解发生时间、经过。

(二) 临床表现

1. 异物误入后立即呛咳、憋气及作呕,并有痛苦与恐惧表情。异物圆钝而大者,可嵌于气管,出现严重呼吸困难、紫绀或窒息;异物扁而轻(如西瓜子),可在气管内随呼吸游动,引起阵咳,咳时由于异物撞击声门而出现类似风箱拉动的拍击音,将手置于颈前喉部可感到异物撞击声门的振动。如异物堵塞气管不完全而留有较小空隙时，可发生较重的呼吸困难及哮鸣音。

2. 当异物嵌于气管或支气管时，肺部听诊有单侧或双肺呼吸音减低；扁而轻的异物嵌于气管时，则可闻及气管拍击音。部分可闻喘鸣音。叩诊出现浊音或鼓音，提示有肺不张或肺气肿存在。

（三）特殊检查

1. X线检查：对透光的植物性异物，胸透优于拍片，可观察到的阳性所见为呼吸时异物的动态变化。可有如下征象：①一侧肺透亮度增高或一侧肺叶的肺不张。②纵隔摆动，即呼气相时纵隔移向健侧，系因吸气时健侧肺进入气体多，膨胀充分，将纵隔推向患侧，呼气时健侧肺排空明显，患侧肺气体排出受阻，收缩差，则纵隔移回健侧。深吸气尤为明显。此征象是诊断支气管异物的主要依据。③心影反常大小征，即因气管堵塞，用力呼吸时，致使吸气时胸腔呈负压，回心血量增加，心影呈吸气性增宽，呼气时缩小。此为诊断时重要征象。④不透光之异物则需借助正侧位拍片确定异物部位及形态。

2. 支气管镜检查：对于气管、支气管异物具有诊断、鉴别诊断及治疗意义。

【治疗】

1. 现场紧急处理

(1) 患儿清醒，则鼓励患儿连续自主的咳嗽，以咳出异物。不要用手指盲目取异物，有可能使异物被推回气道。

(2) 患儿不能咳出时，可采用背部拍打或胸部压迫法排出异物，婴幼儿头部始终低于躯干；对于年龄稍大、体型较胖患儿，也可将患儿俯卧于抢救者的大腿上，头部下垂，抢救者用手用力拍打背部，借助重力，促使异物排出。对年长儿童，可采用Heimlich手法（腹部冲击法），病人站立或取坐位，抢救者站在病人背后，双臂环抱病人腰部，一手握拳，另一手抓住紧握的拳头，置于病人的肚脐与剑突的中点部位，给予迅速、有力、向内、向上的推压，促使异物排出。

(3) 若患儿已无意识、无呼吸，用仰头抬颏法打开气道。如果看见异物，把它取出，并立即实施心肺复苏。

2. 院内进一步治疗：最有效的方法是借助支气管镜将异物取出。除高热、中毒症状严重或有电解质紊乱者外，均需立即禁食行支气管镜取异物术，术后应用抗生素及肾上腺皮质激素1～3天。对已发生肺部感染、气胸或皮下气肿等并发症者，应视具体情况进行处理后尽早手术治疗。

（刘铜林）

溺　　水

溺水或淹溺(drowning)的本质是窒息，可直接导致缺氧，还可导致异物吸入和低体温。死亡原因主要为水灌入呼吸道引起的窒息，部分由于喉痉挛或心搏骤停所致。如及时获救，常合并有水、电解质、酸碱平衡紊乱，肺水肿，脑水肿，心室颤动，肾衰竭，肺炎等严重并发症。淡水淹溺者，血液被稀释，血钠、血氯降低，可发生心力衰竭及溶血现象；海水淹溺者则常有血液浓缩，血钠、血氯增高，可发生休克。溺水时间过长，抢救不及时，重要器官功能维护不当或严重并发症的发生可导致死亡。

【诊断】

（一）病史

询问溺水史，了解溺水时间、经过。

（二）临床表现

1. 低氧血症及肺水肿表现：呼吸浅速、不规则，颜面发绀、苍白，咯血性泡沫痰，肺部啰音等。

2. 心血管系统受损：低血压，心动过速或过缓，心律失常，心搏停止等。

3. 脑缺氧及脑水肿表现：谵妄、抽搐、昏迷、瞳孔放大固定、肢体肌张力改变等。

4. 急性胃扩张。

5. 低体温。

6. 急性肾衰竭：少尿、氮质血症、酸中毒等。

7. 合并损伤：骨折，颅脑、内脏损伤等。

（三）辅助检查

1. X 线检查提示肺水肿、肺炎、肺不张等。

2. 血生化检查

（1）淡水溺水：低钠、低氯、低蛋白血症，血管内溶血及高钾血症等。

（2）海水溺水：高钠、高氯、高钙、高镁等。

3. 动脉血气分析：低氧血症，酸中毒。

【治疗】

（一）现场抢救

1. 首先保持呼吸道通畅。去除口、鼻异物后立即倒水，将患儿腹部抬高，头部下垂，用手平压背部，排除呼吸道积水。

2. 如呼吸、心跳已停止，立即实施心肺复苏，边抢救边送往附近医院。

（二）医院处理

1. 行心电监护，建立静脉通道。

2. 如呼吸、心跳仍未恢复，继续进行心肺复苏。

3. 维持重要器官功能，防治并发症。如防治脑水肿和肺水肿，维护心功能，纠正水、电解质及酸碱平衡紊乱，给予足够的能量，防治感染等，必要时使用糖皮质激素。淡水淹溺用 3% 生理盐水静脉滴注纠正血液低渗，海水淹溺用 5% 葡萄糖溶液静脉滴注纠正血液高渗。

【注意事项】

1. 淹溺者现场急救是关键。不要等待医务人员到来或直接将病人向医院转运而丧失抢救机会，也不要因为短时间的复苏无效而轻易放弃。

2. 倒水时间不宜过长，以免耽误复苏时间。现场抢救过程中要注意保暖。

3. 注意检查有无颈椎与脊髓损伤。如有，搬动时要固定损伤部位，避免脊柱屈曲和扭转，保持脊柱轴线稳定，平抬平放。

（刘铜林）

触电与雷击

触电与雷击(lightning stroke and thunderbolt)对人体的损伤主要表现为局部灼伤和全身反应,可引起心室颤动以致心脏停搏和引起中枢神经抑制以致呼吸停止。

【诊断】

(一) 病史

有明确触电史或遭雷击史。

(二) 临床表现

1. 全身表现:轻度触电者出现心悸、头晕、面色苍白、惊恐不安和四肢乏力,一般神志清楚。重者可致昏迷、休克、呼吸心搏骤停、抽搐及假死状态(心搏、呼吸极弱,难以触及或闻及)。电烧伤广泛肌肉破坏明显时,肌红蛋白经肾脏排出引起急性肾功能衰竭。

2. 局部表现:皮肤被电灼烧后出现局部焦化或炭化,并有组织坏死。触电后因肌肉强烈收缩可有骨折、脱位;或因意识丧失从高处跌落致颅脑或内脏严重损伤;烧伤严重时可导致筋膜腔综合征及肢体坏死;合并感染时可引起坏疽。

3. 心电图:可有心肌受损、心律失常、室颤及心脏停搏。

【治疗】

(一) 脱离电源

尽可能关闭电源或电闸。用手边方便的不导电物(如干燥木棍、竹竿)挑开电线或将触电人拨离开电源。决不能用手直接去推或拉触电者,也不能用潮湿或导电物,以防自身触电。

(二) 现场抢救

触电者脱离电源后,应立即检查其神志、呼吸、心跳及瞳孔。若呼吸心跳停止,立即实施心肺复苏,边抢救边送往附近医院。

(三) 医院处理

1. 行心电监护,建立静脉通道。

2. 如呼吸、心跳仍未恢复,继续进行心肺复苏。

3. 室颤处理:电除颤;无电除颤设备可用药物除颤,试用利多卡因,首剂1mg/kg加5%葡萄糖10ml静脉注射,可5～10min后重复给药,总量<5mg/kg。

4. 局部及其他对症处理:局部灼伤与一般烧伤处理相同,即清洁创面、消毒包扎、清除坏死组织以减少毒素吸收,并采用各种方法覆盖创面、促进愈合,使用广谱抗生素预防感染。患肢组织坏死无法保留时尽早截肢,如有其他并发症,如摔伤、骨折、内脏出血、颅脑损伤等,应同时治疗。

(刘铜林)

小儿急性中毒的诊断与治疗原则

急性中毒(acute poisoning)指具有毒性作用的物质通过不同途径进入人体后,在短期内引起某些组织和器官的急性损害而出现一系列症状和体征,甚至危及生命。

小儿中毒途径有:①摄入中毒:最为常见。②吸入中毒:是气体中毒的主要途径。③注入中毒:包括误注药物、蜇伤、咬伤。④接触中毒:小儿皮肤薄,接触脂溶性毒物后易于吸收。眼结膜、鼻黏膜吸收均较快,故用药物滴眼或滴鼻亦可造成中毒。⑤直肠吸收中毒:常由灌肠时药物剂量过大引起。

【诊断原则】

1. 群体同时或先后发病且症状相似时,应想到中毒的可能性,有利于急性中毒的诊断。凡急性起病,病史不明,不能用一种疾病解释其症状与体征,多器官受累,有明显意识改变而诊断不明时,或治疗效果不佳时,有可能为急性中毒。

2. 诊断步骤

(1) 详细询问病史及发病经过:如病前饮食内容,生活情况,活动范围,家长职业,环境中有无有毒物品,特别是杀虫药、灭鼠药,家中有无常备药物,经常接触哪些人,同伴是否同时患病等。

(2) 现场检查:需注意病儿周围是否留有剩余毒物或毒物标志物,尽可能保留病人饮食、呕吐物、用具等,以备鉴定。

(3) 进行全面仔细的体检,尤应注意有诊断意义的中毒特征(见表19-9)。同时还需检查患儿衣服或皮肤上是否有毒物残留,口袋中是否有毒物。

(4) 仔细查找吐出物、胃液或粪便中有无毒物残渣,有条件时应采集病人呕吐物(或胃内洗出物)、血、尿、便、可疑的含毒物品或剩余毒物进行毒物鉴定(见表19-10),这是诊断中毒的最可靠方法。如疑为有机磷中毒时可测定血胆碱酯酶活性。

(5) 诊断性治疗:若症状符合某种毒物中毒而问不出中毒史时,可试用该种毒物的特效解毒药。

(6) 对于已经知道是中毒的病人,应尽可能弄清毒物名称、用量及中毒时间,发现中毒后经过哪些处理。对口服中毒者应询问是否发生过呕吐,呕吐距服毒时间,呕吐量多少等等,借以估计毒物存留、吸收和排泄情况,以便正确处理。

表 19-9 有诊断意义的中毒特征

临床表现	常见中毒种类
呼气、呕吐物特殊气味	
蒜臭味	无机磷、有机磷、砷、硒、碲、铊等
杏仁味	含氰苷及氰酸类
异味	煤油、乙醇、碳酸、煤酚(来苏儿)、有机氯、氨水、乙醚等
干渴、皮肤无汗	阿托品类、磷化锌
流涎、大汗	有机磷、毒蕈、有机氯、水杨酸盐、吡唑酮类
口唇和面颊樱桃红色	一氧化碳、氰化物等
面及皮肤潮红	阿托品类、醇类、甲状腺素以及血管扩张药
皮肤紫蓝而无呼吸困难	高铁血红蛋白血症:亚硝酸盐、吡唑酮类、苯胺类、磺胺类、非那西丁等;硫血红蛋白血症:含硫化物

续表

临床表现	常见中毒种类
呼吸困难而无明显紫绀	一氧化碳、含氰苷及氰酸、砷、汞
幻视、幻听、乱语、躁狂	阿托品类、氯丙嗪、异丙嗪、毒蕈、乙醇、樟脑、大麻等
见光部位水肿	植物日光性皮炎
瞳孔缩小	麻醉剂、有机磷、毒蕈、新斯的明(初扩大、以后缩小)、巴比妥类(有时扩大)
瞳孔扩大	阿托品类、氨茶碱、安非他明、可卡因、甲醇、硫酸镁等
脱发	环磷酰胺、铊、砷、麦角
失明	奎宁、甲醇、一氧化碳、氯仿
色视	山道年、洋地黄、大麻、
心动过缓、心律紊乱	洋地黄、奎宁、夹竹桃、蟾蜍、钡、锑
肺水肿	有机磷、毒蕈、安妥、毒气吸入、氨等
肌肉震颤、抽动	有机磷、有机氯、烟碱、异烟肼、巴比妥类、钡、汞
肌肉麻痹	肉毒杆菌、河豚、蛇咬、野芹、乌头等
尿绿蓝色	亚甲蓝、酚、麝香草酚、水杨酸苯脂(萨罗)等

注:①阿托品类　包括阿托品、莨菪碱类、颠茄、曼陀罗等。

②含氰苷及氰酸　包括桃仁、杏仁及木薯等。

③吡唑酮类　包括氨基比林、安替匹林、安乃近、保泰松。

④有机氯　包括滴滴涕、666、氯丹等。

表 19-10　常见中毒的简单化验方法

中毒名称	化验方法
一氧化碳	取血数滴加入水中成红色(正常黄色);取血数滴加水10ml 再加 10% NaOH 数滴成粉红色(正常绿棕色)

续表

中毒名称	化验方法
高铁血红蛋白	取血呈暗红色放于空气中,15min 不变色,5 ~ 6h 后变鲜红色(正常 15min 变鲜红色、用氧气吹后变色更快);硫血红蛋白 5 ~ 6h 后仍不变色
无机磷	尿或呕吐物放置黑暗处有荧光
有机磷	血胆碱脂酶活性减低
曼陀罗,阿托品	尿滴猫眼能散瞳
碘	吐物加淀粉变为蓝色
铅	血涂片有点彩红细胞,尿卟啉阳性
水杨酸盐	吐物或尿放在试管中煮沸加酸,然后加数滴 10% 三氯化铁变为红葡萄酒色
氯丙嗪	取尿液 1ml 加浓磷酸 4ml,摇匀,即呈紫色
吗啡	取少许残渣置于白磁板上,加浓硝酸 2 滴即出现红色,随即变为红黄色
亚硝酸盐	取一滴待检液,置白磁板上,加联苯胺冰醋酸饱和液 1 滴即出现红棕色

【治疗原则】

一般治疗原则:①尽快清除尚未吸收的毒物;②防止毒物的继续吸收;③促使已吸收毒物的排泄;④特效解毒药的使用;⑤对症支持治疗。

(一) 急救处理

1. 严密观察病情:特别是神志、呼吸和循环状态,以判断中毒的轻重。对重症患儿要边检查边抢救,对轻症要警惕病情变化。

2. 清除尚未吸收的毒物

(1) 接触中毒:应立即脱去污染的衣服,用清水冲洗污染的皮肤,特别注意毛发及指甲部位。对不溶于水的毒物可用适当溶剂清洗,也可用适当的拮抗剂或解毒剂冲洗。但强酸、强碱等腐蚀性毒物忌用中和剂,因为化学反应可以加重损伤。对于深入皮肤或黏膜的毒物颗粒,应该完全清除。皮肤黏膜发生糜烂,溃疡者,在清洗后应敷以消炎药以防感染。毒物溅入眼内,应立刻用生理盐水冲洗,一时没有生理盐水时,可用清水冲洗至少5min,然后送眼科处理。

(2) 吸入中毒:应立即移离有毒场所,呼吸新鲜空气,吸出呼吸道分泌物。必要时吸氧。昏迷者注意舌根后倒和喉部水肿引起窒息。严重者可送入高压氧舱治疗。

(3) 口服中毒:采用催吐、洗胃、导泻或洗肠,以清除毒物。

1) 催吐:一般服入毒物后4~6h内,都应该作催吐处理,且越早越好。方法有两种,一是刺激引吐:用手边方便的物品(如筷子、笔杆、压舌板等),也可用病人或医护人员手指,刺激咽部和咽后壁,使病人呕吐,有时食物过稠不易吐出、吐净,最好先让病人喝适量微温清水、盐水或选用的液体,然后再刺激呕吐,如此反复行之,直至吐出液变清无味为止。第二种方法为药物催吐:A. 吐根糖浆每次10~30ml,继饮水1~2杯。如在服后20min尚不发生呕吐,可重复。B. 1:(2000~5000)高锰酸钾溶液有刺激胃黏膜作用,入胃后常引起呕吐,同时可以氧化多种生物碱起到解毒作用。按年龄大小,一次可内服100~300ml。

2) 洗胃:强酸、强碱中毒切忌洗胃,因可致胃穿孔。油剂中毒或昏迷者洗胃可能引起吸入性肺炎,应特别小心。洗胃最适用于流质或水溶性毒物中毒。洗胃应尽早进行,一般于服入毒物4~6h内洗胃有效。但下列情况则不应受时间限制:A 毒物进入较多;B 毒物在胃内排空时间延长者(如有机磷、镇静安眠药等);C 毒物吸收后又可再从胃分泌者(如鸦片类、有机磷);D 带肠溶衣的药片。常用洗胃液有温开水或生理盐水,亦可根据毒物性质而采用有特殊作用的洗胃液,先抽出胃内容物,再从胃管中注入洗胃液,每次灌入洗胃液儿童约为100ml,婴幼儿相应减少,需反复灌洗,尽量使毒物排尽。

3) 导泻:可于催吐或洗胃后给予泻药以清除进入肠道的

毒物,使毒物尽快排出,临床常用的是硫酸镁或硫酸钠,依不同年龄用 5 ~ 20g 加水 50 ~ 250ml 口服,或以 250mg/kg 配成 20% 溶液口服,可 1 ~ 2h 服一次,直到出现肠鸣或排便。一般不用油类泻药,以免增加某些脂溶性毒物(如酚类、磷、碘等)的吸收。但在石炭酸中毒时,应服蓖麻油 30 ~ 60ml(成人量,小儿酌减),然后再服硫酸钠。

4) 洗肠:中毒时间稍久(一般超过 4 ~ 6h),毒物主要存留在小肠或大肠,而又需尽快清除时,需作洗肠,有些中毒可使肠蠕动减弱,泻药不能发挥很好作用时,也需作洗肠。存在于小肠的毒物,最好用"Y"形管以大量液体(小儿可用 1500 ~ 3000ml)作高位连续灌洗,直至洗出液变清为止。洗肠液可用 1% 温盐水,1% 肥皂水,或清水,也可加入活性炭,并记出入量。

3. 防止毒物的继续吸收

(1) 对皮下、肌内注射中毒或蛇咬、蝎螫中毒的处理:注射处近心端用止血带结扎,以不让止血带远端的脉搏消失和不让止血带产生搏动感为适度,每 15 分钟放松 1 分钟。若毒物注入不久,可于注入部位注射 1 : 1000 肾上腺素 0.3 ~ 0.5ml,或局部放置冰袋,以使血管收缩,延缓吸收。若强毒注入,应作切开吸引和冲洗。

(2) 对口服中毒的处理:在催吐、洗胃同时或其后,应给予拮抗剂,直接与未被吸收的毒物发生作用,以减低毒性或防止吸收。常用的方法有中和解毒、氧化解毒、吸附解毒、转变为无毒化合物及保护黏膜、延缓吸收等措施。

4. 促使已吸收毒物的排泄

(1) 利尿排毒:①静脉输液:静脉点滴 5% ~ 10% 葡萄糖溶液可以冲淡体内毒物浓度,增加尿量促使排泄,并有保护肝、肾的作用。②利尿药:口服双氢氯噻嗪、速尿或乙酰唑胺,静脉注射速尿、甘露醇、山梨醇等。乙酰唑胺能使尿碱化,对水杨酸(阿司匹林)中毒尤为适用。应用利尿药的先决条件是:毒物必须经肾脏排泄,血液中药物浓度较高,血循环和肾功能良好。在利尿期间应监测尿排出量、液体入量,血电解质及肾功能。理想的效果为应用利尿剂后尿量达 5ml/(kg · h)以上。

(2) 血液净化疗法：适用于某些危重急性中毒，或伴有肾功能不全者。血液净化技术包括：①腹膜透析：常用于巴比妥类药物、抗生素、溴化剂等中毒。②血液透析（人工肾）：这种透析能代替部分肾功能，将血液中的有毒物质和身体的代谢废物排除。当毒物损伤肾时，这种透析治疗更有必要。③血液灌流：如氯氮卓（利眠宁）中毒。④血浆置换：如某些抗生素、降糖药、降压药中毒。

5. 特效解毒剂的使用：针对不同毒物采用相应的有效解毒剂。

6. 高压氧疗法：适用于各种中毒引起的严重缺氧，尤其在一氧化碳中毒时，一氧化碳与氧竞争和血红蛋白结合，前者结合力大于后者 20 ~ 30 倍，应用高压氧治疗，可以促使一氧化碳与血红蛋白分离。

(二) 对症支持治疗

对症处理要根据具体情况，区分先后缓急，有目的地进行。如：①控制惊厥；②抢救呼吸衰竭；③抗休克；④纠正水、电解质紊乱及贫血；⑤治疗和保护重要器官功能；⑥预防和治疗继发感染；⑦做好中毒患儿的护理工作。

【注意事项】

1. 有些中毒常伴自发呕吐，除非胃内确已排空，否则催吐仍属必要。

2. 持续惊厥，深度昏迷，服入强腐蚀剂（强酸、强碱），煤油，或有严重心脏病，食管静脉曲张时不能催吐。

3. 脂溶性毒物禁用油剂泻药。

4. 腐蚀性毒物中毒或极度衰弱患儿禁用洗肠。

5. 洗胃结束后，可胃管注入活性炭吸收残留毒物，剂量 25 ~ 50g。

6. 加强与家长的沟通与交流，了解中毒原因，解释中毒病情，告知可能后果。

（刘铜林）

小儿常见急性中毒的临床表现与急救

常见的中毒包括药物中毒，有毒动、植物中毒，化学毒物中毒，灭鼠药中毒等 4 个方面，其临床表现和急救处理分别见表 19-11 ~ 表 19-14。

表 19-11　常见药物中毒的临床表现和急救处理

毒物名称	临床表现	急救处理
水杨酸盐类（阿司匹林、水杨酸钠）	恶心、呕吐、腹痛、腹泻、多汗、耳鸣、头晕、出血倾向、水和电解质紊乱、肺水肿、昏迷、惊厥、肾功能损害等	2%～3% 碳酸氢钠洗胃，硫酸镁导泻，注意纠正水、电解质紊乱，常用乙酰唑胺[5mg/(kg·次)，1 日 2～3 次]、碳酸氢钠碱化尿液，注射维生素 K_1 10mg 止血，保护肝功能，必要时可输血或作透析疗法
氨茶碱	烦躁不安、恶心、呕吐、吐咖啡样物、肌震颤、惊厥、体温上升、多汗、心动过速、血压下降、心力衰竭、呼吸衰竭	洗胃、导泻，高位结肠灌洗；早期可用足量镇静剂或人工冬眠以抗惊厥和退热，及时纠正休克、脑水肿和呼吸衰竭，忌用麻黄碱、咖啡因、肾上腺素等药物，可用利尿剂促进毒物排泄
抗组织胺药（苯海拉明、扑尔敏、安其敏等）	烦躁不安、恶心、呕吐、皮肤发红、运动失调、呼吸表浅，心动过速、肌肉震颤、惊厥、呼吸麻痹	1∶5000 高锰酸钾洗胃，硫酸镁导泻，吸氧，必要时皮下注射磷酸组织胺；抑制现象发生时忌用中枢兴奋剂，以免引起惊厥；静脉输液促进毒物排泄
苯妥英钠	晕眩、震颤、言语含糊、恶心、呕吐、吞咽困难、精神错乱、共济失调、惊厥、呼吸循环衰竭	温开水洗胃，硫酸镁导泻，控制惊厥，补液以促进毒物排泄；纠正休克，静脉滴注 γ-氨酪酸促进大脑机能恢复

续表

毒物名称	临床表现	急救处理
阿托品类(阿托品、莨菪碱、颠茄、曼陀罗等)	口干、皮肤潮红、黏膜干燥、烦燥、瞳孔扩大、心动过速、体温上升、惊厥、神志不清、呼吸麻痹	4%鞣酸溶液洗胃,口服浓茶或0.5%活性炭悬液,硫酸镁导泻;肌内注射1%毛果芸香碱0.5～1ml/次,每15min注射一次;或缓慢静脉注射毒扁豆碱0.5～2mg/次,如无效2～5min后重复1次,见效后即停药
巴比妥类(苯巴比妥、戊巴比妥、硫喷妥钠等)及水合氯醛	头痛、眩晕、谵妄、嗜睡、瞳孔缩小、血压下降、震颤、言语不清、呼吸缓慢而表浅、甚至可出现呼吸衰竭、循环衰竭	温水或1∶5000高锰酸钾洗胃,洗胃后再灌入硫酸钠和活性炭混悬液于胃中;利尿并碱化尿液;保持呼吸道通畅,及时纠正休克状态;可用纳络酮0.01mg/(kg·次)静脉注射,起初2～3分钟1次,共2～3次,至抑制作用消失,再现再给注射,若无效可加大至0.1mg/(kg·次);贝美格(美解眠)静脉注射,1mg/(kg·次),每15～30min重复一次,至清醒为止;或用山梗菜碱和尼可刹米,每2h交替肌内注射或静脉注射一次
氯丙嗪和异丙嗪	嗜睡、心动过速、瞳孔缩小、血压下降、昏迷、惊厥、体温降低	洗胃、导泻、静卧以防体位性休克,保持呼吸道通畅,补液,用呼吸和心脏兴奋剂,血压下降时用去甲肾上腺素,对肌肉震颤者可肌内注射或口服苯海拉明1～2mg/(kg·次)
硫酸亚铁	呕吐、腹痛、腹泻、胃肠出血、低血压、心动过缓、惊厥、嗜睡、休克	催吐;用1.5%碳酸氢钠液1000ml洗胃;输液,纠正休克;肌内注射去铁敏,40～50mg/(kg·次),每6h一次,最大量≤1～2g/次,亦可缓慢静脉滴注,好转后减量

续表

毒物名称	临床表现	急救处理
金属中毒(砷、汞、金、锑、铋、铜、铬、镍、钨、锌、铅、锰、铀、钒、钴、硒、镉)		二巯基丙醇(BAL):3～5mg/(kg·次),肌内注射,最初2日q4～6h,第3日q6～8h,第4日始q12h,7～14天为1疗程 二巯基丙磺酸钠(Na-DMPS):5%溶液0.1ml/(kg·次),皮下或肌内注射,第1日tid～qid,第2日bid～tid,第3日始qd～bid,共用3～7天,总剂量30～50ml 二巯基丁二酸钠(DMSA):成人剂量首次2g,加入注射用水10～20ml中缓慢静脉注射,以后每次1g,危重病人可每小时1次,共用5～6次,小儿酌减 硫代硫酸钠:5%～10%溶液,10～20mg/(kg·次),静脉注射或肌内注射qd,共用3～5日,或口服10～20ml,bid(只能用于胃肠道内未被吸收的毒物) 依地酸二钠钙(Ca-Na_2-EDTA):15～25mg/(kg·次),配成0.3%～0.5%溶液静脉注射,1小时以上滴完,bid,每疗程不超过5天,疗程间休息2天,总治疗量以病人反应而定 青霉胺:治疗慢性铅、汞中毒,100mg/(kg·d),分4次口服,5～7天为1疗程

表 19-12　常见有毒动、植物中毒的临床表现和急救处理

鱼胆	腹痛、呕吐、腹泻、肝大、黄疸、血ALT增高、少尿或无尿、头晕、抽搐、昏迷	洗胃，早期可试用糖皮质激素，护肝，针对急性肾功能衰竭治疗，必要时行透析治疗
河豚	恶心、呕吐、口喝、腹泻、唇舌发麻、言语不清、感觉及运动障碍、血压下降、心动过速或不整、呼吸衰竭	催吐，洗胃，导泻，口服活性炭悬液，输液，肌内注射维生素 B_1、维生素 B_2，可试用半胱氨酸，其他对症治疗
毒蕈（毒蘑菇）	依毒蕈不同种类而表现为下述症状：①消化道症状；②神经系统症状；③溶血；④肝肾功能损害	用1∶5000高锰酸钾洗胃，口服活性炭，纠正水、电解质紊乱；对有肝损害的毒蕈中毒，注射5%二巯基丙磺酸钠；对有副交感神经兴奋症状者，可注射阿托品；对症治疗；重症者行透析治疗
白果	恶心、呕吐、发热、腹泻、瞳孔扩大、烦躁、惊厥、呼吸衰竭、循环衰竭	用盐水或1∶5000高锰酸钾溶液洗胃，导泻，纠正水、电解质紊乱，及时处理呼吸衰竭，控制惊厥
亚硝酸盐类（包括腌菜引起的肠原性青紫）、苯胺、硝基苯类、非那西丁、磺胺类	皮肤和黏膜青紫、四肢发冷、呕吐、腹痛、烦躁，重者嗜睡、神志不清、惊厥、昏迷、血压降低、呼吸和循环衰竭	催吐；1∶5000高锰酸钾洗胃；硫酸镁导泻；25%葡萄糖加大剂量维生素C静脉注射，或小剂量1%亚甲蓝0.1～0.2ml(1～2mg)/(kg·次)，用25%葡萄糖稀释后缓慢静推，必要时可重复；对症治疗

续表

发芽马铃薯（含龙葵素）	恶心、呕吐、腹痛、腹泻、耳鸣、眩晕、发热、瞳孔散大、呼吸困难、惊厥等	催吐；1∶5000 高锰酸钾洗胃；硫酸镁导泻；输液；对症治疗
氢氰酸及氰酸化合物（木薯，杏仁，桃仁，李子仁，枇杷仁，樱桃仁等）	恶心、呕吐、头昏、嗜睡或烦躁。重者有呼吸困难、紫绀、神志不清、抽搐、心律失常、呼吸衰竭	催吐；1∶5000 高锰酸钾、5% 硫代硫酸钠洗胃；导泻；吸入亚硝酸戊脂 15～30s，每 2min 吸入 1 次；静脉注射 1% 亚硝酸钠，6～10mg/（kg·次），5min 内注完（注意血压下降时给予肾上腺素），随后静脉注射 25% 硫代硫酸钠，（0.25～0.5g）/（kg·次），缓慢静脉注射，如症状未改善，1h 后重复静脉注射 1 次，剂量减半；也可先用大剂量 1% 亚甲蓝，1ml（10mg）/（kg·次），稀释后缓慢静脉注射，然后用硫代硫酸钠注射；对症疗法

表 19-13　常见化学毒物中毒的临床表现和急救处理

一氧化碳(煤气)	头晕、头痛、恶心、呕吐、全身乏力、颜面潮红、口唇呈樱桃红色、烦躁、血压下降,严重昏迷、惊厥、呼吸衰竭	必要时人工呼吸,条件许可则用高压氧治疗;及时控制脑水肿,静脉滴注细胞色素 C 和大剂量维生素 C,严重中毒时输新鲜血或换血治疗
强酸(硝酸,硫酸,盐酸)	口腔黏膜糜烂、肿胀、灼痛、声门水肿、呼吸困难,吐出物酸性、带血	忌洗胃,忌催吐,忌用碳酸氢钠,内服牛奶、豆浆或蛋清,服镁乳、氢氧化铝凝胶或淡肥皂水等弱碱中和毒物,其他对症处理
强碱(氢氧化钾或氢氧化钠,氨水)	口腔黏膜糜烂,吐出物碱性或血性,腹痛	忌洗胃,催忌吐,服 3% 醋酸、食醋或果汁等中和强碱,然后服牛奶、豆浆或蛋清,其他对症治疗
有机磷农药	流涎、出汗、肌肉颤动、瞳孔缩小、恶心、呕吐、血压升高或降低,严重者烦躁、昏迷、呼吸麻痹等	清除毒物和防止毒物继续吸收,移离现场,口服中毒者立即洗胃,除美曲膦酯(敌百虫)外,可用 2%～4% 碳酸氢钠洗胃;皮肤吸收中毒者,用肥皂水清洗皮肤和毛发;轻度中毒:肌内注射阿托品 0.02～0.03mg/(kg·次),每 2～4h 一次;或用氯磷定 15mg/(kg·次),肌内注射,每 2～4h 一次;中度中毒:阿托品与氯磷定或解磷定合用。前者 0.03～0.05mg/(kg·次),每 15～30min 静脉注射一次,后者 15～30mg/(kg·次),每 2～4h 静脉注射一次,至肌肉颤动停止、意识恢复;重度中毒:阿托品 0.05～0.1mg/(kg·次),静脉注射,每 5～10min 一次,同时静脉注射氯磷定或解磷定,剂量同上。症状好转后剂量逐渐减少,注射间隔时间逐渐延长

表 19-14　常见灭鼠药中毒的临床表现和急救处理

毒鼠强(四亚甲基二砜四胺,又名没鼠命、三步倒、424,为中枢神经兴奋性灭鼠药)	属剧毒灭鼠药。潜伏期 10～30min,亦可长达 10 余小时;轻度中毒表现为头痛、头晕、恶心、呕吐乏力、胸闷、心悸等。重度中毒表现为突然昏倒、全身抽搐、口吐白沫、大小便失禁、意识丧失	清除毒物;控制惊厥;严密监护;对症治疗;持续抽搐时在机械通气的条件下可联合应用肌肉松弛剂[如维库溴铵,商品名仙林,先以 0.1mg/kg 静脉推注,后以 0.5～1.0μg/(kg·min)静脉滴注维持]和二巯基丙磺钠[5% 溶液 0.1ml/(kg·次),q6～8h,逐渐延长给药间隔时间,疗程为 7 天];必要时可行血液灌流
氟乙酰胺(又名邱氏鼠药,敌蚜胺、氟素儿,为有机氟灭鼠药)	属高毒灭鼠药和农药。潜伏期为 10～15 小时,亦可短至 30 分钟、长达 30 小时发病者。表现为头痛、头晕、乏力、四肢麻木、易激动、肌束震颤等,严重者意识障碍,反复发作强直性抽搐、昏迷,可因呼吸衰竭死亡。还可出现其他多系统损害	立刻催吐,洗胃,导泻;对症治疗;尽快应用特效解毒剂:乙酰胺(解氟灵)0.1～0.3g/(kg·d),分 2～4 次肌内注射,共 5～7 天,危重病例首剂 0.2g/kg,保护心、肝、脑功能
敌鼠钠(又名双苯杀鼠酮,野鼠净,为抗凝性灭鼠药)	属缓效灭鼠药。潜伏期 1～5 天,一般第三天发病。表现为恶心、呕吐、广泛性多脏器出血,重者发生失血性休克	催吐,洗胃,导泻,特效解毒药为维生素 K_1,每次 30～40mg,3 次/日,每日总量可达 80～120mg,肌内注射或静脉注射,亦可加用大剂量维生素 C 和糖皮质激素,严重出血应及早输新鲜血或凝血酶原复合物。
磷化锌(为无机磷类灭鼠药)	恶心、呕吐、腹泻、口中有蒜臭味、昏迷、惊厥、肝及肾功能损害	0.5% 硫酸铜催吐,1∶5000 高锰酸钾溶液洗胃,硫酸镁导泻,补液,保护肝肾功能,并及时对症治疗

(刘铜林)

第二十章　儿科常用诊疗技术

静脉穿刺术

（一）真空负压周围静脉采血

【适应证】

各种情况下需取血检查的婴幼儿及儿童。

【操作要点】

1. 年长儿选用肘静脉或手背静脉，婴幼儿选用头皮静脉、腕部静脉，或踝部的大隐静脉、足背静脉。

2. 固定好采血部位，准备好一次性采血针（双向采血针：由静脉穿刺针、硅胶软管、管塞穿刺针组成）。常规消毒局部皮肤。

3. 左手拇指、示指绷紧患儿皮肤，右手将采血针以15°～30°角刺入静脉，见回血后固定针头，将下端的管塞穿刺针刺入真空采血管，血液经负压缓慢流入真空采血管中。留取该试管所需的血量后，拔出管塞穿刺针，再刺入另一个真空采血管中。

4. 采血完毕，先拔出静脉穿刺针，让硅胶软管中的血液全部注入采血管，再拔出管塞穿刺针。同时穿刺部位按压2～3分钟止血。

【注意事项】

1. 采血针真空负压静脉采血无禁忌证，可选择任何部位的血管，减轻了患儿的痛苦及家长的心理负担，目前已在临床上广泛使用。

2. 每次换管时，避免用力过猛而将采血针拔出血管外。

3. 采集抗凝血时，动作应轻柔，避免摇晃过于激烈而造成标本溶血。

（二）静脉留置针采血

【适应证】

需短期多次采血送检，或已有留置针的婴幼儿及儿童。

【操作要点】

1. 选择易于固定的部位进行穿刺，年长儿一般选四肢静脉，小婴儿可选头正中静脉或颞浅静脉。尽量选择较粗、较直且弹性好的血管。

2. 常规消毒局部皮肤。左手拇、示指绷紧穿刺静脉两端皮肤，右手持留置针与皮肤呈15°～30°角刺入，见回血后继续进针2～5mm，左手固定外套管，右手将针芯全部退出，然后将外套管缓缓送入血管内，透明透气胶布固定。

3. 采血时，常规消毒静脉留置针肝素帽。取5ml一次性注射器刺入肝素帽抽血0.5～1ml弃去（内含封管液），用另一注射器抽取血样送检。

4. 生理盐水1～2ml冲管后封管或继续静脉输液。

【注意事项】

1. 静脉留置针采血有避免反复穿刺、保护血管、减少痛苦等优点。但由于留置针针头较细，且中间有一段导管，如抽吸时用力过大、速度过快，易造成红细胞破坏，影响检验结果，故应保持适当力度匀速抽血。

2. 若采血不顺畅可调整留置针方向，防止针头斜面紧贴血管壁。

（三）颈外静脉穿刺采血

【适应证】

需取血检查的婴幼儿。

【操作要点】

1. 患儿仰卧，肩部稍垫高，头下垂，脸转向一侧以暴露颈部静脉。助手固定头部及肢体。

2. 术者位于患儿头端，常规消毒局部皮肤。

3. 用左手示指压迫颈外静脉近心端，使颈外静脉充盈隆起，拇指拉紧穿刺点下方皮肤，右手持针在距隆起部位1～2cm

处，先刺入皮肤，然后沿静脉刺入，见回血后固定针头抽吸取血。

4. 消毒干棉球（签）按压穿刺处，拔出针头，按压3～5分钟，同时将患儿头竖起。

【注意事项】

严重心肺疾病，病情危重，有出、凝血机制障碍者慎用。拔针后认真压迫止血，以防局部血肿。

（四）股静脉穿刺采血

【适应证】

需取血检查的婴幼儿。

【操作要点】

1. 患儿仰卧，穿刺侧臀部垫高，大腿外展45°，小腿弯曲与大腿成90°角，充分暴露腹股沟区，尿布覆盖会阴部。助手协助固定好体位。

2. 术者位于患儿足端，常规消毒局部皮肤及术者左手示指，用左手示指在腹股沟中内侧摸到股动脉搏动，右手持注射器在动脉搏动内侧垂直刺入，边退边回抽，见回血后固定针头取血。亦可采用斜刺法，即在腹股沟下1～2cm处，与皮肤呈30°～45°角沿股动脉搏动内侧方向刺入。

3. 消毒干棉球（签）按压穿刺点，拔出针头，紧压5～10分钟。

【注意事项】

1. 有出血倾向或凝血功能障碍者慎用。

2. 认真压迫止血以防局部血肿。

3. 随着现代医学的进展，颈外静脉及股静脉穿刺采血因穿刺痛苦、成功率较低、有潜在的出血风险等现已很少使用。

（五）锁骨下静脉穿刺置管术

【适应证】

1. 静脉高营养。

2. 中心静脉压测定。

3. 需长期输液治疗时，如化疗病人。

4. 心血管方面：起搏器的安装、心血管造影等。

【操作要点】

1. 准备好各种穿刺用品：一次性中心静脉穿刺包，无菌贴膜，无菌手套，纱布，手术洞巾，外科缝线及针，注射器，肝素，生理盐水，输液器等。

2. 一般选用右侧，事先将穿刺部位清洗干净。患儿仰卧，上肢内收，肩下垫一小枕，头稍后仰，并使肩部后展，锁骨部位突出。局部皮肤严格消毒（消毒面积要大），铺手术洞巾。术者应穿手术衣。

3. 常采用锁骨下穿刺法。局部麻醉后一般在锁骨下中、内1/3交界处进针，针尖指向胸骨上凹，与胸壁皮肤成20°～30°角，沿锁骨下静脉走行方向缓缓刺入，进针1～3cm、有穿透感时即入血管。见回血后固定穿刺针，经穿刺针送入导引钢丝，退出穿刺针，沿导引钢丝插入扩张管，扩张皮肤及皮下组织，退出扩张管，沿导引钢丝送入静脉留置导管，插入导管的长度以到达上腔静脉为宜，即相当于胸骨右缘第二肋间水平。导管插入成功后，一手固定好导管，另一手慢慢退出导引钢丝。

4. X线摄片观察导管端位置并作必要的调整（注意只应退出），最佳位置应在上腔静脉进入右心房处。

5. 将导管缝合于进针处皮肤上，用无菌贴膜固定好导管。若出血不止，可用沙袋压迫止血。

【注意事项】

1. 插管时应严格无菌操作，避免感染。

2. 更换接头、注射器或输液时应小心以免空气进入，导致空气栓塞。长期使用者应注意防止脱管，导管扭曲弯折，导管栓塞等。

3. 锁骨下静脉穿刺技术如操作不当，可发生气胸、血肿、血胸、心律失常等并发症，故不应作为普通静脉穿刺。有横膈上升、纵隔移位、肺气肿等胸腔疾患，或出、凝血机制障碍，或极度衰竭病人均不宜实施。术前应评估适应证及病人状态。

（刘双又）

动脉穿刺术

【适应证】

血气分析时。

【操作要点】

（一）桡动脉穿刺采血

1. 穿刺前先检查尺动脉供血情况（Allen 试验）。将患儿穿刺侧手置于布垫或沙袋上，掌心向上，用力握拳。术者用力压迫患儿腕部的桡动脉和尺动脉使其停止搏动，数秒后令患儿伸开手掌，此时手掌因缺血而颜色苍白。将压迫尺动脉的手指移开，并使受检手低于心脏水平，手掌在 15 秒内转红，为阴性反应，说明尺动脉功能良好，桡动脉血栓形成时不影响手部供血，可行桡动脉穿刺。若手掌不能在 15 秒内转红，则为阳性反应，说明尺、桡动脉间无侧支循环，不能行桡动脉穿刺。

2. 将患儿手腕部伸直呈水平状，掌心向上，穿刺点位于掌横纹上方 1～2cm 的动脉搏动处。

3. 常规消毒穿刺处皮肤及术者左手用于触摸动脉的示指和（或）中指。

用左手指触摸到桡动脉搏动最强处，右手持含有肝素的注射器或一次性动脉血气针，与皮肤成 15°～30°角进针，或以垂直角度进行穿刺。

4. 进针幅度不宜过大，以免刺破对侧动脉壁。穿刺成功后轻轻抽吸取血或让其自然流出。若仅见少许血迹而无血流出，多为穿刺过深，可将针稍向外拔；如未见血，多未刺中血管，应重新穿刺。

5. 取血后拔出穿刺针，迅速将针头插入胶塞内防止血液与空气接触。将注射器在两手间搓动数次使血液与肝素充分混合，防止凝血。

6. 助手在拔针同时局部压迫止血 5～10 分钟。若仍出血不止，需加压包扎。

（二）颞动脉穿刺采血

1. 患儿侧卧，剃去局部毛发，常规消毒皮肤及术者左手用于触摸动脉搏动的手指。

2. 定位后,用左手拇指、示指固定局部皮肤,右手持穿刺针,与皮肤呈15°~25°角进针。

3. 余步骤同前。

(三) 足背动脉穿刺采血

1. 常规消毒皮肤,左手固定脚背下压。

2. 在内、外踝连线中点处触摸到足背动脉搏动最强处,右手持穿刺针在距明显搏动点0.5~1cm处,以20°~30°角刺入皮肤,向前推进直刺足背动脉,见回血后即停止进针。

3. 余步骤同前。

【注意事项】

1. 桡动脉穿刺最常用。肱动脉及股动脉穿刺不当时,可引起局部损伤,形成血栓后侧支循环不易建立,应尽量少用。

2. Allen 试验阳性时不能做桡动脉穿刺。

3. 认真压迫止血,以防局部形成血肿。

4. 出、凝血机制障碍者禁用。

(刘双又)

腰椎穿刺术

【适应证】

1. 中枢神经系统疾病的诊断及疗效观察。

2. 鞘内药物注射。

【操作要点】

1. 患儿左侧卧位,靠近桌缘,背部与桌面垂直。助手以右手置其颈后,左手扶住膝弯,尽量将其头部前屈,双膝向腹部弯曲,使背部呈弓形。

2. 于两侧髂嵴最高点之间划一连线,该连线中点即为第3、4腰椎间隙水平,是最常用的穿刺点。其上、下毗邻的腰椎间隙亦可作为穿刺点。婴儿及新生儿以第四、五腰椎间隙为宜。

3. 术者位于患儿背后,常规消毒局部皮肤,戴无菌干手套,铺孔巾,局部麻醉。局麻时应深至韧带,注射前先回抽一下,勿将局麻药注入鞘内。昏迷者可不用局麻。

4. 以左手拇指固定穿刺部位,右手握穿刺针或5ml的注射器垂直刺入(针尖斜面向上)。有突破感即至硬脊膜外腔,继续进针又有突破感时达蛛网膜下腔,停止进针,留脑脊液送检。若需测压,应在脑脊液流出前迅速接上测压管的接头。若无脑脊液流出,可略微旋转穿刺针或略调其深浅。若仍无脑脊液流出,可将针退至皮下重新刺入,或于上一椎间隙重新穿刺。用注射器穿刺较用腰穿针穿刺更方便,也更易成功,年幼儿及较瘦的年长儿均可选用。

5. 鞘内药物注射时,应事先配好需注入的药物,即使不用送检也要放出一定量的脑脊液,放出的脑脊液量应与准备注入的药液量大致相等。注入药物时左手应固定穿刺针位置不变,注药速度宜慢。

6. 留好脑脊液或完成鞘内药物注射后,无菌干纱布压迫穿刺点,拔针,穿刺点消毒,按压1~2分钟,胶布固定好纱布。嘱患儿去枕平卧4~6小时。

【注意事项】

1. 颅内高压患儿必须做腰穿时,应先用脱水剂降压后再做穿刺;脑脊液流速较快时,应用针芯堵住部分针孔以减慢流速,防止发生脑疝。术中术后要密切观察患儿的呼吸、心率,做好必要的抢救准备。

2. 局部皮肤有感染者不宜穿刺。

3. 婴幼儿及新生儿突破感不明显,穿刺时应缓慢进针,以浅为宜。

(刘双又)

侧脑室穿刺术

【适应证】

1. 不宜腰穿者需检查脑脊液时。

2. 脑积水或脑疝紧急减压时。

3. 脑室炎的诊断及治疗。

【操作要点】

1. 剃去患儿前囟及周围头发,使其仰卧,助手固定头部。

2. 常规消毒局部皮肤,戴无菌干手套,铺孔巾。

3. 腰穿针在前囟侧角处进针,针尖指向外耳道口方向,缓慢刺入,进针约3cm后,每进0.5cm即拔出针芯观察有无脑脊液流出,一般进针深度为4~4.5cm。

4. 留脑脊液送检,术后处理同前。

5. 脑室引流时,导管沿原穿刺针经过的途径插入侧脑室。穿刺成功后,固定好导管,接上引流袋。调节引流袋高度以决定脑脊液的流速。

【注意事项】

1. 穿刺针不可随意转动方向,以防损伤脑组织。如欲改变方向,必须将穿刺针拔出后重新刺入。

2. 多用于前囟未闭的婴幼儿。前囟已闭者可请神经外科医师协助穿刺。

3. 引流时,导管留置不宜超过5~7天,以免继发感染。

(刘双又)

硬脑膜下穿刺术

【适应证】

前囟未闭的婴幼儿硬膜下积液、积脓、积血的诊断及治疗。

【操作要点】

1. 让患儿仰卧,剃去其前囟及周围头发,助手固定头部。

2. 常规消毒局部皮肤,戴无菌干手套,铺孔巾。

3. 穿刺点为前囟侧角。用腰穿针或注射器垂直进针0.2~0.5cm,有突破感时停止进针。积液或积血可自行流出或轻抽放出。

4. 放液毕,纱布按压穿刺点,拔针,穿刺点消毒,稍加压包扎。必要时可穿另一侧。

【注意事项】

1. 每次每侧放液不宜超过10~15ml。两侧放液总量一般不超过20ml。

2. 穿刺针应紧贴头皮固定不动,不可左右摇晃。无液体流出或液量很少时不能进针过深,以免损伤血管和脑组织。

(刘双又)

胸腔穿刺术

【适应证】

1. 胸腔积液的诊断及治疗。

2. 气胸时抽气。

【操作要点】

1. 婴幼儿抱坐于助手怀中,胸部对胸部,头倚在助手胸前,将其穿刺侧手臂高举起或搁于患儿头上;年长儿反坐于靠背椅上,双臂交叉置椅背上,头伏于前臂,使肋间放宽。若为抽气,则取半卧位。

2. 穿刺点一般为:①肩胛角下第7~9肋间;②腋后线第7~8肋间;③腋中线第6~7肋间;④腋前线第5~6肋间。包裹性积液或积液量少时可由超声波定位。若为抽气,穿刺点为第二肋间锁骨中线上。

3. 常规消毒局部皮肤,戴无菌干手套,铺孔巾,局麻至胸膜。

4. 左手拇指、示指将肋间皮肤绷紧,右手持连有橡皮管的穿刺针(橡皮管需用止血钳夹住),由肋骨上缘垂直刺入。有突破感时即达胸腔。

5. 用50ml注射器与橡皮管相连,松开止血钳,抽吸液体。抽满注射器后,用血管钳夹闭皮管,再取下注射器,将穿刺液注入事先准备好的容器内。如此反复抽吸并记录液量。

6. 抽液完毕,用止血钳夹住橡皮管,无菌干纱布压迫穿刺点,拔出针头,穿刺点消毒,胶布固定好纱布。

【注意事项】

1. 抽液时速度不宜过快,总量不宜过多,一次一般不超过500~800ml。

2. 抽液过程中,穿刺针不要移动,以免损伤肺组织。最好在紧贴皮肤的穿刺针上夹一止血钳,由助手协助固定。

3. 当患儿出现胸痛、剧烈咳嗽、呼吸困难,或出汗、面色苍白,或抽出液中有新鲜血液时应停止穿刺。

4. 穿刺针应沿肋骨上缘垂直进针,不可斜向上方,以免损伤肋骨下缘处的神经和血管。

(刘双又)

心包穿刺术

【适应证】

1. 心包积液的诊断。

2. 大量心包积液产生心包填塞症状时放液减压。

【操作要点】

1. 患儿取半卧位,与床面呈60°角。

2. 叩心浊音界,确定穿刺部位(也可结合超声心动图定位)并做好标记。常用穿刺部位为:①胸骨左缘第5肋间,心浊音界内侧1~2cm处,向内、后、上方刺入;②胸骨剑突与左肋缘交界处,与胸壁呈30°~45°角向上向后稍向左刺入。化脓性心包炎时常选后者,可避免污染胸膜腔。

3. 常规消毒局部皮肤,戴无菌干手套,铺孔巾,局部麻醉。

4. 左手固定穿刺点,右手持连有橡皮管的穿刺针(橡皮管用止血钳夹紧)缓慢进针。有落空感或感觉穿刺针震动时表明进入心包,如觉心脏跳动撞击针尖,应将针尖稍向下移。术者固定好针头,由助手松开止血钳,抽吸液体。如无液体抽出,可边退针边抽,至有液体时再固定针头进行抽吸。每次取下注射器之前应先夹闭橡皮管,以防空气进入。

5. 术毕，无菌干纱布压迫穿刺点，拔出针头，穿刺点消毒，胶布固定好纱布。

【注意事项】

1. 抽液应缓慢，一般第一次不超过 100ml，以后每次不超过 200 ~ 300ml。大量积液减压时，每分钟不超过 20 ~ 30ml。

2. 穿刺针搏动或抽出新鲜血液时，应立即停止操作。

3. 心脏增大或心包积液量少时不宜穿刺。

4. 术中术后注意观察患儿面色、呼吸、脉搏、血压等，做好抢救准备。

5. 有条件时最好在实时超声引导下进行穿刺。

（刘双又）

腹腔穿刺术

【适应证】

1. 腹腔积液的诊断性穿刺。

2. 大量腹水需放液减轻时。

【操作要点】

1. 术前令患儿排尿以免刺伤膀胱。

2. 一般取半卧位，穿刺点为脐与左髂前上棘连线的中外 1/3 处。或取坐位，穿刺点为脐与耻骨联合连线中点上方 1cm，偏左或偏右 1 ~ 1.5cm 处。积液量少时可侧卧，穿刺点为脐水平线与腋前线或腋中线交点处。也可 B 超定位穿刺点。

3. 常规消毒局部皮肤，戴无菌干手套，铺孔巾，局麻至腹膜。

4. 左手绷紧皮肤，右手持穿刺针（仅作诊断性穿刺时可用注射器），先斜行刺入皮肤再垂直刺入腹膜（以免漏腹水），有突破感时即入腹腔。如需大量放液，可用橡皮管连接针头，将腹水引流于容器中并记量，放液速度宜慢。放腹水时若流出不畅，可将穿刺针稍作移动或稍变换体位。

5. 术毕，无菌干纱布压迫穿刺点，拔出针头，穿刺点消毒，胶布固定好纱布。大量放液者应用多头腹带扎紧其腹部。

【注意事项】

1. 高度肠胀气，严重腹腔粘连，有肝性脑病先兆者不宜穿刺放液。

2. 放液速度不宜过快，放液量不宜过多，一次一般不超过1000ml。

3. 术中注意观察患儿生命体征，有头晕、恶心、心慌、晕厥、休克时应停止放液。

（刘双又）

骨髓穿刺术

【适应证】

1. 血液系统疾病的诊断及疗效观察，如白血病、再生障碍性贫血等。

2. 导致骨髓受累的其他疾病的诊断，如戈谢病、黑热病等。

3. 感染性疾病需做骨髓培养时，如伤寒等。

【操作要点】

（一）髂后上嵴穿刺

1. 患儿俯卧，穿刺点位于骶椎两侧，臀部上方的软组织窝处骨质突出部位。

2. 常规消毒局部皮肤，戴无菌干手套，铺孔巾，局部麻醉至骨膜。

3. 根据年龄大小及患儿胖瘦情况固定穿刺针的长度，左手拇、示指绷紧皮肤，右手持穿刺针垂直刺入，触及骨质时再旋转进针，当阻力消失，穿刺针固定时表明已达骨髓腔。

4. 拔出针芯，接上无菌干注射器，抽吸骨髓少许滴于玻片上，助手立即涂片，干燥后送细胞学检查。需送检骨髓液做其他检查如免疫分型、染色体、融合基因时，或需做骨髓培养时，应用另外的无菌干注射器再吸取骨髓液注入相应的标本瓶中。

5. 抽吸好所需骨髓液后，无菌干纱布压迫穿刺点，拔针。

穿针点消毒，按压 1～2 分钟，无出血后胶布固定好纱布。如仍有出血，按压时间应更长。

（二）髂前上棘穿刺

1. 患儿仰卧。穿刺点为髂前上棘后髂嵴最宽处。

2. 余步骤同前。

（三）胫骨穿刺

1. 患儿仰卧，将穿刺侧小腿的上部垫高，小腿稍向外展。

2. 穿刺点位于胫骨前内侧，胫骨粗隆水平下 1cm 骨面最宽处。

3. 余步骤同前。

（四）脊突穿刺

1. 患儿侧卧，取腰穿姿势。或坐位，弯腰弓背。

2. 穿刺点为第二、三、四腰椎任一脊突，垂直刺入。

3. 余步骤同前。

（五）胸骨穿刺

1. 患儿仰卧，暴露胸部。

2. 穿刺点在第二、三肋间胸骨角之下的胸骨正中线上。

3. 常规消毒局部皮肤，戴无菌干手套，铺孔巾，用注射器或头皮针穿刺，一般不用麻醉。

4. 术者位于患儿右侧，左手拇指、示指固定于穿刺处胸骨两旁并将皮肤向两侧绷紧，右手持 5ml 注射器或头皮针，以 45°～60°角向头侧方向斜行刺入，穿刺针固定时即入髓腔。

5. 抽吸骨髓及术后处理同前。

【注意事项】

1. 试吸骨髓液后，进、退针时一定要放入针芯，避免针内堵塞。

2. 抽吸骨髓液的注射器要干燥，不漏气。做骨髓细胞学检查时，注射器内一见有骨髓液即停止抽吸（0.2～0.3ml），以免骨髓稀释。骨髓液滴于玻片后应立即涂片，以免骨髓液凝固。

3. 胫骨穿刺适合于 1 岁以下婴幼儿，髂前上棘穿刺适合于年长儿或肥胖儿童。

4. 胸骨穿刺时不宜过深，以防穿透胸骨后板；定位应准确，避免刺入胸腔。

5. 用一次性注射器或头皮针行胸骨穿刺，因具备许多优点，如针头细，损伤轻；无需局麻，操作简便；针头短，骨髓液不易凝固等，已被临床广泛使用。

6. 有出、凝血机制障碍者应纠正到安全水平再行穿刺，拔针后压迫止血时间宜长。

7. 需抽取较多骨髓液时，宜选用髂后上棘或髂前上棘穿刺。

（刘双又）

骨髓活检术

【适应证】

1. 骨髓穿刺细胞学检查未能明确诊断时。
2. 辅助骨髓穿刺细胞学检查进行疾病的诊断和鉴别诊断。

【操作要点】

1. 取髂后上嵴或髂前上棘作为穿刺点。

2. 常规消毒局部皮肤，戴无菌干手套，铺孔巾，局部麻醉至骨膜。

3. 左手拇指、示指绷紧穿刺部位皮肤，右手持活检针垂直刺入，达骨质时用力旋转进针，至活检针固定进入髓腔时拔出针芯，接上活动套管后再插入针芯，沿顺时针方向继续进针1cm左右，随后转动针管使骨髓组织切断，仍按顺时针方向缓慢退出穿刺针。

4. 将断离在针管内的骨髓组织取出，置于10%甲醛溶液中固定，送检。

5. 穿刺部位消毒后，无菌干纱布按压穿刺点，至无出血为止。

【注意事项】

1. 骨髓活检时不宜选用胸骨、胫骨、脊骨等部位。

2. 婴幼儿骨质薄，一般不宜做骨髓活检，需做时应缓慢、谨慎。

3. 穿刺深度应适当，太浅取材量会较少，太深又有穿透骨内板的危险。

4. 不应用活检针取骨髓液做细胞涂片检查。

5. 有出、凝血机制障碍者应纠正到安全水平再行穿刺，拔针后压迫止血时间宜长。

（刘双又）

经皮肾穿刺活组织检查术

经皮肾穿刺活组织检查术（percutaneous puncture renal biopsy），简称肾穿刺活检，是经皮肤肾脏穿刺取得肾组织标本，然后进行病理学检查或其他特殊检查，以协助肾脏疾病诊断的一项操作技术。既可明确肾疾病的病理类型、病变严重程度与活动性，也有助于肾疾病的病因诊断，并可排除某些疾病的诊断，从而更好地指导临床治疗与预后判断。

【适应证】

各种内科性原发性、继发性及遗传性肾实质疾病（尤其是弥漫性病变）原则上皆可行肾穿刺活检。

【禁忌证】

肾穿刺活检是一创伤性检查，应严格掌握其禁忌证。基本原则是：当估计肾穿刺的危险性大于它的可能收益时即应视为禁忌证。目前较公认的禁忌证如下：

（一）绝对禁忌证

1. 明显出血倾向不能有效纠正。

2. 孤立肾。

3. 终末期固缩肾（小肾）。

4. 明显高血压与低血压不能有效控制。

5. 恶病质。

（二）相对禁忌证

1. 多囊肾或肾大囊肿病。

2. 原发性肾肿瘤或肾动脉瘤。

3. 肾盂积水或积脓，肾脓肿或肾周围脓肿，活动性肾盂肾炎，肾结核。

4. 因水肿所致的显著肾大。

5. 急性肾功能衰竭伴心功能不全、严重贫血、低血容量、重度腹水、凝血功能异常。

6. 慢性肾功能衰竭氮质血症期、尿毒症期(或肾功能衰竭期)。

7. 透析病人使用肝素后。

8. 小儿不合作。

上述相对禁忌证经及时对症处理及精心准备后仍可进行肾穿刺，但在操作过程中应特别慎重。对不合作小儿，可给予水合氯醛、安定、鲁米那镇静，或者氯胺酮麻醉，剂量为 1～2mg/(kg·次)，缓慢静脉注射。

【术前准备】

1. 严格掌握肾穿刺活检的适应证与禁忌证。通过临床分析，对病情已有较为详细的了解。

2. 作好术前谈话，消除恐惧心理，争取充分合作，并签订肾穿刺活检知情同意书。

3. 停用各种抗凝药物，并在术前检查凝血功能、血小板计数，明确有无凝血功能障碍。

4. 进行床旁模拟肾穿刺，训练患儿俯卧位时的呼吸控制与憋气能力。

5. 测量血压，对高血压者应予及时有效控制。

6. 术前排空大、小便。

7. 了解肾功能情况，严重的肾衰竭患儿行肾穿刺时，出血的危险性显著增高，必要时先做血液透析数次，肾穿刺前 1～2 天停止透析，透析结束时给予鱼精蛋白中和肝素，并在穿刺前复查凝血功能。

8. 肾穿刺之前应作 B 超了解肾大小、位置及活动度，进一步排除肾穿刺的禁忌证。

9. 其他准备：穿刺针、标本处理器材、腹带、小沙袋或中毛巾（压迫止血用）、小儿腰穿包、尖刀片、无菌纱布、一次性胶布、一次性手套、口罩、帽子、5ml 注射器、碘伏、棉签、利多卡因、生理盐水。

【操作要点】

经皮肾穿刺的基本方法有切割法与抽吸法两种。现以 Temno 针或 Gallini 针自动切割法为例加以说明。

1. 穿刺点定位通常选择右肾下极外缘。病人排尿后俯卧，腹下垫一厚约 10cm 的硬沙枕头，使肾脏向背侧固定。在 B 超探测下确定穿刺点及穿刺深度（右肾下极表面距体表的深度），应避免定位错误及定位后患儿移动。

2. 常规消毒，铺巾，逐层局部麻醉至肾被膜。

3. 穿刺时，事先拉紧 Temno 针或 Gallini 针塑料柄内的弹簧。先在穿刺点处皮肤作一小切口，将穿刺针（针套连同针芯）垂直刺入，当接近预定深度时，在 B 超下观察针尖所处位置是否达到肾被膜表面。调整病人呼吸，使针尖位于肾下极，令患儿屏气，推进针芯，套管自动弹入切下肾组织，最后迅速一并拔出。

4. 术后局部用手压迫止血 3～5 分钟；同时迅速用生理盐水冲洗所取标本，除去血迹，观察所取肾组织是否理想，如盲穿或肾组织过少，可重复穿刺一次。然后局部消毒，敷以纱布，并置一小沙袋或折叠毛巾，以腹带包扎后，仰卧于推车上返回病房。

5. 将所取肾组织分成三份，分别送光镜、电镜及免疫荧光检查。具体方法不在此赘述。

【注意事项】

1. 精心准备、穿刺针理想、操作熟练、定位准确、配合默契是肾穿刺成功及避免严重并发症的 5 大要素。

2. 肾穿刺是一项创伤性检查，应住院进行。

3. 应争取患者充分配合，禁止在不合作的情况下强行穿刺。操作应在实时超声指引下，在患儿屏气时迅速完成，以免造成肾撕伤。切忌同时穿刺双肾，也不能进针次数过多，无论成功与否,最多不超过3次。

4. 术后密切观察患者血压、脉搏及尿色变化;鼓励多饮水,避免输尿管中形成血凝块;小沙袋或中毛巾与腹带包裹压迫止血一般术后18~24小时可解除;严格平仰卧床至少24小时;无肉眼血尿者24小时后可下床轻微活动,有肉眼血尿者应延长卧床时间直到肉眼血尿消失3天以上为止;术后一周之内不宜作剧烈运动;术后可给予2~3天抗生素与止血药预防感染与出血。术后3天复查尿常规+红细胞形态检查。

5. 肾组织病理检查应强调光镜、电镜、免疫荧光检查三者相结合,以提高诊断准确性,若肾组织过少,应根据临床来选择优先检查项目。

【并发症与处理】

经皮肾穿刺活检术可出现以下并发症与不良后果,应积极防治。

1. 血尿:为最常见的并发症,镜下血尿几乎每例皆有,一般1~3天内自然消失,可不作为并发症对待,亦不必特殊处理。约10%病例有肉眼血尿,多在1~3天内转为镜下血尿或消失,绝大多数肉眼血尿者皆无血压与脉搏变化,仅需延长卧床时间即可;个别血尿严重者,需补液或输血,在充分补液、输血后血压仍不能维持正常时可考虑外科手术或行介入治疗。

2. 肾周血肿:肾穿刺后发生肾周血肿者较为常见,发生率约为90%,但多为小血肿,只在B超检查时才发现,并无临床症状,不需特殊处理,多在1~2周内自行吸收。若出血进入腹膜后间隙可引起腹膜后血肿,可出现腰痛,腹痛,甚至恶心呕吐,经B超检查可确诊。一般血肿无需特殊处理,多在1月内吸收,出血量较大者可输血治疗。

3. 腰痛或腹痛:由于大量肉眼血尿,血块堵塞肾盂或输尿管后引起肾绞痛,甚至堵塞尿道可引起急性尿潴留。前者应予解痉药对症处理,鼓励多饮水或输液,促进嵌顿血块排出,无效时应作逆行输尿管插管,行局部冲洗;后者应予导尿。前述肾周血肿与腹膜后血肿亦可引起暂时性腰痛或腹痛,此时应卧床休息,1~3天内常可自行缓解。此外,腹带包扎过紧可引起腹胀腹痛、恶心呕吐等不适。

4. 感染:肾穿刺后并发感染的发生率并不高,但严重感染可导致肾脓肿、肾周脓肿及败血症等。因此肾穿刺后应常规予抗生素预防感染,同时应注意严格无菌操作,活动性肾盂肾炎患者应禁止肾穿刺。

5. 肾内动静脉瘘:多数无症状,亦无需处理。严重的动静脉瘘表现为严重血尿或肾周血肿,通过选择性肾动脉造影可确诊。95%以上的动静脉瘘可在3~30个月内自行愈合,故无症状的小动静瘘无需特殊治疗,少数伴有血压改变者可考虑介入治疗或手术治疗。

6. 其他:误穿邻近其他脏器、穿通肾盂形成尿性囊肿者极为少见;因出血性休克需行肾切除或导致死亡者更为罕见。此外,还有穿刺不成功或无法进行有效病理诊断的情况发生。

(刘铜林)

经皮肝穿刺活组织检查术

经皮肝穿刺活组织检查术(percutaneous puncture liver biopsy)简称肝穿刺活检,是经皮肤肝穿刺取得肝组织标本,然后进行组织学检查或制成涂片做细胞学检查,以诊断某些疾病的一项操作技术。

【适应证】

1. 不明原因的肝大。
2. 不明原因的肝功能异常和(或)肝细胞性黄疸。
3. 不明原因的急、慢性肝炎。
4. 了解急、慢性肝炎的演变过程,观察疗效和判断预后。
5. 不明原因的脾大,疑有肝内病变时。
6. 不明原因的发热,疑有肝内病变时。
7. 了解肝肿瘤的性质和来源。
8. 肝内胆汁淤积的鉴别。

【禁忌证】

1. 有出血倾向和出血性疾病者,如凝血酶原时间(PT)或

(和)部分凝血活酶时间(APTT)明显延长,凝血酶原活动度(PA)<60%,出血时间超过10分钟,血小板计数$<80\times10^9/L$,血块收缩不良等。

2. 重度贫血者。

3. 重度黄疸,疑为严重的肝外阻塞性黄疸,或疑有重度肝内胆汁淤积者。

4. 淤血性肝病者。

5. 肝内及肝周围有明显感染,特别是右侧胸腔感染者。

6. 肝包虫病、肝海绵窦血管瘤、肝囊肿及其他已形成液腔的肝内病变者。

7. 肝明显缩小、且肝硬度明显增高者。

8. 高度腹水者。

9. 腹膜炎者。

10. 其他:不能合作者,一般状况较差者,及严重心脏病患者。

【术前准备】

1. 严格掌握肝穿刺活检的适应证与禁忌证。

2. 向患儿家属交代肝穿刺活检的必要性,并签知情同意书。

3. 术前检查包括:体温、呼吸、脉搏、血压、全血细胞分析、血型、PT/APTT、PA、肝功能、胸透(胸片)、肝胆脾B超等。

4. 指导较大的患儿练习吸气、呼气、憋气的动作,使其更好地配合操作。

5. 穿刺前禁食6小时以上,术前排空大、小便。

6. 备血。

7. 术前宜使用维生素K_1,连用2~3天。

8. 准备好穿刺用的必备材料:无菌Menghini穿刺针1根、三菱皮肤穿刺针1根、连接用硬质胶管1根、一次性20ml注射空针1副、无菌生理盐水1支(10ml)、常规皮肤消毒材料若干、腹带1条。

【操作要点】

Menghini穿刺针负压抽吸法,需2人配合完成。

1. 确定穿刺点:患儿取仰卧位,在其背部垫一枕头,并预先铺好腹带。双臂上举置于头后。B 超探查,穿刺点一般定在右腋前线 7 或 8 肋间、右腋中线 8 或 9 肋间。

2. 局部常规消毒铺巾,在穿刺点用 2% 利多卡因逐步浸润麻醉至肝包膜。

3. 助手把 Menghini 穿刺针所携带的活塞针芯装入穿刺针内;注射空针抽取无菌生理盐水 5 ~ 6ml;把连接用硬质胶管与注射空针连接,排出里面的空气,并检查有无漏气现象。

4. 术者用三菱针在穿刺点刺破皮肤一小孔;接着将穿刺针连同针芯通过皮肤小孔,沿肋骨上缘垂直刺入 0. 5 ~ 1cm,到达肝包膜;然后连接上另一端连有注射空针的硬质胶管;助手将注射空针内的生理盐水推出少许(1ml),以排出可能存留在穿刺针腔内的小组织块;嘱患儿在深吸气后屏气(事先应反复练习),不能配合的小儿应观察其呼吸节律,在吸气末的一瞬间,术者迅速将穿刺针(不拔出针芯)快速垂直刺入肝内,进针 2 ~ 3cm,与此同时,助手抽吸注射空针形成 8 ~ 10ml 空气负压,以吸取肝组织,停留 1 秒钟后,在保持负压的情况下迅速将穿刺针拔出。注意负压应适当,负压过大易致肝组织碎裂,负压过小不能取得肝组织。最后术者将穿刺针交给助手,在穿刺点压迫止血;穿刺部位盖无菌纱布、扎以腹带。

5. 助手取出穿刺针内的肝组织放入福尔马林固定液内;若需糖原染色,可切分一部分在无水酒精内固定。

【术后注意事项】

1. 患儿应绝对卧床休息 4 小时以上。

2. 穿刺后最初 24 小时,应严密观察生命体征与出血情况。开始每 30 分钟监测脉搏(心率)、呼吸、血压 1 次,如无变化改为每小时 1 次,共 6 次。如有出血征象,及时处理,必要时急行肝脏 B 超检查并请外科会诊。

3. 穿刺 24 小时后,如无出血征象,可下床轻微活动。

【并发症与处理】

1. 局部疼痛疼痛部位一般在穿刺点及右上腹,也可放射至右肩部,持续时间大多不超过 24 小时,若持续疼痛超过 48

小时,应警惕其他并发症的发生。

2. 出血包括肝内血肿、腹腔内出血、胆道出血。穿刺后肝内一般均会有少量出血,并形成血肿,小的血肿可无任何症状,不需处理,大的血肿有时会出现发热,与血肿吸收有关,还会出现右上腹胀痛,肝大,应密切注意血肿的变化,必要时需手术止血;若出现血压下降,休克的表现,应立即输血,同时联系外科手术。胆道出血比较少见,但更严重,表现为右上腹绞痛,排含有胆汁的黑便,应立即行B超确诊,并准备手术,有条件的可行肝动脉栓塞治疗。

3. 感染一般发生于肝内有感染灶时,多见于肝脓肿和化脓性胆管炎的病人,穿刺后可将病菌带至腹腔引起腹膜炎,严重可导致败血症。现在随着诊断技术的提高,严格把握肝穿的适应证,故该并发症已很少发生。

4. 气胸为误穿肺脏所致,多因穿刺点太高,或有肺气肿至肺下叶下降所致。现用B超定位引导后,基本可避免该并发症的发生。

5. 胆汁性腹膜炎大多发生于严重肝外阻塞性黄疸的病人,是非常严重的并发症,应尽量避免发生,主要靠严格把握适应证避免。

(周　华)

十二指肠引流术

【适应证】

胆囊、胆道疾病的诊断、治疗及疗效观察。

1. 阻塞性黄疸的鉴别诊断。

2. 胆系感染及病原学诊断。

3. Crigler-Najjar Ⅰ型和Ⅱ型鉴别诊断。

4. 胆汁检查:如胆汁成分分析、胆汁中细胞因子检测、微量元素测定(铜代谢障碍)、酶(γ-GT等)活性测定、肝胆胰肿瘤细胞学检查等。

5. 药物胆汁浓度的分析。

6. 经导管药物灌注治疗。

【操作要点】

1. 十二指肠液引流前 4 小时禁食，予以静脉输液。

2. 在十二指肠引流管上做好需进入体内深度的标志，其长度约为：患儿口唇正中沿水平方向转向颈椎棘突，再下至第一腰椎水平。

3. 术前半小时或操作过程中婴儿难以配合时，则静脉注射安定或口服 10% 水合氯醛。

4. 受试者呈仰卧位，头抬高 45°。术者戴好无菌干手套，将备用的十二指肠引流管末端塞开放，引流管头部涂少量液体石蜡，按鼻饲法缓慢将十二指肠引流管头部从右侧鼻腔内插入，年长儿也可嘱其像吞面条一样将引流管徐徐吞入。通过鼻咽部、食管至胃中，婴儿插入深度 35 ~ 40cm，此时见胃液自动流出。引流管至胃后将胃内容物全部抽出，再注入少量温开水以增强胃蠕动。

5. 随后让患儿右侧卧位，垫高臀部 15 ~ 20cm，随胃蠕动继续缓慢插管，将引流管通过幽门送入十二指肠（每 15min 进 2cm 左右），胶布固定。婴儿插管的深度 45cm 左右。

6. 经引流管内缓慢注射温开水数毫升以保持引流管通畅，待十二指肠液自行流出，此时可见黄色液体。随时用注射器抽取引流液，用试纸测其酸碱反应。若呈碱性表明已进入十二指肠。若呈酸性则仍在胃中盘曲，可将导管稍抽出，再慢慢送入，或再注入温开水以促进导管进入十二指肠。若引流液呈无色透明，需在荧光屏下透视了解引流管头位置并调整，继续引流。在引流过程中继续饮食。

7. 引流管进入十二指肠后，引流完十二指肠液，再用温热的 33% 硫酸镁 20 ~ 30ml 缓慢注入管中，止血钳夹管 5 ~ 10min，使 Oddi 括约肌松弛，以利胆汁引流。有胆汁流出时，根据其颜色不同分别装在不同的 3 个无菌瓶中。最初流出的胆汁来自胆总管，呈金黄色；其后流出的胆汁来自胆囊，呈棕黄或暗绿色，较黏稠；最后引流出的胆汁来自肝胆管，呈淡黄色，较稀薄。

8. 引流毕,拔出引流管,送检标本。

【注意事项】

1. 引流管应缓缓插入,切忌强行进入,以免损伤鼻黏膜或在胃中盘曲。

2. 严重食管静脉曲张者禁用。

（黄志华）

中心静脉压测定术

【适应证】

1. 鉴别休克原因:低血容量性或心源性。

2. 鉴别少尿原因:血容量不足或肾性肾功能衰竭。

3. 指导大量输液输血时的速度和液量。

4. 心导管检查时。

【操作要点】

1. 患儿仰卧,选用颈静脉穿刺者,头转向对侧;锁骨下静脉穿刺者,肩下垫一小枕,头稍后仰并转向对侧;大隐静脉穿刺者,下肢略外展。

2. 常规消毒局部皮肤,戴无菌干手套,铺巾。

3. 根据年龄及体重选择好适当的穿刺针及静脉导管。将导管接上三通管,三通管的另二端一端接输液管,一端接测压管,使输液管与静脉导管相通。测压管保持直立,测压管的零点应与右心房(腋中线)在同一水平。

4. 静脉穿刺或切开成功后插入导管,至右心房与上、下腔静脉交界处。扭动三通管,使输液瓶内液体充满测压管,再扭动三通管,使静脉导管与测压管相通,测压管内液体则迅速下降,至一定水平不再下降,液面读数即为中心静脉压。不测压时,应将静脉导管与输液管相通,可以输液并保持导管通畅。

【注意事项】

1. 中心静脉压(CVP)是指右心房及上、下腔静脉胸腔段的压力,是心脏射血能力及静脉回心血量的综合反映,正常中心静脉压为6～12cmH_2O，血压下降时，若<5cmH_2O，表示血容量不足，应快速补液，>15cmH_2O，则表示心功能不全，应控制输液。

2. 插管各连接处不能松脱，否则会出现空气栓塞。若中心静脉压波动大，可能原因为：导管误入右心室；三尖瓣狭窄或闭锁不全；严重右心衰致右心房室口扩大。

3. 导管留置时间不宜过长，一般<5天。留置期间，为防导管阻塞，应用肝素或枸橼酸钠冲洗；穿刺部位应每日更换敷料。

（刘双又）

小儿气管插管

【适应证】

1. 窒息、呼吸骤停或呼吸衰竭呼吸治疗时。
2. 气道梗阻时维持呼吸道通畅。
3. 进行气道吸引或冲洗。
4. 防止异物进入呼吸道并行气道保护时。
5. 进行有效的人工或机械通气时。

【禁忌证】

（一）绝对禁忌证

1. 喉水肿、急性喉炎、喉头黏膜下水肿，除非急救，禁忌气管内插管，可行气管切开。

2. 鼻道不通畅、鼻咽部纤维血管瘤、鼻息肉或反复鼻出血史者，禁忌经气管内插管。

（二）相对禁忌证

1. 合并出血性血液病者。
2. 操作者插管技术不熟练或插管设备不完善。

【操作要点】

下面主要介绍经口腔明视插管。

1. 插管前的器械准备：

（1）检查口腔、鼻腔，决定插管的途径和方法。

(2) 检查呼吸机、复苏皮囊和面罩、供氧设备(中心供氧或氧气瓶)、通气道、螺纹管。

(3) 准备插管用具:喉镜,包括镜片和镜柄,镜片大小、接触后光源亮度;气管导管(见下述);管芯、牙垫、插管钳;小枕头、润滑油、胶带、手套。

(4) 准备与检查吸引装置:吸引器、吸引导管、吸液瓶。

(5) 应根据患儿年龄大小选择好合适的气管导管型号及导管插入深度,参见表20-1;插管时还应各备一上、下型号的气管导管。

表20-1　小儿导管型号及插管深度选择

年龄	导管内径(mm)	经口插管深度(cm)	经鼻插管深度(cm)
未成熟儿	2.5	8	11
成熟新生儿	3.0	9	12
6个月	3.5	10	14
1岁	4.0~4.5	12	16
2岁	5.0~5.5	14	17
2~4岁	5.5~6.0	15	18
4~7岁	6.0~6.5	16	19
7~10岁	6.5~7.0	17	21
10~12岁	7.0~7.5	20	23
12~16岁	7.5~8.0	21~22	24~26

也可按下列公式估算2岁以上儿童气管导管内径和气管插管深度:

2岁以上内径:无囊气管导管(mm)=[年龄(岁)/4]+4

有囊气管导管(mm)=[年龄(岁)/4]+3.5

2岁以上深度:经口插管(cm)=[年龄(岁)/2]+12

经口插管(cm)= 3×气管导管型号或内径(mm)

经鼻插管(cm)= [年龄(岁)/2] +15

注意:有囊气管导管内径比无囊气管导管内径小 0.5 ~ 1mm(号);婴幼儿一般选择无囊气管导管,年长儿选择有囊气管导管;经鼻气管插管深度比经口气管插管深度增加约 3cm。

2. 戴上手套,铺好插管无菌台。

3. 插管前头位准备使患儿仰卧,肩下垫一小枕,头向后仰(勿过度后仰);双手上托下颌,使口张开。先用吸引器吸净口咽鼻分泌物,给患儿吸入 100% 纯氧或用复苏皮囊面罩纯氧通气数分钟,以改善缺氧状态。

4. 利用喉镜显露声门术者位于患儿头侧;左手持喉镜柄,右手拇指、示指用力撑开其下颌,打开口腔;从右口角将喉镜片放入口腔,用镜片的凸缘将舌推向左侧;缓慢推进显露悬雍垂及会厌 ;将镜片置入会厌谷(舌与会厌之间的空间),喉镜向前上方提,挑起会厌显露声门。

5. 插入气管导管右手持笔式握持导管由右口角插入口腔,双目注视导管前进方向,在吸气声门开放时轻柔将导管尖端插入声门,再向前推进 2 ~ 4cm(若继续插入时阻力大,不可暴力推入,应换小 1 号导管试插,否则将造成声门下组织损伤);退出镜片,在导管旁放置牙垫;导管插入气管深度自声门起儿童为 2 ~ 4cm(导管头端距口唇长度见上表);套囊充气。插管动作要快,不要超过 30 秒;若心率小于 60 次/分,应立即停止插管。

6. 检查气管导管位置如病人有自主呼吸或按压胸部时导管口有气流,在导管外口可听到呼吸音,或将一细线置于导管外口见其随呼吸飘动;人工通气时双侧胸廓同等起伏;听诊双侧呼吸音清晰对称,而胃部无呼吸音;透明导管呼气时可见管壁“白雾”样变化;如能监测呼气末 CO_2 分压($ETCO_2$),显示有 $ETCO_2$ 波形可确认无误;插管后行床边胸片显示位置准确,则表示插管位置正确。

7. 确认插管成功后,助手立即将复苏皮囊与导管相连,进行皮囊加压给氧;用胶布将气管导管和牙垫一同固定于唇颊部;并在胶布上记录插管深度。用吸痰管进行气管内吸引。插管完成后,要确认导管已入气管内后再牢固固定;确认插管成功前不应盲目采用机械通气,如有怀疑(特别是诱导插管),宁可拔出后再插,以免发生意外。

8. 术后将患儿头及上胸部抬高 15°~20°,防止胃食管反流。

【注意事项】

1. 气管导管一般用无菌注射用水或生理盐水湿润,不可用液体石蜡或凡士林,以免引起吸入性肺炎。

2. 气管导管管腔易被分泌物堵塞,须定时吸痰,保持管腔和呼吸道的通畅。

3. 要待声门开放时送管,强行插入可致声门痉挛,使插管困难,并损伤局部咽、喉、气管黏膜。如声门紧闭,可压迫甲状软骨,促使声门开放。

4. 经常检查导管位置,若左肺呼吸音明显减低,则可能插管过深,已入右支气管,应将导管退出 2~3cm;若上腹膨隆,且腹部进气声大于胸部,则可能误入食管,应拔出后重插。此外,应检查导管有无滑脱,此时应拔出后重插。

5. 拔管后可发生喉、声门水肿、局部黏膜糜烂等并发症。

6. 直线型喉镜片多用于新生儿及幼婴,弯线型喉镜片适用于其他年龄患儿。

7. 经鼻腔盲探插管操作复杂,不易成功,且可能造成鼻部损伤,但易固定,痛苦较轻,易保持口腔清洁,适于长期机械通气者。

8. 硅胶及聚乙烯塑料导管(前者更好)不易造成喉部损伤,放置时间可较长,但一般不宜超过 2 周。

9. 有囊气管导管要注意气囊压力不宜过大,且应定时放气,以防喉头水肿。

10. 分析插管患儿病情恶化的 DOPE 因素:脱管(D)、堵管

(O)、气胸(P)、设备故障或腹胀(E)。

(刘铜林)

小儿机械通气

【作用与目的】

1. 改善通气功能,纠正低氧血症(最基本的作用)。
2. 改善换气功能,纠正高碳酸血症。
3. 降低呼吸做功,缓解呼吸肌疲劳和减少氧耗量。
4. 保持呼吸道通畅,有效气道保护。

【适应证】

机体在上述任一方面已发生或将发生明显的病理生理改变,均是应用机械通气(mechanical ventilation,MV)的适应证。

凡有严重通气不足和/或严重换气障碍(即急性呼吸衰竭时,诊断标准参见第十九章)的患儿,经一般抢救方法无效,在没有禁忌证的情况下,均可考虑进行机械通气。机械通气不但应用于呼吸系统的危重病,近年来也强调在急性心力衰竭、先心病术后、休克和多脏器功能不全综合征、颅脑疾病等的早期应用。

【禁忌证】

无绝对禁忌证,但对以下疾病,应先做必要的处理,并采用较低的气道压力(PIP、PEEP、MAP)、较小的潮气量和较快的通气频率通气。

1. 气胸及纵隔气肿未行引流者。
2. 肺大泡。
3. 低血容量性休克,未补充血容量前。
4. 大量胸腔积液,穿刺引流前。
5. 急性心肌炎、心肌梗死。

【使用指征】

1. 临床指征:呼吸停止,或频繁呼吸暂停大于20秒,呼吸频率减少至正常的一半以下,或全肺呼吸音降低。面色青紫,呼吸困难,或神志不清。

2. 动脉血气分析指征:

①FiO_2>0.6 时,PaO_2<50mmHg;

②$PaCO_2$>60mmHg,或动脉血气进行性恶化,$PaCO_2$ 增加 10mmHg/h;

③PaO_2/FiO_2<250mmHg(除外紫绀型先心病)。

【实施方法】

(一) 通气模式

1. 控制通气(CV)完全由呼吸机控制患儿的呼吸,呼吸频率、潮气量、吸/呼比等参数预先设定。间歇正压通气(IPPV)是最常用的控制通气模式。吸气时,气道内为正压,空气被压入肺内,呼气末气道内压为零,借胸廓和肺的弹性回缩将气体排出。适用于心肺复苏、呼吸肌麻痹及中枢性呼吸衰竭。

2. 辅助通气(AV)呼吸机有触发敏感装置,由患儿的自主吸气触发机械通气,提供与自主呼吸频率相同且同步的辅助通气。优点是保留患儿自主呼吸,缺点是患儿吸气力量不等,触发敏感装置的敏感调节较困难。小婴儿吸气力量弱,不宜触发呼吸送气,呼吸机送气滞后于自主呼吸,影响效果。

3. 辅助-控制通气(A/C)CV 和 AV 相结合的通气模式。当患儿有自主呼吸时,呼吸肌予以辅助通气(AV),否则将给予控制通气(CV)。因此,辅助-控制通气(A/C)时,患儿接受的机械通气频率≥预设频率。

4. 间歇指令通气(IMV)呼吸机送气频率少于患儿所需呼吸频率,每次送气间歇允许患儿有自主呼吸;同步间歇指令通气(SIMV)是 IMV 一种改良方式,呼吸机有触发敏感装置,是撤离呼吸机过程中常使用的一种方式,使用时逐步减少呼吸频率至原有频率的 1/10～1/2,除靠呼吸机正压送气外,其余时间靠自主呼吸维持通气,以便逐渐锻炼自主呼吸能力。

5. 呼气末正压通气(PEEP)吸气时为正压,呼气末仍保持一定气道正压,可防止肺泡和小气道萎陷,使一部分失去通气功能的肺泡扩张。适用于急性呼吸窘迫综合征、肺水肿、肺出血、重症肺炎、广泛性肺不张等。

6. 持续气道正压送气(CPAP)吸气、呼气时均保持一定正压。适用于患儿存在自主呼吸、但肺内分流增加引起的低氧血症,如急性呼吸窘迫综合征、肺水肿、肺出血、重症肺炎、广泛性肺不张等。无创 CPAP 可通过鼻塞进行,特别适用于新生儿及婴儿。由于口腔不密封,难以维持较高的正压,但减少了因压力过高造成气压伤的危险。通常所需要的正压为 3 ~ 6cmH_2O,压力过大可影响循环功能和 CO_2 排出。

7. 压力支持通气(PSV)患儿有自主呼吸,通过调节气道内正压,辅助增强吸气力量,达到提高通气量的目的。常与 IMV 联合使用,用于撤机过程中。

8. 压力调节容量控制通气(PRVCV)根据每次呼吸的顺应性测定结果,不断调整压力支持水平,使下次呼吸的潮气量能在预定范围内。

(二) 机械通气参数的设置

一般按 3N2L 原则(初始设置接近于正常值)正常频率、正常 VT、正常 I/E 比;低氧浓度、低气道压力,以维持 PaO_2 正常(新生儿 60 ~ 90mmHg,婴幼儿最高限值为 98mmHg)。参数的设置还与原发疾病以及患儿年龄有关。新生儿机械通气时参数的设置详见第四章新生儿与新生儿疾病。

1. 吸入氧浓度(FiO_2)

应以尽可能低的 FiO_2 维持 PaO_2。先吸入高浓度氧,迅速纠正低氧血症,逐渐下降至<0.5 为宜。FiO_2为 1.0 时应<0.5h,FiO_2为 0.8 时应<12h,FiO_2为 0.6 时应<24h,FiO_2<0.55 可长期使用。开始用 1.0,以便迅速纠正低氧血症,好转后即逐步降低,一般用 0.4 ~ 0.6 以下,不易发生氧中毒。

2. 容量参数

①潮气量(VT):一般选择 8 ~ 10ml/kg,必要时可适当加大或减低潮气量。ARDS 时可选择小潮气量通气,为 6 ~ 8ml/kg。

②吸气流量(Flow,L/min)= 60(秒)×潮气量(L)/ 吸气时间(秒)一般 4 ~ 10L/min;必要时加大至 8 ~ 12L/min。

3. 压力参数

①吸气峰压(PIP):与疾病关系密切,与年龄相关性小。

正常： $10\sim20cmH_2O$

新生儿： $15\sim18cmH_2O$(轻)；$20\sim25cmH_2O$(重)

儿童轻度病变： $20\sim25cmH_2O$

儿童中度病变： $25\sim30cmH_2O$

儿童严重病变： $>30cmH_2O$(此时需要慎重)

注意：PIP $>25cmH_2O$ 时，应在上级医生指导下调节。

②呼气末正压(PEEP)/持续气道正压(CPAP)：

无呼吸系统病变：$2\sim3cmH_2O$；

有呼吸系统病变：$4\sim6cmH_2O$。

某些严重肺部疾病(如 ARDS)时，此值可高达 $10\sim15cmH_2O$，但最好 $<15cmH_2O$。

一般认为采用 $2\sim3cmH_2O$ 为低水平，$4\sim7cmH_2O$ 为中水平，$8\sim15cmH_2O$ 为高水平，新生儿一般不主张使用高 PEEP($6\sim10cmH_2O$)。

③平均气道压(MAP)

MAP 在 $5\sim10cmH_2O$ 之间，一般应 $<15cmH_20$。

MAP $>15cmH_20$ 时可致肺损伤和心脏压迫。

4. 时间参数

①通气频率(Rate)：

应接近小儿正常呼吸频率或略慢。一般新生儿 30～40 次/分；婴幼儿 20～30 次/分；年长儿 16～20 次/分。

②吸气时间(Ti)：

IT+ET=60/RR。吸气时间(Ti)一般新生儿 0.5～0.6 秒；婴幼儿 0.7～0.8 秒；年长儿 1.0～1.2 秒。

③吸呼比(I/E)：通常 1∶(1.5～2)。

(三) 机械通气参数的调节

动脉血气分析是呼吸机参数调整的金标准。机械通气 0.5h 后，应复查血气分析，初期每 4h 一次，稳定后每 6～12h 一次。适宜血气分析值：pH：7.35～7.45；PaO_2：60～90mmHg(早产儿：50～70mmHg)；$PaCO_2$：35～45mmHg。

每次调整幅度：PIP：$2\sim3cmH_2O$；PEEP：$1\sim2cmH_2O$；RR：3～5 次/分；FiO_2：0.05～0.1；I/E：0.25～0.5。每次调节 1～2 个参

数，每次调节幅度也不宜过大，以免血气值波动过大。

1. PaO_2 降低（低氧血症）的处理

PaO_2 是判定低氧血症的标准，$PaO_2 \geq 60mmHg$ 说明所设置的参数基本合理，如 PaO_2 降低，说明低氧血症未被纠正。

（1）首先排除管路异常（如气管导管过细，DOPE 因素），予以吸痰，并检查有无管漏或管路是否合适等情况。

（2）还应排除以下原因所致的 PaO_2 降低：

1）改善心功能状况，并改善全身循环情况与组织血供。

2）纠正右向左分流。

3）促进机械通气和自主呼吸的协调。

4）维持正常 HGB：如有 HGB 降低时，应输注 RBC 或全血。

5）纠正代谢性酸碱失衡。

（3）通气障碍所致的 PaO_2 降低：

1）提高吸入氧浓度。

2）提高吸气峰压。

3）提高潮气量和呼吸频率，使气体流量足够。

4）提高呼气末正压，延长吸气时间，提高 I/E 比，但效果有限。

（4）换气障碍所致的 PaO_2 降低：

进一步提高呼气末正压（PEEP）：当 FiO_2 已高或非心源性肺水肿时，PEEP 可达 5 ~ 15cmH_2O。

2. $PaCO_2$ 增高（高碳酸血症）的处理

说明仍有 CO_2 潴留（高碳酸血症），表明通气不够。在排除呼吸道和机器管路不通畅（如气管插管过细、痰堵）后，通过增加每分钟通气量（即过度通气）便可降低 $PaCO_2$。每分钟通气量（MV）= VT×RR。

（1）增加通气频率（当使用较低通气频率时）。

（2）增加潮气量（定压通气时，通过增加 PIP、Ti、Q 来实现）。

（3）增加吸气峰压 PIP（定压通气时）。

（4）不能通过降低呼气末正压；或缩短吸气时间、增加呼气时间、降低 I/E 比，既达不到目的，还可影响到 PaO_2。

3. $PaCO_2$ 降低(低碳酸血症)的处理

说明有过度换气,降低每分钟通气量纠正低碳酸血症。

(1) 降低通气频率。

(2) 降低潮气量(定压通气时,通过降低 PIP 来实现)。

(3) 降低 PIP(定压通气时)。

【呼吸机的撤离】

(一) 撤机条件

1. 原发疾病好转或基本控制,主要生命器官功能稳定。患儿清醒;血液动力学稳定(未用升压药);无新的潜在严重病变;胸部 X 线片提示肺部病变明显好转。

2. 自主呼吸恢复,且呼吸功能稳定,能满足所需通气量,无明显呼吸困难。已能用低的通气条件及 PEEP 或导管内吸氧可达到所需的 SaO_2。

3. 呼吸道通畅,气道分泌物明显减少,咳嗽反射正常有力,吸痰耐受良好。

4. 动脉血气分析值正常且稳定:当 $FiO_2 \leqslant 0.5$、$PEEP \leqslant 2cmH_2O$ 时,$PaO_2 > 80mmHg$,$PaCO_2 < 50mmHg$,$7.35 \leqslant pH \leqslant 7.45$;当 $FiO_2 = 0.21$(空气),$PaO_2 > 60mmHg$;$PaO_2/FiO_2 > 300mmHg$。

5. 在患儿具备撤机条件后,还应进行临床综合评估及必要的心理准备。

(二) 撤机方式

1. 直接撤机适用于大部分短期机械通气患儿。

2. SIMV 过渡撤机患儿不脱离呼吸机即可进行间断自主呼吸,能够锻炼自主呼吸,安全性大,尤其适用于长时间应用呼吸机者。

3. PSV 过渡撤机是一种特殊的辅助式间歇正压呼吸,呼吸由病人触发,呼吸参数一定程度受病人的自身控制,自主呼吸做功减少,主要适用于撤机的初期。

4. 间断 CPAP 撤机适用于 ARDS 患儿。患儿脱机自主呼吸良好,生命体征稳定,脱机后 0.5～1 小时血气分析正常,短时间应用呼吸机的患儿此时可拔除气管插管。

（三）撤机步骤

第一步：在原通气方式下，降低参数至：FiO_2 0.5，PIP 15～18cmH_2O、PEEP 2～3cm H_2O、RR 5～15次/分。如30分钟后血气正常，改为SIMV或SIMV+PSV（支持压力=10～15cmH_2O）。如果呼吸机无IMV功能，则可脱机锻炼。锻炼时间一般为4～6小时，如血气正常可停机、拔管。

第二步：在SIMV或SIMV+PSV通气方式下，继续减低呼吸频率至5～10次/分，一般每3～4小时减少5次/分；如30分钟后血气正常，可继续降低支持压力，一般每2～4小时减少PSV压力1～2cmH_2O。

第三步：继续降低参数至：FiO_2<0.4，PIP<3cmH_2O，支持压力<5～10cmH_2O，RR 2～5次/分。如30分钟后血气正常，可停机、拔管。

（四）气管插管拔管前后处理

1. 拔管前12～24h停用肌松药与呼吸抑制剂；拔管前6～8h禁食，拔除胃管；拔管前2h彻底吸痰；拔管前30min可用地塞米松0.5mg/kg静脉注射，或氢化可的松5mg/kg静脉滴注。

2. 拔管时，将FiO_2提高0.1～0.2，或用纯氧3～5min，将导管气囊放气，拔出导管。

3. 拔管后，吸痰并送痰送培养，用普米克超声雾化吸入，继续用鼻导管、面罩给氧，必要时使用无创CPAP给氧。拔管后需禁食12～24h，必要时复查胸片。在拔管后5～7h为喉头水肿最严重阶段，拔管后亦可用地塞米松0.5mg/kg静脉注射，或氢化可的松5mg/kg静脉滴注，并定期普米克超声雾化。

【高频通气】

超过正常呼吸频率4倍（或>60次/分）的机械通气为高频通气，包括高频正压通气、高频喷射通气、高频断流通气和高频振荡通气，以高频振荡通气应用较多。由于呼吸频率快，潮气量小，不干扰自主呼吸，很少影响血液循环，因此气压伤罕见。对于存在或预测易发生气压伤者可选用高频通气。

1. 适应证

(1) 肺损伤用常频通气难以维持通气和正常血气。

(2) 严重的肺间质气肿。

(3) 气胸和支气管胸膜瘘。

2. 呼吸机参数设置

(1) 平均气道压：近似于或稍高于常频呼吸机平均气道压，若血氧饱和度不满意，再按每次 1～2cmH_2O 的幅度提高。

(2) 吸/呼比：0.33

(3) 频率：新生儿 10～15Hz；婴儿和年长儿 5～10Hz。

3. 并发症：气管黏膜损伤，坏死性气管、支气管炎，气道阻塞；影响心输出量等。

【注意事项】

1. 应签订气管插管与机械通气知情同意书。

2. 要针对不同年龄、不同疾病选择不同的呼吸机类型、恰当的通气模式。

3. PIP 和 FiO_2 对肺损害最大，一旦患儿病情稳定就要开始尝试降低这 2 项参数。要注意过高的 PEEP 可因影响静脉回流而造成代谢性酸中毒。

4. 肺内分泌物较多时易致导管阻塞，注意气道畅通。吸痰时一般吸引压力不应超过 60～100mmHg，吸引时间不能过长，气道湿化温度应维持在 34℃左右，吸引管不能插至气管插管顶端，要往上拔出 1cm 后才能吸引，这样可减少坏死性气管、支气管炎的发生。

5. 机械通气出现人机对抗时，会增加呼吸功和氧耗量，进一步损害肺功能，加重病情，在新生儿还可引起气道压力增高及血压波动，增加了颅内出血、气漏及慢性肺疾病发生率。故应给予镇静镇痛药或肌松药解除人机对抗（详见后附）。

【并发症与处理】

1. 氧中毒：由于 FiO_2 长期过高所致。如 FiO_2 为 1.0 时应 $<0.5h$，FiO_2 为 0.8 时应 $<12h$，FiO_2 为 0.6 时应 $<24h$，FiO_2 低于 0.55 可长期安全使用。尽早过渡到间歇指令通气模式。

2. 气压伤：发生率达 5%～15%，包括肺间质气肿、纵隔气肿、皮下气肿、气腹、心包积气和气胸。潮气量过大、吸气峰压过高和呼气末正压过高均易产生气压伤。为减少气压伤，并改善肺的氧合功能，可采用下列几个方法。

(1) 允许性高碳酸血症低潮气量通气：采用低潮气量、低气道压通气，维持 pH 在 7.2 以上，$PaCO_2$ 升高至 60 ~ 80mmHg。

(2) 压力控制吸呼反比通气：采用递减气流，延长吸气时间，吸呼比(I/E)为(2 ~ 3) : 1，吸气峰压 20cmH_2O 左右，或较原通气方式下降 2 ~ 4cmH_2O，呼吸频率 20 ~ 30 次/分。

(3) 高频通气：见前述。

(4) 应用肺表面活性剂：总量 300 ~ 600mg/kg，首剂 100 ~ 200mg/kg，经气管插管分 4 次注入肺内，注入前应先吸尽呼吸道分泌物，注射药物期间呼吸机通气给氧数分钟。

(5) 其他：NO 吸入(5 ~ 40ppm)，体外膜肺(ECMO)或液体通气等。

3. 肺不张：发生率高达 10% ~ 50%，最常见部位是右上叶和左下叶。防治方法：插管不宜过深，加强呼吸管理，吸入氧气注意湿化，变换体位，拍背吸痰，胸部物理治疗。注意吸痰前后给氧 2 分钟，先气管内滴入生理盐水或 2.5% 碳酸氢钠 2 ~ 5ml，每次吸痰时间<10 ~ 15 秒，负压不宜过大。

4. 呼吸机相关肺炎(VAP)：指应用呼吸机超过 48 小时发生的细菌性肺炎，发病率高达 40%，病原菌常为条件致病菌，如金黄色葡萄球菌、大肠埃希菌和铜绿假单胞菌等。应注意：①严格消毒隔离；②合理使用抗生素；③静脉注射丙种球蛋白 300 ~ 400mg/(kg · d)，连用 3 天；④其他支持疗法等。

5. 气管插管合并症和呼吸机故障：如气管插管位置不当、脱管、堵管、管路连接不当、管路选择不当、断电或呼吸机切换障碍、呼吸机环路漏气等。

(刘铜林)

【附】

气管插管与机械通气时镇静镇痛肌松药的使用方法

一、芬太尼(fentanyl)

1. 阿片受体激动剂。为强效麻醉性镇痛药，用于镇痛与镇静。

2. 支气管哮喘者禁用，此时可改用"维库溴铵(万可松，仙林)"代替；重症肌无力者禁用；呼吸抑制者禁用；<2 岁儿童禁用或慎用；肝、肾功能不全者慎用。

3. 不可快速静脉注射给药，以免出现呼吸抑制；纳洛酮可拮抗芬太尼引起的呼吸抑制。

4. 当需苏醒撤机时，可先用纳洛酮静脉注射，以拮抗芬太尼作用；也可通过逐步减低芬太尼的输注速率以达到苏醒撤机的目的。

5. 剂型：0.1mg/(2ml·支)。

6. 用法用量(应个体化使用)：

(1) 新生儿：负荷量：0.5～3μg/(kg·次)，IV 或 IM。新生儿常规给予负荷量。

维持量：0.5～2μg/(kg·h)，静脉泵入。

(2) 儿童期：负荷量：1～2μg/kg，IV 或 IM。但儿童期一般不给予负荷量。

维持量：1～4μg/(kg·h)，静脉泵入。

插管前：5～10μg/(kg·次)，IV。

二、力月西(咪达唑仑，midazolam)

1. 苯二氮䓬类药物。具有抗焦虑、镇静、催眠、抗惊厥及肌松弛作用，还可用于静脉麻醉及麻醉诱导与维持。

2. 重症肌无力者禁用；严重心、肝、肺功能不全者禁用；新生儿慎用，早产儿或反应低下的新生儿尤其应慎用或禁用，需要使用时一般仅给予负荷量，一般不给予维持量。

3. 不可快速静脉注射给药，以免出现呼吸抑制。当需苏醒撤机时，可通过逐步减低咪达唑伦的输注速率以达到苏醒撤机的目的。

4. 剂型：10mg/(2ml · 支)。

5. 用法用量(应个体化使用)：

(1) 新生儿：负荷量：0.1mg/kg ，IV 或 IM。新生儿需要时慎重给予负荷量。与芬太尼等阿片药合用时，一般不给予负荷量。
维持量：0.5 ~ 1.5μg/(kg · min)，静脉泵入。但新生儿一般不给予维持量。

(2) 儿童期：负荷量：0.1 ~ 0.2mg/kg，最大量不超过 15mg，IV 或 IM。但儿童期一般不需给予负荷量。
维持量：1.0 ~ 6.0μg/(kg · min)，静脉泵入。根据需要可增加至 8 ~ 10μg/(kg · min)，大剂量一般用于抗癫痫持续状态的治疗时。

三、仙林或万可松(维库溴铵，vecuronium bromide)

1. 骨骼肌松弛药。对支气管哮喘者，可代替芬太尼使用；注射后 4 小时内避免胃肠营养。

2. 重症肌无力者禁用；新生儿禁用或慎用；严重肝、肾功能不全者减量使用。

3. 使用过量时可用新斯的明配合阿托品解救。

4. 剂型：4mg/支(粉针剂)。

5. 用法用量(应个体化使用)：

(1) 新生儿：负荷量：0.05 ~ 0.1mg/kg，IV。
维持量：0.5 ~ 1.0μg/(kg · min)，静脉泵入。

(2) 儿童期：负荷量：0.08 ~ 0.1mg/kg，IV。
维持量：0.5 ~ 1.0μg/(kg · min)，静脉泵入；或根据需要间断重复给药，剂量为负荷量的一半，缓慢静脉注射。

四、氯胺酮(ketamine)

1. 非巴比妥类静脉麻醉药。镇痛作用强，但无肌松弛作用，常用于基础麻醉及短时间小手术麻醉。尤其适用于儿童患者或重症肌无力患者。

2. 难治性重度高血压者禁用；严重心血管疾病者禁用；甲状腺功能亢进者禁用；小于 3 月婴儿慎用。

3. 不可快速静脉注射给药，每次静脉注射时间应大于 1 分钟，以免出现呼吸抑制或气道堵塞。用药前给予阿托品可减少呼吸道分泌物产生量。

4. 剂型：100mg/(2ml · 支)。

5. 用法用量(应个体化使用)：

负荷量：1 ~ 2mg/kg，IV，缓慢静脉注射>1 分钟；或者 4 ~ 5mg/kg，IM。

维持量：5 ~ 30μg/(kg · min)，最大不超过 30μg/(kg · min)，静脉泵入。或根据需要间断重复给药，剂量为负荷量的一半，缓慢静脉注射。

五、纳洛酮(naloxone)

1. 强效吗啡竞争性拮抗剂。

2. 拮抗或解救麻醉性镇痛药(如吗啡、芬太尼等)的呼吸抑制并使患者苏醒(催醒作用)；解救急性乙醇中毒并有催醒作用；还有抗休克作用及对某些昏迷患者的促醒作用。

3. 剂型：0.4mg/(1ml · 支)。

4. 用法用量(应个体化使用)：

(1) 新生儿：负荷量：0.01 ~ 0.03mg/(kg · 次)，若无效可 2 ~ 3 分钟重复一次，必要时可增至 0.1mg/(kg · 次)，IV 或 IM。

维持量：根据需要间断重复给药，剂量与用法同负荷量。或者 3μg/(kg · h)，静脉泵入。

(2) 儿童期：负荷量：0.01 ~ 0.02mg/(kg · 次)，若无效可

2～3 分钟重复一次，必要时可增至 0.1mg/(kg·次)，IV 或 IM。
维持量：根据需要间断重复给药，剂量与用法同负荷量。或者 3μg/(kg·h)，静脉泵入。

（刘铜林）

儿科抗菌药物(含抗真菌药物)疗法

儿童易患各种感染性疾病，尤其是细菌感染性疾病。抗菌药物是儿科临床应用最为广泛的药物之一。目前，抗菌药物的不合理应用、甚至滥用、“不求合理，但求保险”的现象在我国仍十分普遍。临床上抗菌药物的不合理应用主要表现在以下几个方面：无指征的治疗用药、无指征的预防用药、无指征的联合用药(偏多)，抗菌药物品种选择不合理、使用方法不合理、出现药物不良反应后不及时调整用药(偏滥)等。

因此，儿科临床工作者必须面对和解决这样一个问题：如何合理应用抗菌药物，杜绝目前抗菌药物使用偏多、偏滥等不合理现象，力求做到抗菌药物的临床应用“不但有功，而且无过”。

本文将简要介绍抗感染药物的几个基本概念、抗菌药物的不良反应与细菌耐药性、儿科抗菌药物的合理应用原则、儿科几种特殊生理与病理状态下抗菌药物的合理应用以及儿科抗真菌药物的合理应用原则等问题，为儿科临床工作者合理应用抗菌药物提供指导。

【抗感染药物的几个基本概念】

感染性疾病种类繁多，抗感染药物种类也相应较多，有关的几个概念容易混淆。现将抗感染药物的几个基本概念略作介绍。

1. 抗感染药物

抗感染药物(anti-infective agents)是含义非常广泛的一个概念，泛指用于治疗各种病原体(包括细菌、衣原体、支原体、立克次体、螺旋体、病毒、真菌、原虫、蠕虫等)所致感染的各种药物。

2. 抗微生物药物

抗微生物药物(anti-microbial agents)的含义较抗感药物略窄,是指用于治疗各种病原微生物所致感染的各种药物,而抗蠕虫药则不包括在内。

3. 抗菌药物

广义的病原菌除一般所指的狭义细菌外,还包括支原体、衣原体、立克次体、螺旋体、放线菌等广义细菌及真菌。抗菌药物(antibacterial agents)是指具有杀菌或抑菌活性、且主要供全身使用(如口服、肌内注射、静脉滴注、静脉注射等,其中部分也可用于局部)的各种药物,包括抗生素及化学合成抗菌药物,也包括抗广义细菌药及抗真菌药。而不可全身使用、毒性强、仅供局部外用的消毒杀菌剂(local antiseptic agents)则一般不归入抗菌药物的范畴。

4. 抗生素

抗生素(antibiotics)的含义较抗菌药物略窄,且互有交叉,原指对一些特异微生物具有杀灭或抑制作用的微生物代谢产物,现也将化学合成的仿制品、天然抗生素的半合成衍生物及具有抗肿瘤、抗真菌、抗寄生虫作用的微生物产物也统称为抗生素;而具有抗菌作用但非微生物代谢产物的全化学合成抗菌药,如氟喹诺酮类、磺胺药、硝基呋喃类、硝基咪唑类、抗结核药(异烟肼、吡嗪酰胺、乙胺丁醇等)、咪唑类(咪康唑、酮康唑)、三唑类(氟康唑、伊曲康唑)等,则不属于抗生素范畴。

【抗菌药物的不良反应与细菌耐药性】

药物的不良反应(adverse drug reactions,ADR)是指合格药品在正常用法用量情况下出现的与用药目的无关的有害反应。儿童,尤其是新生儿、婴幼儿,对抗菌药物的耐受性相对较差,更容易发生抗菌药物的不良反应,且常更为严重。

抗菌药物的不良反应包括以下几个方面:毒性反应、变态反应、菌群紊乱与二重感染、耐药菌产生与耐药菌感染、三致作用(致畸、致癌、致突变)等。

（一）抗菌药物的毒性反应

抗菌药物的毒性反应是指抗菌药物引起的机体生理、生化功能异常或（和）组织、器官病理变化。毒性反应是抗菌药物所致的各种不良反应中较为常见和严重的一种，其严重程度常随所用药物剂量的增加和疗程的延长而加重。

1. 肝脏毒性反应

肝脏是大多数抗菌药物的代谢场所，许多抗菌药物可引起肝脏损害。主要有：四环素类、磺胺药、大环内酯类（尤其是红霉素酯化物，如依托红霉素）、硝基呋喃类、抗结核药（如异烟肼、利福平、吡嗪酰胺等）。此外，两性霉素 B、氟喹诺酮类、林可霉素类、青霉素类、头孢菌素类等有时亦可引起肝脏损害。

2. 肾脏毒性反应

肾脏是大多数抗菌药物的主要排泄途径，许多抗菌药物可致肾脏损害。主要有：氨基糖苷类、万古霉素、四环素类、两性霉素 B、磺胺药、利福平、青霉素类、头孢菌素类（尤其是第 1 代头孢菌素）等。有报道克林霉素剂量过大可致肾功能衰竭。

3. 造血系统毒性反应

氯霉素可致贫血，尤其是可致再生障碍性贫血，与药物剂量无关，多发生于 12 岁以下儿童，病死率较高。G6PD 缺乏者或新生儿使用磺胺药、硝基呋喃类、抗疟药、氯霉素等可诱发急性溶血。磺胺药、β-内酰胺类、大环内酯类、四环素类、氯霉素、两性霉素 B 等可致白细胞减少或（和）血小板减少。β-内酰胺类，尤其是第 3 代头孢菌素类（如头孢哌酮）大剂量或长时间使用时，有时可致凝血功能障碍而致出血。

4. 心脏毒性反应

两性霉素 B、万古霉素、去甲万古霉素、林可霉素、克林霉素等静脉滴注过快时可引起心律失常、心肌损害，甚至心搏骤停。有报道氨基糖苷类与林可霉素合用可导致呼吸、心搏骤停及死亡。

5. 神经系统毒性反应

某些抗菌药物（如青霉素、亚胺培南-西司他丁、氟喹诺酮类、异烟肼等）静脉给药剂量过大或（和）速度过快时，可出现中枢神经系统毒性反应,如头痛、头晕、烦躁,甚至惊厥、癫痫发作。氨基糖苷类药具有不同程度的第Ⅷ对脑神经损害或耳毒性,是造成儿童不可逆性耳聋的重要原因之一,尤其是当与其他具有耳毒性药物(如万古霉素、氯霉素、红霉素、呋塞米、水杨酸制剂等)合用时,或肾功能减退后仍继续使用时,其耳毒性将明显增加。大剂量氨基糖苷类药物快速静脉滴注或静脉注射,或与肌松药及其他具有类似作用的药物(如地西泮、林可霉素类、四环素类等)合用时,可导致神经肌肉接头阻滞,重症肌无力患者使用氨基糖苷类药更容易发生神经肌肉接头阻滞,严重时可致呼吸、心搏骤停,引起死亡。乙胺丁醇、异烟肼、链霉素、氯霉素等较长时间使用可致视神经炎。四环素类、氟喹诺酮类药还可导致良性颅内高压,婴幼儿多见,表现为前囟隆起、呕吐、烦躁等,停药后常迅速消失。

6. 双硫仑样反应或戒酒硫样反应

(1) 双硫仑样反应的概念:1948 年 Jacobsen 等人发现,作为橡胶硫化催化剂的"双硫仑(disulfiram)"被人体微量吸收后,能引起面部潮红、头痛、腹痛、出汗、心悸、呼吸困难等症状,尤其是在饮酒后上述症状会更加明显,称为"双硫仑样反应"。由于服用双硫仑后即使少量饮酒,身体也会产生严重不适,从而达到戒酒的目的,故双硫仑可作为一种戒酒药物,双硫仑样反应又称为戒酒硫样反应。

(2) 双硫仑样反应的机制:是因肝脏内的乙醛脱氢酶的活性被双硫仑抑制,致使乙醇代谢过程中产生的乙醛不能转化为乙酸,使乙醛在体内堆积,从而引起机体的多种不适。

(3) 双硫仑样反应的表现:胸闷、气短、喉头水肿、口唇发绀、呼吸困难、心率增快、心前区疼痛伴心电图 ST-T 改变、血压下降、四肢乏力、面部潮红、多汗、口干、失眠、头颈部血管剧烈搏动或搏动性头痛、头晕、腹痛、恶心、呕吐、眼结膜充血、眼花、视觉模糊、嗜睡、幻觉、恍惚,还可发生过敏性休克,并伴有意识丧失,惊厥及死亡等严重后果。双硫仑样反应属于药源性急症,其严重程度与用药剂量和饮酒量成正比。老年人、儿童、心脑血管病患者及对乙醇敏感者更为严重,这种反应最快在用药与饮酒后15～30分钟发生。

(4) 引起双硫仑样反应的药物:有多种抗菌药物能够引起双硫仑样反应,如头孢菌素类中的头孢哌酮、头孢哌酮-舒巴坦、头孢曲松、头孢美唑、头孢米诺、拉氧头孢、头孢甲肟、头孢孟多、头孢氨苄、头孢唑啉、头孢拉定、头孢克洛等,其中以头孢哌酮导致双硫仑样反应的报告最多。甲硝唑、替硝唑、呋喃唑酮、异烟肼、磺胺类、氯霉素、酮康唑等抗菌药物以及氯磺丙脲、甲苯磺丁脲、华法林、胰岛素、妥拉唑啉、硝酸甘油、消心痛、苯海拉明、巴比妥类、氯丙嗪、三氟拉嗪等非抗菌药物亦可引起双硫仑样反应 。

(5) 双硫仑样反的防治方法:①对使用可引起双硫仑样反应的药物时,应告知患者在使用这些药物期间至停药后1～2周内不得饮酒(包括白酒、含酒精的饮料和酒心巧克力);不要口服或静脉应用含乙醇的药物(藿香正气水、氢化可的松注射液);不要用含酒精的药品进行皮肤消毒或擦洗降温。②患者如果近1周内已经饮酒了,应如实告知医生,避免使用上述药物。③一旦出现双硫仑样反应,应及时停药并停用乙醇相关制品。

7. 其他毒性反应

大环内酯类(尤其是红霉素)、四环素类、磺胺药等可引起不同程度的胃肠道反应,如恶心、呕吐、上腹部不适、腹痛、腹泻等;部分抗菌药物可致肠道菌群紊乱,出现肠道二重感染与腹泻。青霉素G钾盐肌内注射后可有局部疼痛,较长时间肌内注射后可局部形成硬结,臀部硬结可导致臀肌挛缩,影响下肢运动功能。红霉素、两性霉素B、磷霉素等静脉滴注过快或浓度过高时可出现血栓性静脉炎。万古霉素、两性霉素B静脉滴注时可有寒战、高热。早产儿与新生儿使用氯霉素剂量过大可致"灰婴综合征",即在用药3～4天后,患儿出现呕吐、进行性苍白、发绀、呼吸不规则、循环衰竭,可于数小时内死亡。四环素类还可致乳牙黄染、恒牙呈暗灰色、牙釉质发育不全,即"四环素牙"。氟喹诺酮类药在动物实验中可致幼年动物负重关节的软骨发育不良,虽在人类尚无此资料,但可能具有潜在的致畸作用。

（二）抗菌药物引起的变态反应

抗菌药物可作为半抗原或抗原引起机体一系列变态反应，且与用药剂量无关，是较为常见的药物不良反应，严重时可致死。应当指出的是：抗菌药物的毒性反应与变态反应有时是共同存在的，某些毒性反应的发生机制就是变态反应。最多见的变态反应表现为皮疹，其他尚有：药物热、过敏性休克、血清病样反应、血管神经性水肿、接触性皮炎、免疫性溶血性贫血、白细胞或（和）血小板减少等。抗菌药物引起的变态反应中以过敏性休克最为迅猛与严重，可即刻致死。青霉素类、氨基糖苷类（如链霉素）、利福平等可引起过敏性休克，且头孢菌素与青霉素类之间可有交叉过敏反应，亦可引起过敏性休克。

（三）抗菌药物引起的菌群紊乱与二重感染

二重感染又称为菌群交替症，是指在使用抗菌药物的过程中出现的新感染。较长时间使用广谱抗菌药后，当敏感菌受到抑制或杀灭后，耐药的条件致病菌与耐药菌则乘机大量繁殖而致病，从而出现新感染，即二重感染。二重感染的常见部位有：消化道、口腔、肺部、泌尿道，严重时可引起败血症；常见的致病菌有：葡萄球菌属、革兰阴性杆菌（如铜绿假单胞菌）、真菌及其他条件致病菌或耐药菌。由于二重感染多发生在较长时间使用广谱抗菌药的体弱儿，机体免疫功能常常低下，加上二重感染的致病菌常对多种抗菌药物耐药，因此二重感染的治疗常常非常困难，病死率也较高。

（四）抗菌药物诱发的细菌耐药性与耐药菌感染

随着抗菌药物的广泛使用，尤其是不合理滥用，使临床致病菌的耐药性普遍存在，越来越多的细菌产生耐药性，且耐药水平越来越高，多重耐药菌株也日益增多。耐药菌株产生的危害在于：当耐药菌尤其是多重耐药菌感染后，因对多种抗菌药物失去疗效，将使临床治疗非常困难，甚至危及生命；另一方面，将会使既往廉价、低毒而有效的首选药（一线药）失去疗效，被迫使用高价的或素副作用更大的备选药（二线药），既会带来新的、更多的不良反应,也会大大增加治疗费用,有些耐药菌(超级细菌)感染甚至将会出现无药可治的窘境。更为严重的是,细菌耐药性可通过多种机制从一个单位传至另一个单位,从一个地区传至另一个地区,从而造成更广泛的不良后果。

【儿科抗菌药物的合理应用原则】

所谓抗菌药物合理应用是指在有明确的指征下,选择最适宜的抗菌药物,并制定合理的给药方案,以达到控制细菌性感染并减少或避免药物不良反应发生的目的;还应考虑患儿用药的依从性及药物经济学等因素;与此同时,采取综合治疗措施,提高机体的免疫功能,改善全身状况,也是抗菌药物合理应用的重要组成部分。抗菌药物合理应用要做到有效、安全、简便、经济。

要做到合理使用抗菌药物,应根据病原菌种类与感染性质(感染类型、感染部位、病情轻重等),抗菌药物的特性(药代动力学参数、抗菌活性及组织分布、可能出现的不良反应等),患者的生理病理特点(如年龄、肝肾功能状况、免疫功能状况等)及综合治疗措施四大方面因素有针对性地选择使用合适的抗菌药物。

(一)抗菌药物临床应用的基本原则(包括如何选、怎么用两大方面)

1. 首先应确立感染性疾病的临床诊断(是否为细菌性感染)与病原菌诊断,这是合理应用抗菌药物的前提条件。应首先作出较为明确的临床诊断,包括细菌感染性疾病的种类、性质以及病情轻重等,并尽一切努力采集相应标本进行病原菌诊断,进一步做药物敏感试验,必要时应多次重复送检,以指导临床上正确选择有效抗菌药物。

2. 了解常见致病菌耐药性与药物敏感性资料。通过建立本单位、本地区常见致病菌耐药性监测网,即可获得常见致病菌耐药性与药物敏感性资料,指导临床上合理选择有效的抗菌药物。

3. 根据患儿的年龄、肝肾功能状态、免疫功能状况等正确选择抗菌药物。还应当了解患儿既往用药史、药物过敏史、药物敏感状况及不良反应发生情况、家庭成员药物过敏史及药物不良反应发生情况等资料，以指导用药。

4. 掌握或了解常用抗菌药物的基本药理特性，包括抗菌药物的药动学、药效学、组织分布、体外抗菌活性与抗菌谱、不良反应发生率、适应证与禁忌证及注意事项等，权衡利弊，有针对性地选择高效、低毒的抗菌药物。应选择能在病变组织局部达到有效浓度的药物，以争取最佳疗效；如致病菌对广谱与窄谱抗菌药物均敏感时，应首选窄谱抗菌药物，以减少不良反应的发生。

5. 选择抗菌药物时还应考虑药物经济学及儿童用药依从性。疗效好、不良反应少、药源充足、价格低廉、用药简便、用药依从性好即是最经济的药物。

6. 抗菌药物选定之后，还要制定合理的给药方案。剂量宜充足，疗程应适当，给药途径恰当，给药间隔时间合理。

7. 不应频繁更换抗菌药物，一般应在使用 48 ~ 72h 后进行疗效评价，并分析疗效不佳的原因，切忌盲目、频繁地更换抗菌药物。

8. 要严格控制抗菌药物的治疗性使用、预防性使用、联合使用、局部使用，以免加重药物不良反应发生和耐药菌产生。

9. 采取各种措施，避免或减少抗菌药物不良反应的发生，及时更换合适的抗菌药物。必要时进行治疗药物浓度监测，以指导临床合理用药。

10. 强调综合治疗措施（如改善机体免疫功能，加强营养，维护器官功能，积极治疗并发症与合并症，处理局部病灶，加强护理等）的重要性与必要性。单纯使用抗菌药物即可治疗细菌感染性疾病的观点与做法都是错误的、有害的。

（二）儿科抗菌药物的预防性应用原则

抗菌药物预防性应用指征不强、目的不明确或用于预防多种细菌感染时，不仅达不到预防效果，反而会产生许多不良后果，如导致耐药菌产生及耐药菌感染。预防性使用抗菌药物应严格掌握用药指征，主要有：

1. 用于预防一种或两种特定病原菌入侵体内引起的感

染，可能有效；如目的在于防止任何细菌入侵，则往往无效。

2. 预防在一段时间内发生的感染，可能有效；长期预防用药，常不能达到预防目的。

3. 患者原发疾病可以治愈或缓解者，预防用药可能有效；原发疾病不能治愈或缓解者（如免疫缺陷者），预防用药应尽量不用或少用。对免疫缺陷患者，宜严密观察其病情，一旦出现感染征兆时，在送检有关标本作培养的同时，首先给予经验性治疗。

4. 不宜常规预防性应用抗菌药物的情况普通感冒、麻疹、水痘等明确的病毒性疾病；肾病综合征、造血系统严重疾病、免疫缺陷病、使用糖皮质激素或免疫抑制剂患者；昏迷、休克、中毒、心力衰竭等危重症患者。

5. 儿科有指征预防性使用抗菌药物的情况一般有：①预防风湿热复发；②预防流行性脑脊髓膜炎；③预防感染性心内膜炎；④预防结核病；⑤预防疟疾。

（三）儿科抗菌药物的治疗性应用原则

在治疗小儿各种细菌感染性疾病时做到合理使用抗菌药物，除应遵循前述的抗菌药物临床应用的基本原则外，还要注意以下问题：

1. 儿科临床工作中，经验性治疗也是必不可少的。只有初步诊断为细菌性感染者以及经病原检查确诊为细菌性感染者方有指征应用抗菌药物。但临床工作中，有时因病情危急来不及进行病原菌检测、或无实验室条件进行病原菌检查、或虽已送检但未能找到致病菌、或病情危重不允许等待病原菌检查结果时，可根据患者的症状、体征及血、尿常规等常规检查结果，首先作出较为准确的临床诊断，包括感染性疾病的性质、种类与严重程度等，然后进行经验性治疗，这是必要的、合理的、有效的。

儿科许多感染性疾病有较为固定的病原菌（属），如猩红热、丹毒、流行性脑脊髓膜炎、伤寒、百日咳、白喉等，若临床诊断确立，即可获知其病原菌（属），且这些病原菌常对某种抗菌药物敏感，此时即使未找到病原菌或无药敏结果，也能选择可能有效的抗菌药物进行经验性治疗,常可获较好疗效。当然,也有许多儿科感染性疾病并无固定的病原菌(属),如肺炎、泌尿道感染、肠道感染、败血症等,其病原菌常变化不定。此时一方面要送检标本进行病原菌诊断;另一方面也不必等待病原菌及其药敏检查结果,而可根据患儿年龄、发病季节、流行病学史、主要表现、体格检查及必要的实验室检查、既往诊治经验等方面首先作出较明确的临床诊断,并推测最可能的病原菌(属),结合当地细菌耐药状况选择可能敏感的抗菌药物先给予经验性治疗,待病原菌及其药敏试验结果出来后,再根据经验性治疗的效果决定是否更换抗菌药物。

对不明原因的发热,若病情严重而诊断不明确,且高度怀疑为细菌感染时,应在获取相应标本送检后,立即开始经验性治疗,所选用抗菌药物应覆盖 G^+ 与 G^- 菌,可选用广谱高效抗菌药物或采用抗菌药物联合使用,待检查结果出来后再调整治疗方案。

对较明确的病毒性感染,如果发热超过 48 小时病情仍无好转,考虑合并有细菌感染时,可酌情使用抗菌药物进行经验性治疗。

2. 几类抗菌药物在儿科的应用原则

某些种类的抗菌药物,由于对小儿的毒性较大,在儿科临床中的使用条件和使用范围有许多特殊的限制,甚至禁止使用于某些年龄段的儿童。儿科临床工作者应当掌握这些特点,做到合理用药,尽量减少严重不良反应的发生。

(1) 氨基糖苷类

由于氨基糖苷类药的毒性反应(尤其是不可逆性耳聋)对小儿危害极大,限制了其在儿科的使用。原则要求:孕妇禁用,6 岁以下儿童原则不用,6 岁以上儿童慎用,肾功能不全者慎用或禁用,更不宜作为轻、中度感染和门诊一线药使用。临床确有明确应用指征且又无其他毒性低的抗菌药物可供选用时,方可选用该类药物,剂量不宜过大,疗程不应超过两周,且应避免与具有耳毒性药物(如万古霉等、呋塞米等)、肾毒性药物(如第一代头孢菌素)联合使用,并在治疗过程中严密观察不良反应(听力、前庭功能及肾功能等)。有条件时应进行血药浓度监测,根据其结果个体化给药。

(2) 四环素类

此类药物毒副作用较大,儿科已很少使用。原则规定:孕妇、乳母及8岁以下儿童禁用。8岁以上儿童肝、肾功能不良者也不宜使用。对一般细菌感染不宜选用,但仍可用于8岁以上儿童所患的立克次体病、支原体感染、衣原体感染、霍乱、军团菌病、回归热等疾病。使用时剂量不应过大,疗程不宜过长,并监测肝肾功能及其他不良反应的发生。

(3) 氯霉素

氯霉素在儿科的使用原则是:早产儿、新生儿原则上不使用;婴幼儿、肝功能不全者也不宜使用,确需使用时应进行血药浓度监测;使用指征应明确,对一般细菌感染,氯霉素不宜作为儿童的首选用药,确需使用时,应注意剂量、疗程,并询问家族中有无药物过敏史及药物不良反应的发生,定期监测血象,一旦发现有骨髓抑制现象应立即停药。

(4) 氟喹诺酮类

氟喹诺酮类药作用机制是抑制细菌DNA旋转酶,且在动物实验中发现较大剂量使用时可致幼年动物负重关节软骨发育不良,其在人类使用的安全性尚未确定。多数学者认为氟喹诺酮类药物在儿科的使用原则是:为慎重起见,对骨骼生长尚未发育完成的儿童(12~18岁以下),在有更合适的抗菌药物控制感染时,尽量不用;但当实验室和临床资料均证实无其他更好的抗菌药物可供使用时,对有特殊并发症或难治、危重的儿科感染者,可严格而谨慎地使用;应注意以下几点:①虽不禁用,但应慎用,防止滥用;②剂量不宜过大[一般不超过20mg/(kg·d)],疗程一般不超过7~14天;③有中枢神经系统疾病者(如癫痫)不宜使用;④肝、肾功能不全者慎用或减量使用。

(5) 万古霉素和去甲万古霉素

该类药也具有一定肾、耳毒性,儿童患者仅在有明确指征时方可选用。在治疗过程中应严密观察不良反应,并应进行血药浓度监测,个体化给药。

（四）儿科抗菌药物的联合应用原则

儿科大多数细菌感染性疾病仅需要针对性使用单一抗菌药物即可获得满意疗效，联合用药既无必要，更会导致药物不良反应发生及耐药菌增多。儿科抗菌药物联合使用的指征常有：

1. 单一抗菌药物不能控制的严重感染，如感染性心内膜炎或败血症等；单一抗菌药物不能控制的需氧菌及厌氧菌混合感染，两种或两种以上病原菌感染等。

2. 病原菌未明的严重感染或败血症，包括免疫缺陷者的严重感染。

3. 需长程治疗，但病原菌易对某些抗菌药物产生耐药性的感染，如结核病、深部真菌病，为了避免其较长时间使用而产生耐药性，而联合用药可以提高疗效、缩短疗程时。

4. 联合用药时可使某些毒性较大的抗菌药物剂量得以减少，从而减少其毒性反应时。如两性霉素 B 与氟胞嘧啶联合治疗隐球菌脑膜炎时，前者的剂量可适当减少，从而减少其毒性反应。

5. 对多种抗菌药物均不太敏感的病原菌（如金葡菌、绿脓杆菌等），联合用药时可获得肯定的协同效果而提高疗效时。

6. 某些药物难以到达病变组织局部（如脑膜炎、骨髓炎等）的严重感染，联合用药可以使疗效显著提高时。

根据抗菌药物的作用方式，可将抗菌药物分为以下四类：Ⅰ类：繁殖期杀菌药，如 β-内酰胺类、万古霉素，磷霉素、氟喹诺酮类等；Ⅱ类：静止期杀菌药，如氨基糖苷类，利福霉素类等；Ⅲ类：速效抑菌药，如四环素类、大环内酯类、氯霉素、林可霉素、克林霉素等；Ⅳ类：慢效抑菌药，如磺胺药、对氨基水杨酸等。不同类型的抗菌药物联合使用时可产生协同作用、相加作用、无关作用及拮抗作用等 4 种结果。一般认为：Ⅰ类+Ⅱ类产生协同作用，疗效最好，如青霉素类+氨基糖苷类；Ⅰ类+Ⅲ类常产生拮抗作用，如青霉素类+大环内酯类；Ⅰ类+Ⅳ类多获得无关作用，也可产生相加作用，如青霉素类+磺胺药；Ⅱ类+Ⅲ类可获得相加作用或协同作用；Ⅱ类+Ⅳ类也可获得相加作用或协同作用；Ⅲ类+Ⅳ类常获得相加作用。

在联合使用抗菌药物时，应注意以下几点：①联合用药最好应获得协同作用，至少也应获得相加作用，避免产生无关作用，尤其应避免产生拮抗作用；②临床工作中，以两种抗菌药物联合最为常用，但在某些特殊情况下（如结核病、免疫缺陷者伴发严重感染、其他危及生命的感染等）也可采用三联、甚至四联用药；③掌握所用抗菌药物的适应证、不良反应，禁忌证、药物间相互作用及细菌耐药性与药物敏感性等，选择有利配伍，避免无效或有害配伍；④还应考虑药物的抗菌机制、作用方式、毒性反应等方面。一般同类抗菌药物不宜联合，以免它们竞争同一作用靶位而生产拮抗作用，如红霉素与氯霉素不宜联合使用，但β-内酰胺类之间的合用是允许的、有效的；毒性反应相同或相近的抗菌药物不宜联合使用，以免毒性反应显著增加，如氨基糖苷类不宜与第1代头孢菌素类合用，也不宜与万古霉素、林可霉素等合用；⑤选择正确的联合用药给药方案，包括合适的剂量与疗程、给药途经、给药间隔时间等，一般联合用药疗程不宜过长，以免生严重的不良反应及二重感染等；⑥还应注意联合用药时给药顺序及药物剂量对疗效的影响。如Ⅰ类+Ⅲ类，理论上会产生拮抗作用，是因为Ⅲ类药（如大环内酯类、氯霉素等）使细菌迅速受到抑制，则Ⅰ类药（如青霉素类）的杀菌作用受到干扰而疗效减弱，多发生在先用Ⅲ类药或Ⅰ类药与Ⅲ类药同时使用的情况下；如果先用足量的Ⅰ类药，间隔1～2小时或数日后再用Ⅲ类药，则可避免或减少拮抗作用发生；也可用大剂量Ⅰ类药（如青霉素）与常规剂量的Ⅲ类药（如氯霉素）合用，避免拮抗作用的发生。

（五）儿科抗菌药物给药方案的制订

抗菌药物给药方案的内容包括抗菌药物的剂量、给药途径、给药次数或给药间隔时间、疗程等。必要时进行药物浓度监测，及时调整给药方案，力求做到儿童用药方案的个体化。

1. 小儿抗菌药物用量的确定

儿科抗菌药物用量要求比成人更准确，这是儿科用药的一大特点和难点。多数抗菌药物按体重的每日或每次剂量是已知的或确定的,则小儿抗菌药物每日或每次用量即可通过计算得到。儿童按体重的药物剂量较成人相对略高,若按体重计算的药物用量超过成人剂量时,就以成人剂量为儿童用量的上限。

应当指出的是:同一种抗菌药物的剂量可因小儿年龄、肝肾功能状况、感染性质与种类、感染部位、病情轻重、给药途经等的不同而有差异。一般而言,早产儿、新生儿及肝肾功能不全者,抗菌药物的剂量应适当减少;治疗重症感染(如败血症、感染性心内膜炎等)和抗菌药物不易达到的部位的感染(如中枢神经系统感染等),抗菌药物剂量宜较大(治疗剂量范围高限);而治疗单纯性下尿路感染时,由于多数药物尿药浓度远高于血药浓度,则可应用较小剂量(治疗剂量范围低限)。

2. 抗菌药物的给药途径

给药途径包括全身性用药(如口服、肌内注射、静脉滴注、静脉注射等)和局部用药(如皮肤黏膜用药,鞘内或脑室内注射、其他腔室内注射等)。

各种给药途径各有其优点和使用指征,应视病情需要、药物特性及小儿用药依从性等因素确定适当的给药途径。轻症感染可接受口服给药者,应选用口服吸收完全的抗菌药物,不必采用静脉或肌内注射给药。重症感染、全身性感染患者初始治疗应予静脉给药,以确保药效;病情好转能口服时应及早转为口服给药。

(1) 口服:是小儿最常用的给药途径,大多数抗菌药物可供口服。口服吸收良好的抗菌药物可用于治疗敏感菌所致的全身性轻、中度感染;肠道吸收不良的抗菌药物可用于治疗敏感菌所致的肠道内感染,但不能治疗全身性感染。此类药物有氨基糖苷类药、制霉菌素等。一般药物以空腹(饭前 1h 或饭后 2h)服用为宜,吸收率提高,少数胃肠道反应较重的药物(如红霉素)可餐后服用,以减轻胃肠道反应。

(2) 肌内注射:肌内注射适用于中度感染或重度感染经静脉给药病情好转后的患者,口服吸收不良的药物也可采用肌内注射给药。但小儿相对较小采用肌内注射给药,新生儿更不应肌内注射给药。某些药物局部刺激性较大（如红霉素、万古霉素、两性霉素 B 等）不能肌内注射给药。

（3）静脉滴注或静脉注射：此途径适用于敏感菌所致的中、重度感染，新生儿病情较重时也宜静脉给药。一般而言，速效杀菌药（如青霉素类）要求有较高的血药浓度，应快速给药；而抑菌药（如红霉素、氯霉素）要求在体内维持一定血药浓度和作用时间，宜缓慢连续给药。氨基糖苷类、万古霉素、林可霉素、氯霉素等应静脉滴注 1 小时以上；氟喹诺酮类和亚胺培南-西司他丁（泰能）也应静脉滴注 1 ~ 2h；红霉素宜稀释至 1mg/ml 后缓慢静脉滴注 5 小时左右；两性霉素 B 宜稀释至 0.05 ~ 0.1mg/ml 后缓慢静脉滴注 6 小时以上。

3. 每日给药次数或给药间隔时间确定

抗菌药物无论是口服、肌内注射或是静脉途径给药，为保证药物在体内能最大地发挥药效，均应根据药代动学参数（如半衰期，$t_{1/2}$）及药效学（抗菌活性），结合小儿年龄、肝肾功能状况确定适当的抗菌药物每日给药次数或给药间隔时间。抗菌药物后效应或抗生素后效应（post antibiotic effeet，PAE）也是确定每日给药次数或给药间隔时间的重要因素，它是指细菌与敏感抗菌药物短暂接触、当药物浓度下降至最低抑菌浓度（MIC）以下或全部清除后，细菌的生长繁殖仍受到持续一段时间的抑制作用的抗菌药物效应。一般一个给药间隔时间为药物的半衰期与其后效应持续时间之和，给药间隔时间确定后，每日所用药物量应在 24 小时内分次均匀给予，由此确定每日给药次数。此外，同一药物的半衰期可因小儿年龄、肝肾功能状况的不同而不同，抗菌药物后效应持续时间也因针对的不同细菌而有差异。氨基糖苷类、新型大环内酯类（如阿奇霉素）、头孢曲松、氟罗沙星、异烟肼、利福平等具有较长的血浆半衰期（$t_{1/2}$）和（或）抗菌药物后效应（PAE）持续时间，故通常只需每日给药一次即可（重症感染者例外），其疗效与分次给药相同，但毒性减少；多数氟喹诺酮类药（如环丙沙星、氧氟沙星、培氟沙星等）、罗红霉素、克拉霉素、多数第 3、第 4 代头孢菌素类（如头孢哌酮、头孢他啶、头孢吡污等）亦有较长的 PAE，故可每 12 小时给药1次，一日2次；青霉素类、大多数头孢菌素类（第1、2代头孢菌素等）和其他β-内酰胺类、红霉素、克林霉素等半衰期较短，多在2小时内，且PAE较短，需每6～8小时给药1次，每日3～4次给药。此外，阿奇霉素半衰期长达35～48小时，又有较长的PAE，服药后5～7天仍能维持抗菌活性，故仅需每日给药1次，连用3天即可停药，治疗敏感菌所致的轻、中度感染有良好疗效。

4. 抗菌药物疗程确定

抗菌药物疗程因感染性质、感染程度、药物敏感性、药物组织分布及小儿免疫功能状况等的不同而有较大差异。

对一般急性感染，抗菌药物宜用至体温正常、症状消退、血常规正常后再维持3～4天，总疗程一般不超过7～14天；但对急性重症感染（如败血症、化脓性脑膜炎、细菌性心内膜炎、伤寒、骨髓炎、深部真菌病）需较长的疗程方能彻底治愈，并防止复发；而对慢性感染（如结核病）疗程可达半年至1年，甚至更长。不宜频繁更换抗菌药物，用药方案确定并治疗72小时无明显疗效时，应分析其可能原因，然后才考虑换用其他抗菌药物。

【儿科几种特殊生理与病理状态下抗菌药物的合理应用】

感染性疾病患者可具有不同的生理、病理状态，抗感染药物应用于不同的个体时，必须按照其体内过程的特点制订个体化给药方案，才能使抗感染药物用于特殊情况下的感染患者时有效而安全。

（一）新生儿患者抗菌药物的合理应用原则

新生儿期一些重要器官尚未完全发育成熟，在此期间其生长发育随日龄增加而迅速变化。因此，新生儿感染使用抗菌药物时需注意以下事项。

1. 新生儿感染时应避免应用毒性大的抗菌药物，包括主要经肾排泄的氨基糖苷类、万古霉素、去甲万古霉素等，以及主要经肝代谢的氯霉素。确有应用指征时，必须进行血药浓度监测，个体化给药，以确保治疗安全有效；不能进行血药浓度监测者，不可选用上述药物。

2. 新生儿期避免应用或禁用可能发生严重不良反应的抗菌药物。可影响新生儿生长发育的四环素类、氟喹诺酮类禁用,可导致核黄疸及溶血性贫血的磺胺类药和硝基呋喃类药避免应用。

3. 新生儿期由于肾功能尚不完善,主要经肾排出的青霉素类、头孢菌素类等β内酰胺类药物需减量应用。

4. 新生儿的体重和组织器官日益成熟,抗菌药物在新生儿的药代动力学亦随日龄增长而变化,因此使用抗菌药物时应按日龄、体重调整给药方案。

5. 新生儿应用抗菌药物时不宜肌内注射给药。

（二）妊娠期患者抗菌药物的合理应用原则

孕妇接受抗菌药物时必须考虑到药物对母体和胎儿两方面的影响,既能治愈母体的感染,对胎儿也必须安全。

1. 对胎儿有致畸或明显毒性作用者,妊娠期应避免使用。如四环素类、氟喹诺酮类等。

2. 对母体和胎儿均有毒性作用者,妊娠期避免应用;确有应用指征时,须在血药浓度监测下使用。如氨基糖苷类、万古霉素、去甲万古霉素等。

3. 药物毒性低,对胎儿及母体均无明显影响,也无致畸作用者,妊娠期可选用。如青霉素类、头孢菌素类等β内酰胺类和磷霉素等。

（三）哺乳期患者抗菌药物的合理应用原则

哺乳期患者(乳母)接受抗菌药物后,药物可自乳汁分泌,通常母乳中药物含量不高,不超过哺乳期患者每日用药量的1%,青霉素类、头孢菌素类等β内酰胺类和氨基糖苷类等在乳汁中含量低;少数药物乳汁中分泌量较高,如氟喹诺酮类、四环素类、大环内酯类、氯霉素、磺胺甲噁唑、甲氧苄啶、甲硝唑等。然而无论乳汁中药物浓度如何,均存在对乳儿潜在的影响问题,并可能出现不良反应,因此,乳母应用任何抗菌药物时,均宜暂停哺乳;乳母应避免选用氨基糖苷类、氟喹诺酮类、四环素类、氯霉素、磺胺药等抗菌药物。

（四）肝功能减退患者抗菌药物的合理应用原则

肝功能减退时抗菌药物的应用有以下4种情况。

1. 药物主要经肝脏或有相当量经肝脏清除或代谢，肝功能减退时清除减少，并可导致毒性反应的发生，肝功能减退患者应避免使用此类药物。四环素类、磺胺药、氯霉素、利福平、红霉素酯化物、硝基呋喃类等属此类。

2. 药物主要由肝脏清除，肝功能减退时清除明显减少，但并无明显毒性反应发生，肝病时仍可正常谨慎应用，必要时减量给药，治疗过程中需严密监测肝功能。红霉素等大环内酯类（不包括酯化物）、林可霉素、克林霉素属此类。

3. 药物经肝、肾两途径清除，肝功能减退者药物清除减少，血药浓度升高，同时有肾功能减退的患者血药浓度升高尤为明显，但药物本身的毒性不大。严重肝病患者，尤其肝、肾功能同时减退的患者在使用此类药物时需减量应用。青霉素类、头孢菌素类属此类。

4. 药物主要由肾排泄，肝功能减退者不需调整剂量。氨基糖苷类抗生素属此类。

（五）肾功能减退患者抗菌药物的合理应用原则

肾功能减退时抗菌药物的应用可粗略地分为以下4种情况。

1. 可维持原治疗剂量或剂量略减少者：此类药物主要由肝脏代谢或主要自肝胆系统排泄，或从肝、肾两条途径清除，它们大多对肾和其他脏器无明显毒性作用，肾功能轻度损害时，可按原治疗剂量给予，但肾功能中、重度损害时剂量应略减少。如大环内酯类药物、利福平、多西环素、克林霉素、某些青霉素类（如氨苄西林、阿莫西林、哌拉西林、美洛西林、苯唑西林等）、某些头孢菌素类（如头孢哌酮、头孢曲松、头孢噻肟等）。

2. 可选用，但剂量需适当调整者：此类药物无明显肾毒性或仅具轻度肾毒性，但主要经肾排泄，肾功能减退时药物可在体内蓄积，药物消除半衰期显著延长，需根据肾功能损害程度适当调整药物剂量。青霉素类和头孢菌素类的大多数品种均属此类，如青霉素G、羧苄西林、阿洛西林、头孢唑啉、头孢拉定、头孢氨苄、头孢呋辛、头孢他啶、头孢唑肟、头孢吡肟等,磺胺类与氟喹诺酮类亦多属此类。

3. 尽量不用,确需使用时剂量必须减少者:此类药物均有明显肾毒性或其他重要脏器毒性,且主要经肾排泄,应尽可能避免使用,确有应用指征时应权衡利弊,严格按肾功能损害程度减量使用,并进行血药浓度监测,据此制定个体化的给药方案。包括氨基糖苷类,多肽类抗生素(如万古霉素、去甲万古霉素、替考拉宁等),其他抗菌药物(如氯霉素、两性霉素 B、氟胞嘧啶等)。

4. 肾功能不全时应禁用者:如四环素类(多西环素除外)、硝基呋喃类(如呋喃妥因、呋喃唑酮等)。

【儿科抗真菌药物的合理应用原则】

(一)深部真菌病的基本治疗原则

1. 在真菌感染部位取得标本进行涂片检查及培养,力争找到病原真菌。

2. 根据感染部位、病原菌种类选择用药。在病原真菌未明确前,可给予经验治疗。明确病原菌后,可根据经验治疗的疗效和菌种类型调整给药种类。

3. 严重感染或单药治疗失败或耐药真菌感染时抗真菌药物可联合应用,并应静脉给药,以增强疗效。

4. 抗真菌治疗疗程长,一般为 6~12 周或更长。

5. 在应用抗真菌药物治疗的同时,积极治疗原发病,尽可能去除危险因素;加强支持治疗,增强机体免疫功能;采取综合治疗措施。

6. 由于宿主多为免疫功能低下者,可能存在混合感染,致使疗效不佳。由于疗程长,应注意抗真菌药物对心、肝、肾功能的损害。

(二)深部真菌病的抗真菌药物治疗

1. 治疗策略:治疗策略包括预防性治疗、经验性治疗和目标性治疗。

(1)预防性治疗:是指对尚未发生真菌感染的高危人群,如粒细胞缺乏、干细胞或器官移植后患者给予预防性抗真菌药物治疗,以减少其发生真菌感染的机会。

(2) 经验性治疗:是指对临床疑有真菌感染的患者给予抗真菌药物治疗,以尽早控制感染。如粒细胞缺乏或免疫缺陷发热者经广谱抗生素治疗5~7天后体温不退或体温正常后再发热者很可能发生了侵袭性真菌感染,宜给予经验性抗真菌药物治疗。

(3) 目标性治疗指对已明确病原的深部真菌感染者给予相应的抗真菌药物治疗。

2. 抗真菌药物种类

(1) 三唑类抗真菌药:三唑类抗真菌药能选择性抑制真菌细胞色素P450依赖性的14-α-去甲基酶,使细胞膜麦角固醇不能合成,膜通透性改变从而导致真菌死亡。常用的有氟康唑、伊曲康唑及伏立康唑。氟康唑应用于治疗各种念珠菌和隐球菌病,但对许多非白色念珠菌无抗菌活性,对球孢子菌病、组织胞浆菌病及着色芽生菌病等疗效较差。其优点为口服生物利用度高;半衰期长;在体内分布广,脑脊液中浓度高。伊曲康唑除念珠菌和隐球菌感染外,亦可用于治疗曲霉菌病、组织胞浆菌病和芽生菌病等。缺点是不易透过血脑屏障,且口服伊曲康唑胶囊吸收差,以羟丙基环糊精为助溶剂的伊曲康唑口服液生物利用度也仅为55%。

新一代三唑类广谱抗真菌药伏立康唑因具有以下优势目前已被广泛使用:①是唯一的对占真菌感染69.7%的曲霉菌有杀菌作用。②对几乎所有念珠菌敏感,对氟康唑、伊曲康唑治疗失败的侵袭性真菌感染仍然有效。③对新生隐球菌效果是氟康唑的16倍,是伊曲康唑的2倍。④易通过血脑屏障,在脑组织中达到治疗浓度。可用于中枢神经系统曲霉菌、新生隐球菌感染。⑤口服吸收良好,生物利用度达到96%,片剂可以与针剂互换或序贯使用,大幅降低了医疗费用。

(2) 棘白菌素类抗真菌药:棘白菌素类作用机制为抑制真菌细胞壁的合成,因哺乳动物没有细胞壁,因此其具有高效低毒的特点,对肝肾毒性都非常小。但口服生物利用度低,需要静脉给药,也很少能透过血脑屏障。常用的有卡泊芬净和米卡芬净。棘白菌素类对念珠菌属、曲霉菌属等均有良好抗菌作用

(对念珠菌属是杀菌剂,对于曲霉菌属是抑菌剂),对卡氏肺孢菌亦有作用,但对隐球菌属、镰刀菌属、毛孢子菌、皮肤癣菌等真菌无作用。

(3) 多烯类抗真菌药:作用机制是与真菌细胞膜中的麦角固醇相结合,使膜分解或增加膜通透性,导致真菌细胞死亡。常用药物为两性霉素B。该药具有广谱的抗真菌活性,几乎对所有的真菌都有较强的抗菌作用,但易引起一系列严重的不良反应,如肾毒性、胃肠道反应、血栓性静脉炎、寒战、高热和头痛等。现已有3种不同的脂质体剂型问世,它们由两性霉素B用脂质或脂质体包裹或交织而成,具有与两性霉素B相等的临床疗效,而发生输注相关的毒性反应和肾毒性明显减少。

3. 抗真菌药物的选择原则

临床应用中应依据患者感染部位,感染严重程度,患者基础情况以及抗真菌药物在人体内分布特点及其毒性大小,综合考虑选用不同的药物及治疗方案。

深部真菌感染的病原菌主要为念珠菌、曲霉菌和隐球菌。抗真菌药物选择原则一般为:

(1) 念珠菌病:首选氟康唑、卡泊芬净或米卡芬净;次选伏立康唑、伊曲康唑、两性霉素B等。非白色念珠菌如光滑念珠菌、克柔念珠菌等,因对氟康唑耐药,应选用卡泊芬净或米卡芬净、伏立康唑、两性霉素B。

(2) 曲霉菌病:首选伏立康唑;次选卡泊芬净或米卡芬净、两性霉素B、伊曲康唑。

(3) 隐球菌病:中枢神经系统感染:首选两性霉素B,或两性霉素B加氟胞嘧啶;次选氟康唑或氟康唑+氟胞嘧啶;非中枢神经系统感染:氟康唑,或两性霉素B,或伊曲康唑。不能耐受两性霉素B者选用两性霉素B脂质体,病情好转后改用氟康唑维持。新药伏立康唑对新隐球菌也具有良好抗菌效果,中枢神经系统感染及非中枢神经系统感染均可选用。

(4) 肺毛霉菌病:目前唯一有效治疗是两性霉素B,或与5-氟胞嘧啶联合使用。

(5) 肺孢子菌肺炎:首选复方新诺明。也可选用克林霉素加伯氨奎,或棘白菌素类抗真菌药物如卡伯芬净、米卡芬净。

(6) 肺组织胞浆菌病:轻者可口服伊曲康唑或伏立康唑。重症及口服无效者选用两性霉素 B,不能耐受者用两性霉素 B 脂质体。

(刘铜林)

小儿液体疗法

【小儿液体平衡的特点】

1. 小儿体液的总量及其分布:见表 20-1。

表 20-1 不同年龄小儿体液的总量及分布[占体重的百分比(%)]

年龄	细胞内液量	细胞外液量			体液总量
		间质液量	血浆量	合计	
足月新生儿	35	37	6	43	78
1 岁婴儿	40	25	5	30	70
2~14 岁	40	20	5	25	65
成人	40~45	10~15	5	15~20	55~60

从上表可看出:年龄愈小,体液总量占体重的百分比愈大,且主要是间质液比例较高,而血浆与细胞内液量比例与成人相近,年长儿体液量及组成亦与成人较为接近。不同部位的体液量(L)=相应部位体液量占体重的百分比×体重(kg)。在婴儿期,其体液总量(L)=0.7(70%)×体重(kg),细胞内液量(L)=0.4(40%)×体重(kg),细胞外液量(L)=0.3(30%)×体重(kg)。

2. 小儿体液的电解质组成

(1) 细胞外液:以 Na^+、Cl^-、HCO_3^- 为主,其中 Na^+ 占外液阳离子总量 90% 以上。

(2) 细胞内液:以 K^+、Mg^{2+}、HPO_4^{2-} 和蛋白质等离子为主,K^+ 处于离解状态,体内总钾量的 98% 在细胞内。

【脱水及其程度与性质判断】

脱水是指体液总量、尤其是细胞外液量的减少，因水的丢失量过多和(或)摄入量不足所致，除失水外，还同时伴有钠、钾等电解质成分的丢失及酸碱平衡紊乱。根据体液累积损失量的多少及临床表现，可分为轻度脱水、中度脱水、重度脱水(见表20-2)；又根据脱水时血浆渗透压(主要是血钠浓度)的高低，可分为等渗性脱水、低渗性脱水、高渗性脱水(见表20-3)。

表 20-2　不同程度脱水的临床表现与判断标准

指标	轻度脱水	中度脱水	重度脱水
失水量(%) (ml/kg)	<5% (30～50)	5%～10% (50～100)	>10% (100～120)
精神状态	稍差，略烦躁	委靡，烦躁	淡漠，昏睡，昏迷
皮肤、黏膜	稍干燥，弹性好	明显干燥，弹性差	极干燥，弹性极差，花纹
前囟、眼窝	稍凹陷	明显凹陷	深度凹陷
四肢末梢循环	温暖	稍凉	厥冷
血压	正常	正常	下降
休克征	无	无	有
眼泪	有泪	泪少	无泪
尿量	稍减少	明显减少	极少或无尿

表 20-3　不同性质脱水的诊断标准

脱水性质	血浆渗透压(mmol/L)	血钠浓度(mmol/L)
等渗性	280～310	130～150
低渗性	<280	<130
高渗性	>310	>150

【小儿液体疗法中常用混合溶液及其简易配制】

1. 小儿液体疗法中常用混合溶液的名称、张力与组成成分(表20-4)。

表20-4　几种常用混合溶液的名称、张力与组成成分

溶液名称	溶液张力	溶液的组成成分
2:1含钠液	1张	2份0.9%氯化钠,1份1.4%碳酸氢钠或1.87%乳酸钠(2:1)等张含钠液不含葡萄糖液
4:3:2含钠液	2/3张	4份0.9%氯化钠,3份5%或10%葡萄糖,2份1.4%碳酸氢钠或1.87%乳酸钠
2:3:1含钠液	1/2张	2份0.9%氯化钠,3份5%或10%葡萄糖,1份1.4%碳酸氢钠或1.87%乳酸钠
2:6:1含钠液	1/3张	2份0.9%氯化钠,6份5%或10%葡萄糖,1份1.4%碳酸氢钠或1.87%乳酸钠
1:1含钠液	1/2张	1份0.9%氯化钠,1份5%或10%葡萄糖(不含碱性溶液)
1:2含钠液	1/3张	1份0.9%氯化钠,2份5%或10%葡萄糖(不含碱性溶液)
1:4含钠液	1/5张	1份0.9%氯化钠,4份5%或10%葡萄糖(不含碱性溶液)

2. 小儿液体疗法中常用混合溶液的简易配制方法:见表20-5。

表20-5　几种常用混合溶液的简易配制(注意其配制规律)

混合溶液名称	5%或10%葡萄糖溶液(ml)	10%氯化钠(ml)	5%碳酸氢钠(ml)[1]
含碱混合溶液			
等张(2:1)含钠液	500	30(30×1张)	30×1.7[1]
2/3张(4:3:2)含钠液	500	20(30×2/3张[2])	20×1.7

续表

混合溶液名称	5%或10%葡萄糖溶液(ml)	10%氯化钠(ml)	5%碳酸氢钠(ml)[1]
1/2张(2:3:1)含钠液	500	15(30×1/2张)	15×1.7
1/3张(2:6:1)含钠液	500	10(30×1/3张)	10×1.7
不含碱混合溶液			
等张含钠液(生理盐水)	500	500/10[3]×1张	-
1/2张(1:1)含钠液	500	500/10×1/2张[2]	-
1/3张(1:2)含钠液	500	500/10×1/3张	-
1/5张(1:4)含钠液	500	500/10×1/5张	-

注:1) 配制含碱混合溶液时,亦可用11.2%乳酸钠代替5%碳酸氢钠,则此时的转换系数为1.0,而非表中的1.7,由此即可得出所需的11.2%乳酸钠毫升数(ml)。

2) 以等张含钠液(无论是含碱混合溶液还是不含碱混合溶液)的简易配方为基础,相应乘以所需混合溶液的张力数,亦可简便快速地配制所需各种张力的含碱或不含碱混合溶液。

3) 因0.9%氯化钠溶液为等张液,则10%氯化钠溶液为11张液。将其稀释约10倍(理论上应稀释11倍)后,则近似为等张含钠液,故取整数10,便于计算。

【小儿液体疗法的目的与基本原则】

1. 小儿液体疗法的目的:纠正体内已经存在的水、电解质、酸碱平衡紊乱,恢复和维持正常的血容量、渗透压、酸碱度及电解质成分,使机体恢复正常的生理状态。

2. 小儿液体疗法的基本原则

(1) 综合分析病情,作出正确而全面的诊断。应根据病史、体格检查、实验室检查结果判断水、电解质、酸碱平衡紊乱的性质与程度,以便制定适当的液体疗法实施方案。

(2) 在小儿液体疗法实施过程中,应掌握"三段"、"三定"、"三见"、"一变"的补液原则。即分为扩容阶段、快速补液阶段、维持补液阶段;每一个阶段又都应定补液量,包括补液总量及各阶段的补液量(宁少勿多,留有余地),定补液性质或补液张力(缺啥补啥,先浓后淡)，定补液速度(先快后慢，低渗性脱水时可稍快，而高渗性脱水时宜稍慢)；宜见尿补钾、见酸补碱、见惊补钙(或镁)；并根据病情变化及实验室检查结果及时调整补液方案，还应注意“量出为入”的原则。

(3) 各种补液成分应分别计算，混合使用。如腹泻所致的脱水，在纠正等渗性、低渗性、高渗性脱水的累积损失量时，虽然理论上应分别使用等张液、高张液、低张液，但因还需同时补充继续损失量与生理需要量所需的水和电解质，故概括上述3项需要量后，实际补液时，对等渗性脱水常使用1/2张液体，对低渗性脱水常使用2/3张液体，对高渗性脱水常使用1/3张液体。当脱水性质不明确时，先按等渗性脱水处理。

(4) 补液过程中，除纠正脱水外，还应纠正电解质与酸碱平衡紊乱。应注意适量补碱，并补充钾、钙、镁等电解质，还应防止容量负荷过重。

(5) 补液方案应简便、实用、有效，还应注意个体化原则。计算出的各种补液量及补液成分都是经验性的，只能作为粗略的指导，以便做到心中有数，实际补液时应留有余地，不能过于机械化与绝对化。

(6) 体重值应为脱水前的体重或现有身高的理想体重。

【脱水时小儿液体疗法的实施方案】

1. 静脉补液方案(第1天)(表20-6)。

由于患儿年龄越大，相应体液总量占体重的百分比越小，补液总量亦应相应减少，故婴儿期以后的儿童实际补液总量应在上述基础上相应减少1/4～1/3；营养不良、肺炎、心功能不全、肾功能衰竭患者实际补液总量亦应减少1/4～1/3。当患儿能饮水进食后，应尽可能通过口服补液，静脉补液量即为每日补液总量减去每日口服补液量的差值。

经第1天补液后，脱水及电解质、酸碱平衡紊乱已基本纠正，第2天及以后的补液主要是补充生理需要量和继续损失量，还需继续补钾，并供给适当的热量。一般可改为口服补液，若口服量不足或口服困难者仍需静脉补液，补液量根据继续丢失及进食情况估算。

表 20-6　第 1 天静脉补液方案(婴儿期)

补液时间	补液量(ml/kg)			补液性质	补液速度		补液时间
	轻度脱水	中度脱水	重度脱水	[补液张力]	微量输液泵(ml/kg · h)	普通一次性输液器(gtt/kg · min)	(h)
首日补							第 1 个
液总量	90～120	120～150	150～180				24h
扩容阶段	0	0	20	等张溶液	20～40	6～12	0.5～1
快速补液阶段	总量的 1/2 减去扩容量			1/3～2/3 张	10	3	8～12
维持补液阶段	余下的 1/2 总量,酌减			1/5～1/3 张	5	1.5	14～16

2. 口服补液方案

(1) 口服补液盐(oral rehydration salts ,ORS)传统配方:每袋粉剂含氯化钠 3.5g,碳酸氢钠 2.5g,枸橼酸钾 1.5g,葡萄糖 20.0g,每袋加温开水至 1000ml 即可。其电解质渗透压为 220 mOsm/L,张力约为 2/3 张,总渗透压为 310 mOsm/L。

(2) 口服补液盐(ORS)低渗配方:每袋粉剂含氯化钠 2.6g,枸橼酸钠 2.9g,氯化钾 1.5g,葡萄糖 13.5g。每袋加温开水至 1000ml 即可。其电解质渗透压为 160 mOsm/L,张力约为 1/2 张,总渗透压为 245mOsm/L。

(3) 适应证与禁忌证:适用于急性腹泻时预防脱水及轻、中度脱水而无明显周围循环障碍者。不适用于明显呕吐、腹胀、周围循环障碍(休克)、心肾功能不全者或有其他严重并发症的患儿及新生儿。

(4) 用量与用法:轻度脱水按 50 ~ 80ml/kg 、中度脱水按 80 ~ 100ml/kg 给予。少量多次,每 5 ~ 10 分钟口服一次,每次 10 ~ 15ml,累积损失量宜在 8 ~ 12h 内给完。脱水纠正后,余下量宜用等量温开水稀释后按病情需要酌情口服。

【代谢性酸中毒时补碱量计算与注意事项】

电解质(钾除外)或酸、碱等物质补充量的计算通式为:

某物质补充量(mmol)= 需提高的该物质血浓度(Δ,mmol/L)×相应的体液量(L)

为临床应用方便,常需将某物质需要量的 mmol 数转换成该物质溶液的 ml 数,则上式转化为:

某物质补充量(ml)= 需提高的该物质血浓度(Δ,mmol/L)× 相应的体液量(L)×转换系数(K,ml/mmol)

(1) 需提高的某物质血浓度(Δ,mmol/L)= 预期达到的某物质血浓度(或该物质正常血浓度) - 实际测得的该物质血浓度。

(2) 各部位的体液量(L)= 该部位体液量占体重的百分比×体重(kg)。在婴儿期,其细胞外液量(L)= 0.3(30%)×体重(kg),其体液总量(L)= 0.7(70%)×体重(kg)。在实际工作中,若以细胞外液量计算某物质补充量时往往剂量过低,而以体液总量计算时往往剂量又过高,而且不同年龄段小儿细胞外液量与体液总量占体重的百分比各不相同,为计算简便并减少剂量偏差过大,可取两者的平均值来计算平均体液量;在婴儿期,两者(分别为 0.3 与 0.7)的平均值为 0.5(此平均值在新生儿期为 0.6,年长儿为 0.4),则婴儿期平均体液量(L)= 0.5(50%)×体重(kg)。

(3) 转换系数(K,ml/mmol)指 1mmol 某物质所需的该物质溶液的毫升数,其计算公式为:转换系数 K=某物质分子量/10×该物质的百分比浓度(g/v)。如 5% 碳酸氢钠 K 值为 1.7,11.2% 乳酸钠 K 值为 1.0,0.9% 氯化钠 K 值为 6,3% 氯化钠 K 值为 2.0 ,25% 盐酸精氨酸 K 值为 0.84。

(4) 因此,在婴儿期某物质补充量的计算通式可简化为:

某物质补充量(ml)= Δ(mmol/L)×0.5×体重(kg)×K 值

代谢性酸中毒是由于原发性血浆 HCO_3^- 浓度降低或 H^+ 浓度升高所致,轻、中度代谢性酸中毒表现为唇周灰暗或口唇呈樱桃红色,精神委靡,呼吸深长等,重度代谢性酸中毒表现为口唇樱红、发绀、昏睡昏迷、循环衰竭等。临床上反映代谢性酸中毒的常用指标是血 HCO_3^- 与 BE。根据血浆 HCO_3^- 水平的不同,可对代谢性酸中毒进行分度(表 20-7)。

表 20-7 代谢性酸中毒的分度

分度	血 HCO_3^- 值(mmol/L)
代偿性	22 ~ 18(且血 pH 正常)
轻度	18 ~ 13
中重	13 ~ 9
重度	<9

临床上常用的碱性溶液是 5% 碳酸氢钠或 11.2% 乳酸钠,则婴儿期补碱公式具体化为:

5% 碳酸氢钠(ml)= (22-测得 HCO_3^-)×0.5×体重×1.7

或=(0−测得 BE 值)×0.5×体重×1.7

11.2% 乳酸钠(ml)=(22−测得 HCO_3^-)×0.5×体重×1.0

或=(0−测得 BE 值)×0.5×体重×1.0

补碱时注意事项：①根据上述公式计算出的补碱量是经验性的，只能作为粗略指导，一般先给计算量的 1/2，再根据治疗反应酌情继续补充。②紧急情况下，若无血气分析结果，可先提高血 HCO_3^- 或 BE 值 5mmol/L(即 Δ=5mmol/L)，则需 5% 碳酸氢钠约 5ml/kg，需 11.2% 乳酸钠约 2.5ml/kg，再根据实验室检查结果调整用量。③重度代谢性酸中毒时应迅速补碱，可用高张碱性溶液，使血 pH 值较快地达到 7.20～7.25；中度代谢性酸中毒时，则应避免过快或完全地纠正酸中毒，所需碱量宜在 6～8 小时内给予；较轻微的代谢性酸中毒常不需单独补碱，因为混合溶液中含有一定量的碱量，酸中毒随着补液后循环和肾功能改善而纠正，而且机体还可通过自身调节而逐渐恢复酸碱平衡。④应避免频繁使用高张碱性溶液，以免发生体液高渗状态，宜稀释成等张液体后使用。1.4% 碳酸氢钠与 1.87% 乳酸钠为等张液。⑤一般于补碱后 4 小时以上才复查血气，以决定是否需继续补碱及补碱剂量。⑥补碱过程中，应注意补充钾、钙、镁等电解质，以免加重低钾血症或诱发低钙惊厥，还应防止容量负荷过重。

【代谢性碱中毒时补酸量计算与注意事项】

临床上反映代谢性碱中毒的常用指标是血 HCO_3^- 与 BE 值，常用的酸性溶液是 0.9% 氯化铵或 25% 盐酸精氨酸，则婴儿期补酸公式具体化为：

0.9% 氯化铵(ml)=(测得 HCO_3^-−27)×0.5×体重×6.0

或=(测得 BE 值−0)×0.5×体重×6.0

25% 盐酸精氨酸(ml)=(测得 HCO_3^-−27)×0.5×体重×0.84

或=(测得 BE 值−0)×0.5×体重×0.84

补酸时注意事项：一般代谢性碱中毒可通过补充氯化钾或氯化钠而得到纠正，不需单独补酸，仅严重的代谢性碱中毒才需单独补酸，且一般先补充计算量的 1/2，再根据治疗反应调整用量，同时还需补充氯化钾、氯化钠配合治疗。肝、肾功能不全时禁用氯化铵,此时可改用盐酸精氨酸。

【低钠血症时补钠量计算与注意事项】

纠正低钠血症时,临床上常用3%氯化钠(K=2)或5%碳酸氢钠(K=1.7),则婴儿期补钠公式具体化为:

3%氯化钠(ml)=(130-测得血钠值)×0.5×体重×2.0

5%碳酸氢钠(ml)=(130-测得血钠值)×0.5×体重×1.7

补钠时注意事项:①根据上述公式计算出的补钠量是经验性的,只能作为粗略指导,一般先给计算量的1/2,再根据治疗反应酌情继续补充。②紧急情况下,如无化验结果而高度怀疑重症低钠血症时,可先提高血钠液度10mmol/L(即Δ=10mmol/L),则需3%氯化钠或5%碳酸氢钠各约10ml/kg,再根据实验室检查结果调整用量。③轻度稀释性低钠血症时,不需单独补钠,只需严格控制水入量并加强利尿治疗即可;轻度缺钠性低钠血症可按低渗性脱水处理,使用2/3张含钠液;严重的低钠血症(血钠浓度<120mmol/L)时,无论是稀释性还是缺钠性,均需使用高张含钠液,使血钠较快地恢复至125mmol/L为宜。④一般每次提高血钠浓度不宜超过10mmol/L,每小时提高血钠浓度宜在1~2mmol/L,对于慢性低钠血症,每小时提高血钠浓度宜在0.5mmol/L左右,不应一次补钠量过多或速度过快,且随着血钠浓度的逐渐提高,含钠溶液的张力亦应逐渐降低。⑤如低钠血症合并代谢性酸中毒时,补钠总量中宜3/4量用3%氯化钠,1/4量用5%碳酸氢钠。⑥亦应注意补充钾、钙、镁等电解质,并防止容量负荷过重。

【高钠血症的治疗与注意事项】

高钠血症可分为浓缩性高钠血症(伴脱水)与潴钠性高钠血症(不伴脱水)两大类。小儿浓缩性高钠血症主要为高渗性脱水,较潴钠性高钠血症多见,且多为急性发病。浓缩性高钠血症实施液体疗法时,除需补充水分外,还需同时补充适当钠盐;而潴钠性高钠血症则主要是补充水分,以稀释血钠浓度,同时限制钠摄入,加用强效利尿剂促进钠排出,并积极治疗原发病。现重点介绍浓缩性高钠血症(高渗性脱水)的液体疗法。

1. 补液总量:可按以下经验公式计算失水量或累积损失

量，即：

失水量(L)=(1-正常血钠浓度/测得血钠浓度)×体液总量(L)

在婴儿期，体液总量(L)=0.7(70%)×体重(kg)，则上述公式具体化为：

失水量(L)=(1-正常血钠浓度/测得血钠浓度)×0.7×体重(kg)

此外，亦可根据体重下降幅度确定失水量，如体重下降1.5kg时，则失水量为1.5L。

补液总量即为上述失水量另加每日生理需要量。

2. 补液张力：如出现低血容量(重度高渗性脱水)时，应首先扩容，仍需用等张或轻度低张含钠液，必要时可用胶体溶液(如血浆、白蛋白或全血)；如无低血容量时，应根据血钠浓度酌情使用1/5～1/3张含钠液，并随着血钠浓度的下降逐渐降低补液张力。配制混合溶液时，应使用5%葡萄糖液而不用10%葡萄糖液，以免增加血浆渗透压。与此同时，还需适当补钾。

3. 补液速度：宜稍慢，以防发生脑水肿。失水量宜在2日内逐步输入，第1日输液量为失水量的1/2，另加每日生理需要量(用生理维持液)；第2日输液量为失水量余下1/2，另加每日生理需要量。

4. 纠正高钠血症的速度：宜使每日血钠下降幅度<10mmol/L，急性高钠血症时，每小时血钠下降速度宜<2mmol/L，慢性者则应<1mmol/L，并使血钠于24～48小时逐步降至正常。

纠正高钠血症注意事项：口服补液较静脉补液安全，应尽量通过口服补液；应防止发生脑水肿或容量负荷过重，潴钠性高钠血症补液治疗时更易发生，此时输液速度应更慢，并可加用排钠利尿剂；出现脑水肿症状时，可给予镇静治疗，无效者可使用20%甘露醇，0.5～1g/(kg·次)，但不宜过多使用。

【低钾血症的治疗与注意事项】

低钾血症：血清钾<3.5mmol/L。表现为精神委靡，肌张力减低，腱反射减弱或消失，腹胀，肠鸣音减少或消失，心音低钝，心律紊乱，心电图出现T波低平、倒置、ST段下移、Q-T间期延

长,U 波增大。

机体总钾量的 98% 在细胞内,2% 在细胞外,血浆钾仅占 0.3%,因此测得的血钾浓度不能代表体内总钾量,纠正低钾血症时补钾量不能按前述通式计算,否则剂量将明显不足。一般而言,如患儿不能进食,即使无明显低钾血症,机体总钾量亦将下降,此时需每日补充氯化钾 50mg/kg,直至患儿能进食;轻度低钾血症(血钾浓度为 3~4mmol/L)时,机体缺钾总量约为 4mmol/kg,则需补充氯化钾总量为 300mg/kg(1mmol 氯化钾 = 75mg),若分 3 日补足,则每日氯化钾补充量为 100mg/kg;中度低钾血症(血钾浓度为 2~3mmol/L)时,机体缺钾总量约为 8mmol/kg,则需补充氯化钾总量为 600mg/kg,若分 3 日补足,则每日氯化钾补充量为 200mg/kg;重度低钾血症(血钾浓度为 1~2mmol/L)时,机体缺钾总量约为 12mmol/kg,则需补充氯化钾总量为 900mg/kg,若分 3 日补足,则每日氯化钾补充量为 300mg/kg。当患者不能进食时,还应在上述剂量基础上每日再增加氯化钾 50mg/kg,即为每日实际补钾总量。

纠正低钾血症注意事项:①尽可能恢复正常饮食,因食物中富含钾。②口服补钾较安全,轻症低钾血症时可口服补钾,口服困难或严重低钾血症时可静脉补钾。③静脉滴注氯化钾溶液浓度不宜过高,一般不应超过 0.3%,即 100ml 液体中加入 10% KCl<3ml,新生儿宜更低。④静脉滴注氯化钾速度不宜过快,全日总量静脉滴注时间不应短于 8 小时,切忌快速滴注或静脉推注。⑤静脉滴注氯化钾的时间不宜过早,一般应有尿后补钾,或至少在开始治疗前 6 小时内曾排尿时才静脉滴注补钾。⑥补钾疗程不宜过短,由于纠正细胞内缺钾的速度比较缓慢,补钾时间至少需 3 日,一般 4~6 日,严重低钾者应延长至 7~10 日。

【高钾血症的治疗与注意事项】

高钾血症:血清钾>5.5mmol/L。其治疗参见第十九章急性肾衰竭相关部分。

首先积极治疗原发病;应严格限制含钾食物和药物的摄入;防止机体组织细胞破坏释放内源性钾进入血液;禁用潴钾

利尿剂,使用排钾利尿剂(如呋塞米);可根据病情选择以下方法:10% 葡萄糖酸钙 0.5 ~ 1ml/(kg · 次)(不宜超过 10 ~ 20ml/次)稀释后缓慢静脉注射或快速静脉滴注,可拮抗高钾对心脏的毒性作用;20% ~50% 葡萄糖加胰岛素静脉滴注,前者 0.5 ~ 1.0g/(kg · 次),后者按每 4 ~5 克葡萄糖给予 1U 正规胰岛素,或 5% 碳酸氢钠 3 ~ 5ml/kg(不超过 100ml/次)快速静脉滴注,均可促使钾进入细胞内;阳离子交换树脂:聚苯乙烯磺酸钠 1g/(kg · 次),加入 25% 山梨醇 50 ~ 100ml 中口服或高位保留灌肠,每 4 小时一次;透析治疗:病情严重而上述治疗无效时,应尽早进行腹膜透析或血液透析。

【低钙血症、低镁血症的治疗与注意事项】

低钙血症:血钙<1.85mmol/L;低镁血症:血镁<0.58mmol/L。二者可同时存在,表现为神经肌肉兴奋性增强、手足抽搐、惊厥或口唇痉挛。

1. 钙的补充:一般脱水患儿无需常规补钙。对腹泻脱水合并营养不良、佝偻病患儿,或在补液过程中出现抽搐者,可静脉给予 10% 葡萄糖酸钙,每次 5 ~ 10ml,稀释后缓慢静脉注射或静脉滴注,必要时重复使用,每 6 ~ 12 小时一次。

2. 镁的补充:若腹泻时间较长,出现抽搐且钙剂治疗无效时,应考虑低镁血症可能,可给予 25% 硫酸镁,每次 0.1 ~ 0.2ml/kg,深部肌内注射,每日 2 ~ 3 次,每 6 小时一次,可持续 2 ~ 4 日,症状缓解后停用;或用 25% 硫酸镁 0.3 ~ 0.5ml/(kg · 次),稀释 25 倍成 1% 浓度,于 2 小时以上缓慢静脉滴注,每日一次,共 2 ~ 4 天,酌情停用。静脉滴注过快可引起血压下降或呼吸暂停。

(刘铜林)

小儿成分输血

成分输血(transfusion of blood components, blood component transfusion)是将血液中的各种成分进行分离、加工、提纯,制成各类血液制品,然后根据患者的不同病情需要,选择性地给病人输注血液中某一成分，以达到治疗目的一种输血措施。

成分输血有诸多优点：一血多用，节约血源；浓度高，针对性强，疗效好；减少了输血不良反应及输血传播性疾病等。

【红细胞输注】

（一）适应证

各种原因引起的贫血，如急、慢性溶血性贫血，再生障碍性贫血，白血病患者的贫血等。

（二）输注类型

1. 浓缩红细胞：是指全血经离心或自然沉降后，移出大部分血浆后的红细胞。1U 浓缩红细胞含 200ml 全血中全部红细胞，红细胞比容为 0.7～0.8，总量 120ml（±10%）。适用于各种急、慢性贫血患者。一般婴儿每次输注 0.5U，年幼儿每次输注 1U，年长儿每次输注 1.5～2U，必要时可重复输注。

2. 少白细胞的红细胞：指去掉了绝大部分白细胞的浓缩红细胞，可防止由于白细胞引起的不良反应。手工洗涤法一般可去除 80% 以上白细胞，机器洗涤法可去除 90% 以上白细胞，过滤法可去除 95% 以上白细胞。适用于多次输血已产生抗白细胞抗体的病人，造血干细胞或器官移植者，免疫缺陷和免疫抑制者。

3. 洗涤红细胞：指在严格的无菌条件下，用生理盐水反复离心洗涤后的红细胞。由于移去了 98% 的血浆蛋白以及 80% 以上的白细胞和血小板，可使输血反应减少到最低程度。适用于对血浆蛋白过敏者，温抗体自身免疫性溶血性贫血，阵发性睡眠性血红蛋白尿症，反复输血产生了白细胞或血小板抗体者。

【血小板输注】

（一）适应证

适用于血小板减少或血小板功能障碍所致的严重出血。

（二）输注类型

1. 手工分离浓缩血小板：由 200ml 全血制备的血小板含量 $\geqslant 2.0\times10^{10}$/袋，容量 20～25ml，由 400ml 全血制备的血小板含量 $\geqslant 4.0\times10^{10}$/袋，容量 40ml～50ml。1U 血小板悬液为 200ml 全血浓缩分离。

2. 机器单采浓缩血小板:用细胞分离机单采技术,从单个供血者循环液中采集,一次可以从一个供血者采得 2.5×10^{11} ~ 6.0×10^{11} 个血小板,为 10 ~ 15U。容量 150 ~ 250ml/袋。机器单采血小板纯度高,白细胞污染率低,能有效减少同种免疫反应和输血传播性疾病,目前临床多用。

输入的血小板存活期一般只有 4 ~ 5 天,必要时可重复输注。年幼儿每次半人份、年长儿每次 1 人份单采血小板可达到有效止血效果。有感染、脾大或 DIC 时,血小板消耗增多,输注血小板的量可增加,间隔时间可缩短。

【血浆及血浆成分输注】

(一) 适应证

扩充血容量,补充凝血因子。

(二) 输注类型

1. 新鲜液体血浆:采血后 24 小时内血浆,含有新鲜血液中全部凝血因子,包括不稳定的Ⅴ和Ⅷ因子。含有血浆蛋白 60g ~ 80g/L,纤维蛋白原 2 ~ 4g/L,凝血因子 0.7 ~ 1.0 个单位/ml。

2. 新鲜冰冻血浆(fresh frozen plasma,FFP):是采血后 6 ~ 8h 内自全血分离并在-30 ~ -20℃条件下 2h 内冰冻的血浆。各种成分同以上新鲜液体血浆。

3. 普通冰冻血浆:新鲜冰冻血浆保存一年后即为普通冰冻血浆,由于缺乏不稳定的凝血因子Ⅴ和Ⅷ,故补充凝血因子时仅用于补充稳定的凝血因子如Ⅱ、Ⅶ、Ⅸ、Ⅹ。

血浆输注一般每次用量为 10 ~ 15ml/kg。

4. 冷沉淀:属于凝血因子制剂系列。是新鲜冰冻血浆在 2 ~ 4℃解冻后沉淀的白色絮状物,主要含有Ⅷ因子,纤维蛋白原,von Willebrand 因子,凝血因子ⅫⅠ。每袋由 200ml 血浆制成,含有Ⅷ因子≥80 单位,纤维蛋白原≥150mg,容量为 20ml。适用于甲型血友病,血管性假血友病(vWD),纤维蛋白原缺乏症,凝血因子ⅫⅠ缺乏。

【辐照血制品】

指经一定剂量的 γ 射线照射处理后的血制品,辐照的主要目的是灭活具有免疫活性的淋巴细胞,预防输血后移植物抗宿主病(TA-GVHD)。各种红细胞制剂、血小板及新鲜液体血浆均可辐照,射线剂量为25～50Gy。适用于造血干细胞或器官移植者,免疫系统功能低下或免疫缺陷者。

【注意事项】

1. 全血输注有许多缺点,如容量大可发生急性肺水肿;较各种单一成分的血制品更容易产生输血不良反应;全血中除红细胞外,其余成分浓度低,难以达到治疗目的等;而成分输血克服了这些缺点,故现代输血已基本摈弃全血输注。

2. 粒细胞输注副作用大,可发生急性肺功能不全,输血相关性移植物抗宿主病,发生传染病的风险亦大,且作用短暂,输入体内的粒细胞半衰期仅4～10小时。而现代多种强有力的抗生素可有效控制感染,粒细胞或粒单细胞集落刺激因子可促进粒细胞的迅速恢复,故粒细胞输注也基本摈弃。

3. 血小板需在(22±2)℃条件下轻轻震荡保存,而不是置于冰箱中。新鲜冰冻血浆及冷沉淀一旦溶解则不能再次冷冻,融化后应在2～4h内输注。

4. 输红细胞需做交叉配血试验,输血小板和血浆不用做交叉配血,但ABO血型应相同。

(刘双又)

小儿静脉营养

小儿静脉营养(intravenous nutrition,IVN)是指当小儿不能耐受肠道营养时,由静脉途径提供人体所需的营养素和能量,来满足小儿生长发育的需要,又称肠外营养(parenteral nutrition,PN)。包括完全静脉营养及部分静脉营养。

【适应证】

凡是长期不能耐受肠内营养(预计不能经肠内喂养3天以上)的小儿都是静脉营养的适应证。常见于以下情况:低体重儿、极低体重儿,呼吸窘迫综合征,先天性消化道畸形,短肠综合征,消化道瘘,高代谢状态和严重创伤或烧伤。

【禁忌证】

1. 糖代谢紊乱、循环衰竭、严重肝肾功能障碍者慎用。

2. 出、凝血疾病、严重水、电解质、酸碱平衡紊乱者禁用。

【静脉营养液的组成及用法】

静脉营养液应该包括如下营养素：①蛋白质：用晶体氨基酸；②脂肪：用脂肪乳剂；③碳水化合物：用葡萄糖；④电解质溶液：钠、钾、氯、钙、镁等；⑤微量元素：锌、铜、锰、铬、硒；⑥维生素：水溶性和脂溶性维生素。

1. 氨基酸：外源性蛋白质补充可以减少蛋白质的丢失和保存身体的储存，对新生儿特别是极不成熟的早产儿非常重要。小儿每日蛋白质需要量相对较成人多，ELBW 为 3.5～4.0g/(kg·d)，>1000g 的早产儿为 3.0～3.5g/(kg·d)，足月儿为 2.0～3.0g/(kg·d)，1～3 岁为 2.0～3.5g/(kg·d)，4～12 岁为 2.0g/(kg·d)，>12 岁为 1.0～1.5g/(kg·d)。最好选用小儿专用氨基酸注射液(氨基酸种类 18～20 种，含丰富的必需氨基酸和支链氨基酸)。

用法：新生儿最好在生后 24h 内开始应用。从 1.0～1.5g/(kg·d)开始，以后每天增加 0.5～1.0g/kg，直到该年龄蛋白质需要量，最大用量不超过 4 g/(kg·d)。极不稳定的早产儿和正在治疗中的 PDA 患儿、外科手术和肾功能不全的新生儿，可能需要缓慢的增加。

2. 葡萄糖：是非蛋白质能量的主要来源，可以节省氮的消耗。对新生儿，葡萄糖输注可开始于出生后几分钟内，以维持血糖稳定。葡萄糖输注速率可开始于 4～8mg/(kg·min)，以后可逐渐增加，直至达到 13～17mg/(kg·d)。由于 ELBW 儿胰岛素的活性相对较低，常发生高血糖，此时可通过暂时降低葡萄糖输注速率来克服，但 ELBW 儿在极低的输注速率[<4mg/(kg·min)]时仍出现高血糖，可短期应用外源性胰岛素[开始于 0.05U/(kg·h)]以维持血糖正常。

3. 脂肪：可预防必需脂肪酸缺乏，促进脂溶性维生素的储存、促进最佳的生长和身体组成。由于新生儿合成肉碱不成熟，宜选用中、长链脂肪乳剂(按 1∶1 比例混合)。初生新生儿的脂肪输注常开始于生后24～48小时，从0.5～1.0g/(kg·d)开始，每日增加0.25～0.5g/kg(ELBW儿)或0.5～1.0g/kg(婴儿)，直至3.0g/(kg·d)；输注速度应缓慢，每日量于24小时匀速输入。并严密监测血清三酰甘油水平，超过1.7mmol/L(150mg/dl)时应当减慢或暂停脂肪输注。

4. 其他营养素

(1) 电解质：全静脉营养时电解质需每天供给，应根据生理需要量和患儿的临床情况综合考虑。推荐每日需要量：Na^+ 3～4mmol/kg，K^+ 2～3mmol/kg，Cl^- 3～4mmol/kg，Mg^{2+} 0.125～0.25mmol/kg。钙磷的摄入不足可引起骨骼矿化不足，对长期PN患儿，特别是VLBW儿和ELBW需要补充。

(2) 微量元素：长期PN易发生微量元素缺乏，早产儿更为显著。一般全静脉营养超过1周，应常规补充微量元素，包括锌、铬、碘、铜、镁、硒等。但阻塞性黄疸患儿禁用铜、锰，肾功能不全者禁用硒、铬、钼。微量元素的补充多采用微量元素静脉制剂。

(3) 维生素：PN时需补充13种维生素，包括4种脂溶性维生素(A、D、E、K)和9种水溶性维生素(B_1、B_2、B_6、B_{12}、C、烟酸、叶酸、泛酸和生物素)。可将水溶性维生素加人葡萄糖或氨基酸中，脂溶性维生素加入脂肪乳中使用。

5. 能量需要：能量的补充用以满足机体的能量消耗和额外的生长需要。取决于日龄、体重、活动、环境温度、器官功能成熟度和疾病等因素的影响。早期PN应提供至少与能量消耗匹配的能量。足月新生儿的静息能量消耗为40～60kcal/(kg·d)，>1000g早产儿为45～70kcal/(kg·d)，ELBW儿80kcal/(kg·d)。为了支持正常的生长速率，必须额外增加能量20～25kcal/(kg·d)。因此，对于足月儿PN摄入80～90kcal/(kg·d)已经足够，而对于VLBW的早产儿则需要90～100kcal/(kg·d)，ELBW儿需要105～115kcal/(kg·d)。当发热、大手术、严重败血症、长期生长发育落后、大面积烧伤时需酌情增加能量供给。提供热量的三大营养素的能量分配比例为50∶35∶15(葡萄糖∶脂肪∶蛋白质)。不同年龄小儿总能量需要见表20-8。

表 20-8 不同年龄小儿每日水及能量的需要量

年龄	每日需水量[ml/(kg·d)]	每日需热量[kcal/(kg·d)]
新生儿	100~150	80~110
<1 岁	80~120	80~110
1-3 岁	80~100	100
4-6 岁	70~90	90
7-9 岁	60~80	80
10-14 岁	50~70	60

注:年长儿的每日需水量(或热能量)简便计算法:第一个 10kg,每千克 100ml(或 100kcal),第二个 10kg,每千克 50ml(或 50kcal),第三个 10 千克,每千克 25ml(或 20kcal)。

6. 液体需要量:每天液体需要量包括不显性失水、排尿量和大便的丢失。新生儿总体液量相对比儿童多,胎龄越小体液的比例越高及不显性失水越多,液体需要量亦越多。随着日龄的增长,液体需要量增加,见表 20-9。

当使用开放式暖箱、光疗、高温环境、发热、感染、腹泻或用脱水剂等情况下液量应酌情增加。

表 20-9 新生儿、早产儿不同日龄液体需要量[ml/(kg·d)]

日龄	<1000g	~1500g	~2500g	>2500g
1	70~100	70~100	60~80	60~80
2	100~120	100~120	80~100	80~100
3~7	120~180	120~180	110~140	110~140
14	130~150	130~180	120~160	120~160

【全静脉营养液配制】

根据患儿实际情况,计算每日所需能量和营养素,然后在严格的无菌条件下将所有成分混合后一起输注,称为“全合一”营养液输注方式。

全营养混合液(total nutrient admixture,TNA)配制注意事

项：①渗透压不宜太高，周围静脉营养时约550mmol/L，中心静脉营养输入时渗透压可高些。高渗液体可破坏脂肪乳剂的完整性，由于电解质、水溶性维生素、微量元素均为高渗液体，故不能直接加入脂肪乳剂中，应先将它们与葡萄糖或氨基酸溶液混合稀释。②TNA如配制后暂不使用可置于4℃冰箱内保存，但不应>24h，主张现用现配。③配制TNA液不可无氨基酸，而且氨基酸液对脂肪乳剂的稳定性有保护作用。④电解质浓度应有限制，一般控制一价阳离子总浓度<150mmol/L。输注含有钙和镁的溶液可引起静脉硬化和溶液外渗致皮肤坏死，故不适合周围静脉输注。⑤混合液中葡萄糖的最终浓度为10%～25%，周围静脉PN时葡萄糖浓度不能超过12.5%。⑥为避免产生磷酸钙沉淀，一般将钙、磷隔日分开补充。⑦TNA中不要加入其他药物。

为获得稳定的TNA液，配制顺序应为：①先将电解质、水溶性维生素、微量元素加入葡萄糖溶液后放入营养袋。②然后将氨基酸加入营养袋。③最后将脂溶性维生素加入脂肪乳剂后放入营养袋，边放边轻轻混匀。

目前已有多种市售的全静脉营养产品。如脂肪乳氨基酸(17)葡萄糖(11%)注射液(商品名卡文，为三腔袋，分别装有葡萄糖注射液、氨基酸注射液、脂肪乳注射液，此外还有钠、钾、氯、钙、镁、磷等矿物质，每袋1440ml，总能量为1000kcal，非蛋白热量约900kcal，渗透压约750mmol/L，pH约5.6)。适用于年长儿童与成人。

【静脉营养的途径和方法】

（一）输液途径

1. 周围静脉PN：该法适用于短期(≤14天)、需要量不很大的静脉营养患儿。其优点是操作简单，便于护理，并发症少。缺点是输入液浓度受限制，葡萄糖浓度不能超过12.5%。

2. 中心静脉PN：经锁骨下、颈内、颈外或股静脉置管，直至上腔或下腔静脉水平，置管后立即拍X线正位胸片定位并固定好导管。其优点是置管时间长和允许较大的能量输送，葡萄糖浓度可达15%～20%。适用于需要长期营养支持的极不成熟早产儿和危重患儿。缺点是可发生导管的相关感染。

3. 经周围插入的中心静脉 PN(PICC):从周围血管(如肘或腘静脉)进入,先在皮下潜行一段以利固定,再送入上、下腔静脉,一般可保留 1~3 月。

(二) 输注方法

用输液泵 24 小时匀速输入配制好的 TNA。TNA 较传统的以多个玻璃瓶为容器,经一条或数条输液管同时相继输入有其优点:①一次性无菌条件下完成配制,减少营养液的污染机会。②提高营养支持效果,因氨基酸与非蛋白热量同时输入可提高氮的利用。③简化护士操作,便于管理。

【并发症与防治】

1. 机械损伤:主要发生在放置中心静脉导管时,包括:气胸、血管损伤、神经损伤、导管移位和断裂等,预防措施是进行中心静脉置管时应具有技术较熟练的专人操作。血栓形成及栓塞也是导管相关的重要并发症,可用肝素(剂量为 1U/ml)维持静脉线的通畅。如果已发生导管阻塞,可用尿激酶处理,将 5000U/ml 尿激酶溶液 0.2~0.5ml 保留于导管内,30 分钟后抽出。如果二次尝试失败,或有感染依据,导管应当被移出。

2. 感染:主要发生在中心静脉 PN 时,发生率为 15%。最常见的病原体是表皮葡萄球菌、金黄色葡萄牙球菌和白色念珠菌。怀疑感染由导管引起时,应拔除导管和加用广谱抗生素,并做血培养和导管末端培养。在拔去中心静脉导管同时应立即开始周围静脉营养,并继续抗生素治疗 5~7 天直至感染控制,血培养阴性至少 3 天,才能重新置管。为尽可能减少感染,应用中心静脉营养时,一定要有专人护理,严格无菌操作规程,静脉营养液配制后输注时间不得超过 24 小时。

3. 肝功能损害及胆汁淤积:会发生肝脾大、游离胆红素浓度增高等。胆汁淤积性黄疸是长期 PN 的严重并发症。临床表现为黄疸和高结合胆红素血症,早期敏感的非特异性实验室指标为 γ-谷氨酰转移酶(γ-GT)升高,以后肝转氨酶(SGOT 和 SGPT)也可以升高。停止 PN 和开始肠内营养后胆汁淤积多可缓解。

4. 代谢紊乱:

(1) 高血糖症及高渗性非酮症昏迷:应减少葡萄糖的用量,降低输注的速率。如发生高血糖可加用正规胰岛素,按每10~12g葡萄糖加1U胰岛素计算,加入液体中均匀地输入,并根据血糖浓度调整胰岛素用量。

(2) 低血糖症:突然中断静脉营养可发生低血糖。因此停用IVN应有1~2天逐步减量的过程。

(3) 高脂血症及脂肪超负荷综合征:脂肪乳剂应用剂量偏大或输注速度过快时,特别当患儿存在严重感染、肝肾功能不全及有脂类代谢失调时更易发生。患儿可出现头痛、呕吐、贫血、血小板减低、出血倾向及肝功能损害等(脂肪超载综合征)。可用肝素治疗,按10~25U/kg或100g脂质用2500U计算。

(4) 高氨血症:输入大量含有甘氨酸、或缺乏精氨酸的氨基酸溶液,可发生高氨血症。

(5) 电解质紊乱及酸碱失衡:常因原发疾病或IVN成分配置不当引起。

5. 其他:静脉营养中过多的葡萄糖易导致肝脏大、必需氨基酸的缺乏。脂肪乳输注还会发生过敏反应。

【静脉营养的监测】

在PN治疗过程中应定期进行有关生长、发育、代谢变化、感染等方面的检查,防止和及时发现并发症,随时了解PN液成分是否适当和充分评价临床效果。

1. 每日监测出入水量。

2. PN开始阶段,密切监测血钾、钠、氯、钙、尿素氮,酌情监测血糖和胆红素,情况稳定后每周测1~2次。有条件监测微量元素。

3. 第1周复查肝功能、肾功能、血脂,以后1~2周监测1次。

4. 每日测体重,每周进行一次营养评估,新生儿每周测量头围。

(陈　玲)

小儿洗胃术

【适应证】

吞服毒物4~6小时内。

【操作要点】

1. 神清者取坐位，昏迷者侧卧位或仰卧位头偏向一侧。

2. 测量鼻孔经耳垂至剑突的长度，将其作为插入胃管的深度并做好标记。

3. 将前端涂有无菌石蜡油的胃管由鼻孔缓缓插入，如有呛咳或呼吸困难表明胃管可能误入气管，应拔出后重插。

4. 插入胃管后先抽出胃内容物(必要时送检)，继用注射器注入灌洗液200~500ml，再尽可能全部抽出或使患儿吐出。反复灌洗至抽出液清澈为止。回抽不畅时可变换体位或改变胃管深度。如有自动洗胃机，胃管插入成功后，可用自动洗胃机灌洗。

5. 洗液一般选用温开水或生理盐水，或1%碳酸氢钠溶液，或选用相应解毒药液。

6. 如备有自动洗胃机，胃管插入成功后，可连接自动洗胃机灌洗。

【注意事项】

1. 腐蚀性物质(如强酸、强碱)中毒，近期有上消化道出血史，危重病人等均不宜洗胃。

2. 在洗胃过程中如病人感觉腹痛、流出血性灌洗液或出现休克现象等，应立即停止洗胃。

3. 吞服毒物4~6小时内洗胃效果较好。超过6小时以上者，也有人主张应尽可能洗胃。

4. 每次灌入量与吸出量应基本平衡，灌入量过多可引起急性胃扩张，且使胃内压上升，增加毒物吸收。

(刘铜林)

小儿血液净化技术

血液净化(blood purification)指通过一些特殊的治疗方法,从血液中迅速清除内源性、外源性有害物质,终止其对机体靶器官的毒性作用,以维持内环境稳定的治疗技术。可用于急慢性肾功能衰竭、肝功能衰竭、毒物或药物中毒、严重水电解质酸碱平衡紊乱、严重自身免疫性疾病、严重全身性炎症反应综合征并多器官功能不全综合征、重症胰腺炎、急性呼吸窘迫综合征等多种急危重症的治疗。

【常用血液净化技术】

(一) 腹膜透析(PD)

详见后述。

(二) 血液透析(HD)

详见后述。

(三) 血液滤过(HF)

血液滤过(hemofiltration,HF)是一种模拟正常人肾小球的滤过原理,以对流的方式滤过清除血液中的水分和尿毒症毒素的血液净化技术,也是一种更接近正常肾小球滤过生理的肾脏替代疗法。无需透析液系统,只需要血泵式人体动静脉压力差,使血液通过过滤器过程中清除血浆中的水分、电解质和一部分小分子物质。方法简便,体循环稳定,对水分清除十分有效,还有清除炎性介质作用。

(四) 血液透析滤过(HDF)

把透析和滤过原理结合,进行序贯的血液透析和滤过,不仅对小分子物质清除增加,也能改善对大分子物质的清除。是治疗急慢性肾功能衰竭的有效方法。

(五) 连续静(动)-静脉血液滤过(CVVH 或 CAVH)

目前多用 CVVH。其特点是:经股静脉或锁骨下静脉留置双腔静脉导管,血液从导管的动脉端引出,通过血泵后流经具有高通透膜的过滤器,持续缓慢地去除血液中的中分子物质，再从导管的静脉端把血液引入体内。其过滤器之后有补液端口可调控适当的液体与滤过后的血液一同进入体内。

（六）连续性静（动）-静脉血液透析（CVVHD 或 CAVHD）

技术与 CVVH 类似，不同在于透析器应用低通透膜，同时需要透析液，使其与血流成相反方向地流过透析器。其对清除小分子物质有效。一般血流量 50～200ml/min，超滤率为 2～4ml/min，透析液流量 10～20ml/min。

（七）血液灌流（HP）

不需要透析液系统，血液流经体外一含有吸附剂的灌流器，通过吸附作用清除血中的毒物，主要用于治疗药物和毒物的中毒。吸附剂多为活性炭或合成树脂。

（八）血浆置换（PE）

将抗体免疫复合物、蛋白、被蛋白结合的物质、炎性介质、各种毒素从血中清除出去的血液净化方式。将血抽出，使用血细胞分离机或血浆膜分离器（孔径大的滤过膜）把血浆从有形的血液成分中分离出来，弃去血浆或血浆中的有害成分，再根据不同情况，用适当正常血浆或不同浓度蛋白溶液对分离的血浆进行置换和补充，再将细胞以及所需补充的血浆、白蛋白、平衡液回输。每次血浆置换量为 30～50ml/kg，每周 2～3 次。临床可用于多种肾脏或非肾脏疾病的治疗，如 SLE、非典型溶血尿毒综合征等。

（九）免疫吸附（IA）

利用吸附材料，从血液中特异地或选择地吸附并除去与免疫有关的病因物质的方法。狭义免疫吸附指利用抗原-抗体反应进行吸附的方法，主要用于免疫疾病和肝脏疾病。

（仇丽茹　刘铜林）

小儿腹膜透析

腹膜透析(peritoneal dialysis,PD)是利用腹膜的生物半透膜性质作为透析膜,将透析液输入腹腔内,并保留一定时间,通过弥散、渗透和过滤作用,使血液中的有毒代谢废物、外源性毒物,进入腹透液,然后排出体外以清除毒物,而水、电解质、酸碱则在血液与腹透液间达到平衡,从而调节水、电解质、酸碱平衡。由于小儿腹膜面积按体重比值计算,约为成人的 2 倍,大于肾小球滤过总面积,因而小儿腹膜透析效果好于成人;此外,腹膜透析操作简单、不需昂贵设备、对血容量和血流动力学影响小,适于在儿科推广。

【腹膜透析指征】

1. 急性肾功能衰竭

(1) 少尿或无尿 2~3 天以上,伴明显尿毒症症状。

(2) 氮质血症:血尿素氮>35.7mmol/L,血肌酐在婴儿>442μmol/L,年长儿>884μmol/L,或肾小球滤过率<10ml/(min·1.73m^2)。

(3) 高钾血症:血钾>6.5mmol/L。

(4) 严重代谢性酸中毒:血 pH<7.1;血 HCO_3^-<9mmol/L,且不能耐受补碱者。

(5) 有严重水、钠潴留表现,如严重循环充血、充血性心力衰竭、急性肺水肿、脑水肿等。

(6) 尿毒症心包炎,具有心包摩擦音者或尿毒症性脑病。

(7) 为高分解代谢性急性肾功衰,少尿已 2 天。

目前主张早期腹膜透析,因早期透析不仅能避免严重并发症,还由于饮食放宽,营养得到补充,使病情恢复较快,降低病死率。一般在少尿或无尿 2 天以上,伴有下列任何一项者,均可进行腹膜透析:

(1) 出现尿毒症症状,如频繁呕吐、烦躁、嗜睡。

(2) 有明显水钠潴留,表现为中心静脉压增高、眼结膜水肿、心脏奔马律。

(3) 高血钾:血钾>6mmol/L,心电图有高钾改变。

(4) 氮质血症:血尿素氮>28mmol/L,血肌酐>530μmol/L。

(5) 代谢性酸中毒:血 pH<7.20,血 HCO_3^-<13mmol/L。

2. 慢性肾功能衰竭

血肌酐≥442~884μmol/L 或内生肌酐清除率≤10ml/(min·1.73m²);血钾>6.5mmol/L;血 HCO_3^-<9mmol/L;明显尿毒症症状;明显水钠潴留:明显水肿、容量依赖性高血压、高血容量性心力衰竭等。

3. 急性药物或毒物中毒

一般相对分子质量小于5000及不与蛋白质相结合的毒物易从腹膜透出,急救效果良好,如解热镇痛药、巴比妥类药物、三环类抗忧郁剂 、苯妥英钠、眠尔通、地高辛、甲醇;金属如砷、汞、铅、铁等;氨基糖苷类、磺胺类药急性中毒。内源性毒素如尿酸、氨、卟啉及其他毒性代谢产物均可经腹膜透出。

4. 严重水、电解质和酸碱平衡失衡

(1) 水中毒,有脑水肿、肺水肿表现者。

(2) 高钾血症。

(3) 高钙血症。

(4) 严重代谢性酸中毒,不宜由静脉补充碱性药物者。

【腹膜透析禁忌证】

1. 绝对禁忌证

(1) 腹膜广泛性粘连或纤维化。

(2) 弥漫性腹膜炎。

(3) 腹壁有广泛感染或蜂窝织炎时。

2. 相对禁忌证

(1) 新近腹部手术或直肠造瘘、腹部有外科引流管。

(2) 局限性腹膜炎。

(3) 疝气未修补。

(4) 横膈裂孔。

(5) 严重肺部病变伴呼吸困难者。

【术前准备】

1. 透析管:常用带双涤纶套的 Tenckhoff 透析管,小儿腹透管只 1 个袖套,成人有 2 个袖套。对组织刺激性小,并能长期置于腹腔内。

2. "Y"型管及接头:连接于 Tenckhoff 管与透析液袋间。"O"型管是由"Y"型管改进而来,可减少腹膜炎发生机会。近来还有商品化的"Y"型管与透析液袋相连的双联系统,这些改进使腹膜炎发生率明显减少。

3. 腹透机:并非必须。可方便透析,提供保温及液体的恒速泵入、泵出等。

4. 透析液:常用市售的低钙乳酸盐透析液,含葡萄糖 1.5%(渗透压 344mOsm/L)或 2.5%(渗透压 395mOsm/L),均不含钾。严重肝病和糖尿病酸中毒时应选择碳酸氢钠透析液。

5. 透析液药物加入:为预防纤维蛋白凝块堵塞透析管,透析前可加入肝素 6.25mg/L;为预防感染,可加入适量抗生素,如青霉素 10 万 U/L,庆大霉素 4 万 U/L,或其他抗生素;为增加液体超滤量,可加入适量 50% 葡萄糖以提高透析液渗透压;若出现低钾血症,可加入适量 10% 氯化钾。

【操作步骤】

(一)腹膜透析管置入

一般选择正中线或正中线旁、脐下 3cm 作置入切口,也可选择麦氏点或左侧相应部位。植入方法有:

1. 穿刺置管术:紧急透析时用,已很少应用。

2. 手术直视下置管:最常见,适于植入 Tenckhoff 管作维持腹透。

3. 套管针插管:迅速方便,且可植入 2 个袖套的 Tenckhoff 管作长期腹透。

(二)透析方式

1. 间歇性腹膜透析(intermittent peritoneal dialysis,IPD):适宜于急性肾衰、中毒及慢性肾衰透析的最初一周,可较快清除毒素、纠正酸中毒及电解质紊乱以及超滤脱水。按需要加入所需药物后开始透析。每次用透析液 30~50ml/kg,最大量不超过 2000ml。10~15 分钟注完,在腹腔内停留 30~60 分钟,然后将透析液放出,10~15 分钟引流完毕。每个透析周期需 60~70

分钟，每日可进行 10～20 个透析周期。根据病情每周透析 4～5 日。每日透析完毕时，应在透析管内注入肝素 10mg，用橡皮盖上管口，再用消毒纱布包好。次日再使用。

2. 连续不卧床腹膜透析（continuous ambulatory PD，CAPD）：适于慢性肾衰长期维持透析患儿。属于 24 小时持续低流量透析，且符合生理要求，具有简便、经济等优点，脱水量稳定，感染机会减少，经培训后，可由家人在家操作，病人可自由活动、上学或工作，因而成为目前临床应用最广泛的一种慢性腹膜透析方式。

与 IPD 区别在于 CAPD 应使用塑料袋装透析液，便于输入透析液后、卷起塑料袋挂在腰带上。透析液在腹腔内保留时间日间为 4～6 小时，夜间则延长至 8～10 小时（或每次均保留 6～8 小时）。每日可交换 3～5 次，一般日间 4 次，晚上 1 次。每周可透析 6 天，第 7 日休息 1 天。

3. 持续循环式腹膜透析（continous cyclic peritoneal dialysis，CCPD）：需腹透机。在夜间由腹透机电脑控制交换透析液 4～6 次，白天患儿腹腔放置透析液上学，简便且不影响生活工作，感染机会较少。

4. 夜间间隙腹膜透析（nocturnal intermettent peritoneal dialysis，NIPD）：与 CCPD 一样需腹透机，每晚交换 8～10 次，每周透析 7 晚，白天腹腔不放置透析液，对小分子毒物清除效果尤佳，腹膜炎发生率极低。

（三）正常腹膜透析条件下，影响透析效果的因素

1. 透析液注入量：一般每次透析液量为 30～50ml/kg。

2. 透析液渗透压：透析液渗透压主要由葡萄糖浓度决定，含 1.5% 葡萄糖透析液渗透压为 344mOsm/L，含 2.5% 葡萄糖透析液渗透压为 395mOsm/L。透析液渗透压高低主要影响超滤量大小。

3. 某物质血液与透析液之间的浓度差：如无钾透析液可很快降低血钾水平。

4. 某物质分子量大小：物质分子量越小，所需交换平衡时间越短；反之，物质分子量越大，所需交换平衡时间越长。如水

与钾,约 30 分钟即可达到平衡,尿素氮约 2 小时达到平衡,肌酐约 8 小时达到平衡,由此可确定透析液留腹时间。

5. 透析液留腹时间与每日交换次数:与透析目的及透析效果有关。详见前述透析方式部分。

6. 透析液温度:一般将透析液预温至 37℃,以减少腹部不适感。

【注意事项】

1. 治疗前应签订腹膜透析知情同意书。

2. 各项操作过程均应严格无菌操作。插管处每日应清洁消毒,更换敷料。

3. 每次透析前、后均需称体重,测体温、脉搏、血压以了解病情变化及体液平衡状况,并注意观察流出的透析液外观,必要时进行透析液白细胞计数及做细菌培养。

4. 定期检测血钾、钠、氯、钙、镁、磷、尿素氮、肌酐、碳酸氢盐或血气分析;定期检测透析液常规与生化,并根据结果及时调整透析液成分与透析方式。

5. 认真填写腹膜透析观察表,详细记录每次透析液入、出量及每日透析次数、液体超滤量等,准确掌握入、出量平衡情况。

【并发症与处理】

1. 腹膜炎:是最主要的并发症。以细菌性腹膜炎为主,占 70% ~95% ,真菌性腹膜炎占 3% 。表现为腹痛、恶心、呕吐、发热、透析液混浊及腹部压痛;腹透液中白细胞 $>100\times10^6$/L,中性粒细胞>50% ;涂片染色或培养可发现细菌或霉菌。并发腹膜炎时应冲洗腹腔,改 CAPD 为 IPD,腹腔注入抗生素治疗,透析液药物浓度为:万古霉素,首剂 500mg/L,维持量 150mg/L;阿米卡星,首剂 60mg/L,维持量 10mg/L;头孢曲松,首剂 1. 5g/L,维持量 150mg/L。口服或静脉应用敏感抗生素。以上方法治疗 48 ~96 小时腹膜炎仍不能控制时,应拔除腹透管,改为血液透析维持至腹膜炎治愈后 1 ~2 周,再考虑重新置管。霉菌性腹膜炎时多需拔管治疗。

2. 透析管引流不畅或堵管:常因管道受压、透析管移位、扭曲、纤维蛋白凝块阻塞或被大网膜包裹所致。可试转体位、按摩腹部，或用含肝素或尿激酶生理盐水（生理盐水50ml加肝素10mg）冲洗堵塞的透析管。如为大网膜包裹所致，可出现腹透液输入时疼痛、流出障碍，应重新置管。

3. 出血：大量渗血可出现血性腹水，应给予止血剂治疗，并冲管以防堵管。

4. 腹透液渗漏：多发生在开始腹透的第1周至第1个月，在活动和开始透析时明显。除皮肤出口明显漏液外，有时皮下肿胀，体重增加和腹透液流出量减少。一般改变透析方式，在白天活动时使腹腔内透析液排空，常能痊愈；或暂停透析3～5天，伤口愈合后再透析。

5. 感染

（1）皮肤出口处感染：在皮肤出口处出现红肿或渗液表明感染。首先局部应用含抗生素的溶液处理，每天2次，如无效再全身使用抗生素，如经上述处理仍不能控制感染，应拔除腹透管。

（2）隧道感染：隧道感染可与皮肤出口处感染同时出现，表现为沿导管走向有疼痛、硬结，也可出现全身症状。这种感染不易控制且易引起腹膜炎。因此，发现后即应拔除腹透管并全身应用抗生素2～3周。

6. 脱水、低血压：与液体超滤过多有关。应降低透析液渗透压，减少液体超滤量。

7. 腹膜失超滤：与反复腹膜炎发生有关，溶质清除功能减退。

8. 包裹性硬化性腹膜炎：最严重并发症，需拔管改为血液透析，死亡率高。

9. 营养障碍与生长落后：长期腹膜透析会丢失大量清蛋白、球蛋白、氨基酸、维生素、微量元素，导致营养障碍，生长发育落后。故慢性透析病人应补充蛋白质，小儿每日需2～3g/kg，并应同时补充维生素B_1、B_2、C、D_3、叶酸及钙剂等。

10. 其他：如水电解质失衡、高血糖症、丢失综合征等，可相应调整腹透液成分、补充各种营养。

（仇丽茹　刘铜林）

小儿血液透析

血液透析(hemodialysis, HD)即人工肾,是利用半透膜原理,将患者血液引入透析器中,与透析液隔着透析膜(血液透析器)作相反方向流动,通过弥散、渗透作用,使血液中代谢产物、毒物及多余的溶质、水分等弥散进入透析液,而透析液中的溶质成分依据浓度差也可扩散进入血液,从而代替肾脏发挥排泄毒物和调节水、电解质及酸碱平衡的作用。可清除血中小分子物质和电解质、可透性药物和毒物,还可利用超滤系统清除血浆中的水分。一般血液透析的透析效力强于腹膜透析。

【血液透析指征】

1. 急性肾功能衰竭

指征与急性肾功能衰竭腹膜透析指征相同。

2. 慢性肾功能衰竭

指征与急性肾功能衰竭腹膜透析指征相同。一般常用于肾移植术前准备、术后支持和肾移植失败后维持生命,等待再次肾移植,以及不适合腹膜透析或腹膜透析失败者。

3. 可透析性急性药物或毒物中毒

误服中毒后 8 ~ 16 小时内,且毒(药)物分子量不太高、蛋白结合率低时可考虑血液透析,治疗效果好。

4. 其他:可应用于顽固性心衰和急性肺水肿抢救、肝衰及肝硬化腹水、顽固性低钠血症等治疗。

【血液透析禁忌证】

1. 精神病患者或不合作者。
2. 严重出血倾向。
3. 严重心脑血管疾病:如心脏器质性疾病伴心衰、心律不齐,脑血管意外、脑出血等。
4. 危重患者,如休克或低血压症者,收缩压<80mmHg。
5. 血流动力学不稳定,且不能耐受体外循环者。
6. 年龄较小儿童建立血管通路困难者。
7. 严重全身感染。

8. 晚期癌症或极度恶液质者。

【血液透析装置与透析液】

1. 血液透析机:包括透析液供给装置及血液体外循环监控装置。前者主要部件为比例泵,以完成透析液比例混合、加热、除气泡并调控透析液流量、压力、浓度等,后者由血泵、肝素泵以及动脉压、静脉压监测和空气报警等装置组成。

2. 透析器:为人工肾的核心,目前主要为中空纤维型,由1万多根空心毛细透析膜管捆扎成束构成,具有体积小、面积大、预充血量小等优点。

3. 透析水及透析液:每个透析中心均配有中心反渗水装置以提供透析用水,而透析液有醋酸盐、碳酸氢盐和乳酸盐三种,前二者较常用。

【血管通路与肝素应用】

1. 血管通路:急诊血液透析采用临时性血管通路,如经皮股静脉或颈内静脉、锁骨下静脉导管插入,动静脉外瘘等;维持性血液透析需作动静脉内瘘;血管条件较差者可能还需自身血管移植或置入人造血管。

2. 肝素应用:一般病人可常规肝素化,首剂1mg/kg,然后以肝素泵每小时泵入5mg肝素;有出血倾向者可采用边缘肝素化即肝素剂量减少一半,必要时可采用无肝素透析。

【注意事项】

1. 治疗前应签订血液透析知情同意书。

2. 良好的血管通路是小儿血液透析成功的关键。特别是年幼儿,不要用中心静脉导管代替血透导管,此时多采用腹膜透析。小儿血管纤细、治疗不合作,建立有效的血管通路相对困难,甚至导致血液透析和滤过无法进行。

3. 对年龄小的患儿,在透析过程中要特别注意维持有效循环血容量的相对稳定性,可考虑用胶体液预充,并监测生命体征。

【并发症与处理】

1. 低血压、甚至休克:发生率为25%~40%,与血容量不足、超滤过多过快及长期使用低钠或醋酸盐透析液有关。可适当减低超滤、增加血浆渗透压、改换透析液等处理。

2. 出血:多因肝素过量所致,应及时用鱼精蛋白中和。大出血者应积极输血、补液、维持血压。

3. 失平衡综合征:由于血液中代谢毒物的迅速清除造成脑组织内渗透压相对增高而发生脑水肿,常发生于透析后 1 ~ 24 小时。临床表现恶心、呕吐、头痛、乏力,有时血压升高,肌阵挛、震颤,重者惊厥、昏迷、脑疝、甚至死亡。治疗时注意如在透析中发生,则将透析速度减慢;透析已结束则可使用 3% 氯化钠或 50% 葡萄糖液静脉注射以提高细胞外渗透压,治疗脑水肿。

4. 感染:由于肾功能衰竭患儿免疫功能低下及营养障碍,容易发生继发感染,常见为体外动静脉瘘感染、乙型肝炎或丙型肝炎、呼吸道或泌尿道感染。除积极治疗,对症处理外,更重要的是加强平时预防措施,预防感染发生。

5. 生长发育迟缓、营养不良、骨病、贫血:应注意补充足够的热量、蛋白质、钙剂和维生素 D 制剂,补充铁剂和红细胞生成素(EPO),还可用重组人生长激素治疗(rhGH)。

6. 其他:如高血压、发热、血管栓塞等。动静脉瘘管堵塞或脱出时,需重新建立血管通路。

(仇丽茹　刘铜林)

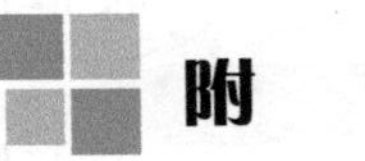

附　　录

I　儿科常用实验室检查正常参考值表

一、血液细胞检查正常参考值

附表 I -1　儿科常用血液细胞检查正常参考值

项目	标本	法定单位	转换系数	旧制单位
红细胞计数(RBC)	P			
新生儿		$(5.2\sim6.4)\times10^{12}/L$	×1↔1×	$(5.2\sim6.4)\times10^{9}/mm^{3}$
婴儿		$(4.0\sim4.3)\times10^{12}/L$	同上	$(4.0\sim4.3)\times10^{9}/mm^{3}$
儿童		$(4.0\sim4.5)\times10^{12}/L$	同上	$(4.0\sim4.5)\times10^{9}/mm^{3}$
血红蛋白(HB)	P			
新生儿		168 ~ 190g/L	×0.1↔10×	16.8 ~ 19g/dl

续表

项目	标本	法定单位	转换系数	旧制单位
婴儿		110～120g/L	同上	11～12g/dl
儿童		120～140g/L	同上	12～14g/dl
白细胞计数(WBC)	P			
新生儿		(5.0～20)×10^9/L	×1000↔0.001×	(5000～20000)/mm^3
婴儿		(11～12)×10^9/L	同上	(11000～12000)/mm^3
儿童		(8.0～10)×10^9/L	同上	(8000～10000)/mm^3
血小板计数(PLT)	P	(100～300)×10^9/L	×1↔1×	(100～300)×10^3/mm^3
白细胞分类计数(WDC)	P			
中性粒细胞相对数				
新生儿		0.40～0.60	×100↔0.01×	40%～60%
婴儿		0.30～0.40	同上	30%～40%
儿童		0.50～0.70	同上	50%～70%
淋巴细胞相对数				
新生儿		0.30～0.50	×100↔0.01×	30%～50%

续表

项目	标本	法定单位	转换系数	旧制单位
婴儿		0.40～0.60	同上	40%～60%
儿童		0.20～0.40	同上	20%～40%
单核细胞相对数				
新生儿		0.08～0.12	×100↔0.01×	8%～12%
婴儿		0.05～0.08	同上	5%～8%
儿童		0.01～0.08	同上	1%～8%
嗜酸细胞相对数		0.005～0.05	×100↔0.01×	0.5%～5%
嗜酸细胞绝对数		$(50\sim300)\times10^6$/L	×1↔1×	$50\sim300/mm^3$
嗜碱细胞相对数		0～0.01	×100↔0.01×	0～1%
网织红细胞相对数				
新生儿		0.03～0.06	×100↔0.01×	3%～6%
儿童		0.005～0.015	×100↔0.01×	0.5%～1.5%

二、血液生化检查正常参考值

附表 I -2　儿科常用血液生化检查正常参考值(S=血清,B=全血,P=血浆)

项目	标本	法定单位	转换系数	旧制单位
丙氨酸氨基转移酶(ALT,GPT)	P	< 41U/L(男) < 31U/L(女)		
天门冬氨酸氨基	P	< 35U/L(男)		
转移酶(AST,GOT)		< 31U/L(女)		
γ 谷氨酰转移	P	< 55U/L(男)		
酶(GGT,-GT)		< 38U/L(女)		
总胆红素(TBIL)	P	3. 42 ~ 20. 52μmol/L	×0. 059↔17. 1×	0. 2 ~ 1. 2mg/dl
结合胆红素(DBIL)	P	0 ~ 6. 84μmol/L	同上	0 ~ 0. 4mg/dl
未结合胆红素(IBIL)	P	3. 42 ~ 13. 68μmol/L	同上	0. 2 ~ 0. 8mg/dl
总蛋白(TP)	S			
新生儿		46 ~ 70g/L	×0. 1↔10×	4. 6 ~ 7. 0g/dl

续表

项目	标本	法定单位	转换系数	旧制单位
儿童		57 ~ 80g/L	同上	5.7 ~ 8.0g/dl
白蛋白(ALB)	P	35 ~ 52g/L	同上	3.5 ~ 5.2g/dl
球蛋白(GLO)	P	20 ~ 30g/L	同上	2.0 ~ 3.0g/dl
白/球比值	P	1.5 : 1 ~ 2.5 : 1		1.5 : 1 ~ 2.5 : 1
前白蛋白(PAB)	P	100 ~ 400mg/L	×0.1↔10×	10 ~ 40mg/dl
总胆固醇(TCHOL)	P	2.90 ~ 5.20mmol/L	×38.666↔0.026×	110 ~ 200mg/dl
三酰甘油(TG)	P	0.35 ~ 1.80mmol/L	×88.545↔0.011×	30 ~ 160mg/dl
葡萄糖(空腹)(GLU)	P	3.90 ~ 6.4mmol/L	同上	70 ~ 115mg/dl
尿素氮(BUN)	P			
新生儿		1.1 ~ 4.3mmol/L	×2.801↔0.357×	3 ~ 12mg/dl
儿童		2.5 ~ 6.0mmol/L	同上	7.0 ~ 16.8mg/dl
肌酐(Cr)	P			
新生儿		27 ~ 88μmol/L	×0.0113↔88.402×	0.3 ~ 1.0mg/dl

续表

项目	标本	法定单位	转换系数	旧制单位
儿童		27～62μmol/L	同上	0.3～0.7mg/dl
胱氨酸蛋白酶抑制剂 C(Cys-C)	P	0.63～1.25mg/L(男) 0.54～1.15mg/L(女)		
β_2 微球蛋白(β_2-MG)	P	0.8～2.2mg/L	×1↔1×	0.8～2.2μg/ml
尿酸(UA)	P	100～390μmol/L	×0.017↔59.484×	1.7～6.6mg/dl
碳酸氢盐(HCO_3^-)	P	22～27mmol/L	×1↔1×	22～27mEq/L
钾	P	3.5～5.1mmol/L	×1↔1×	3.5～5.1mEq/L
钠	P	136～145mmol/L	同上	136～145mEq/L
氯化物	P	98～107mmol/L	×5.844↔0.171×	573～625mg/dl (以 NaCl 计算)
总钙	P	2.15～2.57mmol/L	×4.01↔0.25×	8.6～10.3mg/dl
离子钙	P	1.12～1.38mmol/L	同上	4.5～5.5mg/dl
镁	P	0.67～1.04mmol/L	×2.431↔0.411×	1.63～2.53mg/dl

续表

项目	标本	法定单位	转换系数	旧制单位
无机磷	P	0. 85 ~ 1. 95mmol/L	×3. 097↔0. 323×	2. 63 ~ 6. 06mg/dl
碱性磷酸酶(ALP)	P	1 ~ 281U/L		
乳酸脱氢酶(LDH)	P	120 ~ 300U/L		
肌酸激酶(CK)	S	3 ~ 170U/L		
血淀粉酶(AMY)	P	28 ~ 100U/L		40 ~ 180U(Somogyi 法)
血脂肪酶(LPS)	P	13 ~ 60IU/L		
甲胎球蛋白(AFP)	P			
<6 个月		<39μg/L	×1↔1×	<39ng/ml
>6 个月		<25μg/L	同上	<25ng/ml
血氨(AMM, NH_3)	P	18 ~ 72μmol/L	×1. 703↔0. 588×	30 ~ 122μg/dl
血清铜(Cu)	S	5. 00 ~ 24. 00μmol/L	×6. 355↔0. 157×	31. 78 ~ 152. 52μg/dl
铜蓝蛋白	P	1. 32 ~ 3. 96μmol/L	×151. 5↔0. 0066×	200 ~ 600mg/L

三、凝血功能与部分贫血指标检查正常参考值

附表Ⅰ-3　凝血功能与部分贫血指标检查正常参考值(全血标本)

项目	法定单位	转换系数	旧制单位
凝血酶原时间(PT)	9.0～12.0秒		
凝血酶原活动度(PT%)	100%～170%		
国际标准化比值(INR)	0.80～1.20		
纤维蛋白原(Fbg)	2.0～4.4g/L		
活化部分凝血活酶时间(APTT)	28.0～41.0秒		
凝血酶时间(TT)	11.5～16.5秒		
D-二聚体(DD)	<0.5mg/L		
纤维蛋白(原)降解产物(FDP)	<5.0mg/L		
游离血红蛋白(FHb)	10～100mg/L		
试管法凝血时间(CT)	6.0～12.0min		
红细胞平均体积(MCV)	80～94fl		

续表

项目	法定单位	转换系数	旧制单位
红细胞平均血红			
蛋白含量(MCH)	28~32pg		
红细胞平均血红			
蛋白浓度(MCHC)	32~38g/L		
血清铁(Fe)			
婴儿	7.16~17.90μmol/L	×5.585↔0.179×	40~100μg/dl
儿童	8.95~28.60μmol/L	同上	50~160μg/dl
铁蛋白(FRT)			
婴儿	50~200μg/L	×1↔1×	50~200ng/ml
儿童	18~91μg/L	同上	18~91ng/ml
总铁结合力(TIBC)	44.75~62.65μmol/L	×5.585↔0.179×	250~350μg/dl
转铁蛋白(TRF)	28.6~51.9μmol/L	×6.993↔0.143×	200~360mg/dl
转铁蛋白饱和度(TS)	0.20~0.55	×100↔0.01×	20%~55%

四、血液气体与酸碱分析正常参考值

附表 I -4　儿科血液气体及酸碱分析正常参考值（A=动脉血，S=血清）

项目	标本	法定单位	转换系数	旧制单位
pH 值（pH）	A	7.35～7.45	×1↔1×	7.35～7.45
氧分压（PaO_2）	A			
新生儿		8～12kPa	×7.5↔0.133×	60～90mmHg
儿童		10.6～13.3kPa	同上	80～100mmHg
氧饱和度（SaO_2）	A			
新生儿		0.90～0.97	×100↔0.01×	90%～97%
儿童		0.92～0.99	同上	92%～99%
二氧化碳分压（$PaCO_2$）	A			
新生儿		4～4.67kPa	×7.5↔0.133×	30～35mmHg
儿童		4.67～6.0kPa	同上	35～45mmHg
二氧化碳总量（TCO_2）	A	24～32mmol/L	×1↔1×	24～32mEq/L

续表

项目	标本	法定单位	转换系数	旧制单位
全血碱剩余(BEb)	A	-4 ~ +2mmol/L	×1↔1×	-4 ~ +2mEq/L
细胞外液碱剩余(BEe)	A	-4 ~ +2mmol/L	×1↔1×	-4 ~ +2mEq/L
标准碳酸氢盐(SB)	A	22 ~ 27mmol/L	×1↔1×	22 ~ 27mEq/L
实际碳酸氢盐(AB)	A	22 ~ 27mmol/L	×1↔1×	22 ~ 27mEq/L
阴离子间隙(AG)	S	8 ~ 16mmol/L	×1↔1×	8 ~ 16mEq/L

五、免疫学与血清学检查正常参考值

附表 I -5　免疫学与血清学检查正常参考值(血清标本)

项目	法定单位	转换系数	旧制单位
IgG			
新生儿	7 ~ 14. 8g/L	×100↔0. 01×	700 ~ 1480mg/dl
0. 5 ~ 6 个月	3 ~ 10g/L	同上	300 ~ 1000mg/dl

续表

项目	法定单位	转换系数	旧制单位
6 个月 ~2 岁	5 ~ 12g/L	同上	500 ~ 1200mg/dl
2 ~ 6 岁	5 ~ 13g/L	同上	500 ~ 1300mg/dl
6 ~ 12 岁	7 ~ 16. 5g/L	同上	700 ~ 1650mg/dl
>12 岁	7 ~ 15. 5g/L	同上	700 ~ 1550mg/dl
IgA			
新生儿	0 ~ 0. 022g/L	×100↔0. 01×	0 ~ 2. 2mg/dl
0. 5 ~ 6 个月	0. 03 ~ 0. 82g/L	同上	3 ~ 82mg/dl
6 个月 ~2 岁	0. 14 ~ 1. 08g/L	同上	14 ~ 108mg/dl
2 ~ 6 岁	0. 23 ~ 1. 9g/L	同上	23 ~ 190mg/dl
6 ~ 12 岁	0. 29 ~ 2. 7g/L	同上	29 ~ 270mg/dl
>12 岁	0. 81 ~ 2. 32g/L	同上	81 ~ 232mg/dl
IgM			
新生儿	0. 05 ~ 0. 3g/L	×100⟷0. 01×	5 ~ 30mg/dl

续表

项目	法定单位	转换系数	旧制单位
0.5～6个月	0.15～1.09g/L	×100↔0.01×	15～109mg/dl
6个月～2岁	0.43～2.39g/L	×100↔0.01×	43～239mg/dl
2～6岁	0.5～1.99g/L	×100↔0.01×	50～199mg/dl
6～12岁	0.5～2.6g/L	×100↔0.01×	50～260mg/dl
>12岁	0.45～2.4g/L	×100↔0.01×	45～240mg/dl
总IgE	1.31～165.30U/ml		
C3	0.9～1.8g/L	×100↔0.01×	90～180mg/dl
C4	0.10～0.40g/L	同上	10～40mg/dl
抗链球菌溶血素“O”(ASO)	< 200U/ml		<500U
C反应蛋白(CRP)	< 10.0mg/L	×1↔1×	<10.0μg/ml
降钙素原(PCT)	<0.05μg/L	×1↔1×	<0.05ng/ml

六、尿液检查正常参考值

附表 I -6　儿科常用尿液检查正常参考值

项目	法定单位	转换系数	旧制单位
尿比重	通常 1.015 ~ 1.025		通常 1.015 ~ 1.025
尿渗透压			
婴儿	50 ~ 700mmol/L	×1↔1×	50 ~ 700mOsm/L
儿童	300 ~ 1400mmol/L	×1↔1×	300 ~ 1400mOsm/L
尿 pH	通常 4.8 ~ 7.8(平均 6.0)		通常 4.8 ~ 7.8(平均 6.0)
尿沉渣计数			
红细胞	<3 个/HP		<3 个/HP
白细胞	<5 个/HP		<5 个/HP
管型	无或偶见		无或偶见
尿 Addis 计数			
红细胞	<50 万个/12h		<50 万个/12h

续表

项目	法定单位	转换系数	旧制单位
白细胞	<100 万个/12h		<100 万个/12h
管型	<5000 个/12h		<5000 个/12h
24 小时尿蛋白	20 ~ 100mg/24h		20 ~ 100mg/24h
尿微量白蛋白	< 30mg/L		
β_2 微球蛋白(β_2-MG)	< 0. 3mg/L		
尿淀粉酶	16 ~ 491U/L		<64U(温氏法)
钠	<5mmol/(kg · 24h)	×1↔1×	<5mEq/(kg · 24h)
	(或 95 ~ 310mmol/24h)	×0. 023↔43. 5×	(或 2. 2 ~ 7. 1g/24h)
钾	0. 33 ~ 1. 73mmol/(kg · 24h)	×1↔1×	0. 33 ~ 1. 73mEq/(kg · 24h)
	(或 35 ~ 90mmol/24h)	×0. 039↔25. 64×	(1. 4 ~ 3. 5g/24h)
氯化物	<4mmol/(kg · 24h)	×1↔1×	<4mEq/(kg · 24h)
	(或 80 ~ 270mmol/24h)	×0. 0355↔28. 57×	(或 2. 8 ~ 9. 6g/24h) (以 Cl^- 计算)

续表

项目	法定单位	转换系数	旧制单位
钙	<0. 1mmol/(kg · 24h)	×40. 1↔0. 025×	<4mg/(kg · 24h)
	(或 2. 5 ~7. 5mmol/24h)	同上	(或 100 ~300mg/24h)
磷	0. 5 ~0. 6mmol/(kg · 24h)	×30. 974↔0. 0323×	15 ~20mg/(kg · 24h)
	(或 16 ~48mmol/24h)	同上	(或 500 ~1500mg/24h)
尿酸	40 ~100μmol/(kg · 24h)	×0. 168↔5. 95×	6. 67 ~10. 67mg/(kg · 24h)
	(或 2. 4 ~5. 9mmol/24h)	×168↔0. 00595×	(或 400 ~1000mg/24h)

七、脑脊液检查正常参考值

附表 I -7　儿科脑脊液检查正常参考值

项目	法定单位	转换系数	旧制单位
压力			
新生儿	0. 29 ~0. 78kPa	×10. 2↔0. 098×	2. 96 ~7. 96cmH_2O

续表

项目	法定单位	转换系数	旧制单位
儿童	0.69～1.96kPa	同上	7.01～19.99cmH_2O
红细胞			
<2 周儿	675×10^6/L	×1↔1×	675/mm^3
>2 周儿	(0～2)$\times10^6$/L	同上	0～2/mm^3
白细胞(淋巴细胞为主)			
新生儿	(0～34)$\times10^6$/L	同上	0～34/mm^3
婴儿	(0～20)$\times10^6$/L	同上	0～20/mm^3
儿童	(0～10)$\times10^6$/L	同上	0～10/mm^3
蛋白质			
新生儿	200～1200mg/L	×0.1↔10×	20～120mg/dl
儿童	200～400mg/L	同上	20～40mg/dl
碳水化合物			
新生儿	3.9～5.0mmol/L	×18.016↔0.056×	70～90mg/dl

续表

项目	法定单位	转换系数	旧制单位
儿童	2.8～4.5mmol/L	同上	50～80mg/dl
氯化物			
新生儿	110～122mmol/L	×5.844↔0.171×	650～720mg/dl(以 NaCl 计算)
儿童	117～127mmol/L	同上	690～750mg/dl(以 NaCl 计算)

注:以上数据仅供参考,不可作为绝对标准进行判断。各个医疗单位的检验方法不同,正常值范围也不同,最好是根据各实验室自己的正常参考值标准来判断检验结果的正常与异常;同时还应注意:儿童与成人正常值标准并不同,不能以成人正常值标准来判断小儿检验结果的正常与异常;即使是儿童,不同年龄段其正常值标准也不完全相同。

(刘铜林)

Ⅱ　常用压力单位换算方法

1. 1mmHg=0.133kPa
2. 1kPa=7.5mmHg
3. 1mmHg=1.357cmH_2O
4. 1cmH_2O=0.735mmHg
5. 1kPa=10.2cmH_2O
6. 1cmH_2O=0.098kPa

（刘铜林）

Ⅲ 中国儿童体重、身高百分位数值表

附表Ⅲ-1 中国0～18岁儿童体重、身高百分位数值表(2005年)

年龄(岁)	男						女					
	体重(kg)			身高(cm)			体重(kg)			身高(cm)		
	P_3	P_{50}	P_{97}	P_3	P_{50}	P_{97}	P_3	P_{50}	P_{97}	P_3	P_{50}	P_{97}
0.0	2.62	3.32	4.12	47.1	50.4	53.8	2.57	3.21	4.04	46.6	49.7	53.0
0.5	6.80	8.41	10.37	64.0	68.4	73.0	6.34	7.77	9.59	62.5	66.8	71.2
1.0	8.16	10.05	12.37	71.5	76.5	81.8	7.70	9.40	11.57	70.0	75.0	80.2
1.5	9.19	11.29	13.90	76.9	82.7	88.7	8.73	10.65	13.11	76.0	81.5	87.4
2.0	10.22	12.54	15.46	82.1	88.5	95.3	9.76	11.92	14.71	80.9	87.2	93.9
2.5	11.11	13.64	16.83	86.4	93.3	100.5	10.65	13.05	16.16	85.2	92.1	99.3
3.0	11.94	14.65	18.12	89.7	96.8	104.1	11.50	14.13	17.55	88.6	95.6	102.9
3.5	12.73	15.63	19.38	93.4	100.6	108.1	12.32	15.16	18.89	92.4	99.4	106.8

续表

年龄（岁）	男						女					
	体重(kg)			身高(cm)			体重(kg)			身高(cm)		
	P_3	P_{50}	P_{97}	P_3	P_{50}	P_{97}	P_3	P_{50}	P_{97}	P_3	P_{50}	P_{97}
4.0	13.52	16.64	20.71	96.7	104.1	111.8	13.10	16.17	20.24	95.8	103.1	110.6
4.5	14.37	17.75	22.24	100.0	107.7	115.7	13.89	17.22	21.67	99.2	106.7	114.7
5.0	15.26	18.98	24.00	103.3	111.3	119.6	14.64	18.26	23.14	102.3	110.2	118.4
5.5	16.09	20.18	25.81	106.4	114.7	123.3	15.39	19.33	24.72	105.4	113.5	122.0
6.0	16.80	21.26	27.55	109.1	117.7	126.6	16.10	20.37	26.30	108.1	116.6	125.4
6.5	17.53	22.45	29.57	111.7	120.7	129.9	16.80	21.44	27.96	110.6	119.4	128.6
7.0	18.48	24.06	32.41	114.6	124.0	133.7	17.58	22.64	29.89	113.3	122.5	132.1
7.5	19.43	25.72	35.45	117.4	127.1	137.2	18.39	23.93	32.01	116.0	125.6	135.5
8.0	20.32	27.33	38.49	119.9	130.0	140.4	19.20	25.25	34.23	118.5	128.5	138.7
8.5	21.18	28.91	41.49	122.3	132.7	143.6	20.05	26.67	36.69	121.0	131.3	141.9
9.0	22.04	30.46	44.35	124.6	135.4	146.5	20.93	28.19	39.41	123.3	134.1	145.1

续表

年龄（岁）	男						女					
	体重(kg)			身高(cm)			体重(kg)			身高(cm)		
	P_3	P_{50}	P_{97}	P_3	P_{50}	P_{97}	P_3	P_{50}	P_{97}	P_3	P_{50}	P_{97}
9.5	22.95	32.09	47.24	126.7	137.9	149.4	21.89	29.87	42.51	125.7	137.0	148.5
10.0	23.89	33.74	50.01	128.7	140.2	152.0	22.98	31.76	45.97	128.3	140.1	152.0
10.5	24.96	35.58	52.93	130.7	142.6	154.9	24.22	33.80	49.59	131.1	143.3	155.6
11.0	26.21	37.69	56.07	132.9	145.3	158.1	25.74	36.10	53.33	134.2	146.6	159.2
11.5	27.59	39.98	59.40	135.3	148.4	161.7	27.43	38.40	56.67	137.2	149.7	162.1
12.0	29.09	42.49	63.04	138.1	151.9	166.0	29.33	40.77	59.64	140.2	152.4	164.5
12.5	30.74	45.13	66.81	141.1	155.6	170.2	31.22	42.89	61.86	142.9	154.6	166.3
13.0	32.82	48.08	70.83	145.0	159.5	174.2	33.09	44.79	63.45	145.0	156.3	167.6
13.5	35.03	50.85	74.33	148.8	163.0	177.2	34.82	46.42	64.55	146.7	157.6	168.6
14.0	37.36	53.37	77.20	152.3	165.9	179.4	36.38	47.83	65.36	147.9	158.6	169.3
14.5	39.53	55.43	79.24	155.3	168.2	181.0	37.71	48.97	65.93	148.9	159.4	169.8

续表

年龄（岁）	男						女					
	体重(kg)			身高(cm)			体重(kg)			身高(cm)		
	P_3	P_{50}	P_{97}	P_3	P_{50}	P_{97}	P_3	P_{50}	P_{97}	P_3	P_{50}	P_{97}
15.0	41.43	57.08	80.60	157.5	169.8	182.0	38.73	49.82	66.30	149.5	159.8	170.1
15.5	43.05	58.39	81.49	159.1	171.0	182.8	39.51	50.45	66.55	149.9	160.1	170.3
16.0	44.28	59.35	82.05	159.9	171.6	183.2	39.96	50.81	66.69	149.8	160.1	170.3
16.5	45.30	60.12	82.44	160.5	172.1	183.5	40.29	51.07	66.78	149.9	160.2	170.4
17.0	46.04	60.68	82.70	160.9	172.3	183.7	40.44	51.20	66.82	150.1	160.3	170.5
17.5	46.61	61.10	82.88	161.1	172.5	183.9	40.58	51.31	66.86	150.3	160.5	170.6
18.0	47.01	61.40	83.00	161.3	172.7	183.9	40.71	51.41	66.89	150.4	160.6	170.7

注:3 岁之前测卧位身长,3 岁之后(包含 3 岁)测立位身高;表中年龄为整岁龄,如 0.5 指半岁(即 6 月龄),7.5 岁为 7 半整。

数据来源:李辉,季成叶,宗心南,等. 中国 0~18 岁儿童、青少年身高、体重的标准化生长曲线. 中华儿科杂志,2009,47(7):487-492.

（刘铜林）

Ⅳ　小儿体表面积测算方法与体表面积查阅表

许多生理功能指标(如基础代谢率、肾小球滤过率、心搏出量、药物的体内代谢过程等)均与体表面积有较一致的关系;按体表面积计算药物剂量也更为精确合理,且适用于包括儿童与成人在内的任何年龄的患者,但其缺点是计算方法较为繁琐复杂,故临床上仅少数需要十分精确计算药物剂量的特殊药物采用此种方法计算其药物剂量。应当指出:在新生儿及小婴儿,按体表面积计算出的药物剂量与按体重计算出的药物剂量有较大悬殊,结果往往偏大,因此,按体表面积计算药物剂量的方法一般不适合于新生儿与小婴儿。

(一)仅按体重测算小儿体表面积

因只有体重一个参数,故较简便,但计算出的体表面积值较为粗略,可不准确,故临床上较少采用。

1. 30kg 以下者:体表面积(m^2)= 体重(kg)×0.035+0.1

2. 30～50kg 者:体表面积(m^2)=[体重(kg)-30]×0.02+1.1

(二)按身高与体重测算小儿体表面积

因有身高与体重两个参数,故测算出的体表面积值较准确,但稍繁琐。目前多制成体表面积图或体表面积查阅表供直接查阅。

1. 体表面积计算公式之一:

体表面积(m^2)= 0.007184×身高(cm)$^{0.725}$×体重(kg)$^{0.425}$

2. Stevenson 体表面积计算公式:

体表面积(m^2)= 0.0061×身高(cm)+0.0128×体重(kg)-0.1529

3. 小儿体表面积图(此处从略):用直尺在小儿体表面积图中将身高(cm)与体重(kg)的数字点连成直线,则该直线与体表面积标尺交叉处的数字即为小儿体表面积值(m^2)。

4. 小儿体表面积查阅表(附表Ⅳ-1):为按上述体表面积计算公式之一计算得出值制成表。

从小儿体表面积查阅表中查找小儿体表面积时注意:

1) 应在小儿体表面积查阅表中查找最接近于小儿实际体重与身高的整数值所对应的体表面积值。

2) 若小儿实际体重与身高值超出小儿体表面积查阅表的范围时,则可按前述体表面积计算公式计算出体表面积值。

附表Ⅳ-1　小儿体表面积查阅表(单位:m^2)

身高(cm)	体重(kg)									
	10	11	12	13	14	15	16	17	18	19
70	0.42	0.43	0.45	0.47	0.48	0.49	0.51	0.52	0.53	0.55
72	0.42	0.44	0.46	0.47	0.49	0.50	0.52	0.53	0.54	0.56
74	0.43	0.45	0.47	0.48	0.50	0.51	0.53	0.54	0.55	0.57
75	0.44	0.46	0.47	0.49	0.50	0.52	0.53	0.55	0.56	0.57
76	0.44	0.46	0.48	0.49	0.51	0.52	0.54	0.55	0.57	0.58
78	0.45	0.47	0.49	0.50	0.52	0.53	0.55	0.56	0.58	0.59
80	0.46	0.48	0.50	0.51	0.53	0.54	0.56	0.57	0.59	0.60
82	0.47	0.49	0.50	0.52	0.54	0.55	0.57	0.58	0.60	0.61
84	0.47	0.49	0.51	0.53	0.55	0.56	0.58	0.59	0.61	0.62
85	0.48	0.50	0.52	0.54	0.55	0.57	0.58	0.60	0.61	0.63
86	0.48	0.50	0.52	0.54	0.56	0.57	0.59	0.61	0.62	0.64
88	0.49	0.51	0.53	0.55	0.57	0.58	0.60	0.62	0.63	0.65
90	0.50	0.52	0.54	0.56	0.58	0.59	0.61	0.63	0.64	0.66
92	0.51	0.53	0.55	0.57	0.59	0.60	0.62	0.64	0.65	0.67
94	0.52	0.54	0.56	0.58	0.59	0.61	0.63	0.65	0.66	0.68
95	0.52	0.54	0.56	0.58	0.60	0.62	0.63	0.65	0.67	0.68
96	0.52	0.54	0.57	0.58	0.60	0.62	0.64	0.66	0.67	0.69

续表

身高(cm)	体重(kg)									
	10	11	12	13	14	15	16	17	18	19
98	0. 53	0. 55	0. 57	0. 59	0. 61	0. 63	0. 65	0. 67	0. 68	0. 70
100	0. 54	0. 56	0. 58	0. 60	0. 62	0. 64	0. 66	0. 68	0. 69	0. 71
102	0. 55	0. 57	0. 59	0. 61	0. 63	0. 65	0. 67	0. 68	0. 70	0. 72
104	0. 55	0. 58	0. 60	0. 62	0. 64	0. 66	0. 68	0. 69	0. 71	0. 73
105	0. 56	0. 58	0. 60	0. 62	0. 64	0. 66	0. 68	0. 70	0. 72	0. 73
106	0. 56	0. 59	0. 61	0. 63	0. 65	0. 67	0. 69	0. 70	0. 72	0. 74
108	0. 57	0. 59	0. 62	0. 64	0. 66	0. 68	0. 70	0. 71	0. 73	0. 75
110	0. 58	0. 60	0. 62	0. 65	0. 67	0. 69	0. 70	0. 72	0. 74	0. 76
112	0. 58	0. 61	0. 63	0. 65	0. 67	0. 69	0. 71	0. 73	0. 75	0. 77
114	0. 59	0. 62	0. 64	0. 66	0. 68	0. 70	0. 72	0. 74	0. 76	0. 78
115	0. 60	0. 62	0. 64	0. 67	0. 69	0. 71	0. 73	0. 75	0. 77	0. 78
116	0. 60	0. 62	0. 65	0. 67	0. 69	0. 71	0. 73	0. 75	0. 77	0. 79
118	0. 61	0. 63	0. 66	0. 68	0. 70	0. 72	0. 74	0. 76	0. 78	0. 80
120	0. 61	0. 64	0. 66	0. 69	0. 71	0. 73	0. 75	0. 77	0. 79	0. 81
122	0. 62	0. 65	0. 67	0. 70	0. 72	0. 74	0. 76	0. 78	0. 80	0. 82
124	0. 63	0. 66	0. 68	0. 70	0. 73	0. 75	0. 77	0. 79	0. 81	0. 83
125	0. 63	0. 66	0. 68	0. 71	0. 73	0. 75	0. 77	0. 79	0. 81	0. 83
126	0. 64	0. 66	0. 69	0. 71	0. 73	0. 76	0. 78	0. 80	0. 82	0. 84
128	0. 64	0. 67	0. 70	0. 72	0. 74	0. 77	0. 79	0. 81	0. 83	0. 85
130	0. 65	0. 68	0. 70	0. 73	0. 75	0. 77	0. 80	0. 82	0. 84	0. 86

附表Ⅳ-2 小儿体表面积查阅表(单位:m^2)

身高(cm)	体重(kg)									
	20	21	22	23	24	25	26	27	28	29
90	0. 67	0. 68	0. 70	0. 71	0. 72	0. 74	0. 75	0. 76	0. 77	0. 78
92	0. 68	0. 69	0. 71	0. 72	0. 73	0. 75	0. 76	0. 77	0. 78	0. 80
94	0. 69	0. 70	0. 72	0. 73	0. 74	0. 76	0. 77	0. 78	0. 79	0. 81
95	0. 70	0. 71	0. 73	0. 74	0. 75	0. 77	0. 78	0. 79	0. 80	0. 82
96	0. 70	0. 72	0. 73	0. 75	0. 76	0. 78	0. 79	0. 80	0. 81	0. 83
98	0. 71	0. 73	0. 74	0. 76	0. 77	0. 79	0. 80	0. 81	0. 82	0. 84
100	0. 72	0. 74	0. 75	0. 77	0. 78	0. 80	0. 81	0. 82	0. 83	0. 85
102	0. 73	0. 75	0. 76	0. 78	0. 79	0. 81	0. 82	0. 83	0. 84	0. 86
104	0. 74	0. 76	0. 77	0. 79	0. 80	0. 82	0. 83	0. 84	0. 85	0. 87
105	0. 75	0. 77	0. 78	0. 80	0. 81	0. 82	0. 84	0. 85	0. 86	0. 88
106	0. 76	0. 78	0. 79	0. 80	0. 82	0. 83	0. 85	0. 86	0. 87	0. 89
108	0. 77	0. 79	0. 80	0. 81	0. 83	0. 84	0. 86	0. 87	0. 88	0. 90
110	0. 78	0. 80	0. 81	0. 82	0. 84	0. 85	0. 87	0. 88	0. 89	0. 91
112	0. 79	0. 80	0. 82	0. 83	0. 85	0. 86	0. 88	0. 89	0. 91	0. 92
114	0. 80	0. 81	0. 83	0. 84	0. 86	0. 87	0. 89	0. 90	0. 92	0. 93
115	0. 80	0. 82	0. 83	0. 85	0. 86	0. 88	0. 89	0. 91	0. 92	0. 94
116	0. 81	0. 82	0. 84	0. 86	0. 87	0. 89	0. 90	0. 92	0. 93	0. 95
118	0. 82	0. 83	0. 85	0. 87	0. 88	0. 90	0. 91	0. 93	0. 94	0. 96
120	0. 83	0. 84	0. 86	0. 88	0. 89	0. 91	0. 92	0. 94	0. 95	0. 97
122	0. 84	0. 85	0. 87	0. 89	0. 90	0. 92	0. 93	0. 95	0. 96	0. 98
124	0. 85	0. 86	0. 88	0. 90	0. 91	0. 93	0. 94	0. 96	0. 97	0. 99
125	0. 85	0. 87	0. 89	0. 90	0. 92	0. 93	0. 95	0. 97	0. 98	1. 00
126	0. 86	0. 87	0. 89	0. 91	0. 93	0. 94	0. 96	0. 97	0. 99	1. 00
128	0. 87	0. 88	0. 90	0. 92	0. 94	0. 95	0. 97	0. 98	1. 00	0. 01

续表

身高(cm)	体重(kg)									
	20	21	22	23	24	25	26	27	28	29
130	0.87	0.89	0.91	0.93	0.95	0.96	0.98	0.99	1.01	1.02
132	0.88	0.90	0.92	0.94	0.96	0.97	0.99	1.00	1.02	1.03
134	0.89	0.91	0.93	0.95	0.97	0.98	1.00	1.01	1.03	1.04
135	0.90	0.92	0.94	0.95	0.97	0.99	1.01	1.02	1.04	1.05
136	0.90	0.92	0.94	0.96	0.98	0.99	1.01	1.03	1.05	1.06
138	0.91	0.93	0.95	0.97	0.99	1.00	1.02	1.04	1.06	1.07
140	0.92	0.94	0.95	0.98	1.00	1.01	1.03	1.05	1.07	1.08
142	0.93	0.95	0.97	0.99	1.01	1.02	1.04	1.06	1.08	1.09
144	0.94	0.96	0.98	1.00	1.02	1.03	1.05	1.07	1.09	1.10
145	0.95	0.97	0.99	1.00	1.02	1.04	1.06	1.08	1.09	1.11
146	0.95	0.97	0.99	1.01	1.03	1.05	1.06	1.08	1.10	1.12
148	0.96	0.98	1.00	1.02	1.04	1.06	1.07	1.09	1.11	1.13
150	0.97	0.99	1.01	1.03	1.05	1.07	1.08	1.10	1.12	1.14

附表Ⅳ-3　小儿体表面积查阅表(单位:m^2)

身高(cm)	体重(kg)									
	30	31	32	33	34	35	36	37	38	39
110	0.92	0.93	0.95	0.96	0.97	0.98	0.99	1.01	1.02	1.03
112	0.93	0.94	0.96	0.97	0.98	1.00	1.01	1.02	1.03	1.04
114	0.94	0.95	0.97	0.98	0.99	1.01	1.02	1.03	1.04	1.05
115	0.95	0.96	0.98	0.99	1.00	1.02	1.03	1.04	1.05	1.06
116	0.96	0.97	0.99	1.00	1.01	1.03	1.04	1.05	1.06	1.07
118	0.97	0.98	1.00	1.01	1.02	1.04	1.05	1.06	1.07	1.08
120	0.98	0.99	1.01	1.02	1.03	1.05	1.06	1.07	1.08	1.10

续表

身高（cm）	体重(kg)									
	30	31	32	33	34	35	36	37	38	39
122	0.99	1.00	1.02	1.03	1.05	1.06	1.07	1.08	1.10	1.11
124	1.00	1.01	1.03	1.04	1.06	1.07	1.08	1.09	1.11	1.12
125	1.01	1.02	1.04	1.05	1.07	1.08	1.09	1.10	1.12	1.13
126	1.02	1.03	1.05	1.06	1.08	1.09	1.10	1.11	1.13	1.14
128	1.03	1.04	1.06	1.07	1.09	1.10	1.11	1.12	1.14	1.15
130	1.04	1.05	1.07	1.08	1.10	1.11	1.12	1.14	1.15	1.16
132	1.05	1.06	1.08	1.09	1.11	1.12	1.13	1.15	1.16	1.17
134	1.06	1.07	1.09	1.10	1.12	1.13	1.14	1.16	1.17	1.18
135	1.07	1.08	1.10	1.11	1.13	1.14	1.15	1.17	1.18	1.19
136	1.08	1.09	1.11	1.12	1.14	1.15	1.16	1.18	1.19	1.20
138	1.09	1.10	1.12	1.13	1.15	1.16	1.17	1.19	1.20	1.21
140	1.10	1.11	1.13	1.14	1.16	1.17	1.19	1.20	1.21	1.23
142	1.11	1.12	1.14	1.15	1.17	1.18	1.20	1.21	1.22	1.24
144	1.12	1.13	1.15	1.16	1.18	1.19	1.21	1.22	1.23	1.25
145	1.12	1.14	1.16	1.17	1.19	1.20	1.22	1.23	1.24	1.26
146	1.13	1.15	1.17	1.18	1.20	1.21	1.23	1.24	1.25	1.27
148	1.14	1.16	1.18	1.19	1.21	1.22	1.24	1.25	1.26	1.28
150	1.15	1.17	1.19	1.20	1.22	1.23	1.25	1.26	1.27	1.29
152	1.16	1.18	1.20	1.21	1.23	1.24	1.26	1.27	1.29	1.30
154	1.17	1.19	1.21	1.22	1.24	1.25	1.27	1.28	1.30	1.31
155	1.18	1.20	1.21	1.23	1.25	1.26	1.28	1.29	1.31	1.32
156	1.19	1.21	1.22	1.24	1.25	1.27	1.29	1.30	1.32	1.33
158	1.20	1.22	1.23	1.25	1.26	1.28	1.30	1.31	1.33	1.34

续表

身高(cm)	体重(kg)									
	30	31	32	33	34	35	36	37	38	39
160	1.21	1.23	1.24	1.26	1.27	1.29	1.31	1.32	1.34	1.35
162	1.22	1.24	1.25	1.27	1.28	1.30	1.32	1.33	1.35	1.36
164	1.23	1.25	1.26	1.28	1.29	1.31	1.33	1.34	1.36	1.37
165	1.24	1.25	1.27	1.29	1.30	1.32	1.33	1.35	1.37	1.38
166	1.24	1.26	1.28	1.29	1.31	1.33	1.34	1.36	1.38	1.39
168	1.25	1.27	1.29	1.30	1.32	1.34	1.35	1.37	1.39	1.40
170	1.26	1.28	1.30	1.31	1.33	1.35	1.36	1.38	1.40	1.41

附表Ⅳ-4 小儿体表面积查阅表(单位:m^2)

身高(cm)	体重(kg)									
	40	41	42	43	44	45	46	47	48	49
120	1.11	1.12	1.13	1.14	1.15	1.17	1.18	1.19	1.20	1.21
122	1.12	1.13	1.15	1.16	1.17	1.18	1.19	1.20	1.21	1.22
124	1.13	1.14	1.16	1.17	1.18	1.19	1.20	1.21	1.22	1.23
125	1.14	1.15	1.17	1.18	1.19	1.20	1.21	1.22	1.23	1.24
126	1.15	1.16	1.18	1.19	1.20	1.21	1.22	1.23	1.24	1.25
128	1.16	1.17	1.19	1.20	1.21	1.22	1.23	1.24	1.25	1.27
130	1.17	1.19	1.20	1.21	1.22	1.23	1.25	1.26	1.27	1.28
132	1.19	1.20	1.21	1.22	1.24	1.25	1.26	1.27	1.28	1.29
134	1.20	1.21	1.22	1.23	1.25	1.26	1.27	1.28	1.29	1.31
135	1.21	1.22	1.23	1.24	1.26	1.27	1.28	1.29	1.30	1.32
136	1.22	1.23	1.24	1.25	1.27	1.28	1.29	1.30	1.31	1.33
138	1.23	1.24	1.25	1.26	1.28	1.29	1.30	1.31	1.33	1.34
140	1.24	1.25	1.27	1.28	1.29	1.30	1.32	1.33	1.34	1.35

续表

身高(cm)	体重(kg)									
	40	41	42	43	44	45	46	47	48	49
142	1.25	1.26	1.28	1.29	1.30	1.32	1.33	1.34	1.35	1.36
144	1.26	1.27	1.29	1.30	1.31	1.33	1.34	1.35	1.36	1.38
145	1.27	1.28	1.30	1.31	1.32	1.34	1.35	1.36	1.37	1.39
146	1.28	1.29	1.31	1.32	1.33	1.35	1.36	1.37	1.38	1.40
148	1.29	1.30	1.32	1.33	1.34	1.36	1.37	1.38	1.39	1.41
150	1.30	1.32	1.33	1.34	1.36	1.37	1.38	1.40	1.41	1.42
152	1.31	1.33	1.34	1.36	1.37	1.38	1.40	1.41	1.42	1.43
154	1.32	1.34	1.35	1.37	1.38	1.39	1.41	1.42	1.43	1.44
155	1.33	1.35	1.36	1.38	1.39	1.40	1.42	1.43	1.44	1.45
156	1.34	1.36	1.37	1.39	1.40	1.41	1.43	1.44	1.45	1.46
158	1.35	1.37	1.38	1.40	1.41	1.42	1.44	1.45	1.46	1.47
160	1.37	1.38	1.39	1.41	1.42	1.44	1.45	1.46	1.48	1.49
162	1.38	1.39	1.41	1.42	1.43	1.45	1.46	1.48	1.49	1.50
164	1.39	1.40	1.42	1.43	1.44	1.46	1.47	1.49	1.50	1.51
165	1.40	1.41	1.43	1.44	1.45	1.47	1.48	1.50	1.51	1.52
166	1.41	1.42	1.44	1.45	1.46	1.48	1.49	1.51	1.52	1.53
168	1.42	1.43	1.45	1.46	1.47	1.49	1.50	1.52	1.53	1.54
170	1.43	1.44	1.46	1.47	1.49	1.50	1.51	1.53	1.54	1.56
172	1.44	1.45	1.47	1.48	1.50	1.51	1.53	1.54	1.55	1.57
174	1.45	1.46	1.48	1.49	1.51	1.52	1.54	1.55	1.56	1.58
175	1.46	1.47	1.49	1.50	1.52	1.53	1.55	1.56	1.57	1.59
176	1.47	1.48	1.50	1.51	1.53	1.54	1.56	1.57	1.58	1.60
178	1.48	1.49	1.51	1.52	1.54	1.55	1.57	1.58	1.59	1.61

续表

身高(cm)	体重(kg)									
	40	41	42	43	44	45	46	47	48	49
180	1.49	1.50	1.52	1.53	1.55	1.56	1.58	1.59	1.61	1.62

附表Ⅳ-5 小儿体表面积查阅表(单位:m^2)

身高(cm)	体重(kg)									
	50	51	52	53	54	55	56	57	58	59
120	1.22	1.23	1.24	1.25	1.26	1.27	1.28	1.29	1.30	1.31
122	1.23	1.24	1.25	1.26	1.27	1.28	1.29	1.30	1.31	1.32
124	1.25	1.26	1.27	1.28	1.29	1.30	1.31	1.32	1.33	1.34
125	1.26	1.27	1.28	1.29	1.30	1.31	1.32	1.33	1.34	1.35
126	1.27	1.28	1.29	1.30	1.31	1.32	1.33	1.34	1.35	1.36
128	1.28	1.29	1.30	1.31	1.32	1.33	1.34	1.35	1.36	1.37
130	1.29	1.30	1.31	1.32	1.33	1.34	1.36	1.37	1.38	1.39
132	1.31	1.32	1.33	1.34	1.35	1.36	1.37	1.38	1.39	1.40
134	1.32	1.33	1.34	1.35	1.36	1.37	1.38	1.39	1.40	1.42
135	1.33	1.34	1.35	1.36	1.37	1.38	1.39	1.40	1.41	1.42
136	1.34	1.35	1.36	1.37	1.38	1.39	1.40	1.41	1.42	1.43
138	1.35	1.36	1.37	1.38	1.39	1.40	1.42	1.43	1.44	1.45
140	1.36	1.37	1.39	1.40	1.41	1.42	1.43	1.44	1.45	1.46
142	1.38	1.39	1.40	1.41	1.42	1.43	1.44	1.46	1.47	1.48
144	1.39	1.40	1.41	1.42	1.43	1.45	1.46	1.47	1.48	1.49
145	1.40	1.41	1.42	1.43	1.44	1.46	1.47	1.48	1.49	1.50
146	1.41	1.42	1.43	1.44	1.45	1.47	1.48	1.49	1.50	1.51
148	1.42	1.43	1.44	1.45	1.47	1.48	1.49	1.50	1.51	1.52
150	1.43	1.44	1.46	1.47	1.48	1.49	1.50	1.51	1.53	1.54

续表

身高(cm)	体重(kg)									
	50	51	52	53	54	55	56	57	58	59
152	1.45	1.46	1.47	1.48	1.49	1.51	1.52	1.53	1.54	1.55
154	1.46	1.47	1.48	1.49	1.51	1.52	1.53	1.54	1.55	1.56
155	1.47	1.48	1.49	1.50	1.52	1.53	1.54	1.55	1.56	1.57
156	1.48	1.49	1.50	1.51	1.53	1.54	1.55	1.56	1.57	1.58
158	1.49	1.50	1.51	1.52	1.54	1.55	1.56	1.57	1.58	1.60
160	1.50	1.51	1.53	1.54	1.55	1.56	1.58	1.59	1.60	1.61
162	1.51	1.53	1.54	1.55	1.57	1.58	1.59	1.60	1.61	1.63
164	1.52	1.54	1.55	1.56	1.58	1.59	1.60	1.61	1.62	1.64
165	1.53	1.55	1.56	1.57	1.59	1.60	1.61	1.62	1.63	1.65
166	1.54	1.56	1.57	1.58	1.60	1.61	1.62	1.63	1.64	1.66
168	1.56	1.57	1.58	1.59	1.61	1.62	1.63	1.64	1.66	1.67
170	1.57	1.58	1.59	1.61	1.62	1.63	1.65	1.66	1.67	1.68
172	1.58	1.60	1.61	1.62	1.63	1.65	1.66	1.67	1.68	1.70
174	1.59	1.61	1.62	1.63	1.65	1.66	1.67	1.68	1.70	1.71
175	1.60	1.62	1.63	1.64	1.66	1.67	1.68	1.69	1.71	1.72
176	1.61	1.63	1.64	1.65	1.67	1.68	1.69	1.70	1.72	1.73
178	1.62	1.64	1.65	1.66	1.68	1.69	1.70	1.71	1.73	1.74
180	1.63	1.65	1.66	1.68	1.69	1.70	1.72	1.73	1.74	1.75

附表Ⅳ-6 小儿体表面积查阅表(单位:m^2)

身高(cm)	体重(kg)									
	60	61	62	63	64	65	66	67	68	69
130	1.40	1.41	1.41	1.42	1.43	1.44	1.45	1.46	1.47	1.48
132	1.41	1.42	1.43	1.44	1.45	1.46	1.47	1.48	1.49	1.50
134	1.42	1.43	1.44	1.45	1.46	1.47	1.48	1.49	1.50	1.51
135	1.43	1.44	1.45	1.46	1.47	1.48	1.49	1.50	1.51	1.52
136	1.44	1.45	1.46	1.47	1.48	1.49	1.50	1.51	1.52	1.53
138	1.46	1.47	1.48	1.49	1.50	1.51	1.52	1.53	1.54	1.55
140	1.47	1.48	1.49	1.50	1.51	1.52	1.53	1.54	1.55	1.56
142	1.49	1.50	1.51	1.52	1.53	1.54	1.55	1.56	1.57	1.58
144	1.50	1.51	1.52	1.53	1.54	1.55	1.56	1.57	1.58	1.59
145	1.51	1.52	1.53	1.54	1.55	1.56	1.57	1.58	1.59	1.60
146	1.52	1.53	1.54	1.55	1.56	1.57	1.58	1.59	1.60	1.61
148	1.53	1.54	1.55	1.57	1.58	1.59	1.60	1.61	1.62	1.63
150	1.55	1.56	1.57	1.58	1.59	1.60	1.61	1.62	1.63	1.64
152	1.56	1.57	1.58	1.60	1.61	1.62	1.63	1.64	1.65	1.66
154	1.58	1.59	1.60	1.61	1.62	1.63	1.64	1.65	1.66	1.67
155	1.59	1.60	1.61	1.62	1.63	1.64	1.65	1.66	1.67	1.68
156	1.60	1.61	1.62	1.63	1.64	1.65	1.66	1.67	1.68	1.69
158	1.61	1.62	1.63	1.64	1.65	1.66	1.67	1.68	1.70	1.71
160	1.62	1.63	1.64	1.66	1.67	1.68	1.69	1.70	1.71	1.72
162	1.64	1.65	1.66	1.67	1.68	1.69	1.70	1.72	1.73	1.74
164	1.65	1.66	1.67	1.68	1.69	1.71	1.72	1.73	1.74	1.75
165	1.66	1.67	1.68	1.69	1.70	1.72	1.73	1.74	1.75	1.76
166	1.67	1.68	1.69	1.70	1.71	1.73	1.74	1.75	1.76	1.77
168	1..68	1.69	1.70	1.72	1.73	1.74	1.75	1.76	1.77	1.78
170	1.69	1.71	1.72	1.73	1.74	1.75	1.77	1.78	1.79	1.80

续表

身高(cm)	体重(kg)									
	60	61	62	63	64	65	66	67	68	69
172	1.71	1.72	1.73	1.75	1.76	1.77	1.78	1.79	1.80	1.81
174	1.72	1.73	1.75	1.76	1.77	1.78	1.79	1.80	1.82	1.83
175	1.73	1.74	1.76	1.77	1.78	1.79	1.80	1.81	1.83	1.84
176	1.74	1.75	1.77	1.78	1.79	1.80	1.81	1.82	1.84	1.85
178	1.75	1.76	1.78	1.79	1.80	1.81	1.82	1.84	1.85	1.86
180	1.77	1.78	1.79	1.80	1.82	1.83	1.84	1.85	1.86	1.87
182	1.78	1.79	1.81	1.82	1.83	1.84	1.85	1.87	1.88	1.89
184	1.79	1.80	1.82	1.83	1.84	1.85	1.87	1.88	1.89	1.90
185	1.80	1.81	1.83	1.84	1.85	1.86	1.88	1.89	1.90	1.91
186	1.81	1.82	1.84	1.85	1.86	1.87	1.89	1.90	1.91	1.92
188	1.82	1.84	1.85	1.86	1.87	1.89	1.90	1.91	1.92	1.93
190	1.84	1.85	1.86	1.88	1.89	1.90	1.91	1.93	1.94	1.95

附表Ⅳ-7 小儿体表面积查阅表(单位:m^2)

身高(cm)	体重(kg)									
	70	71	72	73	74	75	76	77	78	79
140	1.57	1.58	1.59	1.60	1.61	1.62	1.63	1.64	1.65	1.66
142	1.59	1.60	1.61	1.62	1.63	1.64	1.65	1.66	1.67	1.68
144	1.60	1.61	1.62	1.63	1.64	1.65	1.66	1.67	1.68	1.69
145	1.61	1.62	1.63	1.64	1.65	1.66	1.67	1.68	1.69	1.70
146	1.62	1.63	1.64	1.65	1.66	1.67	1.68	1.69	1.70	1.71
148	1.64	1.65	1.66	1.67	1.68	1.69	1.70	1.71	1.72	1.73
150	1.65	1.66	1.67	1.68	1.69	1.70	1.71	1.72	1.73	1.74
152	1.67	1.68	1.69	1.70	1.71	1.72	1.73	1.74	1.75	1.76

续表

身高(cm)	体重(kg)									
	70	71	72	73	74	75	76	77	78	79
154	1.68	1.69	1.70	1.71	1.72	1.73	1.74	1.75	1.76	1.77
155	1.69	1.70	1.71	1.72	1.73	1.74	1.75	1.76	1.77	1.78
156	1.70	1.71	1.72	1.73	1.74	1.75	1.76	1.77	1.78	1.79
158	1.72	1.73	1.74	1.75	1.76	1.77	1.78	1.79	1.80	1.81
160	1.73	1.74	1.75	1.76	1.77	1.78	1.79	1.80	1.81	1.82
162	1.75	1.76	1.77	1.78	1.79	1.80	1.81	1.82	1.83	1.84
164	1.76	1.77	1.78	1.79	1.80	1.81	1.82	1.83	1.84	1.85
165	1.77	1.78	1.79	1.80	1.81	1.82	1.83	1.84	1.85	1.86
166	1.78	1.79	1.80	1.81	1.82	1.83	1.84	1.85	1.86	1.87
168	1.79	1.81	1.82	1.83	1.84	1.85	1.86	1.87	1.88	1.89
170	1.81	1.82	1.83	1.84	1.85	1.86	1.87	1.88	1.89	1.91
172	1.83	1.84	1.85	1.86	1.87	1.88	1.89	1.90	1.91	1.92
174	1.84	1.85	1.86	1.87	1.88	1.89	1.90	1.91	1.93	1.94
175	1.85	1.86	1.87	1.88	1.89	1.90	1.91	1.92	1.94	1.95
176	1.86	1.87	1.88	1.89	1.90	1.91	1.92	1.93	1.95	1.96
178	1.87	1.88	1.89	1.90	1.92	1.93	1.94	1.95	1.96	1.97
180	1.89	1.90	1.91	1.92	1.93	1.94	1.95	1.96	1.98	1.99
182	1.90	1.91	1.92	1.94	1.95	1.96	1.97	1.98	1.99	2.00
184	1.91	1.93	1.94	1.95	1.60	1.97	1.98	1.99	2.00	2.02
185	1.92	1.94	1.95	1.96	1.97	1.98	1.99	2.00	2.01	2.03
186	1.93	1.95	1.96	1.97	1.98	1.99	2.00	2.01	2.02	2.04
188	1.95	1.96	1.97	1.98	1.99	2.00	2.02	2.03	2.04	2.05
190	1.96	1.97	1.99	2.00	2.01	2.02	2.03	2.04	2.05	2.07

续表

身高(cm)	体重(kg)									
	70	71	72	73	74	75	76	77	78	79
192	1.98	1.99	2.00	2.01	2.02	2.04	2.05	2.06	2.07	2.08
194	1.99	2.00	2.01	2.02	2.04	2.05	2.06	2.07	2.08	2.09
195	2.00	2.01	2.02	2.03	2.05	2.06	2.07	2.08	2.09	2.10
196	2.01	2.02	2.03	2.04	2.06	2.07	2.08	2.09	2.10	2.11
198	2.02	2.03	2.05	2.06	2.07	2.08	2.09	2.10	2.12	2.13
200	2.04	2.05	2.06	2.07	2.08	2.10	2.11	2.12	2.13	2.14

附表Ⅳ-8 小儿体表面积查阅表(单位:m^2)

身高(cm)	体重(kg)										
	80	81	82	83	84	85	86	87	88	89	90
140	1.66	1.67	1.68	1.69	1.70	1.71	1.72	1.72	1.73	1.74	1.75
142	1.68	1.69	1.70	1.71	1.72	1.72	1.73	1.74	1.75	1.76	1.77
144	1.70	1.71	1.71	1.72	1.73	1.74	1.75	1.76	1.77	1.78	1.78
145	1.71	1.72	1.72	1.73	1.74	1.75	1.76	1.77	1.78	1.79	1.79
146	1.72	1.72	1.73	1.74	1.75	1.76	1.77	1.78	1.79	1.80	1.80
148	1.73	1.74	1.75	1.76	1.77	1.78	1.79	1.80	1.80	1.81	1.82
150	1.75	1.76	1.77	1.78	1.79	1.79	1.80	1.81	1.82	1.83	1.84
152	1.77	1.78	1.78	1.79	1.80	1.81	1.82	1.83	1.84	1.85	1.86
154	1.78	1.79	1.80	1.81	1.82	1.83	1.84	1.85	1.86	1.87	1.87
155	1.79	1.80	1.81	1.82	1.83	1.84	1.85	1.86	1.87	1.88	1.88
156	1.80	1.81	1.82	1.83	1.84	1.85	1.86	1.87	1.87	1.88	1.89
158	1.82	1.83	1.84	1.85	1.85	1.86	1.87	1.88	1.89	1.90	1.91
160	1.83	1.84	1.85	1.86	1.87	1.88	1.89	1.90	1.91	1.92	1.93
162	1.85	1.86	1.87	1.88	1.89	1.90	1.91	1.92	1.93	1.94	1.95
164	1.86	1.87	1.88	1.89	1.90	1.91	1.92	1.93	1.94	1.95	1.96

续表

身高 (cm)	体重(kg)										
	80	81	82	83	84	85	86	87	88	89	90
165	1. 87	1. 88	1. 89	1. 90	1. 91	1. 92	1. 93	1. 94	1. 95	1. 96	1. 97
166	1. 88	1. 89	1. 90	1. 91	1. 92	1. 93	1. 94	1. 95	1. 96	1. 97	1. 98
168	1. 90	1. 91	1. 92	1. 93	1. 94	1. 95	1. 96	1. 97	1. 98	1. 99	2. 00
170	1. 92	1. 93	1. 94	1. 95	1. 96	1. 97	1. 98	1. 98	1. 99	2. 00	2. 01
172	1. 93	1. 94	1. 95	1. 96	1. 97	1. 98	1. 99	2. 00	2. 01	2. 02	2. 03
174	1. 95	196	1. 97	1. 98	1. 99	2. 00	2. 01	2. 02	2. 03	2. 04	2. 05
175	1. 96	1. 97	1. 98	1. 99	2. 00	2. 01	2. 02	2. 03	2. 04	2. 05	2. 06
176	1. 97	1. 98	1. 99	2. 00	2. 01	2. 02	2. 03	2. 04	2. 05	2. 06	2. 07
178	1. 98	1. 99	2. 00	2. 01	2. 02	2. 03	2. 04	2. 05	2. 06	2. 07	2. 08
180	2. 00	2. 01	2. 02	2. 03	2. 04	2. 05	2. 06	2. 07	2. 08	2. 09	2. 10
182	2. 01	2. 02	2. 03	2. 04	2. 05	2. 07	2. 08	2. 09	2. 10	2. 11	2. 12
184	2. 03	2. 04	2. 05	2. 06	2. 07	2. 08	2. 09	2. 10	2. 11	2. 12	2. 13
185	2. 04	2. 05	2. 06	2. 07	2. 08	2. 09	2. 10	2. 11	2. 12	2. 13	2. 14
186	2. 05	2. 06	2. 07	2. 08	2. 09	2. 10	2. 11	2. 12	2. 13	2. 14	2. 15
188	2. 06	2. 07	2. 08	2. 09	2. 10	2. 11	2. 12	2. 14	2. 15	2. 16	2. 17
190	2. 08	2. 09	2. 10	2. 11	2. 12	2. 13	2. 14	2. 15	2. 16	2. 17	2. 18
192	2. 09	2. 10	2. 11	2. 13	2. 14	2. 15	2. 16	2. 17	2. 18	2. 19	2. 20
194	2. 11	2. 12	2. 13	2. 14	2. 15	2. 16	2. 17	2. 18	2. 19	2. 20	2. 21
195	2. 12	2. 13	2. 14	2. 15	2. 16	2. 17	2. 18	2. 19	2. 20	2. 21	2. 22
196	2. 13	2. 14	2. 15	2. 16	2. 17	2. 18	2. 19	2. 20	2. 21	2. 22	2. 23
198	2. 14	2. 15	2. 16	2. 17	2. 18	2. 20	2. 21	2. 22	2. 23	2. 24	2. 25
200	2. 15	2. 17	2. 18	2. 19	2. 20	2. 21	2. 22	2. 23	2. 24	2. 25	2. 27

（刘铜林）

V　微泵静脉输液时药物剂量计算公式与换算方法

部分患儿静脉使用某些药物时,需严格控制药物输注速率、静脉输液速度,同时对药物浓度(药物剂量)也有要求,三者之间有内在的相互换算关系。在临床工作中,常先设定两个参数,而通过计算公式快速准确地换算出第三个参数来。

1. 需加入某容量液体的药物剂量(μg)=[60×液体容量(ml)×体重(kg)×药物输注速率 μg/(kg·min)]÷输液速度(ml/h)

2. 需加入某容量液体的药物剂量(μg)=[液体容量(ml)×体重(kg)×药物输注速率 μg/(kg·h)]÷输液速度(ml/h)

3. 为控制输液总量,静脉输液速度起始量一般设定为1ml/h,而药物输注速率起始量一般设定为常用速率的整倍数,液体容量一般为50ml或100ml,由此可按公式计算出所配制的药物浓度或药物剂量。

4. 每种急救药物应单独配制与单独使用,以便药物输注速率调节。

5. 衍生的几个计算公式[注意:当药物输注速率单位为μg/(kg·min)时,药物剂量或药物浓度单位为mg/50ml或100ml,当药物输注速率单位为mg/(kg·min)时,药物剂量或药物浓度单位为g/50ml或100ml]。

(1) 药物输注速率单位为mg或μg/(kg·min),液体容量为100ml的配制:

"乘6原则"

100ml液体的药物剂量(g或mg)

$$=\frac{6\times\text{体重(kg)}\times\text{药物输注速率[mg 或 μg/(kg·min)]}}{\text{静脉输液速度(ml/h)}}$$

(2) 药物输注速率单位为mg或μg/(kg·min),液体容量为 50ml 的配制：

“乘 3 原则”

50ml 液体的药物剂量(g 或 mg)

$$=\frac{3\times \text{体重(kg)}\times \text{药物输注速率[mg 或 μg/(kg·min)]}}{\text{静脉输液速度(ml/h)}}$$

(3) 药物输注速率单位为 mg 或 μg/(kg·h)，液体容量为 100ml 的配制：

“乘 0.1 原则”或“乘 6 除 60 原则”

100ml 液体的药物剂量(g 或 mg)

$$=\frac{6\times \text{体重(kg)}\times \text{药物输液速率[mg 或 μg/(kg·h)]}}{60\times \text{静脉输液速度(ml/h)}}$$

(4) 药物输注速率单位为 mg 或 μg/(kg·h)，液体容量为 50ml 的配制：

“乘 0.05 原则”或“乘 3 除 60 原则”

50ml 液体的药物剂量(g 或 mg)=

$$\frac{3\times \text{体重(kg)}\times \text{药物输注速率[mg 或 μg/(kg·h)]}}{60\times \text{静脉输液速度(ml/h)}}$$

6. 常用急救药物的快速配制与给药法举例

附表 V-1　常用急救药物的快速配制法

药名	输注速率[μg/(kg·min)]	计算公式	配制举例
多巴胺	2～20	需加入某液体量的药物量(μg)=60×该液体量(ml)×体重(kg)×输注速率[μg/(kg·min)]÷输液速度(ml/h)	例1:体重6kg,多巴胺输注速率10μg/[kg·min],配制100ml液体,设定输液速度1ml/h。 60×100(ml)×6(kg)×10[μg/(kg·min)]÷1(ml/h)=360 000μg=360mg 即:将360mg多巴胺加入5%葡萄糖100ml中泵入, 此时:1ml/h=10μg/(kg·min) 例2:体重6kg,多巴胺输注速率10μg/(kg·min),输液速度1ml/h。 60×50(ml)×6(kg)×10[μg/(kg·min)]÷1(ml/h) =180 000μg=180mg 即:将180mg多巴胺加入5%葡萄糖50ml中泵入, 此时:1ml/h=10μg/(kg·min)
多巴酚丁胺	2～20		
肾上腺素	0.01～1.0		
去甲肾上腺素	0.01～1.0		
异丙肾上腺素	0.01～1.0		
硝谱钠	0.25～8		
酚妥拉明	2～20		
米力农	0.50～0.75		
利多卡因	20～50		
咪达唑仑	1～6		
药名	输注速率(μg/kg·h)	需加入某液体量的药物量(μg)=该液体量(ml)×体重(kg)×输注速率[μg/(kg·h)]÷输液速度(ml/h)	例1:体重6kg,芬太尼输注速率1μg/(kg·h),输液速度1ml/h。 100(ml)×6(kg)×1[μg/(kg·h)]÷1(ml/h)=600μg=0.6mg 即:将0.6mg芬太尼加入5%葡萄糖100ml中泵入, 此时:1ml/h=1μg/(kg·h) 例2:体重6kg,芬太尼输注速率1μg/(kg·h),配制50ml液体,设定输液速度1ml/h。
舒芬太尼	0.03～0.05,可0.1～0.5		
芬太尼	1～4		

续表

药名	输注速率[μg/(kg·h)]	计算公式	配制举例
吗啡	10～40		50(ml)×6(kg)×1[μg/(kg·h)]÷1(ml/h)=300μg =0.3mg 即:将0.3mg芬太尼加入5%葡萄糖50ml中泵入,此时:1ml/h=1μg/(kg·h)
呋塞米	100～800		
纳络酮	3～4		
生长抑素	3～4		

（刘铜林）

Ⅵ　儿科常用西药剂量与用法表

注：为叙述方便，表中（O）代表口服，（M）代表肌内注射，（H）代表皮下注射，（D）代表静脉滴注，（V）代表静脉注射，（K）代表直肠给药；qd 代表每日给药 1 次，bid 代表每日给药 2 次，tid 代表每日给药 3 次，qid 代表每日给药 4 次，qod 代表隔日给药 1 次，q6 ~8h 代表每 6 ~8 小时给药 1 次（即每日给药 3~4 次），依此类推。

一、抗感染药物

1. 青霉素类抗生素

附表Ⅵ-1　青霉素类抗生素

通用药名	其他药名	剂型与规格	剂量与用法	说明
青霉素 penicillin(G), benzylpenicillin	青霉素 G 苄青霉素	针 80 万 U 100 万 U 160 万 U 400 万 U	3 万～5 万 U/(kg·d),(M),q6～8h;5 万～20 万 U/(kg·d),必要时可增加至 40 万～60 万 U/(kg·d),(D),q6～12h	1. 用前应询问青霉素过敏史,并做青霉素皮试 2. 有钾盐与钠盐,钾盐不可静脉推注
苄星青霉素 benzathine benzylpenicillin	长效西林 长效青霉素	针 60 万 U 120 万 U	60 万 U/次或 120 万 U/次,(M),每 2～4 周 1 次。仅供肌内注射给药	1. 每次均应做青霉素皮试 2. 常用于预防风湿热复发
青霉素 V penicillin V	苯氧甲基青霉素 青霉素 V 钾	片 0.25g 0.5g	25～50mg/(kg·d),(O),q6～8h	用前应询问青霉素过敏史,已知青霉素过敏者禁用
苯唑西林 oxacillin	苯唑青霉素 新青霉素Ⅱ	针 0.5g	50～100mg/(kg·d),(M),q6～8h; 50～200mg/(kg·d),(D),q6～12h	1. 耐酸、耐青霉素酶,对产酶金葡菌有效,但对 G^- 菌无效 2. 用前应询问青霉素过敏史,并做青霉素皮试
萘夫西林 nafcillin	欣轻三	针 1.0g	50～100mg/(kg·d),(M)、(D),q6～8h	1. 耐酸、耐青霉素酶,对产酶金葡菌有效,但对 G^- 菌无效 2. 一般不主张用于新生儿

续表

通用药名	其他药名	剂型与规格	剂量与用法	说明
氟氯西林 flucloxacillin	奥佛林 伊芬	胶囊 0.25g 针 0.5g 1.0g	25～50mg/(kg·d),(O),q6～8h 50～100mg/(kg·d),(M),q6～8h; 50～200mg/(kg·d),(D),q6～12h.	1. 耐青霉素酶,对产酶耐药金葡菌有效,但对 G^- 菌无效 2. 用前应询问青霉素过敏史,并做青霉素皮试
氯唑西林 cloxacillin	氯唑青霉素 邻氯青霉素	针 0.5g	50～100mg/(kg·d),(M),q6～8h; 50～200mg/(kg·d),(D),q6～12h.	1. 对金葡菌作用较弱,余同上 2. 新生儿有黄疸者慎用
氨苄西林 ampicillin	氨苄青霉素 安比西林 安必仙	胶囊 0.25g 针 0.5g 1.0g	50～100mg/(kg·d),(O),q6～8h; 50～150mg/(kg·d),(M),q6～8h; 100～300mg/(kg·d),(D),q6～12h	1. 广谱,对 G^+、G^- 菌均有疗效 2. 口服前应询问青霉素过敏史,注射前应做青霉素皮试

续表

通用药名	其他药名	剂型与规格	剂量与用法	说明
氨苄西林-舒巴坦 ampicillin-sulbactam	舒氨西林 舒氨新 优力新 强力安必仙	针 0.75g 1.5g 2.25g	100 ~ 150mg/(kg · d),(M),q6 ~ 8h; 100 ~ 200mg/(kg · d),(D),q6 ~ 12h. 但舒巴坦不能超过 80mg/(kg · d)	1. 对产 β-内酰胺酶的耐药菌效果良好 2. 余同氨苄西林
阿莫西林 amoxicillin	羟氨苄青霉素 阿莫仙,再林 益萨林	胶囊 0.25g 颗粒 0.125g/包 针 0.5g	40 ~ 80mg/(kg · d),(O),q6 ~ 8h; 50 ~ 100mg/(kg · d),(M)、(D),q6 ~ 8h	1. 广谱,对 G^+、G^-菌均有疗效 2. 还可治疗幽门螺杆菌感染 3. 余同氨苄西林
阿莫西林/氟氯西林 amoxicillin-flucloxacillin	弗威 昆柏	针 0.5g 1.0g 2.0g	50 ~ 200mg/(kg · d),(D),q6 ~ 8h 宜用生理盐水稀释后使用	1. 两者比例为 1 : 1 2. 耐酸、耐酶、广谱,尤其对产酶金葡菌有效 3. 新生儿慎用

续表

通用药名	其他药名	剂型与规格	剂量与用法	说明
阿莫西林-舒巴坦 amoxicillin-sulbactam	特福猛 舒萨林 来切利 青倍能	针 0.75g 1.5g	75~150mg/(kg·d),(M)、(D)、(V),q8~12h,必要时酌情加量,但舒巴坦不能超过 80mg/(kg·d)	1. 两者比例为 2:1 2. 对产 β-内酰胺酶的耐药菌有效 3. 余同阿莫西林
阿莫西林-克拉维酸 amoxicillin-clavulanate	艾克儿 奥先 安奇 安灭菌 安美汀	颗粒 0.125g/包 咀嚼片 0.187g 0.375g 针 0.6g 1.2g	30~60mg/(kg·d),(O),q6~8h; 60~120mg/(kg·d),(V)、(D),q6~8h。用生理盐水稀释后使用	1. 两者比例:颗粒剂 4:1 或 7:1,针剂 5:1 2. 对产 β-内酰胺酶的耐药菌有效 3. 余同阿莫西林
哌拉西林 piperacillin	氧哌嗪青霉素	针 1.0g 2.0g	100 ~ 150mg/(kg · d),(M),q6~8h; 100 ~ 200mg/(kg · d),(D),q6~8h	1. 广谱,对 G^+、G^- 菌及厌氧菌疗效均好,但对产酶金葡菌无效;大剂量可能引起出血 2. 余同青霉素

续表

通用药名	其他药名	剂型与规格	剂量与用法	说明
哌拉西林-舒巴坦 piperacillin-sulbactam	新特灭 特灭茵 派纾，百定 强舒西林	针 0.75 1.25g 1.5g 2.5g	100 ~ 250mg/(kg·d)，(D)，q8 ~ 12h 但舒巴坦不能超过 80mg/(kg·d)	1. 两者比例为 2∶1 或 4∶1 2. 对产 β-内酰胺酶的耐药菌有效 3. 余同哌拉西林
哌拉西林-他唑巴坦 piperacillin-tazobactam	北元哌强 强林坦 左朋 特治星	针 0.625g 1.25g 2.5g	60 ~ 150mg/(kg·d)，(D)、(V)，q6 ~ 8h	1. 两者比例为 4∶1 2. 对泌尿道感染效果好 3. 余同上
呋布西林 furbencillin	呋苄西林 二叶泰 二叶神	针 0.5g 1.0g	50 ~ 150mg/(kg·d)，(D)，q6 ~ 8h；本品不宜静脉推注或肌内注射	1. 广谱，对 G^+、G^- 菌及厌氧菌均有疗效 2. 对尿路及胆系感染有效 3. 余同青霉素
美洛西林 mezlocillin	磺苯咪唑青霉素 天林 力扬	针 0.5g 1.0g 2.0g	100 ~ 200mg/(kg·d)，严重感染者增至 300mg/(kg·d)，(M)、(D)，q6 ~ 8h	1. 广谱，对 G^+、G^- 菌疗效好，对铜绿假单胞菌有效 2. 余同青霉素

续表

通用药名	其他药名	剂型与规格	剂量与用法	说明
美洛西林-舒巴坦 mezlocillin-sulbactam	同真 开林 佳洛坦 凯韦可	针 0.625g 1.25g 2.5g	150 ~ 250mg/(kg · d),(D),q8 ~ 12h 体重小于 3kg 的新生儿,150/(kg · d),(D),q12h 但舒巴坦不能超过 80mg/(kg · d)	1. 两者比例为 4 : 1 2. 对产 β-内酰胺酶的耐药菌有效,作用较强 3. 余同上
阿洛西林 azlocillin	苯咪唑青霉素 阿乐欣 可乐欣	针 1.0g 2.0g	150 ~ 250mg/(kg · d),(M)、(D),q6 ~ 8h	1. 广谱,对 G^+、G^- 菌疗效好,对铜绿假单胞菌有效 2. 余同青霉素
羧苄西林 carbenicillin	羧苄青霉素 卡比西林	针 1.0g 2.0g	100 ~ 200mg/(kg · d),(M),q6 ~ 8h; 200 ~ 400mg/(kg · d),(D),q6-8h	1. 主要用于铜绿假单胞菌及其他 G^- 杆菌与厌氧菌治疗 2. 余同青霉素
替卡西林 ticarcillin	羧噻吩青霉素 阿乐仙	针 0.5g 1.0g	100 ~ 200mg/(kg · d),(M),q6 ~ 8h 200 ~ 400mg/(kg · d),(D),q6-8h	1. 作用较羧苄西林更强 2. 余同羧苄西林

续表

通用药名	其他药名	剂型与规格	剂量与用法	说明
替卡西林-克拉维酸 ticarcillin-clavulanate	特美汀 替门汀 泰门汀	针 1.6g 3.2g	150 ~ 300mg/(kg · d),(D),q6 ~ 8h	1. 两者比例为 15∶1 2. 对产 β-内酰胺酶的耐药菌有效,作用较强 3. 余同替卡西林

2. 头孢菌素、其他 β-内酰胺类抗生素

附表Ⅵ-2　头孢菌素、其他 β-内酰胺类抗生素

通用药名	其他药名	剂型与规格	剂量与用法	说明
头孢氨苄 cefalexin	先锋霉素Ⅳ 头孢立新 美丰,申嘉	胶囊 0.125g 0.25g 缓释片 0.25g	25 ~ 50mg/(kg · d),(O),q6 ~ 8h 25 ~ 50mg/(kg · d),(O),q12h	1. 对青霉素与头孢菌素过敏者慎用 2. 尿路浓度较高
头孢羟氨苄 cefadroxil	力欣奇 欧意	胶囊 0.125g 0.25g 颗粒 0.125g/包	25 ~ 50mg/(kg · d),重者可加至 75 ~ 100mg/(kg · d),(O),q8 ~ 12h	1. 对 G^+ 球菌作用较强,常用于呼吸道轻、中度感染 2. 余同头孢氨苄

续表

通用药名	其他药名	剂型与规格	剂量与用法	说明
头孢唑林 cefazolin	先锋霉素Ⅴ 赛福宁 新泰林(五水)	针 0.5g 1.0g	40~80mg/(kg·d),(M),q6~8h 50~100mg/(kg·d),(D),q6~8h	1. 青霉素过敏者慎用,头孢菌素过敏者禁用 2. 不宜与氨基糖苷类合用
头孢拉定 cefradine	先锋霉素Ⅵ 泛捷复 赛福定	胶囊 0.25g 针 0.5g 1.0g	25~50mg/(kg·d),(O),q6~8h 50~100mg/(kg·d),(M),q6~8h 50~150mg/(kg·d),(D),q6~8h	1. 偶可致血尿,肾功能不全者慎用 2. 余同上
头孢替唑 ceftezole	益替欣 替拉姆 特子社复	针 0.5g 1.0g 2.0g	50~100mg/(kg·d),(D),q12h	1. 属第1代头孢菌素 2. 青霉素过敏者慎用,头孢菌素过敏者禁用

续表

通用药名	其他药名	剂型与规格	剂量与用法	说明
头孢硫脒 cefathiamidine	仙力素 小佳素	针 0.5g 1.0g	50～100mg/(kg·d),(M),q6～8h 50～100mg/(kg·d),(D),q6～12h	1. 属第1代头孢菌素 2. 对G^+球菌作用较强,尤其对肠球菌有效 3. 肝、肾毒性较少
头孢克洛 cefaclor	头孢氯氨苄 可福乐 希刻劳(颗粒) 熙蒙(复方剂)	胶囊 0.125g 0.25g 0.125g/包 0.25g/包	20～40mg/(kg·d),(O),q6～8h	1. 介于第1、2代头孢之间,但多归入第2代头孢菌素 2. 青霉素与头孢菌素过敏者慎用
头孢呋辛 cefuroxime	信立欣 达力新 新福欣 安可欣	片 0.25g 针 0.75g 1.0g 1.5g	20～40mg/(kg·d),(O),q6～8h; 30～80mg/(kg·d),(M),q6～8h; 50～150mg/(kg·d),(D),q6～8h. 3个月以下儿童不推荐使用	1. 属第2代头孢菌素 2. 静脉给药时,青霉素过敏者慎用;头孢菌素过敏者禁用

续表

通用药名	其他药名	剂型与规格	剂量与用法	说明
头孢替安 cefotiam	替他欣 复仙安 锋替欣	针 0.5g 1.0g 2.0g	50～150mg/(kg·d),(D)、(V),q6～8h. 新生儿和早产儿慎用	1. 属第2代头孢菌素 2. 余同头孢呋辛
头孢孟多 cefamandole	孟得新,浦成 乐满妥,力援 琼力舒,塔定	针 0.5g 1.0g 2.0	50～100mg/(kg·d),(M),q6～8h; 50～150mg/(kg·d),(D)、(V),q6～8h. 新生儿和早产儿不推荐使用	1. 属第2代头孢菌素 2. 不宜与氨基糖苷类合用 3. 余同头孢呋辛
头孢尼西 cefonicid	胜西 定凯洛 罗朗	针 0.5g 1.0g 2.0g	25～50mg/(kg·d),(D),q12～24h.	1. 对 G^+ 及部分 G^- 菌疗效好,但对铜绿假单胞菌无效 2. 余同头孢孟多
头孢克肟 cefixime	达力芬 世福素	胶囊 50mg 100mg 颗粒剂 50mg	6～10mg/(kg·d),(O),q12h 可依年龄、病情需要适当增减	1. 属第3代口服头孢菌素 2. 小于6个月婴儿不宜使用 3. 余同头孢克洛

续表

通用药名	其他药名	剂型与规格	剂量与用法	说明
头孢地尼 cefdinir	全泽复 世扶尼 恒丹	胶囊 50mg 100mg 颗粒剂 50mg	9 ~ 18mg/(kg · d),(O),q8h 可依年龄、病情需要适当增减	1. 属第3代口服头孢菌素 2. 余同头孢克肟
头孢噻肟 cefotaxime	头孢氨噻肟 凯福隆 凯帝龙	针 0.5g 1.0g 2.0g	50 ~ 100mg/(kg · d),(M),q6 ~ 8h; 50 ~ 200mg/(kg · d),(D),q6 ~ 12h.	1. 为广谱第3代头孢菌素 2. 对β-内酰胺酶稳定 3. 青霉素过敏者慎用,头孢菌素过敏者禁用
头孢噻肟-舒巴坦 cefotaxime-sulbactam	永抗 新治君 治君	针 0.75g 1.5g 2.25g	50 ~ 100mg/(kg · d),(M),q6 ~ 8h; 75 ~ 200mg/(kg · d),(D),q6 ~ 12h. 但舒巴坦不能超过 80mg/(kg · d)	1. 两者比例为2:1 2. 对产β-内酰胺酶的耐药菌有效。余同头孢噻肟 3. 对任一成分过敏者禁用

续表

通用药名	其他药名	剂型与规格	剂量与用法	说明
头孢他啶 ceftazidime	复达欣 锋洛欣 赛之迅	针 0.5g 0.75g 1.0g	50～100mg/(kg·d)，必要时剂量可加至150～200mg/(kg·d)，(D)、(V)，q8～12h	1. 主要对 G^- 菌有效，尤其对铜绿假单胞菌疗效较好 2. 余同头孢噻肟
头孢哌酮 cefoperazone	头孢氧哌唑 先锋必 达诺欣	针 0.5g 1.0g 2.0g	50～100mg/(kg·d)，(M)，q8～12h 50～150mg/(kg·d)，(D)，q8～12h	1. 大剂量使用时，有出血倾向，应补充维生素 K_1 2. 余同头孢噻肟
头孢哌酮-舒巴坦 cefoperazone-sulbactam	舒普深 海舒必 新瑞普欣 利君派舒	针 1.5g 2.0g 2.25g	80～160mg/(kg·d)，(D)，q8～12h 但舒巴坦不能超过 80mg/(kg·d)	1. 两者比例为1∶1或2∶1 2. 对产 β-内酰胺酶的耐药菌有效。余同头孢哌酮 3. 对任一成分过敏者禁用
头孢哌酮-他唑巴坦 cefoperazone-tazobactam	普妥利康 新朗欧 凯斯 乐灵	针 1.125g 1.0g 2.0g 2.25g	50～100mg/(kg·d)，(D)，q8～12h	1. 两者比例为4∶1或8∶1 2. 对产 β-内酰胺酶的耐药菌有效。余同头孢哌酮 3. 对任一成分过敏者禁用

续表

通用药名	其他药名	剂型与规格	剂量与用法	说明
头孢曲松 ceftriaxone	头孢三嗪 罗氏芬 菌必治 罗噻嗪 赛扶欣	针 0.25g 0.5g 1.0g 2.0g	50 ~ 80mg/(kg · d),(M),qd 50 ~ 100mg/(kg · d),(D),q12 ~ 24h	1. 半衰期长,且有抗生素后效应,故每日1次、重症者每日2次给药 2. 对化脓性脑膜炎疗效较好 3. 余同头孢噻肟
头孢曲松-他唑巴坦 ceftriaxone-tazobactam	优他能 倍赛他	针 1.0g 2.0g	50 ~ 80mg/(kg · d),(M),qd 50 ~ 100mg/(kg · d),(D),q12 ~ 24h	1. 两者比例为3:1 2. 对产β-内酰胺酶的耐药菌有效。余同头孢曲松 3. 对任一成分过敏者禁用
头孢地嗪 cefodizime	高德,金抗 力勉,莫敌 康丽能	针 0.25g 0.5g 1.0g	50 ~ 80mg/(kg · d),(M),q12 ~ 24h 50 ~ 200mg/(kg · d),(D)、(V),q8 ~ 12h	1. 不宜与其他抗生素混合 2. 尚具有免疫调节作用 3. 余同头孢曲松

续表

通用药名	其他药名	剂型与规格	剂量与用法	说明
头孢甲肟 cefmenoxime	泛夫伟特 立肖均 尖峰 安捷健	针 0.25g 0.5g 1.0g	40～80mg/(kg·d),(D),q6～8h 中、重度感染或脑脊膜炎可增至 100～200mg/(kg·d),(D),q6～8h	1. 第三代广谱头孢菌素 2. 具有免疫与杀菌双重作用 3. 新生儿、早产儿慎用 4. 余同头孢噻肟
头孢唑肟 ceftizoxime	若奇 那兰欣 益保世灵	针 0.75g 1.0g 1.5g	40～80mg/(kg·d),(M),q6～12h 100～150mg/(kg·d),必要时剂量可加至 150～200mg/(kg·d),(D),q6～8h	1. 少用肌内注射给药 2. 小于 6 个月婴儿慎用 3. 余同头孢噻肟
头孢吡肟 cefepime	马斯平 悦康凯欣 康利沃普	针 0.5g 1.0g	50～150mg/(kg·d),(D),q8～12h 2 月以下儿童慎用,儿童不宜肌内注射	1. 为第 4 代头孢菌素 2. 对 β-内酰胺酶稳定 3. 抗菌谱广,作用较强

续表

通用药名	其他药名	剂型与规格	剂量与用法	说明
头孢匹胺 cefpiramide	康力安 海定 澳朗	针 0.5g 1.0g 2.0g	一般:30～80mg/(kg·d), 严重:100～150mg/(kg·d), (D),(V),q8～12h	1. 为第4代头孢菌素 2. 对G^-菌作用尤强 3. 肝肾功能不良者禁用
头孢匹罗 cefpirome	罗生	针 0.5g 1.0g 2.0g	50～150mg/(kg·d),(D), q8～12h	1. 为第4代头孢菌素 2. 对G^-菌作用尤强 3. 余同上
头孢西丁 cefoxitin	美福仙	针 1.0g	50～150mg/(kg·d),(D), q6～8h 小于2岁儿童慎用	1. 为头霉素类抗生素 2. 对β-内酰胺酶稳定 3. 为高效、广谱抗生素
头孢美唑 cefmetazole	迈力普 美之全 悉畅,深美	针 0.5g 1.0g	50～150mg/(kg·d), (D)、(V),q6～12h	1. 对厌氧菌作用较强 2. 余同上
头孢米诺 cefminox	锋美络 哲通	针 0.5g 1.0g	50～150mg/(kg·d),(D), q6～8h	同上

续表

通用药名	其他药名	剂型与规格	剂量与用法	说明
拉氧头孢 latamoxef	拉他头孢 噻吗灵	针 0.25g 0.5g 1.0g	80 ~ 150mg/(kg · d),(D),q12h	1. 属氧头孢类抗生素 2. 监测凝血功能并补充维生素 K 3. 半衰期长,每日给药 2 次即可
氟氧头孢 flomoxef	氟莫头孢 氟吗宁	针 0.5g 1.0g	60 ~ 150mg/(kg · d),(D),q6 ~ 8h	1. 属氧头孢类抗生素 2. 监测肝肾功能与血常规
氨曲南 aztreonam	君刻单 君明 广维 艾甲欣	针 0.5g 1.0g 2.0	40 ~ 80mg/(kg · d),(M),q6 ~ 8h 80 ~ 150mg/(kg · d),(D),q6 ~ 8h	1. 属单环 β-内酰胺类抗生素 2. 广谱,但对 G^- 菌作用尤强 3. 与青霉素及头孢菌素类无明显交叉过敏反应,不需做皮试
亚胺培南-西司他丁 imipenem-cilastatin	泰能 泰宁 速能	针 0.25g 0.5g	以亚胺培南计,30 ~ 60mg/(kg · d),重症者可增至 100mg/(kg · d),但每日总量不超过 2.0g,(D),q6 ~ 8h。每次静脉滴注时间应>1h	1. 亚胺培南为第一代碳青霉烯类抗生素,两者比例为 1 : 1 2. 可致脑膜刺激症状,癫痫者慎用 3. 肾功能减退者慎用,应减量使用 4. 超广谱药,易致二重感染,尤其是真菌感染

续表

通用药名	其他药名	剂型与规格	剂量与用法	说明
帕尼培南-倍他米隆 panipenem-betamipron	克倍宁	针 0.25g 0.5g	以帕尼培南计,30～60mg/(kg·d),重症者可增至100mg/(kg·d),但每日总量不超过2.0g,(D),q8～12h,具有抗生素后效应。每次静脉滴注时间应>1h	1. 帕尼培南为第一代碳青霉烯类抗生素,两者比例为1∶1 2. 中枢神经毒性与肾毒性较小 3. 新生儿用药安全尚未确立 4. 余同上
美罗培南 meropenem	倍能 美平 海正美特	针 0.25g 0.5g	30～60mg/(kg·d),重症者可增至100～120mg/(kg·d),(D),q8h。3月以下婴儿不推荐使用;肝、肾功能不全者尚无使用经验	1. 为第二代碳青霉烯类抗生素 2. 超广谱药,对铜绿假单胞菌及产酶耐药菌效果尤好 3. 中枢神经毒性与肾毒性较小

3. 大环内酯类抗生素

附表VI-3　大环内酯类抗生素

通用药名	其他药名	剂型与规格	剂量与用法	说明
红霉素 erythromycin	美红	片 0.1g 0.125g 针 0.25g 0.3g 胶囊 0.25g	30～50mg/(kg·d),(O),q6～8h 25～30mg/(kg·d),(D),2岁以下儿童:10～20mg/(kg·d),(D),q8～12h。不可静推,应稀释至1mg/ml,缓慢静脉滴注,每次超过5h	1. 抗菌谱较窄,主要对球菌有效,对某些杆菌(如百日咳杆菌、嗜肺军团菌)以及支原体、衣原体等也有良好疗效 2. 口服胃肠道反应较重 3. 肝功能不良者慎用
琥乙红霉素 erythromycin ethylsuccinate	利君沙 严停	片 0.125g 颗粒剂 0.1g/包	30～40mg/(kg·d),(O),q6～8h	1. 仅作口服,有胃肠道反应 2. 余同红霉素
依托红霉素 erythromycin estolate		混悬液 0.125g/10ml	30～50mg/(kg·d),(O),q6～8h 2.4～4ml/(kg·d),(O),q6～8h	同上

续表

通用药名	其他药名	剂型与规格	剂量与用法	说明
环酯红霉素 erythromycin cyclocarbonate	达发新	片 0.25g	15mg/(kg · 次),(O),q12h,首剂加倍,空腹服用	1. 半衰期较长,一日 2 次给药 2. 口服胃肠道反应较重 3. 肝功能不良者慎用
乙酰螺旋霉素 acetyl- spiramycin		片 0.1g 0.2g	30 ~ 50mg/(kg · d),(O),q6 ~ 8h	1. 仅作口服,胃肠道反应较轻 2. 还可治疗弓形虫病 3. 余同红霉素
麦迪霉素 midecamycin	美地霉素	片 0.1g 0.2g	30 ~ 50mg/(kg · d),(O),q6 ~ 8h	1. 仅作口服,反应较少 2. 余同红霉素
乙酰麦迪霉素 acetyl- midecamycin	米欧卡霉素 美欧卡霉素	片 0.1g 0.2g 颗粒 0.1g/包	20 ~ 40mg/(kg · d),(O),q6 ~ 8h	1. 属新大环内酯类药 2. 不良反应极轻微 3. 余同红霉素
交沙霉素 josamycin	交沙咪	片 0.1g 颗粒 0.1g/包	20 ~ 40mg/(kg · d),(O),q6 ~ 8h	1. 宜整片空腹服用 2. 余同红霉素

续表

通用药名	其他药名	剂型与规格	剂量与用法	说明
吉他霉素 kitasamycin	白霉素 leucomycin	片 0.2g 针 0.2g	20 ~ 40mg/(kg · d),(O),q6 ~ 8h 10 ~ 20mg/(kg · d),(D),q8 ~ 12h	1. 常作为红霉素的替代品使用 2. 余同红霉素
阿奇霉素 azithromycin	希舒美 其仙 瑞奇 齐宏 赛奇	分散片 0.1g 0.25g 颗粒 0.1g/包 针 0.125g 0.25g	10mg/(kg · d),(O)、(D),qd,可与食物同时服用。对某些杆菌(如百日咳杆菌、嗜肺军团菌)以及支原体、衣原体等也有良好疗效	1. 每日仅需给药 1 次,整片吞服 2. 对轻症感染者只需连用 3d,其活性可维持 5 ~ 7 天;对支原体疗程一般也不超过 1 周 3. 新生儿、肝功能不全者慎用
罗红霉素 roxithromycin	罗力得 严迪	片 150mg 300mg 分散片 50mg	5 ~ 10mg/(kg · d),(O),q12h 空腹服用为宜	1. 为新型大环内酯类药 2. 每日仅需用药 2 次 3. 余同红霉素
克拉霉素 clarithromycin	甲红霉素 卡斯迈欣 克拉仙 利迈先	片 0.25g 0.5g 颗粒剂 0.125g/包	10 ~ 20mg/(kg · d),(O),q12h	1. 还可治疗幽门螺杆菌所致的慢性胃炎与消化性溃疡 2. 余同罗红霉素

4. 氨基糖苷类抗生素

附表Ⅵ-4　氨基糖苷类抗生素

通用药名	其他药名	剂型与规格	剂量与用法	说明
庆大霉素 gentamycin, gentamicin	威得	片 20mg 40mg 针 40mg 80mg	10～15mg/(kg·d),(O),q6～8h; 3～5mg/(kg·d),(M)、(D),qd 口服几乎不吸收,可用于治疗肠道感染,较安全有效。不可静脉注射或快速静脉滴注,每次应静脉滴注 1h 以上。现已少肌内注射或静脉滴注。1mg 相当于 1000U。	1. 主要用于 G^- 菌感染治疗 2. 由于半衰期较长及较长的抗生素后效应,故肌内注射或静脉滴注只需每日用药 1 次 3. 耳、肾毒性较大,6 岁以下儿童原则不用,6 岁以上儿童慎用,肾功能不全者禁用或慎用
妥布霉素 tobramycin	泰星	针 40mg 80mg	一般剂量:3～5mg/(kg·d),病情严重时加至 5～7.5mg/(kg·d),(M)、(D),qd	1. 不良反应较轻 2. 余同庆大霉素

续表

通用药名	其他药名	剂型与规格	剂量与用法	说明
阿米卡星 amikacin	丁胺卡那霉素	针 0.2g	一般剂量:7.5～10mg/(kg·d),病情严重时加至10～15mg/(kg·d),(M)、(D),qd	同庆大霉素
奈替米星 netilmicin	立克菌星 力确兴 奈特	针 0.1g	一般剂量为:4～6mg/(kg·d);病情严重时加至6～7.5mg/(kg·d),(M)、(D),qd	1. 不良反应较轻 2. 新生儿剂量应适当减少 3. 余同庆大霉素
小诺米星 micronomicin	小诺霉素 瑞诺美新	针 30mg 60mg	3～5mg/(kg·d),(M)、(D),qd	同庆大霉素

5. 其他抗生素类

附表Ⅵ-5 其他抗生素类

通用药名	其他药名	剂型与规格	剂量与用法	说明
万古霉素 vancomycin	稳可信 来可信	针 0.5g	20～40mg/(kg·d),(D),q6～12h 新生儿:10～20mg/(kg·d),(D),q8～12h。不可肌内注射或静脉注射,应稀释后缓慢静脉滴注,每次超过1h,以免出现"红人"综合征	1. 属糖肽类抗生素 2. 抗菌谱窄,对 G^+ 菌、尤其是耐药金葡菌有效 3. 有耳、肾毒性,新生儿、婴幼儿、肾功能不全者慎用,用药期间宜监测血药浓度
去甲万古霉素 norvancomycin	万迅	针 0.4g	15～30mg/(kg·d),(O)、(D),q6～8h 新生儿剂量应减半	1. 注射剂可用于口服 2. 余同上
替考拉宁 teicoplanin	他格适 加立信	针 200mg 400mg	中度感染:负荷量为 10mg/(kg·次),(V)、(D),q12h,连用 3 次;之后维持量为 6mg/(kg·次),(M)、(V)、(D),qd	1. 属糖肽类抗生素 2. 不良反应少且轻微 3. 可肌内注射、静脉注射 4. 可用于新生儿感染治疗 5. 余同万古霉素

续表

通用药名	其他药名	剂型与规格	剂量与用法	说明
			重度感染：负荷量：用量用法同上；维持量为10~12mg/(kg·次)，(M)、(V)、(D)，qd 新生儿感染：负荷量为16mg/(kg·次)，(D)，qd；维持量为8mg/(kg·次)，(D)，qd	
夫西地酸钠 sodium fusidate	立思丁 立适同 立必复 巴仁	针 0.125g 0.25 0.5g	20mg/(kg·d)，(D)，q8h，稀释至1~2mg/ml后缓慢静脉滴注，时间不少于2小时，浓度过高、输注过快可致血栓性静脉炎。新生儿谨慎使用，需权衡利弊。不得肌内注射或皮下注射	1. 对G^+菌尤其是耐药金葡菌(含MRSA/MRSE)作用较强 2. 与其他抗生素无交叉耐药性，亦无交叉过敏反应 3. 肾功能不全者不需调整剂量，肝功能不全者慎用或禁用

续表

通用药名	其他药名	剂型与规格	剂量与用法	说明
利奈唑胺 linezolid	斯沃	0.6g/300ml	1. ≤11 岁患者的剂量为 10mg/kg,q8h 2. ≥12 岁患者的剂量为 600mg,q12h 3. 早产儿的治疗应从 10mg/kg,q12h 的初始剂量开始。对临床上未取得最佳疗效的新生儿可考虑采用 10mg/kg,q8h 的治疗方案。所有出生 7 天以上的新生儿应按 10mg/kg,q8h 的剂量给药	1. 为噁唑酮类抗生素 2. 对多重耐药的 G^+ 球菌,特别是对耐万古霉素粪肠球菌、多重耐药的肺炎链球菌及耐药金葡菌疗效好 3. 应每周检查全血细胞计数,尤其是用药超过两周者,或用药前已有骨髓抑制,或应用能导致骨髓抑制的其他药物者。对发生骨髓抑制或骨髓抑制发生恶化的患者应考虑停用

续表

通用药名	其他药名	剂型与规格	剂量与用法	说明
林可霉素 lincomycin	洁霉素 丽可胜	胶囊 0.25g 0.5g 针 0.6g	30 ~ 60mg/(kg · d),(O),q6 ~ 8h; 15 ~ 30mg/(kg · d),(M)q8 ~ 12h; 20 ~ 40mg/(kg · d),(D),q8 ~ 12h。快速静脉滴注可致血压下降,偶有心搏骤停。口服吸收差,故较少口服给药	1. 抗菌谱与红霉素相似,对 G^+ 球菌及厌氧菌疗效好 2. 骨髓内浓度高,可用于敏感菌所致骨髓炎治疗 3. 新生儿不宜使用,肝功能不全者慎用,不与氨基糖苷类合用
克林霉素 clindamycin	可尔生 克林美 福德 力派 力深	颗粒剂 0.075g 包针 0.3g 0.4g 0.6g	15 ~ 30mg/(kg · d),(O),q6 ~ 8h 15 ~ 30mg/(kg · d),(M),q8 ~ 12h 25 ~ 40mg/(kg · d),(D),q8 ~ 12h,稀释至 ≤6mg/ml 后缓慢静脉滴注。4 岁以下儿童慎用	1. 作用比林可霉素强 4 ~ 8 倍 2. 口服吸收好,故可口服给药,极量为 40mg/(kg · d) 3. 静脉滴注常用克林霉素磷酸酯 4. 余同林可霉素

续表

通用药名	其他药名	剂型与规格	剂量与用法	说明
磷霉素 fosfomycin	复美欣 新亚迈林	片 0.1g 胶囊 0.125g 针 2.0g 4.0g	50～100mg/(kg·d),(O),q6～8h 200～300mg/(kg·d),(D),q6～8h,静脉滴注速度不可过快	1. 对 G^+、G^-菌均有良好疗效 2. 钙剂供口服、钠剂供静脉滴注,不宜肌内注射
氯霉素 chloramphenicol		胶囊 0.25g 针 0.25g	25～50mg/(kg·d),(O),q6h 25～50mg/(kg·d),(M)、(D),q6～12h 早产儿与新生儿原则不用,若需使用,剂量不应大于25mg/(kg·d)	1. 广谱抑菌剂,尤其对 G^-菌、支原体、衣原体作用较强 2. 毒性大,可致骨髓抑制及再障,对一般感染不应作为首选药 3. 应做血药浓度监测

续表

通用药名	其他药名	剂型与规格	剂量与用法	说明
四环素 tetracycline		片 0.25g 针 0.25g 0.5g	20 ~ 40mg/(kg · d),(O),q6 ~ 8h 15 ~ 30mg/(kg · d),(D),q12h 少用静脉滴注,且每次静脉滴注时间应>1h	1. 抗菌谱广,对某些非典型病原菌,如嗜肺军团菌、支原体、衣原体等亦有疗效 2. 孕妇及乳母、8 岁以下儿童禁用,对一般性感染者,8 岁以上儿童亦不作为首选药使用
多西环素 doxycycline	脱氧土霉素 强力霉素	胶囊 0.1g	首剂 4mg/kg,随后按 2mg/(kg · 次),(O),q12h	1. 仅作口服用 2. 活性较强 3. 余同四环素
米诺环素 minocycline	二甲胺四环素 美满霉素	片 0.05g 0.1	首剂 4mg/kg,随后按 2mg/(kg · 次),(O),q12h	1. 仅作口服用 2. 活性最强 3. 余同四环素

6. 合成抗菌药

附表Ⅵ-6　合成抗菌药

通用药名	其他药名	剂型与规格	剂量与用法	说明
复方磺胺甲噁唑 SMZ-TMP compound sulfamethoxazole	复方新诺明 磺胺甲噁唑+甲氧苄啶 SMZco	片 0.48g TMP 0.08g SMZ 0.4g	以 SMZ-TMP 计： 30～60 mg/(kg·d)，(O)，q12h，首剂加倍	1. 多饮水，或同服碱性药 2. 两者比例为 5∶1 3. 肝、肾功能不全者慎用或禁用，G-6-PD 缺乏者及<3 个月小儿禁用
二磺合剂 mixt. bisulfate	磺胺嘧啶+磺胺二甲嘧啶 SD+SMZ	混悬剂 10%	0.1～0.2g/(kg·d)或 1～2ml/(kg·d)，(O)，q6～8h	1. SD 为中效、SMZ 为短效制剂 2. 特别适用于 3 个月～3 岁小儿 3. 余同 SMZco
呋喃妥因 nitrofurantoin	呋喃旦啶	片 0.05g	7～10mg/(kg·d)，(O)，q6～8h	1. 主要用于下尿路感染 2. 新生儿、肾功能不全及 G-6-PD 缺乏者禁用
呋喃唑酮 furazolidone	痢特灵	片 0.1g	7～10mg/(kg·d)，(O)，q6～8h	1. 主要用于肠道内感染，包括幽门螺杆菌及滴虫感染等 2. 余同上

续表

通用药名	其他药名	剂型与规格	剂量与用法	说明
小檗碱 berberine	黄连素	片 0.1g	7～10mg/(kg·次),(O),q6～8h, 对阿米巴原虫也有一定作用	1. 为广谱抗菌药,有抑菌作用 2. 口服吸收差,用于胃肠道感染 3. G-6-PD 缺乏者禁用
甲硝唑 metronidazole	灭滴灵 flagyl	片 0.2g 针 0.5g/100ml	轻症厌氧菌感染: 25～50mg/(kg·d),(O),q6～8h 重度厌氧菌感染: 首剂:15md/kg,随后 7.5～10mg/(kg·次),(D),q8h	1. 有消化道反应及金属味 2. 新生儿慎用,可减量使用 3. 肝、肾功能不全者慎用 4. 中枢神经系统疾病患儿禁用 5. 还可治疗阿米巴病、滴虫病等
替硝唑 tinidazole	康多利 快服净	胶囊 0.2g 针 0.4 g/200ml 0.8 g/400ml	50～75mg/(kg·d),(O),q12～24h; 30～50mg/(kg·d),(D),q12～24h	1. 作用强、毒性小 2. 半衰期长,每日用药 1～2 次 3. 余同甲硝唑

续表

通用药名	其他药名	剂型与规格	剂量与用法	说明
奥硝唑 ornidazole	妥苏 典典苏 圣诺安	注射液 0.25g/100ml, 0.5g/100ml	20～30mg/(kg·d),(D),q12h 每次静脉滴注时间不少于30分钟。不宜与其他药物混合使用	1. 中枢神经系统疾病患儿禁用 2. 造血功能低下者禁用 3. 3岁以下儿童不宜使用 4. 余同甲硝唑
诺氟沙星 norfloxacin	氟哌酸 FPA	胶囊 0.1g	10～15 mg/(kg·d),(O),q6～8h	1. 18岁以下儿童不推荐使用 2. 严重肝、肾功能不全时慎用
依诺沙星 enoxacin	氟啶酸 诺佳	片 0.1g 0.2g	10～15 mg/(kg·d),(O),q12h	1. 每日仅需用药2次 2. 余同诺氟沙星
氧氟沙星 ofloxacin	氟嗪酸 泰利必妥 奥复星	片 0.1g 0.2g 针 0.1g 0.2g	10～15 mg/(kg·d),(O)、(D),q12h	1. 每次静脉滴注应在1h以上 2. 对分支杆菌亦有一定疗效 3. 18岁以下儿童不推荐使用 4. 严重肝、肾功能不全者慎用

续表

通用药名	其他药名	剂型与规格	剂量与用法	说明
左氧氟沙星 levofloxacin	左克 来立信 可乐必妥	片 0.1g 针 0.1g 0.2g	10～15 mg/(kg·d),(O)、(D),q12h	1. 对 G^+ 菌及厌氧菌作用增强 2. 余同氧氟沙星
培氟沙星 pefloxacin	甲氟哌酸 培福新 倍福	片 0.2g 针 0.2g 0.4g	10～20 mg/(kg·d),(O)、(D),q12h	1. 脑脊液浓度高,可用于化脓性脑膜炎治疗 2. 余同氧氟沙星
环丙沙星 ciprofloxacin	环丙氟哌酸 悉复欢 西普乐	片 0.25g 针 0.1g 0.2g/100ml	10～20 mg/(kg·d),(O)、(D),q12h	1. 对 G^- 菌及分支杆菌疗效好 2. 余同氧氟沙星
洛美沙星 lomefloxacin	罗氟哌酸 乐福星 普立特	片 0.2g 针 0.2g 0.4g	10 mg/(kg·d),(O),q12h;(D),qd～bid	1. 半衰期及后效应均较长,每日给药1～2次即可 2. 余同氧氟沙星
氟罗沙星 fleroxacin	多氟哌酸 大克莎 芙璐星	片 0.2g 针 0.2g 0.4g	10mg/(kg·d),(O)、(D),qd	1. 每日仅需给药1次 2. 余同氧氟沙星

续表

通用药名	其他药名	剂型与规格	剂量与用法	说明
加替沙星 gatifloxacin	艾尔嘉 利欧	片 0.2g 针 0.2g 0.4g	10mg/(kg·d),(O)、(D),qd	1. 每日仅需给药1次 2. 糖尿病及肾功能不全者禁用 3. 余同氧氟沙星

7. 抗结核病药

附表Ⅵ-7 抗结核病药

通用药名	其他药名	剂型与规格	剂量与用法	说明
异烟肼 isoniazid	雷米封 INH	片 0.1g 针 0.1g	10~15mg/(kg·d),(O),qd 5~10mg/(kg·d),(D),qd 预防量为： 10mg/(kg·d),(O),qd 每日总量≤300mg 疗程6~9月	1. 为全杀菌药，一线药 2. 可致肝损害及周围神经炎，应加用维生素 B_6 3. 重症病例可行静脉滴注给药 4. 与利福平合用时，两者剂量均不应超过10mg/(kg·d)

续表

通用药名	其他药名	剂型与规格	剂量与用法	说明
利福平 rifampicin	RFP	胶囊 0.15g	10～15mg/(kg·d),(O),qd,每日总量≤450mg 宜空腹服用,服药后尿液可呈红色	1. 为全杀菌药,一线药 2. 应注意监测肝、肾毒性 3. 对金葡菌、嗜肺军团菌、支原体、衣原体等亦有良好疗效
利福定 rifandin	RFD	胶囊 0.05g 0.15g	3～4mg/(kg·d),(O),qd	同上
利福喷汀 rifapentine	RFT	胶囊 0.15g 0.3g	10～20 mg/(kg·次),(O),qd,每周1～2次,疗程6～9个月。	1. 为长效抗结核药 2. 余同利福平
链霉素 streptomycin	SM	针 0.75 1.0g	15～30mg/(kg·d),最大不超过0.75g/日,(M),q12～24h。每日注射1～2个月后可改为隔日肌内注射1次,共2～3个月	1. 属半杀菌药,一线药 2. 用前应作 SM 皮试 3. 应监测耳、肾毒性

续表

通用药名	其他药名	剂型与规格	剂量与用法	说明
吡嗪酰胺 pyrazinamide	PZA	片 0.25g 0.5g	20～30mg/(kg·d),(O),q6～8h 疗程共3个月	1. 为半杀菌药,一线药 2. 对耐药菌有一定效果 3. 有肝毒性,密切监测肝功能
乙胺丁醇 ethambutol	EMB	片 0.25 胶囊 0.25g	25～15mg/(kg·d),起始量较大,逐渐减量至15mg/(kg·d)维持,(O),q12～24h。其有效量与中毒量接近	1. 为抑菌药,属一线药 2. 对耐药菌可有效果 3. 可致球后视神经炎,<5岁小儿一般不用
氨硫脲 thioacetazone	TB_1	片 25mg	2～3mg/(kg·d),(O),q8～12h	1. 为抑菌药,二线药 2. 可减少耐药菌产生 3. 注意肝、肾毒性
乙硫异烟胺 ethionamide	ETH	片 0.1g 0.25g	12～15 mg/(kg·d),(O),q8～12h	1. 为抑菌药,二线药 2. 多用于耐药菌治疗 3. 与氨硫脲有交叉耐药 4. 肝功能不良者禁用

续表

通用药名	其他药名	剂型与规格	剂量与用法	说明
丙硫异烟胺 protionamide	PTH	片 0.1g 0.25g	10～20 mg/(kg·d),(O),q8～12h	同上

8. 抗真菌药

附表Ⅵ-8 抗真菌药

通用药名	其他药名	剂型与规格	剂量与用法	说明
制霉菌素 nystatin, nysfungin	制霉素 米可定	片 50 万 U	5 万～10 万 U/(kg·d),(O),q6～8h 制霉菌素甘油:10ml 甘油内加入制霉菌素 100 万～200 万 U	1. 属多烯类抗真菌抗生素 2. 口服不吸收,仅用于治疗消化道及皮肤黏膜念珠菌感染

续表

通用药名	其他药名	剂型与规格	剂量与用法	说明
两性霉素 B amphotericin B 两性霉素 B 脂质体 amphotericin B liposome	安浮特克 锋克松	针 10mg 25mg 50mg	首剂从 0.1 ~ 0.2mg/(kg · d)开始,如无毒副反应,第二日开始增加 0.25 ~ 0.5 mg/(kg · d),逐日增加至维持量 1mg/(kg · d),(D),qd,以 5% 葡萄糖液稀释至 5 ~ 10mg/100 ml 缓慢静脉滴注,每次静脉滴注时间应大于 6h,疗程 4 ~ 12 周。宜与氟胞嘧啶合用,可减少剂量至最大量 0.75mg/(kg · d)。不可作肌内注射给药,不透血脑屏障,可作鞘内注射。	1. 属多烯类广谱高效抗真菌药,对深部真菌有良好效果 2. 用 5% 葡萄糖稀释,不可用生理盐水稀释,应避光给药,防止药液外渗 3. 毒性较大,可出现寒战高热头痛,此时应加用皮质激素;可致心律失常,甚至心室颤动、心搏骤停;亦有肝、肾毒性与低钾血症低镁血症 4. 两性霉素 B 脂质体毒性显著减少,维持量最高可达 3mg/(kg · d)

续表

通用药名	其他药名	剂型与规格	剂量与用法	说明
氟胞嘧啶 flucytosine	5-氟胞嘧啶 5-FC	片 0.5g 针 2.5g	100 ~ 150mg/(kg · d),(O),q6 ~ 8h 100 ~ 150mg/(kg · d),(D),q8 ~ 12h 疗程数周 ~ 数月	1. 为抑菌药,且抗菌谱窄。单用易产生耐药,常与两性霉素 B 合用 2. 易透过血脑屏障 3. 注意肝、肾功能损害,可减量使用
氟康唑 fluconazole	大扶康 仟德 扶维	胶囊 0.05g 0.15g 针 0.1g 0.2g	负荷量(第一天)或严重病例:12mg/(kg · d),(O)、(D),qd 维持量或病情好转后:6mg/(kg · d),(O)、(D),qd 黏膜真菌感染:3mg/(kg · d),(O)、(D),qd	1. 广谱抗真菌药,但对曲霉菌无效 2. 脑脊液浓度较高 3. 可有肝、肾功能损害 4. 儿童慎用,16 岁以下不推荐使用 5. 早期新生儿,每 3 日用药一次,晚期新生儿,每 2 日用药一次

续表

通用药名	其他药名	剂型与规格	剂量与用法	说明
伏立康唑 voriconazole	汇德立康 威凡 博康健	片 50mg 100mg 200mg 针 100mg 200mg	负荷量(第一个24h):6mg/(kg·次),(O)、(D),q12h 维持量:4mg/(kg·次),(O)、(D),q12h。应稀释后使用,滴速不超过3mg/(kg·h),每次1~2小时以上	1. 广谱三唑类抗真菌药 2. 广谱、高效、低毒 3. 能穿透血脑屏障 4. 对曲霉菌疗效尤好 5. 对氟康唑耐药者有效 6. 12岁以下儿童无用药资料
米卡芬净 micafungin	米开明	针 50mg	3~6mg/(kg·d),(D),qd,生理盐水配制,输注时间应大于1小时。疗程2周	1. 属棘白菌素类抗真菌药 2. 广谱、高效,主要覆盖常见曲霉菌与念珠菌 3. 低毒、安全,中至重度肝、肾功能不全患者无需调整剂量 4. 切勿用注射用水稀释
伊曲康唑 itraconazole	斯皮仁诺 易启康	胶囊 0.1g 0.2g 口服液 1.5g/150ml 针 0.25g	负荷量(第一个24h):6mg/(kg·次),(O)、(D),q12h 维持量:4mg/(kg·次),(O)、(D),q12h。应稀释后使用,滴速不超过3mg/(kg·h),每次1~2小时以上	1. 应餐后立即服用,整个胶囊吞服 2. 有胃肠道反应、头痛、肝功能损害 3. 儿童慎用,应权衡利弊大小 4. 余同上

9. 抗病毒药

附表Ⅵ-9 抗病毒药

通用药名	其他药名	剂型与规格	剂量与用法	说明
金刚烷胺 amantadine 金刚乙胺 rimantadine		片 0.1g 糖浆 1%	3～5 mg/(kg·d),(O),q12h,疗程3～5天。对甲型流感病毒有效。金刚乙胺毒性低、活性强	1. 抗流感病毒药 2. 可有锥外系症状,癫痫、消化道溃疡者禁用,肾功能不全者减量使用 3. 1岁以下儿童禁用
奥司他韦 oseltamivir	可威 达菲	胶囊 75mg 混悬液 300mg/25ml	治疗流感的剂量根据体重而定: ≤15kg:30mg/次,(O),bid 15～23kg:45mg/次,(O),bid 23～40kg:60mg/次,(O),bid ≥40kg:75mg/次,(O),bid	1. 抗流感病毒药,用于1岁以上儿童 2. ≥13岁,用法用量同成人 3. 成人治疗量:75mg/次,(O),bid 4. 预防量为治疗量的一半,即每日用药一次即可
利巴韦林 ribavirin	三氮唑核苷 病毒唑	片 0.1g 针 0.1g	10～15 mg/(kg·d),(O),q6～8h,<7天; 10～15 mg/(kg·d),(D),q8～12h,<7天; 或配成 20mg/ml 浓度行雾化吸入,持续12h以上	1. 对多种DNA与RNA病毒有效,但以抑制RNA病毒作用强 2. 对流感病毒、呼吸道合胞病毒、出血热病毒、腺病毒、乙脑病毒、麻疹病毒等有抑制作用 3. 对HCV有一定抑制作用

续表

通用药名	其他药名	剂型与规格	剂量与用法	说明
阿糖腺苷 vidarabine	adenine arabinoside, Ara-A	针 0.2g 1.0g	10～15mg/(kg·d),(D),qd,连续静脉滴注时间不少于12h,第2周剂量减半,疗程共2周;稀释至0.04%以下缓慢静脉滴注。可出现严重疼痛综合征	1. 主要抑制DNA病毒,对HBV、HSV、VZV等有效 2. 与干扰素合用治疗慢性乙型肝炎疗效较好 3. 1岁以下婴儿禁用
阿昔洛韦 aciclovir	无环鸟苷 丽科平 ACV	胶囊 0.1g 0.2g 针 0.25g 0.5g	60～80mg/(kg·d),(O),q6h 30～45mg/(kg·d),或 10～15mg/(kg·次),或 250～500mg/(m^2·次),(D),q8h 剂量及疗程视病情而定	1. 主要抑制DNA病毒对HSV、VZV、EBV等有效,但对HBV、CMV无肯定疗效 2. 不可肌内注射或皮下注射,每次静脉滴注时间应>1h 3. 注意对肾功能的影响

续表

通用药名	其他药名	剂型与规格	剂量与用法	说明
更昔洛韦 ganciclovir	丙氧鸟苷 丽科伟 赛美维 思泽	针 0.05g 0.15g	1. CMV 感染的治疗：诱导剂量为10～15mg/(kg·d)，(D)，q12h，连用2～3周；维持剂量为5mg/(kg·d)，(D)，qd 或 10mg/(kg·d)，(D)，qod，连用2～3个月 2. 其他病毒感染的治疗：5～10 mg/(kg·d)，(D)，qd，疗程视病情而定	1. 主要抑制 DNA 病毒，为 CMV 感染的首选药，对 HSV、VZV、EBV、HHV 等也有效，对腺病毒及乙肝病毒有一定抑制作用 2. 骨髓抑制较为常见，达20%，应监测血象 3. 配制成<10mg/ml 浓度，缓慢静脉滴注，每次>1h 4. 12岁以下儿童应慎用
喷昔洛韦 penciclovir	恒奥普康	针 0.25g	5mg/(kg·次)或10mg/(kg·d)，(D)，q12h，每次滴注时间应在1小时以上，疗程5～7天	1. 主要对疱疹病毒有效，为各种严重带状疱疹的首选药物 2. 可有肾间质损害，应注意监测

续表

通用药名	其他药名	剂型与规格	剂量与用法	说明
泛昔洛韦 famciclovir	丽科分 丽珠风 FCV	片 0.15g 0.25g	5～10mg/(kg·d),(O),q8～12h,疗程 7～10 天	1. 主要对疱疹病毒有效,如 HSV、VZV、HHV 等,对 HBV 也有一定抑制作用 2. 儿童用药的安全性尚未确定
伐昔洛韦 valaciclovir	万乃洛韦 乏拉洛韦 明竹欣	颗粒 0.15g 0.3g	5～10mg/(kg·d),(O),q8～12h 空腹服用,连用 7-10 天	1. 口服吸收后转化成阿昔洛韦发挥作用,作用较阿昔洛韦强 2. 余同阿昔洛韦
膦甲酸钠 foscarnet sodium	phosphonoformic acid,PFA	针 2.4g/100ml 3.0g/250ml 6.0g/250ml 6.0g/500ml 12g/500ml	诱导量:120～180mg/(kg·d),(D),q8h, 疗程 2～3 周 维持量:90～120mg/(kg·d),(D),qd. 尚无儿童用药的资料	1. 对 DNA 病毒、RNA 病毒、逆转录病毒有效,对 HBV、CMV、HSV、VZV、EBV 及 HCV 等有效,对 HIV 亦有一定疗效 2. 有骨髓抑制,对肾脏及骨髓发育有影响,应注意定期监测

续表

通用药名	其他药名	剂型与规格	剂量与用法	说明
拉米夫定 lamivudine	贺普丁	片 100mg	成人剂量:100mg/d,(O),qd 儿童剂量(2～12 岁):3mg/(kg · d),最大 100mg,(O),qd 尚无治疗 16 岁以下慢性乙型肝炎患儿的疗效和安全性资料	1. 为抗 HIV 药,亦对有 HBV-DNA 复制的慢性乙型肝炎有效 2. 应定期复查 HBV 标记及肝功能,1 年无效应停药,长期治疗效果与干扰素相仿
阿德福韦酯 adefovir dipivoxil	代丁	片 10mg	治疗慢性乙型肝炎的成人剂量:10mg/d,(O),qd,疗程尚未确定	1. 为抗 HBV 药,对 HIV 亦有疗效 2. 应定期复查 HBV 标记及肝功能 3. 儿童和青少年不宜使用
重组人干扰素-α (1b,2a,2b) interferonα, IFN-α	赛若金 罗扰素 因特芬 干扰能 因特龙	针 100 万 U 200 万 U 300 万 U 500 万 U	300 万 U/(m^2 · 次)或 100 万～500 万 U/次,深部肌内注射或皮下注射,前 4 月每周 3 次,后 2 月每周 2 次,疗程共 6 月	1. 有抗病毒及免疫调节双重功能 2. 对 HBV、HCV 有效,对 HCV 疗效尤好 3. 可有流感样综合征,少数可有骨髓抑制

续表

通用药名	其他药名	剂型与规格	剂量与用法	说明
大蒜素 allitrid	绿君宁 大蒜新素 allicin	胶丸 20mg 针 30mg 60mg	1mg/(kg · 次),(O),q8h 2~3mg/(kg · 次),(D),q12~24h	1. 本品刺激性大,不作皮下注射与肌内注射,应稀释至 0.1mg/ml 以下,缓慢静脉滴注 2. 尚有抗真菌、抗细菌作用

10. 抗寄生虫药

附表 VI-10　抗寄生虫药

通用药名	其他药名	剂型与规格	剂量与用法	说明
哌嗪 piperazine	哌哔嗪 驱蛔灵	片 0.5g	1. 驱蛔虫:100~160mg/(kg · d),最大量 3.0g/日,睡前顿服,连用 2 天 2. 驱蛲虫:50~60 mg/(kg · d),最大量 2.0g/日,(O),q12h,连 7~10 天	1. 个别小儿可出现过敏 2. 肝、肾功能不全者慎用 3. 服药过量可有锥外系症状 4. 有癫痫史者禁用 5. 必要时可重复疗程

续表

通用药名	其他药名	剂型与规格	剂量与用法	说明
甲苯达唑 mebendazole	甲苯咪唑 安乐士	片 0.1g	1. 驱蛔虫、蛲虫:0.2g,顿服1次 2. 驱钩虫、绦虫、鞭虫:0.1g/次,(O),q12h,连用3~4天,可重复疗程	1. 毒性小,安全,方便 2. 剂量与年龄、体重无关,均为0.2g/日 3. 2岁以下小儿禁用
阿苯达唑 albendazole	丙硫咪唑 肠虫清	片 0.2g	1. 驱蛔虫、蛲虫:0.2~0.4g/次,顿服1次 2. 驱钩虫、鞭虫:0.2g/次,顿服1次,10天后重复1次 3. 治疗囊虫病:15~20mg/(kg·d),(O),q12h,连用10天,停药2周后重复1疗程,共2~3疗程	1. 2岁以下小儿禁用 2. 12岁以上儿童驱蛔虫、蛲虫、钩虫时每次服用0.4g(2片)

续表

通用药名	其他药名	剂型与规格	剂量与用法	说明
左旋咪唑 levamisole	驱钩蛔片	片 15mg 25mg	1. 驱蛔虫:3mg/(kg·d),饭后顿服,疗程 1 天 2. 驱钩虫:2mg/(kg·d),饭后顿服,疗程 3 天 3. 驱蛲虫:1mg/(kg·d),睡前顿服,疗程 7 天 4. 抗丝虫 4 ~ 8mg/(kg·d),(O),q8 ~ 12h,连用 2 ~ 3 天	1. 广谱驱虫药 2. 肝、肾功能不全者禁用 3. 可致白细胞、血小板减少 4. 血吸虫患者禁用 5. 还有细胞免疫调节作用,常用于肾病综合征辅助治疗,2.5mg/(kg·d),隔日服用
恩波维铵 pyrvinium embonate	扑蛲灵	片 50mg	5 ~ 7.5mg/(kg·d),睡前顿服,每日总量≤0.25g,7 天后重复 1 次	1. 为驱蛲虫首选药 2. 对蛔虫、钩虫等无明显作用 3. 服药后大便呈红色

续表

通用药名	其他药名	剂型与规格	剂量与用法	说明
噻嘧啶 pyrantel	抗虫灵	片 0.3g	30mg/(kg · d)，最大量 1.0g/日，睡前顿服，2 周后可重复。 驱蛔虫：疗程 1 天 驱钩虫：疗程 3 天 驱蛲虫：疗程 7 天	1. 心、肝、肾功能不全者慎用 2. <1 岁小儿禁用 3. 可有胃肠道反应 4. 2 周后可重复疗程
吡喹酮 praziquantel		片 0.2g	1. 急性血吸虫病 2 日疗法：总量 70mg/kg，分 2 日服，首日 20mg/(kg · 次)，次日 15mg/(kg·次)，(O)，q12h 2. 急性血吸虫病 6 日疗法：总量 140mg/kg，1/2 量在头 2 日内服用，方法同上，1/2 量在后 4 天服用 3. 慢性血吸虫病治疗：同上述 2 日疗法	1. 广谱、高效抗寄生虫药，对血吸虫、肺吸虫、肝吸虫、绦虫及囊虫病均有良好疗效 2. 肝、肾功能不全者慎用或禁用，并注意监测肝功能 3. 出现严重反应应立即停药

续表

通用药名	其他药名	剂型与规格	剂量与用法	说明
吡喹酮 praziquantel			4. 肺吸虫病治疗:25mg/(kg·次),(O),q8h,疗程3天 5. 肝吸虫病治疗:25mg/(kg·次),(O),q8h,疗程2天 6. 治疗绦虫病:10 ~ 15mg/(kg·次),(O),qd,顿服1次 7. 治疗囊虫病:40 ~ 60mg/(kg·d),(O),q8h,疗程3天;或20mg/(kg·d),(O),q8h,疗程9天	
乙胺嗪 diethyl-carbamazine	海群生	片 50mg	6mg/(kg·d),(O),q8 ~ 12h,连用1 ~2周为1疗程,间隔1 ~2月后重复一疗程	1. 治疗丝虫病效果好 2. 可出现异性蛋白反应,在治疗前可服用抗组胺药

续表

通用药名	其他药名	剂型与规格	剂量与用法	说明
氯硝柳胺 niclosamide	灭绦灵	片 0.5g	≤2 岁:0.25g/次, 3~6 岁:0.5~0.75g/次, ≥7 岁:1.0~1.5g/次,(O),q12h,两次间隔 1h	1. 为驱绦虫首选药 2. 应嚼碎后服用,少喝水 3. 服完药 2h 可服用硫酸镁导泻
硫氯酚 bithionol	别丁	片 0.25g 0.5g	50~60mg/(kg·d),(O),q8h,隔日服药,总疗程 20~30 天,服药 10~15 天,总剂量 30~45g	1. 为肺吸虫病首选药 2. 肝、肾功能不全者禁用
甲硝唑 metronidazole	灭滴灵 flagyl	片 0.2g 针 0.5g/100ml	1. 治疗肠内、肠外阿米巴病:35~50mg/(kg·d),(O)、(D),q8h,疗程 10 天 2. 抗滴虫及梨形鞭毛虫:15~25mg/(kg·d),(O),q8h,疗程 10 天	1. 可有消化道反应及金属味 2. 新生儿减量使用 3. 肝、肾功能不全者禁用 4. 中枢神经系统疾病者禁用 5. 还可抗厌氧菌作用

续表

通用药名	其他药名	剂型与规格	剂量与用法	说明
替硝唑 tinidazole	康多利 快服净	胶囊 0.2g 针 0.4g/200ml 0.8g/400ml	1. 治疗肠内、肠外阿米巴病:50 ~ 75mg/(kg · d),(O), q12 ~ 24h; 30 ~ 50mg/(kg · d),(D), q12 ~24h 2. 抗滴虫及梨形鞭毛虫:50 ~ 75mg/(kg · d),(O),q12 ~24h	1. 半衰期长,每日用药 1 ~2 次 2. 毒性小、活性强 3. 余同甲硝唑
奥硝唑 ornidazole	妥苏 典典苏 圣诺安	注射液 0.25g/100ml, 0.5g/100ml	20 ~ 30mg/(kg · d),(D),q12h,治疗严重阿米巴病的疗程 3 ~6 天 每次静脉滴注时间不少于 30 分钟 不宜与其他药物混合使用	1. 中枢神经系统疾病患儿禁用 2. 造血功能低下者禁用 3. 3 岁以下儿童不宜使用 4. 余同甲硝唑

续表

通用药名	其他药名	剂型与规格	剂量与用法	说明
青蒿琥酯 artesunate	青蒿素 artemisinin	片 50mg 100mg 针 100mg 300mg	首剂 6mg/kg,6～8h 后及第 2、3 天各服 3mg/(kg·次),(O),qd,疗程 3 天,总剂量为 15mg/kg。亦可按上述方法行深部肌内注射	1. 为高效、速效抗疟药,可较好地控制疟疾症状 2. 可治疗耐氯喹疟疾及恶型疟、脑型疟 3. 可有轻微胃肠道反应 4. 易透过血脑屏障
氯喹 chloroquine	止疟片	片 0.25g 针 0.125g 0.25g	1. 治疗疟疾、控制症状:首剂 25mg/(kg·次),6～8h 后及第 2、3 天各服 12.5mg/(kg·次),顿服,总量 62.5 mg/kg;或者 3～5mg/(kg·d),稀释至 1mg/ml 缓慢滴注,1 日 1 次 2. 预防疟疾:12.5mg/(kg·次),每周 1 次,(O),共 4～6 周	1. 可控制疟疾症状、根治及预防疟疾。对肠外阿米巴病亦有疗效 2. 少用肌内注射,静脉滴注时应极缓慢 3. 治疗疟疾时,常与伯氨喹合用,即 3 日氯喹+4 日伯氨喹疗法 4. 可影响听力、视力,婴儿慎用 5. 避免长期大剂量使用

续表

通用药名	其他药名	剂型与规格	剂量与用法	说明
氯喹 chloroquine			3. 治疗肠外阿米巴病：20mg/(kg · d)，(O)，q12h，2天后剂量减半，共2～3周	
伯氨喹 primaquine		片 13.2mg 26.4mg	1. 根治疟疾，抗复发：0.4～0.6mg/(kg · d)，(O)，qd，连用14天，或0.6～1.0mg/(kg · d)，(O)，qd，连用4天 2. 控制传播：同上用药	1. 可防止疟疾复发与传播，但不能控制急性症状 2. 与氯喹合用根治疟疾 3. 与乙胺嘧啶合用可治疗休止期病人，抗复发 4. <1岁小儿及G6PD缺乏者禁用
乙胺嘧啶 pyrimethamine	息疟定	片 6.25mg 25mg	1. 治疗休止期病人，抗复发：0.6～0.8mg/(kg · d)，(O)，qd，连用2天	1. 与伯氨喹合用可治疗休止期病人，抗复发，即2日乙胺嘧啶+4日伯氨喹；还可预防疟疾

续表

通用药名	其他药名	剂型与规格	剂量与用法	说明
乙胺嘧啶 pyrimethamine			2. 预防疟疾:0.6～0.8mg/(kg·次),或者1～2岁:6.25mg/次,3～6岁:12.5mg/次,7～9岁:18.75mg/次,10～12岁:25mg/次,每1～2周口服1次,共持续4～6周	2. <1岁小儿与G6PD缺乏者禁用 3. 味香甜,防止小儿误服 4. 较长时间使用应补充叶酸制剂 5. 还可用于治疗弓形虫病

二、解热镇痛抗炎抗风湿药物

附表 VI-11　解热镇痛抗炎抗风湿药物

通用药名	其他药名	剂型与规格	剂量与用法	说明
阿司匹林 aspirin	乙酰水杨酸	片 0.1 g 0.3g 0.5g 肠溶片 25mg 50mg 75mg 100mg	1. 预防血栓(小剂量)：12.5～50mg/日，(O)，qd～bid 2. 解热镇痛(中剂量)：5～10mg/(kg·次)，(O)，prn，q4～6h 3. 抗风湿(大剂量)：80～100mg/(kg·d)，(O)，tid～qid，后期逐渐减量维持	1. 长期大剂量应用可致胃出血 2. 长期应用同时口服维生素 K 3. 大剂量也用于胆道蛔虫症 4. 小剂量使用预防血栓形成 5. 饭后服用，不可空腹服用 6. 偶可诱发瑞氏综合征
复方阿司匹林 aspirin compound	APC	片 0.42g	10～15mg/(kg·次)，(O)，prn 主要用于解热镇痛	每片含阿司匹林 0.227g、非那西丁 0.162g、咖啡因 0.035g

续表

通用药名	其他药名	剂型与规格	剂量与用法	说明
对乙酰氨基酚 paracetamol	扑热息痛 百服咛 泰诺林 必理通	栓 0.15g 0.3g 片 0.5g 糖浆 5% 3.2%	塞肛:10 ~ 15mg/(kg · 次),prn,q4 ~ 6h 口服:10 ~ 15mg/(kg · 次),或者:0.2 ~ 0.3ml/(kg · 次),或者:0.3 ~ 0.5ml/(kg · 次)	1. WHO 推荐的儿科解热镇痛药 2. 镇痛作用弱,无抗炎抗风湿作用,不良反应少 3. 对凝血功能及血小板无影响 4. 肝肾功能不良者慎用
布洛芬 ibuprofen	美林混悬液 托恩混悬液 芬必得胶囊	混悬液 2g/100ml 胶囊 0.2g 0.3g	5 ~ 10mg/(kg · 次),或 0.25 ~ 0.5ml/(kg · 次),(O),prn,q6 ~ 8h。体温超过 38.5℃时用	1. 本品副作用较少、较轻 2. 小于 6 个月婴儿慎用 3. 肝、肾功能不全者慎用 4. 消化性溃疡者禁用
双氯芬酸 diclofenac	双氯灭痛 扶他林 润安可 英太青	片 25mg 50mg 栓 12.5mg 50mg 针 50mg	口服:1.0 ~ 3mg/(kg · d),tid 塞肛:0.5 ~ 1.0mg/(kg · 次),prn 肌内注射:0.5 ~ 1.0mg/(kg · 次),prn 小于 14 岁儿童不推荐服用,小于 1 岁婴儿禁用口服制剂	1. 强烈解热消炎镇痛药,药效强,防止过量 2. 严重肝、肾功能不全者慎用 3. 消化道溃疡者禁用 4. 儿童慎用,应多饮水

续表

通用药名	其他药名	剂型与规格	剂量与用法	说明
复方氨基比林 aminopyrine co.	安痛定	针 2ml	0.06 ~ 0.08ml/(kg · 次),(M),prn,最大量每次不超过 2ml	1. 每支含氨基比林 0.1g、安替比林 0.04g、巴比妥纳 0.02g 2. 适用较大儿童,尽量少用
吲哚美辛 indomethacin, indometacin	消炎痛	片 25mg 胶囊 25mg	0.5 ~ 1mg/(kg · 次),(O),tid 或 1 ~ 3mg/(kg · d),(O),tid 小于 14 岁儿童禁用	1. 儿童对本品较敏感,应慎用 2. 与氨苯蝶啶合用可致肾损害 3. 常用于风湿性关节炎与类风湿性关节炎,不作解热药
萘普生 naproxen	消痛灵 澳普利	片 0.2g 0.25	10 ~ 15mg/(kg · d),(O),bid 最大量可达 20mg/(kg · d) 小于 2 岁儿童禁用	1. 为高效、长效、低毒消炎镇痛药 2. 不能耐受阿司匹林或布洛芬者可用此药解热镇痛
塞来昔布 celecoxib	西乐葆	胶囊 0.1g 0.2g	成人:100 ~ 200mg/次,(O),qd ~ bid 儿童无使用资料	1. 缓解疼痛及治疗骨关节炎 2. 严重肝、肾功能不全者慎用或禁用 3. 目前尚无 18 岁以下应用资料

三、中枢神经系统药物

1. 中枢兴奋药

附表Ⅵ-12　中枢兴奋药

通用药名	其他药名	剂型与规格	剂量与用法	说明
洛贝林 lobeline	山梗菜碱	针 3mg 10mg	1.0～3mg/次，(H)、(M)、(V)，必要时30分钟后可重复	1. 常用于中枢性呼吸衰竭 2. 大剂量可致呼吸抑制与惊厥
尼可刹米 nikethamide	可拉明	针 0.25g 0.375g	10～15mg/(kg·次)，(H)、(M)、(V)，必要时30分钟～4小时后可重复	1. 常用于呼吸循环衰竭 2. 对吗啡中毒效果最好
苯甲酸钠咖啡因 caffeine benzoate	安钠咖 安纳加	针 0.25g 0.5g	负荷量：8～12mg/(kg·次)，(V)、(D) 维持量：2.5mg/(kg·次)，视需要每日1～2次，(D)	1. 用于呼吸循环衰竭 2. 新生儿有黄疸者慎用 3. 大剂量可致惊厥
枸橼酸咖啡因 caffeine citrate		针 60mg/3ml	负荷量：20mg/(kg·次)，(V)、(D) 维持量：5mg/(kg·次)，每日1次，(D)	1. 用于早产儿呼吸暂停 2. 大剂量可致惊厥

续表

通用药名	其他药名	剂型与规格	剂量与用法	说明
东莨菪碱 scopolamine	海俄辛	片 0.2mg 针 0.3mg 0.5mg	解痉扩管：6～12μg/(kg·次)，极量 0.6mg/次，(O)、(H)、(M)、(V)、(D)，prn 抗休克及抢救呼衰： 0.03～0.05mg/(kg·次)，(M)、(V)、(D)，每 15～30 分钟可重复 1 次	1. 为 M 受体阻断剂 2. 还可兴奋呼吸中枢，抑制大脑皮质 3. 大剂量用于抢救呼吸衰竭，用药总量可高达 6.3mg

2. 中枢性镇痛药

附表 VI-12　中枢性镇痛药

通用药名	其他药名	剂型与规格	剂量与用法	说明
吗啡 morphine		针 5mg 10mg	0.1～0.2mg/(kg·次)，(H)、(D)，prn，最大量：10mg/次，静脉维持 10～40μg/(kg·h)	1. <1 岁禁用，1～3 岁少用 2. 呼吸衰竭者禁用 3. 用于急性肺水肿治疗

续表

通用药名	其他药名	剂型与规格	剂量与用法	说明
哌替啶 pethidine	度冷丁 地美露	片 25mg 50mg 针 50mg	0.5～1mg/(kg·次),(O)、(M),prn	婴儿禁用,久用可成瘾
布桂嗪 bucinnazine	强痛定	片 30mg 60mg 针 50mg	1～2mg/(kg·次),(O)、(H),prn	镇痛作用强,久用可成瘾
罗通定 rotundin	颅痛定 左旋四氢帕马丁	片 30mg 60mg 针 60mg	1～2mg/(kg·次),(O)、(M),prn	止痛作用较好,有催眠作用,无呼吸抑制,不易成瘾
曲马多 tramadol	舒敏 奇曼丁	胶囊 50mg 缓释片 0.1g 针 50mg 100mg	1～2mg/(kg·次),(O)、(H)、(M)、(D)、(V),prn	1. 无呼吸抑制作用,与地西泮合用镇痛效果好,久用可成瘾 2. <1 岁小儿禁用,12 岁以下儿童不推荐使用

3. 镇静、催眠、抗惊厥、抗癫痫药

附表 VI-13　镇静、催眠、抗惊厥、抗癫痫药

通用药名	其他药名	剂型与规格	剂量与用法	说明
苯巴比妥 phenobarbital	鲁米那	片 15mg 30mg 针 0.1g	镇静：2～3mg/(kg·次)，或 4～6mg/(kg·d)，(O)、(M)，bid～tid 抗惊厥：6～10mg/(kg·次)，极量≤0.2g/次，(M)，4～6小时后可重复给药，抗癫痫持续状态及新生儿抗惊厥：先给负荷量15～20mg/kg，(V)、(D)；维持量12～24小时后，以3～5mg/(kg·次)，qd，(O)、(M)、(D)，prn	1. 还可治疗新生儿黄疸 2. 不可与酸性药物配伍 3. 慎用于肌阵挛发作、失神小发作及 ESES 4. 注意抗癫痫药物过敏反应综合征（苯巴比妥、苯妥英钠、卡马西平三者相似），可引起严重的渗出性多型红斑 5. 剂量过大可致呼吸抑制
水合氯醛 chloral hydrate		溶液 6% 10%	镇静：30～40mg/(kg·次)，(O)、(K)，prn 或 q6～8h；抗惊厥：50～60mg/(kg·次)，极量 1g/次，(O)、(K)，4～6小时后可重复给药	1. 起效快、作用持续时间长 2. 刺激性大，应稀释后使用 3. 胃炎和溃疡病者禁用 4. 肝肾功能不全者慎用

续表

通用药名	其他药名	剂型与规格	剂量与用法	说明
氯丙嗪 chlorpromazine	冬眠灵	片 25mg 50mg 针 25mg 50mg	0.5 ~ 1.0mg/(kg · 次),(O)、(M)、(V),bid ~ tid	1. 除有镇静作用外,还可止吐、降低体温及基础代谢率,用于人工冬眠。 2. 可致体位性低血压
地西泮 diazepam	安定	片 2.5mg 针 10mg	镇静:0.1 ~ 0.3mg/(kg · 次),(O)、(M)、(V),prn 或 q4 ~ 6h;抗惊厥:0.3 ~ 0.5mg/(kg · 次),(M)、(V),15 ~ 30 分钟后可重复,prn 或 q8h;	1. <6 个月婴儿慎用 2. 休克患者禁用 3. 静脉注射宜缓慢 4. 可致呼吸抑制
氯硝西泮 clonazepam	氯硝安定	片 0.5mg 2mg 针 1mg	开始 0.01 ~ 0.05mg/(kg · d),逐渐增至维持量 0.1 ~ 0.2mg/(kg · d),(O),bid ~ qid,0.02 ~ 0.08mg/(kg · 次),(D)、(V),prn,一般按 0.05mg/(kg · 次),最大≤2mg/次,加入少量生理盐水中,于 5 ~ 10min 缓慢注射或静脉滴注	1. 静脉用药对哮喘持续状态与癫痫持续状态均有效 2. 静脉用药对心脏及呼吸抑制较地西泮强 3. 从小剂量开始,逐渐加量,停药时亦应逐渐减量

续表

通用药名	其他药名	剂型与规格	剂量与用法	说明
咪达唑仑 midazolam	力月西 多美康 速眠安 咪唑安定	片 15mg 针 10mg 15mg	1. 催眠作用:0.3mg/(kg·次),(O),睡前或术前20~30min用药 2. 诱导麻醉:0.15~0.2mg/(kg·次),(M)、(V),术前用药 3. 抗癫痫:首次量:0.1~0.3mg/(kg·次),(V);维持量:从1μg/(kg·min)开始逐渐增加,最大可达8~10μg/(kg·min),(D),prn	1. 用于各种失眠症及术前诱眠用药,亦可用于抗癫痫持续状态 2. 长期大量使用可成瘾,突然撤药可引起戒断综合征 3. 静脉注射过快可致呼吸抑制 4. 加药与减药均应逐步进行 5. 常用于ICU患者镇静催眠 6. 全身或肺动脉高压者禁用

续表

通用药名	其他药名	剂型与规格	剂量与用法	说明
苯妥英钠 phenytoin sodium	大仑丁	片 50mg 100mg 针 100mg 200mg	1. 抗惊厥抗癫痫：5～8mg/(kg·d)，(O)、(M)、(V)，bid～tid 2. 抗癫痫持续状态：先给负荷量 15～20mg/kg，(V)、(D)；维持量：12～24 小时后，以 5mg/(kg·次)，qd，(O)、(M)、(D)，prn	1. 用于癫痫大发作及癫痫持续状态 2. 亦用于抗心律失常及洋地黄中毒 3. 注意抗癫痫药物过敏反应综合征（苯巴比妥、苯妥英钠、卡马西平三者相似）
丙戊酸钠 valproate sodium	德巴金 抗癫灵	片 0.2g 口服溶液 12g/300ml 40mg/ml 针 400mg	开始时 15～20mg/(kg·d)，逐渐增加至 20～30mg/(kg·d)，最大剂量 40mg/(kg·d)，(O)，bid。首次 15mg/(kg·次)，(V)，3min 以上；其后以 1mg/(kg·h) 静脉维持 12～15h，总量 20～30mg/kg	1. 广谱抗癫痫药，对各型癫痫有效，对失神发作效果更好 2. 慎用于遗传代谢病患者 3. 注意定期复查肝功能 4. 定期监测血药浓度

续表

通用药名	其他药名	剂型与规格	剂量与用法	说明
卡马西平 carbamazepine	酰胺咪嗪 得理多	片 0.1g 0.2g	开始时 5~10mg/(kg·d)，逐渐增加至 20~30mg/(kg·d)，(O)，tid 用于治疗部分性发作、大发作、癫痫持续状态及混合性发作，但对失神发作无效	1. 定期复查血常规、肝、肾功能及血药浓度 2. 注意抗癫痫药物过敏反应综合征（苯巴比妥、苯妥英钠、卡马西平三者相似）
奥卡西平 oxcarbazepine	曲莱	片 0.15g 0.3g 口服混悬液 6g/100ml 60mg/ml	开始时 8~10mg/(kg·d)，逐渐增加剂量，每周 1 次，一般至 20~30mg/(kg·d)，最大剂量 60mg/(kg·d)，(O)，bid 用于治疗部分性发作、大发作、癫痫持续状态及混合性发作	1. 注意治疗头 3 个月发生低钠血症 2. 定期复查血常规、肝、肾功能及血钠浓度 3. 注意抗癫痫药物过敏反应综合征 4. 本品与卡马西平有交叉过敏反应 5. 本品过敏与房室传导阻滞者禁用
乙琥胺 ethosuximide	柴伦丁	糖浆 5% 胶囊 0.25g	0.4~0.6ml/(kg·d)或 20~30mg/(kg·d)，(O)，tid	常用于癫痫小发作

续表

通用药名	其他药名	剂型与规格	剂量与用法	说明
扑米酮 primidone	扑痫酮 麦苏林	片 0.25g	10～25mg/(kg·d),(O),tid 从小剂量开始,逐渐加量	常用于癫痫大发作及精神运动性发作
托吡酯 topiramate	妥泰	片 25mg 50mg 100mg	从1mg/(kg·d)开始,一周后每周增加1mg/(kg·d)至维持量4～8mg/(kg·d),最高可达10mg/(kg·d),(O),bid	1. 广谱,常与其他抗癫痫药合用 2. 对难治性部分性发作有良好的加用治疗效果 3. 可有嗜睡、疲劳等反应
拉莫三嗪 lamotrigine	利必通	片 25mg 50mg	5～15mg/(kg·d),(O),tid,若与丙戊酸钠合用时,则减量至1～5mg/(kg·d)	适用于12岁以上儿童与成人用药
勃氏合剂 mist. Brodsky		溶液 500ml/瓶	0.2～0.3ml/(kg·次),(O),tid	1. 成分包括苯巴比妥、硼砂、咖啡因、氯化钙等,1ml 合剂含苯巴比妥 4mg 2. 注意抗癫痫药物过敏反应综合征,可致严重的渗出性多型红斑

4. 脑代谢活化药与脑功能改善药

附表Ⅵ-13　脑代谢活氏药与脑功能改善药

通用药名	其他药名	剂型与规格	剂量与用法	说明
胞磷胆碱 citicoline	胞二磷胆碱尼可林	针 0.1g 0.2g 0.25g	4mg/(kg·d),(M),qd~bid 4~12mg/(kg·d),(D),qd 10~14 天为一疗程	为核甘酸衍生物,用于急性脑损伤,但严重颅内损伤及活动性颅内出血者慎用,尽量少用肌内注射给药
吡硫醇 pyritinol	脑复新	片 0.1g 针 0.1g	2~4mg/(kg·次),(O),tid 4~6mg/(kg·次),(D),qd	维生素 B_6 衍生物,改善脑代谢状态
吡拉西坦 piracetam	思泰 脑复康	片 0.4g,0.8g 针 1g,4g	0.4~0.8g/次,(O),tid 2g/次,(M)、(D),qd 4~8 周为一疗程	1. 可改善脑代谢 2. 早产儿和新生儿禁用 3. 肝、肾功能不全者慎用
奥拉西坦 oxiracetam	欧来宁	片 0.4g 针 1.0g	0.4~0.8g/次,(O),tid 1~2g/次,(D),qd 可酌情增减,2~3 周为一疗程	1. 可改善脑代谢 2. 儿童用药尚不明确 3. 肝、肾功能不全者慎用

续表

通用药名	其他药名	剂型与规格	剂量与用法	说明
阿尼西坦 aniracetam	茴拉西坦 毕思灵 脑康酮	片 0.05g 0.1g 0.2g	0.1~0.2g/次,(O),tid 4~8 周为一疗程 (此为成人用量)	1. 可改善脑代谢 2. 儿童用药尚不明确 3. 肝、肾功能不全者慎用
脑蛋白水解物 cerebroprotein hydrolysate	新古立西 脑活素 奥利达 丽珠赛乐	片 13mg 针 2ml 5ml 10ml	成人 1~2 片/次,(O),tid 儿童剂量酌减或遵医嘱 0.2 ~ 0.4ml/(kg · d),(D),qd 每疗程 10~20 天	1. 肽类神经营养药,治疗多种脑功能障碍 2. 癫痫大发作与癫痫持续状态者禁用,严重肾功能不良者禁用
三磷酸胞苷二钠 cytidine disodium triphosphate	斯替吡 美络宁 维力安 依美思	针 20mg	10~20mg/次,(M),qd 2~3mg/(kg·次),(D),qd 疗程 7~14 天	1. 促进神经细胞修复与心肌细胞再生 2. 急性期使用疗效更佳 3. 应缓慢静脉滴注,严禁静脉注射 4. 严重肝、肾功能不全者慎用
谷维素 oryzanol	阿魏酸酯	片 10mg	5~10mg/次,(O),tid	调节自主神经功能

续表

通用药名	其他药名	剂型与规格	剂量与用法	说明
阿米三嗪-萝巴新 almitrine-raubasine	都可喜	片 40mg (30/10mg)	1/2～1 片/次,(O),bid,每天剂量不应超过 2 片,应整片吞服。	1. 阿米三嗪为呼吸兴奋剂,升高动脉血氧分压,萝巴新为血管扩张剂 2. 用于治疗各种缺氧缺血性疾病
曲克芦丁 troxerutin	羟乙基芦丁维脑路通	片 0.06g 针 0.1g	5mg/(kg·次),(O),tid 10mg/(kg·d),(D),qd	又称维生素 P_4
托哌酮 tolperisone	脑脉宁	片 50mg	1～2mg/(kg·次),(O),tid	脑血管扩张剂
氟桂利嗪 flunarizine	西比灵	胶囊 5mg	0.1～0.2mg/(kg·次),(O),qn	钙拮抗剂与脑血管扩张剂,对眩晕症及偏头痛者有较好疗效
尼膜地平 nimodipine	尼膜同	片 30mg 针 10mg	1. 用于脑出血后脑损伤:先以 15μg/(kg·h)适应 2h,然后增至 30μg/(kg·h),(D),1～2 周 2. 用于脑功能障碍:0.6～0.8mg/(kg·次),(O),tid	1. 为钙通道阻滞剂、脑血管扩张剂 2. 脑水肿、明显颅内高压、低血压者慎用,严重肝功能不良者禁用 3. 静脉滴注给药应从小剂量开始,如有不良反应,应及时减量或停药

续表

通用药名	其他药名	剂型与规格	剂量与用法	说明
丁咯地尔 buflomedil	活脑灵 弗斯兰 赛莱乐	片 150mg 300mg 针 50mg	10 ~ 15mg/(kg · d),(O),bid ~ tid 2 ~ 3mg/(kg · d),(M),bid 2 ~ 5mg/(kg · d),(D),qd	1. 可扩张脑血管并改善微循环 2. 过量可致低血压 3. 脑出血及有出血倾向者禁用

四、呼吸系统药物

1. 祛痰药、止咳药

附表Ⅵ-14　祛痰药、止咳药

通用药名	其他药名	剂型与规格	剂量与用法	说明
溴己新 bromhexine	溴苄环己铵 必嗽平	片 8mg 针 4mg	4 ~ 8mg/次,(O),bid ~ tid 2 ~ 4mg/次,(M)、(V),qd ~ bid 雾化吸入 4 ~ 8mg/次,qd ~ bid	1. 多用于年长儿 2. 适用于痰多不易咳出者

续表

通用药名	其他药名	剂型与规格	剂量与用法	说明
安溴索 ambroxol	安布索，安普索 易坦静（复方） 沐舒坦，兰苏	片 30mg 糖浆 6mg/ml 针 15mg，30mg	1.5 ~ 2.0mg/（kg · d），（O），bid ~ tid 0.6 ~ 0.8ml/（kg · d），（O），bid ~ tid 1.5 ~ 2.0mg/（kg · d），（D），bid ~ tid 静脉注射时间至少 5 分钟。	1. 为黏痰溶解剂 2. 饭后服用或慢速静脉输注 3. ARDS 的治疗：每日用药总量可达 30mg/kg，分 4 次给药。
羧甲司坦 carbocisteine	羧甲半胱氨酸 强利灵 卡立宁	片 0.25g 冲剂 10g/包，含 SCMC 0.5g/包	按 SCMC：10mg/（kg · 次），或 30mg/（kg · d），（O），tid	为黏痰溶解剂，作用与溴己新相似
愈创木酚甘油醚（愈甘醚） guaifenesin	复方制剂有： 美可糖浆 菲迪克糖浆	片 0.2g 糖浆 2%	3 ~ 5mg/（kg · 次），（O），tid ~ qid 0.15 ~ 0.25ml/（kg · 次），（O），tid ~ qid	愈甘醚通过刺激胃黏膜引起恶心反射而祛痰

续表

通用药名	其他药名	剂型与规格	剂量与用法	说明
复方甘草合剂 mist. glycyrrhizae compound	棕色合剂 Compound Liquorice	片 溶液	1~2片/次,含服,tid 1ml/(岁·次),(O),tid~qid	每100ml含复方樟脑酊12ml,约含吗啡6mg,具有镇咳祛痰作用
喷托维林 phentoxyverine	咳必清	片 25mg	>5岁:6.25~12.5mg/次,(O),bid~tid	1. 中枢性镇咳药,有催眠作用 2. 5岁以下小儿及痰多者禁用
右美沙芬 dextromethorphan	复方制剂有: 美可糖浆 惠菲宁糖浆	片 10mg 15mg 糖浆 0.1%	5~15mg/次,(O),tid~qid 5~15ml/次,(O),tid~qid	1. 中枢性镇咳药,但无镇痛作用与成瘾性 2. 小儿及痰多者慎用
磷酸可待因 codeine phosphate	复方制剂有: 菲迪克糖浆 奥亭糖浆	片 15mg 30mg 糖浆 0.5%	0.3~0.5mg/(kg·次),(O),tid 0.2~0.3ml/(kg·d),(O),tid	1. 用于剧烈干咳 2. 长期应用可成瘾 3. 常配制成复方制剂使用

2. 平喘药

附表Ⅵ-15　平喘药

通用药名	其他药名	剂型与规格	剂量与用法	说明
氨茶碱 aminophylline		片 50mg 100mg 针 50mg 250mg	3~5mg/(kg·次),(O),tid 2~4mg/(kg·次),(D)、(V),q12h	1. 不用肌内注射,因产生疼痛 2. 静脉用药宜缓慢 3. 过量可致中毒(如惊厥) 4. 还有兴奋呼吸中枢作用
茶碱缓释片 theophylline sustained release	舒弗美 葆乐辉 时尔平	片 0.1g 0.2g	1~9 岁:0.1/次, 9~12 岁:0.2/次 12 岁以上:0.2/次,(O),q12h	1. 饭后温水吞服,不可咀嚼压碎后服用 2. 1 岁以下儿童不宜使用
异丙托溴铵 ipratropine bromide	异丙阿托品 爱全乐	气雾剂 20μg×200 喷 雾化液 0.25mg/2ml 0.5mg/2ml	喷雾吸入:1~2 喷/次,3~4 次/日 雾化吸入,3~4 次/日 <6 岁:0.4~0.6ml/次 6~14 岁:0.6~1ml/次 >14 岁:0.8~2ml/次	1. 为 M 受体阻滞剂 2. 可直接喷雾吸入 3. 亦可加入雾化液中吸入

续表

通用药名	其他药名	剂型与规格	剂量与用法	说明
沙丁胺醇 salbutamol	舒喘灵 喘宁碟 喘乐宁 万托林	片 2mg 控释片 4mg 喷雾剂 100μg×200 喷	0.1～0.15mg/(kg·次),(O),tid 1～2 喷/次,雾吸,3～4 次/日 4mg/次,(O),q12h	1. 年幼儿慎用 2. 主要激活 β_2 受体 3. 为短效制剂 4. 多用气雾剂
特布他林 terbutaline	博利康尼 喘康速 苏顺雾化液	片 2.5mg 喷雾剂 250μg×200 喷	0.065mg/(kg·次),一次总量不应超过 1.25mg,(O),tid～qid 1～2 喷/次,雾吸,3～4 次/日	1. 主要激活 β_2 受体 2. 为短效制剂
丙卡特罗 procaterol	美普清	片 25μg 糖浆 150μg/30ml(5μg/ml)	>6 岁:25μg/次,(O),qn～bid <6 岁:1.25μg/(kg·次),(O),qn～bid 最大量不超过 25μg/次	1. 年幼儿慎用 2. 早晚空腹服用 3. 高选择性 β_2 受体激动剂 4. 为长效制剂

续表

通用药名	其他药名	剂型与规格	剂量与用法	说明
班布特罗 bambuterol	帮备	片 10mg	0.25mg/(kg · 次),(O),qn,一日一次 必要时可适当增加剂量	1. 主要激活 β_2 受体 2. 为长效制剂
沙美特罗 salmeterol	施立碟 施立稳	喷雾剂 25μg×60 喷 50μg×60 喷	1～2 喷/次,1～2 次/日,气雾吸入	同上
倍氯米松 beclomethasone	必可酮 必酮碟	气雾剂 50μg ×200 喷	1～喷/次,喷雾,bid～qid	1. 用于依赖皮质激素的慢性哮喘病人 2. 用后漱口,因长期应用可出现口腔白色念珠菌感染
氟替卡松 fluticasone	辅舒酮 辅舒良 (喷鼻剂)	气雾剂 50μg×60 喷 125μg×60 喷	>4 岁:50～100μg/次,bid >16 岁:100～1000μg/次,bid,气雾吸入	1. 本品对 HPA 轴影响较小 2. 应根据病情分级使用
布地奈德 budesonide	普米克令舒 吉舒气雾剂 雷诺考特(喷鼻剂)	气雾剂 50μg× 200 喷	2～7 岁:1～2 喷/次,bid～qid >7 岁:1～4 喷/次,bid～qid,气雾吸入	同上

续表

通用药名	其他药名	剂型与规格	剂量与用法	说明
沙美特罗-氟替卡松 salmeterol-fluticasone	舒利迭	复方气雾剂 每吸含 50μg/100μg	>4 岁:1 吸/次,bid >12 岁:1～2 吸/次,bid,气雾吸入	1. 本品为复方制剂 2. 每吸含沙美特罗 50μg,含氟替卡松 100μg
布地奈德-福莫特罗 budesonide-formoterol	信必可 信必可都保	复方气雾剂 每吸含 80μg/4.5μg	>4 岁:1 吸/次,bid >12 岁:1～2 吸/次,bid,应个体化用药	1. 为复方制剂,每吸含布地奈德 80μg,福莫特罗 4.5μg 2. 福莫特罗为长效 β_2 受体激动剂
孟鲁司特 montelukast	顺尔宁 白三平 平奇	咀嚼片 5mg 薄膜片 10mg	2～5 岁: 4mg/次,(O) qn 6～14 岁: 5mg/次,(O) qn 15 岁以上:10mg/次,(O) qn 6 个月以下儿童无使用资料	1. 为白三烯受体拮抗剂 2. 用于哮喘的预防与长期治疗 3. 还可治疗季节性过敏性鼻炎 4. 不应用于治疗哮喘急性发作
酮替芬 ketotifen	噻庚酮 噻喘酮	片 1mg	0.025mg/(kg·次)或 0.5～1mg/次,(O),bid～tid,连用 2～6 个月	过敏介质阻滞剂,预防过敏性疾病,早期有镇静、催眠作用

五、消化系统药物

1. 助消化药、肠道菌群调整药

附表Ⅵ-16 助消化药、肠道菌群调整药

通用药名	其他药名	剂型与规格	剂量与用法	说明
多酶片 multienzyme	达吉	复方片剂	<5 岁:1/2 片/次 >5 岁:1 片/次 >10 岁:2 片/次,(O),tid	1. 含有胃蛋白酶、胰蛋白酶、胰淀粉酶、胰脂肪酶等多种消化酶 2. 宜吞服,不能嚼碎,饭前服用
胰酶 pancreatin	得每通 消得良	微胶囊 0.15g 糖衣片 0.15g 0.3g	同多酶片用量	1. 本品含有胰蛋白酶、胰淀粉酶及胰脂肪酶等 2. 宜整片吞服,饭前服用
干酵母 dried yeast	食母生 亿活	片 0.25g 0.3g	0.5 ~ 1.5g/次,嚼碎后服用,tid	1. 还含多种 B 族维生素 2. 不宜与磺胺药同用
乳酶生 lactasin	表飞鸣	片 0.3g	0.3 ~ 0.9g/次,(O),tid,饭前服用	1. 为乳酸杆菌的干燥制剂 2. 不宜与抗菌药与吸附剂同用
乳酸菌素片 lactobacillin		片 0.4g 1.2g	24 ~ 28mg/(kg · 次),(O),tid	1. 为乳酸杆菌代谢产物 2. 可与抗菌药同服

续表

通用药名	其他药名	剂型与规格	剂量与用法	说明
灭活冻干嗜酸乳杆菌制剂	乐托尔	散剂 0.8g	1 袋/次,(O),bid	1. 为嗜酸乳杆菌及其代谢产物 2. 可与抗菌药同用
需氧芽胞杆菌制剂	促菌生	片 0.2g	<5 岁:1/2 ~1 片/次 6 ~10 岁:1 ~2 片/次 >10 岁:2 ~3 片/次,(O),tid	不宜与抗菌药同用,应间隔 2 ~3 小时使用
双歧三联活菌制剂 bifid triple viable	培菲康	胶囊 0.21g 散剂 1.0g	0.5 ~2 粒/次,(O),bid ~ tid 婴幼儿可剥开胶囊倒出粉剂冲服	1. 为双歧杆菌、嗜酸乳杆菌与肠球菌组成的三联活菌剂 2. 不宜与抗菌药、制酸药同用
复方乳酸菌健肠剂	妈咪爱	散剂 1.0g	治疗:<3 岁:1 袋/次,bid ~ tid >3 岁:1 袋/次, tid ~ qid,(O) 预防: 1 袋/次, qd ~ bid,(O)	1. 主要由肠球菌与枯草杆菌组成,还含有多种维生素 2. 不宜与抗菌药同用

续表

通用药名	其他药名	剂型与规格	剂量与用法	说明
地衣芽孢杆菌活菌制剂	整肠生	胶囊 0.25g	0.5 粒 ~ 1 粒/次，(O)，tid，首次剂量加倍	1. 婴幼儿服用时可倒出药粉，加入奶中或少量温水服用 2. 不宜与抗菌药同用，间隔 3 小时

2. 止泻药、导泻药

附表 VI-17　止泻药、导泻药

通用药名	其他药名	剂型与规格	剂量与用法	说明
蒙脱石 montmorillonite 双八面体蒙脱石 dioctahedral smectite	必奇 思密达 肯特令	散剂 3g	新生儿：1/4 包/次 <1 岁：1/3 包/次 1 ~ 2 岁：1/3 ~ 2/3 包/次 2 ~ 3 岁：2/3 ~ 1 包/次 >3 岁：1 包/次；tid，饭前冲服	1. 保护胃肠黏膜，清除消化道病原 2. 两餐之间用水冲服，不宜与其他药物同时服用
洛哌丁胺 loperamide	易蒙停	胶囊 2mg	>5 岁：起始量 1 粒，以后每次腹泻时服 1 粒，每天不超过 6 粒，饭前服用。婴幼儿及腹胀者不宜使用	1. 作用于肠壁阿片受体，抑制肠蠕动 2. 感染性腹泻早期不宜使用

续表

通用药名	其他药名	剂型与规格	剂量与用法	说明
开塞露 glycerin enema		液体 10ml 20ml	5~10ml/次,肛门注入,prn。内含硫酸镁、山梨醇、苯甲酸钠等	1. 注入后应保留 3~5 分钟 2. 常用于便秘患者治疗
甘油 glycerol	洁达灌肠液	液体 110ml	视需要,将适量溶液从肛门注入	多用于有关检查前的肠道准备,也可用于秘便患者
乳果糖 lactulose	杜秘克	口服液 5g/10ml 10g/15ml	婴儿: 5ml/次 儿童:5~10ml/次 年长儿:10~15ml/次 (O),qd~bid	1. 为导泻药,可治疗便秘 2. 也可用于治疗肝性脑病及肾功能衰竭尿毒症 3. 若出现腹泻应减少用量
酚肽 phenolphthalein	果导片	片 0.1g	3mg/(kg · 次),(O),prn	1. 缓泻剂,用后 6~8h 排软便 2. 婴儿禁用,幼儿慎用
番泻叶 cassia angustiiolin			5~10g 泡水服,prn	1. 缓泻剂,用后 6~8h 排软便 2. 婴儿禁用,幼儿慎用

3. 止吐药、胃肠解痉药

附表Ⅵ-18　止吐药、胃肠解痉药

通用药名	其他药名	剂型与规格	剂量与用法	说明
甲氧氯普胺 metoclo- pramide	胃复安 灭吐灵	片 5mg 针 10mg	0.1 ~ 0.2mg/(kg · 次),(O),tid 0.3 ~ 0.5mg/(kg · 次),(M),prn 肝肾功能不全者慎用,小于5岁儿童慎用	1. 注意锥体外系症状、中枢神经症状及出现体位性低血压 2. 饭前30分钟服用
多潘立酮 domperidone	吗丁啉	片 10mg 混悬剂 1mg/ml 针 10mg	0.2 ~ 0.3mg/(kg · 次),(O),tid ~ qid 0.2 ~ 0.3mg/(kg · 次),(M),prn	1. 不易透过血脑屏障,中枢作用弱,几无锥体外系症状 2. 饭前30分钟服用
阿扎司琼 azasetron	丁悦 感苏	注射液 10mg/50ml	10mg/次,(D),每日一次,必要时加用一次,但每日量不超过20mg	1. 主要用于细胞毒类药物化疗所致的呕吐症状 2. 胃肠道梗阻者禁用

续表

通用药名	其他药名	剂型与规格	剂量与用法	说明
格拉司琼 granisetron	君凯 康泉	针 3mg/50ml	3mg/次,(D),每日一次,必要时加用一次,但每日量不超过 9mg	1. 4 岁以下儿童不宜使用 2. 余同上
颠茄 belladonna		酊剂 合剂 10%	酊剂:0. 02 ~ 0. 03ml/(kg·次),(O),tid 合剂:0. 2 ~ 0. 3ml/(kg·次),(O),tid。最大量合剂不超过 10ml/次或 30ml/d	1. 酊剂 1ml 含阿托品 0. 3mg 2. 用于胃肠痉挛
阿托品 atropine		片 0. 3mg 针 0. 5mg 1. 0mg	解痉:0. 01mg/(kg·次),极量 0. 3mg/次,(O)、(H)、(M),prn 抗休克:0. 03 ~ 0. 05mg/(kg·次),(V),每 15 ~ 30min 可重复一次	

续表

通用药名	其他药名	剂型与规格	剂量与用法	说明
山莨菪碱 anisodamine	654-2	片 5mg 10mg 针 5mg 10mg	解痉：0.1 ~ 0.3mg/(kg·次)(O)、(M)、(V)，tid 抗休克：0.3 ~ 2mg /(kg·次)，(M)、(V)、(D)，每 10 ~ 30 分钟可重复	1. 为外周 M 受体阻断剂，解除平滑肌痉挛 2. 不易透过血脑屏障，中枢作用弱
东莨菪碱 scopolamine	海俄辛 hyoscine	片 0.2mg 针 0.3mg 0.5mg	解痉：6 ~ 12μg/(kg·次)，(O)，tid 抗休克：0.03 ~ 0.05mg/(kg·次)，(M)、(V)、(D)，每 15 ~ 30 分钟可重复一次	余参见中枢兴奋药部分

4. 治疗胃炎及消化性溃疡药

附表Ⅵ-19　治疗胃炎及消化性溃疡药

通用药名	其他药名	剂型与规格	剂量与用法	说明
枸橼酸铋钾 bismuth potassium citrate	胶体次枸橼酸铋(CBS) 丽珠得乐 德诺	冲剂 0.11g 片剂 0.11g 胶囊 0.11g	6～8mg/(kg·d),(O)tid～qid,用温水稀释后饭前服用,4 周为 1 疗程	1. 胃黏膜保护剂 2. 婴幼儿禁用 3. 空腹时服用 4. 严重肾功能不全者禁用
铝碳酸镁 hydrotalcite	达喜 威地美	咀嚼片 0.5g	1/2～1 片/次,(O),tid～qid 症状缓解后至少维持 4 周	1. 为抗酸剂,胃黏膜保护剂 2. 饭后 1～2 小时用,咀嚼服用
西咪替丁 cimetidine	甲氰米胍 太胃镁片 泰胃镁针	片 0.2g 0.4g 针 0.2g	5～10mg/(kg·次)或 20～40mg/(kg·d), (O)、(D),bid～tid	1. H_2 受体阻断剂,幼儿慎用 2. 可引起急性间质性肾炎 3. 肝、肾功能不全者慎用
雷尼替丁 ranitidine	胃安泰定 善卫得	胶囊 0.15g 针 50mg	>8 岁:3～5mg/(kg·次), (O)、(D),bid～tid	1. 8 岁以下小儿慎用 2. 最大量≤300mg/次 3. 余同上

续表

通用药名	其他药名	剂型与规格	剂量与用法	说明
法莫替丁 famotidine	高舒达 立复丁	片 20mg 针 20mg	0.4 ~ 0.6mg/(kg · 次),(O)、(D),bid	1. 婴幼儿慎用 2. 肝、肾功能不全者慎用 3. 餐后服用,4 ~ 6 周为一疗程
奥美拉唑 omeprazole	洛赛克 奥西康 奥克	胶囊 10mg 20mg 针 40mg	0.4 ~ 0.6mg/(kg · 次),(O),qd ~ bid 0.8 ~ 1.0mg/(kg · 次),(D),qd ~ bid	1. 质子泵抑制剂 2. 宜整片吞服,不可咀嚼 3. 肝、肾功能不全者慎用 4. 儿童无使用经验,婴幼儿禁用
兰索拉唑 lansoprazole	兰川	针 30mg	通常成人 30mg/次,一日 2 次	1. 疗程不宜超过 7 天 2. 肝功能不全者慎用 3. 儿童尚无使用经验

5. 护肝药

附表 VI-20　护肝药

通用药名	其他药名	剂型与规格	剂量与用法	说明
联苯双酯 bifendate	肝复康	滴丸 1.5mg 片剂 25mg	0.5mg/(kg·次),(O),tid,连服3~6月	停药后有反跳,应逐渐减量
葡醛内酯 glucurolactone	肝泰乐	片 0.05g 0.1g	<5岁:0.05g/次 >5岁:0.05~0.1g/次,(O)、(M)、(D),qd~tid	解毒保肝药,用于肝炎,肝病及食物或药物中毒
齐墩果酸 oleanolic acid		片 20mg	0.6~1mg/(kg·次),(O),tid	用于各种急慢性肝炎治疗
肌苷 inosine	次黄嘌呤核苷	片 0.2g 针 0.1g	4~12mg/(kg·次),(O),tid 4~12mg/(kg·次),(D),qd	1. 参与体内核酸及能量代谢 2. 有护肝及升白细胞作用
甘草酸单铵 monoammonium glycyrrhizinate	甘草甜素 强力新 强力宁	针 40mg/20ml	1.5~3mg/(kg·次)或0.8~1.5ml/(kg·次),(D),qd	有类固醇样作用,而无皮质激素不良反应,应监测血压与电解质水平

续表

通用药名	其他药名	剂型与规格	剂量与用法	说明
甘草酸二铵 diammonium glycyrrhizinate	甘利欣 知甘保	胶囊 50mg 针 150mg/10ml	3mg/(kg · 次),(O),tid,3mg/(kg · 次)或 0.6ml/(kg · 次),(D),qd	同上
还原型谷胱甘肽 reduced glutathione	阿拓莫兰 松泰斯 双益健	针 0.3g 0.6g	0.3 ~ 0.6g/次,(M)、(D),qd ~ bid 视病情需要加量	用于各种肝脏疾病及急性中毒的治疗
门冬氨酸-鸟氨酸 aspartate-ornithine	瑞甘 阿波莫斯 雅博司	针 2.5g/支 5g/10ml	1. 急、慢性肝炎与肝病治疗:0.5g/(kg · 次),(D),qd 2. 高血氨治疗及肝昏迷抢救:1.0g/(kg · 次),(D),qd	1. 可降低血氨,治疗肝昏迷 2. 危重者剂量可加倍 3. 大剂量可有消化道反应 4. 严重肾功能衰竭者禁用
促肝细胞生长素 hepatocyte growth-promoting factors	飞马,威佳	针 30μg	30 ~ 60μg/次,(D),qd ~ bid 疗程 4 ~ 8 周	1. 由乳猪肝脏提取的多肽物质 2. 可促进肝细胞再生与修复 3. 注意过敏反应,如皮疹发热

六、心血管系统药物

1. 强心药

附表Ⅵ-21　强心药

通用药名	其他药名	剂型与规格	剂量与用法	说明
地高辛 digoxin		片 50μg 250μg	饱和量: 新生儿:30 ~ 50μg/kg <2 岁:50 ~ 60μg/kg >2 岁:30 ~ 50μg/kg, (O),总量分 3 ~ 4 次完成维持量:每日量为饱和量的 1/4 ~ 1/5 或 8 ~ 10μg/(kg · d),(O),bid,用 6 天停 1 天	1. 首次给药 24h 后给维持量 2. 洋地黄化总量不超过 1.5mg 3. 过量可致中毒及心律失常 4. 不宜与钙剂、利尿剂合用 5. 中毒后应加服氯化钾或用苯妥英钠,并停用洋地黄与利尿剂 6. 宜监测血药浓度调整剂量
去乙酰毛花苷 deslanoside	西地兰 毛花苷 C 去乙酰毛花苷丙	针 0.4mg	饱和量: 新生儿:0.02 ~ 0.03mg/kg <2 岁: 0.03 ~ 0.04mg/kg >2 岁: 0.02 ~ 0.03mg/kg, (V),先给总量 1/2,余量每 4 ~ 6h 给药一次,分 2 ~ 3 次于 24h 内完成维持量:饱和量的 1/4,(M)、(V),q12h,prn,一般改口服制剂维持	1. 必要时洋地黄化 12 ~ 24h 后,给维持量,亦可口服地高辛维持 2. 过量可致中毒及心律失常 3. 用于急性心衰,及伴肺水肿者,室上性心动过速,心房颤动或扑动 4. 应严密心电监护下使用

续表

通用药名	其他药名	剂型与规格	剂量与用法	说明
毒毛花苷 K strophanthin K	毒毛旋花子苷 K 毒毛花苷 K	针 0.25mg	饱和量：0.007 ~ 0.01mg/(kg·次),(V),必要时 1 ~ 2h 后可重复一次维持量,改口服地高辛维持	1. 速效强心药,但毒性较大 2. 需静脉注射给药,不可肌内注射
米力农 milrinoe	米利酮 鲁南力康	针 5mg/5ml 10mg/10ml	负荷量:0.05 ~ 0.075mg/kg, 维持量：0.25 ~ 0.75μg/(kg. min) 最大剂量:不超过 1.13mg/(kg·d)	1. 增加心肌收缩力,扩张外周血管 2. 应进行心电监护,以免发生低血压与心律失常 3. 注意可引起血小板下降
氨力农 amrinoe	氨吡酮	针 50mg/2ml 100mg/2ml	负荷量:1.5 ~ 3mg/kg(20 分钟内) 维持量：5 ~ 10μg/(kg·min)泵入 最大剂量:不超过 10mg/(kg·d)	同上

2. 抗休克血管活性药

附表Ⅵ-21 抗休克血管活性药

通用药名	其他药名	剂型与规格	剂量与用法	说明
肾上腺素 adrenaline, epinephrine	副肾上腺素	针 1mg	0.01～0.03mg/(kg·次)，最大量≤1 mg/次，(H)、(D)、(V)、气管内注入或心内注射。泵入静脉维持为0.01～2.0μg/(kg·min)，0.01～0.5μg/(kg·min)为低剂量，主要兴奋β受体；0.5～2.0μg/(kg·min)为高剂量，主要兴奋α受体	1. 可兴奋α与β受体 2. 血管收缩剂 3. 支气管扩张剂 4. 用于心跳呼吸骤停、过敏性休克、重度支气管哮喘等的抢救 5. 宜稀释至1：10000静脉注射，不用作肌内注射，亦可静脉维持给药
去甲肾上腺素 noradrenaline	正肾上腺素	针 1mg 2mg	泵入静脉维持：0.01～1.0μg/(kg·min)	1. 主要兴奋α受体 2. 血管收缩剂 3. 严防外漏，可致局部坏死

续表

通用药名	其他药名	剂型与规格	剂量与用法	说明
异丙肾上腺素 isoprenaline	异丙肾 喘息定 治喘灵	针 1mg	治疗哮喘：0.02μg/(kg·min) 抗休克：0.05～2.0μg/(kg·min) 治疗Ⅲ度 AVB：0.01～0.1μg/(kg·min)泵入	1. β受体兴奋剂，对心率影响明显 2. 可致血管扩张，宜先扩容 3. 支气管扩张剂 4. 每次1mg加入葡萄糖中静脉滴注
间羟胺 metaraminol	阿拉明	针 10mg	0.1～0.2mg/(kg·次)，(M)，qid 0.3～2mg/(kg·次)，(D)，prn 静脉维持 5～15μg/(kg·min)	1. 主要兴奋α受体 2. 血管收缩剂 3. 可致高血压与肺水肿

续表

通用药名	其他药名	剂型与规格	剂量与用法	说明
多巴胺 dopamine		针 20mg	10～20mg/次加入葡萄糖中静脉滴注，小剂量：<5μg/(kg·min) 中剂量：5～10μg/(kg·min) 大剂量：>10μg/(kg·min) 根据病情调整给药速率，最大量不超过20～30μg/(kg·min)	1. 用前应补充足够血容量并纠酸 2. 小剂量兴奋多巴胺受体，扩张肾脏血管；中剂量兴奋β受体，增加心肌收缩力；大剂量兴奋α受体，提高血压，用于心力衰竭与心源性休克
多巴酚丁胺 dobutamine	独步催 杜丁胺	针 20mg	10～20mg/次加入100ml葡萄糖中以2.5～15μg/(kg·min)的速度静脉滴注维持	主要兴奋β受体，有正性肌力作用及血管扩张作用，最大量不超过15～20μg/(kg·min)

续表

通用药名	其他药名	剂型与规格	剂量与用法	说明
酚妥拉明 phentolamine	苄胺唑啉 立其丁	针 10mg	0.3～0.5mg/(kg·次),最大量≤10mg/次,加入葡萄糖中缓慢静脉滴注,速度 2～20μg/(kg·min)	1. 短效 α 受体阻滞剂 2. 能降低肺动脉及外周血管阻力 3. 可引起体位性低血压、鼻塞等
阿托品 atropine		片 0.3mg 针 0.5mg 1.0mg	解痉:0.01mg/(kg·次),极量 0.3mg/次,(O)、(H)、(M),prn 抗休克:0.03～0.05mg/(kg·次),(V),每 15～30min 可重复一次	
山莨菪碱 anisodamine	654-2	片 5mg 10mg 针 5mg 10mg	解痉:0.1～0.3mg/(kg·次)(O)、(M)、(V),tid 抗休克:0.3～2mg/(kg·次),(M)、(V)、(D),每 10～30 分钟可重复	1. 为外周 M 受体阻断剂,解除平滑肌痉挛 2. 不易透过血脑屏障,中枢作用弱

续表

通用药名	其他药名	剂型与规格	剂量与用法	说明
东莨菪碱 scopolamine	海俄辛 hyoscine	片 0.3mg 针 0.3mg 0.5mg	解痉：6 ~ 12μg/(kg·次)，(O)，tid 抗休克：0.03 ~ 0.05mg/(kg·次)，(M)、(V)、(D)，每 15 ~30 分钟可重复一次	余参见中枢兴奋药部分

3. 降血压药及抗心律失常药

通用药名	其他药名	剂型与规格	剂量与用法	说明
利舍平 reserpine	利血平	针 1mg	0.07mg/(kg·次)，极量 ≤ 1.5mg/次，(M)、(V)，qd ~ bid，必要时 12h 后可重复一次	1. 消耗去甲肾上腺素，抑制交感神经兴奋传导 2. 常用于急性肾炎高血压
哌唑嗪 prazosin	脉宁平	片 0.5mg 1.0mg	开始：0.01mg/(kg·次)，(O)，tid ~ qid 维持：0.02 ~ 0.04mg/(kg·次)，(O)，tid ~ qid	1. 突触后 α_1 受体阻滞剂 2. 降压作用较强，有“首剂现象” 3. 小儿慎用或禁用 4. 剂量应从小逐渐增加至维持量

续表

通用药名	其他药名	剂型与规格	剂量与用法	说明
硝普钠 sodium nitroprusside		针 50mg	10～25mg/次，加入葡萄糖中静脉滴注，从 0.25μg/(kg·min)开始逐渐增加，最大达 8μg/(kg·min)，(D)，用药不超过 72 小时	1. 为强效、速效、短效血管扩张剂 2. 主要用于高血压危象、心源性休克等症，停药时防止反跳现象 3. 临用时配制，并避光使用
二氮嗪 diazoxide	降压嗪	针 0.3g	5mg/(kg·次)，(V)，快速静脉推注，必要时在 0.5～1 小时后重复一次	1. 直接舒张血管平滑肌，作用快而持久，适用于高血压危象 2. 肾功能不全者禁用
硝苯地平 nifedipine	硝苯吡啶 心痛定 伲福达 拜新同	片剂 10mg 胶囊 10mg 缓释片 20mg 控释片 30mg	0.25～0.5mg/(kg·次)，(O)tid～qid 0.5～1.0mg/(kg·次)，(O)，bid 0.5～1.0mg/(kg·次)，(O)，qd	1. 钙通道阻滞剂 2. 直接扩张血管平滑肌 3. 紧急时可直接舌下含服 4. 儿童用药安全性未确立

续表

通用药名	其他药名	剂型与规格	剂量与用法	说明
尼群地平 nitrendipine		片 10mg	成人 10 mg/次,或者 0. 25 ~ 0. 5mg/(kg · 次),(O),tid	同上
尼卡地平 nicardipine	佩尔	片 20mg 胶囊 40mg (缓释剂)	0. 25 ~ 0. 5mg/(kg · 次),(O),tid 0. 5 ~ 1. 0mg/(kg · 次),(O),bid	同上
非洛地平 felodipine	波依定	缓释片 2. 5mg 5mg 10mg	成人 5 ~ 10 mg/次,或者 0. 1 ~ 0. 2mg/(kg · 次)(O),qd,为长效制剂	1. 为长效钙通道阻滞剂 2. 宜晨起空腹吞服,不能嚼碎 3. 缺乏儿童使用本品的经验
氨氯地平 amlodipine	络活喜	片 5mg 10mg	0. 15 ~ 0. 25mg/(kg · d),(O),qd 肝功能不全者禁用	同上

续表

通用药名	其他药名	剂型与规格	剂量与用法	说明
卡托普利 captopril	巯甲丙脯酸 开博通	片 12.5mg 25mg	从0.5～1mg/(kg·d)开始，逐渐加量，最大不超过5～6mg/(kg·d)，(O)，tid	肾功能严重减退者慎用，注意电解质紊乱(高血钾)与咳嗽
依那普利 enalapril	悦宁定 怡那林 依苏	片 5mg 10mg	0.1～0.2mg/(kg·次)，(O)，qd～bid	1. 可引起咳嗽、头晕等 2. 余同上
西拉普利 cilazapril	一平苏	片 2.5mg 5mg	0.05～0.1mg/(kg·次)，(O)，qd 最大不超过5mg/次	1. 从小剂量开始逐步调整 2. 其他不良反应同ACEI
贝那普利 benazepril	洛汀新	片 5mg 10mg	0.1～0.2mg/(kg·次)，(O)，qd	同上
福辛普利 fosinopril	蒙诺 达爽	片 10mg 20mg	0.25～0.5mg/(kg·d)，(O)，qd	1. 肝、肾功能不全者无需减量 2. 余同上

续表

通用药名	其他药名	剂型与规格	剂量与用法	说明
氯沙坦 losartan	科素亚	片 50mg 100mg	1 ~ 2mg/(kg · d),(O),qd 一般 2 ~ 4 周后起效	1. 为血管紧张素Ⅱ受体(AT1 型)抗剂拮 2. 肝、肾功能不全者慎用
缬沙坦 valsartan	代文	胶囊 80mg 160mg	1.5 ~ 3mg/(kg · d),(O),qd 一般 2 ~ 4 周后起效	1. 宜晨起空腹服用 2. 余同上
普萘洛尔 propranolol	心得安	片 10mg 针 5mg	0.5mg/(kg · 次),(O),bid ~ tid 0.05 ~ 0.15mg/(kg · 次),(V),缓慢推注	1. β-受体阻滞剂,减慢心律并抑制心肌收缩 2. 支气管哮喘及低血压者禁用
美托洛尔 metoprolol	倍他乐克 美他新	片 25mg 50mg	1 ~ 2mg/(kg · 次),必要时加量至 2 ~ 4mg/(kg · 次),(O),bid 应从小剂量开始逐渐加量	1. 高选择性的 β_1-受体阻滞剂 2. 无明显负性心力作用 3. 支气管哮喘者亦可用

续表

通用药名	其他药名	剂型与规格	剂量与用法	说明
比索洛尔 bisoprolol	康可	片 2. 5mg 5mg	成人 2. 5 ~5 mg/次，或者 0. 05 ~ 0. 15mg/(kg · 次)(O)，qd	1. 为长效 β_1-受体阻滞剂 2. 无明显负性心力作用 3. 支气管哮喘者禁用
普罗帕酮 propafenone	心律平 悦复隆	片 50mg 150mg 针 35mg 70mg	5 ~7mg/(kg · 次)(O)，tid 1 ~2mg/(kg · 次)(V)，prn，30 分钟后可重复一次，静脉维持：5 ~15μg/(kg · min)	1. 阻滞钠通道，稳定细胞膜电位 2. 严重心动过缓者禁用 3. 静脉注射总量<8mg/kg
美西律 mexiletine	慢心律	片 50mg 100mg	3 ~5mg/(kg · 次)，(O)，bid ~ tid	同上
利多卡因 lidocaine		针 100mg	1 ~2mg/(kg · 次)(V)，prn 5 ~10 分钟后可重复一次，静脉维持：20 ~40μg/(kg · min)	同上

续表

通用药名	其他药名	剂型与规格	剂量与用法	说明
胺碘酮 amiodarone	乙胺腆呋酮 可达龙针	片 0.2g 针 150mg	开始 3 ~ 5mg/(kg · 次),(O),tid 3 天后剂量减半,改为维持量;3 ~ 5mg/(kg · 次),(D),prn,静脉维持:5 ~ 15μg/(kg · min)	1. 延长动作电位时程 2. 心动过缓与传导阻滞等
心律失常禁用 维拉帕米 verapamil	异搏定	片 40mg 针 5mg 25mg	1 ~ 2mg/(kg · 次),(O),tid 0.1 ~ 0.2mg/(kg · 次),(V),prn	钙通道阻滞剂,心功能衰竭及低血压者禁用,<6 个月婴儿慎用

七、泌尿系统药物

1. 利尿药与脱水药

附表Ⅵ-22 利尿药与脱水药

通用药名	其他药名	剂型与规格	剂量与用法	说明
呋塞米 furosemide	速尿	片 20mg 针 20mg	1mg/(kg·次),(O)、(M)、(V)、(D),qd ~ tid,必要时重复或加量 泵入静脉维持 100 ~ 400μg/(kg·h)	1. 可引起低钾血症及碱中毒 2. 低血钾血症及肝昏迷禁用 3. 与米力农有配伍禁忌
托拉塞米 torasemide	泽通	针 10mg 20mg	0.5mg/(kg·次),(V)、(D),qd ~ tid,必要时重复或加量	1. 新型的强效、速效袢利尿剂 2. 有抗醛固酮作用,尿排钾少
氢氯噻嗪 hydrochlorc-thiazide	双氢克尿塞 DHCT	片 25mg	0.5 ~ 1mg/(kg·次)或 1 ~ 3mg/(kg·d),(O),qd ~ bid,最大剂量<2mg/(kg·次)。维持治疗隔日口服,或服 4 天停 3 天	1. 长期应用可致低钾血症 2. 还可用于尿崩症与某些肾小管酸中毒治疗

续表

通用药名	其他药名	剂型与规格	剂量与用法	说明
螺内酯 spironolactone	安体舒通 antisterone	片 20mg	0.5～1mg/(kg·次)或1～3mg/(kg·d),(O),tid,连用5天后调整	可致高钾血症,长期应用最好合用氢氯噻嗪,不与ACEI制剂合用
氨苯蝶啶 triamterene	三氨蝶呤	片 50mg	1～2mg/(kg·次)或2～4mg/(kg·d),(O),bid～tid,连用5天后调整	同上
乙酰唑胺 acetazolamide	醋唑磺胺 醋氮酰胺 diamox	片 0.25g	5～10mg/(kg·次),(O),bid～tid,主要用于脑水肿、脑积水及高碳酸血症及青光眼治疗	1. 肝性脑病及肾功能衰竭者禁用 2. 久用可致近端肾小管酸中毒
右旋糖酐40 dextran 40	低分子右旋糖酐	10% 6%	5～10ml/(kg·次)(10%);10～15ml/(kg·次)(6%),(D),qd 7～14天为1疗程	提高血浆胶体渗透压,扩充血容量,降低血粘度,改善微循环,抑制血小板聚集,防止血栓形成。注意过敏可能与出血倾向

续表

通用药名	其他药名	剂型与规格	剂量与用法	说明
甘露醇 mannitol		溶液 20%	0.5～2g(2.5～10ml)/(kg·次),(D)、(V),必要时4～8小时可重复	1. 提高血浆渗透压,产生渗透性利尿,降低颅内高压 2. 用于急性肾功能衰竭少尿早期及脑水肿
甘油果糖 glycerol fructose, glycerin fructose	布瑞得 时刻	溶液 10%	静脉滴注,成人250～500ml/次,每250ml静脉滴注时间需1～1.5小时,每日1～2次;儿童根据年龄与症状轻重酌情使用,推荐剂量一般为5～10ml/(kg·次)	1. 每100ml含甘油10g、果糖5g、氯化钠0.9g 2. 降颅内压作用起效较缓,持续时间长,较少发生反跳 3. 常与甘露醇间隔使用

2. 降氮质血症药

附表VI-23　降氮质血症药

通用药名	其他药名	剂型与规格	剂量与用法	说明
复方α-酮酸 compoundα-ketoacid	开同 肾灵	片 0.63g	0.15 ~ 0.3g/(kg · d),(O),tid 餐时服用,整片吞服,不应嚼碎 定期检测血钙水平,防止高血钙	1. 含有5种α-酮酸与5种必需氨基酸,提供必需氨基酸的来源 2. 配合低蛋白、高热量饮食防治慢性肾功衰的蛋白质代谢紊乱,纠正或减轻氮质血症
复方氨基酸9R注射液(肾病用) amino acid 9R compound injection	肾必安	瓶 5.53% 250ml	3 ~ 5ml/(kg · d)或0.15 ~ 0.3g/(kg · d),(D),qd。为高渗溶液,宜先用葡萄糖液稀释后缓慢静脉滴注	1. 含有9种必需氨基酸,用于非终末期肾功衰病人,纠正负氮平衡 2. 用量不应过多,同时予以足够非蛋白质能量
药用炭片 medicinal charcoal	爱西特	片 0.3g	1 ~ 3片/次,(O),q8h,饭后服用。治疗慢性肾衰竭尿毒症,需与其他药物应间隔至少2h服用	1. 为高分子碳化物,吸附肠道毒素 2. 长期可致便秘,可加用轻泻剂 3. 禁止长期用于3岁以下小儿

续表

通用药名	其他药名	剂型与规格	剂量与用法	说明
包醛氧化淀粉 oxyamycei tectus aldehydum		颗粒剂 5.0g/包	2.5～5g/次，(O)，bid～qid 宜饭后服用	1. 为尿素氮吸附剂 2. 余同爱西特

八、血液系统药物

1. 抗贫血药

附表Ⅵ-24　抗贫血药

通用药名	其他药名	剂型与规格	剂量与用法	说明
硫酸亚铁 ferrous sulfate	铁维隆（糖浆剂） 富乃得（维铁控释片）	片 0.3g 糖浆 2.5% 控释片 525mg	治疗量：15～30mg/(kg·d)，(O)，tid，饭后吞服 预防量：为治疗量的一半 维铁控释片：1 片/次，(O)，qd	1. 可有胃肠道反应、便秘、黑便 2. 禁饮浓茶、牛奶、咖啡及鞣酸多的食物，可同服维生素 C 3. 含元素铁约 20% 或 5mg/ml

续表

通用药名	其他药名	剂型与规格	剂量与用法	说明
枸橼酸铁铵 ferric ammonium citrate		溶液 10%	1 ~ 2ml/(kg. d),(O),tid,饭后服用	本品为三价铁,刺激性较小,适用于小儿,含元素铁约为 21%
琥珀酸亚铁 ferrous succinate	速力菲	片 100mg	治疗量:50 ~ 100mg/次,或 9 ~ 18 mg/(kg · d),(O),qd ~ bid 预防量:为治疗量的一半	1. 含元素铁达 35% 左右 2. 宜饭后服用,服后忌茶
多糖铁复合物 polysaccharide-iron complex	力蜚能	胶囊 150mg 糖浆 60ml/瓶	6 ~ 12mg/(kg · d),(O),qd 0. 25ml/(kg · d),(O),qd	1. 含元素铁高达 46% 2. 胃肠道不良反应极少 3. 每日一次口服即可
右旋糖酐铁 iron dextran	葡聚糖铁 科莫非	针 50mg 100mg (元素铁)	<6 岁:12. 5 ~ 25mg/次 >6 岁:25 ~ 50mg/次 qod ~ qd,应深部肌内注射 科莫非可缓慢静脉注射给药	1. 须计算机体所需元素铁总量 2. 需定期检测铁代谢指标 3. Hgb 目标值为 110 ~ 120g/L 4. 注意防治急性过敏反应

续表

通用药名	其他药名	剂型与规格	剂量与用法	说明
叶酸 folic acid		片 5mg 针 15mg	5mg/次,(O),tid 15mg/次,(M),qd 20～30 天为 1 疗程	参与核酸合成,用于治疗营养性巨幼细胞性贫血,并常需同时补充铁剂及其他营养素
亚叶酸钙 calcium folinate	甲酰四氢叶酸酸钙 立可林	针 5mg 25mg 50mg	1. MTX 解毒:9～15mg/(m^2·次)q6～8h,肌内注射,持续 2 日 2. 治疗贫血:1mg/d,(M),qd	1. 用于抗叶酸制剂的解毒药 2. 还可治疗叶酸缺血性巨幼细胞性贫血
维生素 B_{12} vitamin B_{12}	氰钴胺	针 50μg 100μg 500μg	50～100μg/次,(M),qd 或 qod	1. 禁与维生素 C 合用 2. 可致过敏反应甚至休克 3. 余同叶酸

续表

通用药名	其他药名	剂型与规格	剂量与用法	说明
腺苷钴胺 cobamamide 甲钴胺 mecobalamin	腺苷辅酶 B_{12} 辅酶 B_{12} 弥可保 怡神保	片 0.25mg， 0.5mg	0.25 ~0.5mg/次，(O)，tid	1. 促进神经髓鞘修复，多用于周围神经病变 2. 一月以上无效应停用 3. 余同维生素 B_{12}
重组人红细胞生成素 recombinant-human erythropoietin (rhEPO)	益比奥 利血宝 依倍 怡泼津 依泊丁	针 3000U 4000U 5000U 10 000U	治疗量：30 ~ 50U/(kg · 次)，(H)、(V)，每周 3 次，可适当增减 维持量：减至治疗量的 1/2 ~ 2/3，视病情需要进行调整，(H)、(V)，每周用 2 ~3 次。需定期监测血压与血常规。剂量应个体化	1. 不能静脉滴注与肌内注射，应快速静脉注射或皮下注射 2. 严重高血压时应慎用 3. 酌情补充铁剂与叶酸等 4. 维持 Hb 在 100 ~110g/L 或 Hct 至 0.3 ~0.35 之间为宜

2. 促白细胞增生药

附表Ⅵ-25　促白细胞增生药

通用药名	其他药名	剂型与规格	剂量与用法	说明
腺嘌呤 adenine	维生素 B_4	片 10mg 20mg	10～20mg/次,(O),tid 2～4 周为 1 疗程	参与核酸合成代谢,刺激白细胞增生
利可君 leucogen	利血生	片 10mg 20mg	10～20mg/次,(O),tid	1. 为半胱氨酸衍生物 2. 刺激骨髓造血功能
鲨肝醇 batilol		片 25mg 50mg	25～50mg/次,(O),tid 4～6 周为 1 疗程	1. 刺激白细胞增生 2. 具有抗放射作用
氨肽素 aminopolypep- tide		片 0.2g	0.4～0.8g/次,(O),tid 疗程不少于 4 周	含多种活性物质,既可增加白细胞,也可提高血小板
茜草双酯 rubidate		片 0.1g	15～20mg/(kg·次),(O),tid	促进骨髓造血干细胞增生与分化

续表

通用药名	其他药名	剂型与规格	剂量与用法	说明
重组人粒细胞集落刺激因子（rh G-CSF）	瑞血新 吉赛欣 惠尔血 保力津 非格司亭	针 125μg 150μg 300μg	用于骨髓异常增生综合征与再生障碍性贫血病人时：3～5μg/(kg·次)，(H)、(V)，qd；用于化疗病人时：5～10μg/(kg·次)，(H)、(V)，qd；用于骨髓移植病人时：5～10μg/(kg·次)，(H)、(V)，qd. 疗程：用至白细胞绝对数超过 $10\times10^9/L$ 或中性粒细胞数 $>5.0\times10^9/L$，达 3 天以上为止	1. 不可与化疗药物同时使用，应在化疗停止 1 天后或下一次化疗开始前 2 天使用 2. 应低温保存 3. 可有发热、皮疹、疼痛等 4. 定期检查血常规 5. 疗程一般连续 7～14 天
重组人粒细胞-巨噬细胞集落刺激因子（rh GM-CSF）	生白能 特尔立 格宁	针 150μg 300μg	同上	同上

3. 止血药(促凝血药)

附表Ⅵ-26 止血药(促凝血药)

通用药名	其他药名	剂型与规格	剂量与用法	说明
芦丁 rutin	络通 维生素 P	片 20mg 针 20mg	20mg/次,(O),tid 20mg/次,(M),qd ~ qod	1. 降低毛细血管通透性 2. 与维生素 C 合用有协同作用
酚磺乙胺 etamsylate	止血敏 止血定	片 0.25g 针 0.25g,0.5g	0.25 ~ 0.5g/次,(O)、(M)、(D)、(V),qd ~ tid	1. 增加血小板数量 2. 降低毛细血管通透性
维生素 K_1 vitamin K_1		针 10mg	5 ~ 10mg/次,(M)、(D)、(V),qd ~ bid	用于鼠药敌鼠钠中毒的解毒时,每日总量可达 80 ~ 120mg
凝血酶 thrombin	纤维蛋白酶 (外用冻干粉)	散剂 200IU 500IU 1000IU 2000IU	用 0.9% 氯化钠溶液稀释后局部止血用,可局部喷雾外敷,口服或灌注,视出血部位与程度增减用药次数	1. 使纤维蛋白原转变为纤维蛋白达到止血目的 2. 严禁皮下注射、肌内注射与静脉注射,以免发生血栓
血凝酶 hemocoagulase	立止血 巴曲亭 邦亭 速东确	针 0.5KU 1KU	<1 岁:0.2 ~ 0.25KU/次 1 ~ 3 岁:0.25 ~ 0.33KU/次 >3 岁:0.5 ~ 1.0KU/次 (M)、(V)或局部外用 qd,1 ~ 3 天为 1 疗程 1KU 相当于 0.3IU 凝血酶	1. 是一种蛇毒蛋白酶制剂,含有类凝血酶和类凝血激酶 2. 小剂量使用时促进凝血及血小板聚集达到止血 3. 只在血管损伤部位发挥止血效应,对正常血管无作用,无形成血栓的危险

续表

通用药名	其他药名	剂型与规格	剂量与用法	说明
氨甲苯酸 aminomethyl- benzoic acid	抗血纤溶芳酸 止血芳酸 PAMBA	片 0.25g 针 0.1g	0.1～0.25g/次,(O),bid～tid 0.05～0.1g/次,(D)、(V) 极量≤0.3g/d,bid～tid	1. 抗纤维蛋白溶解药 2. 肾功能不全者慎用
去氨加压素 desmopressin	弥凝 依他停 DDAVP	片 0.1mg 0.2mg 针 4μg/ml 15μg/ml	1. 抗利尿:0.1～0.2mg/次,(O),qn 或 tid 2. 止血:0.3μg/(kg·次),(H)、(D),q6～12h,共2～3次	1. 用于遗尿症与中枢性尿崩症 2. 用药期间禁饮水,防水中毒 3. 注射给药有明显止血作用,用于血友病与血管性血友病等
垂体后叶素 pituitrin	血管加压素 必压生	针 5U 6U 10U	>5 岁:2.5～7.5U/次,(M)、(V)、(D),prn。必要时 4～6 小时后可重复使用	1. 通过收缩小动脉减少血流量降低静脉压而止血 2. 有升压作用及抗利尿作用

4. 抗血小板聚集、抗凝血、溶栓药

附表 VI-27　抗血小板聚集、抗凝血、溶栓药

通用药名	其他药名	剂型与规格	剂量与用法	说明
双嘧达莫 dipyridamole	潘生丁	片 25mg	2～3mg/(kg·d);最大可达 5～10mg/(kg·d),(O),tid	1. 抑制血小板聚集药 2. 还可扩张心、脑血管 3. 部分患者可致头痛
肝素(钠、钙) heparin	肝素钠 肝素钙	针 5000U 12500U 针 5000U 7500U 10000U	大剂量:150U/(kg·次),tid～qid 中剂量:100U/(kg·次),tid～qid 小剂量:50U/(kg·次),qd～bid,(H)、(D),视病情确定剂量 泵入静脉维持:5～10U/(kg·h)	1. 1mg 相当于 125U 2. 不能作肌内注射 3. 应监测凝血功能谨防出血 4. 过量时可用鱼精蛋白中和,1mg 鱼精蛋白可中和肝素 125U

续表

通用药名	其他药名	剂型与规格	剂量与用法	说明
低分子量肝素(钠、钙) low molecular weight heparin	法安明 克赛 速碧林 齐征 立迈青,希弗全	针 2500 AXa IU 4000AXa IU 5000 AXa IU 10 000 AXa IU	大剂量:150IU/(kg・次),qd~bid 中剂量:100IU/(kg・次),qd~bid 小剂量:50IU/(kg・次),qd~bid,(H)、(V),视病情需要确定剂量大小,疗程持续7~10天左右	1. 不能肌内注射,大剂量可静脉注射,中、小剂量多采用皮下注射 2. 半衰期长,副作用少,安全性好 3. 应监测凝血功能及血小板计数 4. 1mg 鱼精蛋白可中和本品 100IU
藻酸双酯钠 alginic sodium diester	多糖硫酸酯 polysaccharide sulphate	片 50mg 针 50mg 75mg	1~3mg/(kg・次),(O),tid 1~3mg/(kg・次),(D),qd 10~12天为1疗程	1. 类肝素药,其抗凝效力相当于肝素的 1/3~1/2 2. 还有降血脂及扩管作用
华法林 warfarin	苄丙酮 香豆素 华法令	片 2.5mg 3mg	成人用量首剂 10mg/d,2~3天后改为维持量 2.5~5mg/d,(O),qd;小儿酌减	1. 剂量应个体化,谨防出血 2. 用药过量可用维生素 K 拮抗 3. 用于拮抗各种高凝状态

续表

通用药名	其他药名	剂型与规格	剂量与用法	说明
尿激酶 urokinase	天普洛欣	针 1 万 U 5 万 U 10 万 U	一般剂量:2 万 ~4 万 U/d 大剂量:0.2 万 ~0.4 万 U/(kg·d),(V)、(D), qd ~ bid 7 ~10 天为 1 疗程	1. 为溶血栓药,促纤溶 2. 防止出血倾向 3. 禁用酸性溶液稀释 4. 亦可局部使用溶栓
巴曲酶 batroxobin	东菱迪芙 东菱克栓酶 东菱抗栓酶	针 0.25U	0.125 ~ 0.25U/次或 0.008U/(kg·次),(D),qd,2 周为 1 疗程。用 0.9% 氯化钠溶液稀释,缓慢静脉滴注	1. 与蛇毒血凝酶来源相同 2. 大剂量时因消耗大量纤维蛋白原而有抗凝、抗血栓作用 3. 用药前需作皮内试验 4. 定期复查凝血功能与血小板
降纤酶 defibrase	去纤酶 克塞灵	针 5BU 10BU	0.1 ~ 0.2BU/(kg·次),(D),qd 或 qod,减量维持,2 周为一疗程	1. 有抗血栓作用 2. 过敏体质者慎用 3. 严重肝、肾功能不全者禁用

九、抗变态反应药物

附表Ⅵ-28　抗变态反应药物

通用药名	其他药名	剂型与规格	剂量与用法	说明
苯海拉明 diphenhydramine	苯那君	片 12.5mg 25mg 糖浆 0.2%	2～4mg/(kg·d),(O),tid 1～2ml/(kg·d),(O),tid	1. 适用于各种过敏性疾病 2. 有嗜睡、头晕等不良反应 3. 新生儿早产儿禁用
茶苯海明 dimenhydrinate, theohydramine	乘晕宁 晕海宁	片 25mg 50mg	1～1.5mg/(kg·次),(O),tid 或于乘车前半小时服用	1. 是苯海拉明与茶碱的复合物 2. 抗晕动作用较强
氯苯那敏 chlorpheniramine	扑尔敏	片 4mg	0.3～0.4mg/(kg·d),(O),tid～qid	1. 有轻度嗜睡不良反应 2. 癫痫患者禁用
赛庚啶 cyproheptadine		片 2mg 4mg	0.1mg/(kg·次)或0.25mg/(kg·d),(O),tid	1. 有嗜睡头晕等反应 2. 有增强食欲作用

续表

通用药名	其他药名	剂型与规格	剂量与用法	说明
异丙嗪 promethazine	非那根	片 12.5mg 25mg 针 50mg	0.5～1.0mg/(kg·次),(O)、(M)、(D)、(V),qd～tid 与氯丙嗪合用于亚冬眠,小婴儿与新生儿禁用	1. 抗过敏作用较强而持久 2. 有止吐及抗眩晕作用 3. 有明显中枢抑制作用 4. 可缓解支气管平滑肌收缩
氯雷他定 loratadine	开瑞坦 克敏能	片 10mg 糖浆 60mg/60ml	<30kg 者:5mg/次,≥30kg 者:10mg/次，或：0.2mg/(kg·次),(O),qd	1. 长效 H_1 受体拮抗剂 2. <2 岁小儿慎用 3. 余同上
西替利嗪 cetirizine	仙特明 适迪	片 10mg	1～2 岁:5mg/日,(O),bid(2 次) 2～6 岁:5mg/日,(O),qd～bid 6～12 岁:10mg/日,(O),qd～bid >12 岁:10mg/日,(O),qd～bid	1. 长效选择性 H_1 受体拮抗剂 2. 无镇静及嗜睡不良反应 3. <1 岁小儿慎用

续表

通用药名	其他药名	剂型与规格	剂量与用法	说明
孟鲁司特 montelukast	顺尔宁 白三平 平奇	咀嚼片 5mg 薄膜片 10mg	2~5 岁：4mg/次，(O)，qn 6~14 岁：5mg/次，(O)，qn 15 岁以上：10mg/次，(O)，qn 6 个月以下儿童无使用资料	1. 为白三烯受体拮抗剂 2. 用于哮喘的预防与长期治疗 3. 还可治疗季节性过敏性鼻炎 4. 不应用于治疗哮喘急性发作
酮替芬 ketotifen	噻庚酮 噻喘酮	片 1mg	0.025mg/(kg·次)或 0.5~1mg/次，(O)，bid~tid，连用 2~6 个月	过敏介质阻滞剂，预防过敏性疾病，早期有镇静、催眠作用

十、糖皮质激素与免疫抑制剂

附表 VI-29　糖皮质激素与免疫抑制剂

通用药名	其他药名	剂型与规格	剂量与用法	说明
（醋酸、,琥珀酸钠）氢化可的松 hydrocortisone	皮质醇	片 20mg 针 25mg 50mg	5～8mg/(kg·d),(O),tid～qid 5～8mg/(kg·d),(D),bid～qid	1. 为乙醇制剂,可加用维生素 C 2. 肝功能不良者慎用,可改用氢化可的松琥珀酸钠,可肌内注射或静脉注射
泼尼松 prednisone	强的松	片 5mg	1～2mg/(kg·d),(O),tid～qid	常用于肾病综合征、自身免疫性疾病及肿瘤性疾病治疗
甲泼尼龙 methyl-prednisolone	甲基强的松龙,美卓乐,尤金,甲强龙	片 4mg 针 40mg 500mg	1～2mg/(kg·d),(O),tid～qid 冲击剂量 15～30mg/(kg·次),(D),qd,连用 3 天为 1 疗程	1. 作用更快速、有效、安全 2. 溶液应避光配制 3. 必要时可重复疗程

续表

通用药名	其他药名	剂型与规格	剂量与用法	说明
地塞米松 dexamethasone	氟美松	片 0.75mg 针 5mg	0.2～0.3mg/(kg·次)或0.25～1.0mg/(kg·d),(O)、(M)、(D)、(V),qd～tid	抗炎作用强,但不良反应亦较重
雷公藤多苷 tripterygium glycosides	雷公藤多苷	片 10mg	开始1.5～2.0mg/(kg·d),(O),tid 首剂应足量,控制症状后宜逐渐减量,疗程3～6个月或更长	1. 具有非特异性抗炎作用及免疫抑制作用 2. 注意肝功能损害及白细胞减少
环磷酰胺 cyclophos-phamide	CTX	片 50mg 针 0.2g	常规剂量:2～3mg/(kg·d),(O),qd～tid 2～8mg/(kg·d),(D),bid 冲击剂量:8～12mg/(kg·次),每2周连用2次,或750mg/(m^2·次),每月1次,总剂量<150～200mg/kg	1. 具有免疫抑制作用及非特异性抗炎作用 2. 注意骨髓抑制、肝功能损伤及性腺损伤

续表

通用药名	其他药名	剂型与规格	剂量与用法	说明
环孢素 cyclosporin, ciclosporin, CSA	环孢素 A 新山地明 赛斯平 新赛斯平 田可 川抗口服液	胶囊 25mg 50mg 口服液 5g/50ml (100mg/ml) 针 250mg/5ml	初始量:4 ~ 6mg/(kg · d);维持量:2 ~ 3mg/(kg · d),(O),bid,空腹服用。总疗程 3 ~6 个月以上,治疗 3 个月无效时应停药。静脉滴注:剂量为初始口服剂量的 1/3 左右,仅用于不能口服给药者,尽量少用	1. 与皮质激素合用,治疗难治性肾病综合征与狼疮性肾炎等 2. 可致肝、肾功能损害 3. 有效后缓慢减量至维持量治疗 4. 定期监测血药浓度,维持全血谷浓度在 50 ~200ng/ml
他克莫司 tacrolimus	普乐可复 FK506 异力抗 赛氏	胶囊 0.5mg 1.0mg 针 5mg/ml	初始量:0.15 ~0.3mg/(kg · d);维持量:0.1mg/(kg · d)左右,(O),bid,空腹服用。静脉滴注:0.035 ~0.075mg/(kg · d)(约为初始口服剂量的 1/4 左右),仅用于不能口服给药者,尽量少用。	1. 与皮质激素合用,治疗难治性肾病综合征与狼疮性肾炎等 2. 可有心、肾、神经毒性 3. 有效后缓慢减量至维持量治疗 4. 定期监测血药浓度,维持全血谷浓度在 5 ~20ng/ml

续表

通用药名	其他药名	剂型与规格	剂量与用法	说明
吗替麦考酚酯 mycophenolate mofetil(MMF)	骁悉 赛可平	片 250mg 500mg	初始量:30 ~ 40mg/(kg·d);维持量:15 ~ 20mg/(kg·d),(O),bid,空腹服用。总疗程个 12 个月或以上,逐渐减量维持,治疗 3 ~6 个月无效时应停药	1. 对淋巴细胞具有高度选择性抑制作用,故不良反应较少 2. 与皮质激素合用,治疗移植排斥反应、狼疮性肾炎、难治性肾病综合征等 3. 定期复查肝功能与血常规
来氟米特 leflunomide	爱若华	片 10mg	负荷量:1.0 ~ 1.5mg/(kg·d),连用 3 天后改维持量 维持量:0.4 ~ 0.5mg/(kg·d),(O),qd	1. 为具有抗炎作用的异恶唑类免疫抑制剂 2. 主要用于治疗 JRA、SLE 等 3. 可有腹泻、瘙痒、肝功能异常 4. 定期复查肝功能与血常规

十一、营养药与代谢调节药物

附表Ⅵ-30　营养药与代谢调节药物

通用药名	其他药名	剂型与规格	剂量与用法	说明
维生素 AD 滴丸	伊可新	绿色胶丸 粉色胶丸	<1 岁：绿色胶丸 1 粒/次，(O)，qd >1 岁：粉色胶丸 1 粒/次，(O)，qd	1. 每粒绿色胶丸含维生素 A 1500U、维生素 D 500U；每粒粉色胶丸含维生素 A 2000U、维生素 D 700U 2. 直接口服或剪开尖端后滴入口腔
阿法骨化醇 (1α 羟基维生素 D_3) alfacalcidol	阿法迪三 立庆 法能	胶丸 0.25μg 0.5μg	0.25～0.5μg/次，或 0.01～0.03μg/(kg·次)，必要时加大到 0.05～0.1μg/(kg·次)，(O)，qd 或 qod	1. 常用于肾性骨病与顽固性佝偻病的治疗 2. 定期复查血钙、磷、碱性磷酸酶 3. 防止过量与中毒
骨化三醇 calcitriol	罗盖全 1,25(OH)2 D3	胶丸 0.25μg 针 0.1μg	同上	同上
儿童维生素 D 与钙剂咀嚼片	钙尔奇 D300 迪巧(D-Cal)	咀嚼片	1 片/次，(O)，qd～bid	每片含元素钙 300mg，维生素 D_3 60U 或 100U，宜咀嚼后咽下

续表

通用药名	其他药名	剂型与规格	剂量与用法	说明
葡萄糖酸锌 zinc gluconate		颗粒剂 10g/袋片 70mg	按元素锌计算:0.5 ~ 2mg/(kg. d)(O),bid ~ tid	每袋颗粒剂 10g 含葡萄糖酸锌 70mg,其中含元素锌 10mg
小儿多种维生素咀嚼片或滴剂	小施尔康	咀嚼片 滴剂 15ml	3 ~ 12 岁:1 片/次,咀嚼,qd <3 岁:05 ~ 1ml/次,滴入,qd	1. 补充多种维生素 2. 有果香气味,防止小儿偷吃
小儿多种维生素矿物质咀嚼片	小儿善存	咀嚼片	3 ~ 12 岁:1 片/次,咀嚼,qd	1. 含多种维生素及钙、磷等矿物质 2. 防止小儿偷吃
小儿多种维生素矿物质糖浆剂	冠迪糖浆 维他灵糖浆	50ml 100ml 60ml	1 ~ 5 岁:7.5ml/次,(O),qd >5 岁:15ml/次,(O),qd 1 ~ 5 岁:2ml/次,(O),qd >5 岁:3ml/次,(O),qd	1. 补充多种维生素及钙、磷 2. 尤适用于较小儿童 3. 防止小儿偷吃

续表

通用药名	其他药名	剂型与规格	剂量与用法	说明
微量元素注射液 trace element solution for IV use	安达美	针 10ml	体重 > 15kg：0.1ml/(kg·次)，qd 原液为高渗、强酸性，需稀释50倍以上后才能缓慢静脉滴注	1. 含有9种微量元素 2. 除可与葡萄糖及复方氨基酸配伍外，不可与其他药物配伍，以免发生沉淀
水溶性维生素注射液 water-soluble vitamin for IV use	水乐维他 V佳林 嘉利多维	粉针剂 0.5g/瓶	体重 < 10kg：0.1瓶/(kg·次)体重 > 10kg及成人：1瓶/次，先用10ml溶液溶解后，再加入稀释液中缓慢静脉滴注，qd	1. 含有9种水溶性维生素 2. 能溶于葡萄糖、注射用水、脂溶性维生素注射液及脂肪乳中
脂溶性维生素注射液(儿童) fat-soluble vitamin for IV use	维他利匹特 旨维 博朗瑞林 天兴维	针 10ml	1ml/(kg·次)，最大不超过10ml/次，(D)，qd	1. 含有4种脂溶性维生素 2. 可与水溶性维生素注射液混合后或单独加入脂肪乳中静脉滴注 3. 肝、肾功能异常者慎用

续表

通用药名	其他药名	剂型与规格	剂量与用法	说明
脂肪乳注射液 fat emulsion for IV use	英脱利匹特（长链） 力能（中长链） 力文（结构脂肪乳注射液）	溶液 20% 30% 100ml 250ml 500ml	一般从0.5g/(kg·d)开始，逐渐加量至3g/(kg·d)，最多不超过4g/(kg·d)，(D)，qd～bid 1g脂肪乳能提供41.8kJ(10kcal)的热量。宜24小时连续输注	1. 严重肝脏疾病及脂肪代谢紊乱者禁用 2. 可与水溶性维生素注射液及脂溶性维生素注射混合，不可加入其他药物；可与复方氨基酸同时静脉滴注，但不可混合后静脉滴注
小儿复方氨基酸注射液(18AA) compound amino acid for IV use	凡明 爱咪特	20ml (6.74%) 100ml (6.74%)	新生儿：15mg/(kg·d) 1～3岁：40ml/日 3岁以上：40～60ml/日 衰弱成人：100ml/日 (D)，qd，稀释后缓慢静脉滴注	1. 含有18种必需与非必需氨基酸 2. 可与微量元素注射液混合，不可与其他药物混合 3. 严重肝损害及尿毒症者禁用 4. 氨基酸代谢障碍者禁用

续表

通用药名	其他药名	剂型与规格	剂量与用法	说明
二磷酸果糖 fructose diphosphate (FDP)	爱赛福 佛迪 瑞安吉口服液 长天欣平片	瓶 5g/50ml 针 7.5g 口服液 1g/10ml 片剂 155mg	0.1~0.25g/(kg·次),或1~2.5ml/(kg·次),(D),qd~bid 1~2g/次,(O),tid 1~2片/次,(O),tid	1. 调节糖代谢过程中若干酶活性,用于心肌缺血受损及休克病人 2. 严重肾功能衰竭者慎用或禁用
磷酸肌酸(CP) creatine phosphate	强力能 莱博通 劲博	针 0.5g 1.0g	0.5~1.0g/次,(D),qd~bid,应稀释后在30~45分钟内静脉滴注	1. 为二磷酸果糖更新替代产品 2. 严重肾功能衰竭者慎用或禁用 3. 余同上
三磷腺苷 adenosine triphosphate	腺三磷 ATP	针 20mg	10~20mg/次,(M)、(D)、(V),qd~tid	1. ATP是体内能量的主要来源 2. 体内代谢过程中多种酶的辅酶

续表

通用药名	其他药名	剂型与规格	剂量与用法	说明
三磷酸腺苷二钠-氯化镁 adenosine disodium triphosphate-$MgCl_2$	ATP-$MgCl_2$ 欣力佳 艾诺吉 美利欣	针 ATP 100mg $MgCl_2$ 32mg	剂量按三磷酸腺苷二钠计算： 5.0mg/(kg·次),(D),qd 溶于5%葡萄糖100~500ml中,足够稀释后缓慢静脉滴注	1. 能透过细胞膜增加细胞内水平 2. 滴速过快有降压作用及胸闷感,应减慢滴速或停药 3. 新患心肌梗死或新患脑出血者
环磷腺苷 adenosine cyclophosphate	美心力 cAMP	针 20mg	0.5~1.0mg/(kg·次),(M)、(D),bid,7~10天为1疗程	1. 用注射用水或葡萄糖液溶解 2. 偶有发热、皮疹 3. 孕妇及癌症患者禁用
辅酶 A coenzyme A	CO-A 亿能	针 50U 100U	50~100U/次,(M)、(D),7~14天为1疗程	生物氧化过程中的辅酶
泛葵利酮 ubidecarenone	辅酶 Q10 能气朗	胶囊 10mg 针 5mg/2ml	5~10mg/次,(M)、(V),qd 10~15mg/次,(O),tid	1. 同上 2. 餐后服用

续表

通用药名	其他药名	剂型与规格	剂量与用法	说明
细胞色素 C cytochrome C		片 10mg 针 15mg	10～20mg/次,(O),tid 15～30mg/次,(D)、(V),qd	1. 为细胞呼吸激动剂 2. 注射用药前应作皮试
左卡尼汀 levocarnitine	左旋肉碱 可益能 东维力	针 1.0g/5ml 口服液 1g/10ml	1. 肉碱缺乏症及器官功能障碍者:75～150mg/(kg·d),(O)、(D),q6～8h 2. 静脉营养的补充治疗:25～50 mg/(kg·d),(D),q6～8h	1. 促进能量代谢,改善器官功能 2. 用于心、肝、肾疾病,胃肠外营养及原发性卡尼汀缺乏症患者 3. 年龄越小,用量相对越大 4. 宜进餐时服用

(刘铜林)